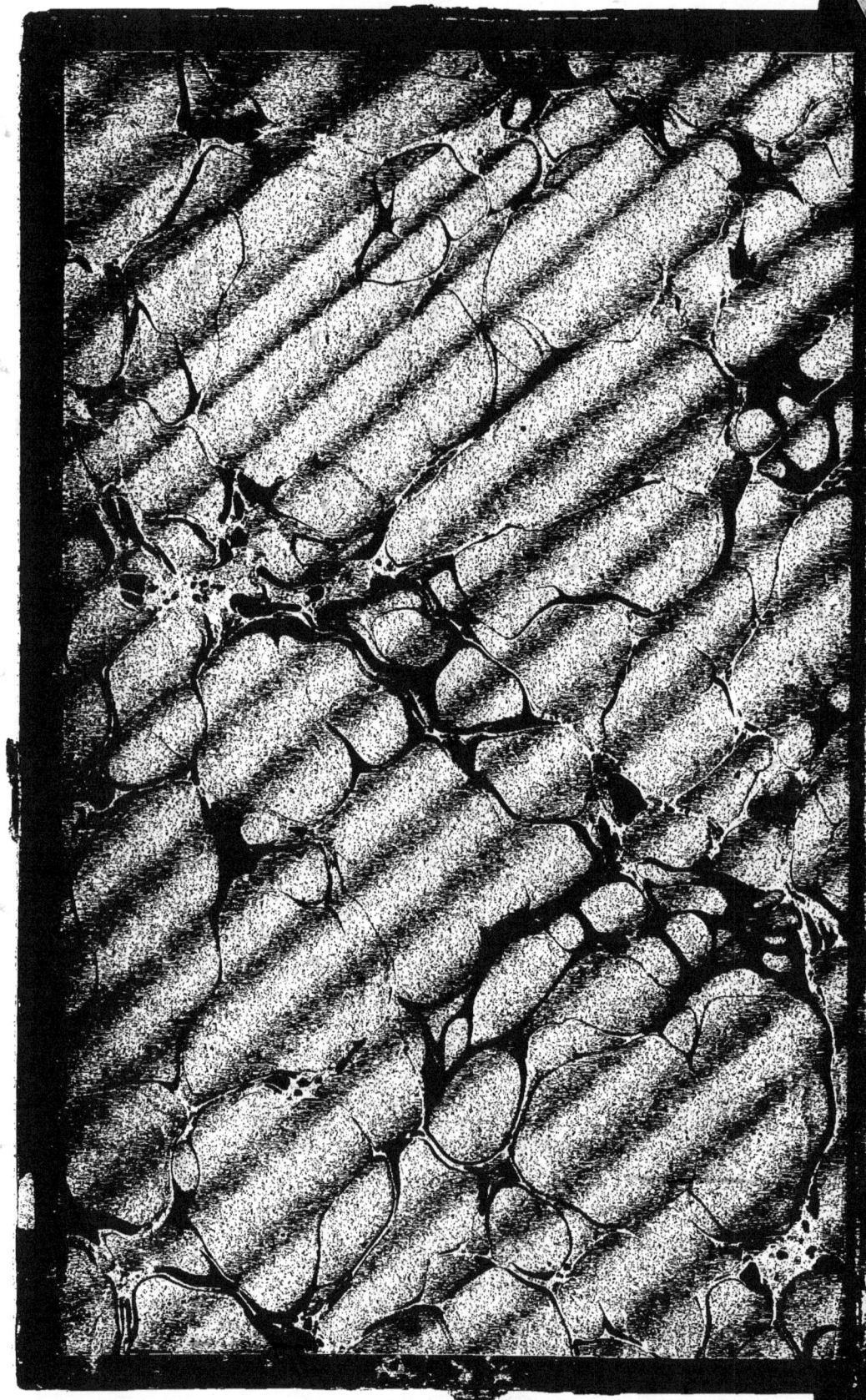

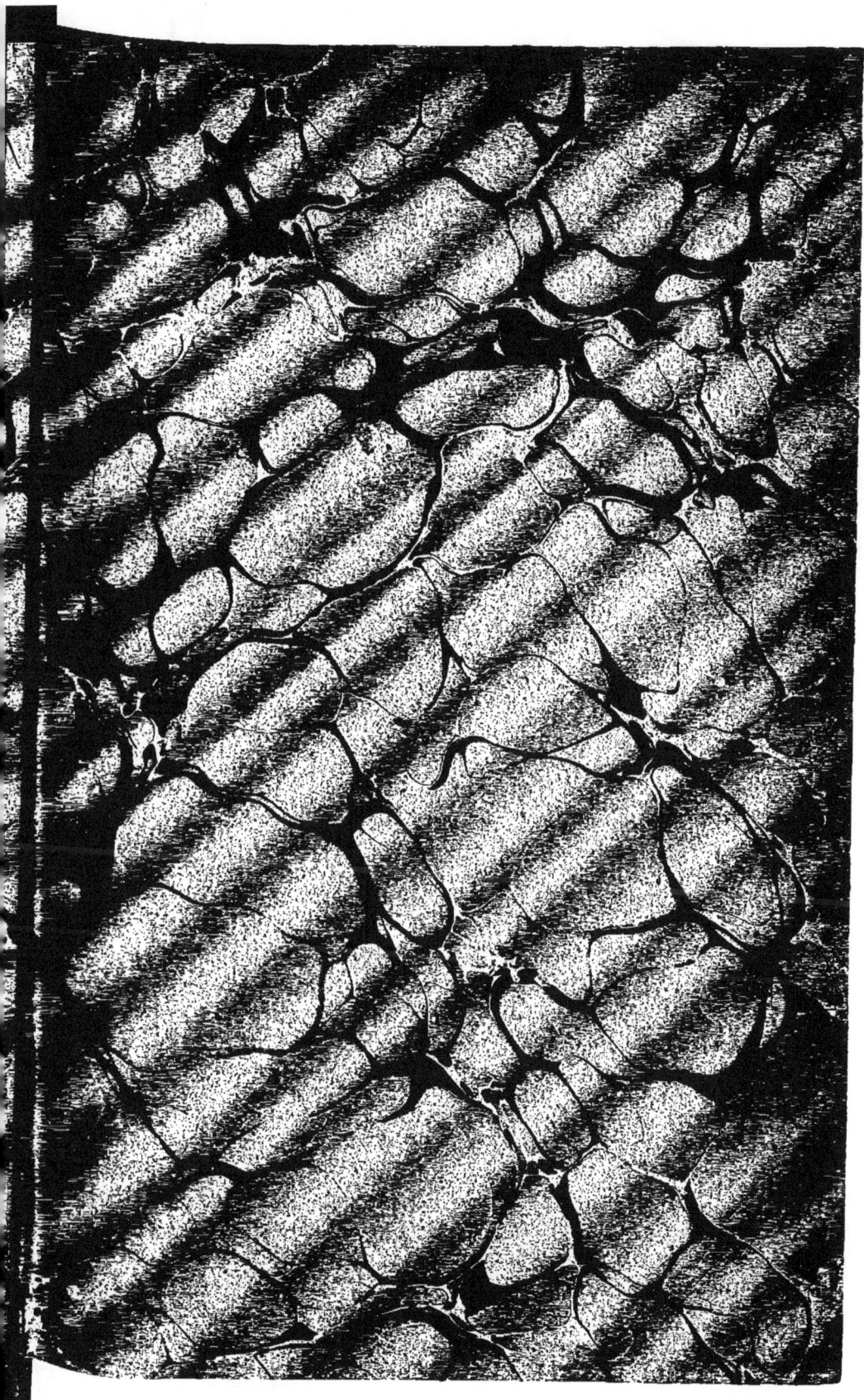

TRAITÉ

D'ANATOMIE COMPARÉE

PRATIQUE

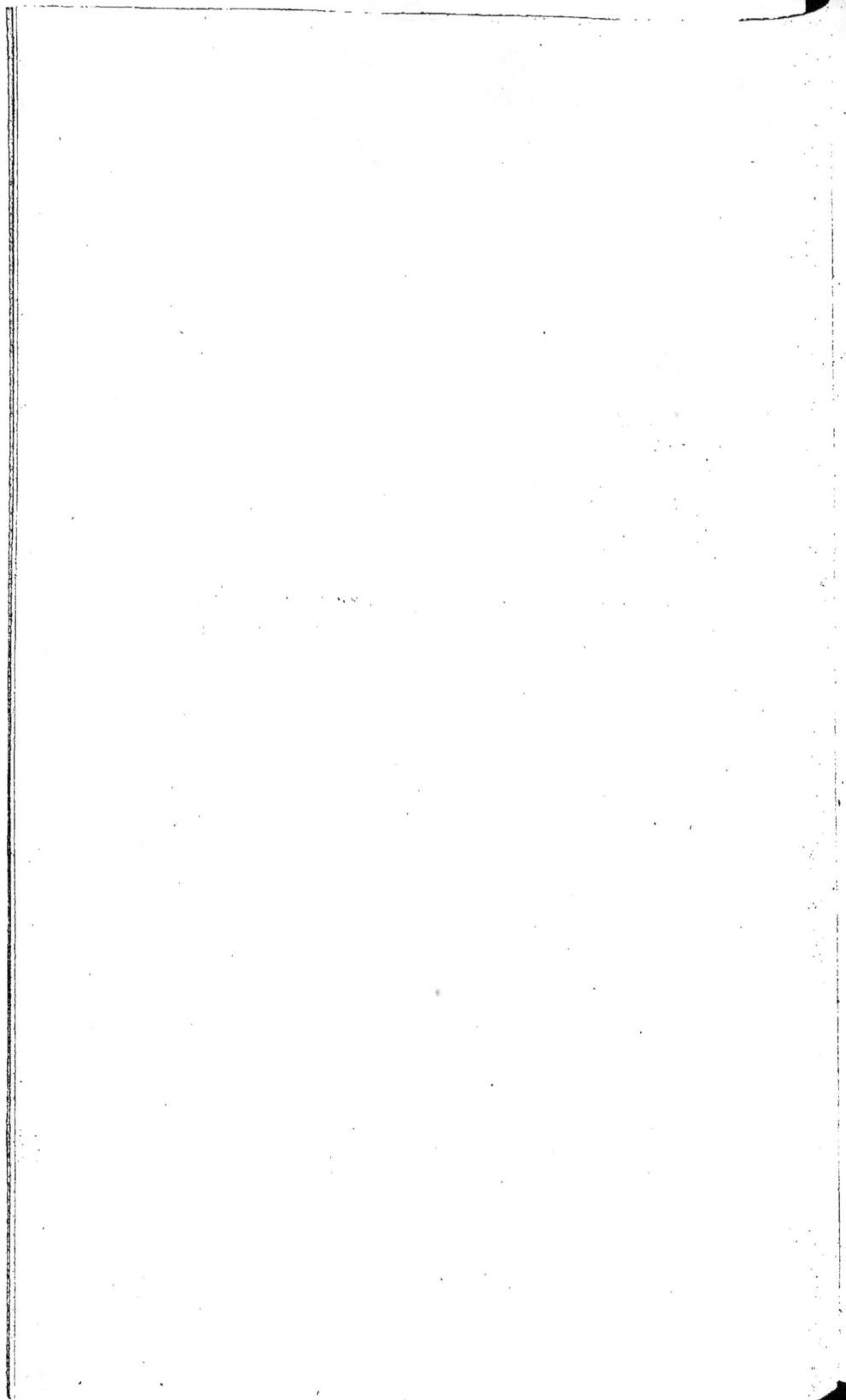

TRAITÉ

D'ANATOMIE COMPARÉE

PRATIQUE

PAR

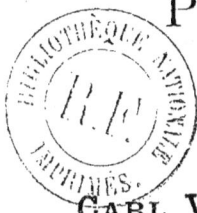

Carl VOGT ET Émile YUNG

DIRECTEUR   PRÉPARATEUR

du Laboratoire d'Anatomie comparée et de Microscopie de l'Université de Genéve

TOME PREMIER

AVEC 425 FIGURES DANS LE TEXTE

PARIS

C. REINWALD, LIBRAIRE-ÉDITEUR

15, RUE DES SAINTS-PÈRES, 15

1888

TABLE DES MATIÈRES

	Pages
INTRODUCTION	1
GÉNÉRALITÉS SUR LA TECHNIQUE	14
Méthodes de durcissement et de conservation	15
Alcool	15
Liqueur conservatrice de Paul Mayer	16
Glycérine	16
Solution de Gust. Jäger	16
Solution de C. Langer	16
Solution de Hantsch	17
Acide chromique et bi-chromates	17
Liqueur de Müller	17
Acide picrique	17
Liqueur de Kleinenberg	17
Acide osmique	18
Bi-chlorure de mercure	19
Liqueur d'Owen	19
Liqueur de Goadby	19
Liqueur de A. Lang	19
Macération et dissociation	19
Acide acétique cristallisable	19
Alcool au tiers	20
Sérum iodé	20
Picro-carminate d'ammoniaque	20
Coloration	21
Carmin	21
Carmin glycériné de Beale	22
Carmin acétique de Schneider	23
Carmin oxalique de Thiersch	23
Carmin alunique de Grenacher	23
Carmin boracique de Grenacher	23
Picro-carmin de Ranvier	24
Teinture de cochenille	24
Hématoxyline	25
Bleu de quinoléine	26
Couleurs d'aniline	26
Teinture d'iode	26
Nitrate d'argent	27
Chlorure d'or	27
Injections	27
Masses froides	27
Masses chaudes	28
Bleu de Prusse soluble	29

Pages

Préparations microscopiques 29
   Baume de Canada 29
   Résine de Dammar...................................... 31
   Glycérine... 31
   Liqueur de Farrant............................... 31
   Glycérine et gélatine 32

Méthode des coupes 32
   Inclusion à la paraffine......................... 33
   Inclusion au savon 35
   Inclusion à l'albumine........................ 35

Fermeture des préparations.......................... 36
   Bitume de Judée..................... 36
   Cire à cacheter........................... 36
   Paraffine................... 36

  Cellules 37

DU PROTOPLASMA............................ 38

DES PROTOZOAIRES EN GÉNÉRAL 41
  Cytodes et cellules.................... 42

CLASSE DES RHIZOPODES 56

  Ordre des Amibes........................ 56
   Amoeba terricola 57
  Ordre des Foraminifères......................... 60
   Polystomella strigilata 60
   Préparation et conservation des Foraminifères.......... 65
  Ordre des Héliozoaires........................ 66
   Actinosphaerium Eichhorni.................. 66
  Ordre des Radiolaires........................ 73
   Acanthometra elastica 73
   Préparation des Radiolaires 80

CLASSE DES INFUSOIRES 81

  Paramecium aurelia.................... 81
  Préparation des Infusoires 91

DES MÉSOZOAIRES........................... 96

  Dicyema typus 96

DES MÉTAZOAIRES EN GÉNÉRAL 104

DES COELENTÉRÉS EN GÉNÉRAL.................. 105

  Spongiaires ou Porifères........................ 105
   Leucandra aspera 106
  Coelentérés proprement dits ou Cnidaires 116
  Anthozoaires ou Coralliaires 120
   Alcyonium digitatum................. 121
  Hydroméduses........................ 137
   Forme médusoïde : *Aurelia aurita* 138
   Forme polypoïde : *Hydra grisea* 156
  Cténophores 173
   Bolina norvegica..................... 174

Pages

DES VERS EN GÉNÉRAL... 200

LES PLATYELMES OU VERS PLATS 202

Cestodes.. 204
    Taenia solium 204
Trématodes.. 226
    Distomum hepaticum.. 226
Turbellariés... 248
    Mesostomum Ehrenbergii... 249
Némertiens 286
    Tetrastemma flavidum 287
Discophores ou Hirudinées... 311
    Hirudo medicinalis.. 312

LES NÉMATHELMINTHES OU VERS RONDS........................... 343

Nématodes... 344
    Ascaris lumbricoïdes 344
Géphyriens 372
    Sipunculus nudus 373

LES ROTIFÈRES.. 419
    Brachionus pala 420

LES ANNÉLIDES 438

Oligochètes.. 439
    Lumbricus agricola... 439
Polychètes... 481
    Arenicola piscatorum... 481

ECHINODERMES EN GÉNÉRAL 514

Crinoïdes.. 518
    Antedon rosaceus.. 519
Astérides 572
    Astropecten aurantiacus... 574
Echinides.. 609
    Strongylocentrotus lividus.. 612
Holothurides 638
    Cucumaria Planci 639

BRYOZOAIRES... 670
    Plumatella repens.. 670

BRACHIOPODES... 690
    Terebratula vitrea.. 690

MOLLUSQUES EN GÉNÉRAL.. 724

Lamellibranches 725
    Anodonta anatina 726
Scaphopodes 765
Gastéropodes... 766
    Helix pomatia... 767
Ptéropodes 818
    Hyalea tridentata.. 819
Cephalopodes 844
    Sepia officinalis... 845

Liste alphabétique des types dont la monographie est donnée dans ce volume.

		Pages
Acanthometra elastica. Haeckel......	(Radiolaire)................................	73
Actinosphaerium Eichhorni. Ehrb.	(Héliozoaire)................................	66
Alcyonium digitatum. Lin............	(Coralliaire).................................	121
Amoeba terricola. Greef.	(Amibe)	57
Anodonta anatina. Lin...............	(Lamellibranche)	726
Antedon rosaceus. Link..............	(Crinoïde)...................................	519
Arenicola piscatorum. Lam..........	(Annélide polychète)	481
Ascaris lumbricoïdes. Lin............	(Nématode).................................	344
Astropecten aurantiacus. Lin........	(Astéride)	574
Aurelia aurita. Lin...................	(Méduse).....................................	138
Bolina norvegica. Sars...............	(Cténophore)................................	174
Brachionus pala. Ehrb...............	(Rotifère)....................................	420
Cucumaria Planci. Brdt.............	(Holothurie).................................	639
Dicyema typus. Ed. Van Ben........	(Mésozoaire)	96
Distomum hepaticum. Lin............	(Trématode)	226
Helix pomatia. Lin...................	(Gastéropode)...............................	767
Hirudo medicinalis. Lin..............	(Hirudinée)..................................	312
Hyalea tridentata. Lam..............	(Ptéropode)	819
Hydra grisea. Lin....................	(Polype)	156
Leucandra aspera. Haeckel..........	(Spongiaire).................................	106
Lumbricus agricola. Hoffm.	(Annélide oligochète)......................	439
Mesostomum Ehrenbergii. O. Schm.	(Turbellarié)	249
Paramecium aurelia. Müller	(Infusoire)...................................	81
Plumatella repens. Lin...............	(Bryozoaire).................................	670
Polystomella strigilata. d'Orb........	(Foraminifère)...............................	60
Sepia offininalis. Lin.................	(Céphalopode)...............................	845
Sipunculus nudus. Lin	(Géphyrien)	373
Strongylocentrotus lividus. Brdt.....	(Oursin).....................................	612
Taenia solium. Lin...................	(Cestode)	204
Terebratula vitrea. Born.............	(Brachiopode)...............................	690
Tetrastemma flavidum. Ehrb.........	(Némertien).................................	287

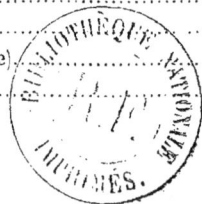

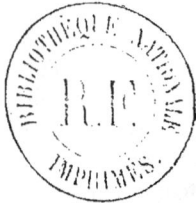

TRAITÉ PRATIQUE

D'ANATOMIE COMPARÉE

INTRODUCTION

Parmi les sciences morphologiques, dont le but est l'étude des formes organiques, de leur origine et de leur développement, l'Anatomie comparée occupe une des places les plus importantes. Le fondateur de cette science, Georges Cuvier, en donnant à l'ouvrage le plus considérable qu'il ait publié, le titre suivant : *le Règne animal distribué d'après son organisation*, avait déjà voulu indiquer par là, qu'il considérait l'Anatomie comparée comme la base essentielle de toute classification zoologique raisonnée, que les caractères extérieurs ne devaient pas à eux seuls guider le zoologiste dans l'appréciation des ressemblances ou des différences entre les animaux, mais qu'une étude plus intime, une analyse plus soignée de l'organisation entière était indispensable pour atteindre à des conclusions solides et pour éviter des erreurs trop faciles.

Le but de l'Anatomie comparée n'est pas seulement, comme son nom paraît l'indiquer, la comparaison des résultats obtenus par la dissection des animaux et l'étude de leurs différents organes. L'ensemble de ces connaissances, désigné aussi quelquefois sous le nom de Zootomie, tout en demeurant le fondement de notre science, est au premier chef un moyen par lequel nous tâchons de débrouiller les lois suivant lesquelles les différentes modifications se sont opérées et les causes qui les ont provoquées. C'est un procédé par lequel nous nous efforçons de retrouver les types primitifs, dont dérivent toutes les variations de formes que nous avons actuellement sous les yeux.

1

Analytique à son début, lorsqu'il s'agit de recueillir les faits, l'Anatomie comparée devient donc synthétique lorsque, groupant ces faits, elle remonte aux causes qui les ont produits et aux voies et moyens par lesquels les modifications morphologiques se sont opérées. Elle ne veut pas seulement savoir comment sont organisés, dans chaque cas particulier, les membres antérieurs, par exemple, qui se montrent chez la plupart des animaux vertébrés, elle demande encore à connaître le type fondamental, l'organisation primitive de ces membres ; elle recherche quelles sont les métamorphoses qu'ont subies leurs différentes parties constituantes pour les faire apparaître tantôt comme nageoires, tantôt comme pieds, mains ou ailes. Et pour cela, elle doit suivre ces modifications pas à pas dans toute la série des vertébrés, dans le but de découvrir la loi qui a présidé à leur évolution depuis la première apparition du membre jusqu'à son expression actuelle.

Mais ce n'est pas tout encore : l'Anatomie comparée veut en outre connaître les relations dans lesquelles se trouvent ces membres antérieurs avec les autres parties du corps ; elle veut savoir jusqu'à quel point ils sont semblables ou dissemblables avec les membres postérieurs, et si les différences qu'elle constate peuvent être ramenées ou non à un type unique, qui serait commun à tous les vertébrés. Elle veut reconstituer ce type primordial, en découvrir les traces encore conservées dans certaines formes, et mettre en évidence les influences qui peuvent avoir provoqué ces phénomènes si divers. Remontant enfin plus haut, cette science recherche pourquoi il ne peut y avoir que quatre membres au plus dans la série des vertébrés et les raisons qui ont empêché ces appendices de se multiplier comme cela a lieu chez les arthropodes.

Comprise de cette manière, l'Anatomie comparée atteint aux plus hautes conceptions relatives à l'organisme animal. En suivant en détail l'évolution de chaque organe, non seulement dans les innombrables espèces qui peuplent aujourd'hui notre terre, mais encore dans la suite du développement individuel et du développement historique du type auquel appartient chacune d'elles, elle réunit en un seul faisceau les lumières qui résultent de ces études pour les employer plus efficacement à éclairer l'organisation dans sa marche progressive à travers les différentes périodes de l'histoire de la terre jusqu'à nos jours.

L'Anatomie comparée a donc de nombreux points de contact avec les autres branches des sciences morphologiques. Elle ne peut être séparée de la Zoologie scientifique, dont elle forme à la fois la base et le sommet. Dans le règne animal, les formes extérieures ne sont que le reflet de l'organisation interne, et la classification naturelle, dernière expression de l'ensemble de nos connaissances zoologiques, repose en grande partie sur les données fournies par l'Anatomie comparée.

Cuvier et son école se contentaient de ces rapports, dans la plupart des cas, du moins, mais la direction nouvelle que le génie de Cuvier avait donnée aux études zoologiques nécessitait une foule de recherches spéciales, qui absorbaient presque complètement les travailleurs.

L'Anatomie comparée, envisagée jusqu'alors comme un appendice à l'Anatomie descriptive de l'homme, traitée uniquement en vue des besoins de la médecine et de la chirurgie, demandait à être traitée pour elle-même et rattachée à l'ensemble de la science biologique. Les efforts faits dans cette direction, illustrée en France par Lamarck et Geoffroy Saint-Hilaire, et en Allemagne par Oken, Carus et Gœthe, égaraient trop souvent ailleurs de bons esprits, qui se lançaient éperdument dans les spéculations hasardées que l'on connaît aujourd'hui sous le nom de « Philosophie de la Nature ».

Par ses *Recherches sur les ossements fossiles*, Cuvier avait lui-même mis en lumière les attaches de l'Anatomie comparée et de la Paléontologie. Guidé par cette idée fondamentale que les lois qui avaient dû régir l'organisation des animaux fossiles, devaient être les mêmes que celles qu'il reconnaissait dans la structure des espèces actuelles, le grand naturaliste avait étudié comparativement les organisations éteintes en s'adressant de préférence aux mammifères tertiaires. Et s'il réussissait à mettre en évidence d'un côté l'identité de ces lois d'organisation, il signalait d'autre part les différences plus ou moins saillantes qui distinguaient les animaux fossiles et qui nous obligent à les considérer comme faisant partie d'espèces, de genres, de familles ou d'ordres différents. Mais les recherches de Cuvier s'arrêtaient sur ce point et elles ne pouvaient aller plus loin, parce qu'il considérait chaque espèce comme le résultat d'un acte particulier de la puissance créatrice, sans autre relation directe avec ses prédécesseurs ou avec celles qui lui avaient succédé.

Ce n'est qu'à une époque plus rapprochée de nous que d'autres vues prévalurent, grâce à l'idée de filiation qui, appuyée sur des faits nouveaux, fut introduite dans la science. Grâce à la « Théorie de la descendance », on s'est peu à peu habitué à considérer les relations anatomiques qui rattachent les espèces, les genres ou les groupes plus considérables du règne animal, comme les expressions d'une parenté directe, par laquelle les caractères ont été transmis des ancêtres aux générations successives, et modifiés pendant cette transmission à travers les périodes géologiques, par suite d'influences diverses, au nombre desquelles il faut placer au premier rang la lutte pour l'existence et l'adaptation à des milieux ambiants différents.

L'Anatomie comparée a pris un aspect nouveau depuis que cette manière de voir eut pris racine. Les types éteints ne furent plus considérés comme des bouche-trous, destinés à remplir les lacunes existant dans le plan général de la création actuelle, mais comme des êtres ancestraux dont les descendants se sont diversement modifiés, tout en conservant une certaine somme de caractères communs qui se montrent, dans la plupart des cas, sous des formes plus simples chez les types anciens et s'altèrent de plus en plus à mesure que l'on se rapproche des types modernes.

Établir cette filiation directe par toutes les preuves tirées d'une comparaison serrée et immédiate, est devenu l'un des principaux soucis de l'Anatomie comparée. Elle ne satisfait pas seulement de cette manière à un désir légitime, mais elle rencontre encore dans cette étude des arguments de la plus haute valeur pour discerner justement la structure typique des organes et des corps qu'ils composent. La *Phylogénie* raisonnée, appuyée sur des faits indiscutables, est donc un des buts les plus élevés que se propose l'Anatomie comparée.

Il est vrai que nous ne pourrons jamais prouver expérimentalement la filiation des espèces et que nous ne pourrons jamais démontrer, avec une certitude absolue, que telle forme vivante dérive, par descendance directe, de telle autre forme fossile. Mais lorsqu'on peut placer l'une à côté de l'autre toutes les formes de passage qui conduisent d'un point initial vers un terme final par une série de modifications peu importantes en elles-mêmes, mais si rapprochées l'une de l'autre que l'on ne pourrait imaginer une forme intermédiaire, on doit arriver forcément à la conclusion que ces modifications presque insensibles doivent se tenir entre elles par une cause déterminante qui ne peut être que l'hérédité.

Lorsqu'on voit, par exemple, dans la série des terrains tertiaires, se succéder des formes qui se rapprochent par degrés du cheval actuel ; lorsqu'on voit dans ces formes successives les dents molaires se modifier par une complication toujours plus grande des bandes d'émail, tandis que les pieds, de pentadactyles qu'ils étaient primitivement, deviennent monodactyles par la réduction successive des doigts latéraux et par le développement du doigt médian, nous ne pouvons nous défendre de l'idée que ces modifications ont pris place sur le même type primitif, et que les changements que nous avons sous les yeux se sont opérés pendant les temps qui ont vu se déposer les couches dans lesquelles les restes sont enfouis.

Les renseignements que nous fournit la *Paléontologie* resteront nécessairement fragmentaires. Les gisements de fossiles sont loin d'avoir été explorés complètement, même dans notre vieille Europe, dont le sol a cependant déjà été fouillé avec persévérance. D'autre part, les recherches ne peuvent faire revenir à la surface que les parties solides des animaux propres à être conservées dans la pâte rocheuse. Les parties molles, si importantes pour l'Anatomie comparée, ont été à jamais détruites, et des ordres entiers d'animaux ont disparu de cette manière sans avoir laissé la moindre trace. Cette insuffisance des documents paléontologiques empêchera donc toujours la science qui s'en occupe de se mettre au premier rang parmi les sciences auxiliaires de l'Anatomie comparée.

Ce premier rang appartient sans aucun doute à l'*Embryologie*, ou, comme il est d'usage de la nommer depuis quelques années, l'*Ontogénie*, qui suit pas à pas les phases évolutives de chaque espèce, depuis la première apparition du germe d'où elle provient jusqu'à son terme final d'animal adulte.

L'organisation de l'adulte, telle que nous la fait connaître la Zootomie, n'est que la dernière phase d'une longue série de transformations successives dont elle ne peut être séparée. On a dit que l'Anatomie comparée expliquait celles de l'Ontogénie, on peut dire avec plus de raison encore que l'Ontogénie rend compte des phénomènes de l'Anatomie comparée. On ne peut comprendre le terme final d'une série sans connaître les éléments mêmes de cette série, et l'on ne peut apprécier ces éléments sans connaître le terme auquel ils doivent aboutir.

On nomme en général *homologues*, les organes qui ont la même origine et qui se sont développés de parties primitivement semblables. L'Anatomie comparée cherche avant tout à mettre en évidence les homologies qui ont une importance capitale pour l'interprétation morphologique. Comment pourrait-elle découvrir ces homologies, si elle ne connaissait pas le point de départ des organes et leurs métamorphoses successives?

L'Anatomie et l'Ontogénie comparées ne forment donc en définitive que deux branches d'une même science, branches qui s'entrelacent et se pénètrent d'une manière si complète que l'on aurait tort de vouloir attribuer à l'une d'elles une prépondérance marquée, dans la détermination de la valeur morphologique d'une organisation quelconque.

Il faut reconnaître encore que l'Ontogénie et la Phylogénie se complètent mutuellement. Les diverses phases évolutives que parcourt l'embryon d'un animal supérieur, depuis l'œuf jusqu'à son développement final, ressemblent aux phases subies par l'évolution historique des animaux qui composent la série des ancêtres du même type. Cette loi, manifeste dans un grand nombre de cas, ne présente cependant pas le caractère de généralité qu'on a voulu lui accorder. L'histoire d'une série d'ancêtres, d'un phylum, d'une souche, comprend un temps excessivement long, tandis que celle d'un individu embryonnaire n'embrasse que quelques heures ou quelques jours. L'Ontogénie ne représente par conséquent qu'une image très abrégée et raccourcie de la Phylogénie, et souvent les phases de représentation sont tellement passagères qu'il est très difficile de les saisir. Elles peuvent être même complètement supprimées.

Les rapports avec les milieux ambiants dans lesquels se sont trouvés les types paléontologiques et ceux dans lesquels se trouvent les animaux en voie de développement individuel sont, du reste, trop différents pour qu'il puisse y avoir une similitude complète entre ces deux évolutions. On peut dire, en général, que si les organes isolés et considérés en eux-mêmes présentent cette similitude, leur assemblage, au contraire, ne s'accorde presque jamais. Il est facile de se rendre compte de cette différence en considérant que l'animal adulte doit lutter pour son existence par sa propre industrie, tandis que l'embryon ne vit en général qu'aux dépens des substances nutritives que lui fournit la prévoyance maternelle. L'embryon d'un vertébré supérieur par exemple, possède pendant une certaine période de son développement une corde dorsale qui parcourt les mêmes phases et présente les mêmes caractères que cet organe chez un cyclostome ou un esturgeon à l'état adulte. Les arcs branchiaux, le cœur, le système nerveux central présenteront des phases correspondantes analogues. Mais le poisson adulte possèdera définitivement des branchies en état de remplir leurs fonctions, des muscles bien développés, un intestin parfaitement constitué, un cerveau et des organes des sens propres à fonctionner, en un mot, tous les organes nécessaires à sa vie animale et végétative. En sera-t-il de même pour l'embryon de vertébré supérieur au moment où il possède des arcs branchiaux et la corde dorsale? En aucune manière. A l'exception du cœur, aucun de ses organes n'est propre à remplir la fonction qui lui est destinée pour plus tard, les muscles ne sont pas encore différenciés, le tube intestinal présente encore une rainure ouverte, la bouche n'est pas encore formée, le cerveau et les organes des sens sont encore dans un état tout à fait rudimentaire ou ne sont même pas seulement ébauchés. La corrélation et l'harmonie des organes sont entièrement différentes dans ces deux ordres de faits, et c'est pour avoir méconnu ce principe si facile à vérifier que l'on a réussi à défigurer complètement une loi simple et intelligible lorsqu'elle est appliquée dans les limites que nous venons d'indiquer.

L'*Histologie*, par la multiplicité et l'importance de ses recherches, s'est élevée dans ces derniers temps au rang d'une branche spéciale. Elle est nécessairement comparée puisqu'elle s'est d'abord adressée aux vertébrés qui, par leur structure, se rapprochent le plus de l'homme. Mais elle a étendu de plus en plus son champ d'activité, et si au début du développement embryonnaire elle se confond avec l'Embryogénie, elle apporte cependant bientôt de puissantes lumières pour éclairer l'homologie des organes. Quoiqu'elle ait rendu déjà à cet égard de réels services, on ne peut nier qu'il lui reste à faire de grands progrès pour qu'elle serve de base à l'Anatomie comparée. Cela est vrai surtout pour l'étude des animaux invertébrés qui présentent sinon des tissus particuliers, dû moins des modifications importantes des éléments essentiels que nous avons appris à connaître comme éléments de construction des animaux supérieurs. La connaissance approfondie des phases évolutives d'un même tissu dans le développement individuel et dans la série des animaux nous ouvrira de nouveaux horizons. Il est certain que tel des caractères d'un tissu persiste dans la série zoologique avec autant de ténacité que certaines particularités des organes, et peut ainsi nous servir à constater des homologies là où d'autres caractères font défaut.

Si nous voyons, par exemple, que les cils vibratiles plus ou moins développés et répandus chez tous les autres animaux font complètement défaut dans l'embranchement entier des arthropodes, nous devons reconnaître, dans ce fait histologique, un caractère de première importance.

Une autre science, qui a des relations fort intimes avec l'Anatomie comparée, est la *Physiologie*. La fonction que remplit un organe dépend de sa structure et il existe une corrélation nécessaire entre l'organisation et la fonction. Cette dépendance mutuelle est même si prononcée, que c'est ordinairement la fonction qui a servi à désigner et à classer les parties constituantes du corps humain et par analogie celles du corps des animaux. Le plan général de structure que nous montrent les vertébrés implique déjà presque la congruence entre l'*homologie* morphologique fondée sur une origine et des relations identiques et l'*analogie* physiologique reposant sur l'identité de la fonction. Mais nous voyons cependant se produire même déjà chez les vertébrés des différences manifestes. L'organe respiratoire des vertébrés supérieurs, le poumon, n'est, en aucune façon, homologue à l'organe respiratoire des poissons ; les branchies, ces organes analogues au point de vue physiologique, n'ont aucune relation anatomique avec les poumons. La fonction de la respiration est cependant l'une des plus importantes, l'une des plus générales ; les anciens anatomistes y portaient en premier lieu leur attention, et malgré son importance de premier ordre, elle est essentiellement vagabonde et peut être remplie par les organes homologiquement les plus différents. Chez les vertébrés, nous la voyons émigrer des branchies aux poumons ou à la vessie natatoire, dépendant tous deux primitivement du canal intestinal, et nous voyons les arcs branchiaux se modifier et s'adapter à des fonctions entièrement différentes.

Cette extrême mobilité de la fonction devient encore plus remarquable dans d'autres embranchements et, pour nous en tenir au même exemple, nous pouvons affirmer qu'il est impossible de parler d'organes respiratoires homologues chez les arthropodes, les mollusques ou les vers. Tantôt, chez'eux, c'est le tégument général du corps, tantôt une partie de la peau seulement qui se charge de l'échange des gaz; ici ce sont les pattes, là, une portion de l'intestin, ailleurs, des organes particuliers externes ou internes qui deviennent le siège de la fonction respiratoire. On peut presque dire que toute partie du corps peut être appelée, par une différenciation spéciale, à jouer ce rôle. Ce changement de fonction est, comme M. Dohrn l'a prouvé, un des phénomènes les plus importants et les plus répandus.

Nous ne pensons pas qu'il soit nécessaire d'insister davantage sur l'importance qu'il y a à distinguer les organes homologues et les organes analogues, et nous conviendrons une fois pour toutes de réserver strictement ce dernier qualificatif aux organes qui remplissent une même fonction physiologique, quelles que soient, du reste, leur origine, leur forme ou leur position. Il faut cependant remarquer qu'en poussant à l'extrême la conception de l'homologie et en la dégageant complètement de l'idée de fonction, nous n'avons plus de termes pour désigner des organes ayant les mêmes fonctions, mais des origines et des relations peut-être différentes. Le système nerveux des échinodermes, des acalèphes, par exemple, pourrait avoir une origine tout autre que celui des arthropodes ou des vertébrés. Ces deux systèmes nerveux pourront-ils être considérés seulement comme analogues ou comme homologues de parties ayant des fonctions diverses? La situation réciproque des grands systèmes d'organes composant le corps, est renversée chez les arthropodes lorsqu'on les compare avec les vertébrés; peut-on identifier le cœur ou le vaisseau dorsal des arthropodes avec celui des vertébrés? Et si la question, non encore résolue définitivement pour ces systèmes d'organes, venait à l'être dans le sens négatif, pourrait-on conserver cette même désignation de « cœur », pour des organes ayant une origine entièrement différente? L'embarras que nous éprouverions à ce sujet, existe déjà pour la cavité du corps autour de l'intestin et que l'on connaît sous le nom de *coelôme*, car cette cavité a une origine, certes, fort différente chez les échinodermes et chez les vertébrés. Il existe également pour une foule d'autres organes, pour ce que nous nommons bouche et anus par rapport à l'orifice primitif de la gastrula, par exemple. Nos désignations actuelles, empruntées à la fonction remplie par l'organe chez l'adulte et en vue surtout de l'organisation humaine, demanderaient donc souvent à être remplacées par d'autres termes mieux appropriés. Cela est-il possible?

Les recherches futures effaceront sans doute ces difficultés du moment. Il suffit de les avoir indiquées et d'avoir mis en relief ce fait que l'étude des fonctions, c'est-à-dire le point de vue physiologique, n'a qu'une importance secondaire lorsqu'il s'agit de déterminer les relations morphologiques des organes, tandis que les fonctions jouent, au contraire, le premier rôle dans les considérations relatives à la vie de l'organisme dont elles assurent le jeu.

Si cette vie de l'organisme est, en définitive, la résultante de la vie de tous les organes et de tous leurs éléments constituants, nous ne pouvons pas oublier qu'elle subit l'influence des agents extérieurs, et que cette action des milieux ambiants a produit des effets que nous comprenons sous le nom général d'*adaptation*. Les conditions faites à la lutte pour l'existence trouvent évidemment leur reflet dans l'organisation des animaux, et c'est de cette manière que l'Anatomie comparée se rattache à la *Biologie* entendue dans le sens spécial de ce mot, c'est-à-dire comme connaissance des conditions dans lesquelles se déroule la vie de l'organisme.

Si tel animal flottant entre deux eaux se distingue par la transparence de ses tissus; si tel autre, rampant sur les fonds de sable coloré de différentes manières, a acquis, par des adaptations spéciales, la faculté de changer de couleur et de dissimuler ainsi sa présence; si tel autre présente des modifications organiques spéciales pour protéger son appareil respiratoire, exposé à s'obstruer par le milieu dans lequel il vit, nous devons reconnaître, dans ces différentes modifications, l'effet des milieux ambiants avec lesquels l'animal tend continuellement à s'harmoniser.

La fixation des individus, le parasitisme et une foule d'autres circonstances particulières de l'existence ont tellement influé dans beaucoup de cas sur la structure, l'ordonnance et le développement des organes, que nous devons constamment y porter notre attention pour y reconnaître un nouvel exemple des relations entre les conditions biologiques modifiant les organes, et la structure de ces derniers poussant les individus à la recherche de certains milieux auxquels ils sont mieux appropriés.

L'adaptation aux conditions d'existence peut se manifester dans deux conditions, en apparence diamétralement opposées; elle peut conduire à une complication plus grande de l'organisme par la création d'organes et de fonctions de nouvel ordre, et par la spécialisation de fonctions primitivement confondues. Ou bien elle peut, par la simplification de ces fonctions, et leur cumul toujours plus accusé sur certains organes, conduire à la réduction ou à la dégradation organique.

Nous jugeons du degré de complication d'un organisme par le degré auquel a été poussé chez lui la division du travail physiologique; cette division, plus accentuée, mène ordinairement vers une organisation supérieure. Nous voyons au bas de l'échelle animale toutes les fonctions indispensables à la vie se manifester dans le protoplasma libre, ou dans des cellules primitives indépendantes. Le cytode, le nucléode, la cellule, tous les organismes monocellulaires, se nourrissent, croissent, se multiplient, donnent des signes de sensibilité et de volonté. Toutes ces fonctions, absorption, sécrétion, motilité, s'y trouvent pour ainsi dire ébauchées, tout en étant intimement liées à la même masse protoplasmique. Mais avec la multiplication des éléments constituants, nous voyons aussi certains groupes de ces éléments se développer d'une façon spéciale, prendre une organisation particulière, et attirer à eux une fonction déterminée, se charger d'un travail plus défini. A mesure que cette spécialisation s'accentue davantage, nous voyons surgir des organes particuliers, dont les différentes parties montrent à un plus haut degré elles-mêmes la division du travail. Et c'est par l'étude même de l'organisation que nous mettons en pleine lumière cette loi fondamentale : qu'un organisme est d'autant plus complet, d'autant plus élevé hiérarchiquement dans la série, que le travail physiologique est chez lui plus divisé par la formation d'organes ayant une fonction bien limitée et déterminée.

Il faut ajouter toutefois que cette multiplication d'organes à fonctions spéciales n'est un caractère de supériorité que lorsqu'elle se fait d'une façon en harmonie avec le reste de l'organisme. La spécialisation harmonique seule conduit au progrès, la spécialisation unilatérale, au contraire, mène à la dégradation, car tout développement prédominant d'un organe ou d'un groupe d'organes doit nécessairement avoir pour conséquence l'arrêt de développement, ou même la régression des autres organes.

En poursuivant l'évolution des types à travers les innombrables modifications qui ont conduit vers un degré de supériorité par la division du travail physiologique, on n'a peut-être pas suffisamment noté l'importance que peut avoir ce fait général, qu'il est très rare qu'un perfectionnement harmonique se traduise sur tous les organes, mais qu'il ne se porte que sur un certain nombre d'entre eux, afin de mettre plus en évidence certaine fonction. Lorsque nous parlons d'évolution progressive, nous employons un terme essentiellement relatif et limité, qui n'est pas également applicable à toutes les parties de l'organisme.

Si, par exemple, l'homme domine l'ensemble des animaux par le développement de son cerveau et des différentes fonctions de premier ordre qui lui sont échues, il demeure inférieur à plusieurs d'entre eux au point de vue du développement d'autres organes. Ses organes des sens, de locomotion, etc., sont, à bien des égards, moins perfectionnés que son système nerveux central.

Mais la dégradation frappe surtout lorsque, par l'adaptation à de certaines influences, des organes primitivement développés rétrogradent, et sont même complètement anéantis au profit d'autres organes qui prennent une prédominance marquée. Si les effets de la fixation, du parasitisme, de l'adaptation spécialisée, etc., sautent aux yeux, il ne faut pas oublier que toute influence prédominante, habitat, nourriture, nécessité de défense ou d'attaque, etc., peut conduire à des résultats analogues, et qu'en un mot toute adaptation à des influences si multiples agissant sur l'organisme, conduit aux mêmes fins. Nous pouvons donc poser comme règle que : tout progrès dans une direction donnée est accompagné, sinon de reculs, du moins d'arrêts plus ou moins marqués dans d'autres directions.

Les deux effets de la division du travail, progrès et recul, sont donc intimement liés l'un à l'autre, et il incombe à l'Anatomie comparée de démontrer pour chaque type, pour chaque organe en particulier, dans quelle mesure il est la résultante des influences diverses qu'il a subies.

Nous insistons particulièrement sur ces considérations, parce qu'on a plutôt envisagé jusqu'à présent la rétrogradation comme une exception à la règle plus constante du progrès de l'organisation que comme le résultat et la conséquence partielle de ce même progrès. Rien n'est plus juste si l'on considère l'ensemble du règne animal, autant dans ses types actuellement vivants que dans ceux qui se sont succédés depuis les époques géologiques les plus anciennes, car, dans ce cas, on ne peut nier d'une manière générale que l'organisation ne se soit perfectionnée en passant d'une vie marine à une vie terrestre, par exemple. La création actuelle, avec ses mammifères, ses oiseaux, ses insectes en nombre si considérable, est certainement supérieure, au point de vue qui nous occupe, à ces créations des temps jurassiques, ou plus anciens encore, où ces types animaux commençaient seulement à apparaître. Mais si nous quittons le point de vue général, si nous entrons dans les détails, nous rencontrons des phénomènes semblables à ceux que nous avons mentionnés en parlant du parallélisme de l'Ontogénie et de la Phylogénie, c'est-à-dire une grande inégalité, des dissemblances souvent considérables dans le développement relatif des différentes parties de l'organisme. Il y a évidemment des types progressifs, des types à peu près stationnaires, des types rétrogrades, et si l'ensemble de leurs tendances diverses marque un perfectionnement, nous devons reconnaître que ce perfectionnement n'est que relatif, et que la somme se constitue d'une multitude de facteurs dont la valeur, tantôt positive, tantôt négative, est extrêmement variable.

Ces considérations expliquent en partie les divergences qui existent dans la manière de voir des naturalistes qui se sont occupés de ces questions. Si les uns considèrent l'Amphioxus, par exemple, comme un type primitif d'animal vertébré qui nous montre le plan de construction de l'embranchement entier dans ses premières ébauches; les autres l'envisagent, au contaire, comme un type dégradé, résultat d'une régression qui lui a fait perdre un certain nombre de caractères propres aux autres vertébrés. Nous trouverons un grand nombre de cas semblables, dans lesquels nous pourrons être dans le doute sur la signification réelle de certains caractères et sur la place qu'on doit assigner à l'organisme chez lequel ces caractères se manifestent.

Nous résumerons les données générales que nous venons d'indiquer et les relations qui unissent l'Anatomie comparée aux sciences voisines en montrant comment on peut grouper l'ensemble des sciences biologiques :

La *Biologie*, ou science générale de la vie organique, embrasse :

La *Biologie végétale* ou *Botanique* dans le sens le plus large;

La *Biologie animale* ou *Zoologie* dans le sens le plus large.

La *Zoologie*, la seule branche qui nous intéresse ici, peut se subdiviser en :

La *Biologie spéciale*, *sensu strictiori*, comprenant l'étude des conditions de l'existence de l'organisme pris dans son ensemble;

La *Physiologie*, ou étude des fonctions des organes;

La *Morphologie*, ou étude des formes et de la structure des organismes et des organes.

La *Morphologie* peut être envisagée à trois points de vue :

Point de vue descriptif comprenant :

La *Zoologie descriptive*, ayant surtout pour objet l'étude des formes extérieures;

L'*Anatomie descriptive*, s'occupant de l'étude des organes, et se subdivisant en :

Zootomie, ou Anatomie descriptive des animaux;

Anthropotomie, ou Anatomie descriptive de l'homme;

L'*Histologie descriptive*, aussi nommée *Anatomie générale*, ayant pour objet l'étude des tissus et de leurs éléments constitutifs.

Point de vue génétique comprenant :

L'*Ontogénie* ou *Embryogénie*, étudiant le développement individuel des animaux actuels;

La *Phylogénie*, ou la *Paléontologie*, étudiant le développement historique des types pendant les périodes géologiques.

Et le point de vue synthétique comprenant :

L'*Anatomie*, l'*Ontogénie* et la *Phylogénie* comparées, la recherche des types fondamentaux et des lois qui ont présidé à leur développement.

Ce n'est que par la concordance de toutes les données fournies par les études poussées dans ces différentes directions qu'on pourra arriver à une véritable classification naturelle, résumant tous les rapports possibles entre les animaux qui ont peuplé et peuplent encore la terre.

GÉNÉRALITÉS SUR LA TECHNIQUE

La technique anatomique et histologique a pris une extension considérable depuis une trentaine d'années, et nous pouvons considérer les méthodes et les procédés qu'elle emploie comme une branche spéciale, dont l'étude devient de plus en plus indispensable au naturaliste. On ne peut sans doute, à l'heure qu'il est, donner que des idées générales sur la marche à suivre pour interroger plus habilement la nature. L'initiative privée, l'esprit d'invention, doit s'ingénier chaque jour à surmonter les difficultés qui se présentent. L'encombrement des méthodes générales et spéciales actuellement préconisées est peut-être l'un des plus grands embarras pour le commençant. Nous nous restreindrons par conséquent aux plus importantes, à celles qui nous ont fourni des résultats précis.

Nous renvoyons aux traités spéciaux d'Anatomie ou de Zootomie pour la description détaillée des instruments nécessaires à celui qui commence l'étude pratique de l'Anatomie comparée. Un bon microscope donnant des grossissements de 20 à 800 diamètres, une loupe montée et une loupe à main, deux grands et deux petits scalpels, convexes et à pointe rabattue, une paire de gros et une paire de fins ciseaux, une paire d'aiguilles à dilacérer, solidement emmanchées, une paire de fortes pinces et une paire de petites pinces (brucelles), un rasoir, une pierre et un cuir à repasser, une seringue à injection, tels sont les instruments indispensables, mais suffisants, dans le laboratoire de l'étudiant. Il est difficile de donner des conseils sur le choix des instruments, chacun possède là-dessus des idées particulières qui résultent de l'usage qu'il a fait de telle ou telle forme. La plus grande simplicité est toujours un avantage. Le luxe actuel de l'instrumentation est, au contraire, un écueil pour le commençant qui doit s'efforcer d'obtenir de bons résultats avec des outils ordinaires. On peut dire dans une certaine mesure, de l'anatomiste, ce que Franklin disait du chimiste : il doit savoir limer avec une scie et scier avec une lime, c'est-à-dire qu'il doit, dès le début, savoir tirer parti d'un instrument, alors même que cet instrument n'est pas parfaitement approprié à son usage.

Les deux principales qualités pour le naturaliste chercheur, sont la patience et la propreté.

Trop se hâter équivaut à perdre du temps. C'est cependant le défaut commun à tous les débutants avides de voir beaucoup et de passer rapidement et superficiellement sur chaque forme. Un instant de réflexion suffit pour se convaincre de la nécessité d'un certain temps pour bien voir. Les plus grands observateurs regardent à trois fois avant d'oser affirmer avoir vu. Combien cette précaution n'est-elle pas plus nécessaire à celui qui commence à observer !

Le manque de propreté est une source continuelle d'erreurs et un danger constant, surtout lorsqu'il s'agit de l'emploi des instruments d'optique. Une lame de verre mal lavée, une lentille grasse, un verre de montre insuffisamment essuyé, deviennent la cause de troubles sérieux dans l'observation. Il faut, par conséquent, apprendre à être propre, et dès l'origine se prémunir contre les fausses interprétations auxquelles donnent lieu, dans les observations microscopiques, les imperfections du verre, les poussières et les débris de toute nature.

Enfin, nous ne saurions trop recommander au commençant, de se donner l'obligation de dessiner exactement les préparations anatomiques et microscopiques. C'est le meilleur moyen pour apprendre à voir, car il l'oblige à porter son attention sur une foule de détails importants qui, sans cela, lui échapperaient, et il les grave plus profondément dans sa mémoire. L'habitude du dessin doit être prise dès l'origine des études dans le laboratoire et toujours sévèrement observée.

A. — *Méthodes de durcissement et de conservation.*

Tous les tissus animaux renfermant de l'eau et des substances albuminoïdes éminemment putrescibles ; les procédés de durcissement et de conservation reposent tous sur l'emploi de réactifs propres à diminuer la quantité de la première et à précipiter et rendre incorruptibles les seconds. Nous signalerons les principaux, parmi ces réactifs.

Alcool. — Au premier rang se place l'alcool. On l'emploie à trois degrés, à 70 pour 100, à 90 pour 100 et absolu. L'application de ce dernier n'a lieu que lorsqu'on tient à déshydrater complètement les tissus, de manière à les imbiber ensuite de liquides ne se mêlant pas à l'eau, tels que : essence de girofle, thérébentine, créosote, etc. Il est nécessaire de ne pas le faire agir en premier lieu, car son avidité pour l'eau est telle, qu'il déforme les éléments histologiques. On se' servira d'abord de l'alcool faible, puis de l'alcool à 90 pour 100, et en dernier lieu de l'alcool absolu. Le durcissement doit se faire dans un flacon fermé à l'émeri. L'alcool à 70 pour 100 ou même des alcools plus faibles (esprit de vin du commerce) suffisent pour conserver les animaux, à condition qu'ils aient été préalablement' plongés quelque temps et pénétrés d'alcool plus fort, souvent renouvelé. Sans cette précaution, les animaux finissent par y pourrir.

Pour les tissus qui doivent être coupés en préparations microscopiques, il faut pour bien les durcir, les fragmenter en morceaux n'excédant pas un ou deux centimètres, que l'on plonge dans dix ou vingt fois leur volume d'alcool.

Paul Mayer recommande pour les collections dans les musées comme préférable à l'alcool pur, l'alcool à 90 pour 100, acidulé de 3 pour 100 d'acide chlorhydrique, qui empêche la formation des précipités. Pour les arthropodes et les animaux chitineux, le même auteur emploie l'alcool absolu bouillant qui pénètre beaucoup plus rapidement que l'alcool froid.

Glycérine. — Un grand nombre de préparations pourront être conservées dans la glycérine, qui a l'avantage de ne pas s'évaporer et de rendre les tissus plus transparents. Toutefois, il est bien rare que sa grande avidité pour l'eau et l'action déformatrice qu'elle exerce sur les tissus, permettent de l'employer pure. La bonne glycérine se dissout en toutes proportions dans l'eau et l'alcool. On se servira, en général, d'abord de glycérine renfermant deux fois son volume d'eau, puis on augmentera peu à peu sa densité en ajoutant de la glycérine pure. Pour empêcher les moisissures, on y mettra quelques gouttes d'alcool.

Nous mentionnerons, parmi les solutions renfermant de la glycérine, les deux suivantes :

Solution de Gust. Jäger. — Renfermant 1 partie de glycérine, 1 partie d'alcool et 10 parties d'eau de mer. Elle est excellente pour conserver les petits animaux marins. Pour ceux dont la taille est plus considérable, on pourra doubler ou tripler la teneur en alcool et en glycérine. Pour la conservation des foraminifères, des calcisponges et autres animaux à squelette calcaire délicat, il faudra s'assurer de la neutralité de la glycérine au moyen du papier de tournesol, car ce liquide, tel qu'on le trouve dans le commerce, est souvent acide.

Solution de C. Langer. — Elle renferme 100 parties de glycérine, 15 à 17 parties d'acide phénique et 11 parties d'alcool, et elle sert à être injectée dans les artères, de manière à pénétrer toutes les parties du corps. Elle permet de conserver pendant quelque temps des animaux que l'on ne voudrait pas plonger immédiatement dans l'alcool.

Solution de Hantsch. — Elle renferme 3 parties alcool absolu, 2 parties eau distillée, 1 partie glycérine. Elle est excellente pour les crustacés, elle en conserve relativement bien les couleurs.

Acide chromique. — Il est d'un grand usage dans les recherches histologiques, il précipite le protoplasma et le rend insoluble. Son titrage exact dans chaque cas particulier ayant une grande importance, on devra l'acheter cristallisé, puis, selon le conseil de Ranvier, on en fera une solution à 1 pour 100 qui servira à la préparation de solutions plus diluées et qui, telle quelle, pourra être employée à la conservation d'une quantité de petits animaux invertébrés. L'acide chromique faible fixe les éléments histologiques ; son maniement est très délicat et il est indispensable de chercher le degré de concentration approprié à chaque cas particulier, car à trop forte dose, il rend les tissus cassants et friables. Il faut ordinairement commencer par se servir de solutions très faibles, que l'on fait agir en grande quantité.

Il est aussi employé pour débarrasser lentement de leur carbonate de chaux, les éponges, les coraux, les échinodermes, etc.

Le *bichromate de potasse* et le *bichromate d'ammoniaque* peuvent remplacer l'acide chromique. Le dernier de ces sels, en solutions de 1 à 5 pour 100, donne de bons résultats dans le durcissement du tissu nerveux (moelle épinière, cerveau), qui y devient moins cassant que dans l'acide chromique, mais qui demande, pour se durcir, un temps beaucoup plus considérable.

La *liqueur de Müller*, renfermant 2 à 2,50 grammes de bi-chromate de potasse, 1 gramme de sulfate de soude et 100 grammes d'eau distillée, permet de conserver une quantité de petits mollusques, de petits vers ou des organes entiers, tels que les yeux des vertébrés, surtout lorsqu'on se propose de faire des coupes de la rétine, etc.

Acide picrique. — On l'emploie en solution saturée que l'on maintient toujours telle, en laissant un excès de cristaux de cet acide dans le fond du flacon où on le conserve. L'acide picrique est précieux pour la fixation et le durcissement des tissus très mous, surtout des tissus embryonnaires. Il a sur l'acide chromique l'avantage de pouvoir être enlevé des tissus par un lavage répété à l'eau ou à l'alcool à 70 pour 100.

Acide picro-sulfurique, ou liquide de Kleinenberg. — Ce liquide, d'un usage continuel pour les embryons et les animaux inférieurs, se compose de 100 parties d'une solution saturée d'acide picrique à froid, et de 2 parties d'acide sulfurique, à laquelle on ajoute deux à trois fois son volume d'eau (1). (Pour les arthropodes, il n'est pas nécessaire d'ajouter de l'eau. Paul Mayer.)

Dans les tissus renfermant une certaine quantité de sels calcaires, il se forme quelquefois des cristaux de sulfate de chaux. Pour éviter cet inconvénient, on peut remplacer l'acide sulfurique par de l'acide azotique ou de l'acide chlorhydrique. A la solution saturée d'acide picrique, on ajoute 8 parties d'acide chlorhydrique, ou 5 parties d'acide azotique sur 100. Ces acides agissant brusquement sur le carbonate de chaux, développent de l'acide carbonique qui blesse les tissus en se dégageant.

Tout tissu traité pendant vingt-quatre ou quarante-huit heures dans le liquide de Kleinenberg doit être soigneusement décoloré par l'eau ou l'alcool à 70 pour 100, avant d'être plongé dans de l'alcool plus fort.

Acide osmique. — Cet acide, très toxique, nécessite dans son emploi de grandes précautions. Il se vend dans le commerce sous forme de cristaux jaunâtres, dans de petits tubes de verre fermés à la lampe, et renfermant ordinairement 1 gramme. On brise ces tubes dans un flacon à l'émeri à large ouverture, contenant 50 grammes d'eau distillée. Il est important de bien nettoyer le flacon, et de le débarrasser de toute trace de matière organique. La dissolution de l'acide est lente à se faire. Pour s'assurer de la quantité exacte d'acide contenu dans le tube, on le pèse avant et après la dissolution, la différence de poids indique celui de l'acide dissous. La solution à 2 pour 100, préparée ainsi en petite quantité, doit être conservée à l'abri de la lumière dans un flacon noirci; on s'en sert selon les cas pour préparer les solutions plus étendues.

L'acide osmique est le meilleur fixatif connu pour les éléments histologiques. On s'en sert, soit en solution aqueuse, soit à l'état de vapeur, pour tuer instantanément une foule de petits organismes auxquels il conserve leurs formes normales. Malheureusement, son pouvoir de pénétration est très faible.

L'acide osmique noircit les corps gras, et aussi le protoplasma lorsqu'on le laisse agir un temps trop long. Il colore la myéline en noir bleuâtre, la graisse en noir brun, le muscle en brun clair (Ranvier). Le tissu qui y a été plongé continue à se colorer une fois qu'il a été retiré. Il doit, en tous cas, être très exactement lavé. Une préparation trop colorée ne montre plus rien; on peut l'éclaircir en la plaçant dans un flacon dont le fond est saupoudré de chlorate de

(1) En ajoutant l'acide sulfurique, il se forme un précipité que l'on sépare par décantation.

potasse sur lequel on laisse tomber avec une pipette quelques gouttes d'acide chlorhydrique, jusqu'à ce qu'il se développe du chlore qui atténue l'intensité de la coloration. On peut accélérer la réaction en plaçant le flacon sur le bain-marie (Paul Mayer) (1). Selon Hertwig, la coloration au carmin de Beale (voyez p. 22), empêche que les objets fixés par l'acide osmique ne noircissent davantage.

Bi-chlorure de mercure ou **sublimé corrosif.** — La solution saturée de ce sel, employée à chaud ou à froid, selon les cas, est un fixatif de premier ordre, tant pour les animaux inférieurs que pour les éléments des tissus (2). A petite dose, il entre dans la composition de différentes liqueurs que nous indiquerons ici :

Liqueur d'Owen. — Bonne pour la conservation des petits animaux mous, qui n'ont pas le squelette calcaire, surtout les cœlentérés. Elle renferme : 1,680 grammes d'eau, 137 gr. 5 de sel de cuisine, 79 grammes d'alun, et 0 gr. 014 de sublimé corrosif.

Liqueur de Goadby. — Renferme : 2,250 grammes d'eau, 140 grammes de sel de cuisine, 70 grammes d'alun, et 0 gr. 3 de sublimé. Elle sert pour les animaux inférieurs dont on ne veut pas faire de coupes ultérieures, car à la longue ils y durcissent à tel point qu'ils ne peuvent plus servir aux travaux microscopiques, les tissus se pulvérisant sous le rasoir.

Liqueur de A. Lang. — Recommandée tout d'abord pour tuer et durcir les planaires et les trématodes; elle donne aussi de très bons résultats sur une quantité d'autres animaux inférieurs, surtout les cœlentérés, qui y meurent parfaitement étalés. Elle se compose de 100 parties d'eau distillée, 6 à 10 de chlorure de sodium, 5 à 8 d'acide acétique, 3 à 12 de sublimé corrosif, et 1/2 partie d'alun. Pour les objets que l'on se propose de couper, on ne doit la laisser agir que pendant une demi-heure à une heure, selon leur taille, et les plonger ensuite dans de l'alcool à 70, puis à 90 pour 100.

B. — *Macération, Dissociation.*

Acide acétique cristallisable. — Il est précieux pour éclaircir les tissus conjonctifs et le tissu musculaire. Il fait apparaître les

---

(1) Paul Mayer emploie la même méthode pour enlever le pigment naturel aux yeux des arthropodes.

(2) Nous l'avons vu employer en grand par le Dr A. Lang, à la Station zoologique de Naples. A froid, il fixe admirablement les hydraires, bryozoaires, etc. A chaud, il peut fixer de plus grands animaux, tels que les mollusques. Il présente, sur l'acide osmique, l'avantage de ne pas gêner la coloration ultérieure des tissus, mais de la faciliter, au contraire.

noyaux des cellules; son usage en solution à 1 pour 100, ou en solutions plus étendues étant très fréquent, nous aurons l'occasion de le mentionner souvent dans le cours de cet ouvrage.

Les frères Hertwig recommandent comme un excellent procédé de macération, qui leur a rendu de grands services dans leurs travaux sur l'histologie des cœlentérés, un mélange à parties égales d'acide acétique à 0,2 pour 100 et d'acide osmique à 0,05 pour 100. Les objets y sont plongés pendant deux ou trois minutes suivant leur grosseur, puis lavés plusieurs fois dans de l'acide acétique à 0,1 pour 100. On les laisse ensuite pendant un jour dans cette dernière solution avant de dilacérer (1).

Alcool au tiers. — Préconisé par Ranvier, il est un des meilleurs dissociants connus. On y mettra macérer pendant quelques heures ou quelques jours les tissus coupés en petits morceaux que l'on voudra dilacérer. Il se prépare en mélangeant 1 partie d'alcool absolu et 2 parties d'eau distillée.

Acide chromique au 2 ou 3/10,000. — Il dissocie également très bien tous les tissus, mais surtout les tubes et les cellules nerveuses. Il doit agir en grande quantité sur de petits fragments de tissus.

Sérum iodé. — Pour le fabriquer, on fait usage de l'eau de l'amnios ou du sérum sanguin ; pour les recherches délicates d'histologie, cela est même indispensable (Ranvier). Mais comme ces substances ne sont pas toujours faciles à se procurer, on pourra, dans beaucoup de cas, les remplacer par du blanc d'œuf, de l'eau et un peu de sel marin. Voici, à ce propos, la formule employée par H. Frey : eau distillée, 135 grammes ; albumine de l'œuf, 15 grammes ; chlorure de sodium, 0 gr. 20. Après avoir filtré, on ajoute 3 grammes de teinture d'iode. L'iode s'évaporant rapidement, il est nécessaire de tenir au fond du flaçon quelques paillettes de ce métalloïde.

Ranvier conseille, dans le cas où l'on possède de l'eau d'amnios fraîche, d'y ajouter une quantité de teinture d'iode qui varie selon la rapidité avec laquelle on veut que le liquide agisse. Si le tissu doit y séjourner longtemps, il faut avoir soin d'y rajouter chaque jour quelques gouttes de teinture d'iode, jusqu'à ce qu'il reprenne sa teinte primitive. Le tissu, en absorbant l'iode, le décolore rapidement, et si on n'y prend garde, le sérum ne tarde pas à se putréfier.

Le **picro-carminate d'ammoniaque** (voir p. 24) a été recommandé par A. Lang. Il doit agir pendant plusieurs semaines, selon la nature des objets.

(1) O. et R. Hertwig, *Das Nervensystem und die Sinnesorgane der Medusen.* Leipzig, 1878, p. 5.

C. — *Coloration.*

Les méthodes de coloration reposent toutes sur la propriété d'absorption et de sélection qu'exerce le protoplasma différencié dans les tissus, sur les diverses matières colorantes dans lesquelles on le plonge.

Pendant longtemps, on a admis que le protoplasma vivant ne se colorait pas, et on peut, en effet, conserver pendant des journées des infusoires ou autres protozoaires vivants dans une solution de carmin ou de picro-carmin sans qu'ils admettent la moindre trace de matière colorante. On a reconnu toutefois dans ces dernières années que cette incapacité du protoplasma à se combiner avec les couleurs n'était pas si générale qu'on l'avait cru tout d'abord. Certaines couleurs d'aniline, le brun de Bismarck et le bleu de quinoléine entre autres, donnent une coloration diffuse mais persistante aux organismes entiers aussi bien qu'aux tissus vivants. Si on plonge une *Anodonta*, par exemple, dans une solution de brun de Bismarck parfaitement neutre, la solution se décolore peu à peu, tandis que tous les tissus de l'animal se teintent vivement en brun, sans que celui-ci paraisse en souffrir. Il en est de même selon Brandt, Henneguy, des infusoires, des rhizopodes. Si, comme l'a fait le dernier de ces auteurs, nous injectons sous la peau du dos d'une grenouille une forte dose de brun de Bismarck, nous constaterons qu'au bout de quelques heures les tissus se teintent uniformément en jaune foncé, surtout le tissu musculaire, et cela sans incommoder du tout la grenouille. Des alevins de truite placés dans une même solution se colorent rapidement, tout en continuant à nager.

Cette coloration des animaux à l'état de vie étant diffuse et générale, ne peut guère rendre service à l'anatomiste. Cependant, selon Brandt, la solution aqueuse d'hématoxyline colore surtout les noyaux des protozoaires vivants. C'est donc, en général, sur les tissus morts, frais ou durcis, que l'on opère. Pour les objets de grand volume, la matière colorante ne pénétrant pas facilement, on en fera des coupes que l'on colorera ultérieurement; ceux, au contraire qui sont de petit volume, seront colorés en bloc.

Carmin. — Les solutions de cette substance s'emploient sous les formes les plus diverses pour obtenir la coloration des noyaux cellulaires. Nous énumérerons sous ce titre les principales de ces solutions, celles que nous employons dans notre laboratoire, en indiquant la manière de les préparer.

Carmin neutre renfermant 100 parties d'eau, 1 partie d'ammoniaque, 1 partie de carmin. On commence par dissoudre le carmin

dans l'ammoniaque additionnée d'un peu d'eau, puis on ajoute le reste
de ce dernier liquide. S'il y a un excès d'ammoniaque, on le chasse
en chauffant la solution sur le bain-marie jusqu'à ce qu'il commence
à se former un précipité de carmin. On laisse refroidir, puis on filtre.
A ce degré de concentration, les colorations sont assez rapides; si les
tissus séjournent trop longtemps dans la solution, ils se surcolorent
en entier, et la teinte est diffuse. En règle générale, on préférera,
pour obtenir une jolie coloration, bien régulière, employer une solution plus diluée, agissant pendant un temps plus long. Lorsque la
coloration aura été poussée trop loin, on pourra l'atténuer en lavant
le tissu dans de l'eau aiguisée d'une goutte d'ammoniaque; toutefois,
ce lavage provoquant souvent la diffusion du carmin, il est préférable, en tous cas, d'obtenir tout de suite une bonne coloration.

Pour les tissus qui ont séjourné dans l'acide chromique ou le
bichromate de potasse, Ranvier conseille de les débarrasser de l'excès
d'acide chromique par un séjour dans l'eau de vingt-quatre à quarante-huit heures, et en plongeant ensuite la pièce dans l'alcool ou
dans un mélange d'alcool et d'acide acétique, puis reprenant par l'eau
et soumettant à la coloration au carmin; sans cette précaution, on
n'obtient pas la coloration des noyaux cellulaires.

La coloration lente, préférable, comme nous l'avons dit, pour les
pièces à l'alcool, ne l'est pas pour celles qui ont séjourné dans l'acide
picrique. La coloration est longue et difficile pour les objets traités à
l'acide osmique, mais l'élection se fait sur les mêmes éléments qu'après
l'action de l'alcool, et à ce point de vue, l'acide osmique diffère complètement de l'acide chromique qui, comme nous venons de le dire,
ne permet pas au carmin de colorer les noyaux des cellules
(Ranvier).

Les objets colorés doivent être soigneusement lavés avant d'être
traités ultérieurement.

Carmin glycériné de Beale, très employé pour colorer les noyaux
des protozoaires après leur fixation à l'acide osmique ou à l'acide
chromique. Il renferme :

Eau distillée............	60 grammes,
Glycérine	60	—
Alcool	15	—
Ammoniaque	3, 5	—
Carmin	0,64	—

Le carmin pulvérisé est placé dans l'ammoniaque. Lorsque sa
dissolution est opérée, on ajoute l'eau, la glycérine et l'alcool en
agitant le liquide que l'on filtre quelques heures après.

Carmin acétique de Schneider. — Se localise parfaitement sur les noyaux et éclaircit considérablement les éléments. On le prépare en saturant de carmin une solution à 45 pour 100 d'acide acétique bouillant, qui est la proportion sous laquelle celui-ci dissout le plus de carmin. Puis l'on filtre, pour séparer l'excès de carmin.

Carmin oxalique de Thiersch. — En voici la formule, telle que la donne Ranvier :

Carmin...............	1	
Ammoniaque...........	1	1
Eau...................	3	
Acide oxalique..........	1	
Eau...................	22	8
Alcool absolu...........	12.	

On fait un premier mélange de carmin, d'ammoniaque et d'eau, dans les proportions indiquées, et un second mélange d'acide oxalique et d'eau; on prend huit parties de ce second mélange pour une du premier, et l'on ajoute au tout douze parties d'alcool absolu. Quand il se fait un précipité, on ajoute quelques gouttes d'ammoniaque.

Carmin alunique (Grenacher). — On le prépare en dissolvant à chaud, pendant dix à vingt minutes, du carmin pulvérisé dans une solution aqueuse de 1 à 5 pour 100 d'alun ordinaire ou d'alun ammoniacal, puis on filtre. Cette matière colorante est très intense, elle présente cependant l'avantage de ne pas surcolorer le tissu, on peut l'y laisser longtemps sans que la couleur qui est plutôt lilas que rouge ne change.

Carmin boracique (Grenacher). — On dissout à la température de l'ébullition 1 à 2 pour 100 de borax dans l'eau distillée avec 1/2 à 3/4 pour 100 de carmin. On obtient de cette manière une solution couleur pourpre que l'on filtre si elle n'est pas claire et à laquelle on ajoute goutte à goutte, avec précaution, de l'acide acétique jusqu'à ce que la couleur passe au rouge pur, c'est-à-dire à la couleur de la solution ordinaire du carmin. On laisse reposer vingt-quatre heures, puis on filtre de nouveau. La solution appliquée telle quelle donne une coloration diffuse. Pour obtenir la coloration des noyaux on lave la coupe à l'eau, puis on la transporte dans un verre de montre contenant de l'alcool de 50 à 70 pour 100, et une goutte d'acide chlorhydrique. La substance colorante se dissout de nouveau et pénètre dans la préparation en peu de temps. C'est un procédé excellent pour colorer rapidement et très strictement les noyaux, mais il n'est applicable qu'aux coupes. Pour teindre des animaux entiers, Grenacher conseille l'emploi d'une solution de 2 à 3 pour 100 de carmin dans du borax à 4 pour 100, à laquelle on ajoute à peu près le même volume d'alcool à 70 pour 100. On y laisse les pièces jusqu'à ce qu'elles soient complètement pénétrées, puis on les lave dans de l'alcool avec de l'acide chlorhydrique (quatre à six gouttes sur 100 centimètres cubes).

Picro-carminate d'ammoniaque. — Ce réactif universellement employé, doit être préparé de la manière suivante selon Ranvier : « On verse dans une solution saturée d'acide picrique du carmin dissous dans l'ammoniaque jusqu'à saturation, puis on évapore dans une étuve. Après réduction des quatre cinquièmes, la liqueur refroidie abandonne un dépôt peu riche en carmin qui est séparé par filtration. Les eaux mères évaporées donnent le picro-carminate solide sous la forme d'une poudre cristalline de la couleur de l'ocre rouge. Cette poudre doit se dissoudre entièrement dans l'eau distillée. On en fait une solution au centième. »

Les objets placés dans cette solution prennent la double coloration rouge du carmin, et jaune de l'acide picrique; on peut faire disparaître cette dernière par un lavage prolongé dans l'eau distillée. La double coloration devient plus précise si on lave l'objet dans de l'alcool additionné d'une goutte d'acide chlorhydrique, après l'action du picro-carminate.

Teinture de cochenille (Paul Mayer). — L'emploi de cette teinture, qui donne une couleur plus ou moins semblable à celle du carmin, se recommande dans les cas où les autres matières colorantes ne sont pas suffisamment pénétrantes, pour les animaux à chitine en particulier. On la prépare en dissolvant de la cochenille dans l'alcool à 70 pour 100 pendant quelques jours (1 gramme de matière colorante pour 8 à 10 centimètres cubes d'alcool environ). Après filtration, le liquide passe très clair et d'un beau rouge. On peut l'employer tel quel en le faisant agir sur les objets préalablement traités par l'alcool à 70 pour 100. Au bout de quelques minutes, les coupes et les petits objets y seront suffisamment colorés. Pour les coupes, on peut ralentir l'action de la cochenille en y ajoutant de l'eau. Dans le cas où il y aurait surcoloration, on traite l'objet par l'alcool à 70 pour 100 jusqu'à ce qu'il n'enlève plus de matière colorante, le même alcool employé à chaud décolore encore plus rapidement. Les noyaux et le protoplasma sont fortement teints.

L'alcool à 90 pour 100 et l'alcool absolu dissolvent aussi la cochenille, mais en moindre proportion que celui à 70 pour 100, et les solutions en sont trop claires pour être utilement employées. L'action des acides sur la cochenille fait tourner la couleur au jaune, l'ammoniaque et les autres alcalis caustiques changent la teinte carmin en pourpre. Les sels métalliques produisent des précipités bleuâtres, brunâtres, verdâtres qui peuvent être utilisés. Si on ajoute, par exemple, à un tissu déjà coloré par la teinture de cochenille, une dissolution d'un sel de fer ou de chaux dans l'alcool, le rouge cochenille passe au bleu foncé. Ce changement de couleur se produit quelquefois spontanément, par le fait des sels qui se trouvent normalement dans l'organisme vivant, et il est difficile alors de distinguer le bleu violacé de la cochenille de celui de l'hématoxyline dont nous allons parler.

Les objets conservés dans les combinaisons de chrome ou d'acide picrique se colorent très bien avec la cochenille.

Hématoxyline. — Cette substance colorante est retirée du bois de campêche. On la trouve dans le commerce en masses cristallines rose brunâtre. Voici comment on l'emploie en histologie.

On dissout 0 gr. 35 d'hématoxyline dans 10 grammes d'alcool absolu, puis 0 gr. 10 d'alun dans 30 grammes d'eau distillée. On verse quelques gouttes de la première solution dans la seconde jusqu'à ce qu'on ait obtenu un liquide d'un beau violet. Son pouvoir colorant est très grand, et les petits objets ne doivent y séjourner que quelques minutes; à la longue, cette coloration pâlit, même dans le baume de Canada. La solution d'hématoxyline se décompose facilement et donne ordinairement asile à des champignons, en sorte qu'il est bon de la préparer fraîche à mesure que l'on doit s'en servir.

Kleinenberg obtient une coloration plus complète des noyaux en préparant l'hématoxyline comme suit : On fait une solution concentrée de chlorure de calcium dans l'alcool à 70 pour 100, à laquelle on ajoute de l'alun jusqu'à saturation; puis, pour une partie de cette solution, on ajoute six à huit parties d'alcool à 70 pour 100, et une quantité indéterminée, d'autant plus grande que l'on veut une matière colorante plus intense, de la solution d'hématoxyline dans l'alcool absolu. Après la coloration, les objets sont lavés dans l'alcool à 90 pour 100.

Pour les petits animaux, il vaut mieux employer une dissolution faible en hématoxyline, la coloration est plus lente, mais plus régulière. Si le liquide est trop concentré, il ne faut pas l'éclaircir avec l'alcool qui précipite l'hématoxyline, mais avec la solution d'alun et de chlorure de calcium. Dans le cas où l'objet est trop coloré, on le lave dans de l'alcool acidulé d'acide oxalique (Kleinenberg) ou d'acide chlorhydrique (Paul Mayer), jusqu'à ce que sa teinte violette passe au rouge, puis à l'alcool pur, qui reconstitue la couleur violette.

Une dissolution d'hématoxyline passe quelquefois au rouge en devenant acide; il suffit, pour lui rendre sa couleur normale, de couvrir quelques instants le flacon d'un bouchon enduit d'ammoniaque.

Bleu de quinoléine. — Nous employons ce réactif de la manière indiquée par Ranvier dans son *Traité technique*. « On dissout la substance dans l'alcool à 36 degrés; on étend la solution d'une partie d'eau. Il faut se garder d'ajouter l'eau tout de suite, car le bleu ne s'y dissoudrait pas. Ce bleu a une grande puissance colorante, et il faut l'employer en solutions très faibles. A cet état, on peut en faire usage soit sur des tissus frais, soit sur des coupes obtenues après durcissement dans l'alcool ou l'acide picrique. Une fois la coloration produite, la préparation est lavée et montée dans la glycérine. Les préparations colorées par le bleu de quinoléine peuvent être soumises avec avantage, au moins dans quelques cas, à l'action de la potasse à 40 pour 100. L'élection de la matière colorante est alors complète et immédiate. Les noyaux sont incolores, le protoplasma cellulaire, les muscles et les nerfs sont colorés en bleu clair et la graisse en bleu foncé. »

Couleurs d'aniline. — Nous devons encore mentionner la fameuse méthode de coloration des noyaux cellulaires de Hermann et Flemming, qui consiste à faire usage des couleurs d'aniline et qui a fourni au dernier de ces auteurs de magnifiques résultats dans ses recherches sur la structure des noyaux cellulaires. Cette méthode n'est applicable qu'aux coupes et aux très petits objets. Les préparations sont d'abord fixées par de l'acide chromique de 0,1 à 0,5 pour 100, puis soigneusement lavées à l'eau distillée. On les place ensuite dans une solution d'aniline (safranine, mauvéine, vert solide, fuchsine, éosine, etc.), dans l'alcool absolu, pendant douze à vingt-quatre heures. On les lave à l'alcool ordinaire, puis on les transporte dans une capsule à fond blanc renfermant de l'alcool absolu, dans lequel on les agite jusqu'à ce qu'il ne s'en échappe plus de nuages colorés. Les noyaux conservent une teinte très nette. Nous renvoyons, pour les détails relatifs à chaque cas particulier, au mémoire de Walther Flemming : *Ueber das E. Hermann'sche Kernfärbungsverfahren*, dans *Archiv für mikroskopische Anatomie*, t. XIX, 1881, p. 317.

Teinture d'iode. — Est souvent employée pour colorer les corps gras et les muscles, elle donne de magnifiques résultats sur les arthropodes inférieurs. L'iode s'évaporant rapidement, la coloration n'est malheureusement pas stable. On l'emploiera cependant dans les recherches. La solution alcoolique simple pourra servir dans beaucoup de cas. On lui préfèrera cependant, en général, la solution suivante recommandée par Ranvier : Eau distillée, 100 parties; iodure de potassium, 2 parties, et iode à saturation.

Nous mentionnerons encore deux réactifs très employés dans les recherches histologiques :

Nitrate d'argent. — On en fait une solution à 1 pour 100, que l'on peut ensuite additionner d'eau selon les cas particuliers. Il fournit de très belles préparations pour l'étude des endothéliums. Après avoir laissé le tissu s'imbiber pendant un temps convenable, on l'expose aux rayons solaires qui réduisent l'argent sur les contours des cellules. Pour obtenir de bons résultats, il est nécessaire de suivre exactement un procédé pour le détail duquel nous renvoyons aux traités d'histologie (Ranvier, *Traité technique*, p. 104).

Chlorure d'or. — Il rend de grands services dans l'étude du système nerveux des coelentérés. On en fait une solution à 1 ou 2 pour 100, que l'on a soin de tenir à l'abri de la lumière, dans un flacon fermé à l'émeri. Chaque cas particulier demande une technique spéciale pour laquelle il faut recourir aux mémoires originaux. On n'a pas encore réussi à réglementer d'une manière générale, l'usage de ce précieux réactif.

D. — *Injections.*

Les injections sont employées en Anatomie comparée pour l'étude des vaisseaux aquifères, sanguins et lymphatiques ; les injections intersticielles servent aussi dans l'étude des tissus. Le commençant doit apprendre à les faire à la main, au moyen de la seringue à canules mobiles de différents diamètres. Nous renvoyons aux traités spéciaux pour l'énumération des différents appareils à pression continue ou variable, qui remplacent par leur régularité la main, et qui ont été préconisés en grand nombre dans ces dernières années. Pour l'injection de très petits animaux, les canules métalliques sont toujours trop larges, on les remplace par des canules de verre que l'on étire soi-même et auxquelles on peut donner une finesse excessive. Les procédés d'auto-injection par le cœur de l'animal vivant seront décrits plus loin. Pour le moment, nous ne mentionnerons que quelques masses à injections les plus employées.

Masse employée à froid. — Lorsqu'il s'agit simplement de poursuivre des petits vaisseaux dans un animal que l'on ne se propose pas de conserver, on pourra indifféremment employer une matière colorante quelconque réduite en poudre fine et tenue en suspension dans l'eau, ou mieux, dans un mélange de 2 parties de glycérine, 1 partie d'eau et 1 partie d'alcool. Mais, si l'on tient à conserver la préparation, il faut recourir à un liquide plus dense, pouvant se solidifier par la suite. Une masse de cette nature, pénétrante et compacte est encore à trouver. Nous employons le plus communément une solution de gomme arabique concentrée et exactement filtrée. L'épaisseur de la solution doit être proportionnée au diamètre des vaisseaux qu'il s'agit de remplir. On y ajoute du jaune de chrome, du vermillon ou du bleu de Prusse. Les granulations de ces deux dernières substances étant plus fines que celles du jaune de chrome, on les préfèrera pour l'injection des capillaires. On évitera de se servir des couleurs d'aniline, la plupart étant solubles seulement dans l'alcool, qui précipite la gomme, et qui, toutes, présentent l'inconvénient de diffuser dans les tissus, ce qui gêne absolument l'observation du réseau capillaire.

L'animal injecté est plongé ensuite dans l'alcool, qui coagule la gomme et lui donne une certaine consistance. Il est vrai que, par la coagulation, il se forme, surtout dans les vaisseaux de grand calibre, des vides qui créent des solutions de continuité dans la masse. Ce défaut se retrouve également, à un plus haut degré encore, dans les masses ou l'on remplace la gomme par de l'albumine soluble, que l'on coagule ensuite soit dans l'alcool, soit par la chaleur.

Masses employées à chaud. — Ces masses solides à la température ordinaire, se liquéfient vers 30 à 50° centigrades. L'animal dans lequel on les injecte doit être toujours préalablement chauffé. Pour cela, on l'immerge dans de l'eau à 40° environ et on l'y maintient un temps qui varie selon sa taille. Il est indispensable que les organes aient atteint une température peu inférieure à celle de l'injection.

La plus ancienne de ces masses est le suif additionné d'huile et coloré par des couleurs à l'huile. Elle peut encore rendre de bons services pour l'étude des grands troncs vasculaires. Nous lui préférons cependant la suivante, dans tous les cas.

Elle consiste en une solution chaude de gélatine dans l'eau à laquelle on ajoute l'une des substances colorantes indiquées plus haut. La solution ne doit pas être trop concentrée, les chiffres donnés dans les traités sont ordinairement trop élevés. 1 partie de gélatine pour 10 à 20 parties d'eau est suffisante. Moins la solution est concentrée et mieux elle pénètrera. La dissolution se fait au bain-marie et elle doit être soigneusement filtrée sur une mousseline ou sur une flanelle. Pour la colorer en jaune, voici comment on opère :

On mêle 20 centimètres cubes d'une solution concentrée de bichromate de potasse à 80 centimètres cubes de la solution de gélatine. D'autre part, on ajoute 40 centimètres cubes de solution concentrée d'azotate de plomb à 80 centimètres cubes de solution de gélatine. Puis on réunit les deux mélanges, maintenus à une douce température, en agitant constamment avec une baguette de verre. (Thiersch.)

On peut remplacer l'azotate de plomb par l'acétate (sel de Saturne). Voici les proportions indiquées par Frey : On dissout, dans 60 grammes d'eau, 36 grammes d'acétate neutre de plomb, puis, d'un autre côté, 15 grammes de bi-chromate de potasse dans une même quantité d'eau. On mêle les deux solutions, on laisse déposer, on décante, on lave le précipité à l'eau distillée, puis on l'ajoute à la solution de gélatine.

Pour les autres couleurs, le mieux est de se servir de celles que l'on trouve toutes préparées, dans des tubes de plomb, dans le commerce.

Une autre masse très convenable aussi, quoique d'un maniement moins propre que la précédente, est composée de : axonge 40 grammes, blanc de baleine 40 grammes, cire blanche 10 grammes, essence de thérébentine 15 grammes, auxquels on ajoute des couleurs broyées à l'huile, en proportions convenables. (Ch. Robin.) Cette masse se couvre de moisissures lorsqu'on la conserve à l'air ; on les évitera, en la recouvrant d'alcool dans un flacon bien fermé.

Enfin, pour les gros animaux, nous mentionnerons la masse suivante : cire jaune 420 grammes, suif 335 grammes, essence de thérébentine 210 grammes, vermillon 210 grammes. La cire jaune et le suif doivent être fondus dans une casserole et, dès qu'ils sont à l'état liquide, on y ajoute, en remuant toujours, le vermillon préalablement broyé dans l'essence de thérébentine. (Mojsisovics von Mojsvar.)

Bleu de Prusse soluble. — Cette substance étant employée seule ou mélangée à l'une des masses aqueuses qui viennent d'être mentionnées, ne se trouve pas dans le commerce ; il faudra donc la préparer soi-même en suivant le procédé indiqué par Ranvier. (*Traité technique*, p. 119.)

PRÉPARATIONS MICROSCOPIQUES

Les petits animaux, certaines larves, les dilacérations, les coupes histologiques sont conservées sur une lame de verre, le *porte-objet*, dans une goutte de liquide conservateur approprié, recouverte d'une lamelle, le *couvre-objet*. Une collection de pareilles préparations est de la plus grande utilité. Chaque naturaliste doit pouvoir en faire soi-même. Nous indiquerons, par conséquent, les données essentielles qui y sont relatives :

Les deux liquides conservateurs les plus usuels, sont : le baume de Canada et la glycérine.

Le **baume de Canada** se trouve dans le commerce, en masse visqueuse et transparente. On choisira celui dont l'indice de réfraction avoisine celui du verre, de telle sorte qu'une baguette de cette substance qu'on y plonge devienne invisible. Le baume se dissout dans l'essence de thérébentine, la benzine et le chloroforme. Ces deux derniers dissolvants ont l'avantage de s'évaporer très vite, le baume qui y est dissout sèche donc plus rapidement que dans l'essence de thérébentine. On préférera cependant, dans la plupart des cas, la benzine au chloroforme, l'évaporation de ce dernier étant si prompte, qu'une goutte se fige déjà à la surface, avant qu'on ait eu le temps d'y étaler l'objet qu'on prépare.

Les pièces que l'on conserve dans le baume doivent être préalablement privées d'eau, ce liquide ne se mélangeant pas au baume. Il s'agit pour cela de les plonger dans l'alcool ordinaire, puis dans l'alcool absolu, pendant quelques heures. Après avoir renouvelé l'alcool une ou deux fois, on égoutte l'objet sur un morceau de papier à filtrer ou simplement sur le bout du doigt, puis on le dépose à la surface d'une certaine quantité d'essence de thérébentine, d'essence de girofle, ou de créosote. L'alcool précipitant le baume, il faut que l'un de ces derniers liquides l'ait complètement remplacé dans l'objet, pour pouvoir immerger celui-ci dans le baume. La créosote, toujours acide, ne sera pas employée pour les préparations renfermant des formations calcaires. Pour les tissus très délicats, l'essence de girofle rendra de meilleurs services que l'essence de thérébentine, qui les ratatine beaucoup par un trop long séjour.

L'objet, devenu transparent dans la thérébentine, la créosote ou l'essence de girofle, est introduit dans le baume, dont on dépose une goutte au centre de la lame de verre, puis recouvert du couvre-objet. Si on a laissé s'introduire quelques bulles d'air, on les chassera en faisant agir, au moyen d'un ressort ou de tout autre manière, une pression légère, mais continue, sur la lamelle.

Le durcissement du baume est très lent à l'intérieur. Il peut être sec et solide sur les bords depuis des semaines, alors qu'il est encore liquide au centre; il faudra donc, pendant quelques mois, manier avec précaution ces préparations qui, du reste, n'ont pas besoin d'être lutées. Lorsque l'excès de baume qui difflue en dehors de la lamelle a séché, on l'enlève avec la lame d'un couteau, puis on essuie avec un linge imbibé d'essence de thérébentine.

Quant aux objets solides (os, dents, spicules, etc.), on peut les préparer au baume dur, que l'on ramollit momentanément par la chaleur. On chauffe modérément la lame, on y dépose une goutte de baume, puis l'objet, et l'on couvre avec une lamelle également chaude. Ces préparations sont rapidement solidifiées, mais il est important de chasser les bulles d'air avec une aiguille chaude, avant de couvrir, car la solidification est tellement prompte, que la pression ne les fait pas partir. Ce dernier mode d'emploi du baume est, du reste, le plus souvent abandonné.

Le baume rendant les tissus extrêmement transparents, on n'y conservera que ceux qui auront été préalablement colorés ou injectés. Il est bien rare, à l'exception peut-être de l'hématoxyline, que les matières colorantes y pâlissent.

La **résine de Dammar** dissoute dans l'essence de thérébentine, est employée dans les mêmes conditions que le baume; elle présente, sur ce dernier, l'unique avantage d'être plus généralement incolore, mais elle devient cassante en séchant. Les meilleurs résultats sont obtenus en mélangeant à partie égale le baume et la résine de Dammar, cette dernière éclaircit le baume.

On peut encore employer d'autres vernis, tels que : le mastic en larmes, la colophane, etc.; mais ils ne présentent pas, sur les précédents, de bien grands avantages.

La **glycérine** est d'un usage constant en microscopie. On peut l'employer pure ou additionnée d'eau. Pure, elle ratatine, en absorbant leur eau, les tissus frais et délicats; on fera bien de les placer d'abord dans une solution aqueuse de glycérine, dont on augmente ensuite la teneur en glycérine. Pour éviter les bulles d'air, on ne couvrira pas immédiatement la préparation. Les coupes et les tissus colorés pâlissent peu à peu et perdent leurs couleurs dans la glycérine. On retardera cette décoloration, en acidulant légèrement le liquide avec une goutte d'acide acétique pour 30 grammes de glycérine. La glycérine ne séchant jamais, les préparations doivent être fermées par une bordure de paraffine, de bitume de Judée, etc., dont nous parlerons plus bas. Mais il est essentiel, pour que cette fermeture soit solide, que les bords de la lamelle soient parfaitement débarrassés de glycérine. On retire l'excès de ce liquide avec un fragment de papier à filtrer, puis on essuie les bords avec un fin pinceau imbibé d'alcool.

La **liqueur de Farrant** tient le milieu entre le baume et la glycérine, en ce sens qu'elle se solidifie moins que le baume, et que cependant elle sèche suffisamment pour permettre de se passer de lut autour de la lamelle. Il faudra toutefois être très prudent en essuyant les préparations faites avec ce liquide. Il se compose de 0 gr. 11 d'acide arsénieux, que l'on fait dissoudre dans 35 grammes d'eau distillée bouillante. On laisse refroidir, puis on ajoute 35 grammes de glycérine, et l'on dissout dans le tout le même poids de gomme arabique choisie. On peut placer dans ce liquide les objets provenant directement de l'eau; quant à ceux traités à l'alcool qui précipite la gomme arabique, il faut soigneusement les en débarrasser.

Glycérine et **gélatine.** — On fait usage, pour les tissus qui deviendraient trop transparents dans la glycérine pure, d'un mélange à parties égales de gélatine et de glycérine. Pour cela, on fait gonfler la gélatine dans l'eau, puis on la dissout dans la glycérine à chaud. Ce mélange se solidifie suffisamment pour qu'il soit superflu de luter les préparations.

COUPES

Pour étudier la structure histologique d'un tissu ou les relations des organes d'un petit animal, on a constamment recours à la méthode des coupes. Celles-ci se pratiquent soit à main levée, lorsqu'on n'a besoin que de quelques-unes, soit au microtome lorsqu'on tient à obtenir une série de même épaisseur. Nous ne dirons rien des microtomes, chaque naturaliste a pour ainsi dire son système particulier qui lui fournit de bons résultats, parce qu'il en a l'habitude. Des deux types principaux, nous employons le microtome à main de Ranvier, et le microtome à rabot de Spengel (1).

Les tissus convenablement durcis se coupent directement dans la moelle de sureau, que l'on taille de manière à ce qu'elle soit bien prise dans le microtome ou de longueur convenable pour qu'elle soit solidement tenue entre les doigts. On peut remplacer la moelle par des languettes de foie de mouton ou de veau, que l'on a préalablement durci à l'alcool. Dans ces conditions, la lame du rasoir doit être recouverte d'alcool, de manière à ce que les coupes ne se plissent pas par leur frottement contre elle. Les coupes sont ensuite colorées et préparées.

Pour les objets très délicats qui craignent d'être comprimés, on les fixera dans la moelle de sureau, dont on fend longitudinalement un morceau où l'on creuse une concavité pour loger l'objet, puis on l'enveloppe avec de la gomme arabique, de la gélatine ou mieux encore du collodion, dont on dépose une couche ou deux jusqu'à ce qu'il y soit complètement inclus. On laisse sécher jusqu'à ce que la masse ait acquis la consistance voulue. On coupe, puis on débarrasse les coupes de l'excès de matière, soit avec de l'eau tiède (gomme et gélatine), soit avec l'éther (collodion).

Mais ces méthodes d'inclusion de l'objet, très employées en histologie, ne suffisent pas en Anatomie comparée. Lorsqu'il s'agit de ménager la position des organes dans un animal entier (Amphioxus,

(1) Dans ces derniers temps, on a beaucoup perfectionné ces instruments. Les fabricants anglais et allemands, en particulier, en fournissent de très précis qui assurent des coupes de 1/200 de millimètre. Ne pouvant entrer dans le détail de leur description, nous renvoyons aux journaux de microscopie.

embryons de vertébrés, par exemple), il faut employer une masse qui pénètre dans la cavité du corps, enveloppe les organes internes et qui, se solidifiant ensuite, les maintient dans leur situation respective. On emploie, dans ce but, un grand nombre de substances solides à la température ordinaire et se liquéfiant à une température un peu plus élevée ou inversement. Nous en signalerons trois :

Inclusion à la paraffine. — Cette substance, très généralement employée aujourd'hui, donne de bons résultats à condition de suivre très exactement la technique appropriée. Supposons que nous voulions inclure un embryon de poulet, par exemple. Après l'avoir fixé dans la liqueur de Kleinenberg ou le sublimé corrosif et coloré *in toto*, nous le lavons très soigneusement dans l'alcool à 70 pour 100, à 90 pour 100 et absolu. Après un séjour de vingt-quatre heures dans ce dernier, nous le plongeons dans l'essence de girofle (ou la créosote, ou le benzol, etc.) pendant quelques heures, jusqu'à ce qu'il soit devenu transparent, puis nous l'introduisons dans la paraffine préalablement fondue au bain-marie. Il est important que la température de la paraffine ne dépasse pas trop son point de fusion (environ 50° centigrades), sans cela les tissus s'y ratatinent énormément. On s'en assurera en enlevant une gouttelette de paraffine au bout d'une pince, elle doit se figer rapidement; l'estimation de la température la plus convenable est, on le comprend, une question de tâtonnement qu'il est difficile de préciser. L'embryon immergé est laissé dans la paraffine fondue pendant un quart d'heure, une demi-heure selon ses dimensions, de manière à ce qu'il en soit complètement imbibé, puis on le transporte dans un verre de montre, un godet en papier ou tout autre ustensile rempli de paraffine fondue qu'on laisse refroidir lentement, après l'avoir orienté de la manière voulue au moyen d'une aiguille légèrement chauffée.

Lorsque la paraffine est solidifiée, elle fait corps avec l'embryon; on la diminue tout autour de lui jusqu'à ce qu'on ait un petit prisme que l'on fixe dans le microtome, et dont on enlève de fines coupes au rasoir. Chaque coupe montre une tranche de l'embryon entourée de l'excès de paraffine; on range les coupes en série numérotée sur la lame de verre où on les conservera. Il s'agit maintenant, pour terminer la préparation, d'enlever la paraffine sans déranger l'ordre des coupes. A cet effet, on commence par chauffer légèrement la lame de verre jusqu'à ramollissement de la paraffine, afin de fixer les coupes, puis on les lave à l'essence de thérébenthine que l'on apporte et que l'on enlève à plusieurs reprises au moyen du pinceau. Lorsque la paraffine est complètement enlevée, on couvre le tout d'une lamelle, et on fait filtrer dessous du baume de Canada dissout dans la thérébentine.

Dans le cas où la paraffine dont on dispose est trop dure, on peut la ramollir en l'additionnant de quelques gouttes d'huile d'olive ou de vasseline. L'addition de quelques gouttes d'essence de thérébentine la rend également plus pénétrante.

La méthode d'inclusion à la paraffine a été heureusement modifiée par Giesbrecht (1). L'objet durci est placé dans un tube cylindrique avec de l'alcool absolu, dans lequel on laisse tomber goutte à goutte du chloroforme. Ce dernier, plus lourd que l'alcool, gagne le fond, et l'objet s'y enfonce peu à peu, remplaçant progressivement son alcool par du chloroforme. Lorsqu'il est complètement immergé, on peut le considérer comme suffisamment pénétré de chloroforme. Dans le cas où l'objet trop léger flotte à la surface du chloroforme, on l'en pénètre en agitant convenablement le tube.

Ceci fait, et l'alcool surnageant ayant été décanté, on chauffe le chloroforme jusqu'au point de fusion de la paraffine, puis on y laisse tomber des petits morceaux de cette dernière substance. Le chloroforme est peu à peu chassé par la chaleur, et l'objet est pénétré de paraffine lorsqu'il ne s'en dégage plus de bulles de vapeur. Par ces pénétrations successives, on évite la contraction des objets qui se produit toujours un peu par la méthode précédente.

Les coupes ayant été pratiquées, Giesbrecht conseille de les préparer de la manière suivante, afin de leur conserver leur position.

On dépose une couche fine et régulière d'une solution plusieurs fois filtrée de gomme laque dans l'alcool absolu, sur la lame porte-objet ; cela se fait le mieux au moyen d'une baguette de verre que l'on a trempée dans la solution de gomme laque, et que l'on promène horizontalement sur la lame. Lorsqu'on veut y déposer les coupes, on étale, au préalable, sur la couche de gomme, une légère couche d'essence de girofle ou de créosote aussi égale que possible, sur laquelle on place les coupes avec un minimum de paraffine. Lorsque celles-ci sont arrangées dans l'ordre voulu, on chauffe légèrement la lame de verre jusqu'à fusion de la paraffine. Par la chaleur, l'essence ou la créosote se rendent sur les bords du porte-objet où l'on pourra les essuyer, mais on continue à chauffer jusqu'à ce que le reste en soit évaporé. Alors seulement on fait passer un courant d'essence de thérébentine, qui dissout toute la paraffine sans déranger les coupes ; on recouvre finalement ces der-

---

(1) Giesbrecht, *Zur Schneide-Technik*, dans *Carus Anzeiger*, 12 sept. 1881, p. 483.

nières de baume de Canada, qui rend la fine couche de gomme laque sous-jacente si transparente qu'on ne l'aperçoit pas. Selon Caldwell, on peut remplacer la solution alcoolique de gomme laque par une solution saturée dans la créosote.

Inclusion au savon (suivant Pölzam). — On coupe en lames minces du savon ordinaire que l'on fait sécher au soleil pendant quelques jours, jusqu'à ce qu'il se soit décoloré, puis on le réduit en poudre fine que l'on mélange avec de l'esprit de vin jusqu'à ce qu'elle forme une masse pâteuse. De cette pâte, on obtient une masse à inclusion par l'addition d'alcool et de glycérine. On prend 10 parties en poids du savon, 22 parties de glycérine, et 35 parties d'alcool à 90 pour 100; on laisse bouillir le tout jusqu'à ce que l'on en obtienne une liqueur sirupeuse, transparente, légèrement jaunâtre, dans laquelle on plonge l'objet. Les coupes sont lavées à l'eau tiède ou à l'alcool, et conservées dans la glycérine ou la liqueur de Farrant (Salenský) (1).

Inclusion à l'albumine. — Cette méthode est surtout bonne pour les études d'anatomie topographique. Elle consiste à placer l'objet, préalablement coloré par une teinture aqueuse, dans de l'albumine d'œuf de poule, pendant une ou plusieurs heures, jusqu'à ce qu'il en soit parfaitement pénétré, puis on le place dans une cupule de verre ou de papier remplie d'albumine. On durcit le tout en portant la cupule sur un bain-marie après l'avoir recouverte d'une plaque de verre, d'un entonnoir ou d'un verre à pied, afin d'empêcher le dessèchement de l'albumine. Au bout de quinze à vingt minutes, l'albumine est coagulée. On jette alors la cupule dans de l'alcool ordinaire, que l'on change à plusieurs reprises, et que l'on remplace finalement par de l'alcool absolu.

L'albumine y prend la consistance du cartilage, et l'on peut en enlever des coupes extrêmement fines. Dans l'alcool, l'objet se conserve indéfiniment, en sorte qu'il n'est pas nécessaire de hâter les coupes. Dans le cas où l'objet n'aurait pas été orienté, on place le morceau d'albumine durcie qui le renferme dans de l'essence de girofle ou de l'essence de thérébentine, il y devient, au bout de quelques heures transparent comme de l'ambre (Selenka) (2).

Les objets qui ont été durcis à l'alcool ne peuvent être imprégnés d'albumine si on ne les débarrasse préalablement de l'alcool qu'ils renferment par un lavage à l'eau. Or, dans cette opération, les éléments histologiques, d'abord contractés par l'alcool, puis gonflés par l'eau se détériorent, de sorte que les coupes ne sont plus bonnes qu'à observer la situation respective des organes (Paul Mayer).

(1) Salenski, *Morphologisches Jahrbuch von Gegenbaur*, t. III, 1877, p. 558.
(2) Selenka, dans *Carus Anzeiger*, 1878, p. 130.

FERMETURE DES PRÉPARATIONS

Les préparations à la glycérine doivent être bordées d'un ciment. Le *bitume de Judée*, dissout dans l'essence de thérébentine, est très employé à cet effet; on l'applique avec un pinceau tout autour du couvre-objet, de manière à ce que la lamelle et la lame en reçoivent en même temps une couche. Il se fendille quelquefois en séchant; pour éviter cet inconvénient, Ranvier conseille de le faire cuire longtemps au bain-marie avant de s'en servir.

La **cire à cacheter** de première qualité, coupée en morceaux et dissoute dans l'alcool ordinaire jusqu'à consistance sirupeuse, peut remplacer le bitume de Judée pour les préparations qui ne sont pas colorées au carmin. L'alcool de la cire filtre peu à peu dans la préparation, et y précipite le carmin, ce qu'il faut éviter.

Pour les préparations qui ne sont pas destinées à être transportées, la **paraffine** constitue une fermeture suffisante, qui peut être facilement enlevée, et permet de renouveler le liquide. Pour cela, on se sert d'une petite baguette de fer que l'on chauffe et que l'on applique sur le morceau de paraffine, celle-ci fond (à environ 50°) dans le voisinage de la baguette de fer, et il adhère à cette dernière quelques gouttes de paraffine liquide que l'on dispose, en inclinant la baguette de manière qu'elles coulent vers son extrémité, d'abord aux quatre coins de la lamelle pour la fixer provisoirement, ensuite sur toute l'étendue de ses bords. Une fois la lamelle suffisamment garnie de paraffine, la baguette est chauffée à nouveau et, en l'appliquant à plat et parallèlement à l'un des bords de la lamelle, on fait fondre la paraffine déposée d'abord, et on l'étale sur une certaine étendue des bords de la lamelle et de ceux de la lame. Il importe, pendant ce temps de l'opération, de tenir la lame bien horizontalement, autrement la paraffine s'accumulerait sur un des coins de la bordure, et il n'en resterait pas assez dans l'autre coin pour produire une occlusion suffisante. On opère de la même façon sur les trois autres côtés, de manière à avoir ainsi la lamelle encadrée d'une bordure de paraffine qui la recouvre dans une étendue de 2 à 3 millimètres, et qui, d'autre part, s'étend sur la lame à 3 ou 4 millimètres de distance de la lamelle (Ranvier, *Technique*, p. 140).

On vend, en outre, dans le commerce, un grand nombre de vernis divers, tout préparés, qui sont employés dans certains laboratoires, et qui ont tous leurs qualités et leurs défauts.

DES CELLULES

Pour les objets très délicats qui seraient détériorés par la pression de la lamelle, il faut se servir de cellules construites de différentes manières. Nous employons exclusivement pour notre collection les cellules de verre, rondes, ovales ou rectangulaires, solidement fixées sur la lame porte-objet avec un vernis particulier. Ces cellules se trouvent dans le commerce, où l'on peut se les procurer dans le diamètre et l'épaisseur convenables. L'objet y ayant été introduit, elles sont hermétiquement closes par une lamelle qu'on lute avec un des vernis mentionnés plus haut, ou mieux encore avec celui qui est vendu spécialement avec les cellules. Nous employons les cellules du professeur Denis Monnier, fabriquées à Paris chez Cogit (Lerebours et Secrétan, opticiens, quai de l'Horloge), et à Genève, chez Mme Ve Crozet (place des Grottes, E. 63).

Littérature.

H. Frey, *le Microscope, manuel à l'usage des étudiants*, trad. par P. Spillmann, Paris 1867. — Ch. Robin, *Traité du microscope*, Paris 1871. — H. Grenacher, *Einige Notizen zur Tinctionstechnik, besonders zur Kernfärbung. Arch. für mikrosk. Anatomie*, t. XVI, 1879. — Paul Mayer, *Ueber die in der zoologischen Station zu Neapel gebräuchlichen Methoden zur mikroskopischen Untersuchung*, dans *Mittheilungen aus der zool. Stat. zu Neapel*, t. II. — A. Mojsisovics Edler von Mojsvar, *Manuet de zootomie*, trad. par de Lanessan, Paris 1881. — Ranvier, *Traité technique d'histologie*, Paris (en voie de publication).

PROTOPLASMA

PROTOZOAIRES EN GÉNÉRAL

DU PROTOPLASMA

La base de toute conformation organique animale ou végétale est le *protoplasma* ou le *sarcode*, substance amorphe, molle, plastique, s'imbibant facilement des liquides dans lesquels elle se rencontre, éminemment variable dans sa composition chimique et son aspect microscopique. Véritable protée, elle peut revêtir les formes les plus diverses, s'assimiler les substances en apparence les plus hétérogènes, produire les combinaisons les plus variées.

L'instabilité de sa composition chimique est poussée au plus haut degré. Si elle résulte toujours d'une combinaison de carbone, hydrogène, oxygène, azote, soufre et phosphore, on ne rencontre jamais dans la nature de substance protoplasmique qui ne contienne en outre des éléments minéraux tels que silice, carbonate de chaux, potasse ou même fer, et nous devons considérer ces éléments comme essentiels à son existence.

Si le protoplasma se montre primitivement presque toujours et même peut-être sans exception sous la combinaison multiple indiquée, qui est celle propre à toutes les substances dites *protéiques* ou *albuminoïdes*, il faut ajouter que la nature ne nous en offre pas non plus qui n'ait produit par dédoublement des alcaloïdes manquant de soufre et de phosphore, des corps sucrés, amidonnés, cellulosiques, etc., dans lesquels l'azote fait entièrement défaut, ou des corps gras composés simplement de carbone et d'hydrogène.

La variabilité est la même pour les caractères physiques résultant de la plus ou moins grande quantité d'eau dont le protoplasma est toujours imbibé. Si d'un côté nous rencontrons des protoplasmes

entièrement liquides, coulant presque comme de l'eau, tels que les
différents sucs nourriciers, nous connaissons d'autre part des protoplasmes plus consistants, complètement rigides, résultant d'une indu-
ration par diminution de l'eau, ou d'une assimilation de substances
minérales.

On remarquera cependant que ces variétés extrêmes sont, dans
tous les cas, le résultat de transformations ultérieures, et que dans
les éléments figurés primitifs des corps organiques, le protoplasma
se présente sous l'aspect d'une substance molle, plastique, semblable,
quant à sa consistance, au miel ou au blanc d'œuf dans ses couches
internes. On constate facilement que dans cet état, auquel on a plus
particulièrement appliqué le nom de *sarcode*, la substance vivante
présente un grand pouvoir osmotique ; elle se gonfle au contact de
liquides qui lui abandonnent de l'eau, tandis qu'elle se contracte et
se coagule sous l'influence d'agents propres à lui en soustraire. Les
différents procédés employés aujourd'hui pour durcir les tissus sont
fondés, comme nous l'avons vu, sur cette propriété du protoplasme
et de ses dérivés.

Sous le microscope, le protoplasme primitif, non différencié, se
présente ordinairement comme une substance claire, diaphane et
remplie de granulations extrêmement fines, que nos meilleurs instruments ne sauraient dissocier. Il y a cependant des cas où ces fines
granulations font entièrement défaut, et où le protoplasme se montre
parfaitement homogène et transparent ; par exemple, dans les œufs
primitifs d'un grand nombre d'animaux, ou dans les jeunes germes
des animaux inférieurs.

Mais cette homogénéité persiste rarement ; ordinairement le sarcode, transparent à l'origine, se remplit au moins partiellement de
granules qui, tantôt se concentrent vers l'intérieur, tantôt, au contraire, vers les couches périphériques. C'est en particulier ce qui est
souvent le cas lorsque le protoplasme constitue le contenu d'une
cellule et est entouré d'une paroi cellulaire contre laquelle se
déposent les granulations, tandis que chez les êtres constitués par
du protoplasma nu, les granulations se groupent plutôt à l'intérieur.
Cette concentration dans deux sens des granulations permet alors
de distinguer deux couches imparfaitement délimitées, sous le nom
d'*ectosarc*, ou couche externe, et d'*endosarc*, ou couche interne.

Le protoplasme peut être encore le siège d'un grand nombre de
différenciations intérieures sur lesquelles nous reviendrons en parlant des protozoaires ; ce sont des concentrations indécises apparais-
sant sous forme de traînées, de nodules, tantôt régulièrement alignés, tantôt disséminés ou disposés sous forme de réseaux, de trames,

de figures étoilées ou de taches nébuleuses. Souvent on y rencontre des granules de pigments colorés, des globules réfringents, des gouttelettes d'apparence graisseuse, des dépôts minéraux amorphes ou des cristaux.

Un des caractères les plus saillants du protoplasme vivant et libre est sa contractilité. Ses différentes parties sont éminemment mobiles. L'endosarc suit par des courants de va et vient les contractions ou les dilatations de l'ectosarc, et d'autre part cette mobilité est rendue visible par l'émission de prolongements nommés *pseudopodes*. Les pseudopodes peuvent revêtir les formes les plus diverses, ils sont parfois semblables à des hernies, à des boursoufflures; ils peuvent être simples, lobaires, arrondis ou plus ou moins ramifiés, et confluant les uns avec les autres de manière à former des réticulations assez compliquées.

L'émission des pseudopodes est ordinairement en relation avec les mouvements de l'endosarc; on voit celui-ci se porter, par un courant plus ou moins rapide, vers le point où pousse le pseudopode, et à mesure que celui-ci s'allonge, le courant intérieur, accusé par le mouvement des granulations, avance vers la périphérie.

Le fait que dans la plupart des cas ces pseudopodes peuvent confluer ensemble prouve bien qu'ils ne possèdent pas d'enveloppes, et qu'ils sont entièrement constitués par une substance plastique. Nous devons donc les considérer comme du protoplasme coulant pour ainsi dire dans une direction donnée, s'agglutinant à lui-même, et s'attachant aux plaques de verre sur lesquelles on les observe.

Le protoplasme possède encore la propriété d'agir chimiquement sur les substances organiques sur lesquelles il difflue, et de leur faire subir une désagrégation ou une dissolution que l'on doit considérer comme une véritable digestion. Les objets qu'il enveloppe s'altèrent, les filaments d'algues se décolorent, leurs cellules se séparent, leur contenu disparaît; les carapaces des diatomées, des petits crustacés, etc., se vident peu à peu, tandis que les granulations augmentent dans la masse protoplasmique qui se retire, ne laissant que des carapaces parfaitement nettoyées. Il est facile de constater ces faits sur les organismes inférieurs, les monères, par exemple; ils prouvent, par conséquent, que le protoplasma jouit de la propriété nutritive par excellence, l'assimilation.

Enfin, le protoplasme présente la propriété de se reproduire par des fractionnements répétés, de telle sorte qu'une gouttelette de cette substance donne naissance à d'autres gouttelettes semblables à elle, qui augmentent lorsqu'elles se trouvent dans un milieu nutritif convenable. Nous aurons l'occasion d'étudier cette reproduction en observant le protoplasme individualisé dans les formes animales inférieures connues en zoologie sous le nom de protozoaires, elles nous permettront en même temps de mentionner les principales différenciations que subit le protoplasme dans la série organique.

DES PROTOZOAIRES EN GÉNÉRAL

Structure. — Ces êtres nous présentent la vie sous son aspect le plus élémentaire. Ils sont essentiellement composés de protoplasma, et se distinguent les uns des autres, par le degré de différenciation de ce dernier.

Par différenciation, nous entendons la condensation du protoplasma, ou sa raréfaction en certains points du corps de l'individu, abstraction faite des modifications chimiques. C'est la première tendance vers la formation d'organes proprement dits, la première aspiration à la division du travail physiologique, et des travaux récents nous ont éclairés sur les conditions mécaniques et physico-chimiques qui provoquent cette différenciation.

Au bas de l'échelle, l'individu est partout semblable à lui-même, constitué par un protoplasma homogène, et sans les changements de forme dus à la contractilité, propriété essentielle du protoplasma vivant, qui lui permet de pousser dans toutes les directions, des prolongements (pseudopodes), sans les courants de granulations très fines qui se montrent toujours dans sa masse, il ne serait pas possible de le distinguer d'une gouttelette de l'albumine de l'œuf, ou du sérum du sang. Cette simplicité primordiale de la vie se rencontre chez quelques individus parmi les gymnomonères (*Protamoeba*).

Nous ne nous arrêterons pas à discuter la question de savoir si des êtres aussi élémentaires doivent être rangés parmi les animaux ou parmi les végétaux. Plus nous avançons dans la connaissance des lois physiologiques qui président à la manifestation des phénomènes vitaux, et plus aussi nous sommes obligés de reconnaître qu'il n'existe pas de limite bien tranchée entre les animaux et les plantes. Les uns et les autres sont formés de la même substance fondamentale, et sont soumis aux mêmes lois. Dans leur état de plus grande simplicité, nous ne possédons aucun caractère fixe et facile à saisir pour les distinguer. Cette considération a conduit M. Haeckel à établir entre les deux règnes classiques, un interrègne sous le nom de *protistes*, dans lequel il groupe toutes les formes rebelles par l'ensemble de leurs caractères à être ramenées aux animaux et aux plantes propre-

ment dits. Ce groupe intermédiaire, fort commode pour soulager
l'embarras des zoologistes et des botanistes classificateurs, n'a qu'une
importance secondaire au point de vue où nous nous plaçons; toutefois, nous avons aussi besoin de pareils compartiments, de pareils
points de repère pour mettre de l'ordre dans notre étude, et faire
mieux ressortir l'idée de filiation qui domine actuellement l'Anatomie
comparée. Aussi, devons-nous recourir à une classification, et négli-
geant les difficultés discutées en zoologie, accepterons-nous celle qui
nous paraît la plus pratique. Aussi, distinguerons-nous dès l'abord,
avec M. Bütschli (1), deux grandes sections dans l'embranchement
des protozoaires.

1º Les **Sarcodaires**, comprenant tous les êtres protoplasmiques
jouissant de la propriété d'émettre des pseudopodes, quelles que
soient, du reste, leurs autres différenciations : *Amibes, Foraminifères, Héliozoaires, Radiolaires.*

2º Les **Infusoires**, parmi lesquels se groupent les organismes
protoplasmiques plus hautement organisés, mieux fixés dans leurs
formes et dont les organes locomoteurs et préhensiles consistent surtout en cils vibratiles (*Infusoires*).

Nous laisserons ainsi nécessairement de côté un certain nombre
d'organismes indécis auxquels les recherches futures attribueront
une place définitive, mais que pour le moment il est malaisé de rattacher à l'un ou l'autre de ces grands groupes (2).

La différenciation première sur laquelle nous devons d'abord porter notre attention consiste en un épaississement, une condensation
du protoplasma poussée dans deux directions opposées : vers l'intérieur du corps conduisant à la formation d'un *noyau* ou *nucléus,* ou
vers la superficie conduisant à la formation d'une couche plus dense
à l'extérieur, l'*ectosarc*, qu'il faut distinguer de la véritable *cuticule,* dénomination que nous réserverons pour les produits divers de
sécrétion de l'ectosarc.

Ces différenciations se retrouvent dans l'évolution des éléments
qui constituent les tissus des animaux supérieurs, et, afin d'éviter
toute confusion, nous rappellerons la signification des termes actuellement d'un grand usage destinés à désigner les phases de cette
évolution.

On nomme généralement *cytodes*, les gouttelettes indépendantes

(1) Bütschli, *Bronn's Thier-Reich*, t. 1, 1880.
(2) Quoiqu'elle ne nous satisfasse pas sur tous les points, nous suivrons généralement
la classification adoptée par M. Claus, dont le traité de zoologie est si répandu en Allemagne et en France.

de protoplasma non différencié ou dont la différenciation ne va pas au delà de la distinction plus ou moins accusée d'un endosarc et d'un ectosarc.

Le nom de *nucléode* est réservé pour les individus protoplasmiques chez lesquels un noyau s'est constitué en l'absence de la formation d'une enveloppe.

Enfin la dénomination classique de *cellule* a conservé sa signification primitive, c'est-à-dire un organisme présentant un noyau et une enveloppe.

La formation d'un noyau apparaît dans le groupe des amibes. C'est, à proprement parler, le premier organe dont nous puissions enregistrer l'existence. Il se présente sous la forme d'une petite sphère plus ou moins déprimée, qui occupe le centre ou le voisinage du centre de la gouttelette protoplasmique; il joue le rôle d'un noyau cellulaire auquel nous pouvons parfaitement l'homologuer. La manière dont il se comporte vis-à-vis des réactifs colorants indique bien qu'il n'est pas seulement différencié physiquement, mais aussi que sa composition chimique, sur laquelle nous ne possèdons aucune donnée positive, n'est plus identique avec celle du protoplasma environnant. Dans une solution même très faible de carmin, il se colore vivement en rouge, alors que le reste du corps est à peine teinté. Ce fait nous indique une aptitude spéciale du noyau à se combiner avec le carmin, aptitude que ne possède pas le protoplasma non différencié. Ce dernier se gonfle et s'éclaircit sous l'influence de l'acide acétique,' tandis que le noyau se contracte et s'accuse davantage, au moins pendant les premiers temps de l'action du réactif.

Les contours du noyau sont parfois si précis, qu'ils font penser à l'existence autour de lui d'une enveloppe qui paraît même atteindre une certaine épaisseur dans quelques cas. Mais cette apparence est loin d'être constante, on peut même affirmer, qu'en général, cette enveloppe fait complètement défaut.

Il est rare que le contenu du noyau soit homogène ou uniformément granuleux. Même dans les cas où un examen direct le laisse paraître tel, l'emploi des réactifs colorants permet d'y constater des différenciations sur lesquelles nous aurons à revenir.

Les formes, les dimensions, le nombre des noyaux varient à l'infini.

Au centre ou dans le voisinage du nucléus se montre, dans la grande majorité des cas (quoiqu'il puisse faire exceptionnellement défaut), un corps plus petit, également le plus souvent arrondi, qui possède le pouvoir de sélection sur le carmin à un plus haut degré encore que le noyau, et qui a reçu le nom de *nucléole*. Celui-ci se distingue plus aisément au milieu d'un nucléus homogène, comme par exemple dans beaucoup d'œufs primitifs, que dans la généralité des protozoaires. Il existe fréquemment plusieurs nucléoles dans un même noyau, et leurs formes sont aussi variées que celles de ce dernier.

A partir des amibes, le nucléus et le nucléole se rencontrent dans tous les groupes des protozoaires. Ils ne sont pas toujours facilement constatables. Chez beaucoup de foraminifères, c'est en vain qu'on les a cherchés jusqu'à ce jour, mais le fait qu'ils se trouvent indubitablement chez plusieurs genres de cette classe ne nous permet pas d'en nier absolument l'existence.

Le terme de condensation que nous avons employé ne doit pas s'appliquer, dans tous les cas, à la formation du noyau. Si l'examen microscopique de ce dernier laisse souvent l'impression d'un épaississement du protoplasma, il se fait souvent, au contraire, que le noyau est plus clair, moins réfrangible que la masse du corps, et qu'il est vraisemblablement constitué d'un protoplasma plus dilué. C'est le cas dans un grand nombre d'œufs ovariens et chez les amibes, chez lesquels l'ectosarc est toujours composé d'un protoplasma épaissi.

C'est, en effet, chez les amibes qu'apparaît d'une manière constante l'ectosarc, dont nous pouvons expliquer la formation par l'action du milieu dans lequel vit l'individu, soit que cette action se porte à diminuer la teneur en eau du protoplasma superficiel, soit qu'elle résulte d'un processus chimique conduisant à la production d'une sorte de précipité plus ou moins solide, mais permettant toujours les échanges osmotiques comme on en obtient dans la formation des cellules artificielles.

On peut, en effet, imiter dans une mesure assez large, au moyen de substances diverses, les particularités morphologiques du protoplasma dans ses premières différenciations. Ce sont des tentatives synthétiques appelées à nous éclairer sur les causes physiques qui ont présidé probablement à la première évolution de la matière vivante. Déjà Ascherson et Traube avaient constaté que, lorsqu'on mélange des corps gras et albumineux ou, d'une manière générale, lorsqu'on laisse tomber une goutte d'un liquide colloïde dans une masse d'un autre colloïde propre à précipiter le premier, il se forme des vésicules fermées de toutes parts par le précipité, à travers lequel peuvent s'effectuer des phénomènes d'osmose, et susceptibles, par conséquent, de croissance. Une pareille membrane de précipitation peut aussi se produire en mélangeant deux cristalloïdes : tels que le ferrocyanure de potassium et l'acétate de cuivre, ou un colloïde et un cristalloïde, l'acide tannique et l'acétate de plomb. Mais ces procédés ne donnent de la cellule que l'apparence extérieure. Dans les recherches récentes de Monnier et Vogt, on obtient, au contraire, non seulement les cellules avec toutes les particularités qu'elles présentent dans les organismes, mais encore les formes dérivées de la cellule, tubes, vaisseaux, etc.

On se sert, pour ces expériences, de solutions de sels ayant une consistance un peu sirupeuse (sucrate de chaux, silicate de soude), dans lesquelles on laisse tomber des fines particules de cristaux d'un autre sel, dont la solution forme, avec le premier, un précipité insoluble (des carbonates alcalins avec le sucrate de chaux, des sulfates métalliques : cuivre, fer, nickel, zinc, etc., avec les deux liquides). Les sulfates forment des tubes à cloisons et à agglomérations granuleuses, les carbonates des cellules avec canaux poriques, etc. (Monnier et Vogt, *Journal de l'Anatomie*, de Robin, 1882).

Il est nécessaire de distinguer l'ectosarc plus ou moins consistant produit par des voies analogues à celles que nous venons de mentionner, des cuticules proprement dites dues à un procédé de sécrétion du protoplasma et qui atteignent alors une plus grande solidité. La cuticule ainsi comprise est tantôt chagrinée et continue comme chez les *Difflugia*, cornée et semblable à de la chitine comme chez les *Coleps* et les *Stylonychia*, tantôt composée de pièces entrelacées formant un véritable squelette calcaire (la plupart des foraminifères) ou siliceux (radiolaires). Dans le premier cas, la cuticule fait corps avec le protoplasma sous-jacent; dans le second, celui-ci peut se retirer de manière à laisser un vide entre sa surface et l'enveloppe ou, au contraire, diffluer à travers les orifices dont cette dernière est souvent munie et l'entourer complètement, de telle sorte que de primitivement externe, elle devient interne.

Dans toutes ces formations, on peut toujours constater l'existence d'une certaine quantité de substance organique étroitement combinée avec des éléments minéraux, preuve évidente que la carapace est primitivement constituée par une trame protoplasmique dans laquelle se sont déposées les substances minérales. Il faut en distinguer celles qui résultent de l'agglutination de corps étrangers, tels que : grains de sable, carapaces de diatomées, spicules d'éponge, etc.

Une particularité étonnante et non encore expliquée, consiste dans la régularité des formes qu'affectent ces squelettes vis-à-vis de l'inconstance morphologique de l'organisme protoplasmique qui les produit. L'analyse de ces formes appartient à la zoologie descriptive, mais nous devions signaler cette opposition de corps essentiellement variables dans leurs formes, produisant les figures géométriques les plus compliquées et les plus régulières.

Chez les *Radiolaires*, on constate, outre le squelette, la présence d'une enveloppe interne de consistance chitineuse plus ou moins élégamment détaillée, la *capsule centrale*, qui est ordinairement percée d'orifices permettant au protoplasma qu'elle renferme de se mêler avec celui qui l'environne. Le premier est rempli de formations (globules de graisse, vésicules) sur lesquelles nous reviendrons plus loin. Puis le squelette externe est composé de paillettes siliceuses, isolées dans les couches superficielles du protoplasma chez les formes inférieures, et d'aiguilles plus longues, souvent ornementées, enchevêtrées dans des treillis quelquefois très compliqués dans les formes supérieures.

Le squelette extérieur est tenu, chez plusieurs genres, en relations avec la capsule centrale par de grands piquants de dimensions et de formes très diverses, qui se croisent au centre de cette dernière et rayonnent dans toutes les directions. Les rapports de ces piquants avec le treillis extérieur, leur nombre, leur structure, sont de la première importance pour la zoologie. Au point de vue anatomique, ils sont comme toutes les pièces siliceuses du squelette un produit d'exsudation du protoplasma, qui les entoure parfois comme une gaîne à leur base. Dans l'étude microscopique, on portera l'attention sur leurs formes et la figure générale qu'ils constituent.

Quoique le groupe des *Foraminifères* nous offre également des exemples d'une grande complication dans la forme du squelette, il n'y a jamais, chez eux, de capsule centrale. L'enveloppe, membraneuse chez quelques-uns, calcaire chez la plupart (avec un peu de silice chez *Polymorphina*, etc.), est simple chez les jeunes individus; elle forme autour de leur corps une boîte plus ou moins solide, une *loge* percée d'un ou de plusieurs orifices laissant passer les pseudopodes. Dans le cours de l'évolution, de nouvelles loges viennent s'ajouter à la première et, selon leur forme, leur nombre et le sens de leurs rapports, elles donnent lieu aux apparences les plus diverses. Tantôt, elles se disposent à la suite les unes des autres, en ligne droite, sur un seul axe (*Nodosaria*), ou sur deux axes légèrement convergents (*Textularia*), tantôt elles s'enroulent en spirale sur un même plan, ressemblant à la coquille des planorbes (*Cornuspira*), ou sur des plans différents. Chez quelques genres (*Acervulina*), l'arrangement paraît tout à fait irrégulier.

L'homologie qu'une observation superficielle semble permettre entre ces carapaces et la coquille des mollusques, n'est qu'apparente. Dans de nombreux cas, en effet, le protoplasma intérieur diffuse à tel point à travers les pores qui criblent la carapace, qu'il la recouvre entièrement et que le squelette devient interne, submergé par le protoplasma. D'autre part, le rapport des loges les unes avec les autres varie à l'infini, les cloisons qui les séparent peuvent n'être qu'à peine indiquées ou être, au contraire, parfaitement closes et complètes. Dans ce dernier cas, la paroi porte un nombre variable d'orifices qui permettent la communication au protoplasma d'une loge avec celui des loges voisines.

Si la majorité des tests sont perforés (*Perforata*), il en est cependant chez lesquels la couche qui les constitue est continue, uniforme et ouverte en un seul point pour laisser passer le protoplasma (*Gromia, Uniloculina*). Les *Imperforata*, comme on désigne ces derniers, possèdent des représentants aussi bien parmi les types à plusieurs loges, les *Polythalames* (*Miliolites*), que chez les types à une seule loge, les *Monothalames* (*Gromia, Uniloculina*).

Chez les *Infusoires*, la cuticule est ordinairement une exsudation à peine membraneuse de la couche sous-jacente, l'estosarc. Elle est souvent molle et fragile, mais elle peut atteindre une consistance remarquable, tout en demeurant très élastique chez certains *Oxytrichines*, *Vorticellides*, etc. Dans ce dernier cas, elle présente des striations plus ou moins prononcées, ordinairement très fines, qui s'entre-croisent de manière à en dessiner la surface. Dans son degré ultime de consolidation, cette cuticule se transforme en une véritable cuirasse (*Coleps, Tintinnus*) qui n'est pas toujours adhérente au corps (*Vaginicola, Cothurnia*), mais constitue alors une sorte d'étui protecteur de nature chitineuse, au fond duquel l'animal est fixé au moyen d'un pédoncule.

Locomotion. — Nous avons dit que chez les protozoaires les plus inférieurs, le mode de locomotion consiste dans l'émission de prolongements du protoplasma, qui sont nommés des *pseudopodes*. Leurs formes sont très variables, mais présentent cependant un certain nombre de caractères propres à chaque groupe. Tantôt les pseudopodes sont courts, émoussés, semblables à de petites verrues, comme chez les *Amoeba terricola*, tantôt longs et pointus comme chez les *Polystomella*, tantôt aplatis et reliés les uns aux autres en goutelettes qui ressemblent à un filet irrégulier comme chez les *Protomyxa*. Tous les points du corps des sarcodés nus, sont susceptibles d'envoyer des pseudopodes qui confluent les uns avec les autres, conduisant à des apparences très compliquées. Chez les sarcodés enveloppés d'une carapace continue, l'extension des pseudopodes est, au contraire, nécessairement limitée.

Les pseudopodes ne sont pas toujours homogènes, de fortes lentilles permettent d'apercevoir dans leur intérieur des courants de fines granulations qui partent de la masse protoplasmique principale.

Leur extrémité se fixe sur les corps solides contre lesquels ils trouvent un point d'appui et, par leur contraction, ils déplacent petit à petit la masse du corps, jouant ainsi le rôle d'une infinité de petits câbles.

On a donné, en général, le nom de *mouvements amoeboïdes*, aux lentes modifications de forme dans les contours des gouttelettes protoplasmiques. Le protoplasma différencié du noyau n'en est pas exempt; il peut même, dans une certaine mesure, pousser des pseudopodes et cette propriété rend compte de l'apparence crénelée que prend le noyau par l'émission de prolongements irréguliers dans le protoplasma environnant.

Les infusoires sont dépourvus de pseudopodes, mais leur cuticule est, chez la plupart, recouverte de *cils vibratiles;* ces cils prennent naissance dans la couche sous-jacente, l'ectosarc; mais la cuticule n'en est pas indépendante, elle les entraîne avec elle, lorsqu'elle se détache du corps à la suite de l'action de certains réactifs, comme nous aurons à en citer des exemples plus loin.

Il faut ajouter que Stein, qui a observé des mues chez les infusoires, a vu la cuticule tomber spontanément, alors que les cils vibratiles demeuraient implantés dans l'ectosarc.

Les cils présentent, du reste, les formes les plus variées; chez les uns, ils sont extrêmement fins et à peine visibles sous les plus forts grossissements, chez les autres, au contraire, ils atteignent de fortes dimensions et se transforment par leur soudure les uns avec les autres en lamelles, rames, pieds, crochets, etc.

La distribution des cils à la surface du corps et leurs différenciations ont servi à classer les infusoires.

Nous devons encore signaler comme organes spéciaux de mouvement, les lamelles ondulatoires qui s'observent chez les *Opalina* ainsi que chez les *Undulina ranarum*, infusoires découverts dans le sang des grenouilles par Ray-Lankester, qui en forme un groupe à part. Ces lamelles ondulatoires ne sont probablement que des cils vibratiles agglutinés.

Enfin, chez quelques formes, un ou deux cils beaucoup plus longs que les autres se font remarquer, qui ont reçu le nom de fouet ou *flagellum*.

La cuticule ou la couche sous-cuticulaire des infusoires, chez quelques genres du moins, porte des corpuscules cylindriques qui renferment de très fins filaments pouvant être projetés au dehors. C'est la première apparition de cellules urticantes (nématocystes), que nous aurons à décrire chez les Coelentérés. Ces corpuscules sont désignés sous le nom de *trichocystes*. Les couleurs d'aniline les teignent immédiatement et sont le meilleur moyen de les faire apparaître (Du Plessis).

Les Protozoaires ne possèdent pas de muscles proprement dits ; toutefois, quelques types supérieurs (*Spirostomes, Stentors, Vorticelles*), montrent dans leur couche sous-cutanée des formations qui s'en rapprochent. Ce sont des striations dans le sens desquelles le corps se contracte. La tige contractile des vorticellines est particulièrement intéressante, la différenciation à son intérieur d'un cordon plus dense et plus essentiellement contractile est évidente, et ce cordon lui-même se désagrège en fibrilles longitudinales selon les réactifs employés.

Nutrition. — La nutrition des Protozoaires est extrêmement élémentaire. Dans les formes inférieures, chez la plupart des sarcodés, elle peut se faire sur tous les points du corps. La nourriture liquide pénètre par endosmose, mais il est certain, en outre, que le protoplasma exerce dans toutes ses parties une action chimique digestive sur les substances organiques. Cette action commence déjà par les pseudopodes, qui diffluent plus rapidement sur la substance alimentaire. Elle se continue avec plus d'intensité dès que la proie est complètement enveloppée par la masse du corps. Les corps solides sont entraînés à l'intérieur par une sorte de fusion. Nombre de diatomées, qui ont pénétré dans le protoplasme des Monères ou des Amibes, en sont rejetées, la coquille parfaitement vidée et nettoyée. Leur contenu a donc été assimilé au protoplasma.

Aussitôt que la différenciation de ce dernier a été poussée jusqu'au point de permettre la distinction d'un endosarc et d'un ectosarc, il semble que la fonction digestive soit plutôt réservée à la substance du premier. C'est ce qui a lieu en particulier chez les infusoires ciliés (*a*, fig. 17, schéma), dans lesquels nous pouvons considérer la cavité du corps remplie de protoplasma non différencié comme étant entièrement *cavité digestive*. Les mouvements de son contenu et les courants qui y circulent continuellement, entretiennent une irrigation nutritive suffisante dans toutes les parties du corps.

Nulle part nous ne pouvons reconnaître la présence d'un canal intestinal à parois propres, et les anciennes idées d'Ehrenberg à ce sujet (polygastricité des Infusoires), que l'on retrouve encore de nos jours dans quelques ouvrages élémentaires, doivent être définitivement abandonnées. Mais, chez beaucoup d'Infusoires, il existe une ouverture buccale en un point déterminé du corps, et une ouverture anale. Cette dernière est rarement perceptible, elle paraît le plus souvent même ne se former qu'au moment de l'expulsion des résidus de la digestion, mais cette formation a lieu toujours dans la même région, ordinairement à la partie postérieure du corps, quoique chez les *Stentors, Vorticelles*, par exemple, l'anus vienne s'ouvrir tout à côté de la bouche.

La conformation de cette dernière est très variable ; elle se trouve parfois située au fond d'une fosse ou d'un sillon pratiqué dans l'ectosarc (*Paramecium, Stylonychia, Euplotes*) et demeure, par conséquent, toujours ouverte ; chez d'autres, elle ne se montre qu'au moment de l'ingestion de la nourriture et se referme si hermétiquement, qu'il n'est plus possible de la distinguer.

Dans le premier cas, le sillon buccal est communément tapissé de cils plus longs que ceux qui recouvrent le reste du corps, et se continue intérieurement en un entonnoir plus ou moins dilaté, qui a reçu le nom d'*œsophage*. Ce dernier est souvent tapissé d'un prolongement de la cuticule qui s'infléchit avec ses parois, auxquelles elle donne plus de consistance. Parfois, cette cuticule se trouve plissée longitudinalement, de manière à simuler une grille solide. Chez d'autres (*Chilodon, Nassula*), cet aspect est réellement produit par de petites baguettes solides disposées en forme de nasses. La bouche manque chez les *Opalines*, la cuticule, très mince, leur permet de se nourrir par osmose.

Chez le *Trachelius ovum*, une disposition particulière du protoplasma de l'endosarc, résultant de la présence d'un très grand nombre de vacuoles aqueuses, en dessine la surface de manière à faire croire à la présence d'un canal digestif proprement dit, ramifié et séparé de la paroi du corps par une couche liquide. Mais ce n'est là qu'une apparence trompeuse, et en réalité cet Infusoire ne s'éloigne pas de la règle générale : absence d'intestin proprement dit.

Des Sarcodaires aux Infusoires ayant une bouche, un terme de passage nous est fourni par le groupe des Infusoires suceurs (*Acinétiens*), qui n'émettent pas de pseudopodes proprement dits, mais dont les tentacules en remplissent à peu près les fonctions. Ces animaux ont le corps recouvert de prolongements filiformes, rétractiles et terminés en petit bouton par une sorte de ventouse. C'est par cette ventouse que l'animal fixe son tentacule sur sa proie, et agit de telle manière sur cette dernière qu'on voit, petit à petit, la substance de celle-ci se désagréger, et passer, sous forme de courants granuleux, tout le long du tentacule jusque dans la masse du corps. Ce mode de nutrition présente évidemment beaucoup d'analogie avec celui qui est propre à certains Rhizopodes.

Circulation. — Comme il n'existe pas chez les Protozoaires de liquide nourricier distinct, mais que l'on peut considérer leur corps tout entier comme en en étant imbibé, nous ne devons pas nous attendre à rencontrer chez eux d'appareils circulatoires proprement dits. Nous avons cependant déjà appelé l'attention à plusieurs reprises sur les courants intérieurs du protoplasma, trahis par la circulation des granulations ou des substances alimentaires, tant dans le corps que dans les pseudopodes. Cette circulation est évidemment entretenue par les contractions continuelles du corps qui ne cesse de changer de forme chez la majorité des *Sarcodaires*. Chez les *Infusoires*, cette circulation paraît circonscrite à l'endosarc, dont la substance est douée d'une rotation qui, chez quelques genres (*Paramecium*), s'effectue toujours dans un sens déterminé, et paraît prendre son point de départ dans le voisinage de l'œsophage. On ne voit pas bien quelle est la cause motrice de cette circulation, peut-être est-elle due simplement à l'impulsion de l'eau constamment introduite dans l'œsophage par le jeu des cils vibratiles qui en couvrent les parois. L'introduction de granules colorés dans l'eau permet de suivre le sens de ces mouvements circulatoires.

A partir des Amibes, nous voyons intervenir la présence d'organes tantôt passagers, tantôt persistants, qui, par leurs contractions, contribuent certainement à entretenir un mouvement dans le protoplasma. C'est la première ébauche des *vésicules pulsatiles* proprement dites, dont les mouvements observent un certain rythme. Ce sont des espaces clairs, plus ou moins sphériques, qui apparaissent et disparaissent tour à tour à la surface, remplis d'un liquide transparent qui n'est en majeure partie que de l'eau. Ces espaces lacunaires manquent certainement de parois propres dans la plupart des cas, et sont directement creusés dans la substance du corps; cependant, ils sont fréquemment entourés d'un contour hyalin qui a été mesuré dans son épaisseur chez certains Infusoires, et considéré par plusieurs auteurs comme membraneux. On a tour à tour considéré ces vésicules, ces *vacuoles*, comme on les appelle aussi, comme des organes circulatoires, d'excrétion ou aquifères, sans que l'on puisse donner exclusivement raison à l'une ou l'autre de ces opinions. En réalité, il est possible qu'elles cumulent ces trois fonctions. Leurs contractions réagissent sur la substance molle qui les entoure et l'animent de mouvements réguliers; le liquide qui les remplit n'étant pas sûrement puisé au dehors, mais provenant, en partie du moins, du protoplasma, peut être jusqu'à un certain point considéré comme un produit de sécrétion de ce dernier, et enfin la projection de ce liquide, soit au dehors (chez quelques Infusoires), soit de nouveau dans la masse du corps, comme c'est le cas chez la plupart des Protozoaires, permet d'envisager ces vacuoles comme des appareils aquifères ou respiratoires. Quelques auteurs : Rossbach, Engelmann, ont signalé dans les vacuoles la présence d'acides. C'est ainsi que l'hématoxyline y rougit quelquefois.

Quelle que soit leur fonction, la constance de ces vacuoles contractiles chez un grand nombre d'espèces leur donne une importance de premier ordre. Leur nombre varie beaucoup (jusqu'à 8 chez *Condylostoma*), ainsi que leur situation. Chez *Actinophrys*, elles sont superficielles, et font saillie à la périphérie du corps. Chez les Infusoires, elles sont situées dans l'ectosarc, et lorsqu'il y en a plusieurs, elles sont régulièrement espacées. Elles atteignent parfois un volume considérable, puis diminuent petit à petit jusqu'à disparaître complètement, et à ne pas laisser trace de leur existence. La disparition en est quelquefois brusque et fréquemment répétée, d'autres fois lente et grandement espacée. Leur réapparition a lieu tantôt sur le même point du corps, ce qui est le cas le plus fréquent, tantôt sur un point différent. Au moment de leur systole, apparaissent souvent dans leur voisinage des canaux cylindriques ou renflés sur leur parcours, qui ne sont pas d'abord en relation visible avec elles, et qui rayonnent dans tous les sens, donnant à la vésicule une forme étoilée. Le nombre de ces canaux n'est pas toujours constant ; ils peuvent, en particulier, se multiplier anormalement lorsque l'animal est comprimé, ou qu'il est sur le point de mourir. Leurs contours, sans parois propres, sont également contractiles, c'est-à-dire qu'ils se referment et disparaissent une fois que la systole est accomplie, pour réapparaître lorsque la diastole commence. Stein a décrit chez un infusoire, *Cyrtostomum leucas*, de pareils vaisseaux qui, selon lui, seraient ondulés et ramifiés à leur extrémité.

La communication de ces vaisseaux avec l'extérieur, quoique possible, n'est pas facilement constatable. Nous ne savons pas si l'eau qui remplit les vacuoles provient de l'eau introduite par la bouche, ou si la vésicule possède un système de vaisseaux afférents, par lesquels elle puiserait le liquide dans le milieu ambiant, ou directement dans l'œsophage, comme Stein croit l'avoir vu chez les Vorticelles. Les expériences avec les particules colorées ne nous apprennent rien à cet égard, ces particules ne pénétrant pas, quoiqu'en aient dit d'anciens observateurs, par d'autres orifices que par la bouche, et ne se répandant jamais dans les vésicules pulsatiles (1).

Toute observation nouvelle à cet égard pouvant être d'un grand intérêt, nous appelons là-dessus l'attention des commençants. A l'heure qu'il est, les naturalistes sont loin d'être d'accord sur le par-

---

(1) L'immersion de grands *Spirostomes* dans une solution de brun de Bismarck, prouve que chez eux il n'entre pas une parcelle du liquide environnant dans la grosse vésicule et dans son long canal. (Du Plessis.)

cours du liquide qui remplit les vésicules contractiles. La disparition subite de ce liquide, lorsque la systole est brusque, nous paraît encore très énigmatique.

Il est à peine besoin d'insister sur ce fait que, par le cumul des fonctions de la vésicule contractile, son analogie avec les fonctions du cœur des autres animaux n'est qu'apparente. Quant à son homologation avec les organes aquifères des vers, elle est pour le moins prématurée.

Respiration. — La fonction respiratoire n'est certainement localisée dans aucun organe spécial chez les Protozoaires, et l'on peut admettre qu'elle s'effectue par toutes les parties du corps. La poussée des pseudopodes, à laquelle, comme nous l'avons dit, tout le corps prend part, permettant à toutes les parties du protoplasma de se mettre successivement en contact avec de nouvelles couches d'eau, assure son oxigénation. De même chez les Infusoires, les mouvements continus des cils vibratiles entretiennent chez ceux d'entre eux qui sont fixés un courant constant autour du corps, et l'introduction fréquente de l'eau avec la nourriture contribue au rafraîchissement du protoplasma de l'endosarc. Les nageurs passent toujours dans de nouvelles couches d'eau, où ils trouvent selon leurs besoins l'oxygène nécessaire.

Telles sont les principales différenciations du protoplasma chez les Protozoaires. Nous devons revenir, en terminant, sur le rôle du noyau et du nucléole, que nous considérons comme le centre et le point de départ du travail générateur.

Reproduction. — Les Protozoaires présentent les formes les plus variées de la reproduction, tantôt la scissiparité, le bourgeonnement, la conjugaison et la reproduction endogène, tantôt le cumul de deux ou trois de ces modes. Dans tous ces procédés, le noyau intervient à des degrés divers. C'est lui qui paraît donner toujours l'impulsion première à l'action reproductrice, du moins chez les organismes à un seul noyau (1). C'est ainsi que le fractionnement de l'Amibe, de l'Infusoire, commence comme dans une cellule par cet organe. De granuleux qu'il est normalement, le nucléus prend une structure finement fibreuse, rendue sensible par l'action de l'acide acétique, et qui s'accentue tant que le noyau est en train de se diviser en deux portions. Quand cette division est opérée, quelques-unes de ces fibrilles en réunissent encore les deux moitiés. Bütschli croit pouvoir considérer cette transformation du

(1) Chez les Protozoaires qui, comme l'*Actinosphærium*, par exemple, possèdent un grand nombre de noyaux, ceux-ci ne paraissent pas jouer de rôle actif dans la reproduction.

noyau granuleux en noyau fibreux comme très générale chez les Infusoires. Il a constaté la même transformation dans la division des nucléoles. La division du nucléus et du nucléole se correspond. Un peu avant son début les nucléoles deviennent plus grands et fibreux (*Paramecium*). Ensuite il se forme deux moitiés enveloppées encore par la membrane hyaline commune, qui disparaît peu à peu.

Nous avons dit que l'existence du nucléole est moins constante que celle du noyau. Il n'apparaît souvent qu'au moment de la reproduction. Chez les Amibes, il est logé à l'intérieur du noyau, mais chez les Infusoires, il est placé à côté, à une certaine distance, ou accollé à lui d'une manière plus ou moins intime. Dans ce dernier cas, on peut lui réserver le nom d'*endoplastide* ou de *noyau accessoire* (*Nebenkern*), pour ne pas le confondre avec le nucléole de la cellule typique qui est logé dans le noyau. Les fibrilles qui s'y remarquent au moment de la reproduction ressemblent à de petits bâtonnets, qui ont été comparés à des zoospermes. La notion de sexualité chez ces êtres inférieurs est, du reste, difficile à soutenir.

La plupart des Protozoaires ont, en outre, la faculté de s'enkyster. On donne le nom de *kyste* à tout épaississement de la couche externe du corps, provenant soit du dessèchement de celle-ci au contact de l'air, soit de l'abaissement de la température à l'approche de l'hiver, ou enfin d'une sécrétion particulière, quelquefois incrustée de sels minéraux. L'enkystement a lieu fréquemment en vue de la protection de l'organisme, mais il précède aussi, comme nous venons de le dire, un travail de dissolution ou de fractionnement des éléments constitutifs de l'organisme, et une réorganisation de ceux-ci sous des formes un peu différentes, que l'on peut alors considérer comme des germes de nouveaux individus qui deviennent libres après la dissolution ou la résorption du kyste. Pour étudier de pareilles formations, il suffit d'humecter, sous le microscope, la poussière obtenue en secouant du foin sur une feuille de papier.

Quant à la *conjugaison*, c'est-à-dire à l'union de deux individus, elle peut s'opérer sur tous les points du corps, mais particulièrement sur la face ventrale, là où l'existence de cette dernière est saisissable, comme c'est le cas chez un certain nombre d'Infusoires. Elle est suivie d'altérations du noyau, dont nous aurons à reparler dans la description des types. Ce dernier se divise le plus souvent en un certain nombre de sphères, qui se soudent ou se fusionnent de nouveau en une seule masse. La connaissance de ce phénomène n'est pas suffisamment avancée, et l'accord des observateurs n'est pas assez unanime pour que l'on puisse se livrer à des généralisations.

Si nous comparons les Protozoaires aux éléments composant les tissus des animaux supérieurs, il est impossible d'admettre leur multicellularité, et aucun d'eux ne dépasse en fait la dignité d'une cellule, mais leur homologie avec la cellule dans le sens classique de ce terme est fort discutable pour beaucoup d'entre eux. Les caractères de la capsule centrale des Radiolaires, traversée et entourée partout par le protoplasma, et celles des téguments des Infusoires percés chez la plupart d'orifices constants, bouche et anus, nous paraissent tellement différents de ce que l'on voit sur les cellules composant les animaux polycellulaires que nous hésitons à paralléliser complètement ces formations. Quant aux Amibes et aux Foraminifères, nous ne voyons chez eux aucune formation qui puisse être homologuée avec une membrane cellulaire.

PROTOZOAIRES

RHIZOPODES. — AMIBES. — FORAMINIFÈRES. — HÉLIOZOAIRES.
RADIOLAIRES. — INFUSOIRES.

SOUS-EMBRANCHEMENT DES SARCODÉS

Animaux de formes très variables, constitués par un protoplasma renfermant un ou plusieurs noyaux, se mouvant et se nourrissant au moyen de pseudopodes plus ou moins différenciés. Ils n'ont pas de membrane cellulaire proprement dite, l'organisme demeure ordinairement à l'état de nucléode. Leur multiplication se fait par scissiparité, bourgeonnement, ou formation de germes semblables aux zoospores des végétaux. Ils sont dépourvus de conformations reproductrices, telles que sporanges, etc. Des formations squelettaires, de constitutions chimique et morphologique très diverses, sont assez fréquentes chez eux. Ils se présentent souvent en colonies plus ou moins individualisées dans leurs parties constituantes.

Les Sarcodés sont les animaux les plus simples. Ils se rapprochent de certains organismes végétaux (*Myxomycètes*), dont les états mobiles sont très semblables à des Sarcodés nus, mais qui en diffèrent en ce que leurs germes se forment dans des diverticules particuliers, dans des *sporanges*, tandis que les zoospores des Sarcodés naissent aux dépens du corps tout entier ou par bourgeonnement dans des lieux non déterminés.

CLASSE DES RHIZOPODES

Sarcodés à protoplasma peu différencié, émettant des pseudopodes semblables à des hernies, ou lobés, ou ramifiés, lesquels se confondent souvent les uns avec les autres; confluent en masse et se séparent de nouveau. Ils sont nus ou enfermés dans des carapaces.

Dans le premier cas, la forme du corps est éminemment variable, se modifiant à chaque instant par suite de l'émission des pseudopodes, de la contraction du protoplasma et des courants de granules qui sont la conséquence de cette contraction. Chez les Rhizopodes testacés, au contraire, la forme de l'organisme souvent coloniaire, est déterminée par la carapace au travers de laquelle sont émis les pseudopodes, soit sur un point déterminé du corps, soit sur sa surface tout entière.

A. — *Ordre des Amibes.*

Type : **Amoeba terricola** (Greeff). — On trouve cet animal dans le sable et les parcelles de terre qui se déposent au fond de l'eau, dans laquelle on agite les racines des mousses qui croissent contre les murs, les troncs d'arbre, etc. Après l'avoir observé sous différents grossissements, on le traite avec les réactifs ordinaires : acide acétique, picro-sulfurique, le picro-carmin, la teinture de cochenille, etc.

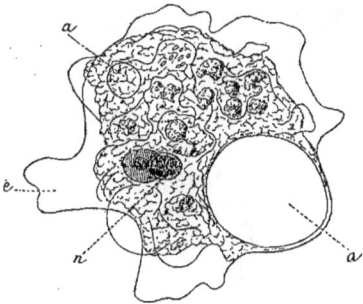
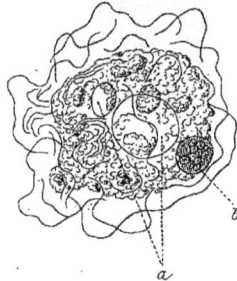

Fig. 1.   Fig. 2.

Cette Amibe à l'état de repos ressemble à une esquille irrégulière de quartz, mais son contenu presque toujours jaunâtre, rassemblé le plus souvent en petites boulettes, et le mouvement intérieur des granulations du protoplasma qui la constitue, la fait reconnaître assez aisément après quelques instants d'une observation attentive.

Le protoplasme est homogène, hyalin, et très consistant à la surface, tandis qu'il est assez liquide et granuleux à l'intérieur. La couche externe (l'ectosarc) pousse avec une extrême lenteur, des

Fig. 1. — *Amoeba terricola* dessinée vivante à la chambre claire. *a*, vacuoles pulsatiles; *n*, noyau; *e*, pseudopode.

Fig. 2. — *Amoeba terricola* avec les pseudopodes moins étalés. *a*, vacuoles pulsatiles; *b*, noyau.

pseudopodes très irréguliers, hyalins, résistants, en forme de verrues, au moyen desquels l'animal se meut d'une manière saccadée, en tombant pour ainsi dire d'un groupe de ces pseudopodes sur l'autre. Les granulations intérieures, souvent réunies en boulettes qui sont quelquefois entourées d'un halo transparent, coulent assez rapidement vers le point où un peusopode va s'élever; elles en remplissent l'intérieur tout en laissant un limbe transparent à la surface, dans lequel elles ne pénètrent pas. Le côté opposé au pseudopode naissant présente alors des rides et des plis dans sa couche hyaline, preuve évidente que ce sont les contractions de cette couche qui déterminent le va et vient de la masse plus liquide interne. Ces deux couches ne sont cependant pas limitées par des contours arrêtés, elles passent l'une dans l'autre d'une manière insensible, alors même que le parenchyme intérieur granulé n'atteint jamais la périphérie.

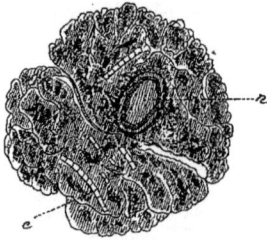

Les granulations jaunes, tantôt plus disséminées, tantôt plus ramassées, présentent souvent, sous des grossissements très forts, la forme de petites baguettes ou de corpuscules arrondis; elles sont le résultat de l'assimilation. Les Amibes paraissent se nourrir surtout de substances végétales en décomposition. On rencontre des individus dans lesquels les granulations manquent complètement, tandis que dans d'autres exemplaires, on aperçoit encore des fragments d'oscillatoires vertes ingérés, qui se décomposent bientôt par la désagrégation de leurs cellules (c, fig. 3).

Fig. 3.

Le protoplasme présente toujours des vacuoles (a, fig. 1 et 2) extrêmement variables, quant à leur nombre et à leur volume, mais toujours remplies d'un liquide extrêmement transparent. On les voit se former à des endroits indéterminés, grossir successivement, confluer souvent ensemble ou aussi se diviser en gouttelettes. Quelquefois elles deviennent énormes, comme celle de la figure 1, et atteignent alors la surface, soulevant celle-ci en une mince pellicule. Parvenue à ce développement, la vacuole se vide subitement, mais toujours par l'avancement du parenchyme granuleux depuis l'intérieur. On n'aperçoit jamais d'ouverture par laquelle elle épancherait son contenu au dehors. On voit souvent persister à sa place un

Fig. 3. — *Amoeba terricola* après l'action de l'acide acétique. Les pseudopodes ont disparu ainsi que les vacuoles pulsatiles; le noyau *n*, est très accusé; *c*, filaments d'algues ayant servi de nourriture.

espace semi-lunaire, marquant la distance entre le protoplasma interne s'avançant comme un tampon et la couche périphérique ; mais cet espace disparaît bientôt, et le protoplasme se voit, comme partout ailleurs, engendrant de nouvelles vacuoles qui sont d'abord très petites, mais confluent à leur tour les unes avec les autres. Le jeu de toutes ces vacuoles n'a rien de régulier ou de rythmique.

Chaque Amibe possède un *noyau* (*n*) souvent très difficile à apercevoir au milieu des granulations. Il présente une couleur grisâtre et montre toujours une capsule nettement arrêtée, hyaline, remplie par une substance granuleuse dont l'aspect varie à l'infini, étant tantôt uniformément nébuleux, tantôt séparé plus ou moins distinctement en traînées ou en granules arrondis ressemblant à des cellules infiniment petites (*n*, fig. 2). Il est rare de voir le noyau séparé en deux, de manière à montrer un nucléole et un noyau proprement dit, comme nous l'avons représenté dans la figure 1. Il est probable que le noyau se scinde à la fin en répandant les granules qu'il renferme dans le parenchyme, car on trouve quelquefois des Amibes assez grandes, dont le corps est rempli de granules semblables et dans lesquelles il n'est pas possible de constater la présence d'un noyau. Ces granules sont expulsés du corps et se transforment probablement au dehors du corps en jeunes Amibes, composées d'un protoplasma hyalin qui se remplit d'abord de très fines granulations, pousse des pseudopodes et présente bientôt à son tour des vacuoles.

La teinture d'iode colore toute l'Amibe en brun, les autres réactifs indiqués contractent la couche résistante externe qui se présente alors avec des rides, mais sans aucune aspérité, comme une boule plus ou moins sphérique. Ils font apparaître plus distinctement le noyau. L'acide acétique dilué se recommande surtout sous ce rapport. En en plaçant une goutte sur le bord du couvre-objet, de manière à ce qu'il se mêle peu à peu à l'eau contenant l'Amoebe, on peut suivre pas à pas la contraction des pseudopodes, la disparition des vacuoles et l'accentuation toujours plus nette du noyau (fig. 3). Nous n'avons pas observé la reproduction de cette espèce. Selon Greeff, la division du noyau serait suivie de la dispersion dans l'endosarc des granules auxquels elle donne naissance. Ils s'y entourent peut-être de particules de protoplasma et sont ensuite expulsés. Les jeunes Amibes montreraient d'abord un noyau très clair, puis un peu plus tard une vacuole contractile.

Les Amibes constituent un ordre de la classe des Rhizopodes nus et à formes changeantes. Leurs pseudopodes sont lobaires, ramifiés ou même réticulés selon les espèces. Elles se trouvent dans la mer, dans les eaux douces et dans les lieux humides, dans la terre, les mousses, sur les toits, etc.

L'ectosarc est, en général, durci comme dans notre espèce type. Les formes marines manquent presque toujours de vacuoles et souvent aussi de noyaux, lesquels existent, en revanche, presque constamment chez les formes terrestres et d'eau douce.

L'enkystement par exsudation d'une couche globulaire, homogène et résistante a été observé comme mesure de protection chez un grand nombre d'espèces. Dans un seul genre dont la position est douteuse (*Protomyxa*), l'enkystement est le signal d'une phase de reproduction par zoospores multiples, pourvus de pseudopodes courts et pointus. Sauf le genre *Myxodyctium*, les Amibes ne forment pas de colonies. Elles vivent comme individus isolés et se multiplient par division, en deux parties égales, rarement en quatre (*Gloïdium*). Les Amibes ne sont jamais fixées, mais chez quelques-unes (*Hyalodiscus, Pelomyxa*), l'ectosarc est mou et collant, tandis que chez d'autres il devient très ferme (*Amphizonella*) ou s'élève même en courtes épines (*Chaetoproteus*). La conjugaison de deux individus s'observe très rarement. Outre la scissiparité, la reproduction par dispersion des nucléoles dans l'endosarc paraît être assez répandue. Il existe cependant, à ce propos, de nombreuses lacunes dans les observations.

Littérature.

Dujardin, *Infusoires,* dans les suites à Buffon, Paris, 1841. — Auerbach, *Ueber die Einzelligkeit des Amoeben. Zeitschr. für wiss. Zool.,* t. VII, 1856. — E. Haeckel, *Ueber den Sarcodekörper der Rhizopoden,* idem, 1865. — E. Haeckel, *Monographie der Moneren, Jenaische Zeitschrift,* t. IV, 1870. — R. Greeff, *Ueber einige in der Erde lebende Amoeben und andere Rhizopoden, Arch. für Mikrosk. Anat.,* t. II, 1866. — E. Buck, *Einige Rhizopodenstudien Zeitschr. für wiss. Zool.,* t. XXX, 1878. — J. Leidy, *Fresh water Rhizopods of North America,* Washington, 1879. — Bütschli, *Bronn's Thierreich,* 2e édition, t. I, 1881.

B. — *Ordre des Foraminifères ou Thalamorphes.*

Protozoaires pourvus d'une coquille généralement calcaire et percée d'une ou de plusieurs ouvertures pour laisser passer les pseudopodes. Ils se divisent en :

Imperforés, ne possédant pas de vésicule contractile, point de pores, mais une grande ouverture par où sortent les pseudopodes (*Gromia, Miliola*);

Perforés, possédant une coquille trouée de pores, par lesquels passent les pseudopodes (*Lagena, Polystomella*).

Type : **Polystomella strigilata** (d'Orbigny) (fig. 4). — Cette espèce se trouve surtout dans la Méditerranée et la mer Adriatique, le long des côtes. Elle se présente sous la forme d'une lentille bi-convexe s'élevant régulièrement depuis le bord jusqu'au centre de la figure. La circonférence n'en est pas tranchante, mais elle présente une dépression peu considérable, dont les bords proéminents portent quelquefois, surtout chez les jeunes espèces, de courtes pointes et sont légèrement onduleux. La coquille, dont le diamètre oscille entre 1/2 et 1 millimètre, est enroulée en spirales et composée de nombreuses chambres dont on n'aperçoit nettement que celles du dernier tour de spire. Ces chambres sont d'autant plus spacieuses, qu'on

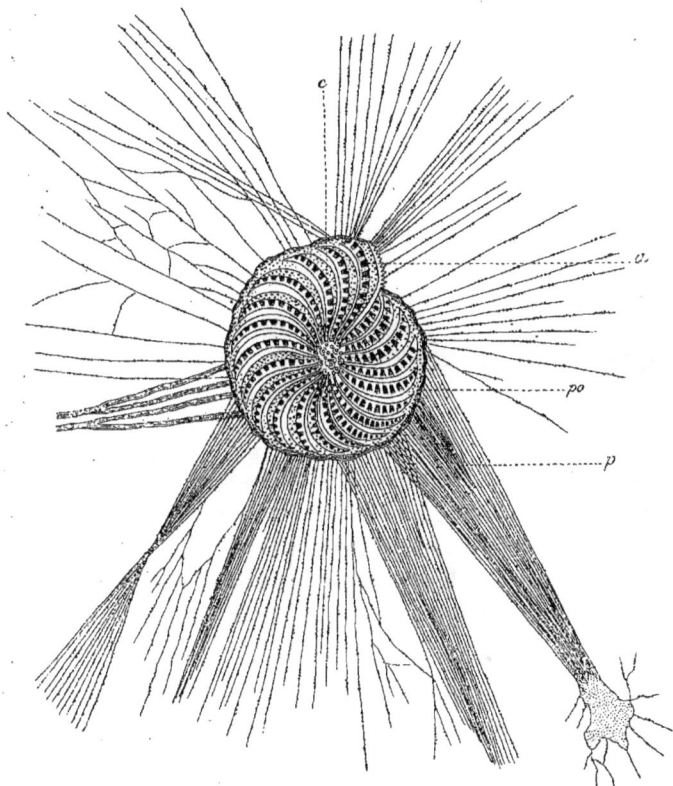

Fig. 4.

s'éloigne davantage du point de départ de la spire ; on en compte de 20 à 24, dans la circonvolution extérieure, mais en totalité, elles sont au nombre de 30 à 35. Elles sont séparées par une fine cloison calcaire qui montre la même structure que les parois latérales de la coquille, c'est-à-dire qu'elle est percée d'une quantité de petits orifices, per-

Fig. 4. — *Polystomella strigilata* à coque chambrée et percée d'une infinité de petits pores (*po*) par lesquels sortent les pseudopodes *p*, confluant par places les uns avec les autres, donnant l'image des mailles d'un filet. *c*; coquille chambrée. *a*, cloisons. (D'après Max Schultze.)

mettant au protoplasma qui les remplit de passer de l'une dans l'autre. On peut s'assurer de cette conformation sur le feuillet calcaire qui ferme la dernière chambre, et par lequel passent de nombreux pseudopodes; quelques-uns des pores sont plus gros que les autres et leurs bords sont légèrement proéminents, ce qui donne à cette surface une certaine rugosité.

La coquille est épaisse et très transparente lorsqu'elle est fraîche. Elle est couverte de petites papilles coniques qui sont percées par une petite ouverture, l'ouverture terminale d'un fin canalicule qui perce la coquille. Entre ces papilles, se rencontrent encore un grand nombre de pores plus petits, qui ne deviennent visibles que sous de fortes lentilles. C'est par ces ouvertures que sortent les pseudopodes. Pour étudier la structure de la coquille, on pourra écraser l'animal et en observer les débris sous de forts grossissements. Outre les pores que nous venons de signaler, il existe parfois des ouvertures irrégulières beaucoup plus larges que les pores, et par lesquelles passe aussi du protoplasma. Dans chaque chambre, il existe des appendices en forme de tubes, qui se terminent en s'arrondissant vers la paroi postérieure de la chambre, mais ne forment jamais de ponts entre les segments. Le nombre de ces appendices augmente avec la grandeur des chambres. On peut débarrasser l'animal de sa coquille, en le plongeant dans un acide faible qui dégage des bulles de gaz acide carbonique. La carapace recouvre une couche de protoplasma durci, l'ectosarc, qui conserve pendant quelques instants, grâce à sa rigidité, la forme de l'animal. A la place de l'acide dilué dans l'eau, on obtiendra de meilleurs résultats avec de l'alcool faible légèrement acidulé d'acide azotique ou d'acide chlorhydrique.

L'animal ainsi dépourvu de sa coquille, présente comme le moule exact des chambres; il est composé d'une série de segments ou de capsules en forme d'un U largement ouvert, disposés en spirale, à la suite les uns des autres et dont la convexité est tournée en avant. Chaque segment porte sur ses bords postérieurs des appendices en forme de doigts légèrement rétrécis au milieu, et qui chevauchent sur le segment précédent. Le nombre de ces appendices est d'autant plus grand, que le segment lui-même est plus développé. Le premier segment de l'animal qui occupe le centre de la spire, est sphérique.

Le protoplasma est homogène et transparent chez les jeunes individus, mais plus tard, il devient plus dense et l'on aperçoit un grand nombre de fines granulations et de petites gouttelettes réfringentes analogues à la graisse, dont les mouvements accusent la direction des courants intérieurs. L'animal prend alors une coloration rouge brunâtre, à l'exception du protoplasma de la dernière chambre, qui se présente d'abord sous la forme d'un réseau de fins filaments analogues aux pseudopodes, qui sortent à travers les parois de la carapace. L'animal entier se décolore, lorsqu'on ne le nourrit pas. (Max Schultze.)

C'est ce protoplasme intérieur qui émet à travers les pores de la coquille, des appendices ou *pseudopodes* qui servent à la locomotion et à la nutrition de l'animal. Leur longueur peut atteindre jusqu'à quatre ou cinq fois celle du diamètre de la coquille ; ils rayonnent dans tous les sens, et se réunissent souvent en faisceaux pyramidaux, dans la direction où veut avancer l'animal. Lorsque les pseudopodes ont atteint leur plus grande longueur, ils s'aplatissent et confluent au sommet de la pyramide, se fixent ainsi sur un objet quelconque, puis se contractant, le protoplasma reflue à l'intérieur de la coquille qui se déplace en se rapprochant du point de fixation. Il en est à peu près de même, lorsque l'animal veut saisir une proie ; il l'enveloppe entièrement d'un pareil faisceau de pseudopodes dont le protoplasma commence son action digestive ; à mesure que la substance de la proie se dissout, on aperçoit des courants de granulations qui se dirigent vers l'intérieur, et lorsque ce travail digestif est accompli, les pseudopodes se contractent de nouveau pour se dilater dans une autre direction.

On est resté longtemps dans le doute sur l'existence d'un noyau. F. E. Schulze l'a mis en évidence dans une espèce voisine de celle qui nous occupe, la *Polystomella striato-punctata*. Il se présente sous la forme d'un assez gros corps renfermant de grosses granulations sphériques et, peut-être, un nucléole ; il occupe le milieu de l'un des segments de la partie moyenne du corps et le dépasse parfois, pour entrer en partie dans le segment voisin. Sa forme sphérique peut s'allonger et devenir plus ou moins irrégulière. Il est quelquefois, mais rarement, double. Schulze employait, pour le mettre en évidence, une décoction de bois de Campêche. Le procédé suivi par R. Hertwig dans ses études sur les noyaux d'autres Foraminifères, c'est-à-dire la fixation de l'animal avec de l'acide chromique de 0,1 pour 100 à 0,5 pour 100 et sa coloration au carmin de Beale, nous paraît préférable. On ne connaît pas le mode de reproduction des Polystomella.

La consistance et la structure des coquilles varient infiniment dans la série des Foraminifères ; elle est simple, très mince et transparente chez une forme d'eau douce, *Lieberkühnia* ; elle est plus consistante, parcheminée chez *Gromia* ; chez d'autres, elle est composée de petits grains de sable, de spicules d'éponges, réunis par un ciment organique (*Trochammina, Squamulina*), ou enfin, composée d'une couche continue de carbonate de chaux. Elle est tantôt compacte, sans pores, lisse ou ornée de côtes et de stries *(Imperforata)*; tantôt, au contraire, elle est percée de pores analogues à ceux que nous avons décrits chez *Polystomella (Perforata)*. Enfin, elle peut être composée d'une seule loge *(Monothalames)*, possédant une large ouverture par laquelle sort le protoplasma, ou plusieurs chambres diversement disposées, les unes par rapport aux autres *(Polythalames)*.

Les Monothalames peuvent être perforés *(Lagena)*, ou imperforés *(Gromia)*. Il en est de même des Polythalames.

Le protoplasma est assez semblable chez les différents Foraminifères, il difflue parfois à tel point hors de la coquille, qu'il l'enveloppe d'une couche continue, et qu'elle devient interne (fig. 5). Quant aux pseudopodes, ils varient beaucoup dans leur forme, leur longueur et leur largeur, d'un genre à l'autre. C'est ainsi que chez *Miliola*, par exemple, ils sont beaucoup plus minces que chez *Gromia*, et se meuvent

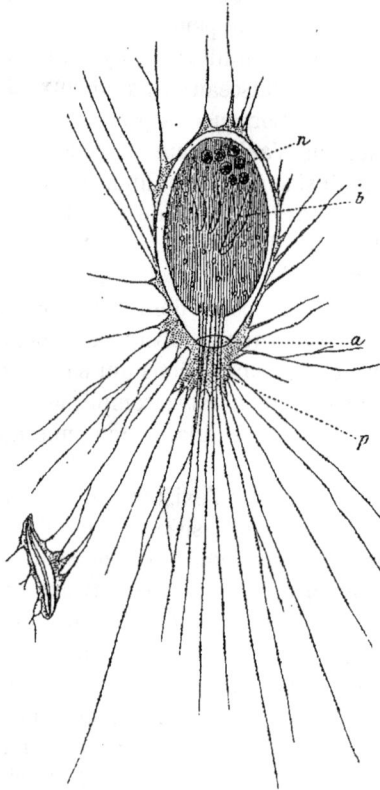

Fig. 6.

plus rapidement. Ils confluent ordinairement ensemble et forment des réseaux, des accumulations, etc.

Le protoplasma, ordinairement granuleux, renferme fréquemment des gouttelettes réfringentes quelquefois colorées, qui se déforment facilement par la pression, et qui sont probablement de la graisse. Il est constamment parcouru par des courants rendus visibles par le mouvement des granulations.

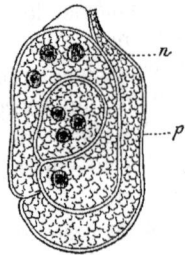

Fig. 5.

Le noyau a été constaté en premier lieu chez *Gromia*, puis, plus tard, chez *Spiroloculina*, *Miliola*, *Polystomella*, etc. On peut, par analogie, admettre son

Fig. 5. — *Gromia oviformis* montrant sept noyaux *n*, et dans le protoplasme intérieur, des tests de navicelles digérées (*b*). Le protoplasme sort par l'ouverture *a* et entoure entièrement la coque envoyant des pseudopodes dans toutes les directions. En bas et à gauche, on voit une navicelle qui vient d'être saisie par les pseudopodes. (D'après Max Schultze.)

Fig. 6. — Jeune *Miliolia (Quinqueloculina)* préparée à l'acide chromique et colorée au carmin de Beale. Elle montre quatre chambres limitées par des parois à double contour, *p*, et sept noyaux, *n*. (D'après R. Hertwig.)

existence chez les genres où on ne l'a pas constaté. L'acide acétique, l'acide chromique, l'acide osmique, sont les réactifs les plus précieux pour le mettre en évidence. Il est ordinairement sphérique, granuleux, et renferme quelquefois un petit corps plus dense, qui est probablement le nucléole. Il est parfois multiple, R. Hertwig en a constaté jusqu'à sept chez une jeune *Miliola* (fig. 6). Cette multiplicité du noyau a fait penser à la pluricellularité des Polythalames. Mais il est plus probable que le noyau primitivement simple se fractionne à un certain moment, qui coïncide avec l'approche de la reproduction. Les Polythalames seraient, par conséquent, des animaux simples et non des colonies. Cette question n'est cependant pas entièrement élucidée.

Nous ne possédons que des observations isolées sur le mode de reproduction des Foraminifères, et il n'est pas possible de les généraliser. On a vu la *Spirillina vivipara* donner des jeunes à une seule chambre, tandis que les *Miliola* et *Rotalina* mettraient au monde des jeunes à trois chambres, à la suite de la rupture de la coquille maternelle. Il est possible que le noyau se divisant, ses fragments deviennent les centres de condensation du protoplasma, d'où évolueraient de nouveaux individus. On a décrit aussi à l'intérieur des chambres, la formation de germes, points de départ de nouvelles générations. Tout cela demande de nouvelles observations.

Préparation et conservation des Foraminifères. — Les Foraminifères habitent toutes les eaux, mais c'est dans la mer qu'ils sont le plus abondants. On les recueillera le long des côtes, dans le sable, rampant parmi les plantes du rivage, entre les branches des colonies d'Hydraires ou de Bryozoaires, sur les coquilles d'huîtres, les carapaces de Crustacées, etc. M. Schlumberger recommande de les ramasser dans les débris déposés par le ras de marée, lorsque la mer est très calme, car dans le sable ordinaire de la plage on ne rencontre guère que des détritus fort détériorés.

Quant aux espèces pélagiques, on se les procurera en promenant un très fin filet à la surface de la mer lorsque celle-ci est très calme.

Si on ne recherche que les carapaces, on les trouvera en abondance parfaitement nettoyées et surtout intactes dans l'intestin d'un grand nombre d'animaux marins (*Salpes*, *Spatangues*, *Holothuries*, etc.).

L'examen des individus vivants doit se faire dans l'eau de mer que l'on a soin d'entretenir toujours fraîche. Quelques espèces : *Polystomella*, *Rotalia*, etc., vivent assez bien dans une eau non aérée, au fond d'une cuvette, et cela pendant plusieurs jours (1). On les traite par l'acide osmique, le carmin, etc., et on les prépare au baume de Canada de la manière que nous exposerons à propos des Infusoires (*voir* page 91); mais comme il est fort difficile de fixer et conserver l'animal avec ses pseudopodes étalés, on se contente de collectionner les carapaces. A cet effet, on les lave à l'eau douce, puis avec une

---

(1) M. le professeur Du Plessis nous a montré récemment des *Gromia* et des *Polystomella* provenant du canal de Cette et qui se reproduisent depuis six ans dans un même flacon qu'il tient ordinairement bouché.

solution de carbonate de potasse ou de potasse caustique, afin de les débarrasser de toute matière organique.

Une fois qu'elles sont parfaitement nettoyées, on les laisse sécher sur un porte-objet, puis on les trie sous le microscope, on les détermine et on les transporte à la pointe d'une fine aiguille ou d'un poil de moustache sur une lame de verre préalablement enduite d'une faible couche d'une solution très diluée de gomme arabique additionnée de quelques gouttes de glycérine, qui les fixe suffisamment pour leur faire conserver la disposition qu'on leur donne, puis on les recouvre d'une lamelle. De pareilles préparations sèches doivent être observées à la lumière directe (Schlumberger). Mais pour les espèces de petite taille, on préfèrera les conserver dans le baume de Canada. Après les avoir bien lavées à l'alcool à 90 pour 100, on les plonge pendant quelques minutes dans de l'essence de thérébentine ou de l'essence de girofle et enfin dans le baume.

Littérature.

D'Orbigny, *Tableau méthodique de la classe des Céphalopodes. Ann. des Sciences nat.*, 1826. — Ehrenberg, *Ueber noch jetzt zahlreich lebende Thierarten der Kreidebildung und den Organismus der Polythalamien. Abhandl. der Akad. zu Berlin*, 1839. — Dujardin, *Infusoires*, dans les *Suites à Buffon*, Paris, 1841. — Max Schultze, *Ueber den Organismus der Polythalamien*, Leipzig, 1854. — Carpenter, *Introduction to the study of the Foraminifera*. London, Roy. Soc., 1862. — F. E. Schulze, *Rhizopodenstudien, Arch. für mikr. Anat.*, t. X-XIII. — R. Hertwig, *Bemerkungen zur Organisation und systematischen Stellung der Foraminiferen, Jenaische Zeitschr. f. Naturwiss.*, t. X, et *Studien über Rhizopoden*, ib., t. XI. — R. Hertwig et Lesser, *Ueber Rhizopoden und denselben nahe stehende Organismen. Arch. für mikr. Anat.*, t. X, Supp. — Schlumberger, Note sur les Foraminifères. *Feuille des jeunes naturalistes*, 1882.

C. — Ordre des Héliozoaires.

Animaux monocellulaires à corps le plus souvent sphéroïdal nu ou muni d'un squelette gélatineux, chitineux ou siliceux, à pseudopodes droits, simples, non confluents, disposés le plus souvent suivant les rayons de la sphère. Rarement fixés ou réunis en colonies. Protoplasma à noyau sphérique, simple ou multiple. Tendance vers une différenciation en endosarc et ectosarc. Vacuoles contractiles. Ingestion et expulsion des aliments par des points non déterminés de la surface du corps.

Type : **Actinosphaerium Eichhorni** (Stein). — Cet animal se trouve dans les eaux douces et transparentes, les ruisseaux et les fleuves, nageant le plus souvent en pleine eau, rarement sur le fond. Après l'avoir observé sous différents grossissements, on le traite par les réactifs ordinaires.

La forme du corps est toujours sphérique ou ovalaire. Les pseudopodes sont fins, droits, disposés selon les rayons de la sphère.

L'ectosarc forme une couche aréolaire plus ou moins épaisse. Les
espaces clairs sont dessinés par des cloisons ou plus exactement des
traînées très minces, granuleuses; ils présentent des formes polyédriques irrégulières. Ces espaces sont bombés à la surface et sont
souvent disposés en plusieurs couches. On les voit changer de forme
et de situation très lentement. Ils constituent une sorte de capsule
spumeuse, parfaitement claire, transparente et très variable quant à
son épaisseur. Les aréoles entre les cloisons sont évidemment remplies d'un liquide diaphane; en donnant une secousse un peu violente

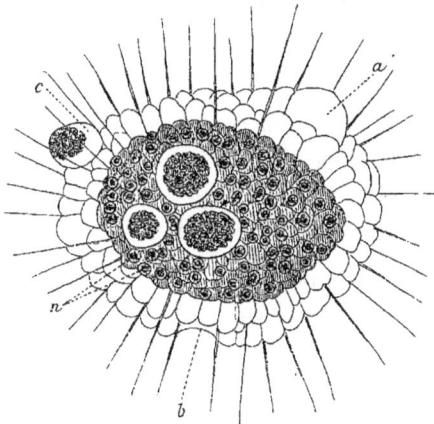

Fig. 7.

au couvre-objet, on peut faire agglutiner l'ectosarc par évacuation
du liquide, il constitue alors une couche peu épaisse, à peine granuleuse, mais uniforme. L'aspect aréolaire réapparaît petit à petit,
probablement à la suite de l'osmose du liquide ambiant. On remarque
fréquemment, dans les aréoles, de petits granules isolés, réfractant
vivement la lumière, groupés au centre, et qui sont probablement
de nature graisseuse. Ces granules montrent ordinairement un mouvement brownien très prononcé. L'Actinosphaerium possède toujours
une, mais le plus souvent deux vacuoles contractiles rapprochées de
la surface et dont les allures ressemblent beaucoup à celles des
mêmes vacuoles chez les Amibes.

Les pseudopodes paraissent plutôt rigides dans les états ordinaires, pointus et composés, sous de très forts grossissements, par une

Fig. 7. — *Actinosphaerium Eichhorni* adulte. a, vésicule pulsatile; n, noyaux
c, bol alimentaire, en expulsion; b, dépression sur le point où a passé une proie.

couche transparente entourant un centre granuleux dans l'axe duquel on remarque une condensation plus accusée comme un fil fin. Ces pseudopodes sont toujours placés de manière que leur base correspond à une cloison granuleuse, limitant les aréoles de l'ectosarc et le plus souvent au point de rencontre de plusieurs aréoles. Le cylindre axial granuleux du pseudopode se continue ainsi dans l'intérieur et se laisse poursuivre à travers toute l'épaisseur de la couche corticale de l'animal, mais il ne pénètre pas dans l'endosarc.

Tout en paraissant rigides, les pseudopodes sont cependant doués de mouvements fort lents, par lesquels ils se rapprochent ou s'éloignent les uns des autres. On les voit aussi se raccourcir ou s'allonger, et, dans le premier cas, ils présentent sous de forts grossissements comme des nodosités résultant d'une accumulation plus considérable du protoplasma granuleux intérieur. On aperçoit rarement des mouvements de ces granules, en tout cas, leur déplacement se fait avec une telle lenteur qu'il faut de très fortes lentilles pour le constater. Les mouvements lents et rotatoires de la masse du corps tout entière, ainsi que les ascensions vers la surface de l'eau que l'on remarque chez les Actinosphaeriums, paraissent être dus aux contractions et aux balancements des pseudopodes.

Ces organes sont évidemment aussi des appareils préhensiles. Les Actinosphaeriums sont très voraces, on trouve presque toujours dans leur endosarc une quantité de grandes masses globulaires, des bols alimentaires, entourés d'un halo transparent, formés de substances animales et végétales, de débris d'algues, de bacillariées, etc. Nous avons assisté à la capture de paramécies, de bourgeons libres et vibrants de vorticelles, de rotifères, de spores d'algues, et la manière dont elle se fait et dont se pratique l'ingestion de ces petits êtres vivants est assez curieuse. Aussitôt qu'un Infusoire touche un des pseudopodes, il est subitement arrêté, et les pseudopodes voisins se recourbent rapidement sur lui de manière à former une sorte de nasse qui l'empêche de s'éloigner. En même temps, se projette du point le plus rapproché de la surface un pseudopode spécial entièrement différent des autres. Il est large, lobé, comme un pseudopode d'Amibe, il semble d'abord former un piédestal ou une tige irrégulière à aspérités pointues sur laquelle l'animal capturé paraît fixé (fig. 8, f). Ce pseudopode est parfaitement hyalin, nous n'avons pu y voir aucune trace de granulations. Petit à petit, il s'étend autour de l'animal saisi de manière à l'envelopper d'une capsule tout à fait transparente (fig. 9, f). La proie est en même temps attirée vers le corps de l'Actinosphaerium, la tige disparaît, il se forme un enfoncement cratériforme par lequel l'animal englobé par le pseudopode rentre avec celui-ci dans l'ectosarc. Nous avons vu des Parameciums et des bourgeons de Vorticelles (*e*, fig. 9), déjà à moitié enfoncés dans l'ectosarc, exécuter encore des mouvements saccadés, comme s'ils faisaient des efforts pour se dégager. Enfin, ils sont complètement engloutis dans l'ectosarc d'où ils passent, considérablement déformés et comprimés, vers l'endosarc où ils s'entourent d'un halo, mais l'enfoncement du point par lequel ils ont passé reste encore quelques instants avant de s'effacer (*b*, fig. 7).

Le pseudopode amoeboïde *f*, ne se forme en général qu'au moment de l'engloutissement d'une proie, nous avons cependant observé une ou deux fois un pseudopode semblable sans la présence de cette dernière; il nous paraît vraisemblable que dans ces cas, l'Infusoire saisi avait réussi à s'échapper, ce qui milite en faveur de l'opinion qui

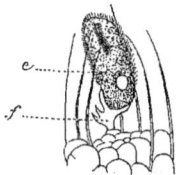 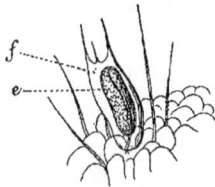

Fig. 8.   Fig. 9.

attribue aux pseudopodes ordinaires une surface gluante à laquelle se collent les organismes qui la touchent.

Il est difficile de se faire une idée claire de l'endosarc, à cause de la grande quantité de granules et de bols alimentaires dont il est obstrué. Son aspect présente des phases très variées. Tantôt il paraît nettement séparé de l'ectosarc par un contour assez arrêté, tantôt ce contour n'existe que sur une partie de sa circonférence, ou bien il est complètement effacé, et les grandes aréoles de l'ectosarc passent graduellement à des aréoles beaucoup plus petites et moins transparentes. La structure aréolaire fait souvent complètement défaut, mais comme ces animaux sont toujours remplis et comme distendus par une quantité de bols alimentaires, il est probable que les aréoles telles qu'on les voit sur des animaux presque à jeun, sont la forme primitive de l'ectosarc. En tous cas, l'endosarc est toujours plus opaque, et se distingue par la quantité de granules à mouvement brownien très accusé qui y sont accumulés.

Fig. 8 et 9.— Portion de *Actinosphaerium Eichhorni*. Ingestion d'un Paramecium. Fig. 8.— On voit la proie *e* saisie par un pseudopode spécial *f*, les piquants s'infléchissent au-dessus pour la retenir.
Fig. 9.— L'ingestion est dans une phase plus avancée, le pseudopode *f* s'est développé et entoure maintenant la proie d'une couche hyaline, les piquants devenus inutiles se redressent.

Les bols alimentaires volumineux et entourés d'un halo liquide transparent, présentent toutes les altérations indiquant une digestion très active. Les algues vertes jaunissent, puis se décolorent, les bacillariées se vident petit à petit, les Rotifères et les Infusoires se transforment en une masse informe qui se dissout complètement. Les substances non digérées, les carapaces vides, sont expulsées par un point quelconque de la périphérie. L'endosarc se soulève, forme comme une hernie vers l'ectosarc, dans laquelle le bol, toujours entouré de son halo, s'avance pour se détacher finalement de l'endosarc, et traverser l'ectosarc (c, fig. 7). Nous avons vu tels de ces bols dans lesquels on apercevait encore, au moment de l'expulsion, le noyau en fer-à-cheval non digéré des vorticellines.

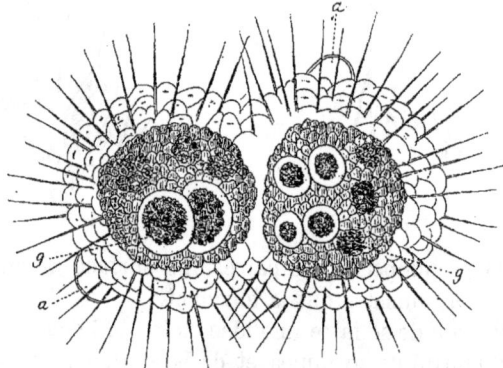

Fig. 10.

Les Actinosphaeriums présentent la conjugaison et la scissiparité. Quant à la première, dont nous avons représenté une phase (fig. 10), elle se fait ordinairement entre individus de même taille, chez lesquels on peut aisément reconnaître, dans le début, la fusion de l'ectosarc formant encore une lisière transparente entre les deux endosarcs complètement séparés. Plus tard, cette lisière disparaît, et les endosarcs se réunissent en boule après avoir présenté pendant quelques instants une forme de biscuit. Pendant cette fusion, les vacuoles contractiles continuent à fonctionner, et les bols alimentaires changent de couleur comme dans un individu isolé. Nous n'avons pu constater aucune transformation des noyaux lors de la conjugaison. Il est peu probable qu'elle prélude à un acte de reproduction.

Fig. 10. — *Actinosphaerium Eichhorni*. Deux individus en conjugaison. *a*, vésicules contractiles; *g*, bols alimentaires.

Nous n'avons vu la séparation en deux que sur de très jeunes individus. L'aspect aréolaire disparaissait complètement, tout le corps devenait opaque par l'accumulation de granules due à une contraction considérable du corps, et cela à l'exception d'une couche corticale très mince qui demeurait transparente. Les pseudopodes s'allongeaient d'abord énormément pour se raccourcir ensuite. La ligne de séparation s'établissait autour d'une vacuole contractile qui continuait à fonctionner, bientôt les corps globulaires n'étaient plus réunis que par un pont transparent qui s'amincissait de plus en plus, et à la fin, ils n'étaient unis que par un filament extrêmement ténu, qui s'étendait entre les sommets des deux vacuoles, et se rompait ensuite par leur contraction.

Nous avons réservé jusqu'ici la description des noyaux répandus en grand nombre dans l'endosarc. A peine perceptibles entre les vacuoles à granules et les bols alimentaires pendant la vie, on les rend plus visibles au moyen de l'acide acétique dilué. Ils se présentent sous la forme de vésicules sphériques à nucléole homogène moins transparent. Le nombre des nucléoles peut augmenter considérablement, et les réactifs font parfois distinguer de fines radiations du protoplasme, qui s'étendent depuis ces nucléoles jusque vers la périphérie du noyau. Le nombre de noyaux augmente avec la croissance

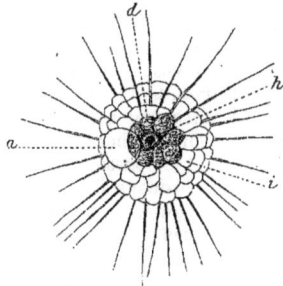

Fig. 11.

individuelle ; les tout jeunes individus n'en présentent qu'un seul (fig. 11), tandis que les adultes en renferment parfois jusqu'à cent et davantage. Leur multiplication paraît se faire par le procédé ordinaire de division, après l'apparition de faisceaux fusiformes.

Outre la reproduction par fissiparité, l'Actinosphaerium présente la reproduction par enkystement. Suivant les observations de Brandt, l'animal retire ses pseudopodes, et traverse un état amoeboïde très passager, pendant lequel il rampe au moyen de pseudopodes lobés. En même temps, son corps se contracte de manière à réduire complètement l'état aréolaire de son protoplasme, et il sécrète une large enveloppe gélatineuse et stratifiée. Le nombre des noyaux diminue considérablement, puis ils disparaissent complètement, et la masse protoplasmique homogène, mais opaque, se divise en un nombre variable de petites sphères, munies chacune d'un noyau central. Ces

Fig. 11. — *Actinosphaerium Eichhorni* jeune renfermant un seul noyau *h; a,* vésicules contractiles ; *i,* ectosarc ; *d,* endosarc.

sphères paraissent se diviser chacune en deux sphérules après s'être entourées d'une fine membrane hyaline. Quelque temps plus tard, ces globules se réunissent de nouveau, les membranes minces enveloppantes disparaissent, et il se montre à leur place une enveloppe siliceuse assez épaisse, sur laquelle on observe des lacunes ou des dépressions. Ces kystes siliceux demeurent au fond de l'eau jusqu'au printemps, enfouis dans la vase, époque à laquelle chacun d'eux donne naissance à un jeune Actinosphaerium.

La séparation en ectosarc et en endosarc n'est pas toujours prononcée chez les Héliozoaires, elle est déjà plus effacée dans le genre *Actinophrys*, très voisin de celui que nous venons d'étudier, et elle est complètement absente chez *Vampyrella* par exemple. Dans ce dernier cas, le protoplasme perd aussi sa constitution aréolaire. Le nombre des vacuoles contractiles varie beaucoup d'un genre à l'autre, on n'en constate ordinairement qu'une chez certaines espèces (*Actinophrys*) tandis que chez d'autres, il y en a trente et davantage (*Acanthocystis*). Outre les fines granulations dont nous avons parlé, le protoplasme montre souvent des corpuscules plus grands, réfractant vivement la lumière, des granules de chlorophylle (*Acanthocystis*), ou des colorations diffuses (*Vampyrella*). Les pseudopodes, dans la plupart des cas radiaires, sont quelquefois irrégulièrement distribués (*Vampyrella, Nuclearia*), tantôt pointus, tantôt bifurqués à leur extrémité (*Acanthocystis*), ou paraissent même hérissés de fines aspérités. Le fil axial, qui montre déjà une plus grande solidité chez l'Actinosphaerium, devient de plus en plus solide chez d'autres, et on peut le poursuivre chez l'Actinophrys jusque vers la surface du noyau central dans le voisinage duquel il se termine par un petit bouton. Dans d'autres genres (*Acanthocystis, Rhapidiophrys, Actinolophus*) à noyau excentrique, les axes des pseudopodes se réunissent au centre du corps dans un corpuscule opaque qui se colore vivement au carmin, et paraît devoir être considéré comme la première ébauche de la capsule centrale des radiolaires. On rencontre des formations squelettaires externes gélatineuses (*Nuclearia*) plus solides, feutrées de spicules extrêmement fins (*Heterophrys*), siliceuses, et dans ce cas composées de plusieurs couches de sphérules (*Hyalolampe*), formés de spicules radiaires (*Acanthocystis*) ou tangentiels (*Rhapidiophrys*), ou enfin formant une enveloppe extérieure sphérique percée de grands trous ou lacunes pour le passage des pseudopodes (*Clathrulina*). Quelques Héliozoaires sont fixés sur des tiges creuses, de nature chitineuse (*Actinolophus*), ou siliceuses (*Clathrulina*).

Les genres *Actinophrys, Rhaphidiophrys, Sphaerastrum,* forment souvent des colonies assez variables, réunies par des ponts protoplasmiques et par la fusion des enveloppes squelettaires individuelles.

Le mode de reproduction offre des variations sensibles. *Acanthocystis* semble se multiplier par bourgeons, *Clathrulina, Acanthocystis* forment des zoospores munies de deux fouets se transformant bientôt en un corps amoeboïde.

Les Héliozoaires constituent évidemment un groupe de passage entre les Amibes et les Foraminifères d'un côté, et les Radiolaires de l'autre. Les formes nues et irrégulières (*Vampyrella, Myxastrum*, etc.) se rapprochent beaucoup des Amibes, tandis que les formes sphériques à squelette se placent si bien à côté des Radiolaires par la disposition de ces squelettes siliceux, que beaucoup d'auteurs les considèrent comme tels ; elles en diffèrent cependant par l'absence d'une capsule centrale.

Littérature.

Haeckel, *Generelle Morphologie*, 1866 (Établissement de la classe). — Koelliker, *Zeitschr. f. w. Zoologie*, I, 1848, et *Icones histologicae*, I, Leipzig, 1864. — Claparède, *Arch. für Anat. und Physiol.*, 1854. — Weston, *Quart. journ. microsc. soc.*, t. IV, 1856. — Carter, *Ann. magaz. nat. hist.*, III, 13 et 15, 1864. — Cienkowski, *Arch. f. mikrosk. Anat.*, III, 1867, XII, 1876. — Greeff, ibid., III, 1867; V, 1869; XI, 1875; XIV, 1877. — R. Hertwig et Lesser, ibid., X, supp., 1874. — Archer, *Quart. journ. microsc. soc.*, XVI, XVII, 1876-77. — R. Hertwig, *Jenaische Zeitschr.*, XI, 1877. — Mereschkowski, *Arch. für mikrosk. Anat.*, XV, 1879. — A. Schneider, *Arch. de zool. expérimentale*, VII, 1878. — Leidy, *Fresh-water Rhizopods of North-America*, 1879. — Bütschli, *Bronn's Thierreich*, 2e édit., t. I, 1881.

CLASSE DES RADIOLAIRES

Sarcodés portant le plus souvent un squelette organique ou siliceux, de forme radiaire, et une capsule centrale.

Premier ordre : les **Thalassicolles** ou **Collides**. Individus simples, sans squelette, ou dont le squelette n'est formé que de quelques spicules épars (*Thalassicolla*).

Deuxième ordre : les **Polycystines**. Squelette treillissé de formes très variées, composé souvent de plusieurs tests sphériques emboîtés les uns dans les autres (*Lithocampe,· Aulosphaera*).

Troisième ordre : les **Acanthometrae.** Squelette composé de piquants rayonnés qui percent la capsule centrale, et se réunissent au centre (*Acanthometra, Dorotaspis*).

Quatrième ordre : les **Polycyttaires**. Radiolaires renfermant plusieurs capsules centrales, ils peuvent être considérés comme. des colonies (*Sphaerozoum, Collosphaera*).

Type : **Acanthometra elastica** (Haeckel). — Nous choisissons cette espèce, qui n'est pas rare dans la Méditerranée et l'Adriatique, parce qu'elle est une des plus transparentes, et se prête le mieux à l'observation à cause de la rareté du pigment dans le protoplasma de sa capsule centrale.

Cet animal se présente sous la forme d'une sphère, du centre de laquelle partent vingt piquants étoilés, auxquels leur consistance molle permet de se ployer sans se casser, ce dont on pourra se convaincre en exerçant une légère pression sur le couvre-objet. Ces piquants sont très fins, cylindriques et terminés en pointe; ils sont simples, et ne se bifurquent jamais comme ceux d'espèces voisines (1). On

---

(1) La bifurcation des piquants ne paraît pas être normale chez aucun genre. C'est probablement un phénomène de décomposition.

peut les isoler par l'écrasement, et constater qu'ils sont réunis par l'application, les unes contre les autres, de leurs bases cunéiformes (fig. 12). Les vingt piquants sont groupés, comme c'est toujours le cas, dans la famille des Acanthométrides, selon cinq zones : une zone impaire et deux zones paires, comprenant chacune quatre piquants. La zone impaire est équatoriale, et les quatre piquants qui la constituent sont placés sur un même plan, ils se coupent à angles droits, et forment une croix à leur point de rencontre. Les deux zones paires sont dans des plans différents, se répétant de même des deux côtés de la zone équatoriale, en sorte qu'il suffit de regarder deux de ces zones pour connaître les deux autres. Entre les zones à piquants existent deux zones qui en sont dépourvues, les zones polaires. Nous orientons le radiolaire comme Hertwig l'indique, de manière à ce que l'on regarde l'un des pôles sans piquants, et que les piquants de la zone impaire tombent dans le plan horizontal.

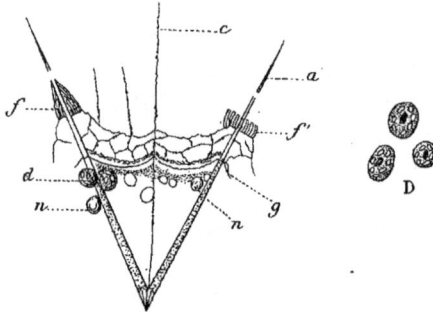

Fig. 12.

Les piquants ne sont pas creusés d'un canal comme il y paraît lorsqu'on ne les place pas exactement au point et le protoplasma du corps ne pénètre pas à leur intérieur. Chez *A. elastica*, ils ne sont pas incrustés de silice, comme c'est le cas chez d'autres acanthométrides, mais ils sont formés par une substance organique très soluble dans les acides, provenant d'une sécrétion du protoplasma et connue sous le nom d'*acanthine*. L'acide osmique lui-même, dont on fera usage pour l'étude des noyaux et des corpuscules graisseux dont nous allons parler, la dissout si on le laisse agir trop longtemps. Une goutte d'acide sulfurique ou d'acide chlorhydrique suffit pour la faire disparaître. Il en est de même de la potasse caustique et de la chaleur, ce qui prouve bien sa nature exclusivement organique.

On peut distinguer dans l'animal deux couches : l'une interne,

Fig. 12. — *Acanthometra elastica*. Fragment de la capsule centrale sous un fort grossissement pour montrer comment les fibres axiales des pseudopodes pénètrent dans la capsule centrale. A l'un des piquants, les fibrilles contractiles *f* sont étalées ; à l'autre, *f* : elles sont contractées ; *n*, noyaux ; *g*, membrane de la capsule centrale ; *d*, corps jaunes ; *a*, piquants ; *D*, les corps jaunes sous un plus fort grossissement montrant leur noyau après traitement à l'acide osmique et coloration au carmin. (D'après R. Hertwig.)

l'autre externe, séparées par une membrane ordinairement si mince, qu'on ne l'aperçoit que comme une ligne très fine. La couche interne, enveloppée de la membrane, constitue la *capsule centrale* ou endosarc; elle est sphérique, mais sa membrane est relevée au point d'émergence des piquants, et elle entraîne le protoplasma intra-capsulaire jusqu'à former une gaîne autour de ces derniers.

Le protoplasma qui la remplit montre, sous un fort grossissement, de fines granulations et un nombre variable de noyaux (cellules incolores de Müller), sphériques ou ovalaires, situés surtout à la périphérie et paraissant parfaitement homogènes sur l'animal vi-

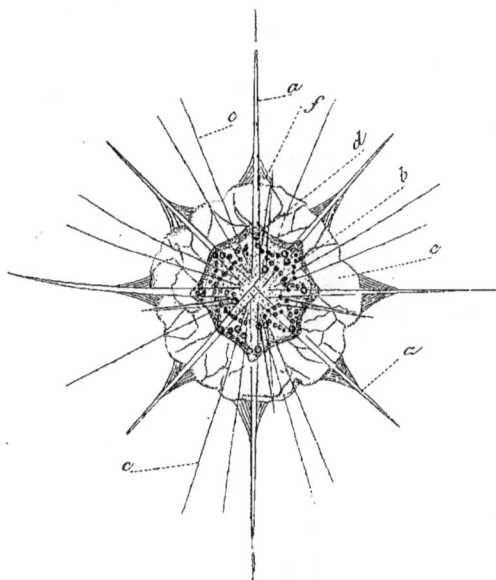

Fig. 14.

vant. L'acide osmique les fixe dans leur forme, et ils se colorent vivement en rouge par le carmin neutre ou le carmin de Beale. C'est ainsi préparés,

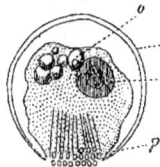

Fig. 13.

que l'on constate à leur intérieur l'existence d'un petit corps également sphérique et plus foncé, le nucléole. La grosseur des noyaux varie selon les individus et elle est en raison inverse de leur nombre (Haeckel).

Le protoplasma granuleux est ordinairement séparé de la membrane par une zone translucide probablement plus liquide ; il renferme souvent un pigment brun rougeâtre ou jaunâtre, plus ou moins

Fig. 13. — *Acanthometra elastica* adulte, ayant ses pseudopodes étalés. *a*, piquants; *b*, capsule centrale; *c*, pseudopodes; *d*, cellules jaunes; *e*, ectosarc; *f*, fibrilles contractiles. (D'après R. Hertwig.)

Fig. 14. — *Cystidium inerme*, vu de côté après traitement à l'acide osmique et au carmin. *g*, membrane de la capsule centrale; *o*, boules de graisse; *p*, champ poreux; *n*, nucléus. (D'après R. Hertwig.)

dense et dont les fragments sont plus serrés dans le voisinage du point de croisement des piquants. Par ci par là, se voient aussi chez beaucoup d'individus des corps graisseux, arrondis, qui noircissent fortement par l'action de l'acide osmique.

Enfin, outre les formations dont nous venons de parler, le protoplasma externe renferme encore des *cellules jaunes*, rondes ou ovalaires, atteignant en moyenne un diamètre de 10 micro-millimètres, limitées par une membrane propre, et à l'intérieur desquelles l'acide osmique et le carmin font voir un noyau (fig. 12 *d*, *D*) (1).

Chez *Acanthometra elastica*, le protoplasma intra-capsulaire est fréquemment groupé en petites masses réunies par un réseau de traînées granuleuses et séparées par un nombre variable de vacuoles liquides, qui ne peuvent pas être colorées. Cette circonstance donne à l'animal une telle transparence, qu'on peut suivre sur le vivant les mouvements des granulations protoplasmiques et l'émission des pseudopodes partant du centre de la capsule centrale, ce qui n'est pas le cas pour les autres radiolaires, qui sont tous plus ou moins opaques.

Ce que nous venons de dire du protoplasma intra-capsulaire, s'applique également à celui qui est à l'extérieur. La couche de ce dernier, qui se trouve dans le voisinage de la membrane de la capsule centrale (*couche-mère* des pseudopodes selon Haeckel), en est séparée par un petit espace clair; c'est dans cette couche que prennent nais-

---

(1) L'on sait maintenant, grâce aux travaux de Brandt et Geddes, que ces corps jaunes sont des algues parasites. La paroi de la cellule est composée de cellulose ordinaire se colorant en un bleu magnifique avec l'iode et l'acide sulfhydrique. Son contenu est identique à celui que renferment les Diatomées. Ces algues auxquelles Geddes donne le nom de *Philozoon*, se retrouvent chez les Actinies, chez les Siphonophores, les Méduses, etc. Elles peuvent vivre et se reproduire pendant un certain temps en dehors de l'animal auquel elles sont attachées. Cependant, elles ont besoin de ce dernier et lui rendent service. C'est un cas de *symbiose* fort remarquable. « Quelle est la relation, dit Geddes, entre l'animal et ces plantes curieusement associés? Tout le monde sait que les cellules incolores d'une plante se partagent l'amidon formé par les cellules vertes et subsistent à leurs dépens, et il me paraît impossible de douter que le Radiolaire, l'Actinie, etc., profitent également de l'amidon élaboré par le Philozoon qui passerait facilement par osmose dans la cellule animale qui l'entoure. Il y a encore un service final rendu par l'algue aux besoins nutritifs de son hôte, car on en trouve souvent, spécialement chez les Radiolaires, plus ou moins complètement digérées.

« La cellule animale produit de l'acide carbonique et des matières azotées. Ce sont justement les matières de première nécessité pour l'algue qui en profite beaucoup, comme le fait voir sa multiplication rapide, et qui, par contre, fournit de l'oxygène à la cellule animale.

« Pour une cellule végétale, on ne peut pas imaginer une existence plus idéale que dans l'intérieur d'une cellule animale assez transparente pour ne pas exclure la lumière et assez bien vivante pour la fournir abondamment d'acide carbonique et de matières azotées. Et réciproquement, pour une cellule animale, c'est l'idéal de posséder un assez grand nombre de cellules végétales en esclavage qui servent à éliminer les matières usées, à fournir de l'oxygène et de l'amidon et à être digérées après leur mort. » (P. Geddes, *On the Nature and Functions of the « Yellow Cels » of Radiolaries and Coelenterates*, in *Proceedings of the Royal Society of Edinburg*, Session 1881-82.)

sance une partie seulement des pseudopodes. La masse entière est parcourue par des traînées granuleuses qui en dessinent la surface
comme un filet irrégulier. Le protoplasma extra-capsulaire se continue
aussi sur les piquants, auxquels il constitue une sorte de gaine à leur
point de sortie.

L'*Acanthometra* émet des pseudopodes en petit nombre, régulièrement espacés et rayonnant dans toutes les directions. Ils sont filiformes, très fins, granuleux et toujours simples. Les uns prennent
naissance dans la couche la plus profonde du protoplasma extra-capsulaire, les autres dans l'intérieur de la capsule centrale, où l'on peut
les suivre sur l'animal vivant, comme sur ceux traités par l'acide
osmique.

Outre les pseudopodes, il existe ici, à la surface du corps extra-
capsulaire et dans les points où les piquants en sortent des appendices particuliers à la famille des Acanthométrides, et qui, en raison
de leur propriété essentielle, ont reçu le nom de *fibres contractiles*
(*contractile Fäden*). On les voit en *f* sur les fig. 12 et 13. Ces fibres
se distinguent des pseudopodes par leur constance et leur situation ;
leur longueur est d'autant plus petite que leur nombre est plus
grand. Sur le vivant, elles paraissent homogènes, très effilées, fixées
par leur extrémité contre la surface du piquant, auquel elles adhè-
rend solidement et autour duquel elles forment une couronne simple.
Elles reposent par leur base directement sur le protoplasma, dont
elles sont une différenciation. Lorsqu'on irrite l'animal, en pressant
sur le couvre-objet, elles exécutent des mouvements vermiculaires
(R. Hertwig) et se contractent; en se raccourcissant, elles s'épaississent et deviennent cylindriques (*f'*, fig. 12). L'acide osmique les fait
contracter instantanément, ce qui les distingue encore des pseudopodes qui ne se contractent que lentement. Les fibres contractiles se
colorent au carmin d'une manière moins intense que les noyaux.
Quant à leur fonction, R. Hertwig suppose que par leurs mouvements
elles servent à attirer le protoplasma autour des piquants, et contribuent ainsi à la formation de la gaine qui n'existe, en effet, que
chez les Radiolaires possédant des fibres contractiles. Peut-être aussi,
qu'en déplaçant et étalant plus ou moins le protoplasma extra-capsulaire, elles aident au radiolaire à monter et à descendre dans
l'eau.

Nous ne connaissons que fort peu de choses sur le mode de reproduction de cet animal. R. Hertwig a rencontré, dans le cours de ses
études, des Acanthométrides ne possédant qu'un seul noyau ; il les
considère comme de très jeunes individus. Mais, si jeunes soient-ils,
ils possédaient toujours déjà un squelette suffisamment développé

pour permettre la détermination de l'espèce. Les cellules jaunes, quoique peu nombreuses, existaient également sous la forme de masses granuleuses sans noyaux. Le nucléus de ces jeunes est rond ou ovalaire, le centre en est occupé par un grand nucléole, à côté duquel on trouve toujours quelques granules opaques. Le noyau et son nucléole subissent des déformations qui ont été minutieusement étudiées par Hertwig (Voir *Der Organismus der Radiolarien*, p. 19 et suiv.), ils prennent une structure fibrillaire fort complexe, voisine, en apparence, de celle décrite par Bütschli, Strassburger, etc.; dans les noyaux cellulaires en voie de fractionnement, mais qui, selon Hertwig, n'a pas la même signification. Cette fibriation serait due à des plis de la membrane d'enveloppe du nucléole, ce dont il s'est assuré en sortant le nucléole de son noyau. Les déformations du noyau sont en relation avec son fractionnement, qui commence par l'invagination de sa membrane enveloppante. Les noyaux fragmentés se réunissent de nouveau en masses chez les formes adultes, et donnent ainsi naissance à des formes voisines de ce qu'on a décrit sous le nom de germes chez d'autres radiolaires. Il règne sur ces points une grande obscurité qui nécessite de nouvelles recherches.

Le squelette des Radiolaires présente une infinité de formes diverses, sa consistance et sa complication varient depuis le squelette mou, organique et simplement formé de spicules entre-croisés, jusqu'au squelette solide incrusté de silice atteignant à la plus grande complication.

Tantôt le squelette est exclusivement extra-capsulaire (*Ectolithiens*), tantôt il pénètre jusqu'à l'intérieur de la capsule centrale (*Entolithiens*). Chez les premiers, il est ordinairement composé de fragments siliceux isolés ou plus ou moins élégamment groupés dans le protoplasma extra-capsulaire.

L'orientation, le nombre et la structure des piquants et des spicules siliceux varient également beaucoup. Chez *Aulacantha*, il existe un squelette périphérique de spicules, dont les uns sont tangents à la capsule centrale et les autres disposés en rayons. Chez *Actinomma asteracanthion*, la masse protoplasmique est enveloppée de trois carapaces excentriques, dont l'extérieur porte de nombreuses épines et qui sont reliées les unes aux autres par six piquants partant de la capsule centrale, etc.

Les piquants peuvent être tous de même longueur ou très disproportionnés (*Amphilonche*), régulièrement cylindriques (*Haliommatidium*), ou pointus (*Dorotaspis*), lisses ou ornés d'épines (*Aulacantha*), ou de fourchettes (*Diplosphaera*), simples ou bifurqués (*Cladococcus bifurcus*), extrêmement minces (*Acanthometra elastica*), ou très épais (*Diploconus*), etc. Leurs ramifications conduisent à la formation d'une coquille treillissée de la plus grande élégance, corbeilles, grilles, casques, etc. La manière dont ils se soudent par leurs bases peut également servir à les distinguer.

Enfin, le squelette peut manquer complètement chez quelques genres nus (*Thalassicolla*, *Collozoon*), ou n'être composé que de pièces irrégulièrement disposées dans le protoplasma (*Collides*).

La capsule centrale caractéristique des Radiolaires est moins variable dans sa forme, elle est ordinairement sphérique ou ovalaire. Sa membrane limitante, le plus souvent mince, peut atteindre à une certaine épaisseur et devenir même distinctement double, on y peut reconnaître les orifices par lesquels passent les pseudopodes. Elle est poreuse dans tous les cas, mais il est souvent difficile de voir comment se fait le passage du protoplasma, de l'intérieur vers l'extérieur. R. Hertwig a décrit dernièrement chez *Aulosphaera*, un type de capsule centrale à paroi continue ne portant que deux ou trois larges ouvertures livrant passage au protoplasma intra-capsulaire. On a distingué, sous le nom de *Monocyttaires*, les radiolaires qui ne présentent qu'une seule capsule centrale, et sous le nom de *Polycyttaires* ceux qui, comme *Collosphaera*, *Sphaerozoum*, etc., en possèdent plusieurs et peuvent être considérés comme des colonies.

Le protoplasma intra-capsulaire est souvent pigmenté. Les courants des granulations permettent de suivre le passage au protoplasma extra-capsulaire. Les granulations sont parfois si denses, qu'elles empêchent de voir le ou les noyaux. Il s'y rencontre quelquefois aussi des vacuoles plus liquides et des gouttelettes graisseuses.

Quant au protoplasma extra-capsulaire, il est ordinairement plus clair ; il forme, dans le voisinage de la capsule centrale, une zone homogène. Sa masse est quelquefois régulièrement dessinée par des courants de granulations. L'existence de cellules jaunes avec noyaux y est assez générale. Chez les Acanthométrides, on ne les trouve que dans la capsule centrale. Dans les autres Radiolaires, à l'exception des *Tachodarides* qui en sont complètement dépourvus, elles ne se rencontrent que dans le protoplasma extra-capsulaire. Les pseudopodes sont simples ou ramifiés, rayonnant dans toutes les directions, régulièrement effilés ou s'épaississant par place. Ils prennent naissance, comme nous l'avons vu chez *A. elastica*, partie dans le protoplasma extra-capsulaire, partie dans le protoplasma intra-capsulaire, où il est difficile de les suivre, à cause de l'opacité de ce dernier. Tandis que chez l'espèce que nous avons pris pour type, ils sont rares et régulièrement espacés, ils sont, chez d'autres, abondants, en touffes épaisses, etc. Leur protoplasma est toujours granuleux et en s'anastomosant les uns aux autres, ils peuvent former des réseaux dans le genre de ceux que nous avons décrits chez les foraminifères. C'est en se fixant sur la proie qu'ils l'arrêtent et se contractant lentement, ils l'attirent jusque dans le protoplasma extra-capsulaire. On ne rencontre jamais, dans la capsule centrale, de corps étrangers ressemblant à des résidus de la digestion, tandis qu'au dehors, au contraire, on voit souvent des débris d'algues marines, de Diatomées, d'Infusoires, etc. (Haeckel.)

Quoique le noyau n'ait pas été constaté chez tous les Radiolaires, on peut le considérer comme un caractère de ce groupe. Il possède toujours un nucléole, sauf peut-être chez les Sphaerozoïdes, et paraît entouré d'une membrane. Il est ordinairement multiple et toujours logé dans la capsule centrale.

Ce que nous connaissons du mode de reproduction des Radiolaires, est trop incomplet pour nous permettre des généralisations. Ils se multiplient, soit par scissiparité, soit par des germes.

Le premier mode est rare chez les Monocyttaires ; il a été constaté par R. Hertwig chez *Aulosphaera* et quelques autres Radiolaires du groupe des Tripylides. Le noyau se divise d'abord en deux, puis il apparaît un sillon circulaire à la surface de la capsule centrale qui s'accentue de plus en plus, et finit par la diviser en deux moitiés symétriques. On rencontre de ces animaux dont la capsule centrale, en voie de segmentation, a la forme de biscuit. Les capsules multiples des polycyttaires présentent fréquemment cette apparence, la colonie entière peut, du reste, se diviser. Peut-être même que certaines capsules centrales devenant libres, forment de nouvelles colonies (Müller, Haeckel).

La reproduction par germes a été constatée chez les *Collides* et les *Sphaerozoïdes*. Le noyau y joue un rôle important, il se multiplie par fractionnement et à mesure que le nombre des noyaux augmente, la capsule centrale s'agrandit. Elle finit par se rompre, et il en sort une quantité de germes ovalaires ou réniformes, un peu pointus à l'un des pôles. Ces germes nagent au moyen d'un long fouet, ils portent à leur intérieur un noyau et un globule de graisse.

Pendant la période de reproduction, les pseudopodes se contractent, les gouttelettes graisseuses et les autres concrétions se résorbent et les Radiolaires tombent au fond de l'eau.

Préparation des Radiolaires. — Ces animaux, essentiellement pélagiques, habitent toutes les mers. On les pêche au filet fin que l'on promène à la surface de l'eau et qu'on lave de temps en temps dans un bassin d'eau de mer, ou plus délicatement encore, directement avec un bocal à large ouverture. Ils ne se conservent pas longtemps en vie au laboratoire, il faut donc les aller étudier au bord de la mer. L'examen de l'individu vivant doit précéder toute autre étude, il ne permet que rarement de voir l'intérieur de la capsule centrale ordinairement fortement pigmentée. C'est pourquoi on est obligé, au moyen de fines aiguilles ou par la pression du couvre-objet, de dilacérer ou d'écraser l'animal pour voir ce qu'il y a dedans. On y parvient aussi en ajoutant de la glycérine, qui éclaircit la capsule centrale, mais qui a l'inconvénient de rendre invisible, à cause de son indice de réfraction, le squelette, sauf cependant celui des Acanthométrides que l'on peut y conserver.

En règle générale, le meilleur mode de préparer les Radiolaires que l'on tient à conserver, est le suivant :

On traite par l'acide osmique à 0,1 pour 100 pendant deux ou trois minutes, on lave à plusieurs reprises, on colore, le carmin de Beale est le mieux pour cela (Hertwig); on lave à l'alcool absolu que l'on retire ensuite avec du papier buvard et que l'on remplace par de l'essence de girofle, puis, finalement, par le baume de Canada.

L'acide chromique à 1 pour 100 peut remplacer l'acide osmique, qui a l'inconvénient de noircir complètement l'animal si on le laisse agir trop longtemps.

Littérature.

J. Müller, *Ueber die Thalassicollen, Polycystinen und Acanthometren. Abh. der Berl. Académie*, 1858. — E. Haeckel, *Die Radiolarien. Eine Monographie.* Berlin, 1862. — Ant. Schneider, *Zur Kenntniss des Baues der Radiolarien. Arch. f. Anat. und Physiol.*, 1867. — R. Hertwig, *Zur Histologie der Radiolarien.* Leipzig, 1875. — R. Hertwig, *Der Organismus der Radiolarien.* Iena, 1879. — O. Bütschli, *Beiträge zur Kenntniss der Radiolarienskelette. Zeitschr. f. wiss. Zoologie*, t. XXXVI, 1881.

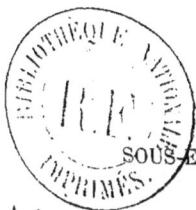

SOUS-EMBRANCHEMENT DES INFUSOIRES

Animaux monocellulaires, vivant dans toutes les eaux, dont le protoplasme est plus différencié que chez les Rhizopodes. Une membrane extérieure précise les contours de leur corps qui n'émet jamais de pseudopodes, mais est ordinairement recouvert de cils vibratiles de conformations très variables. Ces Protozoaires possèdent une ou plusieurs vésicules contractiles, un nucléus et un nucléole. La distinction des ordres repose sur l'absence ou le mode de distribution des cils vibratiles (Stein). Nous admettrons avec le traité de Claus les cinq ordres suivants :

1° Les **Suceurs** : ayant le corps dépourvu de cils vibratiles à l'état adulte, munis de suçoirs en forme de tentacules. Vivent en parasites sur d'autres Infusoires (ex. : *Acineta, Podophrya*).

2° Les **Holotriches** : leur corps est uniformément couvert de cils très fins, de même longueur, sauf dans le voisinage de la bouche (ex. : *Trachelius, Paramecium*).

3° Les **Hétérotriches** : possèdent des cils fins sur toute la périphérie du corps, et des cils longs et rigides disposés sur une ligne droite oblique ou suivant une spirale autour de la bouche (ex. : *Bursaria, Stentor, Spirostomum*).

4° Les **Hypotriches** : Infusoires chez lesquels on distingue une face ventrale aplatie et une face dorsale convexe. La première porte la bouche et des cils plus ou moins modifiés en crochets, griffes, etc. (ex. : *Euplotes, Oxytricha, Stylonychia*).

5° Les **Péritriches** : ont le corps ordinairement nu, mais une rangée de longs cirrhes autour de la bouche (ex. : *Vorticella, Carchesium, Tintinnus*).

Remarque. — Dernièrement Ray-Lankester a décrit, dans le sang de la grenouille, un Infusoire sans cils vibratiles, mais se mouvant au moyen d'une membrane ondulatoire, laquelle se prolonge sur un coin par un long fouet. Il l'a nommé *Undulina ranarum*, et y voit le type d'un nouvel ordre, celui des *Ondulinés*.

Type : **Paramecium aurelia** (Müller). — Cet Infusoire est l'un des plus communs et l'un de ceux qui présentent le plus complètement les caractères anatomiques propres à la classe. Sa transparence nous le fait préférer aux espèces voisines construites sur le même plan, mais chez lesquelles la présence de granules colorés sous la cuticule, voile les différenciations protoplasmiques intérieures (*P. bursaria*).

6

On le rencontre dans un grand nombre d'infusions : l'eau dans laquelle a trempé pendant quelques jours un bouquet, l'infusion de foin, les eaux croupissantes en présentent toujours un grand nombre. Ils y persistent avec des Bactéries et des Vibrioniens, alors que les matières organiques sont déjà un peu entrées en décomposition. D'une manière générale cependant, la chasse aux Infusoires est infructueuse dans les eaux putrides; on n'y trouve que des Monades et des Bactéries.

A l'œil nu et dans une eau convenablement éclairée, les Paramécies apparaissent comme de petits points grisâtres qui, par leur abondance, constituent un nuage vivant. Pour les retirer, une baguette de verre, une plume d'oie ou une pipette sont très convenables. On transporte la goutte d'eau qui les renferme sur une lame de verre, on la recouvre d'une mince lamelle, puis on l'observe d'abord sous un faible objectif. L'épaisseur du liquide compris entre la lame et la lamelle est ordinairement suffisante pour laisser à l'animal l'aisance de ses mouvements qui sont très vifs. Il s'agit donc, en premier lieu, de le fixer afin de pouvoir l'étudier sous de plus forts grossissements. Pour cela, on retire l'excès de l'eau au moyen d'un fragment de papier non collé placé sur le bord de la lamelle, tout en suivant de l'œil l'individu que l'on veut observer. Le mieux, dans cette opération, est de tenir la lame de verre sur la platine du microscope de la main gauche pendant que la droite ménage la position du papier. La distance qui sépare la lamelle de la lame diminue à mesure que la quantité de liquide devient plus faible. L'habileté consiste à s'arrêter juste au point où l'animal pressé, mais non écrasé par le poids de la lamelle ne peut plus se mouvoir.

L'Infusoire trop comprimé difflue et se déforme très facilement; il s'entoure de vacuoles qui le rendent méconnaissable. Une fois immobilisé, on l'observe sous un grossissement de 4 à 600 diamètres qui permet les constatations les plus importantes.

Nous remarquerons d'abord que le Paramecium (fig. 15) a la forme d'un ovale un peu plus arrondi à l'une de ses extrémités qu'à l'autre. Son épaisseur est si considérable, comme on peut le remarquer lorsqu'il tourne autour de son grand axe en nageant, qu'une coupe transversale pratiquée sur le milieu du corps, aurait une forme à peu près circulaire. Ses contours sont nettement arrêtés, un peu ondulés chez certains individus et les bords sont manifestement plus denses que le centre, ce qui correspond à la couche externe, l'ectosarc, et à la couche interne, l'endosarc.

Il est enveloppé d'une fine cuticule élastique, se pliant au contact des obstacles, dont on peut le débarrasser au moyen de l'alcool

ou de l'acide chromique à 1 pour 100. L'addition d'une goutte de ces
réactifs produit une contraction du protoplasma et la cuticule se
détache quelquefois sur une étendue plus ou moins considérable
(fig. 18), emportant avec elle les cils vibratiles. Cette dernière se
repliant contre les parois de l'œsophage, il est rare que sa séparation soit complète ; elle demeure dans les cas les plus heureux attachée au corps même de l'animal par un cordon, formé par le revêtement œsophagien. Sous de très fortes lentilles, la cuticule paraît
finement striée, mais elle ne présente jamais de solutions de continuité, d'orifices pouvant permettre l'entrée et la sortie de l'eau.

Elle est couverte de cils vibratiles qui sont, en réalité, implantés

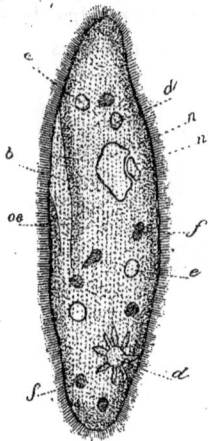

Fig. 15.

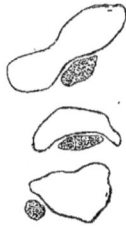

Fig. 16.

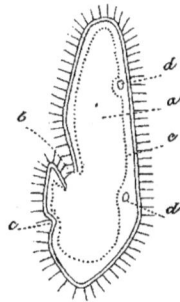

Fig. 17.

dans la couche sous-jacente, comme on le voit sur l'animal de profil
ou sur ceux traités par l'acide osmique, mais ils sont ordinairement
entraînés avec la cuticule, comme nous venons de le dire, après l'action de certains réactifs (fig. 18).

Les cils sont disposés en séries régulières et parallèles, et montrent des mouvements vibratoires très vifs, qui persistent quelque
temps lorsque l'animal est fragmenté, et qui sont soumis à sa volonté ;
ils peuvent être interrompus, ce qui suffit pour les distinguer des
mouvements vibratiles des cils des épithéliums. Ils ont à peu près, sur

Fig. 15. — *Paramecium aurelia* dessiné à la chambre claire. *b*, bouche ; *o e*, œsophage ; *d d*, vésicules pulsatiles ; *n*, nucléus ; *n'*, nucléole ; *e e*, vacuoles temporaires non
pulsatiles ; *f f*, bols alimentaires.
Fig. 16. — *Paramecium aurelia*, noyaux et nucléoles accessoires de différentes formes ;
dessinés à la chambre claire.
Fig. 17. — *Paramecium aurelia*, figure schématique. *a*, endosarc ; *e*, ectosarc ;
b, bouche ; *c*, anus ; *d d*, vésicules pulsatiles.

tout le corps, la même longueur et la même épaisseur, sauf dans la
partie postérieure et contre les parois de l'œsophage, où ils sont un
peu plus longs. Le Paramecium fait donc partie de l'ordre des *Holotriches*.

On peut mieux se rendre compte du sens du mouvement vibra-
toire, en délayant un peu de carmin en tablette ou d'indigo finement
pulvérisé. Les particules colorées de ces substances circulent tout
autour du corps et à certains moments, lorsque les cils buccaux et
œsophagiens entrent en jeu, elles sont entraînées au fond de l'œsophage, où elles ne tardent pas à s'accumuler en petites boulettes sur
le sort desquelles nous aurons à revenir.

Un grossissement de 7 à 800 diamètres nous permettra de distinguer, dans l'ectosarc, la présence de petits bâtonnets serrés les uns

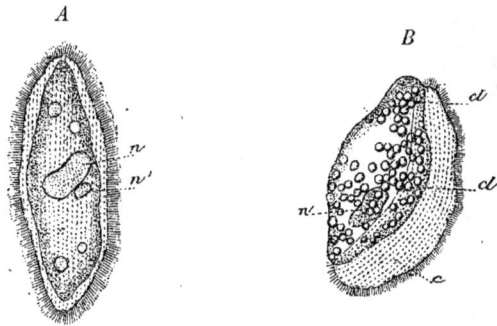

Fig. 18.

contre les autres, en groupes plus ou moins compacts. Ils font défaut
chez les individus pêchés dans certaines eaux. Ces bâtonnets sont
creux à l'intérieur et renferment un filament qui est rarement bien
distinct et qui peut être projeté au dehors, surtout lorsqu'on ajoute
de l'acide acétique ou mieux encore du tannin qui les noircit de
suite. L'homologie de ces organes avec les nématocystes des Coelentérés leur donne une grande importance, mais leur petitesse et
leur inconstance font qu'ils sont insuffisamment connus. Toute observation nouvelle sur leur forme et leur fonctionnement sera donc du
plus haut intérêt.

Sur le côté du corps et en avant, se voit un sillon large et béant,

Fig. 18. — *A. Paramecium aurelia* après l'action de l'acide chromique à 1 pour 100.
Le protoplasma se contracte, pendant que la cuticule conserve sa forme, le noyau *n* et le
nucléole *n'*, deviennent plus granuleux. *B. Paramecium bursaria* dont la cuticule *c*, portant les cils vibratiles, s'est déchirée à la suite de l'action de l'alcool et a été rejetée un
peu de côté. *n*, noyau; *c l*, granules de chlorophylle.

la *bouche* (*b*, fig. 15), qui conduit dans un vaste entonnoir, l'*œso-phage*, dont la direction est oblique par rapport à l'axe du corps, et dont le fond est en communication directe avec le protoplasme inté-rieur. C'est par cet entonnoir que la nourriture pénètre dans le corps. Lorsque l'Infusoire engloutit une diatomée, par exemple, une fois que celle-ci a gagné le fond de l'entonnoir, elle se trouve entourée par le protoplasma, et elle est peu à peu conduite dans l'endosarc par les contractions de celui-là. Le travail digestif s'effectue très lentement, et lorsqu'il est terminé, les résidus sont expulsés par une ouverture qui paraît se former à chaque défécation, mais toujours à la même place. Cette ouverture, qui a reçu le nom d'*anus* (*c*, fig. 17), ne s'aper-çoit pas chez les individus vivants, en dehors de la défécation ; elle apparaît du même côté que la bouche et un peu en arrière.

Il n'y a pas de tube intestinal à paroi propre ; les bols alimentaires s'en vont, sous forme de boulettes, dans le protoplasme de la cavité digestive, à travers lequel ils se creusent un chemin qui n'est pas préexistant. Nous nous rendrons compte du mécanisme de l'ingestion et de la déjection de ces bols en suivant le trajet d'une carapace de diatomée, ou mieux encore, de particules colorées ajoutées à l'eau.

Nous avons dit que ces dernières s'agglomèrent en boulettes sphé-riques qui sont poussées vers l'intérieur lorsqu'elles ont atteint une certaine dimension. Une seconde boulette commence à se former immédiatement après que la première a été entraînée, et ainsi de suite. Au bout de quelques instants, la matière colorante se trouve ainsi distribuée sous forme de sphérules granuleux dans toute la masse du corps. En cheminant dans cette dernière, ils sont dirigés d'abord par le mouvement rotatoire du protoplasma, vers la partie posté-rieure du corps, puis remontent le long de la face opposée à la bouche jusqu'à la partie antérieure, d'où elles reviennent en arrière. Une pareille circulation rotatoire peut se continuer fort longtemps. A la fin, les boulettes colorées sont expulsées par l'anus. C'est ce trajet régulier des bols alimentaires qui avait fait admettre autrefois, par Ehrenberg, l'existence d'un canal circonscrit.

Les particules ingérées s'entourent souvent d'un halo translucide, formé par du protoplasma ; ce halo n'est pas une membrane, car les bols dont nous venons de parler se soudent parfois les uns aux autres, ou se désagrégent en éparpillant leur contenu dans la masse du corps.

Le Paramecium avale souvent des diatomées, des granules de chlorophylle ; nous ne lui avons jamais vu manger d'autres Infusoires. Les spores jaunes et vertes d'algues que l'on voit à son intérieur ne doivent pas être confondues avec les grains chlorophylliens constants dans l'ectosarc du *Paramecium bursaria*, du *Stentor polymorphus*, etc.

Aux deux extrémités du corps, notre attention sera attirée par les vésicules pulsatiles (*dd*, fig. 15), qui se contractent et se dilatent alternativement en se vidant ou se remplissant d'un liquide clair et transparent comme de l'eau. Les deux vésicules n'ont pas de relations visibles entre elles. Elles sont situées dans l'ectosarc, ce dont on se convaincra en imprimant à la lamelle un léger mouvement, de manière à placer l'animal de profil. La rapidité de leur jeu varie selon les conditions de l'individu. Au moment de la systole, la vésicule disparaît complètement, et l'on voit les granulations du protoplasma affluer sur le point qu'elle occupait. Puis, après quelques secondes, elle réapparaît sur le même point, à moins que l'animal n'ait été trop comprimé.

Autour de chaque vésicule se montrent des espaces fusiformes, infundibuliformes ou cylindriques, selon le moment de la contraction pendant lequel on les observe. Ces espaces, disposés en rayons, sont creusés dans la couche de l'ectosarc ; on peut les considérer comme la trace des courants liquides provoqués par la systole. Au commencement de cette dernière, ces pseudo-vaisseaux apparaissent à une certaine distance de la vésicule, sous forme d'espaces ovalaires qui s'élargissent et s'allongent à mesure que la systole avance. A un certain moment, ils sont en communication évidente avec la vésicule par l'une de leurs extrémités, et lui donnent une figure étoilée caractéristique. Dans de bonnes conditions d'éclairage, on peut poursuivre l'extrémité distale des vaisseaux assez loin dans le corps ; nous n'avons jamais réussi cependant à la poursuivre jusque dans la cuticule. Sur les individus mourants, cette extrémité est quelquefois ramifiée. Au maximum de la systole, alors que la vésicule n'est plus visible, on aperçoit encore les vaisseaux rayonnants très renflés, mais souvent aussi ils disparaissent complètement, en sorte que la figure étoilée ne laisse plus trace de son existence.

C'est pendant la diastole que les soi-disant vaisseaux présentent pendant quelques instants la forme d'entonnoirs, dont la base s'abouche du côté de la vésicule, tandis que la pointe rayonne vers la périphérie. Lorsque la diastole est complète, la vésicule est parfaitement sphérique, remplie de liquide, et toute trace de rayons a disparu, mais ils se montrent bientôt à la prochaine systole.

Ordinairement, une des vésicules se trouve en diastole pendant que l'autre est en systole. Cependant, cette alternative n'a rien de très régulier. Il peut parfaitement se faire que toutes deux se trouvent dilatées en même temps, ou en même temps systolées. Il arrive même parfois qu'on les cherche en vain sur certains individus malades incapables d'en reformer à la suite d'une double systole.

Si on a soin de noter sur un point de repère la position exacte des différents canaux rayonnants, on pourra se convaincre de l'exactitude de l'observation ancienne de J. Müller, confirmée par Claparède, que ces canaux réapparaissent toujours aux mêmes places, semblables en cela avec la vésicule, en sorte qu'ils jouent tour à tour le rôle de vaisseaux afférents et efférents. L'*Oxytricha multipes* qui se trouve dans l'eau des étangs, l'*Enchelyodon farctus* dans les eaux de tourbière, les *Prorodon*, sont particulièrement aptes à l'observation de la vésicule et préférables au Paramecium à ce point de vue.

Lorsque l'Infusoire est comprimé, il arrive fréquemment que la vésicule s'allonge en forme de 8, et se fractionne en deux vésicules qui continuent à battre pendant quelques instants. Ce fait nous paraît parler contre l'opinion des auteurs qui admettent autour de la vésicule l'existence d'une paroi propre. Nous dirons, du reste, à ce propos, que toutes les tentatives que nous ferons sur notre Paramecium en vue de prouver l'existence d'une pareille membrane limitante, demeureront infructueuses. C'est ainsi que l'ammoniaque, et surtout l'acide acétique, en désagrégeant l'Infusoire, ne maintiennent jamais la vésicule isolée. La pression habilement ménagée n'est pas plus heureuse sous ce rapport. En outre, il est évident que si la vésicule possédait réellement une paroi différenciée, celle-ci devrait toujours laisser apercevoir une trace de son existence, lorsque la systole est complète, et c'est le contraire qui a lieu.

L'attention devra se porter sur les relations possibles entre la vésicule et le milieu extérieur, entre la vésicule et la bouche ou l'anus. Jusqu'ici, le Paramecium n'a jamais montré rien qui milite en faveur de pareilles communications. La matière colorante, si ténue qu'elle soit, ne pénètre jamais dans les vésicules, et il paraît difficile que ce phénomène n'ait pas lieu si, en réalité, une canalisation de la vésicule existait avec l'extérieur. De nouvelles recherches à cet égard sont désirables.

Outre les vésicules contractiles, le Paramecium montre fréquemment des espaces clairs en forme de vacuoles qui ne présentent pas de caractère de fixité. Lorsque l'animal est sur le point de se dessécher, ces vacuoles se multiplient énormément, et font saillie à l'extérieur, comme le montre la figure 19. On peut, jusqu'à un certain point, par conséquent, les considérer comme un caractère pathologique. Cependant, nous verrons, outre le noyau et les vacuoles pulsatiles, chez des individus parfaitement sains, des vacuoles persistantes qui troublent l'observation des commençants, en ce sens qu'elles voilent le noyau et rendent sa recherche difficile. Leur connaissance mettra en garde contre les déformations qu'elles produisent chez certains individus.

Entre les vésicules pulsatiles, tantôt vers le milieu du corps, tantôt un peu en arrière, s'aperçoit le nucléus un peu voilé à l'état frais par le rideau des cils vibratiles, et à côté duquel, en connexion plus ou moins intime avec lui, se trouve le nucléole. L'un et l'autre sont clairs, leurs contours ne s'aperçoivent que par certaines inflexions de la lumière. Il est nécessaire de faire jouer le miroir et les diaphragmes pour en accentuer l'image. Ils sont fréquemment dissimulés par les substances alimentaires qui circulent dans le parenchyme.

Le noyau est ordinairement rond ou ovalaire, souvent déformé, s'allongeant considérablement, jamais cependant jusqu'au point de prendre la forme rubanée qui lui est propre chez les Vorticellides. Dans la figure 15 (*n*), prise à la chambre claire, ses contours sont un peu irréguliers ; nous les avons représentés tels parce que c'est le cas le plus fréquent, l'observation se faisant sous une lamelle qui comprime toujours un peu. La figure 16 montre quelques-unes de ses différentes apparences.

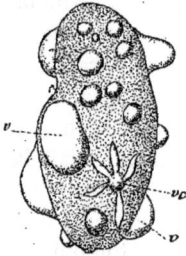

Fig. 19.

Les déformations faciles des noyaux militent contre l'existence d'une membrane, qui cependant paraît exister dans une certaine mesure, par un épaississement du protoplasma nucléaire à la surface. Bütschli dit l'avoir observée surtout chez *Stylonychia mytilus*, où pendant la vie elle est séparée du nucléus par une couche de liquide ; l'acide acétique faible la fait bien voir.

Au moment de la scissiparité, le noyau est le siège d'un étranglement, il est plus granuleux et mieux visible, sa forme est celle d'un 8 (fig. 16). Parfois, il se fragmente, sans pour cela que le corps suive son mouvement ; ce phénomène paraît être en relation avec la reproduction interne.

Le nucléole est solide et très semblable au noyau, toujours plus petit, quelquefois distant, mais le plus souvent directement accolé à lui, ou logé dans une petite fossette, une invagination de celui-là. L'union du noyau et du nucléole est parfois telle, qu'il est impossible de les distinguer sans l'intervention de réactifs. A certains moments, il est finement strié, comme rempli de Bactéries immobiles, qui sont

Fig. 19. — *Paramecium aurelia*. Déformation spontanée sous l'influence du manque d'eau. Les contours perdent de leur netteté, et de grandes vacuoles, *v*, apparaissent sur les bords et à l'intérieur du corps ; *v c*, vésicule contractile.

probablement des parasites, ou le plus souvent une modification physique de la substance nucléolaire qui peut envahir le noyau lui-même. Pour bien voir les noyaux et les nucléoles, on doit se servir de l'acide acétique à 1 pour 100.

Le mode de reproduction le plus vulgaire et le plus facilement constatable en toute saison chez le Paramecium, est la scissiparité. Cette division s'opère dans le sens transversal ou longitudinal ; toutefois, dans ce dernier cas, il est très difficile, sans une observation de longue durée, de dire si l'animal est en scissiparité ou en conjugaison.

La scissiparité commence par le noyau, qui se rétrécit vers son milieu et imprime par là le mouvement de division au protoplasma environnant, l'étranglement devient de plus en plus prononcé et l'animal prend la forme d'un 8 (fig. 20), dont la partie postérieure se creuse d'un sillon buccal nouveau, qui devient de plus en plus distinct à mesure que la division avance. On voit apparaître en même temps deux nouvelles vésicules pulsatiles, les deux anciennes subsistant dans chaque moitié correspondante. L'étranglement du noyau devance celui du corps, en sorte qu'il est déjà séparé en deux alors que le corps est simplement rétréci, comme le montre notre figure 20, prise sur un individu fixé à l'acide osmique. Les deux Infusoires nouveaux nagent longtemps de concert, souvent retenus l'un à l'autre par un fin prolongement, avant de se séparer définitivement.

A ce moment, le nucléole paraît s'être fondu au noyau, et ce dernier présente un aspect très varié.

La conjugaison commence par le rapprochement de deux individus sur la face buccale ; ils se soudent intimement et perdent leur couverture de cils vibratiles sur les surfaces en contact. Aussitôt qu'ils sont unis, le nucléus de chacun d'eux se gonfle, se déforme, s'allonge et s'enroule jusqu'à prendre l'apparence d'un peloton, puis il se subdivise en très petits fragments sphériques qui s'éparpillent dans l'endosarc, et finissent par disparaître pour donner naissance à leur place à des éléments sphériques qui ont été interprétés par certains auteurs comme étant des œufs ou sphères germinatives, et qui s'agglutinent les uns aux autres jusqu'à former un nouveau nucléus composé des débris de l'ancien ; nous nous abstiendrons de commentaires sur ce phénomène, attendu que les auteurs sont très loin d'être d'accord sur son interprétation, et que nos observations personnelles ne nous ont pas convaincus dans un sens ou dans l'autre.

Pendant ce temps, le nucléole subit un fractionnement analogue ;

il se divise d'abord en quatre fragments arrondis, puis en huit, qui présentent des stries longitudinales convergeant vers deux points opposés, les pôles, tout à fait comme le montrent les cellules des tissus sur le point de se reproduire. Ces fragments striés, en s'unissant de nouveau, forment un nouveau nucléole.

La durée de la conjugaison est très variable, elle peut durer plusieurs jours. Pour l'observer, on fera bien d'isoler les individus qui la présentent dans des cellules de verre de 1 millimètre d'épaisseur, dans lesquelles on entretiendra de l'eau au moyen d'un fil de coton jouant le rôle de mèche, dont une extrémité sera placée sous le couvre-objet, tandis que l'autre extrémité sera plongée dans un verre d'eau.

Il est rare de saisir le commencement de la conjugaison, et de

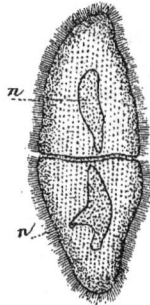 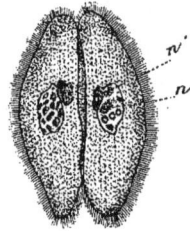

Fig. 20.   Fig. 21.

constater la séparation finale des deux individus; Bütschli propose, dans ce but, d'isoler un certain nombre de paires d'individus en conjugaison, et d'apprécier la durée de cette dernière, en admettant, comme durée moyenne, le temps qui s'écoule jusqu'à la séparation de la dernière paire. Pour des recherches longtemps continuées, le même observateur conserve les paires conjuguées dans un verre de montre, et les nourrit avec des fibres musculaires.

Pour bien se rendre compte des détails de structure des noyaux et nucléoles pendant la conjugaison et la scissiparité, il s'agit de les isoler en exerçant sur le couvre-objet une pression suffisante pour déchirer la cuticule, faire sortir le protoplasma, et en séparer ensuite les noyaux.

Fig. 20. — *Paramecium aurelia*. Scissiparité transversale, tendant à la formation de deux individus. Le noyau *n*, s'est déjà séparé en deux. On ne voit pas de nucléoles.

Fig. 21. *Paramecium aurelia*. Conjugaison de deux individus par leur face buccale. Les noyaux *n* sont remplis d'amas granuleux, ils sont sur le point de se fragmenter. Les nucléoles *n'* ont l'aspect fibrillaire. Figure dessinée, ainsi que la précédente, à la chambre claire d'après des individus fraîchement fixés à l'acide osmique et colorés au picro-carmin.

Préparation et conservation des Infusoires. — L'ammoniaque est le dissolvant par excellence des Infusoires. Nous signalons ce réactif au commençant qui, se trouvant en face de formes qu'il voit pour la première fois et dont il ne connaît pas encore les caractères anatomiques, a peine à distinguer s'il a affaire à un Infusoire ou à des organismes végétaux. Une goutte d'ammoniaque, les vapeurs seules de cet alcali suffisent pour immobiliser immédiatement et dissoudre, ou mieux, pour désagréger en une quantité de petites particules présentant un mouvement brownien très accusé, les Infusoires, tandis que les spores d'algues, etc., tout en perdant leur flagellum, conservent leurs formes et leurs couleurs.

L'acide acétique agit un peu à la manière de l'ammoniaque, mais à un degré beaucoup plus faible. Une trace suffit pour arrêter instantanément le mouvement des cils vibratiles, les contours de l'animal s'effacent, tout le corps s'éclaircit, le noyau seul reste bien visible, il se gonfle avant de se dissoudre à son tour. On se sert donc de ce réactif pour l'étude du noyau débarrassé de son entourage.

L'alcool et l'acide chromique rendent de bons services pour l'étude de la cuticule, dont ils séparent le protoplasma en le coagulant. L'acide osmique et le bichlorure de mercure, dont nous allons reparler à propos de la conservation des Infusoires, sont les meilleurs fixatifs connus, le dernier surtout donne une grande netteté aux cils vibratiles.

Le protoplasma peut se colorer alors que les Infusoires sont encore en vie; on doit se servir, à cet effet, du bleu de quinoléine (Certes), ou du brun de Bismarck (Brandt, Henneguy). Il est indispensable que ces couleurs d'aniline soient absolument neutres. Si on en laisse filtrer une goutte sous la lamelle, les Infusoires ne tardent pas à se colorer, tout en continuant leurs mouvements pendant plusieurs jours.

Pour les préparations microscopiques permanentes, on pourra se servir de toutes les matières colorantes, le carmin acétique et le picro-carmin donnent toujours les meilleurs résultats.

Nous conservons en bon état, depuis plusieurs mois, des *Paramecium*, *Balantidium*, etc., colorés au carmin acétique dans un mélange de 50 pour 100 d'eau et de glycérine. Ils montrent très bien le noyau, le nucléole, le sillon buccal, mais les cils vibratiles ont complètement disparu.

Fr. Meyer recommande comme liquide conservateur, une solution de 4 parties d'eau, 1 partie de glycérine, à laquelle on ajoute 1/10 d'acide salicylique.

Mais un procédé de conservation beaucoup meilleur, est celui préconisé par Max Schultze et réglementé par A. Certes ; il est basé sur l'action de l'acide osmique. Voici comment on opère :

On groupe dans une même goutte d'eau, au milieu d'une lame de verre, tous les types que l'on tient à conserver, puis, renversant brusquement la lame, on la transporte sur l'embouchure d'un flacon à large ouverture, renfermant une solution d'acide osmique à 2 pour 100. Les vapeurs de l'acide tuent instantanément les Infusoires et, afin d'obtenir leur fixation complète, on les laisse agir pendant quelques minutes. Une exposition trop prolongée aurait l'inconvénient de noircir les Infusoires et d'assombrir la préparation. Après cela, on recouvre la goutte d'eau d'une lamelle, sur le bord de laquelle on dépose une goutte d'une solution de 1 partie d'eau, 1 partie de glycérine et 1 partie de picro-carmin à 1 pour 100, puis on l'abandonne à elle-même pendant vingt-quatre à quarante-huit heures. La glycérine carminée pénètre peu à peu sous la lamelle et colore lentement le noyau. Lorsqu'on juge la coloration suffisante, on peut substituer au liquide coloré, de la glycérine ordinaire ajoutée d'un tiers d'eau, que l'on fait pénétrer en établissant un courant au moyen d'un petit fragment de papier à filtrer. On essuie ensuite, puis on ferme.

Pour les Infusoires à tige contractile (*Vorticelles*), il est nécessaire de les fixer plus rapidement encore en ajoutant directement une goutte de la solution osmique que l'on retire ensuite avec le papier-filtre. Cette même pratique est avantageuse pour la fixation des cils de tous les Infusoires, elle doit se faire avec une grande attention afin d'éviter l'obscurcissement de la préparation.

On obtient de cette manière de magnifiques préparations, montrant toutes les particularités que l'on peut constater sur les individus vivants à l'exception des vésicules contractiles qui ont ordinairement le temps de se fermer.

Nous conservons ainsi, depuis plus d'une année, des préparations de Paramecium qui sont aussi belles et aussi propres à être dessinées que le premier jour. Les granules de chlorophylle ou autres globules colorés ne sont pas altérés. Cependant, à la longue, la coloration rouge des noyaux pâlit.

Un autre procédé qui donne également de magnifiques résultats, nous a été indiqué par M. le professeur G. Du Plessis.

Il consiste à tuer les Infusoires avec une solution de sublimé corrosif (bichlorure de mercure) dans l'eau distillée à 1 pour 500, dont on ajoute une goutte à celle qui renferme les animaux. Puis on laisse évaporer à siccité, on examine si les individus ne sont pas crevassés, auquel cas on recommence, on colore au carmin neutre, au brun de

Bismarck, à la couleur d'aniline, connue dans le commerce sous le nom de *bleu de nuit*, ou enfin à la teinture de cochenille. On déshydrate par l'alcool absolu, on clarifie au moyen d'une goutte d'essence de girofle, enfin on conserve dans le baume de Canada. De pareilles préparations, faites depuis plusieurs années, ont conservé toute leur fraîcheur.

Avant de terminer, nous appellerons encore l'attention sur l'intérêt qu'il y a à suivre la succession des générations d'Infusoires dans un même flacon. Celui-ci est un microcosme, dans lequel luttent pour l'existence, un nombre infini de germes qui ne se développent souvent que lorsque des générations antérieures ont disparu. Un seul aquarium produit ainsi, dans le courant d'une année, une série de formes qui ne sauraient coexister.

La consistance de la cuticule varie beaucoup dans les différents groupes d'Infusoires, elle s'épaissit chez quelques-uns, jusqu'à devenir une véritable cuirasse dorsale, c'est le cas chez certains Hypotriches (*Stylonychia, Euplotes, Coleps*). D'autres Infusoires (*Freia, Vaginicola*), secrètent un tube plus ou moins transparent, au fond duquel ils se retirent.

Les cils peuvent se transformer en cirrhes, rames, pieds, crochets, plus ou moins mobiles et au moyen desquels quelques espèces exécutent de véritables sauts. Les rames des Oxytrichiens présentent une structure fibreuse et ont une tendance à se fendre longitudinalement, ce qui montre bien qu'elles résultent de cils accolés les uns contre les autres. Du reste on réussit parfaitement à les dissocier par la macération dans une solution d'acide osmique très étendue. (Du Plessis.)

L'ectosarc montre parfois des stries d'apparence musculaire, parallèles (*Prorodon*), ou obliques (*Spirostomum*) à l'axe du corps. Le muscle de la tige contractile des *Vorticelles* présente une structure fibrillaire. Chez tous les pédonculés, du reste, la tige est composée d'un prolongement de la cuticule et à l'intérieur d'un muscle qui ne paraît être autre que le prolongement de l'ectosarc. Chez ceux qui forment une colonie, le pédoncule contractile est tantôt distinct pour chaque individu (*Vorticella, Carchesium*), tantôt ramifié dans toutes les branches de la colonie (*Zoothamnium*), ce qui rend les individus plus ou moins solidaires les uns des autres. Le muscle peut enfin faire complètement défaut (tige non rétractile des *Epistylis*).

L'ectosarc renferme aussi, chez quelques genres, des corpuscules chlorophylliens jaunes ou verts (*Paramecium bursaria, Bursaria leucas, Stentor polymorphus*), que K. Brandt, dans un travail récent, considère comme des algues monocellulaires et dont il fait les genres *Zoochlorella* et *Zooxanthella*. Ce serait un cas de symbiose, d'une algue associant sa vie à celle d'un animal. (Brandt. *Der Naturforscher*, 1882. Voir aussi la note page 76.)

Le nombre des vésicules contractiles varie selon les espèces, et devient très grand chez quelques-unes (*Trachelius ovum*). Elles paraissent quelquefois communiquer avec l'extérieur par de très petites ouvertures. Chez le *Spirostomum*, la vésicule occupe la partie postérieure du corps et se prolonge dans un canal permanent qui court le long de la paroi du corps opposée à la bouche.

La forme et la situation de la bouche sont également très variables. Elle est recouverte d'un disque ou couvercle chez les *Vorticelles*, où elle reste toujours béante; tantôt elle se présente comme une simple fente, tantôt elle est ronde ou ovale; elle est ordinairement entourée de cils vibratiles plus forts, quelquefois implantés sur un bourrelet, le *péristome*. Elle est superficielle ou située au fond d'un *vestibule* de forme très variable. La bouche ne se montre souvent qu'au moment de la prise des aliments (*Amphileptus*, etc.); elle peut faire entièrement défaut (*Opalina*). Chez *Chilodon*, *Nassula*, etc., l'œsophage possède un faisceau de baguettes disposé en forme de nasse; chez *Lacrymaria*, *Enchelyodon*, il est plissé longitudinalement, de manière à permettre son extension. Les tentacules préhensiles des *Acinètes* sont susceptibles de s'allonger extraordinairement, jusqu'à atteindre dix à douze fois la longueur du corps. Ils sont terminés par une ventouse qui se fixe sur la proie, à son passage, les suçoirs s'élargissent en fonctionnant, et l'on voit peu à peu les granules contenus dans le corps de la proie passer dans celui de l'Acinète. Ces tentacules remplacent la bouche.

Les Infusoires ne possèdent pas de canal digestif proprement dit. Il en est un, cependant, le *Didinium nasutum*, chez lequel Balbiani (1) a décrit un pharynx ou œsophage recouvert de baguettes fusiformes, solides et indépendantes qui, lancées sur une proie, l'immobilisent; cet œsophage se continuerait en un intestin droit, s'ouvrant par un anus dans la partie du corps opposée à la bouche. Le tout aurait des parois propres simplement formées par une couche plus dense du parenchyme du corps. La description même de Balbiani, le fait que la bouche, l'intestin et l'anus n'apparaissent que lors du passage de la proie et ne sont visibles en dehors de cette circonstance par aucune ligne précise, nous semble permettre de faire rentrer cet Infusoire dans la règle générale, énoncée dans les généralités.

Quant à l'anus, il n'a pu être découvert chez plusieurs espèces, il ne se montre généralement qu'au moment de l'expulsion des excréments. Sa position est variable, il est placé à côté de la bouche chez les *Stentors*, dans le vestibule chez les *Vorticelles*.

Le nucléus est ordinairement rond ou ovale, mais il est rubané et en forme de fer à cheval chez les *Vorticelles*, allongé et en forme de chapelet chez le *Spirostomum ambiguum*. Le nucléole est beaucoup moins constant que le noyau, il n'a pu être constaté chez un grand nombre d'Infusoires et n'apparaît souvent qu'au moment de la reproduction; ses rapports avec le noyau, tantôt distant de lui, tantôt, au contraire, intimement accolé à lui, varient aussi à l'infini.

Nous devons mentionner ici l'opinion défendue par Balbiani et Stein, consistant à considérer le nucléus comme un ovaire, et le nucléole comme un testicule. Le fait que le protoplasma du noyau se divise et se fractionne en corpuscules qui acquièrent eux-mêmes un noyau et qui deviennent peu à peu semblables à l'individu mère, comme cela a été constaté par Stein chez les Acinètes, par Claparède et Lachmann et plusieurs autres observateurs chez les Vorticelles, les avaient conduits à considérer le noyau comme une glande femelle. La présence de baguettes ou de bâtonnets mobiles également constatés dans le nucléole et interprétés comme zoospermes, semblait en faire une glande mâle. De là à admettre une génération sexuelle, il n'y avait qu'un pas.

La conjugaison, qui deviendrait alors une sorte de copulation serait, selon Balbiani, le prélude de la reproduction; les masses séminales (zoospermes) des nucléoles s'uniraient aux nucléi, les féconderaient, et ces derniers, grossis par cet apport, produiraient des œufs qui se transformeraient en embryons par le développement d'une vésicule contractile et d'un noyau.

Pour Stein, la conjugaison n'aurait d'autre but, sans y attacher l'idée de copulation, que de faciliter la formation ou le développement ultérieur de nouveaux noyaux et, en particulier, leur fractionnement en masses embryonnaires.

Balbiani admettait une ponte des œufs produits. Stein, au contraire, pensait que les jeunes, qu'il croyait avoir observés dans le corps de *Stylonychia mytilus*, se développaient dans le corps maternel et en sortaient par un orifice spécial à

---

(1) Balbiani, Observations sur le *Didinium nasutum*, *Arch. de Zool. expérimentale*, t. II, p. 363.

l'état d'embryons acquérant bientôt la forme d'Acinètes. Mais Balbiani a prouvé plus tard que les soi-disant embryons de ces mêmes Infusoires étaient, au contraire, des Acinètes parasites. Ce qui est certain, c'est qu'on n'a pas réussi, jusqu'ici, à en suivre l'évolution et à en constater les métamorphoses. Les recherches récentes de Bütschli ont fait abandonner les vues que nous venons de rappeler.

La conjugaison commence, suivant Bütschli, tantôt par la face ventrale (*Paramecium, Spirostomum*), et ressemble alors à une scissiparité longitudinale, tantôt par l'extrémité du corps lorsque la bouche de l'Infusoire occupe cette situation (*Coleps, Halteria*), elle peut être alors confondue avec la scissiparité transversale. Mais entre ces deux modes de conjugaison terminale et latérale, il se présente plusieurs formes de passage. Les Acinètes se conjuguent indifféremment sur tous les points du corps.

Bütschli, en montrant l'analogie des transformations que subissent les noyaux et nucléoles des Infusoires conjugués avec celles des noyaux des cellules, des tissus des animaux et des plantes, leur a donné leur vraie signification. Pour lui, le nucléus de l'Infusoire a la valeur d'un noyau de cellule, et l'animal tout entier est une cellule.

Littérature.

Ehrenberg, *Die Infusionsthierchen als vollkommene Organismen*, Berlin, 1838. — Dujardin, *Histoire naturelle des Infusoires*, dans les *Suites à Buffon*, Paris, 1841. — Balbiani, *Sur la génération sexuelle chez les Infusoires (Journal de l'Anatomie et de la Physiologie*, t. I et III). — Fr. Stein, *Der Organismus der Infusionsthiere*. Leipzig, III. Abth. — Claparède et Lachmann, *Études sur les Infusoires et les Rhizopodes*, Genève, 1858-1861. — E. Haeckel, *Zur Morphologie der Infusorien*, *Jen. Zeitschrift*, t. VII, 1873. — O. Bütschli, *Ueber die Conjugation der Infusorien in Studien über die ersten Entwicklungsvorgänge der Eizelle, die Zelltheilung und die Conjugation der Infusorien*, Frankfurt, 1876. — Saville Kent, *A Manual of the Infusoria*, London, 1880-1882.

DES MÉSOZOAIRES

Nous placerons ici un groupe que, dans l'état actuel de nos connaissances — très incomplètes du reste — nous pouvons peut-être considérer comme un terme de passage des *Protozoaires* qui, comme nous l'avons vu, ne dépassent pas la valeur d'une cellule, aux *Métazoaires*, animaux que nous étudierons plus loin.

Ed. Van Beneden, qui nous les a surtout fait connaître, et qui a créé le nom de **Mésozoaires**, en donne la caractéristique suivante : Organismes formés de deux feuillets, un *ectoderme* à une assise de cellules totalement ou partiellement cilié et un *endoderme* formé d'une cellule unique ou de plusieurs cellules. Ils ne présentent jamais de mésoderme ou de mésenchyme interposé entre ces deux feuillets. Leurs produits sexuels naissent de l'endoderme. On leur connaît deux formes femelles, l'une engendrant exclusivement des femelles, l'autre des mâles.

Les *Mésozoaires* se divisent en deux groupes :

1o Les **Orthonectides**, dont le corps est composé de plusieurs anneaux et possède un endoderme formé de plusieurs cellules, vivent en parasites surtout chez les Ophiures. Leurs femelles sont ovipares.

2o Les **Rhombozoaires** ou **Dicyémides**, dont le corps n'est jamais annelé et possède un endoderme formé d'une seule cellule, vivent en parasites dans les organes rénaux (corps spongieux) des Céphalopodes. Leurs femelles sont vivipares.

Type : **Dicyema typus**. *Ed. V. B.*

Ce Dicyema (fig. 22), est fixé par sa face antérieure dans les organes rénaux du Poulpe commun (*Octopus vulgaris*). Comme il s'altère très rapidement après la mort de son hôte, il faut l'étudier au bord de la mer sur des poulpes fraîchement tués. D'autre part, comme le liquide qui le baigne se coagule au contact de la plupart des réactifs et que l'eau distillée et même l'eau de mer déforment l'animal, son étude n'est pas facile.

Nous l'observerons d'abord à l'état frais et vivant. Il se présente sous la forme d'un long cylindre aplati, portant sur les côtés des renflements ovalaires (*v*, fig. 22) en nombre variable, et qui peuvent même faire complètement défaut. Lorsqu'il est détaché, il nage librement au moyen des cils vibratiles qui recouvrent toute la surface de son corps.

On peut distinguer immédiatement deux parties : l'une intérieure (*en*) fermée de toutes parts et renfermant des formations diverses qui ne sont autres que des germes à différents degrés de développement, l'autre externe (*ec*) assez mince, sauf à la partie antérieure où elle s'épaissit sensiblement. Dans cette seconde couche on voit plus ou moins de granulations, mais sur le vivant il est difficile d'y distinguer des limites de cellules proprement dites.

Pour élucider la structure de cet animal, fort simple en somme, nous aurons recours aux réactifs suivants, conseillés par M. Ed. Van Beneden, dont nous allons résumer les observations.

Nous nous servirons de l'acide osmique de 1 à 1/10 pour 100 comme fixatif; de l'acide acétique en solution très faible de 1 pour 500 à 1 pour 800 comme dissociant; du picro-carmin, du carmin de Beale ou de l'hématoxyline comme colorants.

Après avoir fait agir la solution d'acide osmique pendant quelques minutes, on lave soigneusement à l'eau ou à l'alcool, puis on laisse tomber une goutte de glycérine formique diluée dans 10 parties d'eau et à laquelle on ajoute la matière colorante en faible quantité. La coloration s'opère lentement et fait apparaître les noyaux cellulaires. Dans le cas où l'on désire conserver la préparation ainsi obtenue, on remplace petit à petit la glycérine diluée par des solutions plus concentrées de la même substance.

On peut aussi obtenir de jolies préparations au baume de Canada, par la méthode que nous avons décrite à propos des Infusoires (voir page 91).

L'acide acétique gonflant les cellules consti-

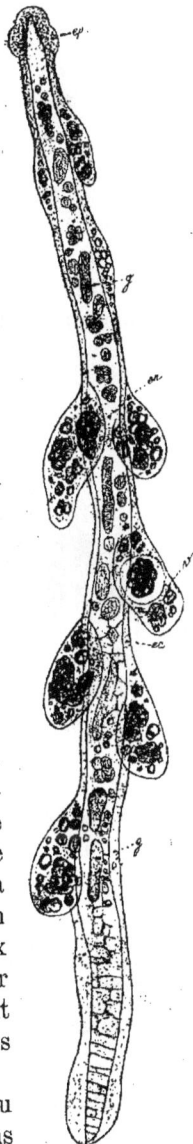

Fig. 22.

Fig. 22. — *Dicyema typus* du Poulpe, dessiné d'après le vivant, à un faible grossissement. La couche cellulaire ectodermique paraît finement granuleuse; peu épaisse, elle est limitée à l'extérieur et à l'intérieur par une ligne nette. Cette couche constitue en

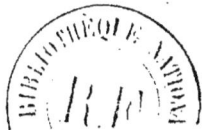

tuantes de l'animal les désagrège au bout de quelques instants, ce qui permet de les étudier isolément (fig. 23).

Au moyen de ces réactifs, nous constaterons que la couche externe, l'*ectoderme* (*ec*) est composée d'une seule couche de cellules plates, unies les unes aux autres de manière à ne ménager aucune ouverture. Il n'y a ni bouche, ni anus, l'animal se nourrit évidemment par osmose. Ces cellules sont recouvertes de cils vibratiles fins et espacés sur leur face externe. Celles de la partie antérieure du corps ont reçu le nom de *cellules polaires*, elles constituent un *renflement céphalique* (*ec*, fig. 24). Leur contenu est finement granuleux, leurs dimensions sont moindres, leurs cils vibratiles plus courts et plus gros que ceux que portent les autres cellules du corps. Elles sont toujours

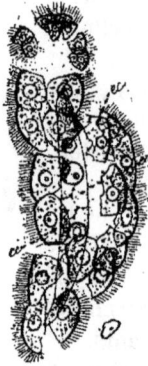

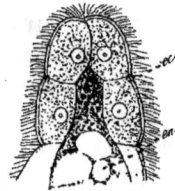

Fig. 24.

Fig. 23.

disposées selon deux rangées, composées chacune de quatre cellules dont deux plus petites et deux plus grandes. Leur ensemble se nomme la *coiffe polaire*.

grande partie le renflement céphalique *c p*. Des verrues *v*, volumineuses, remplies de fortes granulations réfringentes, sont suspendues aux flancs de l'animal. On voit de ces verrues à différents états de développement et l'on reconnaît que ces organes se forment par dépôt de granules réfringents dans l'épaisseur de l'ectoderme. Ces dépôts soulèvent progressivement la surface du corps, ils forment à la fin de véritables sacs. Dans l'intérieur de la cellule axiale, *en*, se voient des germes et des embryons vermiformes *g g*, à tous les états de développement. A la partie postérieure de cette cellule on aperçoit des traînées ou plutôt des lames protoplasmiques qui circonscrivent des vacuoles remplies d'une substance gélatineuse et homogène.   (D'après Ed. Van BENEDEN.)

Fig. 23. — Jeune *Dicyema typus*, traité par l'acide acétique. Les cellules gonflées se sont écartées les unes des autres. En avant on voit les huit cellules polaires. Entre les cellules de l'ectoderme *e c* au nombre de dix-sept, se voit la cellule endodermique qui a la forme d'un fuseau *en*. Entre l'ectoderme et la cellule endodermique ne se trouve ni lamelle homogène ni fibrille d'aucune sorte.   (D'après Ed. Van BENEDEN.)

Fig. 24. — Extrémité antérieure du corps de *Dicyema typus. ec*, cellules ectodermiques de la coiffe céphalique; *en*, extrémité antérieure de la cellule endodermique.
                    (D'après Ed. Van BENEDEN.)

Le renflement céphalique est ordinairement bien délimité, il est séparé du reste du corps par un sillon circulaire.

Les cellules qui font suite en arrière sont cuboïdes chez les jeunes, fusiformes et allongées chez les adultes. Elles peuvent parfois atteindre des dimensions considérables. Leur face externe convexe est couverte de cils longs et grêles (fig. 25). Leur membrane d'enveloppe, si toutefois on peut nommer ainsi l'épaississement de leur couche externe, est toujours très molle et permet l'introduction de corps étrangers. Leur nombre, qui paraît être constant, est de dix-sept; ce qui fait, avec les huit cellules de la coiffe polaire, vingt-cinq cellules pour l'ectoderme en entier. On pourra toujours facilement les compter en les désagrégeant par l'acide acétique, comme le montre la figure 23.

Remarquons en passant que l'embryon vermiforme, au moment où il sort du corps maternel, compte déjà le même nombre de cellules, en sorte que, comme le dit Van Beneden, son développement ultérieur n'est que l'agrandissement progressif de ces cellules; il ne s'y en ajoute aucune nouvelle après la naissance.

Chez l'adulte, les cellules ectodermiques renferment un noyau ovalaire, aplati, logé dans la partie postérieure et des granules, des gouttelettes, des globules réfringents, en nombre et de formes très variables d'un individu à l'autre. Les globules réfringents peuvent s'amasser en grand nombre dans certaines cellules dont ils soulèvent la surface en leur donnant un aspect irrégulier,

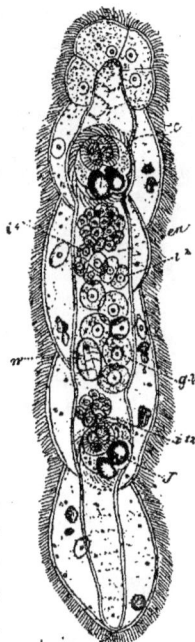

Fig. 25.

la forme de verrues ou de sacs, comme on le voit en *v*, dans la figure 22.

Le noyau de chaque cellule renferme un petit nucléole ordinairement sphérique et très réfringent.

Quant à la couche intérieure, à l'*endoderme*, il n'est formé que par une seule cellule (*en*, fig. 22 et 23) cylindrique et pointue à ses

Fig. 25. — Jeune *Dicyema typus*, traité par l'hématoxyline. Les cellules ectodermiques du tronc et de la tête sont bien visibles. Les premières sont un peu renflées par l'action du réactif, on y voit çà et là quelques globules réfringents de forme irrégulière. Dans la cellule endodermique *en*, on distingue en *n* le noyau ovalaire, en *g i*, des germes d'embryons infusoriformes, en *J* les embryons infusoriformes à différents états de développement. *i*¹ fractionnement en deux, *i*⁴ fractionnement en quatre, *i*¹² fractionnement ultérieur.

(D'après Ed. Van BENEDEN.)

deux extrémités. Cette cellule contiguë sur toute sa surface à celles de l'ectoderme est limitée par une couche protoplasmique consistante qui, comme chez les cellules ectodermiques, se laisse facilement traverser par les corps étrangers. Son contenu est transparent, d'apparence gélatineuse. On y aperçoit, surtout chez les individus âgés, des vacuoles remplies par un liquide hyalin ne se mélangeant pas à l'eau.

La *cellule axiale*, comme on peut la nommer, possède toujours un grand noyau ovalaire placé à peu près à la moitié de sa longueur,

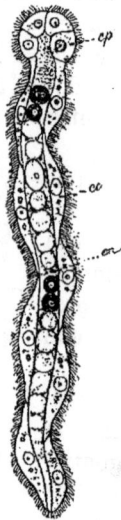

Fig. 26.

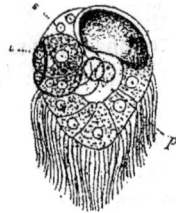

Fig. 27.

(*n*, fig. 25) présentant chez les adultes une paroi à double contour et un contenu réticulé. Il renferme un seul nucléole très petit.

Telle est la structure de l'adulte.

A l'intérieur de l'endoderme, de la cellule axiale, se produisent des embryons de deux espèces selon les individus, ce qui fait qu'à ce point de vue on doit distinguer :

1° Les individus **Nématogènes**, qui produisent des embryons *Vermiformes* (fig. 26).

2° Les individus **Rhombogènes**, qui produisent des embryons *Infusoriformes* (fig. 27).

Fig. 26. — Embryon vermiforme de *Dicyema typus,* dessiné d'après une préparation à l'acide osmique. *cp* cellules polaires, *ec* cellules ectodermiques, *en* cellule endodermique. (D'après Ed. Van BENEDEN.)

Fig. 27. — Embryon infusoriforme de taille exceptionnelle. Le couvercle de l'urne est incomplètement fermé. *p*, corps ciliaire. (D'après Ed. Van BENEDEN.)

Nous ne pouvons entrer dans le détail de la production et du développement des germes, cela concerne l'Embryogénie. Nous dirons seulement, d'après Van Beneden, que *les germes des embryons vermiformes se forment par voie endogène*, et qu'ils sont allongés au moment de la naissance comme leur nom l'indique ; que les individus rhombogènes sont moins longs et plus larges que ceux que nous avons décrits, et *que les germes qu'ils produisent prennent naissance dans des cellules particulières engendrées elles-mêmes dans la cellule endodermique*. L'embryon infusoriforme se développe par le fractionnement de ces germes et montre, en naissant, la forme d'une poire ou d'une toupie (fig. 27). Son extrémité antérieure porte un renflement céphalique composé de deux corps réfringents et d'une espèce de capsule munie d'un couvercle désigné sous le nom d'*urne*. L'urne renferme des corps granuleux, on y aperçoit quelquefois des mouvements ciliaires. Peut-être est-elle un réceptacle de zoospermes? Cette question n'est pas élucidée.

La partie caudale de l'embryon infusoriforme, le *corps ciliaire*, comme on l'appelle, est ordinairement conique et formée d'un certain nombre de cellules vibratiles juxtaposées.

Ajoutons qu'à l'inverse de l'embryon vermiforme qui se décompose au contact de l'eau de mer, l'infusoriforme, d'après une observation de Van Beneden, y nage et y vit parfaitement. De là, l'hypothèse que ce dernier servirait à l'exportation et à la propagation du parasite d'un Céphalopode à l'autre. Mais ce n'est là qu'une hypothèse, il est possible aussi que l'infusoriforme soit un individu mâle. Ce sont là autant de points d'interrogation, que la forte discussion à laquelle s'est livré dernièrement Van Beneden en comparant l'infusoriforme au mâle de *Rhopalura* ne suffit pas à résoudre.

La disposition typique des éléments du corps est la même chez tous les Dicyémides, ils ne diffèrent que par des particularités relativement peu importantes. C'est ainsi que chez le genre *Dicyemina*, il existe neuf cellules polaires au lieu de huit. Chez *Dicyemina* et *Dicyemopsis*, outre les cellules polaires, la coiffe céphalique est constituée par les cellules ectodermiques qui les suivent immédiatement, ce sont les *cellules parapolaires* de Van Beneden. Enfin, la coiffe céphalique peut faire complètement défaut ; c'est le cas chez *Conocyema*, forme nouvelle, récemment décrite par Van Beneden.

Le nombre et la forme des cellules de l'ectoderme varient aussi dans les différents genres, il en est de même des renflements ou verrues qui existent très généralement, quoique rarement aussi volumineux que chez *Dicyema typus*.

Tous les Dicyémides ont une seule cellule endodermique. Ce que nous avons dit des formes embryonnaires paraît pouvoir aussi s'appliquer à tout le groupe.

Quant aux *Orthonectides* étudiés surtout par Giard, Metschnikoff et Julin, et qui se rencontrent en plus grande abondance dans la cavité des bras de l'*Ophiocoma* (*Amphiura*) *squamata*, ils ressemblent au premier abord à de gros Infusoires cylindriques. Comme les Dicyémides, ils sont composés de deux couches cellulaires, un ectoderme, composé de cellules pour la plupart recouvertes de cils longs et serrés avec un bouquet de cils plus longs et plus raides à la partie antérieure, et un endoderme composé de cellules plus grosses et plus granuleuses. Cette multiplicité des cellules de l'endoderme et le fait que l'ectoderme est annelé, les distingue nettement des Dicyémides.

Les différentes formes décrites sous différents noms par les premiers observateurs peuvent être ramenées à la forme mâle (fig. 28) et à deux formes femelles, l'une cylindrique (fig. 29), l'autre aplatie (fig. 30), d'une même espèce, le *Rhopalura Giardii* (Julin).

Ces animaux présentent une particularité intéressante : la partie superficielle de la masse endodermique est formée par une couche complète de fibrilles musculaires (Julin), dont il ne se trouve aucune trace chez les Dicyémides. Cette couche

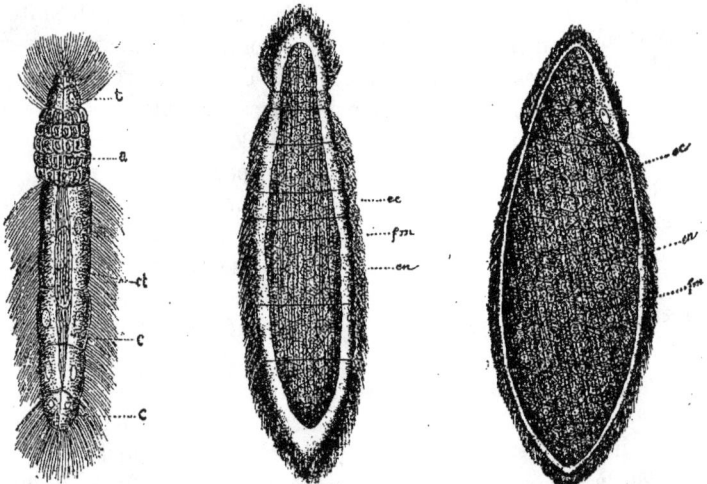

Fig. 28.   Fig. 29.   Fig. 30.

musculaire peut-elle être homologuée au mésoderme des animaux Métazoaires? Cette question n'est pas encore résolue, mais dans le cas où elle recevrait une réponse affirmative, les Dicyémides devraient aussi être considérés comme des Métazoaires dégradés par le parasitisme et chez lesquels certaines cellules qui apparaissent chez l'embryon infusiforme, représenteraient le mésoderme qui ne parvient pas à un développement ultérieur. Nous renvoyons, pour cette discussion, aux mémoires originaux, et pour le moment nous rattachons encore les Orthonectides aux Mésozoaires.

Fig. 28. — *Rhopalura Giardii*, mâle. *t*, tête; *a*, anneau papillifère; *cc*, anneaux du corps; *ct*, corps testiculaire.   (D'après Ch. JULIN.)
Fig. 29. — Forme cylindrique adulte d'un Orthonectide, le *Rhopalura Giardii* (femelle). *ec*, cellules ciliées de l'ectoderme; *fm*, fibrilles musculaires; *en*, cellules de l'endoderme.   (D'après Ch. JULIN.)
Fig. 30. — Forme aplatie adulte de *Rhopalura Giardii* (femelle). *ec*, cellules ciliées de l'ectoderme; *en*, endoderme; *fm*, fibrilles musculaires.   (D'après Ch. JULIN.)

Littérature.

Kölliker, *Ueber Dicyema paradoxum*, dans *Bericht von d. K. Anstalt in Würzburg*, 1849. — G. Wagener, *Ueber Dicyema*, dans *Müller's Archiv*, 1857. — Ray-Lankester dans *Annals and Mag. of nat. History*, t. XI, 1873. — Ed. Van Beneden, *Recherches sur les Dicyémides*, *Bulletins de l'Académie royale de Belgique*, Bruxelles, 1876. — Ed. Van Beneden, *Contribution à l'histoire des Dicyémides*. *Archives de Biologie*, t. III, 1882, p. 195. — A. Giard, *Les Orthonectides*. *Journal de l'Anatomie et de la Physiologie*, t. XV, 1879, page 449. — E. Metschnikoff, *Untersuchungen über Orthonectiden*. *Zeitschrift für w. Zool.*, t. XXXV, 1881, p. 282. — Julin, *Contribution à l'histoire des Mésozoaires. Archives de Biologie*, t. III, 1882, p. 1. — C. O. Whitman, *A Contribution to the Embryology, Life History, and Classification of the Dicyemids* in *Mittheil. aus d. Zool. Stat. zu Neapel*, t. IV, 1882.

DES MÉTAZOAIRES

On peut caractériser ce groupe, auquel appartient l'immense majorité du règne animal, en disant qu'arrivés à un certain degré de développement, les animaux qui le constituent sont toujours formés par trois couches ou strates de cellules, que nous désignons sous les noms d'*ectoderme*, de *mésoderme* et d'*endoderme*.

Quelles que soient les modifications que présentent les éléments constituants de ces trois couches, quelles que soient les combinaisons ultérieures, par lesquelles ces couches concourent à la formation d'organes ou de systèmes d'organes plus compliqués encore, toujours trouvera-t-on à la base de toute organisation des Métazoaires ces trois couches fondamentales s'emboîtant l'une l'autre, de manière que l'ectoderme s'étale à la surface, tandis que l'endoderme constitue les surfaces internes et que le mésoderme est emprisonné entre les deux. Si dans les animaux parvenus à un certain degré de développement, ces trois couches sont souvent enchevêtrées et méconnaissables, nous les retrouvons toujours dans la première constitution des embryons, et nous pouvons suivre, pas à pas, les modifications qu'elles subissent dans le cours de l'évolution.

Ces trois couches sont cependant loin d'avoir la même dignité relative. Le mésoderme est toujours une formation secondaire et la première constitution du germe se fait partout seulement par l'ectoderme. Il appartient à l'Embryogénie de démontrer par quels voies et moyens se forme le mésoderme; peut-être que la constitution de cette couche n'a pas lieu partout de la même manière; mais en tout cas, cette couche est formée dès que l'Anatomie comparée peut entrer en jeu, et souvent elle constitue, soit seule, soit en connexion avec les autres couches, la plus grande masse du corps.

Nous pouvons donc caractériser les Métazoaires, ainsi que nous avons dit plus haut, comme animaux primitivement multicellulaires, composés d'un ectoderme, d'un mésoderme et d'un endoderme, lesquels, soit seuls, soit en se combinant, engendrent des organes ayant des fonctions spécialisées, et chez lesquels, par cette spécialisation même, les cellules primitives subissent les modifications les plus variées pour constituer des tissus distincts.

EMBRANCHEMENT DES COELENTÉRÉS OU ZOOPHYTES

Plus nous avançons dans la connaissance de la structure et de l'ontogénie des animaux, dont on a composé cet embranchement, plus nous devons avouer que la réunion des Éponges et des Coelentérés proprement dits n'est basée que sur une ressemblance secondaire, mais non sur une affinité réelle.

Si l'on a caractérisé dans les manuels les plus modernes de Zoologie, les Coelentérés comme « Métazoaires à organes cellulaires différenciés, à symétrie rayonnée, pourvus d'une cavité digestive centrale et d'un système de canaux périphériques », il faut avouer que cette définition n'embrasse guère les Spongiaires, et qu'elle n'est applicable qu'aux Cnidaires. Les Spongiaires, en effet, sont formés d'agrégats de cellules nues qui ne composent encore ni des organes, ni des tissus proprement dits; ils ne montrent aucune trace de symétrie rayonnée; leur cavité centrale n'est point digestive, et leurs canaux périphériques ont une toute autre signification que ceux des Cnidaires, les uns étant ouverts au dehors par des pores, et communiquant, à l'intérieur, avec un réservoir d'expulsion, tandis que les autres ne sont ouverts que dans la cavité centrale réellement digestive et réceptive.

Il ne reste donc qu'une ressemblance secondaire imputable au fait, que dans les uns comme dans les autres, il existe une cavité centrale qui, chez les Spongiaires, est toujours à l'origine en rapport avec le milieu ambiant par des canaux partant des pores extérieurs afférents primitifs et par un orifice de sortie central secondaire, tandis que chez les Cnidaires, l'orifice central ingérant est de formation primitive, et que la cavité peut être, dans la plupart des cas, en communication avec des canaux distributeurs, mais qu'elle peut rester aussi unique et non vascularisée. Chez les Spongiaires, les pores avec leurs canaux menant à l'intérieur, se forment en premier lieu, et c'est seulement par leur concours que se constitue la cavité centrale et l'osculum de sortie; chez les Cnidaires, au contraire, la cavité centrale se développe en premier lieu, pour s'ouvrir par une bouche ingérante, et les canaux gastrovasculaires ne sont qu'une conformation consécutive.

Nous renonçons donc à donner ici des généralités sur l'embranchement en entier, en réservant nos observations aux classes composant les deux sous-embranchements, celui des Spongiaires ou Porifères et celui des Coelentérés proprement dits ou Cnidaires. Nous sommes persuadés qu'on repoussera sous peu la réunion de ces organismes en un seul embranchement, et que l'on distinguera dans l'avenir entièrement les Spongiaires et les Coelentérés comme deux types parfaitement distincts.

SOUS-EMBRANCHEMENT DES SPONGIAIRES OU PORIFÈRES

Animaux composés d'éléments cellulaires agglutinés, ordinairement soutenus par une charpente de consistance et de composition chimique très variées. Les parois de leur corps sont percées d'orifices qui servent, soit à l'entrée de l'eau (*pores*), soit à sa sortie (*oscules*). On les divise selon la nature de leur squelette en :

Premier ordre : les **Fibrosponges**, comprenant toutes les Éponges fibreuses, dépourvues de squelette (*Myxosponges*), possédant un squelette corné (*Ceraosponges*), ou siliceux (*Éponges siliceuses*).

Deuxième ordre : les **Calcisponges** ou **Éponges calcaires**, comprenant toutes les Éponges dont le squelette est formé de spicules de carbonate de chaux.

Remarque. — La composition chimique du squelette et la forme des éléments qui le constituent, sont les caractères qui varient le moins. La forme du corps, la structure et la disposition des pores et des oscules sont, au contraire, variables chez toutes les Éponges.

Type : **Leucandra aspera** (1) (Haeckel). — Éponge à squelette calcaire. Elle vit, soit à l'état solitaire, soit en groupes de quelques individus (rarement plus de dix), dans la Méditerranée et l'Adriatique. On peut se la procurer facilement par l'intermédiaire des stations zoologiques établies sur les côtes de ces mers.

La *Leucandra aspera* (fig. 31) a la forme d'un œuf, d'un fuseau, d'une bouteille, etc., de dimensions variables, 3 à 10 centimètres de long. Sa couleur varie du blanc au jaune et au brun. Elle est fixée par l'une de ses extrémités contre des corps sous-marins. Une première observation à l'œil nu ou à la loupe, nous la fait connaître comme un petit sac portant une grande ouverture o (fig. 31) à la par-

---

(1) Nous avions pensé décrire en détail la *Spongilla fluviatilis* qui, vivant dans l'eau douce, nous paraissait devoir être plus à la portée de chacun, mais sa structure est fort compliquée et elle ne fournirait au commençant qu'une idée incomplète du type de l'Éponge simple. Chez la plupart des Spongiaires, le bourgeonnement colonial efface les caractères typiques de l'individu. Nous nous sommes aidés, dans la description de la *Leucandra*, d'un travail récent de Vosmaer : *Ueber Leucandra aspera, in Tijdschr. d. Ned. Dierk. Vereen,* t. V.

tie opposée à son point de fixation ; cette ouverture ou *osculum* est le plus souvent entourée d'une couronne de fines aiguilles d'aspect soyeux ; elle conduit dans une cavité tantôt large, tantôt comprimée, la cavité centrale *c*. Dans les individus agrégés, la cavité intérieure de l'un est ordinairement en communication avec celles des individus voisins. Nous fendons l'Éponge longitudinalement (fig. 31) ; l'épaisseur de ses parois varie infiniment, elle ne dépasse guère 1 à 2 millimètres chez les jeunes individus. Nous pouvons alors distinguer une *face externe* ou *dermique* (*Dermalfläche*) et une *face interne ou gastrique* (*Gastralfläche*). La première montre sous la loupe un grand nombre de petites ouvertures à peu près de mêmes dimensions et régulièrement distribuées, et quelques aiguilles calcaires qui la dépassent en se dirigeant vers l'osculum. Ces aiguilles donnent à cette face un toucher rugueux. La face interne est également parsemée d'ouvertures qui se distinguent des précédentes en ce qu'elles sont de dimensions variables et plus irrégulièrement distribuées. Cette face est dépourvue de spicules proéminents. C'est là à peu près tout ce que l'on peut voir à l'œil nu ou sous une loupe ordinaire. Afin de poursuivre notre étude, nous devons faire subir à l'Éponge la préparation suivante :

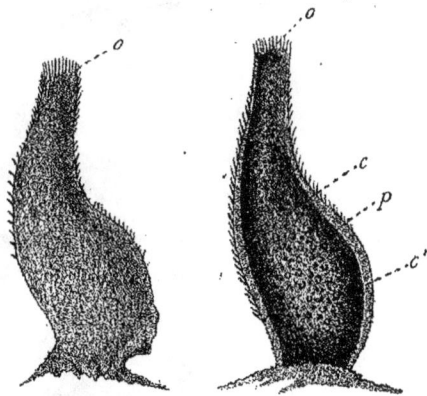

Fig. 31.

Dans le cas où l'Éponge est fraîche on peut en fixer les éléments soit à l'acide chromique, soit à l'acide osmique ; dans le cas le plus fréquent où l'on ne possède que des individus déjà durcis dans l'alcool, ce traitement est inutile. Nous faisons de l'Éponge deux parts, l'une qui nous servira à l'étude du squelette calcaire, l'autre sur laquelle nous observerons les tissus organiques. Cette dernière doit être décalcifiée par un séjour dans l'acide chromique, l'acide acétique faible, le vinaigre de bois ou dans de l'alcool additionné de quelques gouttes d'acide chlorhydrique (Vosmaer). Dans tous les cas, l'éponge doit être durcie à l'alcool, colorée au carmin, à l'hématoxyline de

Fig. 31. — A gauche, un exemplaire entier de *Leucaudra aspera*. *o*, osculum entouré de fines aiguilles calcaires. A droite, le même coupé longitudidalement ; *o*, osculum ; *p*, parois du corps ; *c*, cavité centrale ; *c'*, pores. Dessiné d'après un individu fixé par l'alcool.

Kleinenberg, etc. ; puis en partie incluse dans la paraffine pour y pratiquer des coupes dans différentes directions. Enfin, la dilacération nous fournira des données tant sur les pièces du squelette que sur les éléments des tissus organiques.

On peut distinguer trois couches diverses chez *Leucandra aspera*, une couche cellulaire externe ou *ectoderme*, une couche moyenne composée d'éléments divers, épaisse et renfermant le squelette, le *mésoderme*, et une couche cellulaire interne, *l'endoderme*, figure 32 (1).

L'épithélium de l'endoderme et de l'ectoderme (*ec* et *en*) est

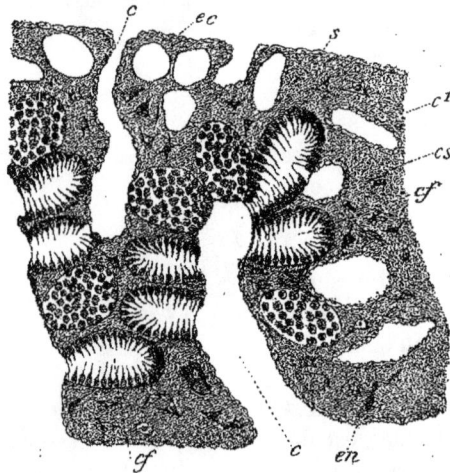

Fig. 32.

composé de cellules plates, de formes variables, losangées ou polygonales. Leur contenu est granuleux. Elles possèdent un noyau (fig. 33 et 34) qui se colore plus vivement que le reste du protoplasma et un nucléole. La présence d'une paroi n'est pas évidente; le protoplasma de la cellule paraît simplement épaissi dans la couche externe. Les cellules ne se touchent pas immédiatement. On aperçoit entre elles des traînées plus claires qui demeurent incolores (*t*, fig. 34). Cet épithélium qui ne s'étend jamais que sur une seule couche peut être

Fig. 32. — Coupe verticale à travers la paroi de *Leucandra aspera*. *ec*; ectoderme composé d'un épithélium aplati tapissant la face interne des canaux afférents *c*. *en*, endoderme constitué par des cellules analogues à celles de l'ectoderme; *c¹*, lumière d'un canal porique coupé transversalement; *s*, syncytium du mésoderme; *cs*, cellules étoilées du syncytium; *cf*, chambres flagellées.   (D'après VOSMAER.)

(1) La question de savoir si ces trois couches chez l'adulte correspondent aux trois feuillets dermiques de l'embryon n'est pas résolue.

enlevé avec des pinces chez certains individus, il est naturellement très mince. On le rend plus visible en imprégnant l'éponge d'une solution à 1 ou 2 pour 100 de nitrate d'argent, et en l'exposant ensuite au soleil. Il se continue contre les parois des canaux du mésoderme, à l'exception des chambres ciliées dont nous parlerons plus loin, et il enveloppe, partiellement du moins, les grandes aiguilles du mésoderme (fig. 35). Les cellules de la couche gastrique sont ordinairement un peu plus petites que celles de la couche dermique (Vosmaer).

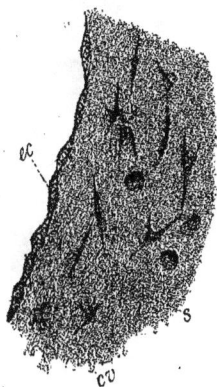

Fig. 33.

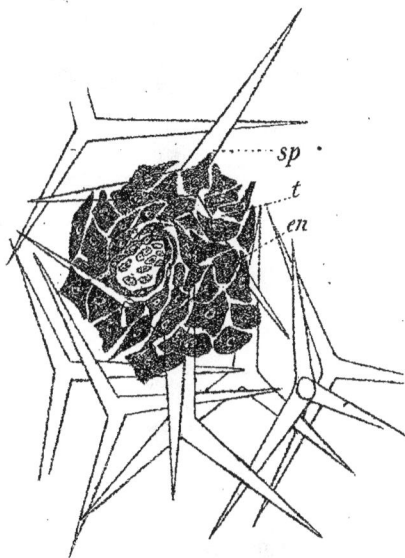

Fig. 34.

Le mésoderme, beaucoup plus épais, est composé d'une masse molle, hyaline, dans laquelle sont dispersés des noyaux, des granulations, des cellules étoilées vésiculaires (*cv*, fig. 33) sans membrane, et un grand nombre de spicules calcaires de différentes formes. L'étude de cette masse est rendue difficile par l'accumulation de ces éléments divers et par la présence, en grande quantité parfois, des chambres ciliées qui font partie du système canaliculaire traversant le mésoderme. Nous pouvons la considérer comme le résultat de la

Fig. 33. — Portion du mésoderme de *Leucandra aspera*, dans laquelle on aperçoit des granulations *s*, des cellules fusiformes et des cellules étoilées à vacuoles *cv*; *ec*, cellules épithéliales de l'ectoderme. (D'après Vosmaer.)

Fig. 34. — *Leucandra aspera*. Cellules aplaties de l'endoderme *en*; *t*, traînées plus claires qui séparent les cellules; *sp*, spicules calcaires du mésoderme. (D'après Vosmaer.)

fusion de cellules sans membranes qui se sont soudées les unes aux autres par simple rapprochement et où l'on aperçoit encore les noyaux et les produits de secrétion. C'est ce que Haeckel nomme le *syncytium* (1) ou la première ébauche d'un tissu connectif selon Kölliker.

On rencontre encore dans le mésoderme des cellules spermatiques (fig. 36), dans lesquelles se produisent des zoospermes, et des cellules à mouvement amoeboïde qui plus tard deviennent des œufs (fig. 37).

Quant au squelette calcaire inclus dans le mésoderme et qui

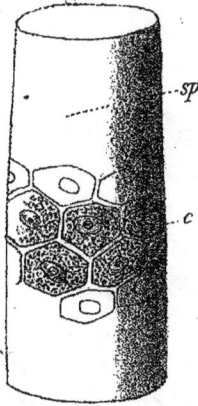
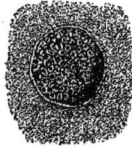
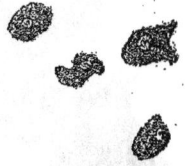

Fig. 36.   Fig. 37.

Fig. 35.

constitue la partie solide et caractéristique de l'Éponge, nous le trouverons formé de quatre sortes d'éléments :

a. De piquants ou spicules à trois rayons (*b* et *c*, fig. 38) dont les branches sont de longueur variable et se rencontrent sous des angles généralement inégaux; les branches sont tantôt droites, tantôt courbées, le plus souvent pointues à leur extrémité. Si nous prenons un

Fig. 35. — *Leucandra aspera*. Fragment d'une grande aiguille *sp* du mésoderme, montrant son recouvrement de cellules épithéliales *c*.   (D'après Vosmaer.)

Fig. 36. — *Leucandra aspera*. Cellule spermatique telle qu'on en rencontre dans le mésoderme.

Fig. 37. — *Idem*. Cellules mésodermiques à mouvements amoeboïdes, qui deviennent des œufs.   (D'après Vosmaer.)

(1) Selon Haeckel, le *syncytium* est toute la masse qui provient de la réunion des cellules flagellées de l'ectoderme de la larve ciliée; il comprend la *sarcodine*, substance contractile, hyaline et sans structure, correspondant au protoplasma des cellules soudées, plus les noyaux restants de ces mêmes cellules et la gaine des spicules provenant de l'épaississement de la substance fondamentale autour des spicules. Abstraction faite de la circonstance que Haeckel confondait les deux couches fondamentales de l'embryon, son syncytium se compose donc de l'ectoderme et du mésoderme réunis.

fragment de l'éponge dans un point où ses parois sont minces et que nous en fassions une préparation au baume de Canada, nous verrons que les piquants sont plus ou moins régulièrement disposés et que leurs branches sont presque toujours parallèles.

b. De spicules à quatre rayons (*d*, fig. 38), à branches un peu plus grêles et plus longues que chez les précédents et dont le quatrième rayon ou rayon apical placé plus ou moins perpendiculairement sur les trois autres est plus court. Ces spicules sont surtout abondants dans le voisinage de la paroi gastrique.

c. De grandes aiguilles (*a*, fig. 38) répandues un peu partout dans le parenchyme du corps parallèlement au grand axe de ce dernier. Ce sont elles qui percent la couche dermique et la dépassent sur certains points de plus de la moitié de leur longueur. Elles sont légèrement courbées en forme de croissant.

d. Enfin autour de l'osculum (*péristome*), de longues aiguilles, très fines, soyeuses, disposées parallèlement les unes à côté des autres, et atteignant 4 à 5 millimètres de long. (Ces aiguilles font défaut chez certains individus dont l'osculum est nu.)

Les spicules sont entourés d'une gaine sans structure provenant de l'épaississement du protoplasma, et qui reste visible après la décalcification (*e*, fig. 38). Ils sont composés de couches concentriques irrégulières comme on peut s'en convaincre sur des coupes transversales (*f*, fig. 38).

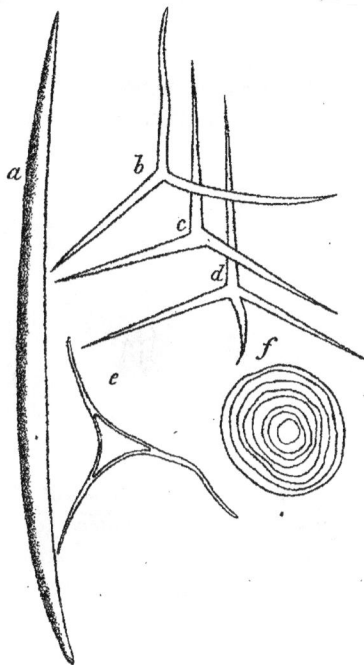

Fig. 38.

L'étude du squelette est facilitée par le traitement de l'éponge dans une solution de potasse caustique où d'eau de Javelle, qui

Fig. 38. — *Leucandra aspera.* Différentes formes de spicules calcaires qui, par leur assemblage, constituent le squelette de l'Éponge. *a*, grande aiguille perçant la couche dermique; *b c*, spicules à trois branches; *d*, spicule à quatre branches; *e*, gaine membraneuse du spicule telle qu'on la voit après décalcification; *f*, coupe transversale d'une grande aiguille montrant ses couches concentriques. (*e* et *f* ont été dessinés d'après les figures de Vosmaer.)

dissout complètement la matière organique et laisse intactes les substances minérales (1).

Nous avons dit que les parois de l'Éponge étaient traversées par un système de canaux assez compliqué (*Canalsystem*). Son étude est très importante, la division des Éponges calcaires en familles étant basée sur sa disposition. Nous ne pouvons l'étudier qu'en combinant un grand nombre de coupes transversales et longitudinales. Voici en résumé les résultats que l'on obtient : Les pores de la couche dermique conduisent dans des canaux relativement larges (*c c*, fig. 32), creusés dans le mésoderme et recouverts de cellules plates comme nous l'avons dit. Ces canaux sont en communication par de petites ouvertures ou par des canalicules plus étroits avec des ca-

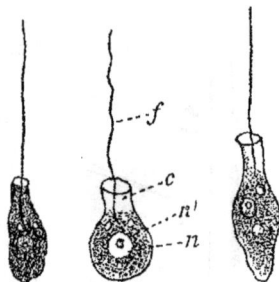

Fig. 39.

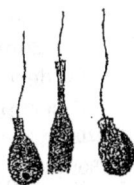

Fig. 40.

vités rondes ou ovalaires, tapissées de cellules flagellées, ce sont les *châmbres flagellées* (*cf*, fig. 32). Les cellules qui en couvrent les parois (fig. 39 et 40), ont la forme de petits flacons à col évasé; elles possèdent un noyau et un nucléole, et du centre du col part un long fouet (*flagellum*) qui, par ses mouvements, entretient la circulation de l'eau. Leur forme varie un peu selon le mode de préparation qu'on leur a fait subir, les cellules fraîches ont une forme régulière, leur contenu est granuleux, mais le col est hyalin (*c*, fig. 39). Des chambres flagellées partent des canaux de sortie qui se réunissent à des canaux plus larges et aboutissent aux ouvertures en partie visibles à l'œil nu de la paroi gastrique.

L'eau qui circule constamment à travers l'Éponge, entre donc

Fig. 39. — Cellules flagellées de *Leucyssa incrustans* (d'après Haeckel), observées à l'état frais. *n*, noyau ; *n'*, nucléole ; *c*, collerette ; *f*, flagellum.

Fig. 40. — *Leucandra aspera*. Cellules à collerettes, tapissant l'intérieur des chambres flagellées (d'après une préparation au baume de Canada. VOSMAER).

(1) F. C. Noll a recommandé récemment l'usage de l'eau de Javel pour détruire la matière organique des éponges et des petits organismes possédant un squelette. C'est un très bon procédé. (Voir *Carus Anzeiger*, 9 octobre 1882, p. 528.)

par les pores, passe à travers les canaux afférents jusqu'aux chambres flagellées, traverse ces dernières et en sort par les canaux efférents qui la conduisent dans la cavité centrale, d'où finalement elle est expulsée par l'osculum. Ce dernier n'est pas par conséquent, — il est important de le remarquer, — une bouche, mais chez toutes les Éponges un orifice de sortie.

Le développement de *Leucandra aspera* n'a pas encore été entièrement suivi. Si l'on s'en rapporte à ce que dit Keller (1), les adultes renferment au commencement d'avril des œufs mûrs mais non développés. Ces œufs donneraient, après fécondation, naissance à une *Blastula*. Il est probable que cette larve se fraie un chemin à travers le mésoderme jusqu'au système canaliculaire, d'où elle est entraînée par le courant d'eau jusqu'à la cavité centrale et expulsée par l'osculum, comme cela a lieu chez *Sycandra raphanus* dont le développement a été étudié par F. E. Schulze (2). Elle nage probablement ensuite pendant un certain temps au moyen des cils qui tapissent sa surface externe, puis elle se fixe par son extrémité close et continue son développement.

Nous avons dit déjà que l'organisation des Éponges les distingue tellement des autres Coelentérés que leur rapprochement de ces derniers dans les classifications n'est certainement que provisoire. La présence chez elles d'un parenchyme mésodermique composé d'éléments divers fort différenciés, recouvert d'un endoderme et d'un ectoderme cellulaires, autorise cependant à les placer définitivement parmi les animaux métazoaires. Parmi ceux-ci, ce sont les plus simples que nous connaissions.

Chez la plupart des Éponges, le bourgeonnement et la formation de colonies dont les individus composants sont souvent très intimement unis, conduisent à une grande complication et rendent leur étude fort difficile.

Dans toutes, nous pouvons reconnaître l'existence d'une couche endodermique cellulaire, qui se replie sur les parois des canaux efférents du système canaliculaire et une couche ectodermique composée de cellules aplaties qui tapissent également les parois des canaux afférents du même système. Chez quelques Éponges fibreuses (*Chondrosides*), les cellules de l'ectoderme ne sont plus visibles. Celui-ci s'est épaissi, il prend une consistance coriace et est plus ou moins pigmenté en noir, brun ou jaune (3).

Entre les deux couches que nous venons de mentionner, se trouve une masse beaucoup plus épaisse, de consistance variée, plus ou moins hyaline, dans laquelle se rencontrent un grand nombre d'éléments figurés. Ce sont des noyaux, restes évidents d'une organisation cellulaire qui s'est effacée par la fusion du protoplasma des cellules primitives; des cellules étoilées remarquables par la présence d'une vacuole (*cv*, fig. 33) qui les fait ressembler aux cellules décrites dans le manteau des

(1) C. Keller. *Untersuchungen über die Anatomie und Entwicklungsgeschichte einiger Spongien des Mittelmeeres*, in-4°, 1876.

(2) F. E. Schulze. *Ueber den Bau und die Entwicklung von Sycandra raphanus.* Zeitschr. für W. Zool. t. XXV.

(3) Voir les figures données par F. E. Schulze. Zeitschr. f. W. Zool., t. XXIX, pl. VIII.

Tuniciers; des cellules amoeboïdes très faciles à observer chez *Spongilla* (Lieberkühn), ou chez les jeunes *Sycandra raphanus* (Schulze); elles changent de forme comme les Amibes et jouent probablement un rôle important dans la digestion de l'Éponge. Ce sont encore de longues cellules fusiformes et contractiles, que l'on peut considérer comme la première ébauche d'une formation musculaire; elles sont surtout fréquentes dans le voisinage des canaux et peuvent, par leurs contractions, les oblitérer temporairement. Ce sont enfin les pièces diverses qui composent le squelette.

La nature et la disposition du squelette varient infiniment chez les différentes Éponges. Les *Myxosponges* ou *Halisarcines* (*Halisarca*) en sont seules complètement dépourvues. Le squelette est tantôt formé de fibres cornées (*spongine*), disposées en réseaux plus ou moins compliqués (*Euspongia, Aplysina*); tantôt de spicules calcaires simples ou rayonnés, à trois ou à quatre branches (*Sycon, Grantia, Leuconia*); tantôt de concrétions siliceuses, en formes d'aiguilles, de flèches, d'ancres, d'étoiles, etc. (*Spongilla, Suberites, Esperia, Chondrilla*). Chez *Euplectella*, les concrétions siliceuses atteignent une grande longueur et se compliquent de prolongements qui s'enchevêtrent de manière à constituer un véritable treillis fort élégant; chez les *Lithosponges* (*Corallistes*), le squelette siliceux devient si serré et compact que l'Éponge en est dure et solide comme une pierre. Les gemmules de *Spongilla* s'entourent fréquemment d'une coque solide, composée de formations siliceuses nommées *amphidisques;* ce sont deux disques dentelés réunis par un axe; le tout ressemble à un double bouton de chemise.

Il est à remarquer qu'une même Éponge ne montre jamais de spicules calcaires et siliceux mélangés, ce qui donne à la composition chimique du spicule une importance de premier ordre dans la classification, et indique des propriétés diverses dans le protoplasma des Éponges.

L'ensemble du mésoderme est quelquefois si contractile qu'il produit des changements de forme de l'Éponge et qu'il lui permet de se déplacer lentement. C'est le cas chez les jeunes de *Spongilla.*

Nous venons de mentionner les éléments propres au mésoderme, mais ce dernier renferme presque toujours un grand nombre de corps étrangers, grains de sable, fragments de coquillages, etc., qui y sont amenés par l'eau du dehors. Le commençant devra apprendre à les reconnaître afin d'éviter des méprises. C'est ainsi, pour en citer un exemple, que les cellules urticantes qui ont été décrites chez quelques espèces de *Reniera*, provenaient probablement de Coelentérés ou ingérés ou habitant l'Éponge (*Spongicola fistularis*).

Les *pores* sont si constants chez les Éponges qu'ils ont servi à dénommer le groupe (*Porifera*); ils peuvent cependant se fermer sur la surface entière de certains individus. Leurs dimensions sont très variables, on en voit se fermer par place, et d'autres se rouvrir ailleurs. Ils donnent entrée dans le système canaliculaire dont la connaissance est importante dans chaque groupe d'Éponges.

Chez les *Ascones*, on peut à peine parler d'un système de canaux. Les parois du corps sont simplement percées de trous à travers lesquels l'eau pénètre dans la cavité centrale. Mais chez les Éponges dont les parois atteignent une certaine épaisseur, nous pouvons distinguer un vrai système canaliculaire composé de canaux afférents, de dilatations ou ampoules tapissées de cellules flagellées, les *chambres flagellées*, et de canaux efférents. Chez les *Sycones*, les canaux sont droits et peu ramifiés. Chez *Halisarca* (Éponge gélatineuse), les canaux afférents tapissés de cellules plates et polygonales sont largement ouverts, ils se ramifient dans des branches beaucoup plus étroites qui aboutissent aux chambres flagellées dont les parois portent des cellules à collerettes analogues à celles que nous avons représentées chez *Leucandra;* de la surface de ces chambres naissent de fins canalicules efférents qui s'anastomosent les uns aux autres, et forment ainsi des canaux de plus en plus larges aboutissant aux orifices de la cavité centrale. Chez les *Chondrosides* (*Chondrosia, Chondrilla*), les canalicules qui partent des pores sont d'abord étroits, ils convergent les uns vers les autres dans la couche corticale, et constituent ainsi des systèmes rayonnés aboutissant à des canaux plus larges. Ces canaux se ramifient à leur tour dans la masse coriace du mésoderme en un très grand nombre de petites branches qui s'ouvrent dans des chambres flagellées, pyriformes pour la plupart. Des canalicules efférents rayonnent de ces chambres dans toutes les directions, s'anastomosent les uns aux autres et constituent ainsi des troncs de plus en plus larges, qui conduisent directement l'eau dans la cavité générale. Chez les Éponges cornées du genre *Aplysina*, la disposition du système canaliculaire est à peu près la même que celle décrite chez les Chondrosides. Chez l'Éponge commune (*Euspongia*), les pores conduisent directement ou par l'intermédiaire de courts canalicules dans de vastes cavités ellipsoïdales situées dans le voisinage de la couche corticale; ces cavités sont, de même que les canaux, tapissées entièrement d'une seule couche de cellules plates. Il en part de nombreux canaux qui se ramifient infiniment dans la masse de l'Éponge, et rencontrent de petites chambres pyriformes (*ampoules,* de Schulze), qui sont recouvertes de cellules cylindriques terminées par un col hyalin, du centre duquel part un flagellum. Ces dernières cavités sont donc les chambres flagellées. De leur extrémité la plus rétrécie, naît un petit canalicule efférent qui s'anastomose à un canalicule voisin, et leur ensemble aboutit à une cavité plus large qui se termine à la surface de l'Éponge dans un osculum.

On voit, par ces quelques exemples, que les différentes Éponges nous offrent un développement progressif du système canaliculaire, depuis de simples trous perçant les parois du corps jusqu'à un ensemble fort compliqué de canaux et de chambres flagellées.

L'osculum est multiple chez les Éponges coloniales. Primitivement, il y a autant d'oscules que d'individus composant la colonie, mais dans la suite du développement, leur nombre est ordinairement réduit par la fermeture de quelques-uns d'entre eux ou par la fusion de plusieurs oscules en un seul. Chez la jeune *Spongilla*, l'osculum n'est que l'extrémité d'un boyau contractile, d'une sorte de cheminée qui fait saillie au dehors et à travers laquelle passe l'eau exhalée. Chez la plupart des autres Éponges, le pourtour de l'osculum, le *péristome*, est formé par une membrane circulaire.

Quelques Éponges peuvent former des colonies par le simple rapprochement d'individus primitivement isolés; leurs tissus confluent et leurs canaux respectifs s'anastomosent sur leur point de rencontre, c'est ce qui a lieu communément chez *Spongilla*, par exemple.

Les Éponges se reproduisent par division (*Spongilla*), un individu se fractionnant en deux ou trois morceaux qui continuent à vivre indépendants; par gemmules (*Spongilla*), c'est-à-dire par la formation de corpuscules ordinairement sphériques à coque solide renfermant des spicules, des amphidisques et des éléments cellulaires; les gemmules tombent au fond de l'eau et y passent l'hiver. Au printemps, la coque se déchire pour permettre le développement ultérieur de son contenu. Nous avons là quelque chose d'analogue à la production de kystes que nous avons déjà mentionnés chez les Protozoaires et que nous retrouverons chez beaucoup d'animaux. Enfin, les Éponges se reproduisent par voie sexuelle, par la production d'œufs et de cellules spermatiques. Ces éléments résultent de la différenciation d'éléments cellulaires du mésoderme. On a constaté leur existence, en premier lieu, chez *Spongilla*; puis à peu près dans toutes les Éponges où on les a cherchés. Ils ont été particulièrement bien décrits par Schulze, chez *Halisarca*, où ils abondent pendant les mois d'été, au milieu du mésoderme, entre les chambres flagellées du système canaliculaire. On rencontre là des œufs à tous les degrés de développement; les plus jeunes ne se distinguent pas des cellules amoeboïdes du mésoderme. Quant aux cellules spermatiques, elles se présentent, lorsqu'elles sont mûres, sous l'aspect d'amas granuleux et foncés, dont on peut faire sortir, par des coupes ou par pression, des zoospermes extrêmement mobiles composés d'une petite tête ronde

ou ovalaire et d'une longue queue vibratile. Nous renvoyons pour le développement des œufs fécondés à l'exposé de Balfour dans son *Traité d'Embryologie
comparée* (1).

Littérature.

Grant, *Observations and experiments on the structure and function of
Sponges. Edinb., Philos. Journ.*, 1825, 1826. — Bowerbank, *Un grand nombre
de mémoires*, dans les *Proc. Zool. Soc.*, 1863-1876, et les *Phil. trans.*, 1858-1862.
— Lieberkühn, *id.*, dans *Müller's Archiv.*, 1856-1867. — Carter, *id.*, dans *Ann.
and Mag. of nat. hist.*, 1847-1880. — O. Schmidt, *Die Spongien des Adriatischen
Meeres*. Leipzig, 1862, et *Suppl.*, 1864-66-68. — O. Schmidt, *Grundzüge einer
Spongienfauna des Adriatischen Meeres*. Leipzig, 1870. — E. Haeckel, *Die
Kalkschwämme*, 2 vol. et *Atlas*. Berlin, 1872. — F. E. Schulze, *Une série de mémoires*, dans les *Zeitschr. f. w. Zool.*, 1875-1880. — Metschnikoff, *Spongiolo-
gische Studien. Zeitschr. f. w. Zool.*, 1879. — Barrois, *Mémoire sur l'embryologie de quelques Éponges de la Manche. Ann. des Sc. nat.*, 6e sér., t. III, 1876. —
Keller, *Studien über die Organisation und Entwicklung der Chalinen. Zeitschr.
f. w. Zool.*, t. XXXVIII, 1879. — Vosmaer, *Porifera*, dans *Bronn's Thier-Reich*,
1882.

SOUS-EMBRANCHEMENT DES COELENTÉRÉS PROPREMENT DITS
OU CNIDAIRES

Métazoaires à bouche et cavité digestive centrales se continuant
dans la plupart des cas par des canaux gastro-vasculaires, sans orifice anal et pourvus de cnidoblastes ou cellules urticantes.

On distingue dans ce sous-embranchement trois classes :

1o Les **Anthozoaires** ou **Coralliaires**, pourvus d'un tube buccal
infléchi à parois propres et de cloisons mésentéroïdes en nombre
déterminé ;

2o Les **Hydroméduses** ou **Hydrozoaires** à tube buccal simple
non infléchi et sans cloisons mésentéroïdes ;

3o Les **Cténophores** munis de palettes natatoires disposées en
séries.

L'*ectoderme* peut présenter les formations les plus variées.
Constitué, dans les cas les plus simples, par une seule couche de
cellules épithéliales souvent vibratiles, il peut présenter dans d'autres
cas, des couches multiples de cellules modifiées et différenciées de
manière que l'on distingue, dans les couches superficielles, des
glandes monocellulaires, des cellules tactiles et des cnidoblastes,
tandis que les couches profondes laissent voir des éléments assimila-
bles à des cellules et fibrilles nerveuses, ainsi qu'à des fibres musculaires.

Parmi ces éléments, les plus constants sont les cellules urti-

---

(1) Francis Balfour. *A Treatise on Comparative Embryology*, t. I, chap. V. London,
1880. Traduction française par A. Robin. Paris, 1883.

cantes, les *cnidoblastes* ou *nématocystes*. Ces cellules contiennent une capsule intérieure à parois épaisses et résistantes, ordinairement ovale ou même allongée et plantée verticalement dans l'épaisseur de l'ectoderme. Le bout touchant la surface est fermé par une membrane moins résistante et la capsule contient, outre une masse protoplasmique presque liquide, un fil enroulé ordinairement en spirale, le *cnidocil*. Au moindre contact, le fil se déroule et se projette au dehors en s'étendant raide comme un piquet. On voit souvent à la base du cnidocil détendu, comme des petits poils également raides. Les cnidocils blessent et il est fort probable que le liquide contenu dans la capsule a une qualité corrosive et vénéneuse. Les cnidoblastes sont très diversement développés ; ils se trouvent surtout sur les tentacules, les bras, ordinairement en groupes ou constituant même des véritables batteries en forme de pelottes sur des organes particuliers. Comme leur distribution, la taille et le volume des cellules varient aussi considérablement. Extrêmement petits sur la plupart des tentacules des Anthozoaires, les capsules et les cnidocils deviennent tellement considérables dans les boutons pêcheurs de certains Siphonophores qu'on peut les distinguer à l'œil nu.

Les *glandes monocellulaires* ont généralement la forme d'une poire ouverte au bout mince. Elles secrètent une mucosité gluante.

Les *cellules vibratiles* ou à leur défaut les cellules en pavé qui forment la couche superficielle de l'ectoderme, ne montrent aucune structure particulière. On ne connaît pas, chez les Cnidaires, de cellules à collet et à fouet comme chez les Spongiaires. Les palettes natatoires des Cténophores paraissent être une modification particulière, produite par l'accollement de cils raides.

Il est à remarquer que tous ces éléments cellulaires de l'ectoderme peuvent se développer également dans l'endoderme ; seulement les cellules vibratiles et glandulaires n'y font presque jamais défaut, tandis que les cnidoblastes s'y rencontrent plus rarement et que les cellules tactiles y manquent toujours.

Toutes ces cellules peuvent aussi être en rapport avec des éléments fibrillaires développés dans les couches profondes de l'ectoderme. Les fibrilles sont primitivement en rapport avec des cellules pâles à noyaux distincts, qui tantôt sont ramifiées et prennent l'aspect de cellules nerveuses, tantôt se prolongent seulement aux deux bouts en fibres musculaires fines (myoblastes). Histologiquement, on peut suivre le développement de ces deux sortes de cellules jusqu'à des amas ganglionnaires et des nerfs composés de fibrilles et jusqu'à des fibres musculaires, qui peuvent même prendre l'aspect de fibres striées.

Les mêmes éléments se trouvent aussi souvent dans les couches profondes de l'endoderme.

Des organes des sens, des ganglions épars ou concentrés et des nerfs, apparaissent comme dernière évolution chez les animaux supérieurs du groupe, tandis que chez presque tous on trouvera, par une recherche histologique approfondie, des *cellules tactiles* allongées, à poil terminal très fin à la surface et se terminant dans un filament nerveux excessivement délié vers l'intérieur.

Le *mésoderme* forme une substance homogène, transparente, très variable en consistance et en épaisseur. Dans .les cas les plus simples, ce mésoderme homogène forme une lamelle mince entre les deux autres couches, que l'on a appelé la *lamelle de soutien*, parce que c'est elle qui détermine la forme permanente du corps. Mais dans la plupart des cas, le mésoderme s'épaissit considérablement, soit uniformément, soit partiellement et peut prendre alors une consistance très considérable. On l'appelle alors le *coenenchyme*. Primitivement formé par une sorte d'exsudation des deux autres couches, le mésoderme contient souvent des cellules ou noyaux immigrés qui peuvent s'y développer ultérieurement, mais qui en général restent dans des conditions rudimentaires.

C'est toujours dans le mésoderme que se forment les parties constituantes du *squelette*. Le durcissement peut augmenter jusqu'à former des masses, cupules, gaines, tiges, etc., ayant un aspect corné, comme par exemple chez les *Antipathes*, *Gorgonia*, etc. Mais dans beaucoup de cas, il se forme des éléments minéralisés par du carbonate de chaux, constitués en premier lieu par des spicules isolés et dispersés dans le mésoderme, qui se réunissent en un squelette continu, quelquefois même entièrement compact. Dans ces cas, le squelette peut se minéraliser à tel point, qu'il est composé d'éléments cristalloïdes, dans lesquels on ne peut constater qu'avec peine un petit reste de substance organique.

L'*endoderme* est composé exactement des mêmes éléments que l'ectoderme et souvent on ne peut guère l'en distinguer. Mais dans la plupart des cas, il se distingue assez aisément par la proportion et le développement relatifs des éléments constituants. Les divers états d'évolution des cellules nerveuses et des myoblastes y manquent souvent, les cnidoblastes font souvent défaut, les glandes monocellulaires sont plus nombreuses, les cils vibratiles plus accusés, etc.

L'endoderme tapisse toutes les surfaces internes depuis la bouche jusque dans les dernières ramifications des canaux gastrovasculaires.

Une particularité remarquable des Cnidaires consiste dans le fait, que les éléments des diverses couches peuvent se pénétrer mutuellement. C'est ainsi que les éléments squelettogènes du mésoderme peuvent arriver et arrivent même, dans la plupart des cas, jusque dans l'ectoderme, pour le remplacer même sur une grande partie de son étendue et en sens inverse, les éléments musculaires et même nerveux pénètrent des deux côtés, depuis l'ectoderme comme depuis l'endoderme, dans le mésoderme et cela si bien que souvent le coenenchyme entier est parcouru par des réseaux et des traînées de ces éléments, qui lui sont primitivement étrangers.

Quant à la constitution des organismes, dans leur ensemble comme dans leurs organes eux-mêmes, nous réservons les observations que nous pourrions présenter pour les différentes classes.

Dans une seule classe, celle des Cténophores, nous ne trouvons jamais que des individus isolés, tous de même valeur et nageant librement pendant toute leur vie. Dans les autres classes, nous voyons bien encore des individus isolés en grand nombre, mais nous trouvons aussi une quantité de *colonies*, produites par bourgeonnement et qui restent réunies en *cormes* pendant toute leur vie en menant une existence en commun. D'un autre côté, si dans beaucoup de cas, tous les individus constituant l'ensemble d'une espèce sont identiquement les mêmes, nous voyons chez d'autres un *polymorphisme* poussé quelquefois à l'extrême et au point que pour chaque fonction il se trouve des individus particuliers qui vis à vis de l'ensemble d'une colonie, ne jouent souvent que le rôle d'organes spécialisés, tandis que dans d'autres cas on ne peut nier leur individualisation.

Comme systèmes d'organes, nous n'en avons que deux qui se rencontrent partout, les organes de nutrition et ceux de reproduction.

Le *système digestif* se résume dans la cavité gastrale et les canaux gastro-vasculaires. La cavité digestive peut rester simple, de manière que le corps entier ressemble à un sac creusé au milieu par une cavité centrale et ouvert, à l'une de ses extrémités, par une bouche centrale. Dans la plupart des cas, cette cavité se continue directement dans des canaux, revêtus à l'intérieur par l'endoderme, creusés, comme la cavité même, dans la substance du corps et disposés en rayonnant vers la périphérie suivant les exposants 4 et 6 ou leurs multiples ; cette disposition rayonnée dérive chez tous d'une symétrie primitive bilatérale, et n'est que le résultat d'une évolution ultérieure. Lorsque les animaux sont réunis en cormes, les canaux gastro-vasculaires communiquent ensemble. Chez les Anthozoaires seuls, l'entourage de la cavité buccale s'infléchit au dedans pour former un tube buccal ayant des parois propres ; chez tous les autres, tout le système gastro-vasculaire est dépourvu de membrane propre et re-

vêtu seulement de l'endoderme, appliqué immédiatement au mésoderme. Il n'y a donc point de cavité générale ou coelôme.

Il n'y a pas d'anus non plus. Chez quelques Anthozoaires et chez
tous les Cténophores on trouve des orifices opposés à la bouche et
communiquant avec la cavité gastro-vasculaire ; mais ces orifices
servent seulement au passage de l'eau et les résidus de la digestion,
ainsi que toutes les autres matières à excrétion (œufs, etc.) sont
expulsés par la bouche.

Le *système reproducteur* n'est pas représenté par des organes
distincts. Des œufs ou des cellules à zoospermes peuvent se développer aux dépens des cellules constituantes, sur les régions les plus
différentes du corps, par l'ectoderme comme par l'endoderme, quoique le premier cas soit plus rare. Dans quelques cas encore plus
rares (*Hydractinia*) les œufs se forment dans l'endoderme, les cellules
à zoospermes dans l'ectoderme.

CLASSE DES ANTHOZOAIRES OU CORALLIAIRES

Cnidaires à tube stomacal infléchi, à replis mésentériques et à tentacules en nombres déterminés. Animaux vivant isolément ou plus
souvent en colonies, fixés au sol sauf dans leur extrême jeunesse.
Cormes monomorphes, très rarement dimorphes ou composés de deux
sortes d'individus. Les produits sexuels se forment toujours sur les
cloisons mésentériques et par conséquent dans l'endoderme. Les individus ainsi que les cormes peuvent être hermaphrodites ou à sexes
séparés.

On admet deux ordres :

1º Les **Octactiniens** ou **Alcyonaires.** Polypes vivant le plus
souvent en colonies monomorphes et à sexes séparés, munis de huit
tentacules et d'autant de cloisons mésentériques. Il y a toujours des
conformations squelettaires, tantôt en spicules épars, tantôt formant
des polypiers plus solides. Les cloisons ne sont jamais calcifiées
(*Alyconium*, *Pennatula*, *Veretillum*, *Gorgonia*, *Corallium*,
Tubipora).

2º Les **Hexactiniens** ou **Zoanthaires.** Polypes vivant isolés ou
en cormes, souvent charnus, ordinairement à squelette continu et à
cloisons mésentériques calcifiées, munis de tentacules au nombre de
six ou des multiples de ce nombre (*Antipathes*, *Actiniens*, *Cerianthus*, *Madrepora*, *Fungia*, *Astraea*, *Mœandrina*, *Caryophyllia*,
Turbinolia). Les espèces formant les récifs à coraux appartiennent à
cet ordre.

Type : **Alcyonium digitatum** (1). Nous avons choisi ce type, très commun sur toutes les côtes rocheuses de l'Europe à une profondeur de quelques mètres, parce qu'il présente des dispositions moyennes au point de vue de la formation du squelette. Après avoir examiné des colonies vivantes, on peut étudier le corme durci par les moyens ordinaires, surtout par l'alcool et en faire des coupes longitudinales et transversales, sans avoir besoin de recourir à l'emploi des acides dilués pour dissoudre préalablement le squelette calcaire, comme c'est nécessaire pour les autres coraux. L'acide acétique dilué sert à la dissociation des tissus ; il est également utile pour décalcifier la masse, lorsqu'on veut étudier les tissus en détail.

Nous distinguons en première ligne les polypes et ensuite le polypier, dans l'épaisseur duquel les polypes sont logés.

Les *polypes* étalés ont la forme de fleurs à calices allongés et à huit pétales. (Pour ne pas encombrer les dessins, nous avons seulement représenté les quatre ou cinq tentacules qui se montrent au même niveau lorsqu'on examine les polypes au microscope.)

Nous distinguons, sur les polypes, les huit tentacules (a, fig. 41) entourant en cercle la bouche centrale, la collerette à huit bourrelets b, le col traversé par le tube buccal c, et la partie gastrale d garnie de huit plis mésentériques.

Les *tentacules* montrent au centre une continuation, fort subtile d'ailleurs, de la cavité gastrovasculaire. Leur masse est formée par un tissu homogène, très délicat, continuation de la lamelle de soutien. Dans l'épiderme sont implantés des cnidoblastes très petits, mais en très grand nombre ; il faut un grossissement très fort pour les distinguer autrement que comme des corpuscules ovalaires à contours fortement arrêtés. A la base des tentacules, on distingue sous des grossissements forts et sur des préparations fixées par un réactif contractant (alcool, acide chromique dilué) de fines fibrilles musculaires.

Les tentacules jouissent d'une contractilité très grande. Ordinairement, on les voit sur les coupes et sur les colonies conservées dans l'esprit de vin, entièrement contractés et repliés dans l'intérieur de la collerette ; étalés d'une manière modérée, ils présentent la forme de pétales très allongés à bords en scie (fig. 41), mais dans certains cas, toutes les parties s'allongent de telle manière, que les tentacules ressemblent à des cornes de cerf, garnies des deux côtés d'an-

(1) Les différentes espèces distinguées sous les noms de *A. digitatum, palmatum, lobatum*, etc., ne sont, suivant nous, que des variétés dont la forme et le développement dépendent du support où elles sont fixées, et de l'alimentation en nourriture et en carbonate de chaux. Notre travail a été fait sur des exemplaires recueillis sur les côtes provençales, à Cette et à Agde.

douillers très longs, comme nous les avons représentés dans la
figure 43 (*a*). Nous avons quelques cormes conservés dans l'esprit de
vin, où tous les polypes ont les tentacules étendus de cette manière
démesurée, sans que nous sachions dire à quelle cause nous devons
cet état, ces cormes ayant été traités comme les autres, sur lesquels
les polypes sont contractés.

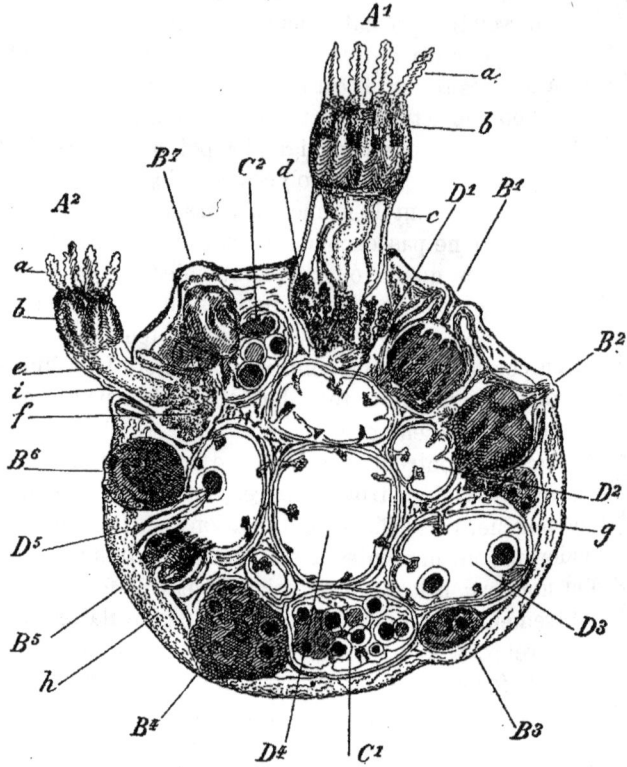

Fig. 41.

La *collerette* (*b*, fig. 41) se distingue par sa forme en cupule et
par les huit bourrelets longitudinaux, séparés les uns des autres, qui
se marquent sur son pourtour et sont dus à un épaississement de la
lamelle de soutien ou mésoderme, dans lequel sont déposés de nom-

Fig. 41. — Coupe transversale d'un rameau d'Alcyonium femelle, montrant la disposition d'ensemble. A¹ et A², polypes étalés; B¹-B⁷, polypes retirés dans leurs loges, coupés
à différentes hauteurs et dans des directions diverses; C¹ et C², loges gastrovasculaires remplies d'œufs; D¹-D⁶, canaux gastro-vasculaires à cloisons incomplètes, dont deux contiennent encore quelques œufs; *a*, tentacules; *b*, collerette; *c*, col; *d*, partie gastrale des
polypes; *e*, tube buccal; *f*, plis mésentériques; *g*, coenenchyme à spicules; *h*, croûte
externe; *i*, gaine du col.

breux spicules, ordinairement colorés en rouge. Ces spicules sont disposés en chevrons dont la pointe est dirigée vers les tentacules. Leur nombre est variable ; on trouve des polypes où ils sont accumulés en grand nombre, de manière que la collerette présente huit bandes rouges ; chez d'autres polypes ils sont plus rares et incolores ; mais ils ne manquent jamais. Les bourrelets font saillie aussi vers l'intérieur, de manière que la coupe de l'œsophage présente une figure octogone. Vers la base de la collerette, les bourrelets s'aplatissent et les spicules se rangent dans une direction transversale. L'ectoderme et l'endoderme sont composés de simples cellules en pavé sans cnidoblastes interposés. Traités à l'acide acétique dilué, les bourrelets de la collerette privés de leurs spicules se font à peine remarquer.

Le col (c, fig. 41), est formé par une gaine homogène transparente, élastique, à double contour très apparent et marqué souvent par des plis transversaux, comme en produirait une grosse étoffe plissée. Nous avons cru quelquefois y voir, à l'extérieur, un revêtement de fines cellules en pavé, mais dans la plupart des cas, il nous a été impossible de constater cet épithélium. Dans l'intérieur de cette gaine et parfaitement distinct et détaché d'elle, court le canal buccal ou œsophagien (e, fig. 41 ; d, fig. 43), formé de parois très minces à revêtement cellulaire. On n'y remarque aucune trace de disposition rayonnée.

La partie gastrale (d, fig. 41) est toujours enfoncée dans le polypier, et même par la plus grande extension du polype elle ne sort jamais entièrement de la loge globuleuse dans laquelle elle est renfermée. Les huit franges mésentériques, qui l'occupent au point qu'elles ne laissent qu'une fort petite cavité au milieu, ressemblent à de gros rubans fortement plissés en ondulations serrées. Ces festons ne sont que des duplicatures de la paroi interne en continuation directe avec le tube buccal. Ils sont constitués par un axe clair, homogène, qui se manifeste comme un épaississement considérable de la lame de soutien mésodermique, très mince dans les parois du tube buccal, et qui est revêtu sur ses faces libres par de grandes cellules presque arrondies et remplies de granules, munies de cils vibratils très fins sur leur surface. On y trouve en outre des fibres musculaires, de la disposition desquelles nous parlerons plus loin ; les cellules jouent évidemment le rôle le plus considérable dans la digestion. Les festons mésentériques ne se montrent dans leur position naturelle que lorsque le polype est complètement étendu (A^1, fig. 41) ; ils convergent alors vers la base de la loge, conformément à la forme globulaire de cette dernière. Lorsque le polype est contracté (fig. 42) et replié dans sa cellule, comme c'est ordinairement le cas sur les portions, préparées pour être débitées en coupes fines, les festons sont repliés transversalement (*h'*, fig. 42) et tellement enchevêtrés les uns dans les autres, qu'on ne voit que rarement (B⁴, fig. 41), au milieu, un espace clair, indiquant la continuation de la cavité gastrique vers les canaux gastrovasculaires qui parcourent le corme. Les festons mésentériques se continuent en cloisons incomplètes sur toute la longueur des canaux gastrovasculaires, et c'est même dans ces canaux-là, où ils sont réduits à leur plus simple expression, qu'on peut le mieux étudier leur structure primitive. On voit alors en effet, sur des coupes transversales

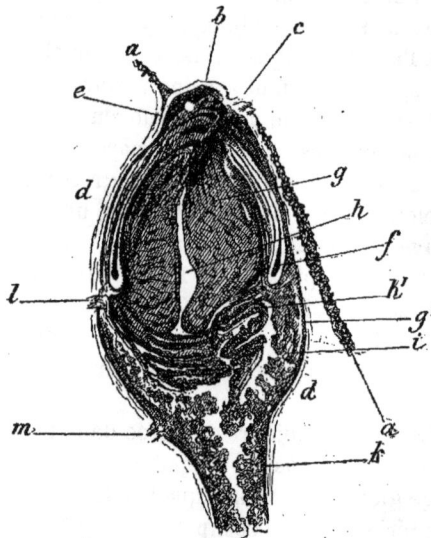

Fig. 42.

minces, que ces cloisons rudimentaires sont formées d'un axe mésodermique homogène, revêtues d'un épithélium endodermique, lequel forme encore des épaississements sur le tranchant libre des cloisons, lorsque la coupe a passé dans le voisinage du polype.

C'est sur la partie inférieure des festons mésentériques, là où ils sont encore renfermés dans la loge du polype, que se forment en premier lieu les œufs et les cellules mâles à zoospermes, suivant que le corme est mâle ou femelle. Nous n'avons en effet, jamais trouvé, dans des cormes isolés, des polypes des deux sexes; il n'y avait que des œufs ou des cellules spermatiques; les Alcyoniums sont donc dioïques.

La formation d'œufs ou de cellules spermatiques, une fois commencée dans la partie inférieure des festons, se continue encore sur les cloisons gastrovasculaires rudimentaires, jusqu'à une certaine distance du polype et, ces produits augmentant de volume, on trouve souvent, sur des coupes, des canaux élargis en chambres qui ne con-

Fig. 42. — Coupe longitudinale d'un polype retiré dans sa loge à un faible grossissement. *a*, croûte externe chargée de spicules; *b*, portion formant péristome sans spicules; *c*, orifice buccal de la loge; *d*, coenenchyme; *e*, pli rentrant extérieur de la loge; *f*, invagination formant la gaine du col et de la collerette; *g*, tentacules et collerette repliés; *h*, canal buccal central; *g'*, paroi de la loge; *h'*, plis mésentériques; *i*, épithélium endodermique; *k*, continuation de la loge dans un canal gastro-vasculaire; *l*, point d'attache des fibres musculaires; *m*, embouchure d'un canal nourricier.

tiennent que des œufs attachés aux cloisons, comme à un pédoncule (C, fig. 41).

Les polypes se retirent en cachant d'abord leurs tentacules contractés au minimum dans l'intérieur de la collerette et en retirant le col plissé, de manière à refouler au fond les festons mésentériques qui rentrent aussi en partie, avec le tube buccal, dans la collerette. Les éminences extérieures en forme de mamelons, qui entourent l'orifice de la loge du polype, se replient en dernier lieu pour fermer cet orifice. On voit sur des coupes réussies (B¹, fig. 41), de ces polypes entièrement invaginés, qui montrent en haut seulement huit éminences en forme de verrues séparées et sur le corps globuliforme desquels on distingue encore les bourrelets de la collerette par les spicules. Nous avons donné la figure d'une coupe longitudinale d'un polype retiré (fig. 42). La coupe a passé par l'axe du tube buccal. On voit le repli formé par la gaine de la collerette et du col, les festons mésentériques plissés en travers et la continuation de la loge du polype dans le canal gastrovasculaire revêtu de son épithélium.

Nous devons revenir ici sur la structure et la disposition du tube buccal et des plis mésentériques.

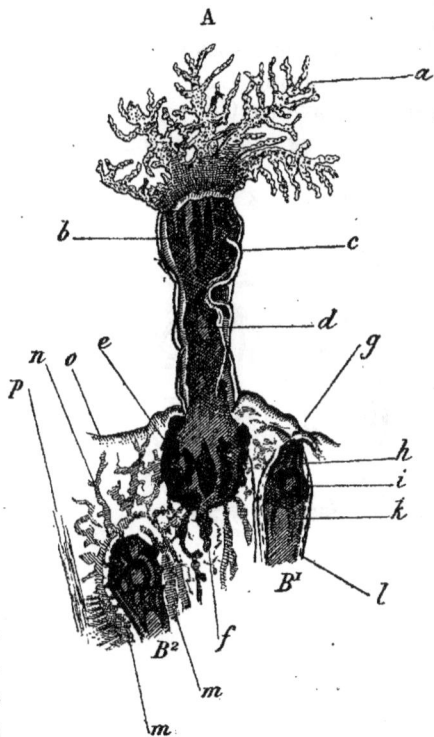

Fig. 43.

Fig. 43. — Portion décalcifiée d'une coupe longitudinale d'une branche d'un corme, dont les polypes étaient dans le maximum d'extension. A, polype étendu ; a, tentacules digitiformes ; b, collerette dont les bourrelets sont à peine visibles ; c, gaine de la collerette et du col ; d, tube buccal ; e, portion gastrique avec les plis mésentériques ; f, cloisons, continuation des plis mésentériques ; B¹ et B², bourgeons dont B¹ est plus avancé ; g, invagination extérieure commençante ; h, tentacules ; i, bouche ; k, plis mésentériques ; l, invagination formant la gaine du col en voie de différenciation ; m m, canal collecteur des réseaux nourriciers entourant le bourgeon B² ; n, réseau capillaire des canaux nourriciers dans le cœnenchyme ; o, croûte périphérique du polypier ; p, faisceau de fibres musculaires.

On peut voir, en examinant un polype bien étalé ou aussi des coupes transversales faites à différentes hauteurs, que la bouche (fig. 44) se présente sous la forme d'une fente plus ou moins ovalaire et allongée, protégée par un rebord de la paroi du corps, le disque buccal, dans lequel les couches musculaires sont fortement développées. Cet allongement de la bouche en fente, correspond à l'arrangement des cloisons et festons mésentériques qui obéit, tout en présentant une disposition rayonnée, en même temps à un arrangement symétrique. L'axe de l'orifice buccal est en effet celui d'un plan vertical traversant le polype dans sa longueur et séparant le corps entier en deux moitiés, chacune montrant quatre cloisons. Ces cloisons

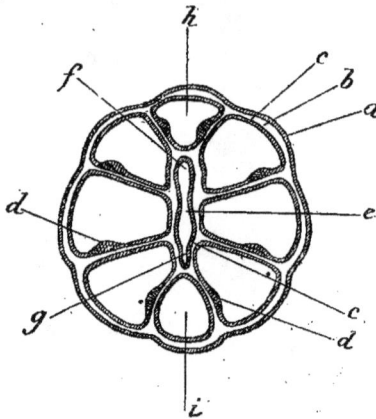

Fig. 44.

étant de longueur différente et présentant aussi des écartements inégaux, on peut distinguer deux paires de cloisons plus courtes, une antérieure et une postérieure, qui correspondent aux deux gouttières formées par les coins de la bouche ovalaire et deux paires de cloisons latérales. Par cette disposition, huit espaces longitudinaux sont séparés les uns des autres, dont deux sont impairs, tandis que de chaque côté se trouvent trois espaces pairs. Des espaces impairs, l'un acquiert, par la disposition des faisceaux musculaires, une signification particulière. On a nommé cet espace *l'espace ventral de direction*, l'autre opposé, *l'espace dorsal.*

Outre l'épithélium endodermique décrit plus haut, les festons mésentériques présentent en effet des faisceaux musculaires, dont les uns, longitudinaux, sont des rétracteurs, tandis que les autres, étalés sur la lamelle de soutien, courent parallèlement à celle-ci. Ces derniers sont si peu développés chez Alcyonium, qu'il faut des grossissements très forts pour les apercevoir, et encore, font-ils défaut sur bien des places. Les faisceaux rétracteurs, au contraire, forment sur chaque feston un muscle assez considérable qui, sur les coupes

Fig. 44. — Coupe schématique transversale d'un polype au commencement des cloisons mésentériques. *a*, ectoderme; *b*, mésoderme; *c*, endoderme; *d*, fanons musculaires; *e*, tube buccal; *f*, gouttière ventrale; *g*, gouttière dorsale; *h*, espace ventral de direction; *i*, espace dorsal de direction (d'après Hertwig).

transversales, se dessine comme un mamelon, caractérisé par les fibres coupées en travers, qui se présentent comme des granulations à traînées ramifiées. On a appelé ces masses les *fanons musculaires*. Or, ces fanons ont une disposition particulière, n'étant développés que sur une des faces du pli mésentérique. Cette disposition est, chez Alcyonium, la suivante : dans l'espace ventral de direction, les fanons se regardent, dans les espaces latéraux ils se trouvent sur la surface tournée du côté de l'espace ventral de direction et sur les cloisons dorsales, ils sont du côté opposé à l'espace dorsal de direction. Chez les autres Zoanthaires où les cloisons se multiplient, la disposition des fanons est, le plus souvent, différente. Ils manquent complètement sur les cloisons rudimentaires des canaux gastro-vasculaires.

On distingue dans le *polypier* deux parties peu distinctes : la *tige*, entourée d'une croûte dure et presque lisse, raboteuse au toucher et dépourvue de polypes, puis la *partie polypifère*, divisée en branches ou lobes sur laquelle on voit les polypes lorsqu'ils sont étalés.

Le *polypier* est composé, dans sa masse entière, d'un *coenenchyme* (*g*, fig. 41) clair, homogène, transparent, sans aucune trace de structure et qui est en tout semblable au tissu connectif des animaux supérieurs. Ce tissu est parcouru par les canaux gastro-vasculaires (D, fig. 41), dirigés en général longitudinalement et parallèlement aux axes de la tige et des branches ; il contient en outre des spicules de formes différentes, des traînées cellulaires ou des canaux plus petits ramifiés sous forme de réticulations vasculaires et des faisceaux de fibres musculaires.

La disposition des *canaux gastrovasculaires* est, en définitive, fort simple. Lorsqu'on fait une coupe transversale de la tige, on voit les canaux coupés ayant une lumière quelquefois de plusieurs millimètres, séparés par des parois peu épaisses, membraneuses et communiquant ensemble par de rares canaux transverses. On voit à l'intérieur de ces canaux les huit cloisons (D, fig. 41) incomplètes, comme des saillies membraneuses plissées à bord libre plus épais. En examinant une coupe longitudinale, on voit en outre que les parois du canal sont plissées transversalement, de manière qu'on aperçoit déjà à l'œil nu des lignes transverses serrées les unes contre les autres et produisant des raies ombrées et claires alternantes. Lorsque les coupes sont faites dans les ramifications du polypier portant des polypes, elles montrent les cloisons plus festonnées, plus épaisses et gonflées sur les bords libres et passant, sans discontinuité, aux festons mésentériques.

Dans les branches bourgeonnantes du polypier on voit souvent, sur des coupes transversales (fig. 43, 45, 46, 47, 48), des lumières de canaux beaucoup plus petits, dont les parois sont revêtues d'un épithélium très serré, et dans lequel le grand nombre de noyaux et de granules indique un travail très actif. Nous appellerons ces canaux les *canaux nourriciers*. Quelquefois cette masse cellulaire, floconneuse à l'origine, remplit le canal tout entier. Sur des coupes longitudinales, on peut se convaincre que ces petits canaux sont

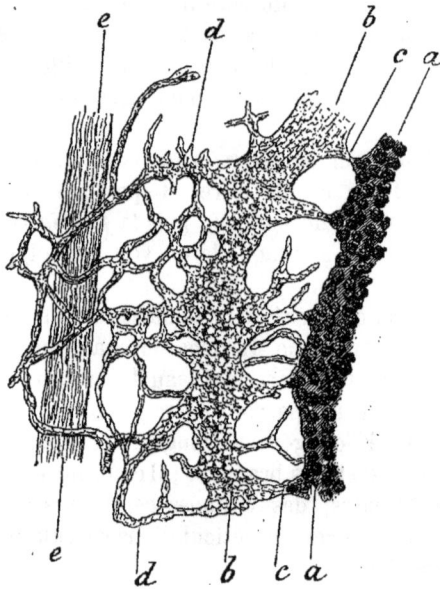

Fig. 45.

fermés en coecums à leur extrémité périphérique, tandis qu'ils sont en communication avec des canaux partant des loges des polypes.

En examinant de près avec des grossissements assez forts et sur des coupes décalcifiées on aperçoit dans la masse du coenenchyme un système réticulé, lequel, sous de petits grossissements présente l'aspect de vaisseaux ramifiés et se résolvant, depuis des troncs plus considérables, que nous appellerons *canaux collecteurs* (*mm*, fig. 43; *b*, fig. 45), dans un réseau à mailles grossières ressemblant aux vaisseaux capillaires d'un blastoderme d'embryon (*d*, fig. 45). Sous des

Fig. 45. — Partie de la figure 43 dans le voisinage du bourgeon B², sous un fort grossissement; *a*, cellules constituantes du bourgeon, fortement chargées de granulations; *b*, canal collecteur; *c*, communications de ce canal avec le bourgeon; *d*, réseau capillaire des canaux nourriciers; *e*, faisceau de fibres musculaires.

grossissements plus forts (fig. 46), ce réseau paraît composé de traînées de cellules ordinairement ovalaires et granulées, à gros noyaux, rangées comme des chapelets les unes à la suite des autres et qui

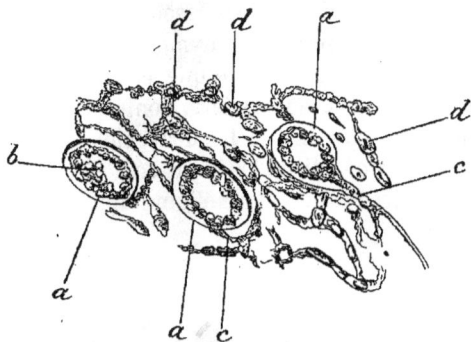

Fig. 46.

montrent souvent des ramifications plus minces étoilées. Dans les gros troncs collecteurs qui entourent à distance les canaux gastrovasculaires, les bourgeons et les polypes, ces cellules (a, fig. 45) s'accu-

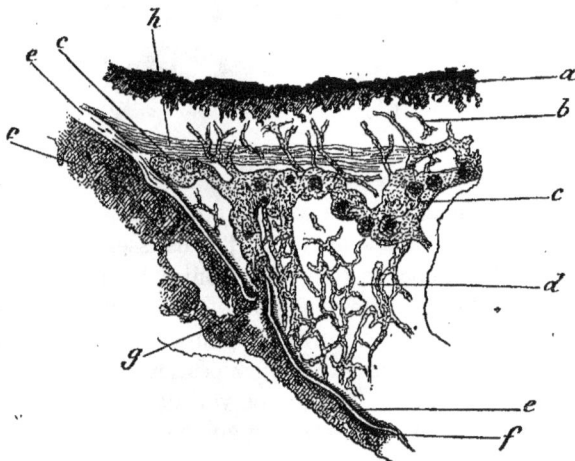

Fig. 47.

Fig. 46. — Coupe transversale de canaux nourriciers bourgeonnants ; a a a, canaux en voie de bourgeonnement montrant l'épithélium b, qui les tapisse et la lumière centrale ; c c, communications avec des canaux plus fins ; d, coupes transversales de canaux fins.

Fig. 47. — Coupe longitudinale contenant un canal nourricier en bourgeonnement ; a, croûte périphérique du corme ; b, canaux nourriciers de la périphérie du coenenchyme ; c, canal collecteur en bourgeonnement, montrant des boursouflures ; d, réseau capillaire en communication avec ce canal ; e, paroi de la loge d'un polype voisin ; f, épithélium endodermique de ce polype ; g, communication de l'épithélium avec le canal bourgeonnant ; h, faisceau musculaire.

9

mulent souvent à tel point, qu'elles ne forment plus que des amas confus; dans les réseaux, elles sont plus isolées et on croit fréquemment alors leur voir des parois, mais ce ne sont en réalité que les lignes de contour des creux qu'elles occupent (d, fig. 46). Les cellules et les granules qui les remplissent se colorent beaucoup plus vivement que la masse du coenenchyme.

Il ne peut pas y avoir de doute que ces traînées cellulaires, renfermées dans les canaux nourriciers, sont des productions directes ou plutôt des continuations de l'endoderme, qui tapisse les canaux gastrovasculaires et constitue les bourgeons. On peut voir (c, fig. 46) la continuation directe de l'épithélium tapissant un canal à bour-

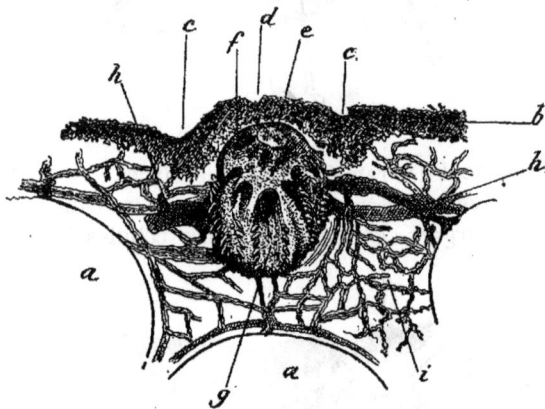

Fig. 48.

geonnement dans une traînée cellulaire semblable. La figure 45 c, où nous avons représenté sous un fort grossissement une partie des environs du bourgeon B² (fig. 43), montre les nombreux points de contact entre les branches du réseau et les cellules, très remplies de granulations, de la paroi ventrale du bourgeon. Les mêmes continuations se laissent observer sur des coupes longitudinales des canaux gastrovasculaires (g, fig. 47) où l'on voit dans les rentrées entre les festons mésentériques, les canaux nourriciers avec leurs cellules se continuer dans la masse du coenenchyme.

Celui-ci est donc traversé jusqu'au bord extérieur par ces canaux nourriciers, remplis par des traînées cellulaires de l'endoderme, qui

Fig. 48. — Coupe montrant un bourgeon avancé; *a a a*, contours de trois loges de polypes voisins; *b*, croûte périphérique du corme; *c*, enfoncement marquant les bords de l'éminence en forme de papille du polype futur; *d*, invagination commençante de l'orifice externe; *e*, bouche du bourgeon; *f*, tentacules en voie de formation; *g*, bourrelets de la collerette avec spicules encore rudimentaires; *h*, canaux collecteurs en rapport avec le bourgeon; *i*, réseau capillaire des canaux nourriciers dans le coenenchyme.

sans doute sont chargées de l'échange des matières et de la nutrition. Ces traînées s'arrêtent vers la croûte extérieure du polypier. On voit souvent des ramifications finissant en pointe et ne joignant pas le réseau ; mais comme les traînées se dirigent dans toutes les directions, il reste douteux si ce ne sont pas des traînées coupées. Ces canaux nourriciers mettent donc en communication tous les polypes et tous les bourgeons entre eux et avec toute la masse du coenenchyme. Nous y reviendrons en parlant du bourgeonnement.

On rencontre dans le coenenchyme en second lieu, des faisceaux de *fibres musculaires* (*p*, fig. 43 ; *e*, fig. 45) ; ce sont des fibres lisses, très fines, un peu ondulées, mal accusées, dont les faisceaux paraissent disposés en général parallèlement à l'axe du polypier, et qui se rencontrent, le plus souvent, vers la partie extérieure de ce dernier. Sur des coupes réussies, on voit des faisceaux rayonnants de ces

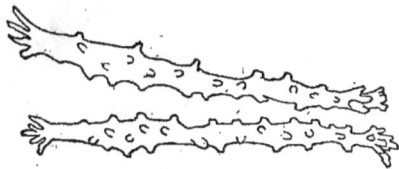

Fig. 49.

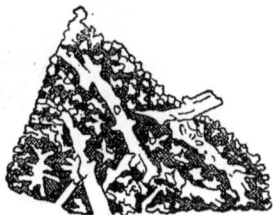

Fig. 50.

fibres se porter du coenenchyme vers la base du polype en contournant le repli formé par l'enveloppe du col du polype (*l*, fig. 42).

Enfin, le dernier élément qui se trouve dans le coenenchyme comme dans les polypes, est constitué par les *spicules calcaires*. C'est dans la collerette des polypes, que l'on voit les spicules les plus considérables, disposés comme nous l'avons dit, en chevrons sur les bourrelets et transversalement sur la base de la collerette. Ces spicules (fig. 49) sont très forts et longs, un peu courbés et finissent des deux côtés par des prolongements simulant des racines. Ils sont tout couverts d'aspérités arrondies comme des verrues et colorés en rouge ou en jaune. Les spicules dans l'intérieur du coenenchyme sont couverts de verrues, mais ils sont plus sveltes, finissant en pointes émoussées des deux côtés et ordinairement parfaitement incolores. Enfin, sur la circonférence des polypiers, des spicules brisés, d'autres en forme d'étoiles irrégulières et des corpuscules

Fig. 49. — Spicules verruqueux de grande taille dans les bourrelets de la collerette des polypes.

Fig. 50. — Croûte périphérique du polypier fortement grossie avec spicules cassés, étoilés et cristalloïdes.

cristalloïdes sans forme déterminée, constituent une croûte plus ou moins épaisse (fig. 50) collée ensemble par une substance organique, qui se colore assez vivement par le carmin, mais ne laisse apercevoir aucun élément figuré. Sauf dans la collerette des polypes, les spicules sont dispersés dans le coenenchyme sans ordre, mais ils sont plus accumulés vers la périphérie et plus rares dans les parties du coenenchyme qui séparent les canaux.

Il nous reste à parler des modes de reproduction en tant qu'on peut les observer dans les cormes : de la formation des produits sexuels et du bourgeonnement.

Nous avons déjà dit, que les *cellules à zoospermes* comme les œufs se développent dans l'épithélium qui recouvre les festons mésentériques. On voit (fig. 51) cet épithélium se boursoufler par amas arrondis comme des verrues, se condenser de manière à présenter

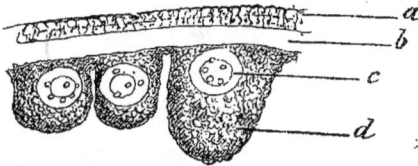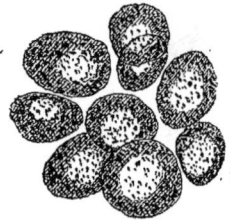

Fig. 51.   Fig. 52.

des granulations et des noyaux si bien accumulés, qu'on ne peut plus y distinguer les parois cellulaires, et présenter au milieu de chaque amas une cellule plus grande, claire, à noyau clair, autour duquel sont disposés quelques corpuscules arrondis à contours très accusés. Les cellules augmentent en grandeur pendant que les corpuscules se multiplient considérablement et bientôt on aperçoit de grosses cellules à centres plus clairs. Elles sont rendues opaques à la périphérie par la grande quantité de corpuscules qui sont évidemment les têtes des zoospermes et elles sont entourées par un revêtement de cellules vibratiles (fig. 52). Nous n'avons pu suivre plus loin la délivrance des zoospermes qui, par la rupture de la paroi cellulaire doivent entrer dans les canaux gastrovasculaires avec d'autant plus de facilité, que l'épithélium qui les entourait, s'est résorbé presque complètement, et ne consiste à la fin, que dans cette couche simple de cellules vibratiles que nous venons de mentionner.

Fig. 51. — Portion d'un pli mésentérique coupé longitudinalement. Grossissement de 600 diamètres. *a*, épithélium non modifié; *b*, lamelle de soutien (mésoderme); *c*, cellule séminale au milieu d'un boursouflement de cellules épithéliales modifiées *d*.

Fig. 52. — Cellules séminales mûres. Grossissement, 300 diamètres.

Les *œufs* (C, fig. 41) subissent un développement analogue à celui des cellules primitives mâles, ont le même aspect et la même disposition ; seulement plus tard, le vitellus devient opaque, cachant ainsi entièrement le noyau et le nucléole, primitivement très apparents, tandis que la paroi cellulaire à revêtement vibratile devient plus épaisse et forme une véritable coque, dans laquelle il nous semble même voir des granulations minéralisées (fig. 41).

Les œufs restent attachés assez longtemps par un pédoncule et il nous a semblé voir quelquefois, que c'est au point d'insertion de ce pédoncule sur la coque, que se trouve un espace clair, indiquant peut-être un micropyle pour l'entrée des zoospermes.

Nous avons déjà dit, que par le développement des produits génésiques, il se creuse des cavités latérales dans le coenenchyme, dans lesquelles on les trouve logés.

Le *bourgeonnement* ne se fait pas directement par les polypes, mais par les canaux nourriciers.

Dans les parties sans bourgeonnement on voit ces canaux tels que les représente, sous un petit grossissement, la figure 43, et par un grossissement plus fort la figure 45, constituant des canaux collecteurs plus grands, entourant les loges et les reliant ensemble, réunissant les canaux plus minces des réseaux et sans contours très nettement accusés. Mais dans les parties bourgeonnantes des rameaux on aperçoit, sur des coupes transversales (*a*, fig. 46), les lumières d'espaces à contours fortement accusés, tapissés de couches multiples de cellules qui augmentent souvent de manière à remplir totalement la lumière de l'espace. Sur des coupes longitudinales (*c*, fig. 47), on voit les canaux collecteurs noueux et comme boursouflés par des verrues arrondies disposées en chapelet et remplies entièrement de cellules en travail de multiplication. Il n'est pas difficile de constater que ces canaux noueux sont en communication directe avec l'épithélium endodermique des loges et des plis mésentériques des polypes, et qu'ils relient ensemble, soit directement, soit par l'intermédiaire de canaux nourriciers plus minces, les loges de tous les polypes du voisinage (*a*, fig. 48). C'est dans ces nodosités des canaux nourriciers plus gros, se trouvant dans le coenenchyme à quelque distance de la périphérie, que se forment les bourgeons par un travail intime de la masse cellulaire, qui remplit les nodosités. La masse augmente et la nodosité devient une loge globulaire, creusée simplement dans le coenenchyme. Petit à petit on voit s'accuser les parties rayonnantes, la bouche, les cloisons mésentériques, et à mesure que cette différenciation s'accuse, le bourgeon avance vers la périphérie (B' et B', fig. 43). On voit sur la figure 48 le bourgeon dans sa loge encore fermée, avec les bourrelets de la collerette, marqués par des spicules encore fort courts en voie de formation, avec l'espace indiquant l'orifice de la bouche et autour les accumulations cellulaires qui vont devenir les tentacules repliés. Ce bourgeon est relié par deux forts canaux nourriciers, bourrés de cellules, à deux loges voisines de polypes, et par des canaux plus minces à une troisième loge. Enfin, sur la périphérie on voit s'accuser, au milieu d'un mamelon, l'enfoncement médian qui, par l'invagination successive vers l'intérieur, va former le repli du coenenchyme et qui, dans le polype étendu, constitue la gaine de la collerette et du col.

Il résulte de ces faits que les bourgeons se forment sur le réservoir commun constitué par l'ensemble des canaux nourriciers, qu'ils ne sont point enfantés par un seul polype et que tous les organes du polype, sauf la gaîne des parties exsertiles, se différencient aux dépens des cellules de l'épithélium endodermique tapissant les canaux gastrovasculaires et nourriciers.

Les polypes des Anthozoaires sont, dans la règle, homomorphes en ce sens, qu'il n'y a qu'une seule sorte d'individus sur un corme. Les Pennatulides et quelques Alcyonides seuls présentent des individus dimorphes : les uns sexuels et munis de tentacules et de huit plis mésentériques, tandis que les autres, appelés Zooïdes par Kölliker, n'ont ni produits sexuels, ni tentacules, et seulement deux plis mésentériques opposés. La symétrie primitive de tous les Anthozoaires se conserve donc chez ces Zooïdes pendant toute la vie. L'organisation des polypes est sensiblement la même chez tous les Octactiniens. Chez beaucoup cependant, la gaine du col devient plus raide, de manière qu'ils ne peuvent plus se retirer dans leurs loges. Les plis mésentériques sont diversement développés; chez beaucoup d'entre eux, il se forme des prolongements libres, des filaments mésentériques. Les cloisons des Octactiniens ne sont jamais calcifiées et le plus souvent incomplètes, en ce sens qu'elles font seulement des saillies vers la lumière des canaux gastrovasculaires. Les rapports de ces canaux avec les polypes et leurs loges varient beaucoup. Chez les uns, les canaux constituent, comme chez notre espèce type, des continuations directes des loges, de manière que les plis mésentériques se prolongent aussi dans la lumière des canaux; chez les autres, les loges sont plus fermées, et ne communiquent avec le coenenchyme que par des canaux nourriciers, dans lesquels on ne trouve plus trace de plis mésentériques. Les canaux nourriciers varient aussi beaucoup dans leurs allures. Dans le Corail rouge, comme en général chez les Gorgonides et les Isidées, les canaux collecteurs entourent la tige squelettaire, serrés longitudinalement les uns contre les autres; dans les Pennatulides, ces canaux collecteurs sont en nombre très restreint et courent parallèlement à l'axe. Il n'y a que fort peu de genres d'Octactiniens qui restent isolés (*Haimea*); chez les autres, le bourgeonnement constitutif de la colonie se fait, suivant toute vraisemblance, toujours sur les canaux nourriciers et jamais en dépendance directe avec les polypes. Dans la règle, tous les individus composant un corme sont du même sexe; on a cependant constaté chez le Corail (Lacaze-Duthiers), des cormes composés d'individus de sexes différents, et même dans des cas très rares des individus hermaphrodites. Les Octactiniens sont vivipares; les œufs sont fécondés par les zoospermes, lâchés par les cormes mâles dans la mer, d'où ils parviennent dans les cavités gastrovasculaires des cormes femelles, et se mettent en contact avec les œufs; les embryons sortis des œufs sont des planules à téguments vibratiles, qui sont vomies par la bouche des polypes et nagent pendant quelque temps librement dans la mer avant de se fixer pour devenir polypes.

Les formations squelettaires ne manquent jamais chez les Octactiniens, mais elles peuvent être constituées de différentes manières. Chez quelques-uns (*Virgularia, Cornularia*), on ne trouve que des durcissements du coenenchyme prenant un aspect corné et ce squelette corné peut constituer une thèque, entourant les stolons et les polypes en forme de cupules (*Cornularia*), ou bien des axes plus ou moins solides et centraux qu'enveloppe le coenenchyme plus mou dans lequel sont logés les polypes. Ces formations axiales composées dans la plupart des cas par des couches concentriques, conduisent vers celles des Gorgonides, où l'axe reste corné, tandis que le coenenchyme se charge de spicules calcaires et vers les Isidées et le Corail, où des spicules entrent dans la constitution de l'axe, soit seulement sur certaines parties, soit sur toute sa longueur. Chez le Corail, le calcaire devenu assez homogène, remplace presque entièrement la substance cornée. Chez tous les autres, nous rencontrons dans le coenenchyme des spicules calcaires de formes très différentes, cylindriques, verruqueuses, étoilées, etc., qui tantôt sont plus épars, tantôt se soudent ensemble par le coenenchyme durci. Ces spicules peuvent aussi envahir plus ou moins les polypes. Plus les spicules s'accumulent dans le coenenchyme, plus celui-ci devient dur et suivant qu'ils se fusionnent dans des différentes parties des cormes, il est formé des axes (*Corallium*), des tubes juxtaposés (*Tubipora*) ou des masses pierreuses à structure pseudocristalline (*Heliopora*).

Dans les *Hexactiniens*, les conformations squelettaires prennent, sauf chez les *Malacodermes*, une importance plus considérable par le fait que des cristallisations primitives, qui se forment dans le mésoderme engendrent, en se fusionnant, des masses pierreuses à structure cristalline, laquelle du reste se fait déjà remarquer dans les *Tubiporides*, où les parois des tubes ainsi que les planchers sont composés de pièces cristallines juxtaposées. Chez tous les *Madréporides*, les parties squelettaires ne résultent point de la fusion de spicules, mais sont, dès leur première apparition, formées de ces pièces cristallines, dans l'arrangement desquelles on distingue deux dispositions principales : une disposition rayonnante formant des figures comme des plumes, et en second lieu une disposition plus irrégulière sans ordre déterminé. Pour étudier ces dispositions, on fera des coupes, qu'on usera et polira comme on fait pour les coupes de minéraux. Si le corail sec, qu'on sciera en tranches destinées à être usées, menace de se désagréger, on peut le plonger pendant un temps suffisant dans de la paraffine fondue que l'on enlèvera ensuite sur les coupes amincies par un dissolvant quelconque (thérébentine, benzine, etc.).

Une autre complication considérable résulte de la calcification de presque toutes les parties constituant, soit les polypes, soit le corme dans son entier. Dans les cas extrêmes, ce ne sont que les tentacules rétractiles avec les parties proches de leur base, qui ne sont pas envahies par la calcification; tout le reste, cloisons avec les plis mésentériques, coenenchyme, périphérie, se pétrifient plus ou moins. C'est de ces calcifications que résultent les différentes parties distinguées par les zoologistes : la *muraille* ou *thèque* externe, perforée ou non ; les *cloisons* ou *rayons*, qui se réunissent souvent au centre des loges des polypes dans des *palis*, baguettes verticales séparées les unes des autres, ou dans une *columelle* centrale ordinairement poreuse. Les différentes modifications de ces parties, auxquelles s'ajoutent encore souvent des planchers horizontaux ou *dissépiments*, ont une importance considérable pour la zoologie descriptive. Nous avons seulement à ajouter que toutes ces parties se forment dans le mésoderme et qu'il n'y a pas deux modes différents pour leur constitution, comme on avait cru jusqu'à présent.

L'examen des *Hectatiniens* à squelette est très difficile. Il faut, pour arriver à quelques résultats, combiner les observations faites sur des parties coupées à des polypiers vivants, telles que les tentacules au moment de leur plus grand étalement, avec celles obtenues sur des polypiers décalcifiés, durcis et débités en coupes, et enfin avec celles des lamelles minces usées du polypier débarrassé des parties organiques et desséché ensuite. On peut encore (*voir* Koch) réunir ces deux méthodes en faisant des coupes minces par usure sur des polypiers durcis et enfermés dans la paraffine, que l'on traite seulement superficiellement avec des acides dilués. Mais pour obtenir des résultats sur les parties molles on s'adressera aux Malacodermes et en premier lieu aux Actiniens, si communs sur toutes les côtes et dans tous les bassins marins des aquariums.

Ici se présentent d'autres difficultés. Les Actinies se contractent tellement et collent si bien ensemble toutes leurs parties externes et internes par d'abondantes sécrétions de mucosités au moment de leur mort, que tout devient méconnaissable. Nous renvoyons pour le détail des précautions à prendre et des méthodes de recherche à employer, à l'excellent travail des frères Hertwig (Iéna, *Zeitschr.*, t. XIII et XIV) en indiquant seulement les traits principaux de ces méthodes. Pour faire mourir les Actinies à l'état étalé, on insuffle dans un bocal rempli d'eau de mer et renversé dans un autre de la fumée de tabac, et on continue ce manège jusqu'à ce que l'Actinie ne réagisse plus au pincement des tentacules. On l'ouvre alors pour injecter dans l'intérieur les réactifs fixants ou dissociants, que l'on veut employer et dans lesquels on plonge le corps tout entier. Comme dissociant on emploie un mélange d'acide acétique de 0,2 pour 100 et d'acide osmique à 0,04 pour 100 avec de l'eau de mer en grande quantité. On y laisse les parties pendant cinq ou dix minutes, puis on les lave largement pendant plusieurs heures avec de l'acide acétique pur à 0,2 pour 100. On dilacère avec des aiguilles et on continue la dissociation sous le microscope en tapant légèrement sur le couvre-objet sous lequel on a placé un cheveu pour empêcher une trop forte pression. On colore, soit avant soit après cette opération, avec du picro-carminate ou du carmin de Beale et on conserve dans de la glycérine, étendue d'une quantité égale d'eau et en y ajoutant quelques gouttes d'acide phénique concentré pour empêcher les moisissures. Pour faire des coupes fines, on durcit dans de l'alcool ou de l'acide osmique à 0,5 pour 100, on teint avec du picro-carminate ou du carmin de Grenacher. Mais pour couper il faut enfermer les objets dans un mélange de glycérine et de gomme. Les substances telles que la paraffine, etc., qui se liquéfient par la chaleur, ne peuvent être employées dans ce but.

Les Actiniens ne présentant pas de formes coloniales, il ne peut être question de canaux gastrovasculaires ou nourriciers. Leur corps se présente comme un double sac formé par invagination du tube buccal lequel est retenu dans sa position par des cloisons nombreuses, dont les premières sont toujours entières, reliant le tube au sac extérieur, tandisque les cloisons secondaires sont souvent incomplètes, mais partent, dans ce cas, de la périphérie sans atteindre le tube buccal. Les cloisons qui se relient à ce dernier, sont toujours percées au moins par un orifice transverse, souvent par deux, qui font ainsi communiquer ensemble les espaces circonscrits entre les cloisons. Le sac extérieur n'étant pas protégé par un squelette, est très épais et musculeux ; on y distingue la paroi périphérique, le *mur*, et souvent un *disque pédieux* épaissi. Le sac est infléchi en dedans, pour former le *disque buccal*, dans lequel les muscles et les nerfs montrent leur développement le plus considérable et sur le bord périphérique duquel sont placés les *tentacules* toujours creux, de formes diverses et souvent disposés en cercles concentriques et alternants. La *bouche* placée au centre du disque est toujours plus ou moins en fente ovalaire. Le *tube buccal* se termine près du disque pédieux par un bord libre. Les *cloisons*, à disposition symétrique chez les larves, augmentent souvent en nombre ; elles portent les *organes génitaux*, les *festons mésentériques* et dans quelques genres (*Sagartia, Adamsia*) les *acontics*, longs filaments armés de nombreuses cellules urticantes, qui partent des bords libres des cloisons et peuvent être lancées au dehors par des ouvertures percées dans le mur qu'on a appelé les *cinclides*. Les acontics servent d'armes défensives.

L'ectoderme et l'endoderme présentent, comme chez les autres Zoanthaires, absolument les mêmes éléments. On trouve, dans les deux, des cellules vibratiles, urticantes et glandulaires; on trouve en outre, dans l'ectoderme et surtout sur les tentacules et le disque buccal, des *cellules sensitives* filiformes, à poil très fin et filament nerveux très délicat se continuant vers une couche de cellules nerveuses située au fond de l'épithélium. Fibres et cellules nerveuses sont distribuées partout; les dernières sont de préférence multipolaires; on les trouve surtout développées dans les tentacules et le disque buccal. Des couches musculaires appliquées au mésoderme, se rencontrent dans l'ectoderme comme dans l'endoderme. Des faisceaux particuliers constituent les fanons musculaires des cloisons, orientés de manière différente chez quelques Actinies. Les organes génitaux, etc., n'offrent pas de particularités bien différentes des conformations qui se trouvent chez les Octactiniens.

Littérature.

Milne-Edwards et J. Haime, *Recherches sur les Polypiers, Ann. Scienc. nat.*, 1842-52. — Id., *Histoire naturelle des Coralliaires*, t. III, Paris, 1857-60. — De Lacaze-Duthiers, *Histoire naturelle du Corail*, Paris, 1864. — Id., *Mémoire sur les Anthipathaires, Ann. Scienc. nat.*, 1864. — Id., *Ibid.*, 1865. — Id., *Développement des Coralliaires, Arch. Zool. expérim.*, t. I et II, 1872-75. — Kölliker, *Icones Histol.*, t. II, Leipzig, 1865. — Id., *Die Pennatuliden, Abhandl. Senckenberg. Gesellsch.*, Frankfurt, t. VII et VIII, 1872. — Semper, *Generationswechsel bei Steinkorallen. Zeitschr. wissensch. Zool.*, t. XXII, 1872. — A. von Heider, *Sagartia troglodytes, Sitzungsb. Academ.*, Vienne, 1877. — Id., *Cerianthus membranaceus.* Ibid, 1879. — J. D. Dana, *Corals and Coral Islands*, New-York, 1879. — O. et R. Hertwig, *Die Actinien*, Iéna, *Zeitschr. für Naturwiss.*, t. XIII et XIV, 1879-80. — G. von Koch, *Anatomie der Orgelkoralle*, Iéna, 1874. — Id., *Divers mémoires sur Isis Napolitana, Gorgonia, Skelett der Alcyonarien, Korallen*, etc., dans Gegenbaur, *Morphol. Jahrbuch.*, t. IV-VIII, 1878-1882.

CLASSE DES HYDROMÉDUSES (*HYDROMEDUSA*)

Coelentérés à tube buccal creusé dans la masse du corps, revêtu seulement de l'endoderme et sans parois libres, présentant dans leur évolution complète, deux formes différentes : forme polypoïde ordinairement fixée et forme médusoïde libre.

Dans la plupart des cas, les deux formes indiquées procèdent l'une de l'autre et complètent ainsi, par génération alternante, le cycle d'une seule et même espèce. Mais cette règle a des exceptions; nous connaissons, en effet, des espèces strictement bornées à une seule forme polypoïde, telles que les Hydres d'eau douce d'un côté, tandis que les Pélagies de l'autre côté, se présentent uniquement sous forme de Méduse. Si les polypes sont pour la plupart fixés au sol, nous connaissons aussi les colonies nageantes des Siphonophores, et en revanche une foule de bourgeons médusoïdes ne se détachent jamais du polype, qui les a engendrés, tandis que les Méduses accomplies nagent librement dans la mer. Les polypes forment, à de rares exceptions près, des colonies; mais ces colonies sont, dans la plupart des cas, polymorphes et composées au moins de deux sortes d'individus différents quant à la structure et quant à la fonction. Dans certains cas, ce polymorphisme peut être poussé tellement loin, que presque toutes les fonctions que peut présenter un organisme, sont distribuées à des individus spécialisés. Les Méduses, au contraire, restent toujours isolées comme individus et dans le cas où elles produisent des bourgeons, ces bourgeons se détachent toujours complètement à l'époque de leur maturité et ne restent jamais en continuité coloniale avec l'individu-mère.

Si la forme médusoïde est, sans contredit, morphologiquement, la forme plus complète, présentant une organisation supérieure, il ne s'ensuit pas que la forme polypoïde, très inférieure quant au développement des organes et des tissus, soit la forme primaire. Les formes sessiles sont toujours, dans tout le règne animal, des formes secondaires dérivées de types libres et nageants. Nous trouvons chez tous les animaux sessiles et fixés, des formes juvéniles, souvent larvaires, qui jouissent de la liberté de déplacement. L'adaptation à la vie sessile se fait presque toujours par la réduction de certains organes et par la rétrogradation plus ou moins considérable de l'organisation entière. En appliquant ce principe à la classe des Hydroméduses, nous devons reconnaître que la Méduse est la forme primitive, dont s'est développée par rétrogradation, la forme polypoïde. Les Pélagies et leurs congénères ont conservé l'antique mode de reproduction, par lequel la Méduse engendre directement des Méduses ; chez les autres, des formes polypoïdes se sont intercalées dans le cours de la reproduction de l'espèce.

Le classification actuellement en usage et dont nous ne voulons pas amoindrir la valeur zoologique, ne peut nous guider dans la recherche anatomique. Les trois ordres admis, les **Polypes hydroïdes** engendrant des **Méduses craspédotes**, les **Siphonophores** et les **Méduses acraspèdes** présentent toujours, combinées et développées à des degrés divers, les deux formes fondamentales, méduses et polypes, dont les termes se rapprochent, il est vrai, par une foule de formes intermédiaires, établissant des passages entre les deux types de conformation. Nous étudions donc anatomiquement ces deux types, méduse et polype, en nous réservant, pour les généralités, de signaler les formes intermédiaires dans leurs principaux caractères.

A. — *Forme médusoïde.*

Type : **Aurelia aurita.** — Genre cosmopolite. Espèce très commune dans la Baltique, la mer du Nord, la Manche, l'Océan et dans quelques endroits de la Méditerranée, comme Cette et Trieste. Ombrelle plutôt aplatie, bombée seulement dans la contraction, atteignant jusqu'à deux décimètres de diamètre. Nombre dominant : 4. Bords de l'ombrelle garnis d'un velarium, de lamelles lancéolées et de tentacules très nombreux. Quatre bras simples, bouche centrale en forme de croix à la face inférieure du corps entre les bases des bras. Rosette génitale en quatre parties, d'abord en fer à cheval, plus tard presque en cercle.

Préparation. — L'animal étant entièrement transparent avec une légère teinte rose violacée répandue surtout sur les tentacules et les rosettes génitales, on peut observer des jeunes animaux directement sous le microscope, tandis que les grands exemplaires sont disséqués vivants sous l'eau. L'acide picro-sulfurique de Kleinenberg est d'un grand secours pour faire les dissections. Quelques gouttes donnant une faible teinte jaunâtre au liquide, tuent immédiatement l'animal et contractent un peu les téguments, les expansions membraneuses de la sous-ombrelle et les parois des canaux, de manière à les rendre beaucoup plus visibles sur la masse du corps restant parfaitement transparente. L'acide osmique très faible rend les mêmes services, il a cependant l'inconvénient de noircir bientôt trop les tissus.

Pour durcir les animaux de manière à pouvoir faire des coupes, il faut employer le procédé des frères Hertwig, qui consiste à mettre les animaux dans l'acide osmique à 0,5 pour 100 pendant cinq à quinze minutes, suivant leur grandeur, à colorer immédiatement avec du picro-carminate ou du carmin de Beale dilué et à durcir les morceaux après dans de l'esprit-de-vin dilué. On enferme les parties pour les couper entre des morceaux de foie creusé convenablement, où on les y retient avec de la glycérine gommée. On ne peut employer l'inclusion dans la paraffine. Les morceaux fixés sont mis dans l'esprit-de-vin dilué pour durcir la gomme. Pour la dilacération, on se sert du mélange d'acides osmique et acétique indiqué page 136.

On distingue deux grandes parties du corps : l'ombrelle que l'animal en bonne santé porte toujours de manière à ce que sa convexité soit tournée en haut ou en avant, et les bras attachés au centre de la surface concave de l'ombrelle.

L'*ombrelle* présente, sur son bord périphérique et placés à la face convexe ou *aborale*, huit corpuscules transparents à centre coloré, qui font saillie sur le contour de la périphérie et correspondent à huit rayons équidistants. Vers ces *corpuscules des sens*, le bord de l'ombrelle replié en dedans, ondulé sur son pourtour et pourvu de

très nombreux tentacules (fig. 53), présente des encoignures au fond
desquelles sont placés les corpuscules, couverts par des capuchons
transparents. Au centre de la face concave de l'ombrelle sont placés
les quatre bras très mobiles, qui dans l'extension moyenne ne dépassent guère le bord de l'ombrelle et présentent au centre de leur
réunion un orifice quadrangulaire, dont les coins se continuent en
rainures sur les bras. En alternance avec les bras se voient au fond

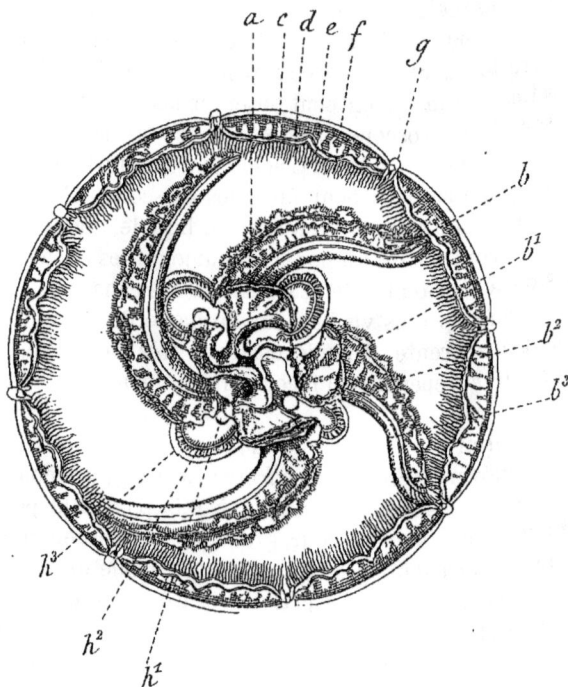

Fig. 53.

quatre espaces ovalaires ou presque circulaires, dans lesquels apparaissent, par transparence, les rubans contournés et colorés en rouge
vif des organes génitaux. Les sommets de ces quatre cavités correspondent donc à quatre corpuscules sensitifs, tandis qu'aux quatre
autres intermédiaires correspondent les coins de la bouche et les
extrémités des bras (fig. 54). On aperçoit, en outre, sur la face de

Fig. 53. — *Aurelia aurita* adulte, vue de la face inférieure, demi-grandeur naturelle.
Pour ne pas trop charger la figure, on a omis les canaux gastrovasculaires radiaires qui
parcourent la sous-ombrelle. *a*, bouche; *b*, bras; *b¹*, manchettes des bras; *b²*, expansion frangée du bras; *b³*, tige du bras; *c*, épaisseur de l'ombrelle; *d*, velarium infléchi; *e*, canal
marginal; *f*, tentacules; *g*, corpuscules marginaux des sens; *h¹*, orifice externe de la cavité
génitale; *h²*, rosette génitale; *h³*, bord de la cavité génitale.

l'ombrelle même, les canaux gastro-vasculaires orientés suivant les mêmes directions. Pour se rendre compte de cette disposition générale des parties, il suffit de placer la Méduse sur la face convexe dans un baquet, avec assez d'eau pour la couvrir, sans qu'elle puisse se retourner. Quelques gouttes d'acide osmique ou picro-sulfurique l'immobiliseront immédiatement.

L'*ombrelle* est constituée dans sa grande masse par une substance parfaitement transparente, assez résistante, dans laquelle on ne découvre aucune structure pendant la vie. L'homogénéité de cette substance est parfaite sous les plus forts grossissements, on ne la

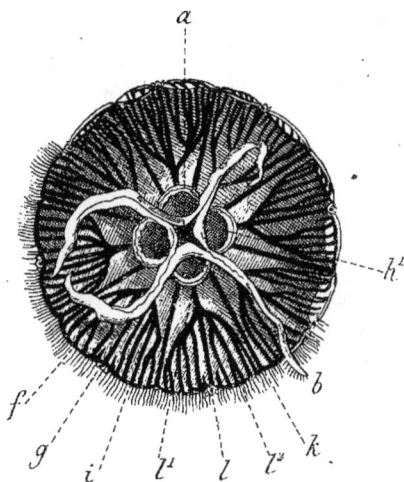

Fig. 54.

voit dans l'eau que par la réfraction un peu plus considérable de la lumière ; elle y apparaît comme un morceau de verre. Les apparences de fibres ou plutôt de traînées qu'on découvre dans cette substance après l'emploi de réactifs absorbant l'eau, pourraient bien n'être que le résultat de coagulations irrégulières.

Cette substance, un peu bombée à la face supérieure, concave à la face inférieure, y est creusée par les cavités génitales et se continue au centre par un pilier quadrilatère percé au milieu par la cavité stomacale en croix. La substance se continue dans les quatre bras, dont elle forme la base jusqu'à l'extrémité.

Fig. 54. — Même vue d'un jeune individu, pour montrer la disposition des canaux gastrovasculaires. A droite, le vélarium est replié en dedans ; à gauche, il est étendu en dehors. Les lettres *a* et *h* ont la même signification que dans la figure précédente ; *i*, canal gastro-vasculaire marginal ; *k*, canaux droits sans ramifications ; *l*, canaux ramifiés ; *l¹*, tiges de ces canaux ; *l²*, balais ramifiés latéraux.

Sur sa face convexe, appelée aussi l'*ex-ombrelle*, l'ombrelle est recouverte par un épithélium en pavé très mince, à couche unique, dans lequel on remarque, par taches dispersées, des groupes de nématocystes fort petits.

Les bords de l'ombrelle méritent une attention particulière. On y remarque quatre parties constituantes, de forme distincte: les lamelles protectrices, les tentacules, le vélarium et les organes sensitifs.

La substance homogène de l'ombrelle, qui s'amincit vers les bords, y est, en effet, découpée en un grand nombre de *lamelles*

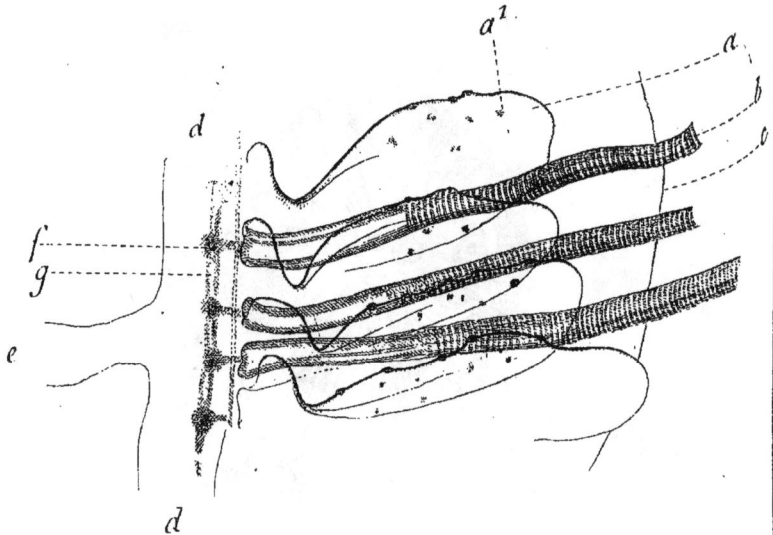

Fig. 55

protectrices, allongées en forme de languettes (*a*, fig. 55), recouvertes par le même épithélium avec des groupes de nématocystes, comme le possède la surface convexe de l'ombrelle. Ces lamelles sont plutôt des cornets découpés en sinus et enroulés seulement à leur racine étroite, par laquelle elles entourent toujours la base d'un tentacule. Aussi sont-elles posées obliquement en s'imbriquant les unes sur les autres. Leur base repose sur le canal gastrovasculaire marginal, qui entoure toute la périphérie de l'ombrelle.

Les *tentacules* du bord (*b*, fig. 55) sont extrêmement nombreux

Fig. 55. — *Aurelia aurita*. Portion du bord de l'ombrelle, grossie. *a*, lamelles protectrices imbriquées; *a*[1], groupes de nématocystes; *b*, tentacules; *c*, bord du vélarium; *d*, canal gastrovasculaire marginal; *e*, canal gastrovasculaire centripète; *f*, orifices des lumières des tentacules dans le canal marginal; *g*, traînées fibreuses entre ces orifices.

et peuvent s'allonger de manière à égaler en longueur le diamètre de l'ombrelle. L'Aurélie nageante les traîne ordinairement en arrière comme une couronne de fins filaments. Ils sont placés directement sur le canal annulaire marginal, et l'on voit parfaitement, en examinant le bord de l'ombrelle depuis sa face inférieure, les orifices par lesquels leur cavité interne communique avec ce canal, tandis que vus d'en haut, comme les représente notre figure 55, on ne voit leurs orifices que comme des ombres simulant des accumulations solides. Les tentacules sont, en effet, des tubes creux, fermés au bout et constitués par des parois assez épaisses dans lesquelles on distingue, après traitement par les réactifs, des fibres musculaires entrecroisées, dont les unes sont longitudinales, tandis que les autres forment des tours serrés autour du cylindre. En se contractant, ils s'enroulent ordinairement en tire-bouchons. Toute leur surface est couverte de nématocystes, arrangés en bandes transversales, qui leur donnent, lors d'une extension moyenne, un aspect annelé.

Le *vélarium* (*c*, fig. 55) est plutôt une continuation de la sousombrelle, laquelle constitue une membrane très musculaire, où l'on voit déjà, sans préparation, les fibres musculaires circulaires par les ondulations qu'elles produisent. Mais le vélarium semble dépourvu de fibres musculaires et constitué seulement par une mince lamelle du mésoderme, recouverte des deux côtés par l'ectoderme. Il est profondément découpé aux endroits où se trouvent les organes sensitifs, deux lamelles protectrices se rangeant, de manière à former deux abat-jour allongés qui, dans la vue de côté, ressemblent à deux oreilles de chauves-souris dressées, tandis que, dans la vue de face, ces lamelles se présentent comme deux languettes dont la pointe est tournée vers la périphérie (fig. 56).

Les *organes sensitifs* ou *corpuscules marginaux*, sont au nombre de huit, placés sur la face convexe de l'ombrelle à une petite distance du bord (fig. 56). On les voit à l'œil nu comme de petits points blancs cerclés de rouge brun vers le milieu, et surmontés d'une voûte transparente qui fait saillie sur la surface de l'ombrelle. Leur entourage immédiat, comme la cloche qui les surmonte, est dépourvu de nématocystes.

Ils sont formés par une tige courte et creuse, à parois assez épaisses, et leur cavité communique immédiatement avec le canal gastrovasculaire circulaire, vis-à-vis de l'embouchure de la tige d'un canal radiaire principal branchu. Le canal de communication, avant d'entrer dans la tige de l'organe, envoie deux coecums latéraux, courbés de manière que la tige paraît placée, lorsqu'on la voit de face, comme au centre d'une demi-lune dont les croissants sont tournés vers la périphérie. L'intérieur de la tige, comme des demi-lunes, est tapissé d'un fin épithélium vibratile, et on voit souvent des corpuscules poussés par ce mouvement, passer et repasser dans ces parties. On trouve aussi très communément, au moins à Cette au mois de mars, dans ces cavités, des gastrules de l'Aurelia même, qui tournoient dans ces canaux et fournissent ainsi une preuve palpable de leur continuité.

Au bout, la cavité est fermée transversalement par une cloison surmontée d'une boule à parois très minces, dans laquelle se trouve

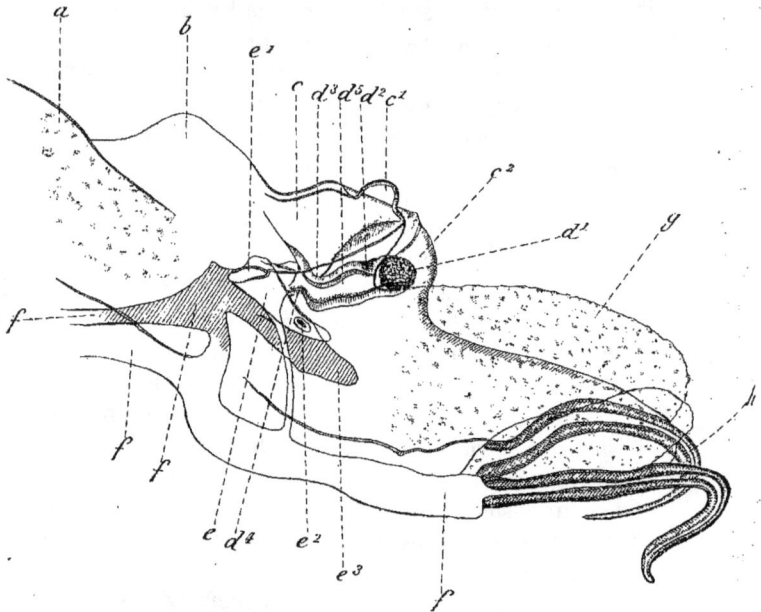

Fig. 56.

une géode de cristaux prismatiques à bouts pointus, retenus ensemble par une substance en apparence gélatineuse. Vers la cloison, on remarque encore une tache brune plus ou moins étendue et formée par du pigment diffus. C'est la tache oculaire, et derrière cette tache, un pli rentrant tapissé par un épithélium plus épais, que nous nom-

Fig. 56. — *Aurelia aurita*. Corpuscule marginal sensitif avec son entourage, vu de profil par un grossissement de 110 diamètres; *a*, partie de l'ombrelle portant des groupes de nématocystes; *b*, partie dépourvue de nématocystes; *c*, casque protecteur; *c¹*, lèvre centrale; *c²*, lèvre périphérique du casque; *d*, corpuscule sensitif; *d¹*, otocyste; *d²*, tache oculaire; *d³*, fossette nerveuse supérieure; *d⁴*, fossette nerveuse inférieure; *d⁵*, tige creuse; *e*, cornes du canal gastrovasculaire en demi-lune; *e¹*, orifice de la corne dans le canal de la tige; *e²*, gastrule de l'Aurelia, tournoyant dans cette partie du canal; *e³*, l'autre corne de la demi-lune vue par transparence; *f*, canaux gastrovasculaires communiquant avec les précédents et avec ceux des tentacules; *g*, lamelles protectrices; *h*, tentacules.

mons, avec Schaefer, la fossette nerveuse supérieure. A cette fossette, en correspond une autre inférieure située un peu plus en arrière, du côté opposé (d^3 et d^4, fig. 56).

La géode à cristaux, avec sa tige creuse, est placée dans l'échancrure de deux voûtes en forme de casque, qui constituent le mamelon transparent faisant saillie au-dessus de la surface générale de l'ombrelle. On voit cette formation très bien, en plaçant l'organe de profil. Le casque du côté du centre de l'ombrelle est plus considérable, celui du côté de la périphérie peut presque s'engainer dans la cavité du premier. De cette manière, la géode à cristaux est bien protégée, et cependant directement accessible à l'eau de mer.

C'est là tout ce qu'on peut voir avec des grossissements jusqu'à 100 diamètres et sans emploi de réactifs.

Pour obtenir des renseignements plus complets, il faut avoir recours à des coupes faites sur des objets durcis et à des grossissements plus considérables.

Ces observations n'ajoutent pas beaucoup, il est vrai, à ce que nous savons sur la constitution de la cavité interne tapissée partout par l'épithélium vibratile (fig. 57), continuation de celui des canaux gastrovasculaires, mais qui cependant se compose, dans l'intérieur de l'organe, de cellules plus hautes, allongées et pressées les unes contre les autres. Cet épithélium cesse vers l'amas otolithique, qui remplit le bout claviforme de l'organe. Chaque otolithe est enfermé dans une cellule et présente la forme d'un dodécaèdre; les cellules sont plus allongées vers la périphérie, de manière à présenter une disposition rayonnée.

La portion terminale occupée par les otolithes est formée par un mésoderme excessivement mince, recouvert par un épithélium en pavé à l'extérieur.

Le mésoderme, plus épais sur la tige de l'organe, se continue directement, sur la base, dans le tissu mésodermique du casque. Par les insertions des lamelles du casque sont formées, dans ce mésoderme, les deux inflexions que nous avons nommées, avec Schaefer, les fossettes nerveuses supérieure et inférieure.

Ces deux fossettes, ainsi que toute la partie libre de la tige de l'organe sensitif, sont revêtues d'un épithélium en couche unique, mais formé de cellules très allongées, fusiformes, pressées les unes contre les autres et qui atteignent leur plus grande longueur dans le pli supérieur entre le casque et la tige, ainsi que dans les deux fossettes. Dans ces points, les cellules ont une certaine ressemblance avec les cellules à fouet et à collerette des éponges. Elles présentent en effet un long fouet, sortant d'un col étroit, mais évasé en

10

entonnoir à la surface, une partie protoplasmique renflée contenant le noyau et se terminent, vers l'intérieur, par de très fines fibrilles radiciformes, ayant l'aspect de fibrilles nerveuses et qui pourraient bien avoir des rapports avec un réseau ganglionnaire et fibrilleux, de nature nerveuse, qui est appliqué immédiatement au mésoderme.

Vers les limites des points nommés, ces cellules diminuant suc-

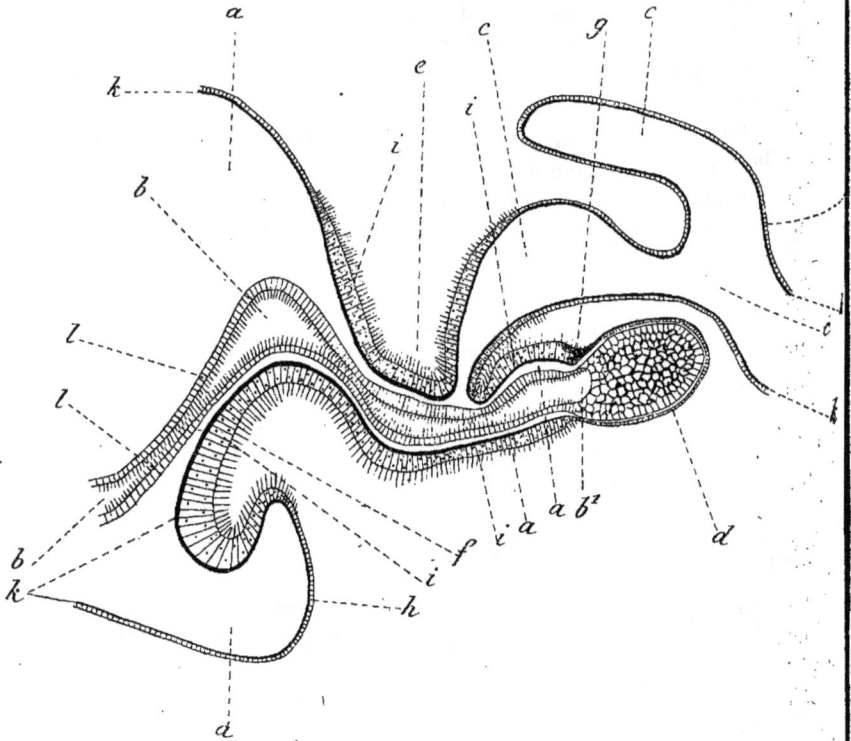

Fig. 57.

cessivement de hauteur et perdant à la fin entièrement leurs cils ainsi que leur forme allongée, passent à l'épithélium en pavé qui recouvre toutes les parties de l'ombrelle.

A la partie supérieure de l'organe sensitif et vers les bords de

Fig. 57. — Coupe longitudinale du corpuscule marginal avec son entourage immédiat. Grossissement de 400 diamètres. *a a*, mésoderme transparent de l'ombrelle, se continuant sous forme de casque et de corpuscule; *b*, canal gastrovasculaire du corpuscule; b^1, terminaison en cul-de-sac: *c*, coupe de la lèvre périphérique du casque; *d*, otolithes; *e*, fossette nerveuse supérieure; *f*, fossette nerveuse inférieure; *g*, tache pigmentaire oculaire; *h*, épithélium ectodermique en pavé; *i*, épithélium ectodermique sensitif et vibratile; *k*, couche nerveuse et musculaire de l'ectoderme; *l*, épithélium vibratile endodermique du canal gastrovasculaire.

l'amas otolithique, ces cellules sont remplies par un pigment brun rougeâtre diffus, qui occupe surtout les cols évasés d'où sort le fouet, mais se répand encore dans les cellules à pavé recouvrant le bouton otolithique.

On ne peut évidemment assigner des fonctions spéciales aux différentes parties de cet épithélium sans doute sensitif. Les cellules qui entourent le col de la massue otolithique ont absolument la même structure que celles qui tapissent les deux fossettes et la présence de pigment dans une partie de ces cellules ne constitue pas encore un organe visuel. Dans d'autres genres, la différenciation a lieu. L'organe visuel, la fossette nerveuse supérieure s'accentuent davantage et le premier montre les adaptations propres aux perceptions lumineuses, mais dans l'Aurelia cette différenciation n'a pas encore lieu.

De la sous-ombrelle. — Nous entendons par ce terme les conformations étendues à la face concave de l'ombrelle. Cette face est recouverte, en premier lieu, par un épithélium en pavé exactement semblable à celui de la face supérieure, dont il n'est que la continuation et dont il ne diffère que par la rareté des nématocystes, qui font même complètement défaut vers les parties plus internes. Mais au-dessous de cet épithélium, se trouve une couche très mince et cependant parfaitement visible même sur le vivant, de fibres nerveuses croisées dans tous les sens, et présentant, dans leur cours, des intumescences fusiformes de protoplasme à noyau et à nucléole. Ce sont donc des cellules nerveuses bipolaires et qui, suivant la description de Schaefer lequel en a fait une étude détaillée, ne se ramifient que rarement et finissent en fibrilles excessivement minces. On trouve très rarement des cellules tripolaires et on n'a pas encore pu distinguer des amas ou des cordons nerveux plus considérables qui pourraient jouer le rôle d'organes centraux. Toutes les tentatives ayant pour but de démontrer un anneau circulaire nerveux, tel qu'il existe chez les Craspédotes, ont échoué jusqu'à présent ; il paraît, au contraire, que ces fibres nerveuses sont plus rares et moins feutrées sur les bords du disque que vers les organes génitaux et les bras.

Cette couche nerveuse se continue sans interruption dans le strate nerveux qui entoure le corpuscule marginal et fait la base de l'épithélium nerveux modifié qui s'y trouve. Elle se continue également sur les bras où elle devient très délicate et difficile à observer.

Entre ce strate nerveux et le tissu conjonctif du mésoderme, qui constitue le noyau de l'ombrelle, se trouvent les fibres musculaires, qui sont de deux sortes.

Les unes forment des bourrelets ou des faisceaux circulaires assez forts, développés surtout vers le bord de l'ombrelle. On les voit déjà à l'œil nu se dessiner lorque la Méduse, renversée sur le sommet de l'ombrelle, se livre à des contractions violentes. Ce sont, comme Brücke l'a démontré, des fibres musculaires à striations transversales et assez semblables; sous ce rapport, aux fibres musculaires volontaires des animaux supérieurs, mais différentes par le fait qu'on y trouve encore attachés les restes des cellules primitives, dont ces fibres dérivent, sous formes de globules protoplasmiques renfermant un noyau.

Outre ces fibres circulaires striées, il s'en trouve d'autres fusiformes, plates, à granules et noyaux nombreux, qui ont plutôt une direction rayonnante. Les faisceaux de ces fibres partent de la base des bras, et arrivés vers les bases des tentacules, ils se divisent de manière à fournir des faisceaux aux bords des tentacules. Nous avons représenté (fig. 58) un pareil faisceau qui fournit à chacune des deux faces des tentacules qui se regardent, un faisceau secondaire. Ces faisceaux se croisent avec d'autres fibres semblables circulaires. La disposition est la même sur les bords frangés des bras. Des fibres longitudinales courent le long du bord et des fibres bifurquées se rendent dans les petits tentacules qui garnissent ces bords frangés.

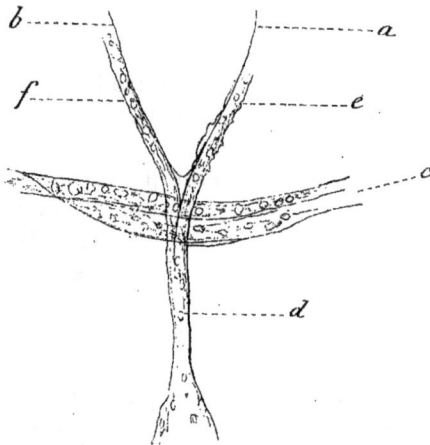

Fig. 58.

Système digestif. — Ce système commence par les quatre bras, disposés, comme nous l'avons dit plus haut, en croix et renfermant au centre de leur réunion, l'ouverture buccale. Les bras ne sont en définitive, que les quatre coins de la bouche étirés en gouttière et soutenus par une forte colonne de tissu conjonctif, continuation de celui de l'ombrelle. Cette colonne est simple, presque arrondie et

Fig. 58. — Faisceaux musculaires lisses à la base des franges des bras. Préparation à l'acide osmique. *a,* bord de la frange à droite; *b,* bord de la frange à gauche; *c,* faisceaux plats longitudinaux; *d,* faisceau rayonnant bifurqué; *e,* branche droite, *f,* branche gauche du faisceau bifurqué.

terminée obtusément vers l'extrémité du bras. La gouttière est formée par deux lamelles membraneuses, plissées, revêtues à l'extérieur par l'ectoderme avec ses cellules en pavé, la fine couche nerveuse et les fibres musculaires décrites plus haut qui se rendent vers les franges, tandis que la face interne de la gouttière est recouverte entièrement par l'endoderme à cellules vibratiles. La lamelle de soutien entre les deux épithéliums est excessivement mince et délicate. Les franges qui garnissent les bords des deux lamelles formant la gouttière sont courtes, vermiformes, très mobiles et solides.

Les deux lamelles de la gouttière se rapprochent souvent si bien vers leurs lignes d'insertion au bras, qu'elles semblent former là un canal fermé. Nous avons représenté cet aspect à la figure 53. Il est trompeur et il suffit de faire la coupe d'un bras sur un animal vivant, telle que nous l'avons donnée figure 59, ou d'examiner sous un faible grossissement l'extrémité même d'un bras, pour voir qu'un canal fermé n'existe pas, que les lamelles contournent l'axe mésodermique du bras et qu'à la terminaison de cet axe commence la gouttière garnie de franges sur ses bords.

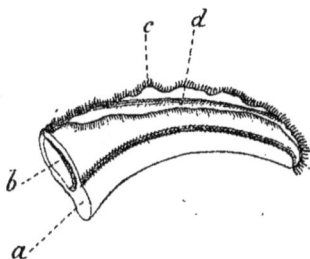

Fig. 59.

Arrivées vers la bouche, les lamelles de la gouttière forment des expansions gracieusement contournées comme les feuilles d'un chou frisé, que nous appelons les *manchettes* (b^1, fig. 53). Les mille replis de ces manchettes changent à tout moment de forme et servent à cacher ou à couvrir l'entrée de la bouche.

Par leur réunion, les bases des quatre bras forment un pilier à quatre côtés très solide qui se continue dans le disque de l'ombrelle et dont les coins sont orientés de manière à remplir les intervalles entre les quatre cavités génitales. La cavité buccale en croix, qui se trouve dans l'intérieur de ce pilier, est d'abord, au moment de la réunion des gouttières, assez étroite de manière à ne présenter qu'une fente croisée. Pour se rendre compte de cette configuration il faut mettre la Méduse sur son ombrelle, couper les bras et enlever successivement par tranches horizontales le pilier jusqu'au ras de la sous-ombrelle, en ayant soin de laisser agir un peu d'acide picrosulfurique,

Fig. 59. — Extrémité d'un bras coupé, grandeur naturelle. *a*, axe solide du bras; *b*, gouttière formée par les deux lamelles à franges, dont l'une, *c*, est développée, tandis que l'autre, *d*, est recoquillée sur son bord.

qui rend opaque l'épithélium interne des canaux tout en conservant
une limpidité parfaite au tissu du mésoderme.

Une coupe superficielle, telle que nous l'avons représentée (fig. 60)
et qui rase le fond des gouttières des bras, montre cette fente croisée
étroite de la bouche et fait voir en même temps que les quatre coins
vont se continuer dans les canaux gastrovasculaires branchus de
premier ordre. Une coupe plus profonde montre une cavité moyenne,
creusant le pilier et conforme, dans ses contours, à ceux du pilier
même. Cette cavité stomacale n'est pas aussi profonde qu'elle est
large et on voit, lorsque les coupes sont arrivées vers le fond, partir

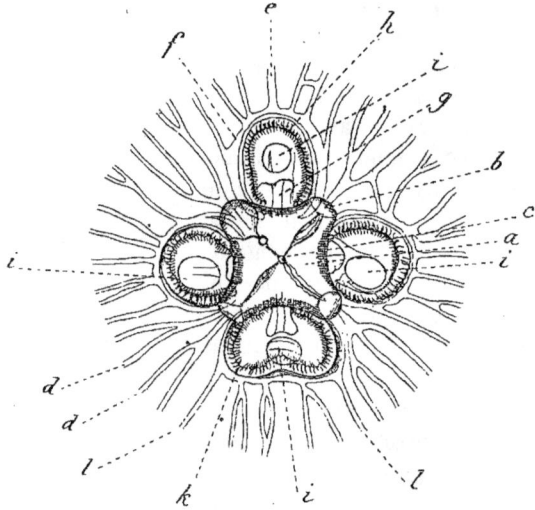

Fig. 60.

du milieu de chaque côté du quadrilatère un canal gastrovasculaire
se rendant directement vers la poche génitale opposée à ce côté. Enfin
une dernière coupe (fig. 61), menée au-dessous du fond de la cavité
stomacale montre le pilier de nouveau solide et carré. De son pourtour
partent seize canaux gastrovasculaires, savoir : quatre des coins et
trois de chaque côté du quadrilatère, qui se rendent immédiatement à
la sous-ombrelle.

Il résulte de cette disposition, que les canaux tendent de l'intérieur du pilier vers la périphérie. A la sous-ombrelle ils sont revêtus

Fig. 60. — Centre de la sous-ombrelle, grandeur naturelle, les bras sont coupés. *a,* tige
des bras; *b,* bras coupés; *c,* bouche en croix; *d,* canaux ramifiés; *e,* canal secondaire médian; *f,* canal coronaire des poches génitales; *g,* canaux génésiques; *h,* bandelette génitale; *i,* orifices d'accès des cavités génitales; *k,* organe génital de forme anormale;
l, canaux secondaires droits partant de cette poche.

par les couches fibreuses musculaires et nerveuses, ainsi que par l'épithélium de l'endoderme, et leur cours est indiqué par de faibles gouttières creusées dans la superficie du mésoderme.

Sur toutes les surfaces, les gouttières des bras, les parois de la cavité stomacale et celles des canaux gastrovasculaires sont recouvertes par un épithélium vibratile très fin.

Canaux gastrovasculaires. — Nous venons de dire que l'on compte en tout seize de ces canaux partant de la tige quadrilatère des bras : ces canaux ont des parcours différents.

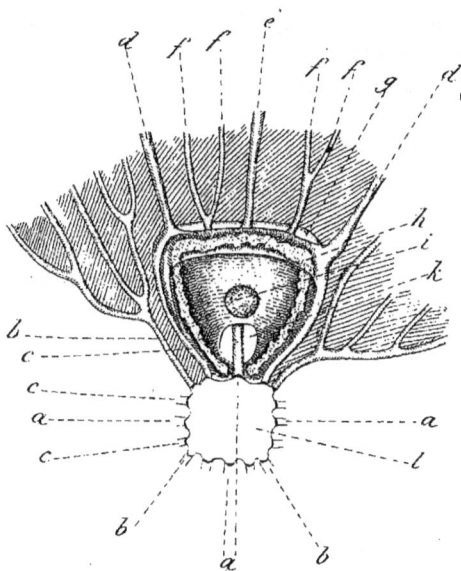

Fig. 61.

Quatre canaux, que nous nommons les *canaux génitaux* (*a*, fig. 61) partent du milieu de chaque côté du quadrilatère, passent dans l'épaisseur du pilier génital du mésoderme (*k*, fig. 61) et se terminent par la poche génitale même qui n'en est, pour ainsi dire, qu'un élargissement. Chez les grands exemplaires d'Aurelia, on peut passer aisément une sonde dans ces canaux et pénétrer ainsi dans le vide des poches génitales.

Fig. 61. — Partie centrale de la sous-ombrelle d'un grand exemplaire, grandeur naturelle. On a coupé la tige des bras au ras de la sous-ombrelle. *a*, canaux génitaux ; *b*, canaux angulaires ; *c*, canaux intermédiaires ; *d*, canaux secondaires latéraux droits ; *e*, canal secondaire médian ; *f, f*, ramifications de ce canal qui, dans l'exemplaire figuré, partaient anormalement du canal coronaire *g* ; *h*, bandelette génitale ; *i*, orifice d'accès de la cavité génitale ; *k*, pilier génital traversé par le canal génital *a*.

Quatre autres canaux, que nous nommons *angulaires* (*b*, fig. 61), partent des coins du quadrilatère et forment, par des bifurcations, une espèce de balai, ordinairement à tige médiane. Cette tige médiane, émettant à droite et à gauche des branches bifurquées, se rend dans la règle directement vers la périphérie et aboutit au canal gastrovasculaire circulaire, en face d'un corpuscule marginal, dans lequel elle pénètre par son extrémité (*g*, fig. 54).

Les huit autres canaux, que nous nommons les *intermédiaires* (*c*, fig. 61), naissent de chaque côté des canaux génitaux, entre ceux-ci et les canaux angulaires, et contournent la poche génitale en formant un canal *coronal* (*g*, fig. 61). C'est de ces canaux entourant les poches génitales que naissent les canaux *secondaires* (*d, e, f,* fig. 61).

Parmi ces canaux secondaires, il convient de distinguer les *latéraux* et les *médians*.

De chaque coin de la poche génitale part en effet un canal latéral droit, qui se rend directement et sans ramifications (*h*, fig. 55; *d, d,* fig. 61) vers la périphérie pour y aboutir dans le canal circulaire. Ces canaux aboutissent dans les intervalles entre deux corpuscules marginaux, sur une petite échancrure ou rétrécissement du vélarium, vers un tentacule un peu plus gros chez les jeunes individus; chez des adultes, nous avons vu quelquefois des corpuscules sensitifs rudimentaires placés à leur extrémité, tels que les a décrits Schaefer et nous avons compté, chez une Aurelia de grande taille, jusqu'à trois de ces corpuscules rudimentaires supplémentaires.

Les *canaux médians* secondaires (*e*, fig. 61) prennent naissance sur les sommets des quatre poches génitales. Leur tige se porte en droite ligne vers le corpuscule sensitif correspondant où ils aboutissent. Chemin faisant, ils donnent toujours des ramifications bifurquées à droite et à gauche, qui couvrent l'espace compris entre les deux canaux secondaires latéraux non ramifiés.

Somme toute, le système entier de l'ombrelle se compose de huit canaux droits non ramifiés et secondaires, et de huit canaux ramifiés, dont quatre directs et quatre indirects ou secondaires. Tous ces canaux se rendent dans le *canal collecteur* circulaire et marginal (*i*, fig. 54), qui longe tout le bord du disque de l'ombrelle en donnant des branches aux tentacules et aux corps marginaux sensitifs. Les cavités de ces derniers ne sont que les continuations directes des huit canaux ramifiés.

La description que nous venons de faire, s'applique aux jeunes individus, tels que nous en avons dessiné un (fig. 54). Chez des Méduses plus âgées, on constate de nombreuses déviations, communications et anastomoses anormales, dues sans doute à des injures éprouvées et dont nous avons donné quelques exemples dans les figures 60 et 61. Ces modifications consistent le plus souvent dans la naissance directe, sur le canal coronal, des premières ramifications qui, dans l'état normal, devraient se détacher du tronc secondaire médian (*f, f,* et *f', f'*, fig. 61).

Le canal collecteur périphérique laisse souvent voir des *diverticules* qui se dirigent, depuis ce canal, vers le centre de l'ombrelle et se terminent avec des bouts fermés en pointe. Il semble donc qu'une partie au moins des ramifications en balai des canaux gastrovasculaires naissent du canal périphérique et se joignent seulement plus tard aux troncs respectifs.

Des organes reproducteurs. — En observant une Aurélie de la face supérieure ou inférieure de l'ombrelle, on voit toujours et plus distinctement depuis la face inférieure, quatre bandelettes colorées en rouge plus intense que le reste, courbées plus ou moins en fer à cheval et situées en alternance avec les bras, de manière que le sommet de la courbe est tourné du côté de la périphérie. Ces bandelettes, plissées et tordues, occupent chez de jeunes exemplaires, seulement le fond courbe d'une cavité creusée dans le tissu transparent de l'ombrelle, mais chez des individus adultes elles forment tout le tour de la cavité et se touchent avec leurs extrémités du côté de la tige brachiale.

Pour examiner de plus près les rapports des cavités situées dans l'épaisseur des tissus, il conviendra de couper la tige des bras à des hauteurs diverses, comme nous l'avons représenté figures 60 et 61. On voit alors que cette tige, dont les quatre bras coupés (*b*, fig. 60) rayonnent entre les poches génitales, tient à la masse centrale de l'ombrelle par sa continuation directe (*l*, fig. 61) et par quatre piliers secondaires arrondis (*k*, fig. 64) placés en regard de chaque côté du quadrilatère et traversé obliquement par le canal gastrovasculaire génésique (*k*, fig. 61). Chacun de ces piliers formé de substance mésodermique très transparente, fait corps avec l'ombrelle et avec l'expansion assez mince qui couvre la cavité génitale.

Celle-ci est donc une cavité entièrement indépendante, creusée dans le mésoderme et communiquant avec l'extérieur par un orifice rond ou ovalaire, situé au milieu de la lamelle qui couvre la cavité du côté de la sous-ombrelle (*i*, fig. 60 et 61). En introduisant une sonde dans ce trou on peut faire aisément le tour de la cavité et se convaincre que le sac génésique qu'elle contient est entièrement libre et adhère seulement à la cavité sur ses bords par quelques filaments.

Dans cette cavité est situé le sac génésique, fermé de toutes parts et dont l'intérieur est accessible seulement par le canal génésique gastrovasculaire (*g*, fig. 60; *a*, fig. 61). Nous avons déjà dit, que chez les grands exemplaires, on peut introduire aisément une sonde dans ce canal et pénétrer ainsi dans la cavité du sac génésique. Celui-ci communique par conséquent seulement, au moyen du canal, avec la cavité stomacale et est humecté, à l'extérieur, par l'eau qui entre librement dans la cavité génitale par son trou médian.

Quelles que soient sa provenance et sa genèse chez les larves des Aurelias, dites Ephyra, le sac génésique n'est donc, en réalité, chez les animaux adultes, qu'une dépendance manifeste des canaux gastrovasculaires et non de la cavité stomacale. Celle-ci ne communique avec le sac génésique que par le canal gastrovasculaire mentionné. Nous ne voulons pas nier, que chez les jeunes Ephyras, ces canaux n'existent que comme des rétrécissements conduisant vers un coecum de l'excavation stomacale, qui va se différencier plus tard en sac génésique ; mais à l'époque où cette conformation existe chez les Ephyras, les autres canaux gastrovasculaires n'existent pas encore non plus et il ne se trouve que huit larges coecums de la cavité stomacale qui se portent, sans ramifications, directement vers les huit corpuscules sensitifs marginaux, et ne sont pas reliés par un canal collecteur périphérique. Tout le système des canaux gastrovasculaires, tel que nous le trouvons chez l'animal adulte, se différencie au fur et à mesure des transformations subies par les Ephyras et lorsque cette différenciation est accomplie, les poches génésiques ne communiquent avec l'estomac que par des canaux, constitués exactement de la même manière que tous les autres canaux gastrovasculaires.

Le sac génésique est ourlé, sur tout son pourtour, par la *bandelette génitale*, composée de deux sortes d'organes différents, savoir : les *filaments gastraux* et les organes génitaux proprement dits. Les premiers se trouvent à tous les âges, les seconds ne s'accusent que lorsque la Méduse a déjà atteint une certaine dimension.

Les *filaments gastraux* (B, fig. 62) ne sont, au fond, que des tentacules de petite dimension ; ce sont de petits tubes creux en communication avec la cavité du sac génésique, formée d'une épaisse couche de tissu conjonctif, sur laquelle les réactifs font découvrir des cellules épithéliales et une couche névro-musculaire assez développée. Ces filaments sont extrêmement contractiles et mobiles. Ce qui distingue ces filaments des tentacules, c'est d'un côté la rareté des nématocystes, dont on ne trouve ordinairement que quelques-uns vers l'extrémité libre et de l'autre côté un épithélium vibratile très fin et visible plutôt par ses effets, savoir la production de courants sur la surface des filaments.

La *bandelette génitale* proprement dite est formée par une épaisse membrane mésodermique recouverte d'épithélium, plissée en festons et attachée, comme les filaments gastraux au bord intérieur même de la poche membraneuse de manière que les plis et les festons ainsi que les filaments, font saillie vers la cavité intérieure du sac génésique. C'est dans l'épaisseur de cette bandelette et certainement en premier lieu aux dépens de l'épithélium appartenant à l'endoderme que se forment les cellules qui deviennent des œufs ou des follicules spermatiques. Tandis que les premiers restent parfaitement ronds et montrent avec beaucoup de netteté les vésicules et taches germinatives, les follicules spermatiques (A, fig. 62) deviennent pyriformes avec la base tournée au dehors, se pressent les uns contre

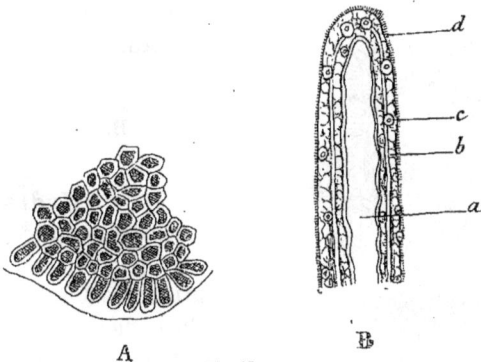

Fig. 62.

les autres et produisent ainsi une apparence cellulaire, que l'on peut confondre au commencement avec l'aspect des œufs. Plus tard, lorsque ces petites pochettes sont remplies de zoospermes, une méprise n'est plus possible.

Les produits génésiques, œufs et zoospermes, parviennent par déhiscence dans la cavité du sac génital et arrivent de là soit dans la cavité buccale et les rigoles des bras, soit dans les autres canaux gastrovasculaires. Nous avons déjà dit que nous avons trouvé presque constamment à Cette, vers la fin du mois de mars, des jeunes tournoyant dans les cornes de la demi-lune gastrovasculaire à la base des corpuscules sensitifs. Au premier moment nous avons cru, en voyant ces objets à un faible grossissement, avoir affaire à des

Fig. 62. — Portions de la bandelette génitale d'une Aurelia mâle. *A*, bord avec follicules spermatiques remplis de zoospermes mûrs. Faible grossissement; *B*, coupe optique d'un filament gastral; *a*, cavité interne avec bordure vibratile; *b*, lamelle de soutien; *c*, nématocystes; *d*, épithélium vibratile externe. Fort grossissement; dessin pris sur le vivant.

parasites, et c'est pour cette raison que nous en donnons un dessin fait à 400 diamètres (fig. 63). Ce sont des gastrules au stade où la bouche primordiale est fermée, tandis que la cavité interne subsiste. Ces gastrules portent un léger enfoncement à l'un des pôles, qu'elles dirigent en avant; elles sont couvertes d'un épithélium vibratil à cils très allongés et très actifs, et sont hérissées de nématocystes à fils raides et longs. Elles allaient et venaient des cornes latérales au canal central du corpuscule sensitif, et se comportaient comme si elles se trouvaient dans un séjour normal.

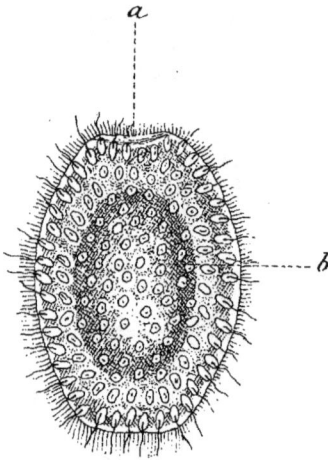

Fig. 63.

Nous mentionnons seulement que de ces gastrules proviennent des polypes scyphistomes, qui par bourgeonnement axial et division ultérieure produisent les Ephyras, larves des Aurelias.

B. — Forme polypoïde.

Type : **Hydra grisea.** — Les différentes espèces d'Hydres se trouvent partout dans les eaux douces, attachées à des plantes submergées. On recueille ces plantes, lemnas ou autres, et on les laisse flotter tranquillement dans un bocal rempli d'eau. Les Hydres étendent alors leurs bras, s'allongent, et deviennent facilement visibles. On peut les observer vivantes dans un verre de montre. Pour faire des coupes, on les inonde subitement avec de l'acide osmique à 0,5 pour 100, dans lequel on laisse l'animal, qui reste étalé, jusqu'à ce qu'il prenne une teinte grisâtre; on lave soigneusement à pleine eau, on colore avec du picro-carminate; on durcit à l'alcool et on inclut dans de la paraffine, pour faire les coupes. Pour dissocier les éléments, on se sert du mélange indiqué d'acide osmique et acétique.

Les espèces des Hydres d'eau douce (*H. grisea, communis, aurantiaca, viridis*) diffèrent seulement par quelques détails de structure. Pour l'étude anatomique, on peut les employer, sauf ces détails, à la place les unes des autres.

Fig. 63. — Gastrule d'Aurelia, tournoyant dans les canaux gastrovasculaires; *a*, invagination extérieure pour la bouche définitive; *b*, cavité interne close.

Nous avons choisi ce type, parce qu'il se trouve partout, et qu'il présente en même temps, sauf quelques formes marines assez rares (*Protohydra*), le dernier degré de réduction de la forme polypoïde, et se trouve ainsi à l'extrémité de la série, dont l'Aurelia occupe l'autre bout.

On peut se représenter l'Hydre (fig. 64) sous la forme d'un sac allongé à parois épaisses, sur les bords duquel, autour de l'ouverture buccale (*b*), sont placés des bras très contractiles en nombre variable (*a*). Le fond du sac s'allonge sous forme d'une courte tige arrondie, terminée par un disque pédieux (*o*), au moyen duquel le polype s'attache temporairement. L'orifice du sac, un peu resserré, est l'ouverture buccale ; elle conduit dans la large cavité gastrique (*h*), dont le fond, conformément à la tige, est un peu plus resserré, et qui communique en haut avec les minces cavités centrales des bras. Les aliments ingérés sont principalement digérés dans la partie élargie de la cavité gastrique ; le fond resserré contient surtout le suc nourricier élaboré. Les restes indigestes sont rejetés par la bouche, la cavité étant fermée du côté du pied. Tout le corps est excessivement contractile, de manière à ne présenter qu'une petite accumulation de substance gélatineuse, lorsque l'Hydre s'est entière-

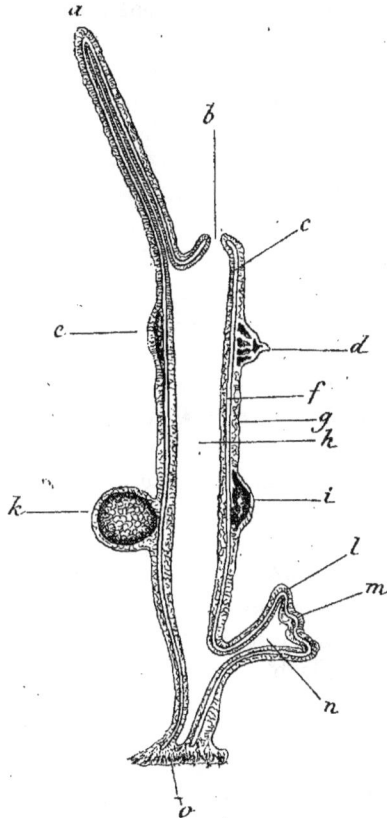

Fig. 64.

Fig. 64. — Coupe schématique longitudinale d'une Hydre, montrant les organes de reproduction. *a*, bras, montrant la cavité interne en communication avec la cavité gastrale et les trois couches, ectoderme, lamelle de soutien et endoderme ; *b*, bouche ; *c*, endoderme ; *d*, testicule prêt à éjaculer le sperme ; *e*, testicule en voie de formation ; *f*, lamelle de soutien ; *g*, ectoderme ; *h*, cavité gastrale ; *i*, œuf en formation dans l'ectoderme ; *k*, œuf presque mûr ; *l*, bras du bourgeon en voie de formation ; *m*, colline buccale qui va s'ouvrir plus tard ; *n*, cavité gastrale du bourgeon, en communication avec celle de la mère ; *o*, cellules collantes du disque pédal.

ment contractée. De là, le conseil donné plus haut, d'attendre quelques heures avant d'examiner les plantes sur lesquelles les polypes sont fixés. Lorsqu'ils sont étalés, on les voit facilement à l'œil nu, et on peut se convaincre qu'ils se déplacent souvent lentement en glissant par le disque pédieux. Sauf les cas où des bourgeons ou des organes génitaux sont développés, on ne peut guère distinguer d'autres parties de l'Hydre que les bras, le corps creux, et la courte tige avec son disque; il n'y a pas d'organes proprement différenciés, et l'examen anatomique doit, par conséquent, se borner à la recherche histologique. Nous suivrons, dans cette recherche, l'excellent travail de Jickeli (Gegenbaur, *Morphol. Jahrb.*, t. VIII, p. 373, 1882).

Toutes les parties de l'Hydre sont composées d'un ectoderme cellulaire (*g*, fig. 64), couvrant toutes les surfaces extérieures, un endoderme également cellulaire (*c*), revêtant la cavité gastrique et ses continuations, et une lamelle de soutien (*f*) assez mince, emprisonnée entre ces deux couches, et représentant le mésoderme. Suivant les espèces, on peut distinguer encore, avec plus ou moins de facilité, une cuticule externe homogène, percée par des pores correspondants aux nématocystes, et qui paraît être le résultat d'une exsudation. Chez *Hydra aurantiaca*, cette cuticule est assez ferme pour pouvoir être détachée en lambeaux par plusieurs réactifs, surtout le chlorure de palladium.

Ectoderme. — Il est composé de plusieurs sortes de cellules.

a. *Cellules urticantes ou nématocystes* (fig. 65). — On les voit en action, lorsque l'Hydre saisit une proie. Les bras se couvrent de capsules éclatées avec leurs fils, qui enlacent de toutes parts l'animal saisi, le blessent, et le rendent bientôt immobile. Les nématocystes sont composés d'une cellule protoplasmique (*c*) à noyau (*d*), qui se prolonge, vers l'intérieur, par plusieurs fines fibrilles souvent dichotomes (*h*), lesquelles entrent en communication avec les fibres musculaires longitudinales et aussi avec les fibres nerveuses de l'ectoderme. Les fibrilles de communication sont entourées d'une gaine fixe, transparente et homogène (*b*), qui se continue, au delà de la masse protoplasmique à noyaux, pour former une sorte de cupule ouverte contenant la capsule à fil (*e*). L'ouverture de la cupule est assez étroite et laisse apercevoir, sur un côté, une soie raide, le *cnidocil* (*a*), lequel se continue, chez *H. grisea*, dans une espèce de rainure le long de la cupule. La capsule à fil repose immédiatement sur le coussinet protoplasmique de la cellule contenant le noyau rond et pourvu d'un nucléole. Cette capsule contient le fil (*f*), tantôt enroulé en spirale, tantôt replié seulement en plusieurs anses. Lors de l'irritation, toute la capsule avec son fil détendu (*g*) est projetée au dehors, tandis que la cupule vide (3, fig. 65) reste dans l'épiderme. On distingue surtout deux espèces de nématocystes, des grands, projetés pour saisir une proie, et des petits placés surtout dans le voisinage de la bouche, et qui sont fichés en grand nombre sur la proie au moment de la déglutition. L'usage de ces derniers n'est pas encore expliqué.

On trouve toujours des nématocystes en voie de formation. La capsule a d'abord, dans certains stades, la forme d'une cornue ; le fil est étendu en dehors, et ce n'est que plus tard qu'il se replie dans l'intérieur de la capsule.

b. *Cellules musculaires* (fig. 66). — Elles forment la couche la plus considérable de l'ectoderme. Ce sont des grandes cellules vésiculai-

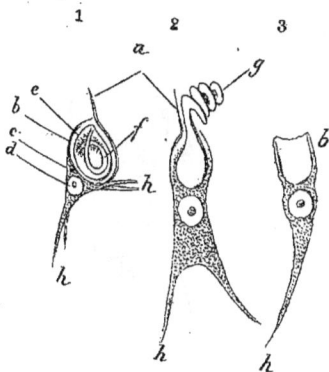
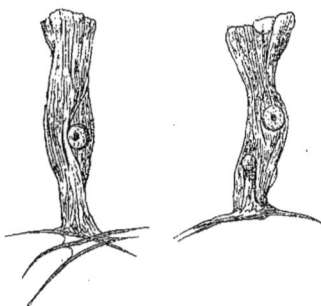

Fig. 65.   Fig. 66.

res, contenant le plus souvent un, rarement deux noyaux ovalaires à nucléoles, à formes très variées, suivant les états de contraction, mais se touchant les unes les autres, de manière à constituer la surface externe de l'ectoderme. C'est dans leurs interstices que se placent les autres cellules. Vers l'intérieur, ces cellules s'amincissent un peu en se continuant le plus souvent en une fibre assez épaisse, quelquefois en plusieurs fibres, lesquelles, en se divisant, se transforment dans des fines fibres musculaires longitudinales, qui forment une couche presque continue dans la profondeur de l'ectoderme, appliquée immédiatement à la lamelle de soutien. Ces fibres paraissent verruqueuses et non lisses comme celles des cellules nerveuses. A

Fig. 65. — Nématocystes : 1, chargé ; 2, au moment de la détente ; 3, après l'éjection de la capsule et du fil. *a*, cnidocil de la cellule ; *b*, cellule avec son coussinet protoplasmique *c*, le noyau *d* à nucléole et les prolongements fibrillaires *h* vers l'intérieur ; *e*, capsule urticante ; *f*, fil enroulé ; *g*, fil au moment de l'expulsion.   (D'après JICKELI.)

Fig. 66. — Cellules musculaires avec leurs noyaux et leurs prolongements en fibrilles.
(D'après JICKELI.)

cette *couche musculaire* est due, sans aucun doute, la contractilité du corps.

Kleinenberg croyait que ces fibres musculaires des cellules épithéliales étaient en même temps de nature nerveuse. De là, la théorie des fibres nervo-musculaires, qui fut adoptée pendant quelque temps, mais n'est plus admissible depuis qu'on a découvert des cellules nerveuses particulières.

c. *Cellules nerveuses* (fig. 67). — Elles se laissent très difficilement constater chez les Hydres, où elles ont été découvertes par M. Rouget; pour pouvoir les reconnaître, il faut avoir étudié d'autres polypes, par exemple *Eudendrium*, où elles sont mieux caractérisées. Ce sont des cellules pâles, très peu grenues, polygonales, à grands noyaux ovalaires clairs et à nucléoles apparents, qui envoient plusieurs, jusqu'à sept prolongements se terminant en fibrilles secon-

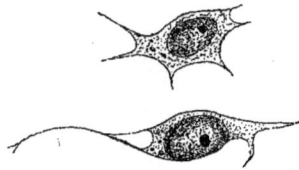

Fig. 67.

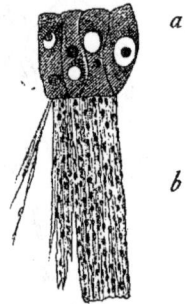

Fig. 68.

daires excessivement fines. Ces cellules ganglionnaires multipolaires sont souvent en continuité avec des nématocystes en voie de formation, et on a pu constater que ces fibrilles nerveuses restent en contiguïté avec les nématocystes. D'un autre côté, M. Rouget a encore pu constater les terminaisons internes des fibrilles qui forment des plexus et se rendent vers la couche musculaire.

d. *Cellules glandulaires* (*b*, fig. 68). — On pourrait les appeler aussi cellules collantes. Elles sont surtout développées dans le disque pédieux, et sont évidemment une modification des cellules musculaires, ce qui est prouvé par le fait, que les cellules musculaires des bras prennent un aspect analogue lorsqu'on force l'Hydre à s'attacher par les bras au lieu de se fixer par le pied. Les cellules collantes sont

Fig. 67. — Cellules nerveuses multipolaires avec noyau, nucléole et prolongements fibrillaires. (D'après Jickeli.)

Fig. 68. — Cellules de l'endoderme, remplies de substances nutritives et montrant le bord vibratile de la surface. (D'après Jickeli.)

allongées, presque cylindriques, se terminent en fibres musculaires, et sont remplies par un protoplasme gluant, obstrué de granules opaques qui se rangent en séries longitudinales, et donnent au contenu un aspect strié. Ces granules cachent le noyau formé comme dans les cellules musculaires. La striation du protoplasme va jusqu'à la séparation en fibrilles, qui s'attachent à la lame de verre sur laquelle s'est fixée une Hydre, et y restent collées en partie, montrant la fibrillation et les granules alignés.

e. Tissu interstitiel. — De toutes petites cellules granuleuses sont souvent réunies en groupes, placées dans les interstices entre les autres éléments, et montrant souvent des phénomènes de prolifération. Elles forment évidemment la matrice des autres cellules.

Mésoderme. — Il est développé sous forme d'une *lamelle de soutien* mince, hyaline, à laquelle sont accolées des deux côtés les couches musculaires. De fines fibres musculaires traversent cette lamelle de part en part, et mettent ainsi en communication les couches musculaires de l'ectoderme et de l'endoderme.

Endoderme. — Il est composé également de plusieurs sortes de cellules.

a. Nématocystes. — Formés comme dans l'ectoderme, mais beaucoup plus rares. On a prétendu que ces rares nématocystes provenaient des bras que les Hydres ont l'habitude de plonger quelquefois dans leur cavité gastrale; mais on peut se convaincre qu'ils se forment dans l'endoderme.

b. Cellules musculaires (fig. 69). — Constituées comme celles de l'ectoderme, seulement plus hautes, plus granuleuses, avec des noyaux plus gros, et munies d'un ou de plusieurs cils vibratiles, qui entretiennent, dans toute la cavité gastrique, un mouvement rotatoire des fines particules. Ces cils sont très délicats, et ne se laissent observer que sur le vivant. Les cellules se terminent, comme dans l'ectoderme, par des fibres musculaires verruqueuses, constituant une fine couche accolée à la surface interne du mésoderme. Elles contiennent souvent des granulations provenant de la nourriture.

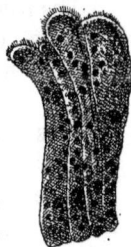

Fig. 69.

On n'a pas observé de cellules nerveuses dans l'endoderme.

c. Cellules glandulaires. — Il y en a de deux sortes. Des grandes cellules allongées, coniques, se terminant en fibres courtes à leurs bases, tandis qu'elles sont évasées à la surface, se trouvent surtout

Fig. 69. — Coupe à travers le disque pédal. *a,* cellules de l'endoderme avec noyaux et vacuoles; *b,* cellules collantes. (D'après JICKELI.)

(Voir page précédente, la légende de la figure 69 se rapporte à la figure 68 et vice versa.)

11

à l'entrée de la cavité gastrique, immédiatement au-dessous de la bouche. Elles sont remplies par un protoplasma spongieux, et disposées assez régulièrement entre les cellules musculaires. Elles diminuent petit à petit, en nombre et en volume, vers le fond de la cavité gastrique.

Les cellules glandulaires du fond de la cavité gastrique (*a*, fig. 68) sont ovalaires et contiennent, outre le noyau et un protoplasme opaque et finement granulé, une vacuole claire et bien circonscrite, dans laquelle se trouve un petit amas de concrétions. Il paraît que ces concrétions sont évacuées de temps en temps.

Il résulte de cette analyse histologique, qu'ectoderme et endoderme sont composés, au fond, des mêmes éléments formateurs, modifiés seulement et spécialisés dans certaines localités, ce qui expliquerait aussi la fameuse expérience de Trembley, lequel ayant retourné une Hydre comme un gant, la vit continuer à vivre et à se nourrir.

Organes génitaux. — Ces organes se développent à des époques indéterminées, et chez notre espèce, de préférence en automne et même en hiver. Les testicules (*ed*, fig. 64) sont placés à la partie antérieure du corps, presque immédiatement au-dessous de la base des tentacules, au nombre de deux à vingt ; les ovaires (*ik*, fig. 64), en nombre beaucoup moins considérable, deux à trois ordinairement chez notre espèce, se forment vers le milieu du corps. Ces deux organes apparaissent toujours en même temps, chez le même individu; les testicules, cependant, devancent un peu les ovaires.

Les *testicules* se forment aux dépens des cellules du tissu interstitiel de l'ectoderme qui, par places limitées, entrent en prolifération, se multiplient par division, et passent, à la fin, à l'état de petites cellules granuleuses et amiboïdes, de forme irrégulière. Ces cellules s'agglomèrent pour former une accumulation discoïde à contours irréguliers, qui se manifeste au dehors par un soulèvement aplati en forme de bouclier et de couleur blanche. Ce soulèvement augmente, il s'ajoute à l'intérieur du liquide, et, à la fin, le testicule mûr présente la forme d'une verrue conique pointue (*d*, fig. 64), qui se termine par une ou deux pointes. Les cellules musculaires, qui couvraient primitivement le gâteau, s'atrophient, par la pression, à tel point qu'à la fin il n'en reste qu'une couche plasmatique mince, dans laquelle on ne reconnaît plus les parois des cellules. Pendant ce temps, les cellules spermatogènes ont subi des changements importants. Il s'y forme quelques corpuscules fortement réfringents; le contenu, d'abord granuleux, devient clair, et la cellule se transforme, en poussant un fouet, dans un zoosperme à tête réfringente globuleuse, et muni d'une queue longue et mobile. Le testicule se vide par une ouverture qui se fait au sommet de la verrue. Les émissions des zoospermes se font par éruptions répétées, dans les intervalles desquelles l'ouverture se referme.

Les *ovaires* se développent, comme les testicules, aux dépens des cellules du tissu interstitiel ectodermique. Chez notre espèce, il s'en forme ordinairement plusieurs. Les cellules entrent en prolifération, les noyaux s'agrandissent considérablement et ne sont entourés que d'une faible couche protoplasmique. Par leur réunion se forme à la fin un gâteau allongé constitué d'une simple couche de cellules. Le gâteau augmente surtout vers les deux extrémités, les cellules placées au milieu s'agrandissent considérablement, prennent une disposition rayonnante, et se font remarquer déjà à l'œil nu par leur aspect blanchâtre et laiteux. Le gâteau, plus mince au milieu, a dans ce stade environ 1 millimètre de longueur et 25 millimètres de largeur, et soulève, en forme de bouclier, les cellules musculaires. Jusque-là l'œuf ne se laisse pas encore distinguer; mais, dès ce moment, une cellule centrale prend plus de développement, se relève vers la surface externe en forme de coin, et pousse des lobes protoplasmiques irréguliers, qui s'élargissent et forment deux expansions lobées, réunies au centre par une masse contenant le noyau clair et le nucléole très réfringent. Des corpuscules, en apparence graisseux, s'accumulent dans le protoplasme, d'autres à parois épaisses et pourvus d'une espèce de bouchon proéminent s'y joignent, et finalement l'œuf, parvenu à 1 millimètre de diamètre, a l'air d'une grande Amibe à pseudopodes lobés dichotomes, à noyau clair, et rempli de substances nutritives. Une période de concentration entre maintenant en jeu. Les pseudopodes disparaissent, l'œuf forme une demi-sphère dont la voûte est tournée vers la surface; l'œuf se détache toujours davantage, tandis que son enveloppe, formée de cellules musculaires fondues et aplaties, s'amincit, et finalement il forme un ovoïde saillant, qui repose sur une tige assez épaisse constituée par la continuation de la couche externe de l'ectoderme.

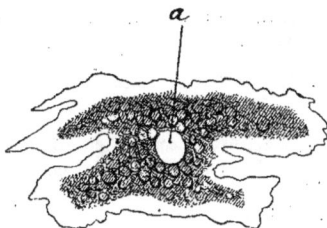

Fig. 70.

A dater de cette époque, l'enveloppe devient toujours plus mince sur la voûte de l'œuf, il s'y forme une ouverture, par laquelle entrent les zoospermes; la segmentation se fait, et à la suite, la constitution

Fig. 70. — Œuf à l'état amoeboïde vu d'en haut. *a*, noyau ou vésicule germinative. (D'après KLEINENBERG.)

de l'embryon globuliforme en deux couches, l'endoderme et l'ectoderme, dont les couches extérieures formeront, suivant Kleinenberg,
la coque avec ses différentes membranes, formation qui n'aura lieu
qu'après la sortie de l'œuf, et dont les phases appartiennent à l'embryogénie.

Outre la génération sexuelle, les Hydres se multiplient encore par
bourgeonnement. Sur un point quelconque de la partie gastrale du
corps se forme une évagination, d'abord arrondie, plus tard cylindrique, de la paroi du corps, dans laquelle les tissus de cette paroi ne
sont nullement modifiés. C'est un cæcum de la cavité gastrique.
Lorsque cette évagination a atteint un certain développement (fig. 64),
elle pousse, sur son extrémité libre et fermée, successivement plusieurs branches creuses, lesquelles, en s'allongeant, deviendront les
tentacules ou bras. La cavité du bourgeon communique librement
avec la cavité gastrique de la mère, mais son extrémité libre est
encore fermée. Elle s'ouvre par déhiscence en formant la bouche. Le
point de communication, entre les deux cavités gastriques de la mère
et du bourgeon, se rétrécit, un sillon annulaire se prononce au
niveau duquel les deux cavités se séparent, et finalement le bourgeon se détache par le progrès du sillon de séparation. Dès la séparation, la cavité gastrique du bourgeon est complètement fermée du
côté du pied. La production des bourgeons est en raison directe de
la nutrition de l'Hydre. Lorsqu'elle est très abondante, il peut se
former, à intervalles très courts, jusqu'à cinq bourgeons à la fois,
qui avant leur détachement forment, avec la mère, un véritable corme
que l'on peut garder assez longtemps dans cet état en privant les
Hydres de nourriture. Chez des animaux bien nourris, tout le cycle
du bourgeonnement s'accomplit en deux ou trois jours.

L'**Aurelia aurita**, choisie par nous comme type médusaire, appartient à l'ordre
des **Méduses acraspèdes** ou **phanérocarpes**, distingué de celui des **Méduses craspédotes** ou **cryptocarpes** par la formation de lobes au nombre de quatre ou des
multiples de quatre sur les bords de l'ombrelle, par la présence de filaments gastraux placés dans les cavités couvertes où se développent les organes génitaux
dérivant de l'endoderme, par l'existence de corps marginaux sensitifs le plus souvent recouverts par des conformations tectrices particulières, par l'absence d'un
anneau nerveux différencié et d'un vélum proprement dit et par leur provenance,
soit directe des œufs, soit indirecte de polypes scyphistomes toujours isolés et
formant des strobiles.

L'ombrelle des **Acraspèdes** est dans la plupart des cas faiblement voûtée, quelquefois assez élevée, de manière à présenter plutôt une cloche profonde (*Cubo-
méduses : Charybdea*). Chez les grandes espèces (*Rhizostoma*), le disque de l'ombrelle, toujours formé de substance hyaline, peut acquérir la consistance du
cartilage et, dans la plupart des cas, on y trouve des réseaux de fibres, des cellules
de différentes formes, ramifiées, proliférantes, disséminées dans la masse, qui
paraissent être le résultat d'une immigration, depuis l'endoderme surtout. La divi-

sion du bord en *lobes*, entre lesquels sont situés les corpuscules sensitifs, est commune à tous les Acraspèdes ; elle est cependant complètement effacée chez les Cubosomes, où les quatre, huit ou seize lobes primitifs de l'ombrelle forment par coalescence et accroissement en longueur une cloche resserrée complète, semblable à un vélum contractile, comme chez les Craspédotes. Pour distinguer cette conformation, traversée ordinairement par des branches des canaux gastrovasculaires, qui ne se trouvent jamais dans le vélum des Craspédotes, on l'a appelé le *vélarium*. En revanche le bord transparent, saillant et circulaire des Aurélies, qui est dépourvu, il est vrai, de fibres musculaires très développées, répond parfaitement par sa position au-dessous des tentacules à un vélum rudimentaire ; tout comme les lamelles protectrices des Aurélies correspondent, par leur position, aux *lambeaux collaires* (*Kragenlappen*) de certains Craspédotes. Le nombre des lobes varie beaucoup ; dans la plupart des cas on en trouve huit, mais ce nombre peut être considérablement augmenté par multiplication du chiffre primitif. Les *tentacules*, primitivement au nombre de huit chez la plupart des Acraspèdes (à l'exception de certaines cubo-méduses), peuvent se multiplier énormément ou bien aussi disparaître totalement (*Rhizostomes*). Dans la plupart des cas, les tentacules sont exactement marginaux ; rarement ils émigrent sur la sous-ombrelle (*Cyanea*), et encore plus rarement sur la face dorsale ou ex-ombrelle, comme dans notre type *Aurelia*. Ils sont toujours simples et creux chez tous les Acraspèdes ; leur canal est une continuation du système gastrovasculaire et débouche directement, dans la plupart des cas, dans le canal circulaire du bord. Ils sont toujours très contractiles et formés par l'ectoderme à épithélium, à cellules urticantes et à couche musculaire longitudinale puissante, par une lamelle de soutien mince et par le revêtement ciliaire du canal provenant de l'endoderme. Les nématocystes y sont distribués de façon très diverse, disséminés, en groupes annulaires ou verruqueux, en bouquets terminaux, etc. Une répartition analogue a lieu sur l'ex-ombrelle, où les nématocystes forment souvent des verrues, des taches radiaires, etc. Les *corps sensitifs marginaux* présentent de nombreuses variations, tout en gardant le même type fondamental, qui est sans doute, comme le prouve le canal central gastrovasculaire, dérivé d'un tentacule transformé. Ils sont ordinairement au nombre de huit ; quelques-uns en ont douze (*Polyclonia*), d'autres même seize (*Phacellophora*). Les organes protecteurs, les lambeaux, casques, etc., ont des formes très diverses et caractéristiques et peuvent quelquefois (*Pelagia*) se souder au point de présenter une poche ouverte au dehors, au fond de laquelle est situé le corpuscule en forme de massue. Dans la constitution du corpuscule marginal, le sac à otolithes, jusqu'auquel arrive le cæcum du canal gastrovasculaire, est l'organe le plus constant ; il existe toujours ; ce sont seulement les otolithes mêmes qui varient suivant leur forme, grosseur et assemblage. Dans certains cas (*Charybdea*), ils sont réunis en une sphère crystalloïde entièrement globuleuse et lisse ; dans d'autres, ils forment une géode hérissée d'aspérités. L'organe visuel, au contraire, montre des évolutions progressives depuis l'état d'une tache de pigment disséminé, comme nous le trouvons dans l'*Aurelia*, vers une tache pigmentaire plus concentrée avec un corps réfringent, une lentille (*Nausithoë*), qui est séparée de la massue otolithique et portée sur un coussinet nerveux spécial, jusqu'à l'existence (*Charybdea*) de six yeux, dont deux plus grands que les autres, munis d'un cristallin, d'un corps vitré, d'une choroïde pigmentaire et d'une rétine composée de bâtonnets nerveux. Les yeux sont placés sur la même massue renflée, qui porte aussi le sac à otolithes sphérique. L'épithélium nerveux, qui couvre les deux fossettes de l'*Aurelia*, varie aussi beaucoup. Souvent il n'est développé que dans la fossette supérieure ; dans d'autres cas (*Charybdea*), il manque même complètement et est remplacé par un simple épithélium pavimenteux.

La *sous-ombrelle* des Acraspèdes montre toujours les *fibres musculaires* assemblées vers le bord en cercles musculeux, qui peuvent devenir très considérables et s'enfoncer dans le mésoderme de manière à y produire, par leurs faisceaux, des rides et rigoles circulaires. Le *système nerveux* ne laisse apercevoir que dans un seul cas (*Charybdea*) un véritable anneau nerveux, développé dans la circonférence de l'ombrelle et présentant des accumulations ganglionnaires vis-à-vis des corpuscules marginaux et des quatre tentacules, ce qui établit un passage évident vers les Craspédotes. Dans les autres Acraspèdes, le système nerveux paraît toujours disséminé et se rapproche par sa disposition réticulée de celle décrite chez l'*Aurelia*.

Les *bras* se manifestent partout comme les prolongements des quatre coins de la bouche. Ils peuvent manquer complètement, de manière que la bouche en croix est à peine entourée d'une lèvre saillante (*Charybdea*), sur laquelle sont placés des filaments dans les coins, ou bien se développer outre mesure en se soudant vers leur base pour former une tige très épaisse, laquelle ne présente qu'à son extrémité des expansions lobiformes (*Floscula*). Si, dans la plupart des cas, les bras se présentent avec l'organisation simple des *Aurelia*, ils se subdivisent dans d'autres cas, se ramifient ou bien deviennent de larges feuilles, plissées sur leurs bords comme des feuilles de chou (*Cyanea*). La plus grande complication des bras de la présente dans les Rhizostomides, où, par suite de la formation secondaire et de la coalescence des canaux gastrovasculaires qui les parcourent, ils présentent une quantité d'oscules secondaires. Chez les Rhizostomides aussi il y a souvent des branches secondaires soudées à leurs bases. L'armature des bras varie énormément. Tantôt les nématocystes y sont assez rares ; dans d'autres cas, au contraire, il y a des accumulations, des bourrelets et des coussinets hérissés d'organes urticants, et dans certains cas on trouve même des prolongements ou des filaments particuliers, armés de nématocystes. Les bords des sillons formés sur la face ventrale des bras, sont ordinairement garnis de petits tentacules, que l'on a désignés aussi sous le nom de *digitelles*, pour les distinguer des tentacules du bord de l'ombrelle, et qui se continuent souvent jusque dans les coins de la bouche et même dans la cavité buccale.

La *bouche* est toujours quadrangulaire chez les Acraspèdes et se continue dans une cavité stomacale plus ou moins allongée, quelquefois très étroite. Elle est toujours simple chez les jeunes Méduses, mais elle subit une transformation remarquable chez les Rhizostomides, où les bords des bras dichotomisés se réunissent petit à petit par coalescence pour former des canaux courts, lesquels s'ouvrent en entonnoir au dehors. La bouche primitive, se fermant en même temps, est remplacée par ce système caniculaire des bras à orifices multiples. Souvent les extrémités distales des bras forment encore des poches secondaires ouvertes, qui paraissent avoir une fonction digestive et dans lesquelles aboutissent un certain nombre d'orifices.

La *cavité gastrique*, toujours quadrangulaire, peut avoir la forme d'un prisme allongé ou bien d'une lentille aplatie.

Du fond de cette cavité gastrique, toujours spacieuse chez les jeunes, partent primitivement, chez toutes les jeunes Méduses, appelées Ephyres, huit canaux rayonnants, larges, spacieux et isolés, dont quatre correspondent aux coins buccaux, quatre autres aux pans du carré buccal et qui se portent directement vers les huit corpuscules marginaux. A mesure que l'ombrelle s'accomplit, ces canaux sont réunis par le canal circulaire du bord, qui ne manque que chez les Pélagides, où les canaux très larges et transformés en poches, sont séparés par de minces cloisons. En même temps, s'élargissent à la base les quatre canaux interradiaires pour former les poches génitales.

C'est là la disposition typique, mais elle est rarement conservée dans son état primitif. Les canaux rayonnants peuvent se multiplier et se diversifier à l'infini, jusqu'à former enfin, sur la sous-ombrelle des Rhizostomides par exemple, un réseau tout à fait semblable à un réseau capillaire à grosses mailles et à flots circonscrits. Nous ne pouvons entrer dans ces détails.

Les *filaments gastriques* ne se trouvent, dans leur position primitive aux coins de la cavité buccale, que chez les Charybdéides ; chez tous les autres Acraspèdes ils sont cachés dans les poches génitales et étroitement liés à ces dernières. Ils manquent aux Craspédotes et correspondent morphologiquement aux filaments mésentériques des Anthozoaires. Leur nombre et leur grandeur varient à l'infini.

Les *organes génitaux*, ordinairement au nombre de quatre, peuvent se dédoubler dans quelques cas (*Cassiopea*). Développés toujours sur le même type, ils présentent cependant des différences notables quant à leurs rapports avec la sous-ombrelle d'un côté et la cavité stomacale de l'autre. Les cavités génitales, creusées dans le mésoderme et recouvertes par une lamelle trouée, peuvent quelquefois manquer complètement (*Nausithoë*) ; dans d'autres cas, les ouvertures d'accès pour l'eau peuvent être tellement grandes, que les cavités ne présentent qu'un faible rebord et que les bandelettes génitales font hernie à travers l'ouverture. Chez les Cuboméduses enfin (*Charybdea*), où des cloisons radiaires se forment à la sous-ombrelle, les lamelles génitales sont attachées à l'angle supérieur de ces cloisons et soutenues par des axes mésodermiques de manière à présenter quelque ressemblance avec l'organisation des Anthozoaires.

Les *œufs* se transforment toujours en une Planule ciliée à deux couches, ectoderme et endoderme ; ils donnent naissance, après avoir nagé quelque temps, à des gastrules secondaires par la formation d'une bouche, située au pôle opposé à celui de fixation. Après cette fixation, les gastrules deviennent Scyphistomes par le développement de bras et de quatre bourrelets gastriques longitudinaux, qui correspondent aux plis mésentériques des Anthozoaires. Ces Scyphistomes se multiplient d'abord par développement de bourgeons, placés sur des stolons, et ensuite par division ou strobilisation, dont procèdent les Ephyres ou jeunes Méduses. Seules, les Pélagides sont exceptés de ce mode de reproduction, et ne produisent pas de Scyphistomes, mais des larves libres en forme de cloches, qui, par aplatissement successif se transforment en Ephyres. C'est là évidemment le mode primitif de reproduction conservé chez cette famille et peut-être aussi chez les Cubomé-duses, dont l'ontogénie n'a pas encore été observée.

Les **Méduses craspédotes** ou **cryptocarpes** présentent des différences notables. Le disque est composé par un mésoderme presque toujours homogène qui peut se prolonger, à la face inférieure, en un pédoncule solide unique portant à son extrémité la bouche et la cavité stomacale (*Geryonides*), mais qui ne forme jamais les quatre bras caractéristiques à rainures, comme chez les Acraspèdes. Les néma-tocystes sont plutôt rares sur la face bombée de l'ombrelle. Quelquefois ils se réunissent sur son bord pour constituer un véritable bourrelet urticant, qui protège surtout le cordon nerveux circulaire.

Autour du bord de l'ombrelle, et infléchi en dedans comme un écrou troué au milieu, se développe un repli soutenu par une fine lamelle du mésoderme, couvert par de puissantes couches de fibres musculaires striées et circulaires et qui s'appelle le *vélum*. Par ses contractions, ce vélum resserre l'orifice de la cloche et sert ainsi à la natation. Les canaux gastrovasculaires ne pénètrent jamais dans ce vélum, ce qui le distingue, en quelques cas au moins, du vélarium de certains Acraspèdes. Si chez les Aurelia le vélarium n'a pas non plus des canaux et s'il est, par sa position, entièrement homologue au vélum des Craspédotes, il s'en distingue, comme nous avons dit, par l'absence des fibres musculaires. Dans beaucoup de Craspédotes, des faisceaux musculaires rayonnants, qui accompagnent les canaux gastrovasculaires de la sous-ombrelle, traversent les faisceaux musculaires circulaires du vélum. Ces faisceaux prennent naissance au centre de la sous-ombrelle et dans les cas où un pédoncule est développé, ils se continuent sur ce dernier en lui donnant une grande mobilité.

Les *tentacules*, toujours placés en dehors du vélum et quelquefois insérés assez haut sur l'ombrelle, varient énormément quant au nombre et à la conformation. Les uns sont traversés, comme ceux des Acraspèdes, par un canal gastrovasculaire tapissé de cellules endodermiques; les autres, au contraire, sont solides et leur axe est formé par une colonne de cellules endodermiques ressemblant, par leur solidité, leur protoplasme étoilé et leurs noyaux, à des cellules cartilagineuses. Ces colonnes peuvent se continuer dans le disque, vers le centre de celui-ci, dont elles augmentent la solidité. On les a appelées des *travées palléales* (*Mantelspangen*). Les tentacules peuvent être simples ou ramifiés et sont souvent garnis ou terminés pas des boutons urticants (*Cladonema*, *Dendronema*). Dans d'autres cas (*Pteronema*, *Sagittaria*), ces boutons urticants sont fixés par des tigelles secondaires contractiles, sur les tentacules extrêmement allongés, qui acquièrent ainsi une grande ressemblance avec les fils pêcheurs des Siphonophores.

Le nombre quatre et ses multiples huit dominent chez les Craspédotes. Il y en a cependant (*Geryonides*) chez lesquelles le nombre six détermine la disposition rayonnante.

Le *système nerveux* diffère de celui des Acraspèdes par l'existence d'un cordon circulaire, situé au bord de l'ombrelle et partagé, par l'insertion du vélum, en deux parties parallèles : un cordon supérieur et un cordon inférieur. Ces deux cordons ne forment pas des renflements ganglionnaires plus considérables; tout en étant mélangés de fibres et de cellules ganglionnaires, ils se présentent avec des contours homogènes et unis sans boursouflures. Peu distinct et de forme aplatie chez les Aequorides, le cordon supérieur, placé sur la lamelle de soutien du vélum, devient très visible chez les Geryonides, où il montre des cellules très allongées, cylindriques, se terminant à la surface par un fin cil raide et que l'on peut considérer comme des cellules sensitives. Les fibres nerveuses qui constituent ce cordon sont excessivement fines, et on n'y trouve que peu de cellules nerveuses à prolongements également très fins. Le *cordon inférieur*, au contraire, situé entre les couches musculaires du vélum et de la sous-ombrelle, montre des fibres nerveuses très grosses et des cellules nerveuses volumineuses, souvent verruqueuses à leur surface, en nombre considérable. On y trouve également des cellules sensitives à fil raide, mais clairsemées entre un épithélium en pavé. Des réseaux de fibres nerveuses, parsemés des cellules ganglionnaires à mailles très lâches, sont répandus, comme chez les Acraspèdes, sur la sous-ombrelle et les autres parties constituantes, sauf le vélum, où ils paraissent manquer complètement.

Des cellules sensitives et sans doute *tactiles*, quelquefois à très longs cils raides, se trouvent, outre aux endroits indiqués, encore au bord du disque des *Aglaura*, groupées comme des peignes ou bien sur les boutons terminaux des bras (*Rhopalonema*).

Les *corpuscules marginaux* des sens s'accusent comme organes visuels et organes auditifs. Ces deux organes s'excluent mutuellement, de manière que l'on a distingué les Craspédotes en ocellés et en vésiculés.

Les *ocelles* ne sont primitivement que des groupes de cellules sensitives, enveloppées de cellules pigmentaires, situés à la base ordinairement renflée des tentacules et placés, suivant que les tentacules sont portés pendants ou dressés, en dessus ou en dessous, de manière qu'ils regardent toujours au dehors. Une organisation ultérieure se fait remarquer chez un certain nombre de Craspédotes (*Lizzia*, *Eleutheria*, *Cladonema*), chez lesquels au centre des cellules sensitives, groupées radiairement, se trouve un corps réfringent et saillant, qu'on peut qualifier de cristallin.

Les *organes auditifs* se trouvent souvent en nombre très considérable et placés immédiatement sur un des cordons nerveux circulaires au bord de l'ombrelle. Ils sont toujours formés par les cellules ectodermiques modifiées dans deux directions différentes. Les unes sont des vésicules à parois résistantes, à noyau accolé à la paroi, qui contiennent du liquide et une concrétion calcaire, ordinairement sphérique ou ovalaire et fixée à l'extrémité périphérique de la cellule, de manière que la plus grande partie de sa circonférence fait librement saillie dans la cavité des cellules. Les cellules auditives sont aplaties en forme de ruban, se continuent vers l'intérieur par un filament dans le cordon nerveux et du côté opposé en un cil, tantôt court et épais, tantôt très long et plus fin, courbé autour de la surface de la vésicule otolithique. Ces éléments se trouvent partout, mais diversement disposés et combinés avec des complications ultérieures. La première forme consiste en excavations de la face inférieure du vélum, constituant des éminences mamelonnées sur la face supérieure. Au fond de cette fossette se trouvent, disposées en séries, les cellules à otolithes garnies de cellules auditives et recouvertes par un épithélium à cellules aplaties en pavé à grosses parois (*Mitrocoma, Tiaropsis*). Par la fermeture plus ou moins complète de ces fossettes ouvertes se forme une vésicule secondaire, au fond de laquelle se trouve un coussinet de cellules auditives, tandis que les cellules à otolithes sont attachées, en nombre plus ou moins considérable, aux parois de la vésicule secondaire (*Aequorea, Octorchis*). Chez d'autres (*Aegina, Cunina*), les vésicules secondaires sont portées sur des tigelles solides plus ou moins longues, et forment ainsi de petites massues, pendant librement dans l'eau. Enfin, chez les Geryonides (*Rhopalonema, Geryonia, Carmarina*), cette massue est entourée petit à petit par des relèvements du disque et enfermée à la fin dans cette masse même. Dans ces derniers cas, l'endoderme des canaux gastrovasculaires prend part à la formation des massues, qui se rattache ainsi morphologiquement à celle des Acraspèdes. Nous renvoyons, pour les détails, au mémoire des frères Hertwig.

Le *système gastrovasculaire* des Craspédotes est, en général, beaucoup plus simple que celui des Acraspèdes. Les bras à gouttières font généralement défaut ; cependant, dans la plupart des cas, la bouche montre des formes anguleuses correspondantes au nombre primitif des rayons. Dans beaucoup de cas, les lèvres buccales se compliquent en se développant en feuilles plus ou moins plissées, en filaments simples, ramifiés, dendritiques, et toutes ces parties sont alors largement garnies de nématocystes. Le tube stomacal, quelquefois presque complètement effacé (*Aequorea*), peut dans d'autres cas s'allonger démesurément et représenter un battant de cloche suspendu au centre de celle-ci (*Sarsia, Lizzia*). Il ne faut pas confondre cette conformation, où le tube stomacal est toujours creux au centre, tout en présentant souvent un élargissement à l'extrémité distale, avec celle des Geryonides où l'estomac, souvent très restreint, se trouve placé à l'extrémité distale d'une tige solide, mais mobile, continuation du disque de l'ombrelle et sur la périphérie de laquelle remontent vers la sous-ombrelle les canaux gastrovasculaires séparés les uns des autres, qui prennent naissance au fond de la poche stomacale. Cette tige solide se continue quelquefois au centre de la cavité stomacale comme un dard (*Glossocodon*). Quelquefois (*Cunanthis, Aegina*) l'estomac présente au fond des poches radiaires ; mais dans la grande majorité les canaux gastrovasculaires partent immédiatement du fond de la cavité stomacale pour se rendre directement vers le bord de l'ombrelle, où ils se réunissent en un canal circulaire qui fait rarement défaut (*Solaris*). Dans la plupart des cas, les canaux rayonnants sont simples, sans ramifications ni élargissements et réduits au nombre primitif des rayons, savoir quatre ou six. Chez d'autres, on en trouve huit ou bien par multiplication un nombre très considérable (*Aequorides*). Quelquefois (*Berenice, Willia*) les canaux sont dichotomisés, ramifiés ou même pennés (*Ptychogena*).

Les *organes sexuels* constituent une différence fondamentale vis-à-vis des Acraspèdes. Ils paraissent toujours engendrés par l'ectoderme, ne sont jamais enfermés dans des cavités spéciales surmontées par des lamelles du disque de la sous-ombrelle et présentent le plus souvent des bourrelets ou des mamelons, rarement des plissements ou des rubans, qui peuvent être placés soit sur le tube stomacal, de préférence à sa base, soit sur les canaux radiaires principaux. Dans quelques cas (*Olindia, Tima*), ces accumulations s'enfoncent dans la sous-ombrelle avec une partie de leur face supérieure ; dans d'autres (*Trachynémides, Eucope*), ils forment des mamelons ou même des sacs saillants. Les produits se vident par déhiscence directement au dehors. Les sexes sont toujours séparés. Les œufs deviennent des planules, qui, dans la règle, se fixent pour se développer en polypes hydraires, tandis que chez les Geryonides et les Aeginides l'œuf se transforme directement en Méduse, non sans avoir subi chez les premiers une sorte de transformation larvaire.

Outre la génération sexuelle, certains Craspédotes montrent aussi une *reproduction par bourgeonnement*. Les bourgeons médusoïdes peuvent être placés, suivant les genres et les espèces, sur le tube buccal ou sur toute autre partie du système gastrovasculaire, les canaux rayonnants, le canal circulaire et de préférence sur ce dernier à la base des tentacules. Il ne faut pas confondre avec ce bourgeonnement, dont les produits occupent toujours les faces externes, le fait d'un parasitisme singulier que l'on observe chez certains Geryonides, chez lesquels les planules de *Cunina* pénètrent dans l'estomac pour y produire des épis garnis de bourgeons parasites.

Le bourgeonnement de jeunes Méduses sur des individus mères conduit directement vers le bourgeonnement de Méduses plus ou moins accomplies sur les polypes hydraires. Dans la plupart des cas, ce phénomène est combiné avec le polymorphisme des individus composant un corme, quoique, dans d'autres cas, ce polymorphisme soit plus ou moins indépendant de la fonction reproductrice.

Il nous faut entrer ici dans la discussion des formes polypoïdes, dont l'Hydre nous a donné un exemple typique. Dans la plupart des cas, les polypes hydraires montrent une organisation plus compliquée en ce sens, que des cormes ou colonies sont formés par bourgeonnement; que ces colonies sont composées, dans la plupart ces cas, par deux sortes d'individus : des *hydrantes* ou individus nourriciers, et des *gonophores* ou individus sexuels ; que ces individus sont réunis par une partie commune : l'*hydrosome*, et qu'ils peuvent, d'un côté, se combiner ensemble et de l'autre, rétrograder de manière que le caractère de l'individu se perd de plus en plus.

Dans son état le plus accompli, l'individu sexuel qui bourgeonne sur un gonophore, constitue une Méduse craspédote avec tous les organes décrits. Les Océanides proviennent de Tubularides, les Eucopides de Campanularides, etc. Mais cette forme, toujours médusoïde, rétrograde dans beaucoup de gonophores, dans lesquelles elle reste sessile et ne se détache pas de la colonie. Dans ces cas, l'estomac suspendu au milieu de la cloche se perd en premier lieu ; les cloches médusoïdes perdent ensuite les tentacules, les ocelles, les organes sexuels se concentrent dans un seul sac qui devient central et à la fin, l'épanouissement en ombrelle ou en cloche se réduit totalement, de manière qu'il ne reste qu'un sac fermé, sur les parois duquel se montrent encore quelques canaux gastrovasculaires et qui développe dans son intérieur les œufs ou les zoospermes. On peut suivre cette dégradation pas à pas, surtout dans les Siphonophores, où les Vélelles produisent encore des Méduses libres (*Chrysomitra*), tandis que chez les autres, les Méduses restent sessiles, mais sont munies encore d'une ombrelle à canaux gastrovasculaires, radiaires et circulaires (*Galeolaria*), ou enfin seulement représentés par des sacs réunis en grappes (*Physophora*). Ces bourgeons sexuels médusoïdes, en divers état de rétrogradation, peuvent être placés sur des polypes plus ou moins rabougris, nourriciers ou non, qui se réduisent à la fin à de simples tiges ou bien peuvent aussi bourgeonner presque immédiatement sur l'hydrosome commun,

La rétrogradation de la Méduse craspédote sexuelle peut se faire aussi dans une autre direction en vue de la locomotion, et c'est ce que l'on voit dans les Siphonophores. Ici aussi, l'estomac central, les tentacules et les ocelles ou otocystes se perdent en premier lieu, mais la réduction frappe aussi les organes reproducteurs, et c'est l'ombrelle seule qui subsiste avec son vélum musculaire très puissant et les canaux radiaires et circulaires plus ou moins amoindris. C'est ce développement unilatéral qui produit les *cloches natatoires* des Siphonophores, dans lesquelles la substance mésodermique de la cloche est toujours fortement développée, de manière à présenter souvent une dureté cartilagineuse. Ces cloches montrent presque toujours une symétrie bilatérale et par l'accentuation de cette disposition, elles peuvent encore rétrograder pour former des *écailles protectrices*, feuilles aplaties, cartilagineuses, n'ayant comme reste de leur constitution primitive qu'un seul canal central souvent rudimentaire. Les formes et les rapports de ces cloches natatoires varient à l'infini chez les Siphonophores ; si elles ont la musculature puissante du vélum, on n'a pu encore démontrer chez elles le système nerveux tel qu'il distingue les Méduses craspédotes.

Nous avons déjà dit que les Scyphistomes dont procèdent la plupart des Méduses acraspèdes se rapprochent des polypes anthozoaires par la présence de quatre bourrelets longitudinaux qui divisent la cavité gastrale en quatre compartiments ou loges, et peuvent être homologués aux plis mésentériques des Anthozoaires. Ce caractère est encore plus fortement développé chez les Lucernarides ou Calycozoaires, qui, par la formation d'une ombrelle à huit bras réduits et garnis de nématocystes, d'un tube buccal quadrangulaire et de quatre poches stomacales, se lient étroitement aux Charybdéides, tandis que le développement d'une tige au sommet de l'ombrelle, de huit plis mésentériques garnis de festons génitaux et de fortes couches musculaires et l'absence de corps marginaux les rapprochent des Anthozoaires.

Les *polypes hydraires*, qui engendrent des bourgeons médusoïdes, se font remarquer, dans la plupart des cas, par la constitution de colonies plus ou moins polymorphes, et par des différenciations de l'ectoderme en vue de la protection des individus ou de la colonie tout entière. Ils ne possèdent jamais des plis mésentériques incomplets, comme les Scyphistomes ; on peut cependant remarquer, chez beaucoup d'entre eux (*Siphonostomes*), des bourrelets saillants dans la cavité buccale, souvent colorés d'une manière particulière et possédant des glandes monocellulaires.

Si certains polypes restent plus ou moins isolés comme les *Hydres*, la plupart constituent, par le bourgeonnement, une base commune, de formes fort diverses, étalée, ramifiée comme des racines, etc., sur laquelle s'élèvent les polypes, qui y sont tantôt implantés directement (*Hydractinia*), tantôt portés sur des tiges simples, dendritiques, variées à l'infini. Dans certains cas, les polypes sont entièrement nus ; dans d'autres, la base seulement se couvre d'une cuticule chitineuse ou cornée (*Hydractinia*); dans d'autres cas, cette enveloppe entoure aussi les tiges (*Tubularia*); dans d'autres, enfin (*Campanularides*), elle forme un calice, une cellule plus ou moins séparée, appelée hydrothèque, dans laquelle peut se retirer la partie antérieure du polype munie des tentacules et de la bouche, et que l'on a nommée l'hydranthe.

Les différentes parties du polype sont construites sur le type et avec les éléments que nous avons constatés chez les Hydres, tout en présentant de nombreuses variations. En général, cependant, les éléments cellulaires sont plus développés chez ces polypes coloniaires, et ce sont surtout les cellules ganglionnaires et les fibres nerveuses, ainsi que les fibres musculaires, qui sont bien plus accusées, par exemple, dans les tentacules d'Endendrium (*Jickeli*) et autour de la bouche où elles forment un véritable anneau nerveux. Les cavités gastriques de ces polypes se continuent par leur tige dans la base commune, et ces canaux, en s'anastomosant entre eux de différentes manières, mènent aussi partout les différents tissus dont est constitué le corps des polypes.

Nous observons, chez ces polypes, des dégradations analogues à celles que nous avons constatées chez les formes médusoïdes. Les uns restent uniquement chargés de la nutrition et ne produisent jamais des bourgeons à organes sexuels (*trophosomes*); les autres produisent des bourgeons sexuels tout en restant aptes à la réception des aliments. Il se peut que deux sortes de polypes semblables soient fixées sur la même base (*Vélelles*). Dans la plupart des cas, les individus produisant des bourgeons médusoïdes perdent la bouche et les tentacules (*Campanularia, Obelia*), et ne présentent plus qu'un diverticule en cæcum du canal gastrovasculaire, sur lequel bourgeonnent les produits sexuels enfermés dans la thèque. La dégradation continuant, ces individus perdent la faculté d'engendrer, et se présentent alors sous forme de simples doigts de gants plus ou moins mobiles ou raides, creux à l'intérieur, quelquefois garnis de bouquets de nématocystes, et que l'on a nommés des *dactylozoïdes* ou tentacules vermiformes (*Physophora, Velella, Milleporides*).

La base commune du polypier entier peut présenter les organisations les plus diverses. Si, dans la plupart des cas, elle présente de simples expansions ou des stolons en forme de racines, capables souvent d'engendrer des bourgeons, on peut signaler, comme tendances extrêmes de conformation, les Hydrocorallides d'un côté, les Siphonophores de l'autre. Chez les premiers, il se forme un coenenchyme semblable à celui des coralliaires, qui se charge de calcaire et présente des polypiers massifs parcourus de canaux nombreux, et dans les cellules desquels se trouvent des polypes au moins de deux sortes (*Milleporides*), dont les uns nourriciers, les autres dactylozoïdes, auxquels se joignent encore, chez les Stylastérides, des bourgeons sexuels médusiformes.

Chez les Siphonophores, au contraire, où toute l'organisation de la colonie polymorphe est combinée en vue de la natation, la partie basale commune forme, dans la plupart des cas, une tige creuse éminemment contractile par de larges faisceaux musculaires longitudinaux développés sous l'épithélium, et au-dessous desquels se trouve une mince couche de fibres musculaires circulaires, appliquée à la lame de soutien, qui forme le tube, revêtu dans l'intérieur d'un endoderme vibratile. Cette cavité du tube est en communication avec tous les individus polypoïdes ou médusoïdes, complets ou réduits, qui sont implantés sur l'axe, souvent suivant une ligne déterminée. Des axes secondaires, constitués de la même manière, deviennent les fils pêcheurs, garnis de boutons et de batteries urticantes, dans lesquelles les nématocystes atteignent souvent un développement colossal. Cette tige commune subit les variations les plus considérables. Dans la plupart des cas, elle reste cylindrique et porte à son extrémité une invagination vésiculiforme, remplie d'air, le pneumatophore; cette vésicule devient énorme chez les Physalies, où elle absorbe entièrement la tige. La vésicule aérienne a toujours un orifice. Dans d'autres cas (*Physophora*), la tige se raccourcit et produit, à son extrémité postérieure, un élargissement sur lequel sont placés les polypes nourriciers et les produits sexuels, tandis que la tige porte seulement les cloches natatoires. Dans d'autres cas enfin (*Vélelles*), la tige devient un disque aplati à compartiments canaliculaires, et surmonté d'une crête cartilagineuse creuse formée de compartiments concentriques s'ouvrant à l'extérieur, qui joue le rôle de pneumatophore.

La classe des Hydroméduses procède évidemment de deux souches différentes, dont l'une a produit les Acraspèdes avec les Scyphistomes, l'autre les Craspédotes avec les Siphonophores et les polypes hydraires. Les Acraspèdes et Scyphistomes se rapprochent des Anthozoaires, les Craspédotes et les Hydraires des Hydrocorallides. Cette classe, qui présente cependant des formes de passage entre les deux souches, est donc formée par convergence de branches issues de souches fort différentes au début. Cette composition par deux souches différentes a été dernièrement reconnue aussi par Haeckel, malgré la prédilection de ce savant pour le monophylétisme. Mais nous différons complètement de cet auteur, ainsi que de tous les auteurs modernes, quant à la manière de concevoir les rapports entre les formes polypoïdes d'un côté, et les médusoïdes de l'autre. Pour tous ces zoologistes, la forme fixée, sessile, est la forme primitive, dont dérive, par développement ultérieur, la forme médusoïde. Or, nous trouvons que dans tout le règne animal, les formes rampantes, sessiles, parasitiques, sont des dérivés ultérieurs produits, par adaptation spéciale, de formes primitivement libres. Les formes sessiles sont intercalées dans le cycle d'évolution des espèces. En nous basant sur ce principe, corroboré par l'observation des faits, nous devons soutenir que les formes médusoïdes,

comme nous l'avons dit au début, sont les formes primitives, que les Trachynémides parmi les Craspédotes, les Pélagides parmi les Acraspèdes, ont conservé
l'évolution primitive et directe, tandis que chez les autres familles s'est intercalée,
dans le cours de ce développement, la forme polypoïde, laquelle du reste est beaucoup plus réduite, quant au temps et à l'importance, chez les Acraspèdes que chez
les Craspédotes.

Littérature.

C. Vogt, *Mémoires sur les Siphonophores. Mémoires de l'Institut genevois,*
1854. — Th. Huxley, *The Oceanic Hydrozoa. Roy. Society.* London, 1859. —
L. Agassiz, *Contributions th. Natur. histor. of Unit. States,* t. III et IV, 1860-62.
— Alex. Agassiz, *North American Acalephae Illustrated. Catalogue of the Museum of compar. Zoology,* t. VI. — C. Claus, *Ueber Physophora hydrostatica,
Zeitschr. wissenschaft. Zoolog.,* 1860. — Idem, *Neue Beobachtungen über die
Structur und Entwicklung der Siphonophoren,* ibid., 1863. — Idem, *Bemerkun-
gen über Ctenophoren und Medusen,* ibid, 1864. — Idem, *Ueber Halistema
tergestinum. Arbeiten zoolog. Institut.* Wien, t. I, 1878. — Idem, *Ueber Cha-
rybdea marsupialis. Arbeit. zool. Instit.* Wien, 1878. — Idem, *Studien über
Polypen und Quallen der Adria. Denkschr. Akad. d. Wissenschaften,* Vienne,
t. XXXVIII, 1878. — E. Haeckel, *Zur Entwicklungsgeschichte der Siphonophoren,*
Soc. d'Utrecht, 1869. — Idem, *System der Medusen,* 1879-81. — A. Brandt, *Ueber
Rhizostoma Cuvieri. Mem. Acad. Imp. Saint-Pétersbourg,* 1870. — Stuart,
Ueber die Entwicklung der Medusenbrut von Velella. Müller's Archiv, 1870. —
Allman, *A Monograph of the gymnoblastic or Tubularian Hydroids.* London,
1871-72, 2 vol. — F. E. Schulze, *Ueber den Bau und die Entwicklung von
Cordylophora lacustris.* Leipzig, 1871. — Idem, *Ueber den Bau von Synco-
ryne Sarsii.* Leipzig, 1873. — Oscar Kleinenberg, *Hydra.* Leipzig, 1872. —
E. Metschnikoff, *Studien über die Entwicklung der Medusen und Siphonophoren. Zeitschr. f. wissenschaft. Zoolog.,* t. XXIX, 1874. — Korotneff, *Histologie
de l'Hydre et de la Lucernaire. Arch. Zool. expériment.,* t. V, 1876. — H. Grenacher et Noll, *Beitrag zur Anatomie und Systematik der Rhizostomen. Abhandl.
Senckenb. Gesellsch.* Frankfurt, t. X, 1876. — H. N. Moseley, *On the structure
of a species of Millepora at Tahiti, Philosoph. Transact.,* 1877. — Idem, *On
the Structure of the Stylasteridae.* — Ibid., 1878, part. II. — Idem, *Zoology on
the voyage of the Challenger,* part. VII. *Report on the corals.* London, 1882. —
Oscar et Richard Hertwig, *Das Nervensystem und die Sinnesorgane der Medusen.
Jena Zeitschrift,* t. XI, 1877. — Idem, id., id., *Monographisch dargestellt,* in-4.
Leipzig, 1878. — E. A. Schaefer, *Observ. on the nervous system of Aurelia aurita.
Philosoph. Transact.,* 1878. — Ch. Rouget, *Les organes du mouvement et de la
sensibilité chez les polypes hydraires,* Rapports annuels des professeurs du Mu-
séum, 1880-81. — G. du Plessis, *Sur le Cladocoryne floccosa. Mitth. der Station
Neapel,* t. II, 1881. — Weissmann, *Ueber eigenthümliche Organe bei Enden-
drium racemosum,* ibid. — O. Hamann, *Der Organismus der Hydroïdpolypen.
Jena Zeitschr.,* t. XV, p. 493, 1882. — C. F. Jickeli, *Der Bau der Hydroïdpolypen. Gegenbaur. Morphol. Jahrbuch,* t. VIII, p. 373, 1882. — R. v. Lindenfeld,
Ueber das Nervensystem der Hydroïdpolypen. Carus. zool. Anz., VI. Jahrg.,
1883, p. 69.

CLASSE DES CTÉNOPHORES

Coelentérés libres, solitaires et hermaphrodites, munis de quatre
paires de côtes à palettes natatoires, d'un seul organe sensitif central
et d'un estomac simple, dont partent, moyennant un organe inter-

médiaire, l'entonnoir, les canaux gastrovasculaires. Développement direct sans intercalation de génération alternante.

On les divise généralement en quatre ordres : séparés en deux groupes, le premier ne contenant que les Eurystomes, privés de tentacules ; l'autre, les Tentaculifères, comprenant les trois autres ordres.

1er ordre : les **Eurystomes.** — Corps en forme de tonneau allongé, un peu comprimé suivant le plan tentaculaire, à bouche large et cavité stomacale énorme, sans lobes ni filaments préhensiles. Les quatre paires de côtes sont presque égales (*Beroë*, *Rangia*).

2e ordre : les **Globulaires.** — Corps de forme sphérique ou ovoïde à côtes subégales ou inégales, quelquefois comprimé suivant le plan gastrique, à bouche et cavité stomacale étroite. Ils sont munis de deux filaments préhensiles (*Cydippe*, *Mertensia*, *Callianira*).

3e ordre : les **Rubanés.** — Corps fortement comprimé et allongé, de manière à présenter un large ruban, au milieu duquel se trouve la bouche et la cavité stomacale très étroites; munis de deux filaments préhensiles. Deux paires de côtes sont presque entièrement atrophiées (*Cestum*, *Vexillum*).

4e ordre : les **Lobés.** — Corps comprimé, côtes inégalement développées, bouche et estomac étroits, munis de deux filaments préhensiles et de deux paires d'appendices, appelés auricules. Au delà de la bouche, se trouvent deux lobes aliformes, qui peuvent se replier l'un sur l'autre et entourer ainsi la bouche et les auricules (*Bolina*, *Mnemia*, *Eucharis*).

Type : **Bolina norvegica** (Sars). — Nous avons choisi ce type, dont l'un de nous a fait une étude détaillée sur les côtes de la Norvège, en 1861, parce que le genre Bolina est répandu aussi dans la Méditerranée et sur les côtes américaines et parce qu'il appartient à l'ordre des Lobés, qui présentent l'échelon le plus élevé des Cténophores. Les jeunes larves des Lobés sont, en effet, entièrement semblables aux Globulaires, étant encore privées des lobes qui ne se développent qu'ultérieurement. Les Bolinas présentent en outre cet avantage, sur la plupart des autres Cténophores, que leur corps, quoique transparent comme du cristal, présente cependant une résistance assez considérable, tandis que les tissus des autres sont très mous et ne se prêtent guère à des manipulations telles que l'exige l'anatomie. Aussi tous nos dessins sont-ils faits sur des animaux vivants sans emploi de réactifs. Les recherches histologiques ultérieures doivent être faites d'après les méthodes en usage ; on emploiera, comme fixatif, l'acide osmique, on durcira avec de l'alcool et colorera au carmin.

Nous pouvons distinguer dans le Bolina, le corps proprement dit, formé par une masse transparente et taillée en parallélépipède ou en pyramide quadrangulaire tronquée et très peu diminuée vers le pôle opposé à la bouche, qui présente un sommet arrondi par quatre éminences en mamelons. A ce corps, sont attachées du côté de la bouche, deux expansions larges en forme de cuillers, qui peuvent s'écarter considérablement comme deux ailes, pour laisser l'accès de la bouche libre, ou bien se renfermer en s'appliquant l'une sur l'autre de manière à circonscrire un vaste vestibule préoral, dans lequel se mon-

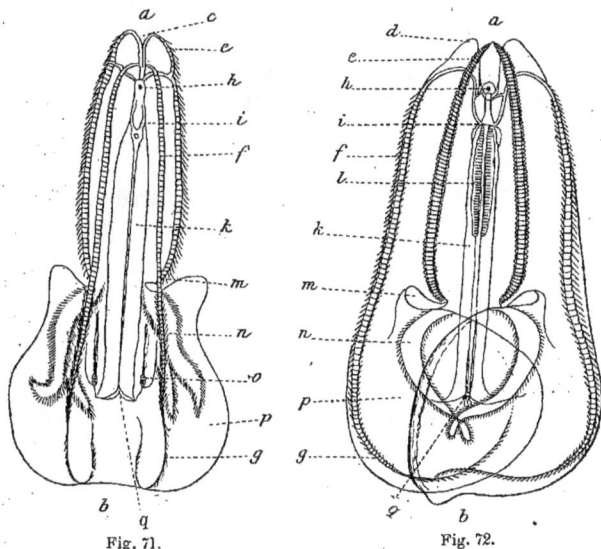

Fig. 71.   Fig. 72.

trent quatre appendices pointus et très peu mobiles insérés par paires sur le corps. Nous appelons les expansions les *lobes* (*p*, fig. 71 et 72) et nous distinguons sur les lobes les faces externes et bombées et les faces internes creuses, qui regardent le vestibule préoral. Dans ce vestibule, jouent librement les deux paires d'appendices mentionnés, qui sont ordinairement courbés d'une manière élégante sous forme de cornes de bouc et se font remarquer, grâce à la transparence des

Fig. 71. — *Bolina norvegica*, moitié de grandeur naturelle, dessiné d'après le vivant, vu du côté étroit.

Fig. 72. — Le même individu, vu du côté large. Les désignations sont les mêmes dans les deux figures. *a*, pôle apical ; *b*, pôle buccal ; *c*, fente apicale ; *d*, collines bordant la fente apicale ; *e*, côtes courtes ; *f*, côtes longues ; *g*, continuations des côtes longues sur les lobes ; *h*, organe central ; *i*, entonnoir ; *k*, estomac ; *l*, bourrelets de l'estomac ; *m*, orifices des lobes ; *n*, auricules ; *o*, tentacules retirés dans leurs gaines ; *p*, lobes ; *q*, bouche.

lobes qui les couvrent, par un liséré un peu jaunâtre sur les bords, dû à la présence de poils cornés raides en eux-mêmes, mais mobiles comme les palettes natatoires. Nous appelons ces appendices les *auricules* (*n*, fig. 71 et 72). Enfin, on remarque toujours dans le vestibule préoral et seulement de temps en temps, surtout lorsque l'animal écarte les lobes, deux filaments à branches secondaires un peu blanchâtres, qui peuvent s'allonger considérablement, mais qui d'ordinaire sont retirés dans deux poches allongées et étroites, placés vers les angles obtus du losange buccal. Nous appelons ces organes, évidemment préhensiles, les *tentacules* (*o*, fig. 71).

Sur le corps, on voit en premier lieu les huit *côtes à palettes*, dont le jeu fait mouvoir l'animal dans toutes les directions et produit des couleurs irisées ravissantes, qui parcourent ces côtes comme des ondées. Quatre de ces côtes sont plus longues (*f*, fig. 71 et 72) et s'étendent, par paires, sur la face externe des lobes, où elles se continuent encore sous forme de lignes jaunâtres hérissées de poils. Les quatre côtes courtes (*e*, fig. 71 et 72) s'arrêtent à la base d'insertion des lobes, mais se continuent par les poils des bords des auricules.

Enfin, du côté opposé à la bouche on observe, à l'œil nu, un point blanc caché dans le tissu : c'est l'*organe central* (*h*, fig. 71 et 72) composé d'une géode de cristaux et vers lequel conduit un canal, l'*entonnoir*. Nous décrirons ces parties plus loin en détail.

Nous devons faire remarquer que des individus très jeunes, que nous avons toujours trouvés en assez grand nombre parmi les adultes, ont le corps globulaire ou peu allongé, les côtes à palettes très courtes et développées seulement du côté opposé à la bouche, les tentacules énormes et presque toujours sortis de leurs gaines, tandis que les lobes et les auricules leur font complètement défaut. Ces dernières parties se forment successivement à mesure que les côtes à palettes s'allongent et longtemps après la sortie de l'œuf. On peut donc trouver, aux mois de juillet et d'août, sus les côtes de la Norvège, tous les états intermédiaires entre les formes larvaires de la première jeunesse, que nous avons dessinés (fig. 75 et 76) et entre les formes adultes, auxquelles se rapporte la description qui va suivre.

Il s'agit en premier lieu de s'orienter dans la disposition du corps des Cténophores et du Bolina en particulier. Nous choisirons, pour les descriptions qui vont suivre, des termes neutres se rapportant à la structure même du corps et qui ne préjudicient pas à des relations à établir, soit avec les autres Coelentérés à disposition rayonnée, soit avec les Vers, dont certains types paraissent avoir des affinités assez étroites avec les Cténophores.

Dans tous les Cténophores, la bouche, le tube stomacal, l'entonnoir et le groupe à otolithes forment l'*axe central* du corps, autour
duquel se rangent les autres parties. Le Cténophore porte en avant,
dans la natation, l'extrémité opposée à la bouche où se trouve le
groupe à otolithe. Nous appellerons par conséquent cette extrémité
le *pôle apical* (*a*, fig. 71 et 72), tandis que l'extrémité opposée est le
pôle buccal (*b*).

Abstraction faite des lobes, le corps solide du Bolina présente la
forme d'un parallélépipède aplati et à angles arrondis, dont l'axe central forme en même temps l'axe longitudinal. Les deux axes perpendiculaires aux pans de ce parallélépipède sont à peu près dans la relation de 1 à 2. Nous avons donc deux *pans larges* et deux *pans*

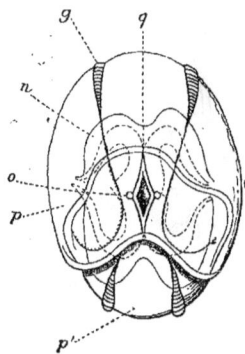 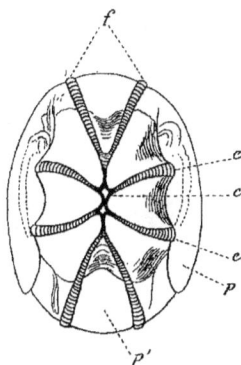

Fig. 73.　　　　　　Fig. 74.

étroits. Sur les deux angles des pans étroits (fig. 71) courent les deux
côtes longues à palettes (*f*), qui s'étendent en se prolongeant sur
les lobes attachés, par toute l'étendue de leur base, aux pans étroits.
Sur les pans larges (fig. 72) courent, du pôle apical aux points d'attache des lobes, les *côtes courtes* à palettes (*e*, fig. 72), qui se continuent, sous forme de séries de poils raides, sur les bords des auricules. Les huit côtes se relèvent un peu en arêtes, de manière que
les pans du corps paraissent élégamment encavés entre les côtes
(fig. 74).

Il s'agit maintenant de déterminer, vis-à-vis de ces dispositions
de forme extérieure, l'arrangement des organes internes. En regardant l'animal par le pôle buccal (fig. 73), on voit par transparence à

Fig. 73. — *Bolina norvegica*, vu du pôle buccal, moitié grandeur naturelle. *g*, continuations des côtes sur les lobes; *n*, auricules; *o*, poche des tentacules; *p*, lobe
embrassant; *p¹*, lobe embrassé; *q*, fente buccale.
Fig. 74. — Le même individu, vu du pôle apical. *c*, fente apicale, séparée en deux
orifices; *ee*, côtes courtes; *ff*, côtes longues; *p*, lobe embrassant; *p¹*, lobe embrassé.

12

travers les lobes fermés par-dessus, la *fente buccale* (*q*), sous forme d'un losange très allongé. Le grand axe de ce losange indique un plan vertical, parallèle au pan large du corps ; nous désignerons ce plan sous le nom de *plan gastrique*. Sur les deux angles obtus du losange buccal on observe, dans cette vue, deux petites ouvertures rondes (*o*), qui conduisent dans les poches où sont retirés les filaments préhensiles ou tentacules ; nous désignerons ce plan, perpendiculaire au précédent, sous le nom de *plan tentaculaire*. La disposition réciproque de ces deux plans se montre, avec bien plus de netteté, lorsqu'on observe une jeune larve, chez laquelle les lobes ne

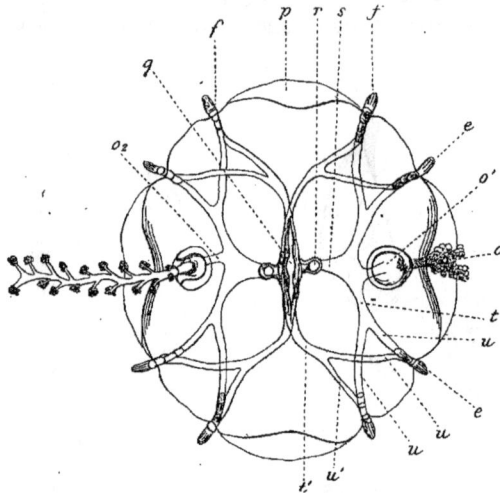

Fig. 75.

sont pas encore développés et où les tentacules sont plus écartés de la bouche et bien plus considérables relativement, que dans les individus adultes (fig. 75).

Lorsqu'on regarde l'animal adulte du côté du pôle apical (fig. 74), on voit au centre des éminences formées par ce pôle une fente longitudinale (*c*), parallèle au plan gastrique et aux pans larges du corps, vers laquelle convergent les côtes d'une manière un peu différente. Les côtes courtes s'avancent jusque sur la fente même, embrassant

Fig. 75. — Jeune larve de *Bolina*, vue du pôle buccal. Grossissement : 50 diamètres. *e*, côtes courtes ; *f*, côtes longues ; *o*, tentacule, retiré d'un côté, étalé de l'autre et montrant alors ses branches secondaires ; *o¹*, capsule du tentacule ; *o²*, vaisseau du tentacule ; *p*, lobes naissants ; *q*, fente buccale, montrant les rigoles, les parois et la lumière interne ; *r*, vaisseau gastrique ; *s*, tronc commun du vaisseau ; *t*, troncs secondaires, se bifurquant pour fournir les vaisseaux costaux ; *u i¹*, troncs secondaires cueillant les branches costales *u¹* pour les ramener vers la bouche.

deux mamelons qui se rencontrent au milieu de la fente ; les côtes longues, courant sur les pans étroits, se rencontrent aux extrémités de la fente et même un peu au-devant d'elle. De cette manière, la fente est divisée en deux compartiments losangiques, alignés dans le plan gastrique. Cette conformation motive les aspects différents que présente le pôle apical, suivant la position de l'animal. En le regardant du pan étroit (fig. 71), il présente une fente médiane (a), bordée de deux éminences (d), sur les bords externes desquelles se continuent les côtes courtes, tandis que, vu du pan large (fig. 72), le pôle apical présente une éminence médiane, bordée par les côtes courtes

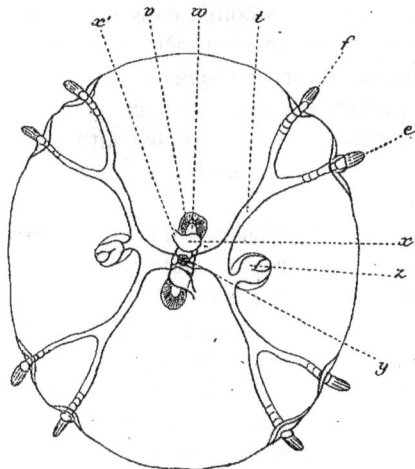

Fig. 76.

et flanquée par deux mamelons transparents à la base desquelles s'infléchissent les côtes longues pour continuer vers l'entonnoir central. Ici aussi, la situation des parties internes s'explique mieux par l'examen de jeunes larves où les éminences ne sont pas encore développées. Nous avons représenté (fig. 76) la même larve vue du pôle apical, dont la figure 75 présente le pôle buccal. On voit au centre l'otolithe avec les formations nerveuses qui l'entourent et les orifices excréteurs de l'entonnoir, placées au niveau de la surface. Ces différentes parties sont orientées de manière que la plaque polaire autour de l'otolithe se trouve placée dans le plan gastrique, tandis que les orifices excréteurs et les troncs principaux des vaisseaux s'étendent dans le plan tentaculaire.

Fig. 76. — La même larve, vue du pôle apical. e, côtes courtes ; f, côtes longues ; t, tronc secondaire ; v, bourrelet polaire ; w, aire polaire ; x, ampoulette d'excrétion ; x', son ouverture ; y, ampoule d'excrétion.

Nous n'entrons pas, pour le moment, dans la discussion, assez embrouillée du reste, qui s'est élevée sur la question des rapports que présente l'organisation des Cténophores avec la disposition soit rayonnée, soit bilatérale des parties. Les plans et axes que nous venons de mentionner suffisent pour l'exposition de l'organisation que présente le Bolina.

La masse entière du corps est constituée par une substance, en apparence parfaitement homogène, transparente comme du cristal, présentant cependant une réfraction de la lumière un peu différente de celle de l'eau. N'étaient les côtes à palettes qui, par leur jeu, produisent des ondulations irisées semblables à celles de l'arc-en-ciel, on ne distinguerait guère les Bolina dans l'eau, malgré leur taille, qui peut atteindre jusqu'à 15 centimètres. Cette substance est cependant très ferme et le corps lui-même offre presque la résistance du cartilage. Cette transparence, propice pour l'examen des animaux vivants, offre cependant de grandes difficultés, lorsqu'il s'agit de déterminer exactement les limites des organes ainsi que leur constitution intime.

L'homogénéité de la substance du corps constituant le mésoderme, n'est cependant qu'apparente. Toute cette substance, conjonctive en principe, est parcourue en premier lieu par des fibres musculaires plus ou moins différenciées, disposées primitivement dans les deux sens longitudinal et transversal, mais dérangées plus tard par l'accroissement inégal des différentes parties. En général, ces fibres, tantôt simples comme des traînées de la substance même, tantôt un peu plus accusées et se divisant à leurs extrémités en fibrilles très fines, ne forment point de faisceaux nettement limités, mais se groupent cependant en certaines localités, où elles sont assez distinctement visibles, même sans emploi de réactifs. On peut désigner principalement sous ce rapport les lobes où les fibres forment un élégant réseau à mailles presque carrées, visible surtout dans le jeune âge et relevé encore par l'apposition de cellules ectodermiques particulières, les côtes à palettes, où elles forment des traînées considérables longitudinales, allant d'une série de palettes à l'autre et séparées par des faisceaux transversaux, rayonnant des deux côtés de la côte dans le parenchyme comme des balais et les environs de l'organe central, où ces fibres se groupent surtout en puissants muscles rétracteurs. Ces fibres se trouvent du reste dans tous les niveaux de la masse gélatineuse du corps, très rapprochées de l'ectoderme ou de l'endoderme, ou bien aussi, quoique moins distinctes, dans l'épaisseur de la substance même.

On observe tous les passages depuis des fibres droites claires, homogènes et aplaties comme des rubans à d'autres où des noyaux sont accolés à la fibre, à d'autres où ces parties plus larges prennent l'aspect de véritables cellules, où les fibres se subdivisent et se réunissent en plexus jusqu'à des conformations qui ressemblent, à s'y méprendre, aux cellules ganglionnaires multipolaires et réunies en plexus, telles que nous les trouvons chez les Hydrozoaires. Si certains auteurs (Chun) ne peuvent trouver une limite nette entre ces différentes conformations, d'autres considèrent les dernières, probablement avec raison, comme des éléments nerveux. Hertwig décrit en effet des cellules nerveuses multipolaires, formant des plexus par les fibrilles qui en sortent et se rendent vers les muscles, où elles s'attachent par une terminaison pyramidale.

Le corps est recouvert, chez les jeunes Bolina, d'une simple couche de cellules épidermoïdales très aplaties, claires, à noyaux peu apparents. Bientôt beaucoup de ces cellules se modifient; elles se remplissent d'un protoplasme en apparence visqueux, divisé en traînées rayonnantes, en pelotes contournées ou en boulettes plus ou moins circonscrites, et en augmentant de volume elles forment de petits mamelons saillants, qui présentent un éclat particulier. Ce sont ces cellules, très variables d'aspect d'ailleurs, que Chun a désignées sous le nom de *cellules brillantes* (*Glanzzellen*). Elles se laissent facilement distinguer sur la face interne des lobes où elles sont accumulées sur les faisceaux musculaires croisés, que nous venons de mentionner, et circonscrivent ainsi des mailles carrées, au fond desquelles s'est maintenu l'épithélium en pavé primitif.

Les Bolinas sont entièrement dépourvus de cellules, pigmentaires ou autres, répandues dans l'épiderme de beaucoup d'autres Cténophores. En revanche, on trouve des cellules vibratiles aux environs de la bouche, et des cellules tactiles à une ou plusieurs soies répandues sur tout le corps.

Organes digestifs. — La bouche présente, chez les Bolinas adultes, une fente losangique très étroite, étirée dans le sens du plan gastrique (fig. 73). Les deux coins étirés se prolongent vers le point de séparation des auricules et constituent ainsi une rigole, tapissée par des cellules vibratiles cylindriques. Ce revêtement de cellules vibratiles continue sur toute la face interne de l'estomac ; les cellules sont surtout très développées au fond, où l'estomac forme deux petits élargissements, les *poches stomacales* (b, fig. 85). C'est dans ces poches que l'on trouve le mouvement vibratile le plus prononcé. Le tube stomacal se continue, dans l'axe du corps, toujours très étroit et aplati jusque vers le dernier quart de la longueur totale, où il se termine au niveau des poches stomacales par deux ouvertures dans deux branches gastrovasculaires, constituant l'entonnoir et le canal gastrovasculaire central de ce dernier. Les parois de l'estomac sont assez épaisses et garnies, outre les cellules vibratiles, de cellules à contenu grenu, qui peuvent être considérées comme des glandes monocellulaires. Dans la moitié postérieure environ de la longueur de l'estomac, les parois de la fente se boursouflent et forment une saillie élevée vers la fente dont le bord paraît crénelé par de petites encoches. Ces *bourrelets gastriques* (*Magenwülste*) (*l*, fig. 72), comme on les a appelés, paraissent être le siège d'une secrétion et assimilation très prononcée, leur tissu étant rempli de granulations.

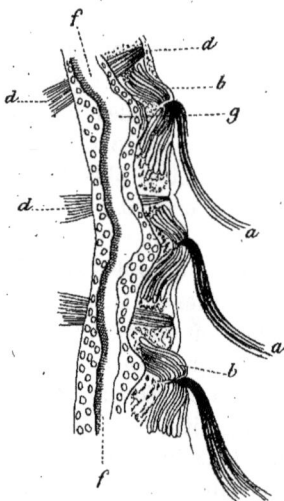

Fig. 77.

A cette épaisseur des parois s'ajoute encore le volume des vaisseaux gastriques, qui longent l'estomac sur sa face large et dont on voit la lumière comme un orifice, lorsqu'on regarde l'animal du pôle buccal (*r*, fig. 75). Dans la vue de côté, les contours de ces vaisseaux longitudinaux se confondent avec ceux de la cavité gastrique même.

Nous décrirons plus tard le système gastrovasculaire.

Les *côtes* frappent, au premier coup d'œil, par le jeu de leurs *palettes natatoires* et les ondes irisées qui en résultent. Ce sont les organes locomoteurs par excellence, et le Cténophore peut mettre en mouvement soit les séries entières, soit seulement un certain nombre de palettes, suivant la direction dans laquelle il veut progresser ou tourner autour de son axe. Nous avons vu les Bolinas nager ordinainairement en ligne droite, le pôle apical en avant, et dans cette progression jouaient alternativement les côtes par deux, opposées et symétriques, tandis que les autres se reposaient pour se charger ensuite du mouvement.

Pour étudier la structure des côtes, nous avons représenté une côte de profil, sous un grossissement de vingt diamètres (fig. 77) et une autre de sa face interne sous un grossissement plus fort (fig. 78).

Les palettes natatoires (*a*) ont une forme quadrangulaire allongée, coupée carrément à l'extrémité proximale, avec laquelle elles sont fixées sur un coussin de cellules. L'extrémité distale libre est primitivement coupée de la même manière, comme on peut s'en convaincre

Fig. 77. — *Bolina norvegica*. Portion d'une côte, vue de profil. Coupe optique. Grossissement : 30 diamètres. (Voir figure 78.)

sur des larves ; mais chez les individus adultes, cette extrémité est souvent fendillée en fibres plus ou moins grossières. Vues de profil, les palettes ont une figure en S ; à la sortie du coussinet cellulaire, où elles sont presque perpendiculaires à l'axe du corps, elles se recourbent élégamment vers le pôle oral, pour recourber ensuite leur extrémité distale au dehors et vers le pôle apical. Ces palettes sont évidemment constituées par la coalescence de cils, devenus cornés et collés ensemble ; c'est ce qui est prouvé par les coussinets cellulaires, dans lesquels elles prennent naissance. Ces coussinets (b), qui s'allongent transversalement à l'axe de la côte, donnent à celle-ci,

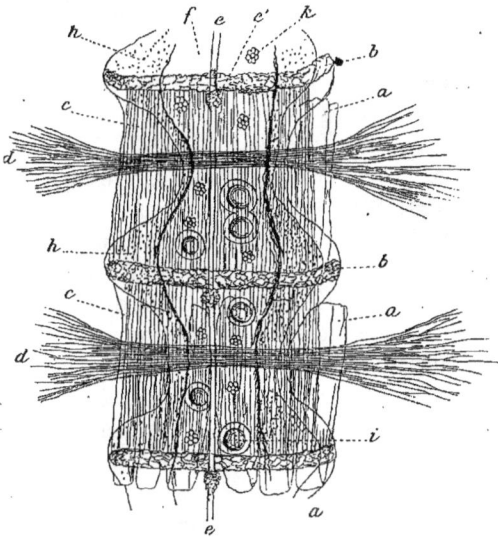

Fig. 78.

en dépassant un peu ses bords, l'aspect d'un bâton crénelé des deux côtés. Les cellules qui constituent les coussinets sont très allongées, disposées des deux côtés de la base de la palette ; elles se présentent sous un faible grossissement et vues de profil (fig. 77) comme des faisceaux de fibres à bout intérieur un peu épaissi. C'est le noyau situé à leur base qui leur donne cet aspect. On pourrait facilement les confondre avec des fibres musculaires, et leur disposition correspondrait alors avec les mouvements d'abaissement et de relèvement

Fig. 78. — La même portion, vue du côté interne. Grossissement : 60 diamètres. Les lettres indiquent les mêmes objets dans la figure 77. a, palettes natatoires ; b, coussinets cellulaires des palettes ; c, fibres musculaires longitudinales ; d, balais transversaux de fibres ; e, rigole vibratile ; e^1, élargissements de la rigole aux coussinets ; f, canal costal ; g, élargissements du canal , h, capuchons génitaux ; i, œufs mûrs dans le canal ; k, rosettes vibratiles.

des palettes. Les véritables fibres musculaires (*c*; fig. 78) s'étendent au contraire entre les coussinets transverses dans le sens longitudinal de la côte. Ce sont des fibres simples qui donnent à la surface interne de la côte un aspect rayé et courent, sans discontinuer, d'un coussinet à l'autre.

Au-dessous de cette couche musculaire, se trouve, au milieu entre deux coussinets, un fort paquet de fibres transverses (*d*). Ces fibres forment, par leur assemblage, des balais doubles. Elles sont réunies, dans l'espace occupé par la côte, comme dans un manche, et rayonnent, en se divisant, dans la masse intercostale du corps. On les voit, en regardant la côte de champ (fig. 78) comme nous venons de les décrire ; en voyant les côtes de profil (fig. 77), elles présentent le manche arrivant à la surface entre les palettes et rayonnant vers l'intérieur en contournant le canal sous-costal. Chun considère ces balais comme composés de fibres musculaires ; nous avouons que nous avons quelques doutes sur ce sujet. Ces fibres sont beaucoup plus accusées, à contours bien plus arrêtés que les fibres musculaires ordinaires ; elles ont plutôt un aspect corné ou au moins tendineux, et avec des grossissements plus considérables nous n'avons pu leur découvrir aucune structure ultérieure. Peut-être servent-elles à l'insertion des fibres musculaires longitudinales. Chaque coussinet aurait ainsi une couche de fibres longitudinales apicale et une autre orale ; ces fibres s'attacheraient d'un côté au balai transverse, de l'autre au coussinet, et la contraction alternative de ces parties produirait les mouvements d'abaissement et de relèvement.

Dans l'axe de la côte et à la surface externe court la rigole costale, immédiatement appliquée à la face supérieure du canal gastrovasculaire et visible seulement par la vue de champ de la côte (*e*, fig. 78). Elle est tapissée de cellules vibratiles fusiformes orientées dans le sens de la longueur de la côte et présente, vue par transparence, comme nous l'avons figurée, l'apparence d'un filament droit d'une certaine épaisseur, qui montre adossé à chaque coussinet un élargissement d'aspect grenu (*e'*). Y-a-t-il un nerf ? Chun paraît considérer la rigole comme un nerf costal ; Hertwig n'est pas de cet avis et décrit de fines fibres nerveuses courant isolément et formant des mailles allongées. En tout cas, il n'y a pas de ganglions émettant des nerfs, et ce que Milne Edwards a décrit comme tels dans son mémoire sur le Lesueuria nous paraît être le balai transversal que nous avons mentionné plus haut.

Le canal gastrovasculaire (*f*, fig. 77 et 78), qui court dans toute la longueur de chaque côté à l'intérieur et en occupe presque toute la largeur, est remarquable par l'épaississement de ses parois, dans lesquelles se forment les *produits sexuels*. Chez les Bolinas que nous avons examinés sous ce rapport, la lumière du canal gardait à peu près les mêmes dimensions partout et ne montrait que des élargissements peu considérables (g), correspondant aux emplacements des coussinets. En revanche, les parois montraient à ces places des épaississements très considérables, s'étendant dans le sens transversal (h, fig. 78). On sait que chez la plupart des Cténophores, le canal se présente avec des cæcums latéraux souvent considérables et que ces cæcums sont comme couronnés de capuchons épaissis, dans lesquels se développent les produits sexuels de telle façon, que les capuchons d'un côté sont mâles, ceux du côté opposé femelles. Ces deux côtés ne sont pas distribués au hasard ; on sait, en effet, que les organes de même sexe se regardent de manière que dans chaque espace intercostal se trouve une série d'organes mâles et une série d'organes femelles. L'aspect différent que nous signalons chez les Bolinas observés par nous, vers la fin de juillet, tient probablement au développement des produits génitaux. Dans l'un de ces exemplaires (fig. 78), les parois du canal étaient remplies d'une masse, à l'aspect grenu, dans laquelle on distinguait seulement des granulations d'apparence graisseuse, tandis que dans le canal même se trouvaient, suspendus dans le liquide, des œufs mûrs (i) reconnaissables à leur grandeur et par le double contour de la coque et du vitellus. Dans l'autre, que nous avons représenté de profil (fig. 77), on remarquait des petites cellules brillantes, qui n'étaient pas encore assez avancées pour qu'on pût reconnaître si c'étaient des œufs ou des cellules spermatogènes en voie de formation. On sait que les Cténophores du Nord ne sont prolifères que pendant une courte saison de l'année, et que dans l'intervalle on a des difficultés extrêmes pour reconnaître les produits très semblables pendant leur formation. Lors de notre examen, la ponte était presque finie et les organes à l'époque d'inactivité.

Les bandes des organes génitaux, visibles à l'époque de leur activité, comme deux séries de petits cæcums blanchâtres surgissant sur les bords des côtes se continuent, dans le Bolina, jusqu'au niveau de l'insertion des lobes. Elles diminuent d'importance à mesure que les palettes se rapetissent. Mais les côtes elles-mêmes continuent plus loin, tout en se modifiant. Nous avons distingué les côtes longues (f, fig. 70-76) et les côtes courtes (e).

Les premières, que M. Chun appelle les côtes subventrales, mais que l'on pourrait aussi appeler les côtes lobaires, commencent vers le pôle apical, presque au niveau de l'otolithe, sur un vaisseau courbé sortant de l'entonnoir et souvent en droite ligne, sur les arêtes du pan étroit du corps, jusqu'au point d'insertion des lobes.

Ici, les palettes se rapetissent à mesure, mais la ligne continue sur la face bombée du lobe par la rigole vibratile et par des palettes de plus en plus étroites qui passent à la fin à des cils cornés raides, mais mobiles. C'est ainsi que les lignes se continuent, sur la convexité des lobes, jusque vers le bord même, où elles s'évanouissent complètement. Nous n'avons pu constater sur l'espèce examinée par nous, les contours gracieux par lesquels ces lignes, accusées par la présence du vaisseau seul, se continuent chez d'autres espèces sur la surface des lobes. Ces contours, où, de toute la côte, il ne subsiste à la fin que le vaisseau dépourvu de tout l'appareil ciliaire,

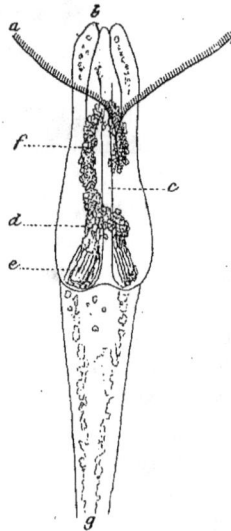

Fig. 79.

sont fort visibles chez les jeunes Bolinas; lorsque les lobes sont parvenus à peu près à la moitié de leur développement, on les voit alors arrivés, après avoir circonscrit le champ à carrures du lobe, vers la bouche, pour s'anastomoser ensemble et s'ouvrir dans le vaisseau gastral. Mais sur les adultes, nous n'avons pas réussi à les constater avec certitude, tandis que sur d'autres genres de l'ordre des Lobés on les voit aisément.

Les *côtes courtes*, subtentaculaires de Chun, que l'on pourrait appeler à bon droit côtes auriculaires, commencent sur l'extrémité saillante des collines apicales, de manière à dépasser considérablement ici les côtes longues. Elles se continuent sur les arêtes du pan large du corps, en s'écartant d'abord un peu, puis en se rapprochant pour atteindre la base d'insertion des auricules. Ici, les palettes, les organes génitaux et les coussinets s'arrêtent brusquement, tandis que le trajet continue sur les bords des auricules jusqu'à leur pointe courbée par une série de poils cornés et raides, animés d'un mouvement continuel. Les auricules ont très peu de motilité; on les voit presque toujours dans les positions dessinées figures 72 et 73; ils écartent quelquefois lentement leurs pointes, comme nous l'avons représenté figure 71. Aussi les fibres musculaires y sont-elles peu développées, et comme les auricules ne sont recouverts que d'un épithélium ordinaire en pavé, on ne peut considérer

Fig. 79. — *Bolina norvegica*. Tentacule retiré dans sa capsule. *a*, rigole vibrante; *b*, lèvres de la capsule, se continuant dans les parois. *c*, axe d'attache du tentacule; *d*, base attachée; *e*, coussinet avec fibres musculaires rayonnantes; *f*, partie libre du tentacule, repliée; *g*, vaisseau.

ces parties comme organes de tact. Nous sommes d'accord avec M. Chun pour croire que le mouvement continuel des cils raides, qui leur forment un liséré continu, sert à provoquer un mouvement continuel de l'eau contenue dans le vestibule préoral, par lequel même des petits corps suspendus peuvent être amenés vers la bouche, ce qui n'exclut pas le renouvellement de l'eau par les orifices qui se forment à la naissance des lobes, lorsque ceux-ci sont fermés, orifices que l'on pourrait presque appeler orifices de renouvellement. Nous traiterons plus tard de la structure intime des vaisseaux costaux.

Les *tentacules* ou *filaments préhensiles* (*o*, fig. 75, fig. 79 à 81) ont une structure très compliquée, dont nous pourrons le mieux

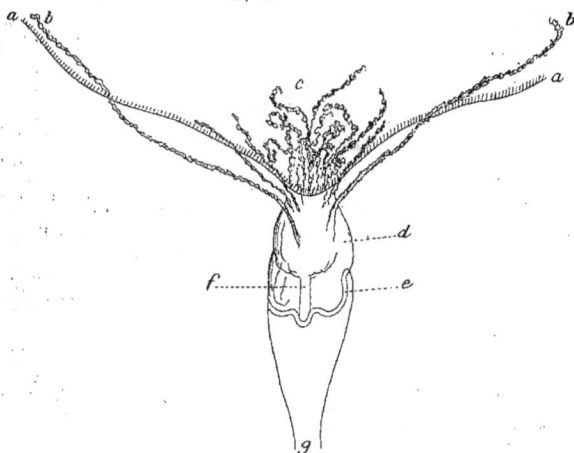

Fig. 80.

nous rendre compte en nous adressant d'abord à de jeunes larves, où les rapports primitifs n'ont pas encore subi d'altération. En regardant ces larves du pôle buccal (fig. 75), on voit, placées à angle droit sur le plan indiqué par l'orifice buccal, et à assez grande distance de la bouche même, deux capsules presque rondes et un peu ovalaires (*o*¹), qui sont reliées par un court vaisseau à une des branches principales du système gastrovasculaire, tandis que sur l'extrémité tournée vers la surface, ces capsules portent un petit orifice parfaitement rond. En y regardant de près, on trouve que les troncs vasculaires (*o*²) de ces deux capsules naissent sur les branches secondaires des canaux ; de telle façon, qu'en plaçant la larve dans la position que nous lui avons donnée dans le dessin, avec la fente buccale

Fig. 80. — Tentacule étendu. *a*, rigole buccale vibrante ; *b*, filaments plus allongés se logeant dans la rainure ; *c*, filaments en houppe ; *d*, capsule ; *e*, base de la capsule ; *f*, axe du tentacule ; *g*, vaisseau tentaculaire.

placée dans le sens vertical, le tronc de la capsule gauche naît sur la branche supérieure gauche, celui de la capsule droite sur la branche inférieure droite, et qu'en prenant une direction un peu oblique, ces troncs atteignent les bases des capsules, placées exactement dans le plan transversal à la fente buccale. Les troncs vasculaires montant en même temps depuis la profondeur vers la surface, paraissent, dans la position dessinée, traverser les bases des capsules ; mais en regardant la larve de trois quarts, on voit parfaitement, qu'en arrivant vers la base de la capsule, le tronc vasculaire s'élargit sous forme de cupule évasée (fig. 84) dans laquelle la capsule paraît enfoncée de la moitié de sa circonférence au moins. La capsule est donc placée dans l'extrémité fermée de toutes parts du tronc vasculaire, comme un gland dans sa cupule basale. La capsule elle-même a des parois assez épaisses et de son fond s'élève, attaché par une sorte de coussinet, un filament cylindrique, solide (fig. 75, o), sur lequel sont placées, en double série et en alternant, de courtes tiges secondaires, qui portent à leur extrémité des boutons, lesquels, par un faible grossissement, ressemblent à des boutons urticants. Tel se présente le tentacule parfaitement développé ; mais il peut se retirer entièrement dans la capsule, et lorsqu'il est en contraction, comme nous l'avons représenté sur le côté droit de la figure 75, il ressemble à une tête de chou-fleur portée sur une tige.

Par l'accroissement, le corps du Bolina s'élève successivement en longueur et s'aplatit en même temps davantage. Ces deux mouvements expliquent les changements que nous fait voir l'appareil tentaculaire chez les adultes. L'orifice de la capsule s'est rapproché de la bouche, de manière à occuper, de chaque côté, l'angle obtus de la fente buccale (o, fig. 73) ; la capsule, considérablement étirée en longueur, à maintenant la forme d'un bouton de fleur et le vaisseau, montant de la profondeur, s'y attache comme une tige creuse, sans même entourer la base complètement (g, fig. 79). L'ouverture de la capsule est entourée de quelques éminences moussues, comme les folioles d'un calice encore fermé (b), et avance un peu comme un bouton au-dessus de la rigole vibrante (a), qui s'étend des angles obtus vers les angles aigus du losange buccal. Lorsque le tentacule est retiré (f, fig. 79), on le voit dans l'intérieur de la capsule replié comme une chenille velue, et l'on aperçoit en même temps un axe solide (c), qui se fait surtout bien apercevoir lorsqu'on regarde la capsule dans le sens de la rigole citée. Cet axe repose sur le fond de la capsule fermée et est entouré à sa base par un monticule de substance plus solide, d'où rayonnent des fibres musculaires (e) vers la base du tentacule. Le tentacule lui-même a subi des changements notables. Nous ne l'avons jamais vu plus étalé que tel que nous l'avons représenté dans la figure 80. Il se présente alors sous la forme d'une massue ou d'un fuseau, dont l'extrémité est garnie d'une quantité de filaments tortueux et grenus (c) d'égale épaisseur et qui ne portent pas ces boutons terminaux si accusés chez les larves. Deux de ces filaments (b), beaucoup plus allongés que les autres et les plus rapprochés de la base de la massue émergée, se placent toujours dans les rainures buccales (a) où les autres, plus courtes, semblent former des huppes sortant de la rigole. Mais, en réalité, tous ces filaments sont bien séparés les uns des autres. Dans cet état d'extension la massue remplit si bien la capsule (d), qu'on ne peut distinguer les parois de cette dernière sur le vivant ; on voit seulement la continuation du vaisseau, séparé de la massue par une forte cloison transversale à double contour (e) sur laquelle s'implante l'axe solide mentionné (f). Les filaments et le tentacule présentant une couleur jaunâtre, ces parties se distinguent assez facilement.

Il n'est guère possible d'apercevoir quelque chose de plus sur le vivant ; mais l'examen ultérieur, aidé de réactifs et de coupes, donne bien d'autres détails. Des grossissements plus forts montrent la structure des cellules préhensiles dont les filaments sont garnis. Mais nous avons voulu donner ces descriptions, faites sur l'examen des parties sous de faibles grossissements, pour guider le commençant dans ses études.

Des coupes longitudinales et transversales font voir que le coussinet tentaculaire, développé à la base de la capsule et formé de cellules épaisses, est encore renforcé par les parois du vaisseau tentaculaire, épaissies du côté de la capsule, et que ce coussinet, en s'élevant sur la paroi de la capsule opposée à l'estomac, forme l'axe que nous avons dessiné sur le vivant. Une coupe transversale montre cet axe en forme de demi-lune à centre saillant, dont les creux sont occupés par des prolongements très minces du vaisseau tentaculaire. Dans cet axe sont constitués deux faisceaux musculaires en éventail (e, fig. 79) qui convergent pour former la tige du tentacule et se continuent dans les filaments secondaires, lesquels du reste sont encore appuyés, dans leur intérieur, par un cylindre solide de substance gélatineuse.

Les tentacules, ainsi que les filaments secondaires, sont couverts chez les Bolina adultes, par un épithélium composé de cellules particulières, que Chun a appelées cellules préhensiles (Greifzellen). Ces cellules (fig. 81) sont formées par un disque gélatineux bombé, un segment de sphère, semblable à une tête de clou tels qu'on les emploie pour les meubles capitonnés. La surface bombée (c) de ce

disque est garnie de granules saillants et tellement collants qu'ils
s'attachent immédiatement à la surface d'un verre ou d'un instrument en acier poli, avec lequel on toucherait le tentacule. Les petits
crustacés dont se nourrissent les Cténophores sont immédiatement
fixés et immobilisés par ces granules collants. Au centre de la partie
bombée du disque, s'attache à l'intérieur (*b*) un fil d'apparence musculaire qui se replie en spirale dans la substance gélatineuse, lorsque
le disque est appliqué à la surface du tentacule, où il se présente
comme une verrue, mais qui se déroule (*a*) lors de l'accolement. Ce
fil assez gros s'amincit, en entrant dans la substance du tentacule,
subitement pour former un filament très fin, qui se laisse poursuivre
dans les couches musculaires, où il se confond avec une des fibres;
le fil paraît donc de nature musculaire, mais il se distingue des
fibres musculaires ordinaires par son élasticité. Nous considérons ces

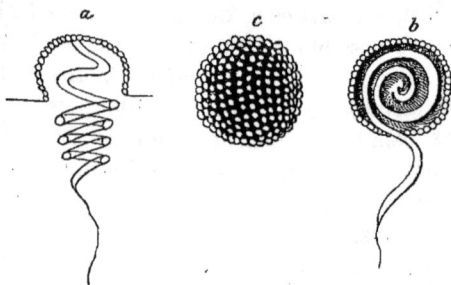

Fig. 81.

cellules préhensiles comme des modifications très particulières des
nématocystes, qui du reste montrent aussi des prolongements vers
l'intérieur, par lesquels ils se combinent avec des muscles.

Outre ces cellules préhensiles, on voit encore sur certains Cténophores des cellules sensitives ou tactiles à poils terminaux raides et
qui se terminent également dans des filaments fins. Elles sont clairsemées, plus apparentes sur les filaments secondaires du tentacule.

Organe central. — Nous nous adressons, pour nous familiariser
avec la structure de cet organe, en premier lieu aux larves, où il se
trouve encore très rapproché de la surface, recouvert seulement par
une éminence peu marquée.

En regardant une larve depuis le pôle apical (fig. 76), on voit au
centre de la circonférence du corps presque circulaire un corpuscule
central (*y*) opaque, composé de petits grains crystalloïdes et enfermé,

Fig. 81. — Cellules préhensiles des tentacules. *a*, vue de côté; *b*, de la face inférieure,
le fil étant replié; *c*, vue de la face supérieure, avec les granules collants. (D'après Chun.)

comme le démontre une vue de côté, dans une cloche peu élevée et d'une transparence parfaite : c'est l'*otolithe*. De cette cloche, dont on ne voit que le contour presque circulaire, semblent partir deux troncs vasculaires qui se bifurquent une première et une seconde fois, pour fournir ainsi les huit vaisseaux des côtes. Sur deux branches de la première bifurcation sont placées, exactement dans la même position et de la même manière que les capsules tentaculaires du côté opposé (o^1, fig. 75), deux ampoules creuses, à orifices largement béants, les *orifices excréteurs* (y, fig. 76). Dans le voisinage immédiat de la cloche contenant l'otolithe on remarque deux contours en forme de cornue, dont la convexité est tournée du côté de l'otolithe et qui s'ouvrent chacune par une petite ouverture dans l'espace intercostal non occupé par un orifice excréteur. Nous nommons ces organes les *ampoulettes* d'excrétion (x). Au delà de ces petites bouteilles on voit deux bandes, fortement accusées, relevées en bourrelets, de forme elliptique, qui entourent un espace central clair. Ce sont les *champs polaires* (w), sur lesquels on aperçoit un mouvement vibratile très considérable.

Un plan vertical que l'on ferait passer par l'otolithe et les deux champs polaires, serait congruent avec le plan gastrique et à angle droit sur le plan tentaculaire, si les champs polaires ne lui donnaient une direction un peu oblique. L'angle que fait ce plan des champs polaires avec le plan gastrique est, il est vrai, très peu accusé, mais nous l'avons vu dans toutes les larves examinées par nous ; c'est donc un fait normal. Cette déviation se trahit encore chez les adultes, mais d'une façon moins accentuée.

Chez les adultes, en effet, les rapports primitifs ont considérablement changé par suite de l'accroissement considérable des parties du corps qui entourent l'organe central et par l'aplatissement plus accentué du corps lui-même. Les champs polaires se sont allongés et par l'élévation des collines, sur lesquelles se terminent les côtes, l'organe central est caché au fond d'une fente allongée dans le sens du plan gastrique, séparée en deux ouvertures de forme losangique par l'extension des côtes courtes vers le pôle apical. En regardant l'animal par ce pôle (fig. 74), on ne voit donc que cette *fente apicale* (c) à deux orifices, vers lesquels tendent les extrémités des côtes, et malgré la transparence des tissus on ne peut découvrir au fond que des contours très incertains des parties sous-jacentes. La préparation devient extrêmement difficile par le fait, que des faisceaux de fibres musculaires assez puissants, rayonnants depuis l'organe central vers la masse du corps et aussi vers les collines, se sont développés chez l'adulte. Par leurs contractions, l'organe cen-

tral change continuellement de place, étant tantôt retiré vers l'estomac, tantôt poussé vers la surface ; ses contours aussi sont constamment modifiés et la fente se trouve tantôt fermée, tantôt élargie
et presque effacée. Les réactifs (acide osmique, etc.) agissent en contractant et en défigurant les formes des parties. Ce n'est qu'à force
de patience qu'on peut arriver à des résultats satisfaisants. Nous
donnons une figure (fig. 82) qui représente les relations réciproques
des organes. Les collines sont tirées de côté et les lèvres de la fente
largement écartées, de manière que celle-ci se présente sous forme
d'un large entonnoir, au fond duquel on voit l'organe central avec
sa cloche (c), l'otolithe (d) et son entourage, et que l'on peut suivre
les contours des collines faisant saillie vers l'intérieur de l'entonnoir.

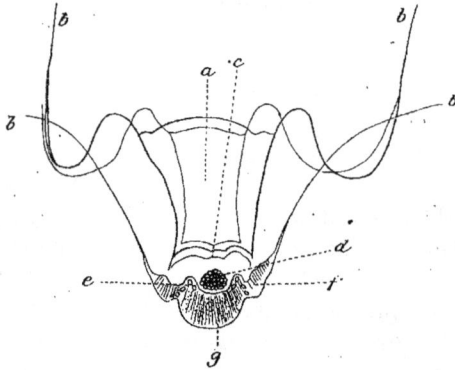

Fig. 82.

C'est sur ses bords que se trouvent les continuations amincies des
côtes (b), convergeant vers l'organe central.

L'organe central de l'adulte est donc, abstraction faite des collines entourantes, protégé par une espèce de cloche, qui, par l'étirement des parties, forme à sa base un rectangle à coins émoussés et
un peu étranglé sur les parois correspondantes au plan tentaculaire.
Cette cloche (c, fig. 82 et 83) est composée, comme le démontre la
coupe figurée, par des cils fusionnés du bord du coussinet sensitif, et
elle est percée, à sa base, de quatre orifices correspondants aux
côtes et de deux autres, placés obliquement par rapport aux champs
polaires et qui résultent des ampoulettes visibles chez la larve. Les
côtes, qui dans la larve étaient très distinctes de l'organe central, se

Fig. 82. — Vue de l'organe central retiré au fond de la fente apicale ouverte. a, cavité
de la fente apicale ; b, continuations des côtes courant sur les éminences pour se rendre
vers l'organe central ; c, cloche ; d, otolithe ; e, corpuscules crystalloïdes en formation
dans le coussinet central ; f, champs polaires en profil ; g, coussinet central sensitif.

sont en effet avancées vers lui en suivant le trajet des vaisseaux gastrovasculaires, et se continuent jusque vers l'otolithe même en se rapetissant comme sur les lobes et les auricules. Elles forment ainsi des lignes plantées de cils simples peu élevées et raides, lesquelles en se réunissant par couples, pénètrent dans la base de la cloche, par quatre encoches par lesquelles l'eau de mer a un accès libre, et qui convergent vers le centre de l'otolithe. Arrivées vers les bords de l'otolithe, les quatre lignes doubles et disposées en croix élèvent leurs cils, qui se collent ensemble et forment ainsi quatre *ressorts* (e), courbés en s, plus larges à la base, qui s'insèrent avec une pointe assez fine dans l'otolithe et le portent ainsi soutenu en l'air comme un globe sur un support à quatre pieds (fig. 83). Outre les mouvements tremblotants communiqués à l'otolithe par les cils vibratiles du coussinet sous-jacent, l'otolithe subit encore des déplacements un peu plus considérables par les contractions de ces ressorts.

L'*otolithe* (d, fig. 83) est une géode de petits corps crystalloïdes, qui se dissolvent facilement dans les acides les plus faibles et sont réunis par une substance gélatineuse assez épaisse. L'otolithe paraît donc, sur les préparations et les coupes, comme une sphère formant une trame, dans laquelle se trouvent de nombreux trous occupés par les cristaux dissous. Ces corps crystalloïdes se forment évidemment dans le coussinet sous-jacent, et on voit toujours dans Bolina quelques cristaux otolithiques de réserve (e, fig. 82) placés entre les cellules du coussinet, près de la surface.

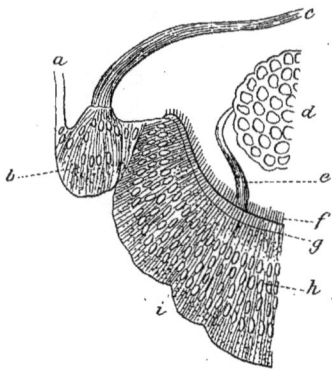

Fig. 83.

Le *coussinet sensitif* (g, fig. 82; i, fig. 83) sur lequel repose l'otolithe directement aussi longtemps que les ressorts ne sont pas encore formés chez les larves, n'est qu'une modification particulière des cellules épithéliales du corps, qui deviennent ici très longues (h), filiformes, à noyaux fusiformes très apparents et qui sont garnies, à leur surface libre, de cils vibratiles (f), dont la base paraît nettement séparée du corps de la cellule par un contour indiquant

Fig. 83. — Vue de la moitié d'une coupe de l'organe central de *Callianina bialata*. a, contour de la substance du corps ; b, continuation latérale du coussinet sensitif vers le champ polaire ; c, cloche de l'otolithe ; e, ressort portant l'otolithe ; f, cils vibratiles ; g, cuticule? h, cellules rayonnantes du coussinet sensitif. (D'après HERTWIG.)

peut-être la présence d'une cuticule (*g*). Ce coussinet présente un disque creux assez épais, dont la concavité est tournée du côté de l'otolithe. Sur une coupe (fig. 83) on voit les cellules comme des fils, entre lesquels sont rangés les noyaux très apparents. On y voit également très bien la composition, par cils soudés, de la cloche et des ressorts.

Les *champs polaires* (fig. 76) sont toujours composés de deux parties : du *bourrelet polaire* (*v*) formant un lacet en connexion immédiate avec le coussinet sensitif, et d'un espace interne plat et enfoncé, l'*aire polaire* (*w*) recouverte par un épithélium en pavé, dont les cellules portent un seul fouet très long, composé par plusieurs

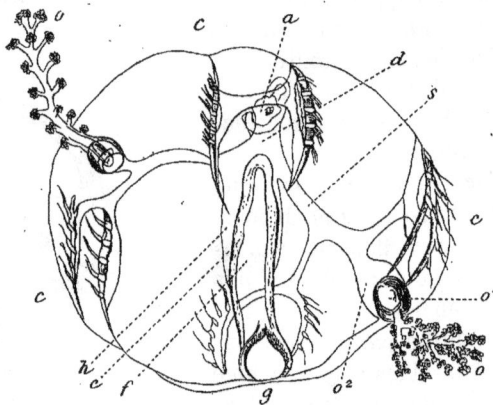

Fig. 84.

cils collés ensemble. C'est dans ces espaces que sont situées les deux ouvertures des ampoulettes de la larve. Dans les bourrelets, au contraire, les cellules sont hautes, cylindriques et munies de plusieurs cils vibratiles séparés et plus courts.

Aucun observateur n'a pu constater dans ces organes des filaments nerveux ou des cellules ganglionnaires. Les parties décrites par Chun comme huit nerfs, rayonnant vers les côtes ne sont formées, de son propre aveu, que par des cellules polygonales ou fusiformes à parois très délicates et dont ordinairement on ne peut distinguer les noyaux. Ces formations se continuent dans les rigoles médianes des côtes, que le même observateur paraît désigner comme nerfs. Les recherches faites jusqu'à présent montrent donc ici une lacune

Fig. 84. — Jeune larve de *Bolina*, vue de trois quarts, pour montrer les relations primitives des canaux gastrovasculaires avec les autres organes. *a*, organe central ; *c c*, côtes naissantes ; *d*, entonnoir ; *e*, parois de l'estomac ; *f*, cavité gastrique ; *g*, bouche ; *h*, vaisseau gastrique ; *o*, tentacule ; *o¹*, capsule, *o²*, vaisseau du tentacule ; *s*, tronc vasculaire.

très considérable, indiquée par les observations physiologiques, suivant lesquelles les mouvements des palettes natatoires dépendent sans doute de l'excitation de l'organe central.

Système gastrovasculaire. — Pour nous rendre compte de la disposition de ce système de canaux, nous nous adresserons d'abord aux larves encore globulaires, chez lesquelles les lobes ne sont pas encore développés. En regardant une pareille larve, soit du pôle apical (fig. 76), soit du pôle buccal (fig. 75) ou de trois quarts (fig. 84), on voit, partant à angle droit du plan buccal, deux troncs vasculaires (*s*, fig. 75) qui à peu de distance se bifurquent et portent, sur deux des branches de second ordre, la droite inférieure et la gauche supérieure, une courte branche verticale, se terminant, du côté buccal, vers la base du tentacule (*o²*) tandis que du côté apical elle finit dans une ampoule (*z*, fig. 76) ouverte au dehors par un orifice excréteur. Ces deux organes ampulliformes, capsules des tentacules et orifices excréteurs, se correspondent donc exactement par leur position, et de quelque manière qu'on tourne l'animal, on les trouvera toujours sur la même branche secondaire et se plaçant, par leurs extrémités, dans le plan tentaculaire. Après avoir parcouru un trajet plus ou moins long, suivant le développement des côtes, qui se trouvent encore à cette époque placées vers l'équateur du corps globulaire, comme de courts cercles méridionaux, n'atteignant aucun des pôles, les branches secondaires se bifurquent de nouveau et chacune des branches ainsi formées se rend à l'extrémité apicale d'une côte, qu'elle suit dans toute sa longueur.

Après avoir accompli ce trajet, qui les ramène vers le pôle buccal, les vaisseaux de chaque paire de côtes, composée d'une côte longue et d'une côte courte (*u¹*, fig. 75), se réunissent en un tronc secondaire (*t¹*) qui se porte vers l'angle aigu de la fente buccale, où ces troncs se réunissent au vaisseau gastrique, lequel, après avoir recueilli ces troncs secondaires (*t¹*), plonge le long de l'estomac sur la face large, de manière qu'en regardant l'animal par le pôle buccal, on en voit les lumières comme des trous ronds (*r*). Pour compléter la démonstration de cette circulation, nous avons donné dans la figure 84 le dessin d'une très jeune larve, vue de trois quarts. L'estomac, encore fermé au bout apical et dont le futur aplatissement n'est indiqué que par un petit étirement de la bouche, plonge avec cette extrémité apicale dans un vaste réservoir (*d*), le futur entonnoir, dont partent les troncs principaux (*s*) pour se porter vers les côtes encore très courtes. Le réservoir se continue sur les parois épaissies (*e*) de l'estomac, qu'il entoure sur les trois quarts de sa longueur environ. La continuation des canaux costaux vers l'estomac n'existe pas encore, mais dans les larves où elle est accomplie (fig. 75 et 76) l'entonnoir et les canaux gastriques constituent, dans leur ensemble, un axe perpendiculaire vasculaire, dont partent, vers le pôle apical, les deux troncs principaux qui, en se subdivisant deux fois, constituent les vaisseaux costaux, lesquels font retour vers l'axe du côté du pôle buccal.

Par l'aplatissement du corps et de l'estomac, par le rapprochement des tentacules et des orifices excréteurs de l'axe du corps, par le développement des lobes et des auricules et par l'étirement, en longueur surtout, des parties avoisinant le pôle apical, les rapports des canaux gastrovasculaires changent considérablement.

En examinant un animal adulte du côté large (fig. 85), on trouve la distribution suivante du système gastrovasculaire. L'estomac dépasse par ses poches latérales vibrantes (*b*) le réservoir, qui a pris la forme d'un cône aplati et qu'on a nommé l'*entonnoir* (*c*).

La cavité de l'estomac, dans laquelle nous voyons les bourrelets latéraux, s'ouvre dans l'entonnoir par deux boutonnières (*d*) placées en concordance avec le côté large. Nous avons souvent vu passer des petits corpuscules d'une de ces boutonnières à l'autre, dans la cavité stomacale et dans les vaisseaux, poussés qu'ils étaient par le mouvement vibratile très considérable qui est dû aux cellules plates à cils, dont l'estomac et toute la surface interne des vaisseaux sont tapissés. De l'entonnoir partent tous les canaux gastrovasculaires, qui se dirigent, soit vers la bouche, en s'accolant aux parois de l'estomac, soit vers le pôle apical.

Fig. 85.

Fig. 85. — Le pôle apical d'un *Bolina* adulte, vu du côté large pour montrer la disposition des canaux gastrovasculaires. *a*, fente apicale; *b*, poches latérales de l'estomac; *c*, entonnoir; *d*, boutonnière de communication entre la cavité stomacale et l'entonnoir; *e*, côtes courtes; *f*, côtes longues; *g*, vaisseau gastrique; *h*, canal tentaculaire; *i*, canaux latéraux; *k*, branche interne; *l*, branche externe; *m*, vaisseau médian de l'entonnoir; *n*, branche pour une côte courte; *o*, continuation des côtes vers l'organe central *p*.

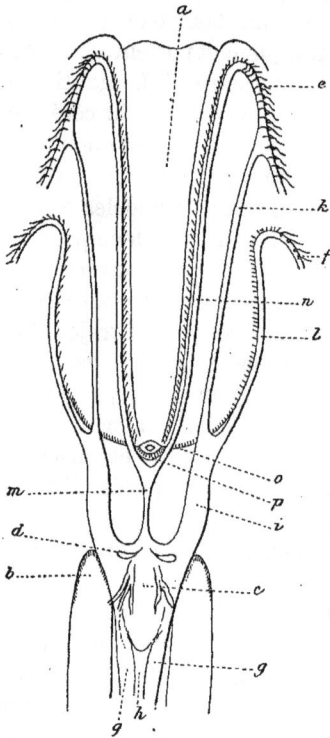

Il y a deux canaux gastriques (*g*), courant sur les côtés larges de l'estomac et qui, dans notre dessin, se couvrent de manière qu'on n'en voit qu'un seul; ces canaux, larges vers l'entonnoir, deviennent plus étroits à mesure qu'ils approchent de la bouche. On les voit déjà collés à l'estomac dans les jeunes larves sans lobes (*r*, fig. 75).

Nous avons pu constater dans des larves à lobes naissants, qu'ils se continuent sur les bords de ces organes en communiquant avec les lacets formés par les canaux côtiers; mais nous n'avons pas réussi à voir ces continuations chez les adultes. Sur les mêmes côtés larges de l'estomac sont placés, chez les adultes, les *canaux tentaculaires* (*h*, fig. 85), qui se rendent à la base des tentacules et s'y terminent à la manière décrite plus haut. Les tentacules étant placés à quelque distance de l'estomac chez les larves (fig. 75, 84), les canaux tentaculaires y sont aussi écartés de l'estomac et cette conformation s'est conservée chez beaucoup d'autres Cténophores tentaculifères.

Dans la direction apicale partent de l'entonnoir cinq canaux : quatre latéraux et un médian.

Chacun des *canaux latéraux* (*i*, fig. 85) se bifurque à la hauteur de l'organe central. La *branche interne* (*k*) se rend en ligne directe vers une côte courte (*e*), qu'elle atteint en dessous de son origine, et elle se confond là avec le canal de cette côte fourni par le vaisseau médian. La *branche externe* (*l*, fig. 85), au contraire, court jusqu'au commencement de la côte longue (*f*) et s'y infléchit brusquement pour suivre cette côte sur toute sa longueur.

Le *vaisseau médian*, appelé aussi le *vaisseau de l'entonnoir* (*Trichtergefäss*) (*m*, fig. 85), se rend directement vers l'organe central. Arrivé vers la base de celui-ci, il se divise en quatre branches (*n*), qui remontent, le long de la fente apicale, jusqu'au sommet de la colline, s'y retournent brusquement et accompagnent les côtes courtes jusqu'au bout. Sur des jeunes, nous avons pu constater la continuation de ces branches sur les auricules, mais nous n'avons pu la distinguer nettement chez les adultes. Les canaux des côtes courtes reçoivent donc deux affluents, l'un du vaisseau de l'entonnoir, l'autre du canal latéral, tandis que les côtes longues ne sont fournies que par une branche du vaisseau latéral. A la base de l'organe central, le vaisseau médian s'élargit un peu et sur cet élargissement sont placées les quatre ouvertures d'émission par des branches très courtes, savoir les deux orifices plus larges, placées à quelque distance chez la larve (*z*, fig. 76) et les deux orifices (*x¹*) plus minces des ampoulettes qui, dans la larve, sont situées dans les champs polaires même.

Tous ces canaux décrits sont tapissés, comme l'estomac, par des cellules vibratiles. Ces cellules sont cependant remplacées, sur la face périphérique des canaux des côtes, par des cellules plutôt cylindriques et épaisses, tandis que sur la face du canal, tournée vers la substance du corps, se trouvent d'autres formations, connues sous le nom de *rosettes vibratiles* (*Wimperrosetten*) (*k*, fig. 78). Ces rosettes (fig. 86) sont distribuées irrégulièrement, mais en grand nombre, sur la paroi interne des vaisseaux costaux, et sont formées par deux cycles de cellules contenant un gros noyau et garnies de cils assez fermes, mais très mobiles. Ces rosettes forment des entonnoirs ouverts vers le parenchyme. Dans l'ouverture circulaire assez restreinte qu'elles présentent au centre jouent les cils, en partie vers le canal, en partie vers le parenchyme, et suivant l'assertion de Chun ces derniers cils tournés en dedans affouillent le parenchyme. On peut peut-être comparer ces rosettes aux entonnoirs vibratiles si communs chez les Vers.

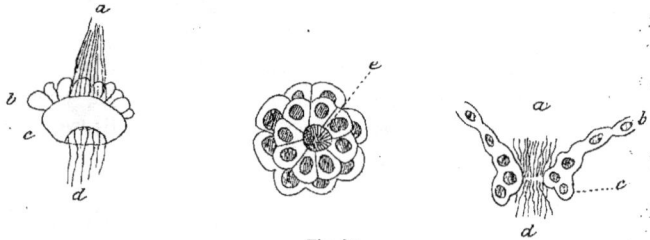

Fig. 86.

Somme toute, les différences anatomiques sont peu accusées chez les Cténophores tentaculifères, qui forment un groupe très bien lié ensemble et opposé aux Béroïdes ou Eurystomes qui présentent des différences notables.

Chez les Tentaculifères, le corps peut rester dans la forme primitive, sphérique, ovalaire ou un peu étiré en longueur (*Hormiphora, Euplokamis*) ; il peut être comprimé suivant le plan gastrique (*Euchlora, Charistephane*) ou plus souvent suivant le plan tentaculaire (*Eucharis, Bolina, Cestus*), et dans le cas des Cestides, cette compression va jusqu'à donner au corps la figure d'un large ruban, au milieu duquel l'axe du corps est indiqué par la bouche, l'estomac, l'entonnoir et l'organe central, formant une ligne allant d'un bord à l'autre du ruban. Avec cette compression du corps, les côtes deviennent de plus en plus inégales, et à la fin il n'en reste, chez les Cestides, que quatre, courant sur les bords du ruban, tandis que les côtes intermédiaires sont réduites à des vestiges. Chez les formes non comprimées, on a donc un corps à huit rayons franchement accusés, tandis que chez les formes comprimées cette radiation devient si peu patente, que l'on y distingue quatre couples de rayons, dont toujours deux couples sont égaux, et que l'on arrive à la fin à un corps biradié, chaque rayon ayant deux côtes très rapprochées. Les tentacules, présents chez tous, peuvent devenir énormes chez les uns, tandis qu'ils restent

Fig. 86. — Rosettes vibratiles de *Beroë ovata*. *A*, vue de côté ; *B*, vue de face ; *C*, coupe optique ; *a*, cils tournés vers le canal ; *b*, cellules périphériques ; *c*, cycle interne de cellules ; *d*, cils tournés vers le parenchyme ; *e*, orifice central de l'entonnoir.

(*A* et *B*, d'après Chun ; *C*, d'après Hertwig.)

plus courts chez les autres (*Bolina, Lesueuria*), et dans le premier cas, ils peuvent rester simples (*Euchlora*) ou porter des filaments latéraux (*Hormiphora, Pleurobrachia*). Les Lobés (*Eucharis, Bolina*) ne sont qu'un développement ultérieur des formes dépourvues de lobes ; leurs jeunes larves ressemblent aussi à ces dernières, comme nous avons vu. Tous les Lobés portent en même temps des auricules plus ou moins mobiles qui manquent aux autres. La structure des organes et leur arrangement sont sensiblement les mêmes ; le développement de papilles tactiles chez les Eucharis, de cellules à couleurs fluctuantes chez les Cestides, de cellules pigmentaires chez beaucoup d'entre eux, n'y porte pas grande diversion. L'arrangement des vaisseaux paraît différent en ce sens, que chez les Cydippides, les vaisseaux costaux et gastriques se terminent sans s'anastomoser, ce qui serait le cas chez les Lobés et les Cestides ; nous n'avons pu nous convaincre de visu chez notre Boline adulte de ces anastomoses qui cependant sont patentes chez les larves, et qui nous ont échappé sans doute à cause de la transparence des tissus. Quant aux différences de détail qui existent dans la conformation des tissus et de leurs éléments, nous devons renvoyer aux monographies détaillées de R. Hertwig et de Chun.

La structure des *Beroïdes* est très différente. Le corps est, pour ainsi dire, absorbé par l'énorme cavité gastrique, dont il forme les parois un peu épaissies au pôle apical. Sur ce corps, en forme de tonné, légèrement comprimé suivant le plan tentaculaire, courent les huit côtes à peine différentes les unes des autres quant à la longueur. Les vaisseaux qui les accompagnent s'anastomosent entre eux et avec les vaisseaux gastriques ; ils poussent, en outre, dans le parenchyme, des branches latérales qui se terminent souvent en culs-de-sac, mais se ramifient aussi et forment dans la substance un réseau à mailles larges, semblable à un grossier réseau de vaisseaux capillaires. Les tentacules, ainsi que les lobes, font complètement défaut ; les premiers paraissent remplacés, quant à leur fonction, par des cellules endodermiques, tapissant la moitié buccale de la cavité gastrique et qui portent un prolongement en forme de sabre et de nature presque cornée, capable de blesser et de retenir la proie que l'animal a avalée. L'entonnoir et l'organe central sont réduits au minimum de longueur ; les quatre troncs principaux, ainsi que leurs bifurcations en huit vaisseaux costaux, partent au même niveau. L'organe central est à nu, recouvert seulement au centre par la cloche réduite ; les champs polaires sont étirés en longueur et entourés, sur leurs bords, de franges ramifiées et vivement colorées en rouge par des cellules pigmentaires, répandues du reste sur tout le corps, dont l'épiderme présente aussi des différences assez marquées.

Si les Cténophores sont évidemment des Coelentérés radiaires, il faut pourtant convenir qu'à dater de leur première évolution dans l'œuf, ils présentent des différences telles, que l'on ne peut considérer ces animaux comme des rejetons d'une souche commune entre eux et les autres Coelentérés. C'est surtout l'existence de l'entonnoir et de l'organe central, ainsi que le développement embryogénique du mésoderme et des canaux gastrovasculaires, qui s'opposent à la réunion immédiate de ces deux types différents. Les Cténophores forment donc une souche à part, qui pourrait bien se continuer, comme a cherché à le démontrer Lang d'une manière fort ingénieuse, dans les Turbellaires et en particulier dans les Polyclades, que Lang considère comme des Cténophores modifiés par l'adaptation à la vie rampante. Des recherches ultérieures sont sans doute encore nécessaires pour élucider les questions qui se rattachent à cette manière de voir.

Littérature.

Milne Edwards (H.), *Observations sur la structure et les fonctions de quelques Zoophytes*, etc., *Ann. Sc. nat., Zoologie*, série II, t. XVI, 1841. — Id., *Note sur l'appareil gastrovasculaire de quelques Acalèphes, Cténophores. Ann. Sc. nat. Zool.*, série IV, t. VII, 1857. — Will, *Horæ tergestinæ*. Leipzig, 1844. — Wagener, *Ueber eigenthümlich gestaltete Haare der Beroë und Cydippe. Müllers Archiv*,

1847. — Id., *Ueber Beroë und Cydippe von Helgoland.* Ibid., 1866.— Agassiz (L.), *Contributions to the Natural history of the Acalephae of North America, Memoirs American Acad. of Arts and Sciences*, t. IV, 1850. — Id., *Contributions to the Natural history of the U. St. of America*, t. III, 1860. — Kölliker, *Zeitschr. f. wissenchaft. Zool.*, t. IV, 1853. — Id., *Würzburger naturw. Zeitschr.*, t. V, 1864. — Gegenbaur, *Studien über Organisation und Systematik der Ctenophoren, Arch f. Naturgesch.* Année 22, t. I, 1856. — Claus, *Bemerkungen über Ctenophoren und Medusen. Zeitschr. f. wissenschaftl. Zoologie.*, t. XIV, 1864. — Kowalesky, *Entwicklungsgeschichte der Rippenquallen.* Mém. Acad. Pétersb., t. VII, série IV, 1866. — Fol, *Ein Beitrag zur Anatomie und Entwicklungsgeschichte einiger Rippenquallen.* Berlin, 1869. — Eimer, *Zoologische Studien auf Capri. I. Beroë.* Würzburg, 1875. — Chun, *Das Nervensystem und die Musculatur der Rippenquallen. Abhandl. Senkenb. Gesellsch.* Frankfurt, t. XI, 1878. — Id., *Die Ctenophoren des Golfes von Neapel. Fauna und Flora des Golfes von Neapel.* Leipzig, 1880. — Agassiz (Al.); *Embryology of the Ctenophorœ. Mem. American Acad. of Arts and Sciences*, t. X, 1879. — Hertwig (Richard), *Ueber den Bau der Ctenophoren. Jena. Zeitschr. f. Naturw*, t. XIV, 1880. — Lang (A.), *Der Bau von Gunda segmentata, Mittheil. zoolog. Station Neapel*, t. III, 1882.

EMBRANCHEMENT DES VERS

Il faut constater, dès l'entrée en matière, que cet embranchement ne peut être défini que par des caractères négatifs, et que ni l'anatomie comparée, ni l'ontogénie n'ont pu fournir, jusqu'à présent, des caractères positifs et généraux par lesquels on puisse distinguer les Vers. Nous ne pouvons saisir, parmi les formes variées à l'infini qui composent cet embranchement, aucun plan d'organisation, identique au fond, mais développé d'un côté ou rabougri de l'autre, par des adaptations diverses, auquel on pourrait ramener les conformations qui se présentent. Nous voulons bien admettre que tous les Vers montrent une symétrie bilatérale; qu'ils aient un corps divisible en deux moitiés symétriques par un plan vertical et longitudinal, mais cette disposition n'est point caractéristique, puisqu'elle se trouve même au début de tous les Radiaires, et qu'elle est commune à la plupart des animaux adultes. Il y a des Vers simples formant un seul tout; il y en a d'autres qui montrent un corps annelé seulement à la surface, tandis que d'autres sont composés de segments ou métamères plus ou moins homonomes, procédant les uns des autres et intéressant les organes internes d'une manière plus ou moins complète. Mais on peut suivre le développement successif de cette segmentation de plus en plus spécialisée jusqu'aux Arthropodes, sans que nous puissions tracer une ligne de démarcation. On indique encore la présence d'une enveloppe musculo-cutanée; mais, outre qu'elle n'est pas exclusive, cette enveloppe montre des degrés si divers de spécialisation et d'arrangement, qu'on ne peut en tirer grand profit comme caractère général. La présence de canaux excréteurs ou de vaisseaux aquifères pairs, canaux qui, dans la plupart des cas, établissent une communication entre les organes ou cavités internes et le milieu ambiant, paraît assez générale ; mais outre que ces organes sont loin d'être démontrés partout, ils se rencontrent aussi, plus ou moins modifiés, dans d'autres embranchements. Tous les autres systèmes, organes d'assimilation, de locomotion, de circulation, de respiration, de sensation et de reproduction offrent des divergences tellement grandes et profondes, qu'il n'y a pas moyen de les ramener à des types communs. Enfin, l'embryogénie nous démontre une foule de formes primordiales irréductibles les unes aux autres.

Une classification raisonnée et complète est d'autant plus impossible dans l'état actuel de nos connaissances, que dans la plupart des cas nous apercevons, parmi les Vers appartenant à un type assez bien défini, des indices irrécusables de développement progressif ou de rapetissement regressif, et que, dans beaucoup de cas, ces formes modifiées se rapprochent mutuellement à tel point, que l'on peut être d'avis très différents sur la place qu'on doit leur assigner. Nous ne voulons citer, comme exemple, que les Hirudinées que nous considérons comme des Vers plats, mais qui ont atteint, par le développement de leurs systèmes nerveux et circulatoire, un degré si élevé de l'organisation que la plupart des zoologistes les rangent parmi les Annélides.

On compose actuellement l'embranchement des Vers des classes suivantes : les *Platodes* ou Vers plats, les *Nématelmes* ou Vers ronds, les *Rotifères*, les *Géphyriens* et les *Annélides*. Mais pour la plupart de ces classes, nous trouvons des formes dites *aberrantes*, qui établissent des passages vers d'autres groupes de Vers ou même vers d'autres embranchements. Les Dermoscolécides, Chétosomes, Chétognathes et Acanthocéphales, qu'on annexe aux Vers ronds ; les Échinodères et Gastrotriches, qu'on place à la suite des Rotifères ; les Balanoglosses, que beaucoup d'auteurs attribuent aux Géphyriens, tandis que d'autres les traitent à la suite des Échinodermes ; les Myzostomes, qu'on rattache aux Annélides, fournissent des exemples de ces formes aberrantes.

Les exemples de formes progressives et regressives ne manquent pas non plus. Les Trématodes et les Cestodes sont certainement des Turbellaires, sur lesquels le parasitisme a agi d'une manière considérable, tout comme l'état sédentaire a fait rétrograder les Annélides tubicoles.

Enfin, par les formes initiales des embryons et des larves, des liens plus ou moins évidents sont établis, soit entre les différentes classes, soit même avec des embranchements très divers. Les Entéropneustes ont des larves en tout semblables à celles de certains Échinodermes, les larves de certains Némertiens se rapprochent de celles des Bryozoaires, les formes initiales de certaines Annélides peuvent être confondues avec celles de certains Mollusques, et une foule de traits de l'organisation mènent vers les Échinodermes, les Mollusques et même les Vertébrés.

Il est donc évident que nous réunissons, dans cet embranchement, une quantité de types très différents, sortis de formes ancestrales fort diverses, et que nous ne pouvons pas même considérer cet embranchement, comme on l'a fait souvent dans ces derniers temps, comme une souche commune dont auraient rayonné, par développement ultérieur, tous les embranchements dont nous aurons à nous occuper dans la suite de cet ouvrage. C'est plutôt un écheveau de formes sorties de souches diverses, dont les types ancestraux se sont développés en sens multiples, les uns en se continuant dans des organisations plus compliquées, tandis que les autres sont restés plus ou moins stationnaires ou ont même rétrogradé sous l'influence d'adaptations diverses.

Nous avons été guidés dans le choix des types, sur lesquels nous appuyons nos descriptions, par les considérations qui découlent des faits énoncés, et aussi par l'importance des groupes réunis dans les classes. Dans telle classe, nous avons dû descendre jusqu'aux ordres, tandis que dans d'autres nous avons pu nous borner au choix d'un seul type.

CLASSE DES PLATODES ou PLATYELMES

Le corps souvent très aplati, de manière à présenter une face dorsale opposée à une face ventrale et dans beaucoup de cas, simple, sans division ultérieure, constitue le caractère le plus général de cette classe, dans laquelle se manifestent des développements progressifs et regressifs à la fois, les derniers dus à un parasitisme de plus en plus accusé.

En général, chez les formes libres pendant toute leur vie ou chez les embryons des parasites pendant l'époque de leur liberté, le corps est revêtu de cils vibratiles qui, chez beaucoup, constituent le principal organe de mouvement. C'est le cas chez les Turbellaires et les Némertiens, qui rampent et glissent au moyen des cils, tandis que les embryons de certains Trématodes et Cestodes s'en servent pour la natation. Chez les Hirudinées, les cils vibratiles sont entièrement restreints aux organes intérieurs.

Chez aucun Platode n'existe un coelôme proprement dit, une cavité générale, dans laquelle seraient suspendus les viscères, au moins en partie. Les organes sont entourés immédiatement par le parenchyme du corps, dans lequel se distribuent les muscles issus de l'enveloppe musculo-cutanée, les nerfs, les vaisseaux, les glandes ramifiées, et s'il existe souvent des vacuoles dans ce parenchyme et un endothélium particulier de l'intestin, nous n'y voyons qu'une étape dans l'évolution d'un coelôme et d'un intestin séparé.

Il n'existe pas non plus de segmentation véritable, malgré l'apparence que présentent d'un côté les Cestodes, de l'autre les Hirudinées. Chez ces dernières, il se trouve sans doute un acheminement vers la formation de segments ou de métamères, exprimé d'un côté par l'annulation extérieure du corps, de l'autre par la disposition du système nerveux, de l'intestin, des organes de sécrétion et de génération. Mais ces deux segmentations ne se correspondent pas pour former des segments contenant des portions homonomes des organes et il se trouve toujours un nombre beaucoup plus considérable d'anneaux extérieurs, qu'on doit considérer plutôt comme des plis cutanés plus ou moins constants. D'un autre côté, la segmentation des Cestodes est fondée sur la formation de deux sortes de parties qui peuvent même devenir indépendantes, et dont l'une représente un individu asexuel, lequel produit, par bourgeonnement, des individus sexuels. Il se constitue, de cette manière, une génération alternante, semblable à celle que l'on rencontre chez d'autres animaux.

Les organes du corps présentent des modifications considérables, propres aux différents groupes. Le système nerveux, réduit, chez les formes inférieures, à un seul ganglion central, composé de deux moitiés, s'élève successivement vers une organisation semblable à celle des Annélides ; la circulation, qui fait défaut chez les formes inférieures, s'établit, chez les supérieures, d'une manière plus ou moins complète ; l'intestin, composé dans certaines formes initiales, d'un tube fermé, peut être réduit complètement chez les parasites (Cestodes) ou avoir deux orifices opposés (Nemertiens, Hirudinées). Il peut, dans certains cas, offrir des formes semblables à celles des Coelentérés. Le système aquifère est toujours très développé. La plupart des Platodes sont hermaphrodites, et l'on trouve chez beaucoup une spécialisation remarquable des organes sexuels femelles, par laquelle la constitution des différentes parties de l'œuf est répartie sur des organes très différents. Outre la génération sexuelle, d'autres modes de reproduction, par bourgeonnement, etc., sont très répandus chez quelques Turbellaires et surtout chez les parasites, tandis que chez les formes libres se trouve souvent une évolution fort compliquée par des formes larvaires.

Nous admettons, chez les Platodes, les ordres suivants :

1º Les **Cestodes**, caractérisés par l'absence d'un système digestif à l'âge adulte, par la composition du corps, dans la plupart des cas, de deux sortes d'individus, un asexuel, les autres sexuels, et par l'existence, sur l'individu asexuel, d'organes de fixation.

2º Les **Trématodes,** à corps simple, non annelé, sans cils vibratiles, pourvus d'organes de fixation et d'un système intestinal sans anus.

Ces deux ordres sont parasites, et dans la plupart des cas hermaphrodites. Aux Trématodes correspondent à l'état libre :

3º Les **Turbellaires**, à corps simple, foliacé, pourvus de cils vibratiles sur toute la surface du corps, d'un intestin aveugle et dépourvus d'organes de fixation.

4º Les **Némertiens**, à corps allongé, couverts de cils vibratiles, ayant un intestin pourvu d'anus, une trompe protractile séparée de l'intestin et un système circulatoire. Les sexes sont séparés.

5º Les **Hirudinés.** Corps plus ou moins aplati et annelé, dépourvu de cils vibratiles, munis d'organes de fixation et d'un intestin à deux orifices. Hermaphrodites.

ORDRE DES CESTODES

Vers plats, rubanés et annelés. Endoparasites. Composés d'une tête ou *scolex*, portant les organes de fixation et un ganglion nerveux, et d'une série de segments ou *proglottis* renfermant les organes excréteurs et génitaux, ces derniers toujours hermaphrodites. Point de canal digestif, point d'organes des sens. Développement par métamorphoses.

Type : **Taenia solium** (Lin.). — Ce ver habite l'intestin de l'homme. Il est ordinairement expulsé avec les excréments par proglottis isolés. Il est rare de l'obtenir intact dans toute sa longueur. Toutefois, le ver rendu à la suite de l'action d'un vermifuge est ordinairement assez long pour montrer tout ce que nous allons décrire. Après l'avoir soigneusement lavé, on l'observera d'abord à l'état frais (1), puis on lui fera subir l'action des réactifs que nous men-

(1) L'observation de l'animal vivant peut rendre des services, surtout pour l'étude du système excréteur. On peut conserver les Ténias en vie pendant quelques jours dans de l'eau ordinaire additionnée d'un peu de blanc d'œuf. (PINTNER.)

tionnerons au fur et à mesure. Dans la plupart des cas, cependant, on le recevra par l'intermédiaire de médecins ou de pharmaciens, conservé dans l'alcool; ainsi durci, il est difficile de l'utiliser pour les injections. On réussit à l'amollir et à lui rendre son apparence naturelle par un court séjour dans de l'eau ajoutée d'une goutte ou deux d'ammoniaque.

Nous distinguerons à l'œil nu deux régions dans le Ténia : l'une très fine, n'atteignant pas un millimètre de largeur, c'est la tête ou *scolex;* l'autre qui s'élargit de plus en plus à mesure qu'elle s'éloigne davantage de la tête, c'est la chaîne ou *strobila,* des anneaux ou *proglottis.* Cette dernière, qui peut atteindre jusqu'à 10 mètres et au delà, ne mesure ordinairement que 3 à 4 mètres. Les anneaux

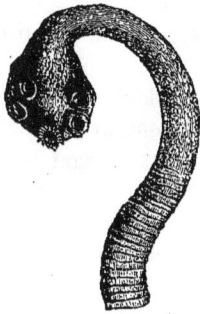 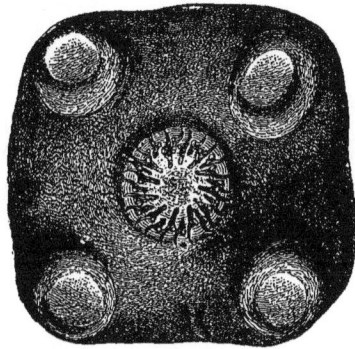

Fig. 87.   Fig. 88.

qui la composent sont d'abord plus larges que longs. Peu distincts dans le voisinage de la tête, ils deviennent quadrangulaires vers le milieu de la chaîne, et enfin plus longs que larges vers l'extrémité, où ils dépassent 1 centimètre de longueur sur 5 à 7 millimètres de largeur. Nous étudierons séparément ces deux régions.

Scolex (fig. 87 et 88). — Comme nous venons de le dire, le scolex est l'extrémité la plus fine du ver. Il produit par un véritable bourgeonnement de sa partie postérieure les proglottis, en sorte que celui qui lui est directement contigu est le plus jeune. Il se présente comme un fil que l'on détachera pour l'observer sous le microscope.

Le scolex est pyriforme, légèrement aplati dans le même sens

Fig. 87. — *Taenia solium.* Tête et cou (grossi vingt fois). (Figure empruntée à S. T. STEIN.)

Fig. 88. — *Taenia solium.* Scolex vu par dessus montrant la double couronne de crochets et les quatre ventouses (grossi cinquante fois). (Figure empruntée à S. T. STEIN.)

que les anneaux, en sorte que sa coupe n'est pas circulaire, mais quadrangulaire. En avant, il est bombé en un *rostellum* qui porte autour de sa base une double couronne de crochets chitineux. Ceux-ci (fig. 89) sont implantés par leur base dans de petites poches creusées dans les téguments. On leur distingue plusieurs parties : le manche (*m*, fig. 89), la garde (*g*) et la pointe (*p*) qui fait saillie au dehors. Les crochets n'ont pas tous la même dimension ; les plus grands, ceux de la couronne externe, mesurent de la pointe jusqu'à l'extrémité du manche de 0^{mm},167 à 0^{mm},175, et les plus petits de 0^{mm},11 à 0^{mm},13 (Leuckart). Leur nombre, ordinairement de vingt-huit, oscille de vingt-quatre à trente selon les individus.

En arrière du rostellum et dans la partie la plus renflée du scolex on aperçoit quatre ventouses qui changent constamment de forme sur les individus vivants, mais se montrent circulaires sur les individus fixés par une goutte de la liqueur de Lang ou d'une faible solution de bichlorure de mercure. Elles se présentent alors comme de petites cupules faisant légèrement saillie au dehors et dont les bords repliés en dedans constituent une sorte de diaphragme ; elles renferment des fibrilles musculaires circulaires et radiaires qui contribuent à leur jeu. C'est par les ventouses et les crochets que le ver demeure fixé contre quelque repli de l'intestin, dont il est parfois, comme on le sait, très difficile de le détacher. Un premier examen ne nous montrera rien de plus, il faudra recourir aux coupes pour distinguer les différenciations dont nous parlerons plus loin.

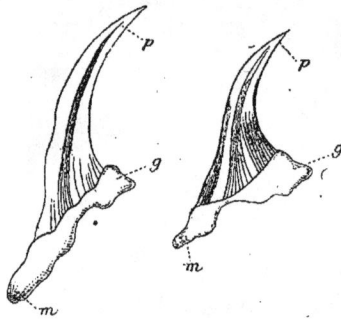

Fig. 89.

Proglottis. — Les proglottis du commencement de la chaîne n'étant pas encore organisés, ne montrent que les éléments du parenchyme ; ceux de l'extrémité postérieure sont bourrés d'œufs embryonnés qui, par leur développement, ont refoulé et détruit la plupart des organes. Ce n'est qu'à une distance de 50 à 100 centimètres de la tête qu'on pourra commencer à les observer avec profit, et les comparer les uns aux autres, dans toute la région moyenne du strobila.

Le proglottis (fig. 90) est rectangulaire et aplati. Son bord anté-

Fig. 89. — *Taenia solium.* Un grand et un petit crochets du scolex. *m,* manche ; *g,* garde ; *p,* pointe.

rieur est un peu plus étroit que son bord postérieur. Leuckart lui distingue deux faces : l'une antérieure ou *ventrale*, à proximité de laquelle sont étalés les organes génitaux femelles, et l'autre postérieure ou *dorsale*, contre laquelle sont surtout appliqués les organes mâles. Il porte sur l'un de ses bords latéraux, tantôt à droite, tantôt à gauche, un petit bouton, seulement visible à partir du 300e au 400e anneau de la chaîne. C'est la *papille génitale*, qui est plus ou moins saillante et porte à son sommet une ouverture qui conduit dans une cavité ou *cloaque* en forme d'entonnoir, au fond de laquelle on aperçoit les orifices des conduits génitaux, en avant l'orifice du canal

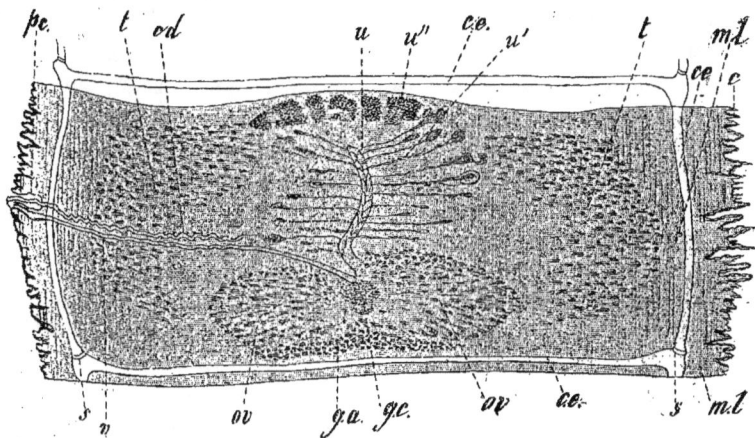

Fig. 90.

déférent, en arrière celui du vagin. Cette papille est parfaitement close chez les proglottis où s'opère la fécondation.

De chaque côté du proglottis, à une petite distance des bords latéraux, on aperçoit deux bandes plus claires qui indiquent les canaux excréteurs; au centre on voit les organes génitaux que nous décrirons plus loin.

Préparation. — Après l'observation à l'état frais et dans l'eau ordinaire le commençant fera bien de faire quelques préparations. Voici le procédé que nous suivons dans notre laboratoire. On étale les segments du ver dans une capsule à fond plat et on les fixe

Fig. 90. — *Taenia solium.* Coupe horizontale d'un proglottis (d'après une préparation originale). Les canaux excréteurs *ce*, sont schématiques, le reste du dessin est tel que le montre la préparation. *c*, cuticule; *ml*, muscles longitudinaux; *ce*, canaux excréteurs; *t*, testicules; *cd*, canal déférent; *pc*, poche du cirre; *ov*, ovaire; *gc*, glandes coquillières; *ga*, glande albuminoïde; *v*, vagin; *u*, utérus; *u¹*, branches latérales de l'utérus; *u²*, branches antérieures ordinairement dilatées de l'utérus.

avec une solution faible de bichlorure de mercure qu'on laisse agir pendant cinq à dix minutes, on les lave soigneusement et on les colore au picro-carminate, au carmin acétique ou à l'hématoxyline. Lorsque les segments ont atteint la teinte convenable (pas trop foncée), on les reprend par l'alcool, l'essence de girofle et enfin le baume de Canada. On obtient de cette manière de magnifiques préparations, qui sont plus belles encore lorsqu'on injecte quelques appareils (ovaire, utérus) comme nous le dirons bientôt.

, Pour les coupes, on maintient les segments fortement colorés entre deux plaques de verre, afin de les empêcher de se replier sur eux-mêmes, et on les traite ainsi maintenus jusqu'à inclusion dans la paraffine. Dans la plupart des cas (pour les coupes longitudinales et transversales), on pourra se dispenser de la paraffine et couper directement les morceaux bien durcis à l'alcool absolu, dans de la moelle de sureau.

Pour l'étude histologique, on fera des dilacérations à l'état frais et sur des fragments que l'on aura longtemps laissés macérer dans de la liqueur de Müller (voir p. 17) additionnée de moitié d'eau (Sommer). Les coupes de la cuticule se feront sur des morceaux durcis dans une solution d'acide osmique à 0,5 pour 100 et fortement colorés à l'hématoxyline ou au picro-carmin.

Téguments. — Le parenchyme du corps du Ténia, comme celui de la plupart des Cestodes, est composé d'un tissu conjonctif mou, dans lequel on distingue des cellules ovalaires, fusiformes ou étoilées, à noyau et nucléole, à protoplasma granuleux et dépourvues, pour la plupart, de membrane d'enveloppe; des noyaux isolés, irrégulièrement distribués surtout dans le voisinage de la couche corticale; des granulations, des globules de graisse, etc., le tout réuni par une substance intercellulaire dans laquelle on aperçoit des traînées de granulations qui enferment les cellules comme dans un réseau. Outre les éléments que nous venons de mentionner, on rencontre presque partout dans le parenchyme, des corpuscules arrondis ou ovalaires et aplatis qui ne se colorent pas au carmin et font effervescence dans l'acide acétique, ce sont les *corpuscules calcaires* qui deviennent surtout abondants dans les vieux proglottis. On les considère comme les débris de cellules calcifiées. D'après Schiefferdecker, la calcification débuterait par le noyau et s'étendrait peu à peu à toute la cellule.

Le parenchyme est recouvert par une cuticule fort complexe dans laquelle l'histologiste reconnaîtra l'existence de quatre couches, bien visibles sur de fines coupes pratiquées après durcissement à l'acide osmique. La couche externe est très mince, dense et homogène; elle se colore plus vivement que les autres et porte les ouvertures de fins canaux poriques qui, perpendiculairement à la surface du corps, traversent dans toute son épaisseur la couche suivante qui, elle aussi, n'a pas de structure appréciable. Ces deux premières couches peuvent être détachées, selon Schiefferdecker, par un traitement spécial dans le chlorate de potasse et l'acide azotique (1). On voit alors parfaitement sur les fragments ces très petits canalicules dont nous venons de parler, serrés les uns contre les autres. La troisième couche est celle où viennent s'insérer les terminaisons des muscles dorso-ventraux qui lui donnent, vue de champ, un aspect finement pointillé. Enfin, la dernière couche qui est plus épaisse est parcourue par un grand nombre de fibrilles entrecroisées qui lui ont valu le nom de *couche fibrillaire*. Ces quatre couches cuticulaires reposent sur une couche hypodermique composée de longues cellules fusiformes (*Matrixzellen*), placées verticalement les unes contre les autres. (Selon Schiefferdecker, la surface du ver serait couverte de cils vibratiles partant de chaque canalicule poreux; nous n'avons jamais réussi à les voir, probablement à cause de leur extrême fragilité et de leur transparence.)

Au-dessous de la cuticule et dans le parenchyme, se trouvent les fibres musculaires, parmi lesquelles nous pouvons distinguer : des faisceaux longitudinaux destinés à raccourcir le ver, ce sont les plus importants; on les voit en *ml*, figures 90 et 91; des faisceaux transversaux, *mt*, figure 91, situés plus profondément que les précédents et qui, par leur contraction rétrécissent les proglottis et enfin, des faisceaux dorso-ventraux *mdv*, figure 91, qui les aplatissent. Ces derniers sont dirigés parallèlement les uns aux autres d'une face à l'autre. C'est à tort que les muscles transversaux ont été décrits comme muscles annulaires, en réalité ils se terminent latéralement dans la couche cuticulaire et n'ont pas de continuité entre eux. Les cellules musculaires sont fusiformes, extrêmement longues et minces et très pointues à leurs extrémités. Sur les coupes transversales, leur section est circulaire.

Dans le scolex, on reconnaît l'existence de faisceaux musculaires spéciaux autour des ventouses et des crochets, destinés à ouvrir et fermer les unes et à dresser ou abattre les autres.

Organes digestifs. — Le Ténia est complètement dépourvu de système digestif, on n'aperçoit ni bouche, ni intestin. La nutrition se

(1) Ce procédé de dissociation, généralement abandonné aujourd'hui, est dû à Kühne qui l'appliquait à la dissociation des éléments musculaires. On place l'objet dans un verre de montre renfermant du chlorate de potasse en poudre, additionné de trois à quatre fois son volume d'acide azotique.

fait, par osmose à travers ses tissus, des liquides qui l'entourent de toutes parts dans l'hôte qu'il habite. Nous devons cependant appeler l'attention des observateurs sur l'intérêt qu'il y aurait à constater l'existence de rudiments de muscles moteurs d'un pharynx disparu ou de rudiments de glandes salivaires, tels qu'on en a trouvé chez d'autres Cestodes dont nous parlerons plus loin.

Système nerveux. — Le système nerveux du *Taenia solium* est encore fort obscur. Il est probable qu'il possède la même disposition que dans d'autres espèces du même genre, *Taenia perfoliata* par exemple, où il a été étudié; c'est-à-dire qu'il existe dans le scolex deux masses ganglionnaires réunies par une commissure en forme de large ruban et d'où partent, outre des petits filets nerveux se rendant aux ventouses, deux longs nerfs latéraux qui s'étendent de chaque côté

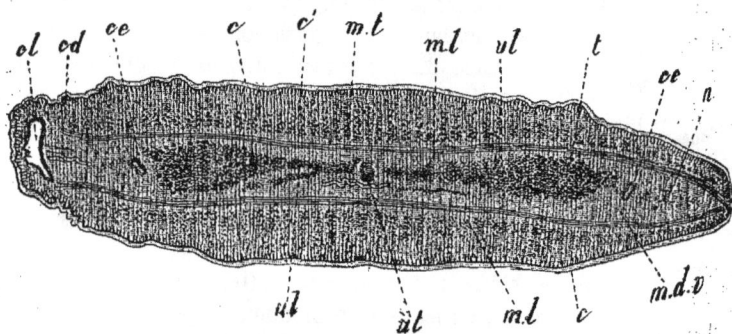

Fig. 91.

du corps dans toute la chaîne des proglottis, à côté et en dehors des branches longitudinales de l'appareil excréteur. Les nerfs latéraux peuvent être observés directement sur des proglottis frais et sur des coupes transversales (*n*, fig. 91) et longitudinales. Ils se présentent sous forme de traînées fibrillaires légèrement onduleuses et groupées en deux, trois, ou un plus grand nombre de faisceaux qui, sur des coupes transversales, prennent l'aspect de masses spongieuses (tissu spongieux de quelques auteurs) et arrondies. Dans son beau mémoire sur l'anatomie des Ténias, Sommer décrit sous le nom de vaisseaux plasmatiques des canaux étroits et extrêmement souples qui s'éten-

Fig. 91. — *Taenia solium.* Coupe transversale d'un proglottis à peu près vers la moitié de sa longueur. *c*, cuticule; *c¹*, couche cellulaire sous-cuticulaire (*Matrixzellen*); *ml*, coupe des faisceaux musculaires longitudinaux; *mt*, muscles transversaux; *mdv*, muscles dorsoventraux; *ce*, canaux excréteurs; *n*, nerf latéral. Celui de gauche n'est pas visible sur la coupe que nous avons dessinée. *ut*, coupe du tronc principal de l'utérus; *ul*, branches latérales de l'utérus; *t*, testicules; *cd*, extrémité du canal déférent; *cl*, cloaque génital.

draient de chaque côté du corps parallèlement aux canaux excréteurs longitudinaux; il est probable qu'il s'agit ici des nerfs latéraux que, par une erreur que nous ne nous expliquons pas, l'auteur que nous venons de citer, place en dedans du système excréteur. Sa description concorde assez exactement d'ailleurs avec ce que nous considérons comme système nerveux.

Système excréteur. — Ce système est composé de canaux creusés dans le parenchyme, qui sont limités par une fine paroi sans structure spéciale, non contractile et qui se répètent avec la même disposition dans tous les proglottides. Il consiste essentiellement en deux canaux longitudinaux qui s'étendent à droite et à gauche, en dedans de la zone des muscles transversaux et qui sont réunis sur le bord postérieur de chaque proglottis par une branche transversale (*ce*, fig. 90). Au point de rencontre de cette commissure avec le canal longitudinal, ce dernier présente un léger renflement, en avant duquel la cuticule se replie intérieurement de manière à constituer une soupape qui, en s'abaissant, ferme plus ou moins hermétiquement la lumière du canal (*ss*, fig. 90). De pareilles soupapes se répètent à chaque anneau (les transversaux en sont dépourvus) et, selon la description qu'en a donnée Sommer, elles permettent au liquide qui remplit le canal de s'écouler d'avant en arrière, mais l'empêchent de refluer en sens inverse dans la direction du scolex.

Les parois des vaisseaux excréteurs étant, selon Sommer, dépourvues de cils vibratiles, le liquide qu'ils renferment n'est mis en mouvement que par les contractions générales du corps. Ce liquide s'y rencontre en quantité très variable; lorsqu'il est abondant, il dilate les canaux et les rend plus apparents sur l'individu observé frais. Il est coagulable par l'alcool, ce qui permet, lorsqu'on coupe transversalement un proglottis durci dans l'alcool absolu, au-dessous de son point d'insertion avec le proglottis suivant, de faire sortir ce coagulum par une pression bien ménagée sous une lamelle de verre. Il se présente alors sous l'aspect d'une masse granuleuse (1).

On réussit à injecter les canaux excréteurs en y poussant, au moyen d'une très fine canule de verre (2), du bleu de Prusse ou une solution neutre de carmin. Il s'agit pour cela, une fois que l'on a

(1) D'après Sommer, l'analyse chimique y démontre l'existence de substances voisines de la *xanthine* et de la *guanine.*

(2) Pour les injections à faire dans de très petits vaisseaux ou canalicules, tels que ceux dont il est ici question, les plus fines canules métalliques dont sont armées les seringues, sont beaucoup trop grosses. On les remplace avantageusement par des tubes de verre effilés à la lampe, que l'on fabrique soi-même au moment de s'en servir. On aspire avec la bouche 2 ou 3 centimètres de la substance à injecter, puis on relie le gros bout du tube de verre à un tube de caoutchouc, par l'autre extrémité duquel on pousse l'injection, soit

déterminé sous la loupe la position de l'un des canaux longitudinaux, d'enfoncer la canule à travers les téguments jusqu'au niveau du canal, opération assez délicate qui ne réussit que difficilement. Ce que nous avons dit de la disposition des soupapes, indique qu'il faut pousser l'injection d'avant en arrière vers l'extrémité postérieure de la chaîne, en sens inverse elle ne pénétrerait pas. D'autre part, des proglottis coagulés dans l'alcool sont naturellement impropres à une pareille injection.

Nous appelons l'attention des investigateurs sur l'intérêt qu'il y aurait à trouver des relations entre les canaux excréteurs que nous venons de décrire et des systèmes de canalicules terminés par des entonnoirs ciliés tels que l'on en a décrit chez d'autres Cestodes (voir aux généralités). Il est à présumer que le *Taenia solium* n'en est pas dépourvu.

Organes génitaux. — Chaque proglottis renferme des organes génitaux mâles et femelles que nous décrirons séparément. Ces organes sont vus partiellement sur les proglottis mûrs et observés à l'état frais. Sur ceux que l'on a colorés et préparés dans le baume de Canada, on aperçoit toujours les ovaires, la glande de l'albumine plus ou moins confondue avec les précédents, les glandes coquillières, l'oviducte, le vagin, les testicules et le canal déférent.

Testicules (*t*, fig. 90 et 91). — Les testicules se présentent sous la forme de nombreuses (1) petites vésicules sphériques ou ovalaires répandues sur la face dorsale ou postérieure de chaque côté de l'utérus, remplissant à peu près l'espace compris entre celui-ci et les canaux excréteurs longitudinaux. Ils apparaissent sur un proglottis coloré et observé sous un faible grossissement, comme de petits points rouges, un peu plus serrés les uns contre les autres dans la partie antérieure du proglottis que dans sa partie postérieure occupée surtout par les branches de l'ovaire.

Dans les jeunes proglottis, le nombre des testicules est peu consi-

tout simplement avec la bouche, soit au moyen d'une poire en caoutchouc ou un appareil à pression quelconque. Plusieurs naturalistes se sont servis déjà de ce procédé très simple. Nous l'avons vu pratiquer en particulier par Yves Delage dans ses belles recherches sur l'appareil circulaire des *Edriophthalmes* (*Archives de Zoologie expérimentale*, 1881); il en tirait un excellent parti pour l'injection de très petits *Bopyrides* et *Caprellides*, sur lesquels tout autre procédé eût échoué. Selon cet auteur, les canules de verre doivent remplir trois conditions principales : 1° elles doivent être convenablement fines, mais pas plus qu'il ne le faut dans chaque cas particulier, car plus elles sont fines, plus elles opposent à la sortie du liquide une résistance qu'il faut atténuer autant qu'on le peut ; 2° elles doivent avoir une pointe courte, afin qu'elles ne plient pas sous l'effort exercé pour percer les tissus ; 3° enfin, elles doivent être étirées aux dépens d'un tube à parois minces, pour que le diamètre de la pointe ne soit pas inutilement augmenté par l'épaisseur des parois.

(1) Sommer en a compté 612 de chaque côté de l'utérus d'un anneau mûr de *Taenia mediocanellata*, ce qui donne un total de 1,224 testicules pour le proglottis entier.

dérable et ils sont de très petite taille, mais leur nombre augmente à mesure que l'on se rapproche de la partie moyenne de la chaîne pour diminuer de nouveau plus loin. On n'en rencontre plus dans les anneaux de l'extrémité ; la production des branches latérales de l'utérus et le développement des embryons à leur intérieur, refoulent les testicules qui finissent par disparaître après avoir vidé leur contenu.

Chaque vésicule testiculaire est entourée d'une paroi très mince et renferme des cellules spermatiques à différents degrés de développement. Ces cellules contiennent plusieurs noyaux et un assez grand nombre de filaments spermatiques, dont les queues à l'état de maturité de la cellule font saillie à l'extérieur (*f*, fig. 92). Elles sont du reste fort délicates, et difficiles à observer. La pression de la lamelle

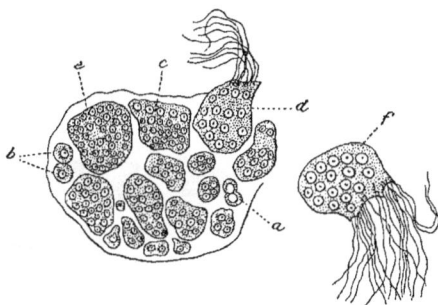

Fig. 92.

suffit pour les détruire et on devra prendre soin d'interposer toujours une quantité suffisante de liquide dans la préparation.

Conduits spermatiques. — De chaque vésicule testiculaire part un très fin canalicule, dont les limites sont difficilement visibles. Il paraît être simplement creusé dans le parenchyme et dépourvu de parois propres. On ne l'aperçoit que lorsqu'il est gonflé de sperme, ce qui n'a lieu que dans les proglottis mûrs chez lesquels l'utérus est encore rectiligne. Chaque canalicule se réunit à un voisin et ils se terminent tous dans quelques branches convergentes qui aboutissent elles-mêmes à l'*extrémité centrale* du canal déférent. Celui-ci joue le rôle de canal collecteur du contenu de tous les canalicules spermatiques. Il se dirige, tantôt à droite, tantôt à gauche parallèlement

Fig. 92. — *Taenia mediocanellata*. Une vésicule testiculaire avec son contenu. Grossissement : 975 fois. *a*, noyaux entourés d'une mince couche de protoplasme ; *b*, jeunes cellules spermatiques ; *c, d, e*, grandes cellules spermatiques renfermant un grand nombre de noyaux ; *f*, grande cellule spermatique isolée en grande production de zoospermes.

(D'après Sommer.)

au bord postérieur de l'anneau, dont il est un peu plus rapproché que du bord antérieur (*cd*, fig. 90 et 91). Il est également parallèle au vagin (*v*) situé un peu au-dessous de lui. Dans les jeunes proglottis ces deux canaux sont confondus en un seul qui apparaît comme une ligne transversale unique ; ce n'est que plus tard qu'ils se dédoublent.

Le canal déférent est ordinairement ondulé et même plusieurs fois contourné sur lui-même. Il se termine dans un organe cylindrique à parois musculeuses, la *poche du cirre* (*pc*, fig. 93) portant à son extrémité une petite ouverture par laquelle le sperme s'écoule dans la papille génitale. L'ensemble constitue ce que l'on a nommé le *cirrus* ou *pénis*, d'où le sperme est éjaculé grâce à la pression

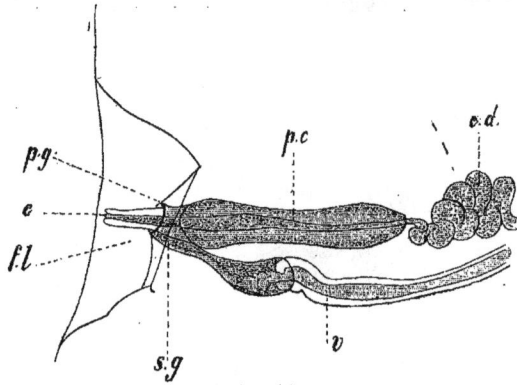

Fig. 93.

exercée par les muscles de la poche, contre les parois de l'extrémité du canal déférent. Selon Sommer, le cirrus ne ferait pas saillie au dehors au moment de la fécondation et ne pénétrerait pas dans le vagin ainsi que l'a décrit Leuckart chez *Taenia echinococcus*. Il ne serait donc pas à proprement parler un organe copulateur. En observant des centaines de proglottis de *Taenia solium* et de *Taenia medio-canellata*, le premier de ces auteurs n'a jamais vu l'extrémité du canal déférent dans le vagin. Il admet que la fécondation s'effectue à la suite de l'occlusion de l'orifice de la papille génitale par l'action des muscles longitudinaux. Le sperme ne trouvant pas d'autre écoulement dans un espace devenu trop petit pour le contenir, refluerait dans le vagin jusqu'à la vésicule séminale située à son extrémité

Fig. 93. — *Taenia mediocanellata.* Terminaison des conduits génitaux, dessiné sous un grossissement de 187 fois sur le 750ᵐᵉ proglottis. *fl*, fossette latérale; *pg*, pore génital; *sg*, sinus génital ou cloaque; *cd*, canal déférent; *pc*, poche du cirre; *c*, cirre ou pénis; *v*, vagin.   (D'après SOMMER.)

centrale et gagnerait de là, comme nous le verrons bientôt, le lieu où s'effectue la fécondation des œufs.

Organes femelles. — Ces organes sont d'une grande complication qui résulte d'une division du travail physiologique poussée très loin. Chaque partie constitutive de l'œuf est produite par une glande spéciale. Nous décrirons successivement le germigène, la glande de l'albumine, les glandes coquillières, l'utérus, le vagin avec sa vésicule séminale.

Germigène ou ovaire. — Cette glande (*ov*, fig. 90) est située près du bord postérieur du proglottis, dont elle est séparée par l'épaisseur de la glande de l'albumine, et elle s'avance jusqu'au milieu de sa longueur. Elle doit être observée sur des proglottis colorés et préparés au baume, car à l'état frais ses contours sont trop clairs pour être distinctement perçus. Sa forme générale est ovalaire et elle est

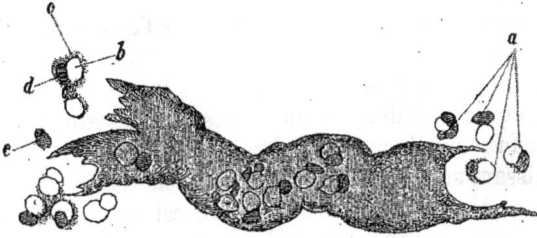

Fig. 94.

composée d'un grand nombre de petits tubes ramifiés et réticulés, limités par une fine paroi sans structure appréciable, à l'intérieur desquels naissent les ovules que l'on y rencontre à différentes phases de développement (fig. 94). Tous les tubes ovariens convergent vers un canal excréteur commun, l'*oviducte* (*od*, fig. 95), qui se dirige d'abord en arrière, puis se contourne brusquement au niveau de la glande coquillière pour remonter jusqu'à la partie inférieure du tronc de l'utérus (*o'd'*, fig. 95). Sur son trajet l'oviducte est rejoint par le canal excréteur de la vésicule séminale (*cs*, fig. 95), par celui de la glande albuminoïde et par les canalicules multiples des glandes coquillières (*ca* et *gc*, fig. 95). De cette manière, l'oviducte est en relation avec l'ensemble du système génital, et les ovules qui y parviennent des germigènes y rencontrent les zoospermes qui les fécondent et les substances qui s'y ajoutent pour constituer l'œuf définitif, tel qu'on le rencontre un peu plus loin dans l'utérus.

Fig. 94. — *Taenia mediocanellata.* Un fragment de tube ovarien du proglottis 582, renfermant des cellules ovigères complètement formées. *a*, œufs primitifs; *b*, vésicule germinative; *c*, vitellus principal (*Hauptdotter*); *d*, vitellus accessoire (*Nebendotter*); *e*, vitellus accessoire isolé d'un œuf écrasé. (D'après SOMMER.)

L'ovaire apparaît d'abord sous la forme de tubules renfermant les cellules mères des œufs, mais il n'est constitué complètement que dans les proglottis mûrs; c'est là, vers le milieu de la chaîne environ, qu'il faut l'étudier. Pour fixer les idées, nous rapporterons l'observation suivante, faite par Sommer sur un individu de *Taenia mediocanellata*. Cet auteur aperçut les premiers indices de l'ovaire sur le 287me proglottis du strobila; les cellules mères des ovules ne se montraient que dans le 582me proglottis (fig. 94). C'est à partir de cet anneau seulement que débutait la ponte et que les œufs commençaient à se montrer dans l'utérus, qui se ramifiait dans les proglottis suivants et dont les branches latérales renfermaient des embryons de plus en plus avancés, à mesure que l'on se rapprochait davantage de l'extrémité de la chaîne. A partir du 880me anneau la production des œufs cessait et les tubes ovariens commençaient à se vider et à disparaître.

Glande albuminoïde. — Comme nous l'avons dit, la glande albuminoïde qui secrète l'albumine destinée à entourer l'ovule et à fournir au futur embryon une réserve alimentaire, est située en arrière de l'ovaire et immédiatement au-dessus de l'anastomose transversale des canaux excréteurs (*g a*, fig. 90). Elle s'étend latéralement en s'amincissant sur ses bords et elle est légèrement renflée en avant dans sa partie moyenne. Sa structure est assez analogue à celle de l'ovaire, c'est pourquoi sur des coupes, il n'est pas toujours facile de la distinguer de ce dernier. Elle est en effet composée de petits tubes réticulés à parois très minces et élastiques. Le diamètre de ces tubes varie beaucoup selon le degré d'activité de la glande et selon son état de réplétion. On ne les aperçoit distinctement que lorsqu'ils sont gonflés d'albumine. Ces tubes se réunissent dans un court canal excréteur (*c a*, fig. 95) qui s'élève de la partie renflée antérieure de la glande et va s'ouvrir dans l'oviducte, d'où le liquide albumineux passe avec les ovules dans l'utérus. La glande albuminoïde apparaît dans les jeunes proglottis comme une ligne très fine et elle ne disparaît que dans les proglottis très avancés, On en aperçoit encore des traces, alors que le germigène a déjà complètement disparu.

Glandes coquillières. — Elles se présentent sous la forme d'une pelote arrondie située vers l'extrémité centrale du vagin, autour de la partie postérieure de l'utérus (*g c*, fig. 90), et composée par une agglomération de glandes monocellulaires. Les cellules constitutives sont sphériques chez les jeunes proglottis, mais s'allongent et deviennent ovoïdes dans les proglottis plus âgés (*g c*, fig. 96). Elles sont enveloppées d'une fine membrane et renferment un protoplasma granuleux au milieu duquel on aperçoit un gros noyau clair, arrondi ou ovalaire. Leur produit de sécrétion est expulsé à travers une infinité de très petits canalicules qui débouchent dans l'oviducte. Les glandes coquillières sont les plus persistantes de l'appareil génital femelle,

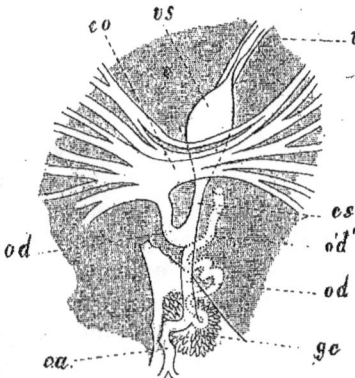

Fig. 95.

elles se colorent vivement par les réactifs et on les aperçoit encore entre les ramifications de la base de l'utérus lorsque le germigène et

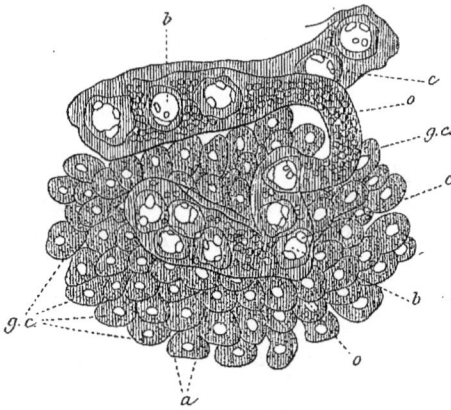

Fig. 96.

Fig. 95. — *Taenia mediocanellata* (proglottis 781). Centre de l'appareil génital vu de la face antérieure du proglottis et montrant les relations des canaux excréteurs des différentes glandes. *v*, vagin, *vs*, vésicule séminale; *cs*, conduit séminal; *c o*, centre des tubes ovariques; *od*, oviducte, *o'd'*, branche de l'oviducte montant vers l'utérus; *ca*, canal excréteur des glandes albuminoïdes; *gc*, glandes coquillières. . (D'après SOMMER.)

Fig. 96. — *Taenia mediocanellata* (proglottis 750). Branche de l'oviducte montant à l'utérus et la masse des glandes coquillières, d'après une coupe horizontale. *o*, oviducte; *gc*, cellules de la glande coquillière; *a*, couche albumineuse enveloppant les ovules renfermés dans l'oviducte; *b*, vésicule germinative; *c*, jaune accessoire (*Nebendotter*).

(D'après SOMMER.)

la glande albuminoïde ne laissent plus de traces. Notre figure 96, empruntée à Sommer, a été prise sur le 750e anneau d'un *Taenia mediocanellata* qui avait séjourné longtemps dans la liqueur de Müller additionnée de moitié d'eau distillée.

Utérus. — L'utérus est un canal longitudinal situé sur la ligne médiane du proglottis (*u*, fig. 90). D'abord simple, il ne tarde pas à se ramifier en poussant à droite et à gauche des prolongements en cæcums. C'est l'organe dans lequel se développent les œufs fécondés jusqu'à constitution définitive de l'embryon. Ses parois minces et sans structure se dilatent au fur et à mesure de l'introduction de nouveaux ovules, et dans son plus grand état de réplétion il finit par envahir tout l'espace compris entre l'ovaire, le bord inférieur du proglottis et les canaux excréteurs longitudinaux refoulant les testicules qui disparaissent peu à peu complètement. Une simple préparation du proglottis n'est pas suffisante pour donner une idée claire de l'utérus, pour cela il faut l'injecter. Voici comment Sommer conseille de s'y prendre : on commence par piquer sous le microscope simple, une des branches antérieures de l'utérus, avec une fine aiguille dont on a plongé la pointe dans le mélange de bleu de Prusse et de glycérine dont on se servira pour l'injection. Cette piqûre laisse une trace, utile comme point de repère pour placer la canule, mais avant de procéder à cette opération, il s'agit de vider l'utérus des œufs qu'il contient. On transporte avec précaution le proglottis sous l'eau et on le frotte avec un petit pinceau dans le sens de l'orifice ménagé par la piqûre. Ordinairement les œufs cèdent facilement, mais si on rencontre de l'opposition, le mieux est de ne pas forcer et de s'adresser à un autre proglottis. Lorsque l'utérus ne renferme plus d'œufs, on applique la canule sur l'orifice et on pousse brusquement le liquide coloré. Dans les cas les plus heureux, l'utérus entier se remplit, et, par la préparation dans le baume, on obtient de très belles pièces de démonstration (Sommer).

On distingue sous le nom de tronc de l'utérus, le tube central ordinairement droit et d'égal diamètre dans toute sa longueur. Il prend naissance en avant de la glande coquillière, aussi longtemps qu'il ne renferme pas d'œufs ; mais lorsque les œufs commencent à y parvenir, il recule jusqu'en arrière de cette glande. Du tronc naissent, comme nous l'avons dit, des branches latérales qui paraissent d'abord comme de petites boursouflures, s'allongent peu à peu et atteignent, dans leur maximum de développement, les canaux excréteurs longitudinaux. Ces branches ne dépassent pas généralement le nombre de sept à huit et partent alternativement de l'utérus, caractères qui peuvent servir à distinguer un proglottis de *Taenia solum* de celui de *T. mediocanellata* (1). Elles sont le plus souvent un peu dilatées vers leur extrémité en cæcum, surtout celles qui partent obliquement du sommet de l'utérus (*u″*, fig. 90 ; la partie centrale de ces branches est tombée dans la coupe que nous avons dessinée, de là le vide que l'on voit dans la figure). L'utérus n'appa-raît guère que vers le 300ᵉ anneau de la chaîne, ce n'est que beau-coup plus loin que les branches latérales sont complètement déve-loppées et dans les anneaux de l'extrémité elles sont considérablement dilatées par la quantité d'œufs embryonnés qu'elles renferment.

Vagin et vésicule séminale. — Le vagin conduit le sperme éja-culé, comme nous l'avons dit, de la papille génitale jusqu'à l'oviducte. On le voit en *v*, dans les figures 90 et 93 ; c'est un mince canal à parois résistantes et sans structure, qui s'étend parallèlement au canal déférent depuis la papille jusque vers le milieu du proglottis, où il s'infléchit vers le bas. Il porte à son début un orifice ovalaire et commence immédiatement en arrière de l'extrémité de la poche du cirre. Il se termine dans la *vésicule séminale*. Cette dernière (*vs*, fig. 95) est située près du bord inférieur du proglottis, au niveau de la partie moyenne du germigène. Elle est fusiforme et colorée en jaune lorsqu'elle est remplie de sperme. On la reconnaît, sous un fort grossissement, à la présence d'innombrables zoospermes qui s'agitent au moyen de leurs queues filiformes et qu'elle déverse dans l'oviducte par un court canal excréteur, le *conduit séminal* (*cs*, fig. 95).

La vésicule séminale n'est donc, à proprement parler, que la suite du vagin et elle n'apparaît dans le proglottis que postérieurement à celui-ci, lorsque la ponte des œufs dans l'oviducte va commencer.

Développement. — Les œufs (fig. 97), de forme ronde ou ovalaire, subissent le fractionnement dans l'utérus et s'y développent jusqu'à la formation d'un embryon ovalaire, connu sous le nom d'embryon *hexacanthe*, à cause de la présence de trois paires de crochets im-plantés deux par deux dans sa cuticule. Pour se développer ulté-rieurement, cet embryon doit être avalé par un animal à sang chaud, le porc dans la plupart des cas. Les proglottis qui le renferment, entraînés sur les prairies ou dans le voisinage des porcheries avec le jus de latrine, s'y décomposent et laissent échapper les œufs qui pré-sentent une grande résistance aux agents atmosphériques ; ou bien ces proglottis sont avalés, digérés directement par l'animal qui leur servira d'hôte. Dans l'estomac du porc, la coque de l'œuf est dissoute par les

---

(1) Chez le *Taenia mediocanellata*, les branches latérales sont beaucoup plus nom-breuses (17 à 24), plus serrées les unes contre les autres et se dichotomisent en branches secondaires ; elles partent de chaque côté en face l'une de l'autre et courent parallèlement les unes aux autres.

sucs digestifs et l'embryon, devenu libre, se fraie aussitôt un chemin à travers les parois de l'intestin, jusqu'à ce qu'il ait rencontré un vaisseau sanguin d'où il est charrié par le sang en circulation jusqu'entre les masses musculaires ou dans le tissu conjonctif sous-cutané où il élit domicile. Là, l'embryon subit de nouvelles transformations dont la description détaillée concerne l'embryogénie. Il s'enkyste et s'entoure par sécrétion de sa couche externe d'une nouvelle enveloppe mince et résistante dans laquelle on peut reconnaître l'existence de fibrilles musculaires; cette enveloppe s'invagine sur un point et, au fond de cette invagination elle s'épaissit en une sorte de papille qui est le premier indice du rostellum du futur scolex. Autour du rostellum, naissent la double couronne de crochets et les quatre ventouses que nous connaissons, puis, pendant que ce travail s'effectue, la cavité de l'enveloppe se remplit d'un liquide albumineux et l'ensemble

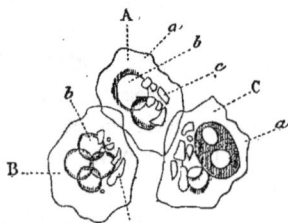

Fig. 97.

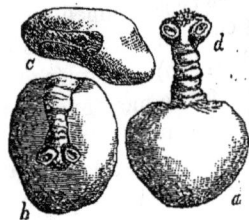

Fig. 98.

prend l'aspect d'une vésicule sur un point de laquelle se trouve l'invagination dont nous venons de parler. La petite tête armée qui s'est constituée au fond de l'invagination peut en sortir à la manière d'un doigt de gant que l'on retourne, et successivement peut y rentrer pour en sortir de nouveau. Sous cette forme, la larve du Ténia constitue le *Cysticerque* (*Cysticercus cellulosae*, fig. 98), dans lequel on peut distinguer, lorsqu'il est étalé, trois régions : la tête armée de crochets et de ventouses, un petit corps cylindrique suivi d'une vésicule ovalaire atteignant jusqu'à 8 ou 10 millimètres dans son plus grand diamètre. C'est sous cette forme de Cysticerque que l'homme s'infeste du Ténia en mangeant du porc cru. L'homme sert, en effet, d'hôte définitif à l'animal, son suc gastrique digère la vésicule, pen-

Fig. 97. — *Taenia mediocanellata.* Œufs mûrs. A, avec deux vésicules embryonnaires; B, avec quatre vésicules embryonnaires ; C, avec deux petites vésicules embryonnaires et une grande renfermant deux noyaux ; *a a*, couche d'albumine ; *b b*, vésicules du jaune; *c c*, jaune accessoire.   (D'après SOMMER.)

Fig. 98. — *Cysticercus cellulosae* du cochon. *d*, tête ; *a*, vésicule ; *b*, tête invaginée dans la vésicule ; *c*, *Cysticercus* du bœuf (grossi dix fois). (Figure empruntée à S. T. STEIN.)

dant que la tête, plus résistante et protégée sans doute contre l'acidité du suc par les corpuscules calcaires que l'on y rencontre déjà, se fixe au moyen de ses crochets et de ses ventouses contre les parois du duodénum; son intérieur creux se remplit d'un tissu parenchymateux de nouvelle formation et, ainsi constituée en *scolex*, elle ne tarde pas à bourgeonner, par son extrémité libre, les anneaux qui formeront le strobila.

On voit, qu'en définitive, le développement du *Taenia solium* s'effectue à travers des métamorphoses assez compliquées et nécessite généralement le passage à travers un hôte intermédiaire. On sait cependant que l'homme peut lui-même héberger le *Cysticercus cellulosae* dans son tissu cellulaire, et des expériences récentes ont prouvé que cette larve, prise sur l'homme et administrée à l'homme, s'y développe en *Taenia solium*, supprimant ainsi exceptionnellement l'hôte intermédiaire. (Redon.)

La segmentation du corps chez les Cestodes adultes est le cas le plus fréquent. On connaît cependant quelques genres (*Ligula, Caryophylleus*) chez lesquels cette segmentation n'est apparente que pendant le jeune âge et disparaît peu à peu dans la suite du développement. Lorsqu'il a acquis toute sa croissance, le corps de *Ligula* est tout d'une venue, on ne constate plus à sa surface qu'une striation transversale très serrée et irrégulière, la distinction d'un scolex et de proglottis n'est plus possible et dans cet état il est tout à fait comparable au corps d'un Trématode.

La structure générale du parenchyme est partout la même et l'existence d'espaces lacunaires entre les mailles du tissu conjonctif de ce parenchyme est peut-être l'indice que tous les Cestodes proviennent de Vers coelomates dont le coelome est réduit aux lacunes dont il est question, opinion qui a été soutenue dans ces derniers temps par différents auteurs. L'histologiste retrouvera, dans la cuticule qui recouvre le parenchyme, les couches fondamentales que nous avons mentionnées chez *Taenia solium*, ainsi que les fibres musculaires dorso-ventrales, longitudinales et transversales, destinées à contracter le corps dans tous les sens. Dans quelques genres (*Ligula*), la cuticule s'épaissit et prend une consistance plus ou moins chitineuse. L'armature du scolex a toujours pour but la fixation du Ver contre les organes qu'il habite; mais ici nous rencontrons de grandes variations dans la forme, le nombre et les dimensions des pièces de l'armature, selon les genres et les espèces, variations utilisées pour les déterminations zoologiques. Les crochets peuvent faire complètement défaut à l'état adulte (*Taenia mediocanellata, Bothriocephalus, Ligula*), mais ils sont beaucoup plus constants chez l'embryon, qui en possède le plus souvent six (embryon hexacanthe), quelquefois dix (*Amphilina*). Lorsqu'ils existent, ils sont disposés, soit en couronnes autour d'un rostellum, soit en grand nombre à la surface de trompes protractiles (*Tetrarhynchus*). La forme et le nombre des ventouses sont également variables; rondes, cupuliformes, terminales et pigmentées de noir chez *Taenia mediocanellata*, elles deviennent latérales et supportées sur un renflement cunéiforme chez *Tetrarhynchus*, situées à l'extrémité d'un pédoncule (*Echineibothrium*), ou acquièrent la forme d'appendices foliacés (*Phyllobothrium*). Enfin, elles peuvent être réduites à deux simples fentes latérales longeant la tête du scolex (*Bothriocephalus*), ou à deux petites dépressions peu sensibles comme chez la *Ligula* qui habite, non fixée, la cavité péritonéale des poissons cyprinoïdes. La disposition et le développement plus ou moins considérable des ventouses modifient naturellement la forme de la tête du scolex, qui est en massue (*Taenias*), ou filiforme (*Bothriocephalus*), ou foliacée (*Phyllobothrium*), etc. Dans certains genres (*Acanthobothrium, Onchobothrium*), les ventouses sont armées de crochets chitineux.

La forme et les dimensions des proglottis varient également. Ils sont ordinairement plus larges que longs chez *Bothriocephalus*, tandis que le cas inverse se présente le plus souvent chez les Ténias ; toutefois, nous ne pouvons attacher une grande importance à ce caractère, variable dans les individus d'une même espèce et suivant l'âge du proglottis que l'on considère. Le nombre des proglottis, toujours considérable et dépassant mille chez *Bothriocephalus*, peut être réduit à deux ou trois chez certains Ténias (*T. echinococcus*). Chez les Ténias, ils se séparent isolément, tandis que chez *Bothriocephalus latus,* ils demeurent groupés en chaînettes présentant toujours une certaine longueur. Le proglottis peut vivre indépendant, se contracter, exécuter des mouvements de reptation et même se nourrir et augmenter de volume à l'état isolé (*Echineibothrium*). La papille génitale, latérale chez tous les Ténias, est située, comme nous le dirons plus bas, sur la face du proglottis chez les Bothriocéphales, caractère qui permet de distinguer facilement ces deux genres.

Les Cestodes sont tous dépourvus de système digestif et se nourrissent, comme nous l'avons dit pour le *Taenia solium,* par osmose à travers leurs tissus des sucs nutritifs de l'hôte qu'ils habitent. Toutefois, l'étude minutieuse du scolex de certains genres a démontré l'existence, dans son parenchyme, de vestiges, soit de masses musculaires (*Taenia perfoliata*), soit de cellules glandulaires (*Tetrarhynchus*), que quelques auteurs ont homologuées aux muscles pharyngiens et aux glandes salivaires des Trématodes et des Turbellaires. En outre, quelques Tétrarhynques présentent en avant du scolex et entre les quatre trompes, une petite fossette impaire, qui correspondrait exactement à l'entonnoir de la ventouse buccale des Trématodes. Chez *Anthocephalus elongatus*, une partie des glandes salivaires du scolex débouche même dans cette fossette, tandis qu'une autre partie de ces glandes s'ouvre dans les quatre ventouses bien conformées. Chez *Rhynchobothrium corollatum*, le rudiment de la ventouse buccale existe seul (Lang). Il y a là évidemment l'indice d'une conformation pharyngienne, débris d'un intestin, qu'auraient possédé les ancêtres des Cestodes actuels et qui aurait peu à peu disparu par le fait du parasitisme.

Le système nerveux des Cestodes est encore bien imparfaitement connu malgré les beaux travaux de Kahane, Lang, etc. Découvert par J. Müller, chez le *Tétrarhynchus attenuatus,* il a été surtout étudié dans ces derniers temps dans le groupe des Tétrarhynques par A. Lang, au moyen de la méthode des coupes. Dans tous les genres examinés par cet auteur (*Rhynchobothrium, Tetrarhynchus, Anthocephalus*), il a constaté la même disposition générale. Dans le scolex, une large commissure en forme de ruban réunit deux masses nerveuses renfermant des cellules ganglionnaires (cerveau), d'où partent des filets nerveux se distribuant dans les ventouses et deux gros nerfs longitudinaux, courant de chaque côté du cou du scolex. De ces deux nerfs qui se continuent tout le long de la chaîne des proglottis en dehors des canaux aquifères, partent de distance en distance de fines ramifications qui en se divisant et se ramifiant se rendent vers les différents organes.

Parmi les Ténias, le système nerveux est surtout développé comme nous l'avons dit chez le *T. perfoliata*. La commissure transversale de la tête du scolex renferme des noyaux cellulaires et des fibrilles, éléments que l'on retrouve dans les deux branches longitudinales du strobila. Chacune de ces branches serait composée de trois faisceaux (dix, chez *Taenia crassicolis,* selon Nitzsche) d'un tissu que son aspect spongieux sur les coupes transversales avait fait décrire sous le nom de *substance spongieuse*. Ces faisceaux ont été pris d'abord pour des vaisseaux, mais leur nature nerveuse paraît être maintenant hors de doute. Ils se réunissent en un seul tronc dans le scolex, leur parcours est onduleux dans la chaîne des proglottis et leur diamètre varie dans un même proglottis. Nulle part, les nerfs ne sont entourés d'une enveloppe spéciale, le parenchyme paraît seulement plus dense et plus serré dans leur voisinage. Les cellules nerveuses que l'on rencontre dans la commissure transversale et les masses ganglionnaires de la tête du scolex, sont de formes très diverses, leur protoplasma est clair et homogène, elles renferment un nucléus granuleux quelquefois pourvu d'un nucléole ; enfin, elles portent parfois un ou deux prolongements (cellules mono et bipolaires). D'après la conception de Kahane, on doit considérer les masses ganglionnaires du scolex, leur large commissure et les longs faisceaux nerveux latéraux de la chaîne des proglottis, comme système nerveux central, et les ramifications partant de ces masses et des faisceaux comme système nerveux périphérique. Cette disposition générale se retrouverait chez *Ligula*. Chez *Solenophorus megalocephalus*, Griesbach a décrit quatre ganglions disposés en forme de croix dans le scolex, ils sont composés de cellules uni et bipolaires et sont réunis par des commissures. Ils émettent des nerfs périphériques en particulier dans la direction des ventouses. Dans le strobila, le système nerveux se compose de deux troncs longitudinaux provenant des ganglions médians, et courent en dehors des canaux excréteurs émettant des branches latérales très fines ne formant pas d'anastomoses. Ces troncs seraient composés de fibres et de cellules analogues à celles des ganglions et du scolex.

Somme toute, il est difficile de généraliser ce que nous savons du système nerveux des Cestodes et de nouvelles recherches, étendues à un grand nombre de genres divers, sont désirables.

Il n'existe d'organes des sens différenciés chez aucun Cestode.

Le système excréteur dans son ensemble est plus compliqué que chez notre espèce type, où nous l'avons étudié seulement dans ses troncs principaux. Du reste, des recherches récentes, parmi lesquelles nous signalons surtout celles de Julien Fraipont et Th. Pintner, ont considérablement étendu nos connaissances à son égard chez différents genres. Primitivement, l'appareil excréteur est composé de canaux et de canalicules à parois sans structure répandus dans tout le corps ; il s'ouvre à l'extérieur par un seul orifice, le *foramen caudale*, situé dans la partie postérieure du corps. A cet orifice aboutit une vésicule terminale de forme variée, souvent pulsatile, dans laquelle débouchent les grands troncs de tout le système. Ces gros canaux après s'être étendus, en ondulant plus ou moins, jusque dans la partie antérieure du corps, s'infléchissent sur eux-mêmes et redescendent vers la partie postérieure où en se ramifiant ils constituent un réticulum superficiel parfois très compliqué. Sur tout leur parcours, ils s'anastomosent par des branches transversales, sinueuses et fort compliquées surtout dans la région de la tête. D'après la marche du liquide à l'intérieur de ces canaux, on a nommé ceux qui partent du réticulum en se dirigeant vers la tête, les *canaux ascendants*, et ceux qui s'étendent de la tête à la vésicule terminale, les *canaux descendants*. L'appareil excréteur comprend, en outre, un système de fins canalicules situés à la limite de la couche corticale et de la couche médullaire, et qui sont plus ou moins régulièrement distribués. Ces canalicules sont disposés ordinairement par groupes, arborisés, dont le ou les troncs (rarement plus de deux) viennent s'ouvrir dans les canaux excréteurs proprement dits et dont l'extrémité des branches débute par un petit entonnoir cilié et cupuliforme, dont la cavité intérieure est mise en relation avec les lacunes du parenchyme par une petite fenêtre latérale (Fraipont). Selon Pintner, les entonnoirs ciliés sont parfaitement clos et ne communiquent pas avec un système lacunaire.

Cette disposition générale réalisée chez le *Caryophylleus mutabilis*, étudié par Fraipont, présente quant aux détails de grandes variations qui résultent de l'allongement plus ou moins considérable du corps des différentes espèces. Parmi ces variations, les plus importantes sont celles qui résultent de l'insuffisance de la vésicule terminale pour l'expulsion des produits excrétés et de l'apparition, soit dans la tête (quelques *Taenias* et *Tétrarhynques*), soit dans chaque proglottis

(*Taenia osculata, Dibothrium claviceps*), d'orifices supplémentaires (*foramen secundaria*), débouchant au dehors sur le trajet des gros canaux longitudinaux descendants. Ces orifices secondaires sont parfois très nombreux et coïncident alors avec la disparition de la vésicule terminale (*Bothriocephalus punctatus*). L'extrême allongement du corps de certains Ténias et Bothriocéphales, entraîne également une simplification dans le nombre et le parcours des canaux longitudinaux qui, se réunissant les uns aux autres, se réduisent à un petit nombre de troncs collecteurs réunis dans chaque proglottis par une anastomose transversale, comme nous l'avons décrit chez le *Taenia solium*.

Quand le proglottis terminal qui porte le pore excréteur, se détache du strobila, il se forme un nouveau pore sur le nouvel anneau terminal (*Taenia cucumerina*). Dans le cas où les canaux longitudinaux sont multiples, il peut arriver qu'un certain nombre d'entre eux se ferment en cul-de-sac à leur extrémité terminale et que quelques-uns seulement restent ouverts (Fraipont).

La division de l'appareil génital est dans ses traits fondamentaux telle que nous l'avons décrite chez *Taenia solium*. L'hermaphroditisme est la règle, et à l'état de maturité les organes mâles et femelles sont répétés dans chaque anneau, sauf chez *Caryophyllaeus* dont le corps n'est pas segmenté et dont l'appareil génital est simple. Un terme de passage entre ce dernier genre et les Ténias nous est offert chez *Ligula*. Ici, les organes génitaux sont multiples et disposés symétriquement, mais ils ne sont pas séparés les uns des autres par des replis de la peau. La métamérisation, indiquée dans le système génital, ne l'est pas à l'extérieur.

Les testicules vésiculaires, ordinairement en très grand nombre sur la face dorsale, envoient leurs produits d'excrétion dans un canal collecteur commun, le *canal déférent*, qui se termine dans un organe musculeux : la *poche du cirre*. Celle-ci débouche tantôt sur le côté du proglottis, alternativement à droite et à gauche (*Taenias*), tantôt sur la ligne médiane de la face ventrale de chaque proglottis (*Bothriocéphales*), tantôt, enfin, chaque proglottis porte un orifice génital à droite et à gauche (*Taenia cucumerina*). L'ouverture de la poche du cirre est presque toujours située en avant de l'ouverture du vagin, qui est placée dans son voisinage immédiat. La germigène, les glandes vitellogènes et coquillières sont très constants. Du point de rencontre de ces canaux excréteurs de ces glandes, part un utérus onduleux ou ramifié dans lequel les ovules entourés d'un vitellus et d'une coque tantôt continue (*Ténias*), tantôt munie d'un couvercle qui se soulève à la sortie de l'embryon (*Bothriocephalus*), subissent les premières phases de leur développement.

Le plan de cet ouvrage ne nous permet pas d'entrer dans les détails du mode de développement des Cestodes. Nous dirons seulement qu'à quelques exceptions près (*Archigetes*), le développement est indirect et qu'à la génération sexuelle fait suite une génération asexuelle. Dans la plupart des cas, les formes larvaires habitent un hôte autre que celui habité par l'adulte, mais on n'a pas réussi à déterminer pour tous les genres quelles sont ces formes larvaires et quel est l'hôte qui les héberge. L'histoire évolutive des Ténias est actuellement la mieux connue et nous aurions à répéter ici ce que nous savons du *Taenia solium*. L'embryon hexacanthe, à sa sortie de l'œuf, se transforme en *Cysticerque*, dans un hôte intermédiaire qui doit devenir la proie de l'hôte définitif, pour que le *Cysticerque* continue son développement. C'est ainsi que le *Cysticercus mediocanellata*, qui vit dans le bœuf, ne devient *Taenia mediocanellata* que lorsque celui-ci est mangé par l'homme. De la même manière, le *Cysticercus pisiformis* du lapin devient *Taenia serrata* chez le chien ; le *Cysticercus fasciolaris* de la souris se transforme en *Taenia crassicollis* chez le chat, le *Coenurus cerebralis* des ruminants devient *Taenia coenurus* chez le chien, etc. Il peut arriver que le *Cysticerque* subisse un commencement de développement chez son premier hôte, comme c'est le cas du *Cysticercus fasciolaris* qui s'allonge considérablement dans la souris et se segmente avant de changer d'hôte, mais dans ce cas, les organes génitaux ne mûrissent pas et les proglottis conservent un état asexué.

L'embryon hexacanthe, parvenu dans l'hôte intermédiaire, s'y enkyste, se transforme en une vésicule et produit le Cysticerque par bourgeonnement (la plupart des Ténias) de sa paroi interne. La vésicule donne ainsi parfois naissance à un grand nombre de têtes de scolex (plusieurs centaines), comme chez *Coenurus cerebralis*, qui vit dans le cerveau des Ruminants, chez lesquels ils provoquent l'affection connue sous le nom de *tournis*. Chez l'*Echinococcus* du foie de l'homme et des animaux domestiques, la vésicule ne produit pas directement des têtes de Ténias, mais des vésicules secondaires ou vésicules-filles, qui naissent sur la face interne de son enveloppe et qui peuvent produire à leur tour des vésicules petites-filles. Les bourgeons destinés à devenir des Cysticerques ne se développent alors qu'à l'intérieur de ces vésicules secondaires. Dans ce cas, la vésicule primitive devient quelquefois énorme, égale en volume à la tête d'un enfant, et renferme une multitude de têtes de Ténias.

Dans les cas où l'œuf est pondu avant le développement de l'embryon (*Ligula*, *Bothriocéphalus*), celui-ci en sort en soulevant l'opercule. Il est entouré d'une enveloppe ciliée, qui lui sert à nager pendant un certain temps à la manière d'un Infusoire, jusqu'à ce qu'il ait rencontré un hôte propice à son développement ultérieur. Pour l'embryon de *Ligula*, cet hôte est ordinairement un poisson d'eau douce (*Cyprinus*, *Tinca*) ; il s'y débarrasse de son enveloppe ciliée, perce l'intestin au moyen de ses crochets, atteint la cavité péritonéale dans laquelle il s'allonge considérablement, grossit et se segmente à la manière du scolex d'un Ténia bourgeonnant des proglottis. Il vit dans cet état pendant plusieurs mois ou plusieurs années, mais n'atteint à la maturité sexuelle que si son hôte est mangé par un oiseau aquatique (*Anas*, *Ardea*, *Larus*), dans l'intestin duquel il produit alors des œufs mûrs au bout d'un petit nombre de jours (Duchamp, Donnadieu). D'après les recherches de M. Braun sur le développement de *Bothriocephalus latus*, son embryon cilié pénétrerait dans un poisson d'eau douce (*Esox*, *Lota*) et se transformerait directement en un scolex dont la partie postérieure arrondie ne porte aucun appendice et qui n'est entouré d'aucune capsule particulière. Ce scolex, dont la tête allongée rappelle celle du Bothriocéphale, a été expérimentalement administré à de jeunes chiens, à de jeunes chats et à l'homme, et s'est transformé dans leur canal digestif en *Bothriocephalus latus*, dont les proglottis sont parvenus à l'état de maturité sexuelle. C'est donc en mangeant du poisson mal cuit que l'homme s'infeste de ce Cestode.

Dans tous les cas, lorsque la larve est parvenue dans le canal digestif de l'hôte final, sa vésicule y est digérée, la tête du Cysticerque se fixe au moyen de ses ventouses et de ses crochets, elle devient scolex et bourgeonne par son extrémité postérieure des anneaux dont le plus distant est toujours le plus âgé.

En résumé, l'évolution des Cestodes s'effectue à travers des métamorphoses plus ou moins compliquées qui sont la conséquence de leur état parasitaire.

Littérature.

Van Beneden (P. J.), *Mémoires sur les Vers intestinaux*. Paris, 1858. — Von Siebold, *Ueber den Generationswechsel, Zeitschr. für wiss Zool.*, t. II, 1850. — Idem, *Ueber die Band- und Blasenwürmer*. Leipzig, 1854. — Küchenmeister, *Ueber die Cestoden im Allgemeinen und die der Menschen insbesondere*. Dresde, 1853. — Platner, *Helminthologische Beiträge, Müller's Archiv*, 1859. — Knoch, *Naturgeschichte des breiten Bandwurmes*. Saint-Pétersbourg, 1862. — R. Leuckart, *Die Blasenwürmer und ihre Entwicklung*. Giessen, 1856. — Idem, *Die menschlichen Parasiten*, 2 vol. Leipsick, 1880. — Stieda, *Ein Beitrag zur Anatomie von Bothriocephalus latus, Müller's Archiv*, 1864. — Feuereisen, *Beitrag zur Kenntniss von Taenia cucumerina, Zeitschr. für wiss. Zool.*, t. XIX, 1869. — Sommer et Landois, *Ueber den Bau der geschlechtsreifen Glieder von*

Bothriocephalus latus, idem, t. XXII, 1872. — Schneider, *Untersuchungen über Plalehelminten*. Giessen, 1873. — Sommer, *Ueber den Bau und die Entwicklung der Geschlechtsorgane der Taenia mediocanellata und Taenia solium*, idem, t. XXIV, 1874. — Duchamp, *Recherches anatomiques et physiologiques sur les Ligules*. Paris, 1876. — C. Davaine, *Traité des Entozoaires*. 2e édit., Paris, 1877. — Schiefferdecker, *Beiträge zur Kenntniss des feinern Baues der Taenien*. *Jenaische Zeitschrift*, t. VIII, 1874. — Redon, *Expériences sur le développement rubanaire du Cysticerque de l'homme*. Ann. des Sc. nat., 6e série, t. VI, 1877. — A. L. Donnadieu, *Contributions à l'histoire de la Ligule*, Journ. de l'Anal. et de la Physiol., 1877, t. XIII. — Steudener, *Untersuchungen über den feinern Bau der Cestoden*. Halle, 1877. — R. Moniez, *Mémoires sur les Cestodes*, Travaux de l'Inst. zool. de Lille, 1881. — J. Fraipont, *Recherches sur l'appareil excréteur des Trématodes et des Cestoïdes*, Arch. de Biologie, t. I et II, 1880 et 1881. — Kahane, *Anatomie von Taenia perfoliata*, Zeitschr. für wiss. Zool., t. XXXIV, 1880. — A. Lang, *Das Nervensystem der Cestoden im Allgemeinen und dasjenige der Tetrarhynchen im Besonderen*. Mittheil. Zool. Stat. Neapel, t. II, 1881. — Th. Pintner, *Untersuchungen über den Bau des Bandwurmkörpers*. Arbeiten aus dem Zool. Institute. Wien, t. III, 1880. — Idem, *Zu den Beobachtungen über das Wassergefässsystem der Bandwürmer*, idem, t. IV, 1881. — Ed. Van Beneden, *Recherches sur le développement embryonnaire de quelques Ténias*. Arch. de Biologie, t. II, 1881. — M. Braun, *Zur Frage des Zwischenwirthes von Bothriocephalus latus*. Zool. Anzeiger, 1881 et 1882. — H. Griesbach, *Ueber das Nervensystem von Solenophorus megalocephalus*. Arch. für mikrosk. Anat., t. XXII, 1883.

ORDRE DES TRÉMATODES

Vers plats non annelés, vivant en parasites sur ou dans d'autres animaux auxquels ils sont fixés par des ventouses. Canal digestif bifurqué, simple ou ramifié, une bouche, point d'anus. Un ganglion cérébroïde dans la partie antérieure du corps. Hermaphrodites (sauf *Billharzia*). Développement par métamorphoses.

Ils se divisent en deux sous-ordres :

1º Les **Distomes**, qui sont tous endoparasites, portant au maximum deux ventouses. Exemples : *Distomum, Monostomum*.

2º Les **Polystomes**, ectoparasites, portant trois ou un plus grand nombre de ventouses, armées quelquefois de crochets chitineux. Exemples : *Tristomum, Diplozoon, Gyrodactylus*.

Type : **Distomum hepaticum** (1) (Lin). — Cette espèce, l'une des plus grandes du groupe, habite les canaux biliaires des Ruminants. On se la procurera facilement en faisant retenir dans les abattoirs les foies *douvés* (c'est le nom vulgaire) de mouton ou de bœuf, où elle se trouve parfois en très grande abondance, en compagnie de son congénère de plus petite taille, le *Distomum lanceolatum*. On coupe le foie en morceaux, et on extrait le ver en compri-

_____

(1) Nous nous sommes aidé, dans la description qui va suivre, de l'excellente monographie de Sommer, ainsi que de celle de Macé.

mant les canaux biliaires. Sa forme est celle d'une feuille ovalaire, plus pointue en arrière qu'en avant; elle est sujette à varier selon le diamètre des canaux, et est plus allongée dans les petits, plus élargie dans les grands. La longueur varie entre 2 et 3 centimètres, la largeur entre 80 à 150 millimètres; l'épaisseur du ver augmente régulièrement des bords vers le centre, elle n'atteint guère que 1 à 2 millimètres. Sa couleur varie du blanc au brun foncé.

A la loupe, on distingue une ventouse antérieure terminale (A, fig. 99), de forme ovale et percée d'un orifice, la bouche, qui lui a valu le nom de *ventouse buccale;* et une *ventouse ventrale* (B) à ouverture triangulaire située un peu en arrière de la précédente, toujours dans la partie antérieure du corps. On peut également constater que la surface de ce dernier n'est pas lisse, mais qu'elle est recouverte de petits prolongements coniques, comme de petites écailles dont l'extrémité est dirigée en arrière.

Sur un ver frais et légèrement comprimé entre deux lames de verre, on distingue la disposition générale des organes : d'abord une face ventrale sur laquelle s'ouvrent les ventouses, et une face dorsale opposée à la précédente. Sur

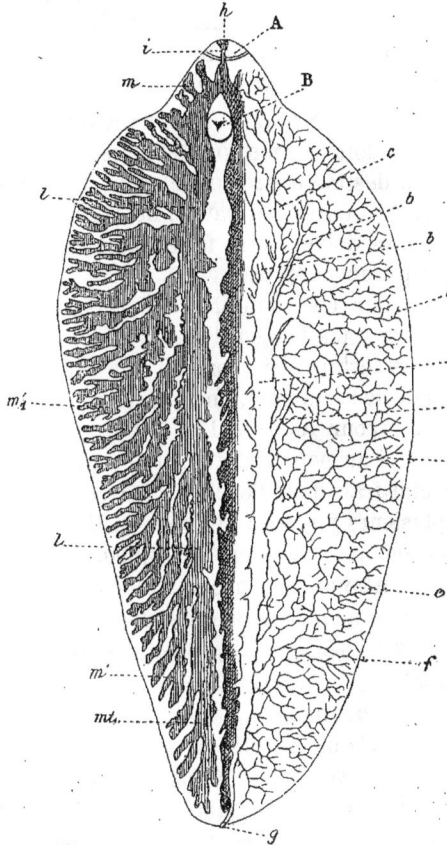

Fig. 99.

Fig. 99. — *Distomum hepaticum* montrant, dans la moitié gauche de la figure, le cæcum intestinal avec ses ramifications et, sur la droite, le tronc principal du canal excréteur avec ses ramifications. Pour la clarté de la figure, on a rejeté un peu du côté droit le tronc du système excréteur et l'on n'a dessiné qu'un côté de ce système qui, de même que l'intestin, se répète d'une manière semblable de l'autre côté. En réalité, le tronc du système excréteur occupe la ligne médiane du corps et est situé sur la face dorsale de l'animal,

les bords, une zone plus foncée des glandes vitellogènes ; au centre, les tubes testiculaires ; en avant, l'écheveau de l'oviducte renfermant des œufs brunâtres, et le commencement du tube digestif avec ses cæcums latéraux à l'extrémité postérieure, et du côté dorsal une très petite ouverture, l'orifice du système excréteur (*g*, fig. 99). Enfin, en avant de la ventouse abdominale, se trouvent les orifices des organes génitaux mâles et femelles, et du plus antérieur (orifice mâle) le pénis fait souvent saillie, surtout chez les individus morts ou comprimés en les extrayant.

Préparation. — Le ver est tué dans la liqueur de Lang (p. 19) (il ne doit pas y séjourner plus d'un quart d'heure dans le cas où il sera destiné à être coupé), puis lavé, coloré légèrement au carmin et préparé entier au baume de Canada. Les préparations des vers non colorés doivent être faites dans la glycérine : le baume les rendrait trop transparentes.

Pour les coupes, la coloration doit être plus intense, et après séjour dans l'essence de girofle, le ver est inclus dans la paraffine. Dans certains cas, lorsque par exemple on se proposera l'étude spéciale de la cuticule, on se servira avantageusement de l'acide osmique à 0,5 pour 100, que l'on fait agir, l'animal étant étalé à plat sur le fond d'un petit godet. L'étude des tissus par dilacération est faite à l'état frais dans l'eau ou l'iodsérum, ou à la suite du séjour pendant plusieurs jours du ver dans la liqueur de Müller ou dans de l'acide chromique à 1 pour 2 ou 3,000.

Certains systèmes d'organes (digestifs, excréteurs) seront injectés comme nous le décrirons plus bas.

Téguments. — Le corps du Distome est composé de deux couches, toujours bien visibles sur les coupes verticales : l'une *centrale* ou *moyenne*, dans laquelle sont plongés les principaux organes ; l'autre *corticale* ou *périphérique*, beaucoup plus mince que la précédente, et qui enveloppe le corps tout entier.

Le parenchyme qui constitue la première est un tissu conjonctif composé d'un grand nombre de petites cellules (*p*, fig. 101) polygonales, transparentes, dans quelques-unes desquelles on aperçoit un gros noyau ovalaire excentrique, et d'une substance intercellulaire

au-dessus de l'intestin. (Les éléments de ce dessin ont été empruntés au mémoire cité de Sommer). *a*, tronc principal impair ou canal collecteur du système excréteur ; *b*, branche dorsale antérieure ; *c*, branche ventrale antérieure ; *d*, branche latérale ; *ee*, réseaux latéraux ; *ff*, derniers ramuscules des canaux excréteurs ; *g*, pore excréteur ; A, ventouse antérieure ou buccale ; B, ventouse postérieure ou ventrale ; *h*, bouche ; *i*, pharynx ; *ll*, branche principale de l'intestin, une branche analogue dont les contours seuls sont dessinés se trouve de l'autre côté ; *m*, rameaux antérieurs de l'intestin ; *m'm'*, rameaux postérieurs ; *mt*, rameau terminal.

peu abondante, opaque, visqueuse et réticulée, qui agglutine les cellules les unes aux autres. Dans ce parenchyme, on rencontre des fibrilles musculaires qui constituent des groupes ou des faisceaux dirigés de l'une des faces du ver à l'autre : ce sont les muscles *dorso-ventraux* de Leuckart. Ils sont placés obliquement ou perpendiculairement à la cuticule, et sont visibles sur les coupes transversales bien colorées.

Quant à la cuticule, elle est composée d'abord d'une couche externe très mince et sans structure dont on réussit à détacher des lambeaux sur des individus que l'on a plongés préalablement pendant quelques heures dans de l'eau renfermant quelques gouttes d'ammoniaque (Sommer). Cette couche porte les appendices en forme de cônes tronqués qui ornent la cuticule et qui renferment de petites écailles d'aspect brillant et en forme de piquants. On y aperçoit également de fins canaux poriques perpendiculaires à sa surface. Immédiatement au-dessous, on rencontre une seule couche de petites cellules rondes très granuleuses et renfermant un grand noyau également rond et granuleux : c'est la couche matrice de la couche externe. Elle recouvre la couche dermo-musculaire composée, selon Sommer, de trois systèmes de fibres musculaires : une couche de muscles circulaires qui enveloppe transversalement le corps de l'animal comme les cercles d'un tonneau, et qui ne sont interrompus qu'au niveau des deux ventouses et des orifices superficiels; une couche moyenne de muscles longitudinaux, et une couche interne de muscles obliques visibles seulement dans la région antérieure du corps. Enfin, au-dessous de ces faisceaux musculaires, on voit une quatrième et dernière couche cuticulaire composée de grandes cellules granuleuses, dépourvues d'enveloppe, irrégulièrement disposées, et se faufilant en petits amas dans les interstices des faisceaux musculaires. Cette couche est traversée ci et là par les bouts terminaux des faisceaux musculaires dorso-ventraux. Au niveau des ventouses, la cuticule s'épaissit sensiblement. Les ventouses sont constituées de plusieurs couches musculaires séparées du parenchyme par une enveloppe fibreuse sur laquelle s'insèrent les muscles. Ces derniers ont une direction équatoriale dans la couche superficielle, annulaire dans la couche moyenne, et radiaire dans la couche profonde. Chaque faisceau musculaire est entouré de tissu conjonctif dans lequel on a signalé l'existence de grandes cellules ovalaires (rencontrées aussi dans d'autres points du corps, dans les parois du pharynx en particulier), dont l'un des pôles est parfois terminé par un prolongement. Ces cellules possèdent un nucléus et un nucléole ; de ce dernier part un faisceau de fibres ou un canalicule (Macé) très caractéristique. La signification de ces cellules est assez énigmatique. Elles ont été rattachées au système excréteur dont elles seraient des dilatations (Villot, Macé), d'autres auteurs les ont considérées comme des cellules nerveuses (Stieda, Lang). Tandis que la ventouse antérieure est percée en arrière pour communiquer avec le pharynx, la ventouse postérieure est complètement close et sert uniquement à la fixation de l'animal.

Système nerveux. — Son étude nécessite des coupes dans les trois dimensions, après avoir fortement coloré le ver en masse, car il est très rare qu'une préparation de l'animal entier mette ce système en évidence. En tout cas, il est inutile de le rechercher sur des indi-

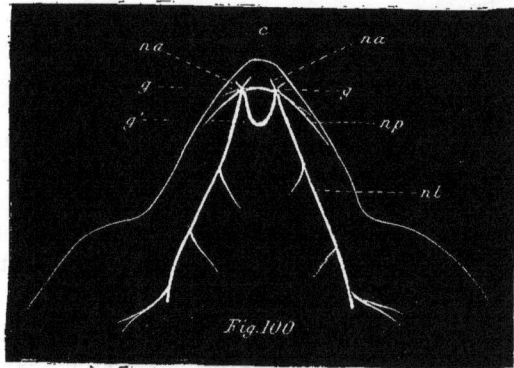

Fig. 100.

vidus adultes préparés *in toto*, dans le baume de Canada; ce n'est jamais que sur de très jeunes exemplaires, dont les organes reproducteurs ne sont pas encore mûrs, que l'on réussira à en apercevoir des portions plus ou moins considérables (1). Les coupes fines recueillies en séries continues et exactement numérotées permettront toujours, au contraire, de reconnaître l'existence de ce système et sa configuration générale. Les nerfs et les ganglions sont fins et très

Fig. 100. — *Distomum hepaticum.* Système nerveux, anneau périœsophagien et nerfs qui en partent. *g g,* ganglions sus-œsophagiens ; *c,* commissure transversale qui les relie l'un à l'autre ; *g',* ganglion sous-œsophagien ; *n a, n a,* nerfs antérieurs ; *np,* nerf postérieur ; *n l,* nerf latéral.

(1) Pour mieux voir le système nerveux sur des Distomes préparés entiers, Macé recommande le procédé suivant : on plonge l'animal pendant douze ou vingt-quatre heures dans une solution de potasse ou de soude à 20 pour 100. Le réactif gonfle et éclaircit les tissus tégumentaires et le parenchyme, il respecte en partie le système nerveux. On obtient ainsi des préparations sur lesquelles les nerfs apparaissent blanc opaque, mais elles ne peuvent se conserver.

petits, ils sont dépourvus d'une enveloppe conjonctive spéciale (péri-névre), et sont plongés directement dans le parenchyme général du corps. La masse centrale est composée de trois ganglions : l'un im-pair, très petit, en forme de demi-lune, situé immédiatement au-des-sous du point de réunion de la bouche et de l'œsophage, c'est le ganglion *sous-œsophagien* (g, fig. 100 et g i fig. 101), et deux gan-glions *sus-œsophagiens* irrégulièrement anguleux (a, fig. 100 et 101), placés symétriquement de chaque côté sur le bord supérieur de l'œsophage, en arrière de la ventouse buccale. Ces ganglions sont réunis l'un à l'autre par une commissure transversale (c, fig. 100), légèrement arquée, et au ganglion sous-œsophagien par deux courtes commissures verticales (c g, fig. 101). Le tout constitue un anneau nerveux périœsophagien renfermant, dans chaque ganglion, un petit nombre de grandes cellules multipolaires munies d'un nucléus et d'un nucléole. Du ganglion sous-œsophagien partent de petits filets nerveux très difficiles à voir, que Sommer a réussi à poursuivre jus-qu'au point de bifurcation de l'intestin ; les ganglions sus-œsopha-giens donnent chacun naissance à deux nerfs antérieurs (na, fig. 101) qui se prolongent sur les bords de la ventouse buccale et à deux nerfs postérieurs, dont l'un (n p, fig. 101), se dirige vers les côtés de la tête, et l'autre, le nerf latéral, descend sur le côté du corps jusque dans sa partie postérieure, envoyant des ramifications à droite et à gauche (n l, fig. 101). Les nerfs latéraux ne paraissent pas se réunir en arrière, mais outre les fibres nerveuses élémentaires, ils ren-ferment par ci par là des cellules ganglionnaires.

Canal digestif. — Le canal digestif est composé de deux longs et larges cæcums très ramifiés, s'étendant jusqu'aux bords du corps et réunis en avant dans un œsophage s'ouvrant par un orifice au fond de la ventouse antérieure ; cet orifice buccal est alternativement ingérant et expectorant.

Sur les Distomes frais, le trajet du canal intestinal peut être aperçu quelquefois, grâce aux substances colorantes de la bile dont l'animal se nourrit. Il est rare cependant que l'intestin en soit rempli, et alors les parties qui ne sont pas colorées ne se laissent pas voir ; c'est le cas en particulier chez les individus que l'on a lavés dans l'eau, car ils y dégorgent le contenu de leur intestin que l'on voit couler par la bouche sous forme d'un filet trouble. C'est la raison pour laquelle il est à peu près indispensable d'injecter l'intestin au bleu de Prusse avant de procéder à son étude. A cet effet, l'animal étant bien lavé et vidé, on le couche sur le dos en lui relevant un peu la partie antérieure du corps, afin de voir distinctement la ven-touse buccale, et on introduit dans cette dernière une fine canule de verre par laquelle on pousse lentement l'injection, afin d'éviter les déchirures. Il arrive quelquefois que l'intestin, bouché par les substances qu'il renferme, ne s'injecte que partiellement; lors même cependant que l'une des branches seulement est injectée, il est bon de conserver la préparation, car la distribution des ramifications est à peu près la même dans les deux cæcums. Dans les cas les plus heureux, alors que l'injection a pénétré dans toutes les ramifications des

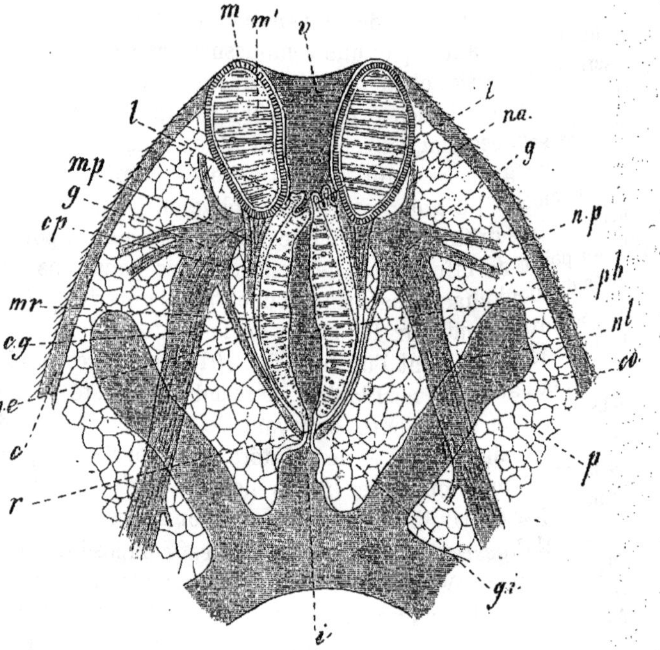

Fig. 101.

branches latérales, le montage du ver au baume de Canada fournit une préparation magnifique. Pour l'étude détaillée de la portion antérieure du système digestif, telle que nous la représentons d'après

Fig. 101. — *Distomum hepaticum.* Coupe horizontale de la partie antérieure du corps, montrant le commencement du canal digestif et le système nerveux central. *p*, cellules polygonales du parenchyme du corps; *c*, couche cuticulaire; *v*, ventouse buccale; *m*, coupe transversale des faisceaux musculaires équatoriaux; *m'*, faisceaux musculaires radiaires; *p h*, cavité pharyngienne; *cp*, cuticule du pharynx; *m e*, muscles équatoriaux du pharynx; *mr*, muscles radiaires du pharynx; *mp*, muscle protracteur du pharynx; *ll*, lèvre, repli du pharynx sur son bord antérieur; *r*, portion rétrécie du pharynx qui sépare la région ingestive de la région digestive du canal intestinal; *co*, premiers cæcums latéraux de l'intestin; *i*, commencement de l'intestin digestif; *gg*, les deux ganglions sus-œsophagiens réunis par une commissure transversale; *na*, nerf antérieur; *np*, nerf postérieur externe; *nl*, nerf latéral; *gi*, ganglion sous-œsophagien; *cg*, commissures des ganglions sus-œsophagiens avec le ganglion sous-œsophagien.　　　　　　　　(D'après Sommer.)

Sommer dans notre figure 101, il s'agit de pratiquer des coupes horizontales et longitudinales après inclusion du ver dans la paraffine ou le savon.

La bouche est une vaste cavité en forme d'entonnoir creusée dans la masse musculaire de la ventouse antérieure (*v*, fig. 99 et 101); elle conduit immédiatement par un petit orifice dans le pharynx (*ph*, fig. 101 et *i*, fig. 99), muscle ovoïde entouré d'une gaine fibreuse qui l'isole des tissus environnants, dans l'épaisseur duquel on reconnaît l'existence de deux systèmes de fibres : des fibres circulaires (*me*, fig. 101) et des fibres radiaires (*mr*, fig. 101). Il est creux à l'intérieur et constitue la cavité pharyngienne (*ph*, fig. 101). Le pharynx musculeux joue le rôle principal dans l'acte de la succion, il peut être projeté en avant jusque dans la cavité buccale au moyen d'un muscle protracteur (*mp*, fig. 101), qui s'insère à sa base et contre le pourtour inférieur de la ventouse antérieure, et il est ramené en arrière par un muscle rétracteur qui s'insère contre les téguments de la région céphalique et sur le haut du pharynx. Le relâchement des fibres circulaires des parois de ce dernier dilate sa cavité et produit ainsi un appel des liquides nutritifs dans lesquels l'animal est plongé. Le pharynx est donc, comme on le voit, un appareil suceur par excellence. Autour de son orifice antérieur, il est replié en une lèvre semi-lunaire (*l*, fig. 101) qui, pouvant se fermer par le rapprochement de ses bords, permet au pharynx une nouvelle contraction et le refoulement de son contenu dans l'intestin (*i*, fig. 101).

La cavité pharyngienne communique, en effet, par un canal très étroit (*r*, fig. 101), avec un sac cylindrique (*i*, fig. 101), plus large en arrière qu'en avant et divisé bientôt en deux branches, qui sont les origines des cæcums intestinaux (*ll*, fig. 99). Ce sac, qui n'est que le début de l'intestin digestif, a reçu de Sommer le nom d'estomac; il n'est pas recouvert de cellules épithéliales (Macé) et se distingue ainsi de la portion de l'intestin qui lui fait suite.

Chaque cæcum envoie vers le bord externe du ver de seize à dix-huit branches latérales, plus courtes (*m*, fig. 99) et dirigées en avant dans la partie antérieure de l'animal, plus longues (*m'*, fig. 99) et dirigées en arrière dans la partie postérieure. Le diamètre et la longueur de ces branches varient de l'une à l'autre; la plupart étant ramifiées, il en résulte qu'elles remplissent un espace considérable et offrent une très grande surface d'absorption. Elles sont toutes closes en arrière, y compris les grandes branches terminales placées parallèlement au grand axe du corps. Sur les préparations injectées, elles se dessinent comme les épaisses nervures d'une feuille.

Les parois de l'intestin se composent de deux couches : l'une externe, de nature conjonctive homogène ne renfermant pas, selon Sommer, de fibres musculaires propres (1), mais traversée par les faisceaux des muscles du corps; l'autre interne, composée de cellules épithéliales de formes variables, constituées par un protoplasma granuleux et émettant par leur partie libre, pendant la durée du travail digestif, des pseudopodes qui atteignent et enveloppent les corpuscules nutritifs contenus dans la cavité de l'intestin. Le jeu de ces cellules ne peut naturellement être observé que sur des individus dilacérés vivants; lorsqu'elles sont isolées, elles sont tout à fait comparables à des Amibes. Il est probable que, lorsque ces cellules ont absorbé tous les éléments nutritifs du contenu intestinal, celui-ci est dégorgé et remplacé par une nouvelle ration.

Système excréteur. — Quoique sa disposition soit différente de celle des canaux aquifères des Cestodes, on peut le considérer comme son homologue. A l'état frais et sur des individus conservés dans l'alcool, on n'aperçoit ce système que lorsqu'il est tout à fait rempli de liquide, ce qui est rare; il en est de même sur les coupes qui ne montrent qu'exceptionnellement les canalicules qui le composent. Aussi doit-on, pour en étudier la disposition, recourir à des injections de bleu de Prusse ou à une solution de carmin. Voici, d'après Sommer, le procédé qui fournit les meilleurs résultats. On place le ver sous une forte loupe et on le pique avec une aiguille enduite de bleu de Prusse sur sa face dorsale, au point où le grand canal collecteur (a, fig. 99) présente son plus large diamètre, c'est-à-dire un peu en arrière de la glande coquillière qui se montre sous la forme d'un point arrondi et opaque. Puis on introduit dans la piqûre ainsi pratiquée la pointe d'une fine canule de verre, par laquelle on pousse la masse à injection. Lorsque l'opération est bien conduite, le bleu de Prusse remplit d'abord le grand canal collecteur et gagne, de là, la majeure partie de ses ramifications. Le commençant ne doit pas se laisser rebuter par l'insuccès de ses premières tentatives. Il est rare de réussir dès la première fois et l'expérience de notre laboratoire nous a montré que les étudiants n'atteignent le but qu'une fois sur dix. Mais on est récompensé de sa peine, car la préparation obtenue à la suite d'une bonne injection (le ver monté au baume de Canada) est vraiment superbe et très instructive.

On constate alors que le tronc principal du système excréteur (a, fig. 99), est situé sur la face dorsale et le long de la ligne médiane

(1) Macé admet, au contraire, l'existence d'une paroi musculaire formée de fibres longitudinales et renfermant entre elles de nombreux faisceaux à direction annulaire; ces fibres musculaires seraient indépendantes des faisceaux du parenchyme. Nous n'avons pas réussi à vérifier cette assertion.

de l'animal. Il conserve à peu près partout le même diamètre, sauf dans la partie postérieure où il se rétrécit, et il se termine en arrière sur la tranche du ver par un petit orifice, le *pore excréteur* (*foramen caudale*) (*g*, fig, 99). On réussit parfois à pousser une injection par cet orifice ; elle remplit le tronc, mais se répand rarement dans les ramifications. Il vaudra toujours mieux opérer comme nous l'avons dit ci-dessus.

Dans la partie antérieure du corps et immédiatement derrière la glande coquillière, le tronc principal se divise en quatre branches, dont deux ventrales (on n'en voit qu'une dans la fig. 99, *c*) et deux dorsales (*bb*, fig. 99). Les branches ventrales se ramifient jusque dans le voisinage de la ventouse antérieure et leurs ramuscules s'incurvant, se réunissent dans l'épaisseur du parenchyme à ceux des branches dorsales correspondantes, qui s'étalent à droite et à gauche sur toute la surface de la partie antérieure du corps.

Plus en arrière et de chaque côté du tronc, partent un grand nombre de branches secondaires, dont l'une (*d*, fig. 99) est surtout remarquable par son grand diamètre. Elles vont toutes se ramifier sur les côtes du corps, en réunissant par ci par là leurs ramuscules, de manière à constituer un réseau fort compliqué qui commence dans la couche moyenne du parenchyme, mais s'étend à travers les couches musculaires jusque dans la couche sous-cuticulaire, où les canalicules qui le constituent deviennent beaucoup plus fins encore et prennent une apparence étoilée. Ce serait là, selon Sommer, l'origine de l'appareil excréteur. Cet ensemble de canalicules constitue un système d'irrigation très complet, renfermant en quantité variable un liquide incolore visqueux charriant des gouttelettes réfringentes de différentes grandeurs.

Les canalicules du système excréteur sont limités, ainsi que le tronc central, par une fine membrane élastique sans structure et dépourvue de fibres musculaires (Sommer). Le liquide excrété se déverse par le pore excréteur à mesure que l'ensemble du système se trouve trop rempli (1).

(1) Nous avons suivi, dans la description du système excréteur, les observations de Sommer ; il est probable que les travaux futurs la modifieront sur quelques points et la compléteront. Nous verrons plus loin que Julien Fraipont a découvert, chez un grand nombre de Trématodes, que les canalicules excréteurs se terminent dans de petits entonnoirs ciliés, entrevus mais mal interprétés par d'autres observateurs, et qui s'ouvrent dans des lacunes du parenchyme. M. Fraipont a eu l'obligeance de nous communiquer que dans un travail encore inédit, il a découvert de pareils entonnoirs chez le *Distomum hepaticum*. « Pour les voir, nous dit-il, il faut prendre de petits individus, les plus transparents possible et dont le tube digestif ne contient presque pas de bile. L'animal est placé sur un porte-objet et recouvert d'un grand couvre-objet, sur lequel on exerce au moyen d'un compresseur une pression progressive jusqu'à ce que le Distome ait atteint le tiers ou la moitié au plus de son épaisseur normale. A l'aide de l'objectif 8 de Hartnack, puis du

Organes génitaux. — Le Distome hépatique est hermaphrodite, il renferme des organes mâles et des organes femelles dont l'étude est rendue fort difficile par leur extrême complication. De même que chez la plupart des autres Trématodes, le travail physiologique est très divisé et plusieurs organes concourent en particulier à la formation de l'œuf. Nous décrirons d'abord les organes mâles.

Organes mâles. — Ce sont relativement les plus simples. Ils sont composés par des *testicules* qui ont la forme de glandes tubulaires paires, extrêmement ramifiées (*t a* et *tp*, fig. 102 et 103), occupant un large espace au milieu du corps (*champ spermigène* de Leuckart), et placées au-dessous des cœcums intestinaux sur la face ventrale de l'animal. On les étudiera sur des individus adultes qui ont macéré dans la liqueur de Müller additionnée d'eau ou dans une faible solution de potasse (Macé). Les tubes testiculaires sont tous fermés en cæcum, leur diamètre va croissant vers le bout terminal, et l'extrémité cæcale est ordinairement renflée jusqu'à prendre par ci par là la forme d'une ampoule. Ils sont plongés dans la masse du parenchyme et limités par une membrane très mince, homogène et résistante, sur la face interne de laquelle sont disposées des cellules filiformes (*Faserzellen*). Tous ces tubes ondulent dans diverses directions et s'anastomosent par groupes distincts sur deux *canaux déférents* (*cd*, fig. 102 et 103). Ces derniers occupent la ligne médiane du corps et sont placés à peu près l'un à côté de l'autre. Ils sont de longueur inégale : celui du groupe testiculaire postérieur (*tp*, fig. 102) est presque deux fois plus long que l'autre, dont le groupe de tubes testiculaires ne s'étend guère que jusqu'à la moitié de la longueur du corps. Tous deux se dirigent vers la partie antérieure en convergeant, et après s'être réunis à la base de la poche du cirre, ils s'élargissent en une sorte de réservoir fusiforme à parois plus épaisses, la *vésicule séminale* (*v s*, fig. 103), large et légèrement recourbée. Celle-ci se rétrécit en avant, elle se continue dans un fin canalicule plusieurs fois recourbé sur lui-même et qui se termine dans un conduit cylindrique plus large, à parois musculeuses, le *cirre* ou *pénis*. Le canalicule recourbé dont il vient d'être question a reçu le nom

---

10 à immersion, on cherche une place relativement claire entre les ramifications du tube digestif. On ne tarde pas à distinguer qu'indépendamment des fins canaux encore légèrement colorés, décrits par Sommer, il existe *un système de très fins canalicules tout à fait transparents et à parois excessivement minces*. Il faut suivre alors ces canalicules avec l'*immersion* de 1/18ᵐᵐ à l'huile de Zeiss, et l'on trouve à l'extrémité de l'un ou l'autre une petite flamme vibratile. Si l'on observe ce point avec attention, on reconnaît la constitution typique de l'entonnoir et des petites lacunes qui l'entourent. L'essentiel est de comprimer juste à point, c'est là toute la difficulté. De plus, le maximum de clarté ne dure qu'un temps assez court, dix minutes à une demi-heure, puis arrive la désagrégation des tissus, l'écrasement complet et la mort. »   (Julien FRAIPONT, 6 mai 1883.)

de *canal éjaculateur* (*ductus ejaculatorius*) (*ce*, fig. 103 et 105), il est entouré par un grand nombre de petites glandes unicellulaires, les *glandes accessoires* (*g a*, fig. 103 et 105). Les cellules de ces glandes sont composées d'un protoplasma granuleux enveloppé d'une membrane propre extrêmement fine, et se terminent par un conduit filiforme directement dans le conduit éjaculateur, dont les parois sont trouées d'innombrables petites ouvertures qui, selon Sommer, lui donnent l'aspect d'une passoire.

La vésicule séminale, le conduit éjaculateur et les glandes accessoires sont renfermés dans un sac ovalaire à parois épaisses et musculeuses, situé en avant de la ventouse abdominale et qui constitue ce que l'on a nommé la *poche du cirre* (*p c*, fig. 102 et 103). Ils y sont entourés par un tissu conjonctif réticulé, analogue à celui du reste du corps.

Les tubes testiculaires sont remplis de cellules productrices de zoospermes dans différents états de développement. Sous leur aspect le plus simple, elles sont arrondies et renferment un gros noyau, enveloppé de protoplasma granuleux ; mais le noyau se fractionne en un grand nombre de petites têtes de spermatozoïdes et dans les canaux déférents, les cellules spermatiques ressemblent beaucoup à celles du Ténia que nous avons représentées

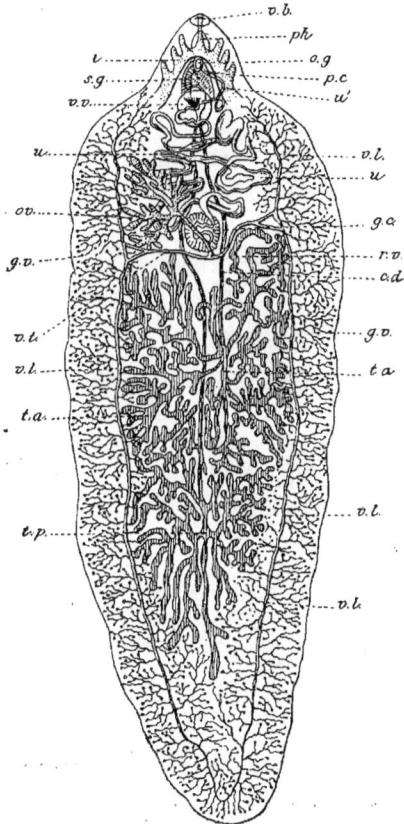

Fig. 102.

Fig. 102. — *Distomum hepaticum* montrant son appareil génital. *v b*, ventouse buccale ; *v v*, ventouse ventrale ; *p c*, poche du cirre ; *o g*, orifice génital ; *s g*, sinus génital ; *p h*, pharynx ; *i*, intestin ; *t a*, testicule antérieur ; *t p*, testicule postérieur ; *c d*, canaux déférents ; *g v*, glandes vitellogènes ; *v l*, branches latérales du vitelloducte ; *v t*, branche transversale du vitelloducte ; *o v*, ovaire ; *g c*, glandes coquillières ; *u*, utérus ; *u'*, terminaison de l'utérus ; *r v*, réservoir vitellin.　　(Figure réduite d'après SOMMER.)

dans la figure 92. Les spermatozoïdes ont une tête arrondie et une longue queue filiforme très mobile.

Organes femelles. — Ils sont composés de trois groupes d'organes : le germigène, les glandes vitellogènes et les glandes coquillières.

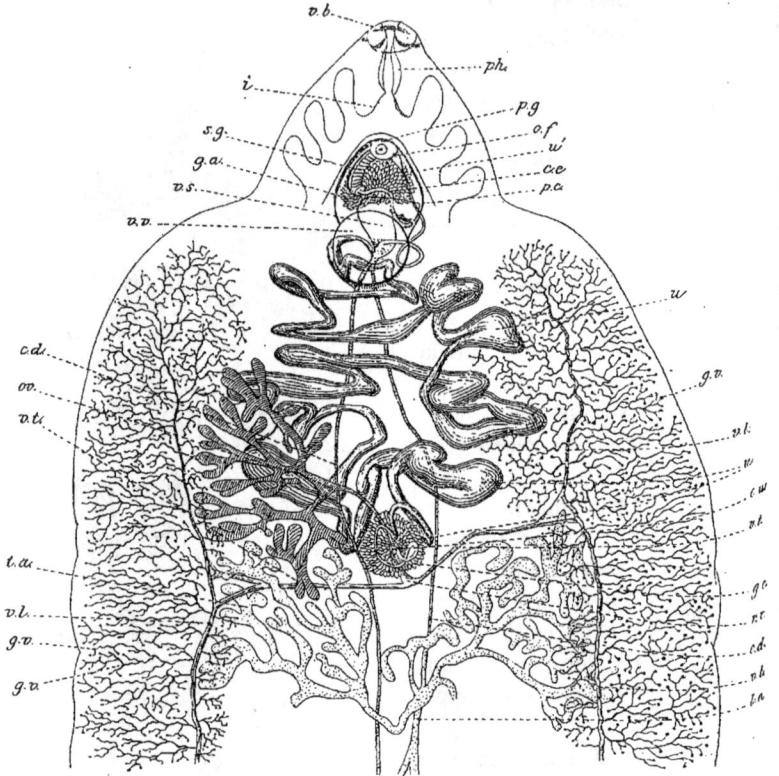

Fig. 103.

Germigène ou *ovaire*. — Cet organe donne naissance aux ovules; il est situé dans la partie antérieure du corps, à droite de la ligne médiane, et ressemble à une grappe testiculaire; il est composé de

Fig. 103. — *Distomum hepaticum.* Région antérieure, vue de la face inférieure ou ventrale et montrant la disposition des organes génitaux. *vb*, ventouse buccale; *vv*, ventouse ventrale; *pc*, poche du cirre; *pg*, pore génital; *sg*, sinus génital; *ph*, pharynx; *i*, commencement de l'intestin; *ta*, testicule antérieur; *cd*, canaux déférents; *vs*, vésicule séminale; *ce*, conduit éjaculateur; *ga*, glandes accessoires; *gv*, glandes vitellogènes; *vl*, branches latérales du vitelloducte; *vt*, branche tranversale du vitelloducte; *rv*, réservoir du vitellus; *ov*, ovaire ou germigène; *gc*, glandes coquillières; *u*, utérus ou oviducte; *u'*, terminaison de l'utérus; *cu*, commencement de l'utérus, au point de réunion du canal vitellin et du canal excréteur de l'ovaire; *of*, orifice femelle. (D'après SOMMER.)

tubes ramifiés, dont les extrémités en cæcums s'étalent jusqu'aux branches latérales du vitelloducte (*ov*, fig. 103), et se réunissent dans un seul conduit excréteur qui plonge dans la glande coquillière en se rétrécissant considérablement. Ce canal très mince, se réunit en se dilatant légèrement, à la branche terminale du vitelloducte. Les parois du germigène sont épaisses et fibreuses, leur couche interne est composée de cellules sans enveloppes qui, en se différenciant, deviennent des ovules. L'intérieur des tubes ovigères est rempli de ces ovules composés d'un protoplasma granuleux et renfermant un nucléus et un nucléole. Ils constituent donc l'œuf primitif qui se complète plus loin par l'adjonction du vitellus et d'une coquille.

Glandes vitellogènes. — On les aperçoit en grand nombre, à droite et à gauche de chaque côté du corps, ainsi que dans sa partie postérieure. Elles se présentent sous la forme de petites grappes réunies les unes aux autres par une infinité de fins canalicules ramifiés (*gv*, fig. 103). Ces canalicules se réunissent à leur tour dans deux longs canaux collecteurs ou *vitelloductes*, courant de chaque côté du corps, qui s'infléchissent l'un vers l'autre à leur extrémité postérieure et qui sont réunis un peu en arrière du niveau de la glande coquillière par un canal transverse (*vt*, fig. 103). Le canal transversal, tantôt simple, tantôt bifurqué à son point de départ, est ouvert sur le milieu du corps et son contenu passe dans un réservoir (*rv*, fig. 103), plus ou moins visible selon l'abondance de matière qu'il renferme, pour se continuer dans un fin canal impair qui se réunit au canal excréteur du germigène.

Les glandes vitellines ont une paroi propre; elles renferment de grandes cellules remplies de corpuscules sphériques, composés de graisse et de substance albuminoïde, colorés en brun jaunâtre ou noirâtre que l'on retrouve dans tout le système et qui lui communique sa coloration propre, parfois très sensible déjà à l'œil nu. Ces corpuscules sont destinés à entourer l'œuf et à servir de substance nutritive au jeune embryon pendant les premières phases de son développement. Les vitelloductes possèdent une membrane propre, fine et sans structure; leur diamètre atteint son maximum dans le vitelloducte transversal.

Glandes coquillières. — Elles résultent de l'agglomération de glandes unicellulaires qui constituent une masse sphérique (*gc*, fig. 102 et 103) située sur la ligne médiane, autour du point de rencontre du canal excréteur de l'ovaire, de l'oviducte et du canal excréteur des glandes vitellogènes. Cette masse est composée comme son homologue, chez le *Taenia solium*, d'un grand nombre de petites cellules ovalaires ou pyriformes renfermant un protoplasma finement granu-

leux et un noyau (gc, fig. 104). Leur extrémité effilée se continue
en un mince canal qui s'ouvre au point de rencontre des canaux
excréteurs cités plus haut. Chacune de ces cellules possède une membrane propre ; elles sont donc indépendantes les unes des autres,
mais leur ensemble est enveloppé dans une mince membrane commune et leurs canalicules excréteurs convergent par un même point
au début de l'oviducte proprement dit. Le produit de la sécrétion des
glandes coquillières enveloppe finalement l'œuf d'une couche con-

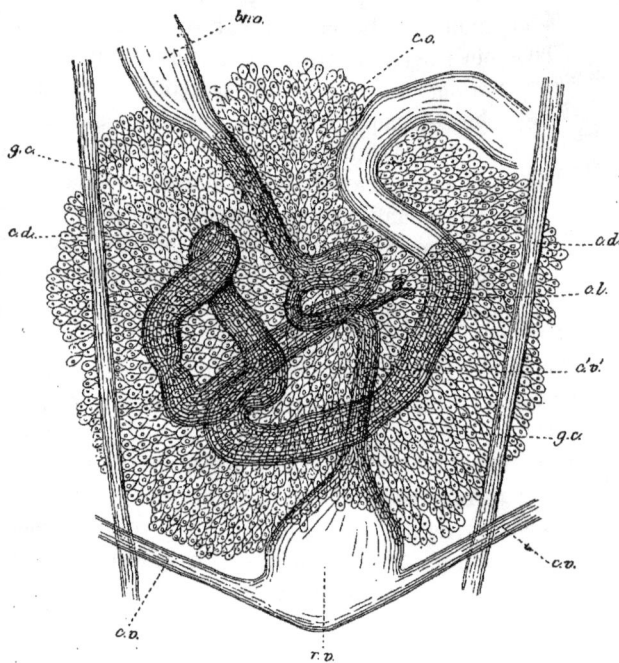

Fig. 104.

tinue, mais il se présente d'abord sous la forme de petites gouttelettes
transparentes qui s'agglutinent les unes aux autres et se collent
irrégulièrement autour des œufs. Ce n'est que petit à petit que cette
matière prend la coloration brune ou noire qui trahit la présence
des œufs complets dans l'oviducte lorsqu'on regarde le Distome par
transparence.

Fig. 104. — *Distomum hepaticum*. Point de réunion des glandes de l'appareil génital
femelle avec les conduits excréteurs. Grossissement : 185 fois. *bro*, branche de l'ovaire
ou germigène ; *co*, conduit excréteur de l'ovaire ; *cv*, conduits vitellins transverses ;
rv, réservoir du vitellus ; *c'v'*, conduit excréteur du vitellus ; *gc*, glandes coquillières ;
cd, canaux déférents ; *cl*, canal de Laurer.   (D'après SOMMER.)

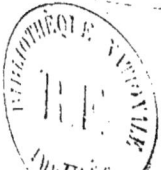

Utérus. — L'utérus (*u*, fig. 102, 103, 104) est un long et large canal, plusieurs fois replié et contourné sur lui-même. Il occupe un grand espace dans la partie antérieure du corps et il prend naissance au point de réunion des canaux excréteurs des glandes vitellogènes et du germigène, au niveau de la glande coquillière. Son diamètre varie énormément selon la quantité d'œufs qu'il renferme; ses parois musculaires sont très dilatables et leurs mouvements contribuent à l'expulsion des œufs. Au-dessous de la ventouse postérieure, le diamètre de l'oviducte diminue et les œufs n'y passent que un à un, pour se déverser par l'orifice femelle dans le cloaque génital. En introduisant une très fine canule dans l'orifice externe de l'utérus, on réussit parfois à y pousser une injection; toutefois, cette opération est très difficile à cause de l'extrême petitesse de l'ouverture et à cause du fait que l'utérus est souvent tellement bourré d'œufs qu'il en devient méconnaissable. Il faut choisir, pour cette opération, sous la loupe des individus qui ne sont pas encore en plein travail de ponte.

Le *cloaque génital* (*c l g*, fig. 105) dans lequel vient s'ouvrir l'orifice génital femelle, a la forme d'une cupule ovale dont le grand axe est transversal et qui se trouve appliquée sur la partie supérieure de la poche du cirre. Ses parois sont musculaires.

Nous ne terminerons pas la description de l'appareil génital du Distome sans mentionner l'existence d'un petit canal énigmatique représenté en *c l* dans notre figure 104 et connu sous le nom de *canal de Laurer*, du nom de l'anatomiste qui l'a décrit en premier

Fig. 105.

lieu chez l'*Amphistoma conicum* du bœuf. Il commence dans le voisinage du point de réunion des canaux excréteurs du germigène et des vitellogènes avec l'oviducte et, après s'être dirigé vers la face dorsale, il s'y ouvre au dehors à peu près au niveau de la partie supérieure de la glande coquillière après s'être replié une fois sur lui-même. Il a été tour à tour considéré comme un vagin et comme un déversoir du trop-plein de la sécrétion des glandes vitellogènes

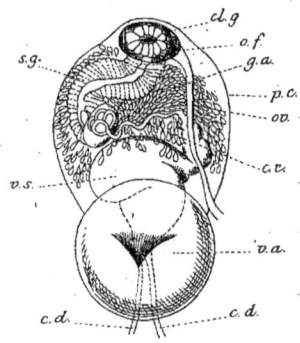

Fig. 105. — *Distomum hepaticum*. Partie terminale des organes génitaux. *v a*, ventouse abdominale ; *p c*, poche du cirre ; *c l g*, cloaque génital ; *s g*, sinus génital; *c d, c d*, canaux déférents ; *v s*, vésicule séminale ; *c e*, conduit éjaculateur; *g a*, glandes unicellulaires annexes du conduit excréteur mâle ; *o v*, partie terminale du conduit excréteur femelle ; *o f*, orifice du précédent.　　　(D'après SOMMER.)

(Macé). De nouvelles observations sont nécessaires pour lui assigner définitivement son rôle physiologique ; il paraît cependant avéré dès maintenant qu'il ne joue pas la fonction d'organe copulateur comme on l'a cru autrefois.

Fécondation. — Nous ne connaissons pas encore le mode de fécondation du Distome. Il est certain cependant qu'il se féconde lui-même, soit en introduisant son pénis dans l'orifice femelle, ce qui paraît difficile étant donnée la différence de dimension de ces deux organes, soit par la simple sortie à travers l'orifice mâle du sperme poussé par les contractions des parois musculaires du canal éjaculateur, et son introduction dans le cloaque génital qui se ferme complètement, et d'où il passe par l'orifice femelle jusqu'à l'utérus. Le sperme s'écoule jusqu'au commencement de ce dernier conduit, où il féconde les œufs avant qu'ils soient recouverts de la membrane coquillière. Les œufs complets sont ovales, de couleur jaune qui se fonce peu à peu jusqu'au noir ; ils possèdent sur leur extrémité la plus pointue un opercule, que l'on détache facilement en exerçant une légère pression.

Développement. — L'œuf donne naissance à un embryon couvert de cils vibratiles au moyen desquels il nage librement. Ce n'est que dans ces derniers temps que Leuckart a réussi à suivre le développement ultérieur de cet embryon qui, jusqu'alors, n'était pas connu pour l'espèce que nous avons choisie comme type. Comme on l'a constaté pour tous les autres Distomes étudiés à ce point de vue, le jeune animal doit passer par différents hôtes et subir des métamorphoses avant d'atteindre sa forme définitive. On trouvera plus loin dans nos généralités sur les Trématodes un résumé de nos connaissances à cet égard. Voici, d'après Leuckart, ce qui se passe pour *Distomum hepaticum*. L'embryon cilié (fig. 106) a une forme légèrement conique et porte dans sa partie antérieure une tache oculaire en forme d'*x* ; il est rempli postérieurement de cellules germinatives et en avant d'une substance protoplasmique granuleuse. Il ne possède qu'une trace de canal digestif, et la première ébauche du système excréteur qui se présente sous la forme d'entonnoirs ciliés. C'est ainsi constitué qu'il s'introduit dans un mollusque, le *Lymneus minutus* (d'autres espèces de Lymnées, *L. pereger*, par exemple, peuvent abriter pendant quelque temps l'embryon ; mais son développement n'y aboutit pas à la formation de cercaires. Leuckart). Il y perd son enveloppe de cils vibratiles, se contracte, prend une forme ovalaire pendant que sa tache oculaire en *x* se divise en deux. Alors, à son intérieur, les cellules germinatives croissent rapidement et produisent au bout de deux semaines environ des *Rédies* (fig. 107).

qui se séparent et quittent l'enveloppe embryonnaire en la déchirant.
Chaque embryon donne ainsi naissance à cinq ou huit rédies. Ces
dernières ont le corps cylindrique et leur organisation intérieure ressemble à celle des embryons, avec cette différence toutefois que l'intestin ainsi que le système excréteur y ont pris un développement
beaucoup plus grand. On leur remarque, dans la partie antérieure du
corps, une ouverture destinée à livrer passage à une forme ultime du
développement de l'animal. La rédie n'est pas, en effet, la forme

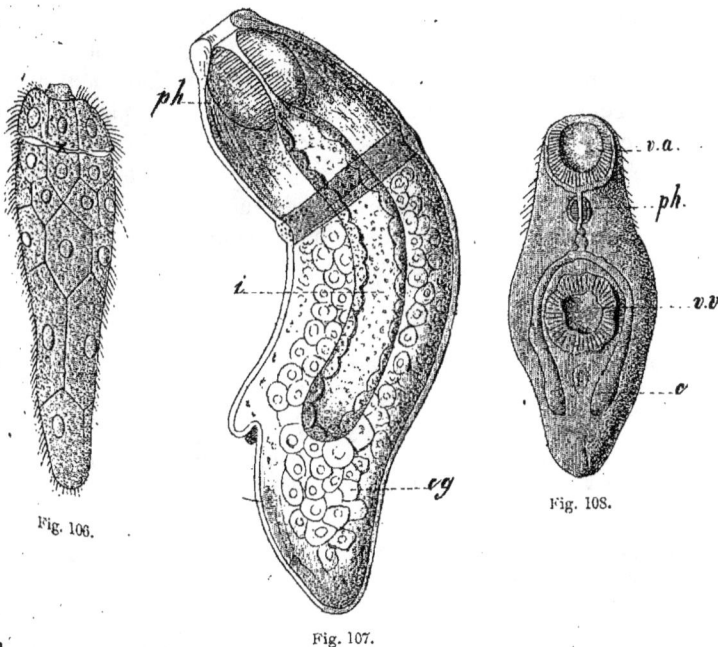

Fig. 106.

Fig. 107.

Fig. 108.

larvaire définitive du Distome; elle produit dans son intérieur, par le
développement des nouvelles cellules germinatives qu'elle renferme,
une autre forme, la *Cercaire* (fig. 108), dont la formation commence cinq semaines après l'infection du Lymnée par les embryons
ciliés et qui est terminée au bout d'une quinzaine de jours. Chaque
rédie produit de quinze à vingt Cercaires, pourvues d'une queue et

Fig. 106. — Embryon cilié de *Distomum hepaticum*, montrant les cellules polygonales de son ectoderme et la tache oculaire en forme d'x.   (D'après LEUCKART.)
Fig. 107. — Rédie de *Distomum hepaticum. ph*, pharynx; *i*, intestin; *cg*, cellules
germinatives produisant les Cercaires.   (D'après LEUCKART.)
Fig. 108. — Cercaire de *Distomum hepaticum. v a*, ventouse antérieure; *v v*, ventouse
ventrale; *ph*, pharynx; *c*, cæcum intestinal.

qui sortent par l'ouverture particulière que nous avons mentionnée. Elles sont aptes ainsi à mener une vie libre. Qu'en advient-il ? Nous l'ignorons. Les recherches actuelles de Leuckart s'arrêtent là; il a fait manger des Cercaires à des lapins sans succès; il a constaté sous son microscope une remarquable tendance des Cercaires à s'enkyster; les ayant débarrassées de leur kyste, et les ayant rendues de cette manière beaucoup plus transparentes, il leur trouva un intestin bifurqué, qui était un acheminement à la disposition de cet organe tel que nous le connaissons chez le Distome adulte. Il est possible que la Cercaire doive pénétrer dans un second intermédiaire avant d'atteindre au ruminant dans lequel elle se transforme en Distome. Il est possible aussi que le passage du Lymnée au Ruminant soit direct et que l'enkystement de la Cercaire ne soit qu'une phase très passagère de son développement. Les recherches ultérieures de Leuckart nous éclaireront sans doute sur ce point. Pour le moment, nous savons positivement que le développement du *Distomum hepaticum* n'est pas direct et qu'avant d'atteindre depuis l'œuf à sa forme définitive, il passe par les trois états d'embryon cilié, de rédie et de cercaire.

Tous les Trématodes adultes ressemblent au Distome que nous venons de décrire, par ce caractère qu'ils sont toujours dépourvus d'anneaux ou d'articles, ce qui les distingue nettement des Cestodes. Leur corps est ordinairement foliacé, quelques-uns cependant présentent une forme cylindrique (*D. hematobium*, *D. cylindraceum*). Chez d'autres, la partie antérieure du corps est renflée, arrondie et distincte de la partie postérieure (*Holostomum, Hemistomum*). On en connaît qui possèdent une queue contractile (*D. appendiculatum*).

La constitution du parenchyme et de la cuticule varie peu, cette dernière devient plus ferme, plus résistante et s'achemine à la chitinisation chez les Polystomes ectoparasites (*Phyllonella*).

Le nombre et la situation des ventouses varient au contraire beaucoup chez les différents genres. La ventouse ventrale, qui peut faire complètement défaut (*Monostomum*), est quelquefois reculée jusqu'à la partie postérieure du corps (*Amphistomum*).

Chez les Ectoparasites, les ventouses sont fréquemment armées de baguettes chitineuses (*Phyllonella, Dactocotyle*), formations que l'on rencontre du reste chez eux en différents autres points du corps, autour des orifices génitaux, etc. Ces ventouses sont au nombre de deux, très mobiles, situées de chaque côté de la bouche (*Tristomum, Udonella*) et en assez grand nombre, disposées sur un appendice discoïde dans la région postérieure du corps (*Polystomum integerrinum*). Chez *Tristoma*, il n'existe qu'une grande ventouse postérieure.

La bouche, terminale chez la plupart des Trématodes, est toujours suivie d'un court pharynx musculeux, peu ou pas du tout protractile. Le canal digestif n'est pas toujours ramifié. Chez *Distomum lanceolatum*, par exemple, la petite douve du foie que l'on rencontre ordinairement associée au *D. hepaticum*, dans les deux canaux biliaires des ruminants, l'intestin est simplement bifurqué en deux cæcums, qui s'étendent de chaque côté du corps jusque dans sa région postérieure. Chez *D. hematobium*, ces deux cæcums sont réunis en arrière, de sorte que l'intestin est circulaire. Une pareille disposition se retrouve d'ailleurs chez

Tristomum, Polystomum integerrinum, etc., dont les cæcums sont ramifiés. Chez *Aspidogaster*, l'intestin est au plus haut degré de simplicité (un seul cæcum), et chez *Amphilina*, il fait complètement défaut. Aucun Trématode ne possède d'anus.

Le système excréteur présente de nombreuses particularités décrites dans ces derniers temps, surtout par Fraipont. Selon cet auteur, on peut ramener toutes ces dispositions très variées à une disposition typique, consistant en une vésicule terminale débouchant à l'extérieur, par un pore excréteur et de laquelle partent de gros canaux s'étendant dans toute la longueur du corps. C'est dans ces canaux que débouche un système de fins canalicules qui prennent leur origine dans de petits entonnoirs ciliés, décrits en premier lieu par Bütschli chez la *Cercaria armata*, parasite de *Planorbis corneus* (1). Les entonnoirs ciliés s'ouvrent dans des lacunes du parenchyme du corps, lacunes qui sont considérées par Fraipont comme le vestige ou la première ébauche d'un coelome ou cavité du corps. Cette disposition de l'appareil excréteur en trois parties : une vésicule terminale, de gros canaux et de fins canalicules, réunis par groupes aux précédents et prenant naissance dans les entonnoirs ciliés, paraît générale. Notre espèce type, le *Distomum hepaticum*, s'en éloigne cependant par la disparition de la vésicule terminale, due sans doute à l'extrême allongement de la région postérieure du corps où se trouve située cette vésicule chez les autres Trématodes, allongement qui a eu pour conséquence de la transformer en un long tube cylindrique tel que nous l'avons décrit.

La vésicule terminale est tantôt simple, tantôt imparfaitement divisée en deux par un repli longitudinal (*Distomum squamula*) ou transversal (*Diplostomum volvens*); sa forme est le plus souvent triangulaire, le sommet du triangle étant dirigé vers le *foramen caudale* et les deux autres angles recevant les troncs des gros canaux excréteurs (2). Ces troncs sont généralement au nombre de deux, qui tantôt se bifurquent à une très petite distance de leur point d'insertion pour donner naissance à quatre canaux longitudinaux (*Gyrodactylus*), tantôt se divisent à une plus grande distance de leur point d'origine pour former une branche externe et une branche interne qui peuvent s'anastomoser entre elles (*Distomum squamula*). Quoi qu'il en soit, ces canaux se ramifient en branches secondaires, terminées en cæcum, et qui, s'anastomosant les unes aux autres, constituent un réseau parfois très compliqué (*Diplostomum volvens*). Ils reçoivent en différents points de leur parcours un système de très fins canalicules composés par groupe et qui eux ne sont point fermés à leur extrémité, mais prennent naissance dans des entonnoirs ciliés constitués par une seule cellule, ayant la forme d'une capsule ou d'un petit chapeau. Ces entonnoirs, dont Fraipont a aussi constaté l'existence chez les Ectoparasites (*Octobothrium, Diplozoon, Polystomum*), s'ouvrent dans les espaces lacunaires du parenchyme, espaces remplis de liquide, de forme étoilée et communiquant les uns avec les autres par des canalicules creusés dans le tissu conjonctif du parenchyme.

On voit que le système excréteur des Trématodes est très semblable dans sa disposition générale à celui des Cestodes et qu'il est facile de le ramener au même type.

Le système nerveux n'a été constaté jusqu'ici d'une manière certaine que dans un petit nombre de genres chez lesquels sa disposition générale est la même que dans notre espèce type : un double ganglion sus-œsophagien d'où partent deux longs nerfs latéraux et de petits filets nerveux dans différentes directions, le ganglion impair sous-œsophagien paraît moins constant.

(1) Bütschli, *Zool. Anzeiger*, n° 42, 1879.

(2) Chez *Epibdella scianae* et *Pseudocotyle squatinae*, la disposition générale est renversée en ce sens que les deux troncs communs des canaux excréteurs s'ouvrent chacun séparément dans une ampoule vésiculaire située sur la face ventrale de la partie antérieure du corps.

Les Trématodes adultes sont ordinairement dépourvus d'organes des sens, mais leurs larves cercaires, menant une vie libre, possèdent presque toujours en avant une ou plusieurs taches pigmentaires que l'on a considérées comme des yeux. De pareilles taches ont été décrites chez quelques Polystomes (*Diporpa*, *Polystomum*). Chez *Temnocephala*, elles sont situées directement sur les ganglions nerveux. Chez *Dactylogyrus*, *Tristomum coccineum*, la tache oculaire serait en relation avec un corps réfringent spécial, une sorte de cristallin. (Wagener.)

La disposition du système génital varie infiniment quant aux détails, elle présente toujours un haut degré de complication, il existe toujours un germigène, un nombre considérable de glandes vitellogènes, des glandes coquillières, etc. L'hermaphroditisme est la règle. On connaît cependant un certain nombre d'exceptions qui sont la conséquence d'un rapide développement de l'appareil mâle ou de l'appareil femelle, aux dépens de l'autre qui demeure atrophié. Dans ces cas, il existe un certain dimorphisme entre l'individu mâle et l'individu femelle (*Distomum hematobium, D. filicolle*). C'est ainsi que chez le *D. hematobium* qui vit dans les vaisseaux sanguins de l'homme, le mâle est plus grand et plus fort que sa femelle qu'il tient enfermée dans un canal gynécophore, formé par deux replis de sa peau rabattus en forme de tube.

Il est rare que les testicules des Trématodes prennent un aussi grand développement que chez le *D. hepaticum*. Tubulaires le plus souvent, ils sont quelquefois lobuleux (*D. globiporum*), vésiculaires et dispersés dans le parenchyme du corps (*Dactocotyle, Diplectanum*) ou ramassés le long de la ligne médiane (*Microcotyle, Axine*). Chez *Udonella*, il n'existe qu'un seul gros testicule en forme de globule, tandis que chez *Phyllonella, Epibdella*, ils sont au nombre de deux symétriquement disposés de chaque côté de la ligne médiane et réunis par une enveloppe commune. Quant aux canaux déférents, ils se dirigent le plus souvent d'une manière indépendante comme chez notre espèce type, jusqu'au pore génital où ils débouchent tout à côté de l'orifice femelle. Dans ce cas, qui est la règle chez les Distomes et chez *Udodella, Phyllonella, Calycotyle*, parmi les Polystomes, la fécondation est nécessairement externe. Mais chez quelques Polystomes (*Dactocotyle, Polystomum*), on a décrit des relations internes entre les testicules et l'ootype, soit par l'intermédiaire de canalicules spéciaux, soit par ouverture directe des premiers dans le dernier comme chez *Microcotyle*. (Zeller, Vogt.) Dans ces cas, il est possible que la fécondation soit interne.

L'ovaire est toujours simple, tantôt ramifié en forme de grappe, comme nous l'avons décrit, tantôt globuleux (*Phyllonella, Epibdella*) ou allongé sous forme d'un tube entrelacé. Partout il est germigène et donne naissance à des ovules qui doivent être complétés par l'adjonction de vitellus et d'une coquille. Les ovules sont déversés par l'oviducte, soit directement dans l'utérus où aboutissent également les canaux excréteurs des glandes vitellogènes et coquillières (*Distomes*), soit dans un réservoir en forme de sac (*Dactycotyle, Microcotyle, Phyllonella*) ou de tube (*Polystomum, Udonella*) qui a été décrit par Van Beneden sous le nom d'*ootype*. C'est là que se déversent les produits nécessaires à la constitution de l'œuf complet, ainsi que le liquide spermatique; c'est là que s'opère la fécondation. L'ootype est tapissé de cils vibratiles ou muni d'appareils spéciaux destinés à imprimer à l'œuf un mouvement de rotation qui en assure la fécondation et la constitution définitive. C'est seulement alors que l'œuf est expulsé dans l'oviducte dont les dimensions sont très variables. Le nombre des œufs ainsi produits varie également beaucoup. Chez *Udonella, Diplectanum*, il n'y en a ordinairement qu'un seul, tandis que chez *Phyllonella, Dactycotyle*, ils sont assez nombreux, et chez les *Distomes* c'est par milliers qu'on les compte. La sortie des œufs mûrs a lieu, soit par un orifice spécial entièrement distinct de l'utérus (*Polystomum, Calicotyle*), soit par l'orifice de l'utérus lui-même qui sert alors également à la pénétration du sperme (*Phyllonella, Udonella*).

Les glandes vitellogènes sont partout disposées d'après le même principe, rami-

fiées dans le corps, leurs canalicules excréteurs convergent vers des canaux collecteurs qui déversent le produit de la sécrétion à la naissance de l'utérus ou dans
l'ootype (*Polystomes*). Quant aux glandes coquillières, elles sont toujours situées
dans le voisinage du point de jonction des canaux excréteurs du germigène et des
glandes vitellogènes et se présentent sous la forme d'un amas de petites glandes
monocellulaires, dont le produit de secrétion consiste en gouttelettes jaunâtres qui
se collent autour de l'œuf et l'enveloppent finalement d'une couche continue qui
brunit en durcissant.

Ajoutons que chez quelques Polystomiens, on rencontre autour des orifices
génitaux des appendices chitineux de formes diverses qui servent comme organes
copulateurs.

Les œufs des Polystomes dont le développement est direct sont beaucoup plus
gros que ceux des Distomes. Leur coque est souvent ornée d'appendices chitineux
sous forme de longs filaments (*Diplozoon*), de crochets (*Dactycotyle*), etc., au moyen
desquels ils sont fixés sur l'hôte qu'ils doivent habiter. L'œuf est tantôt fusiforme
(*Dactycotyle*), triangulaire (*Phyllonella*) ou ovalaire. De cet œuf sort un jeune
animal qui reproduit à peu près les formes des parents, sans avoir passé par les
métamorphoses compliquées qui caractérisent les Distomes. On connaît cependant
quelques exemples de Polystomes dont la larve porte un revêtement partiel de cils
vibratiles et se rapproche de l'embryon cilié des Distomes (*Polystomum integerrinum*). Les jeunes du *Diplozoon paradoxum*, connus sous le nom de *Diporpa*,
doivent s'unir intimement deux à deux, avant d'atteindre à la maturité de leurs
organes génitaux ; ils le font en se pinçant mutuellement au moyen de leur ventouse ventrale une petite papille en forme de bouton, qu'ils portent sur leur face
dorsale, ce qui oblige l'un des individus à se tourner en le croisant sur l'autre
individu. Comme les parties en contact ne tardent pas à entrer en coalescence,
les deux individus paraissent bientôt n'en former plus qu'un qui a la forme
d'un X. Le *Gyrodactylus* nous offre un exemple de viviparisme associé à un bourgeonnement interne. Le jeune animal, encore enfermé dans le corps de sa mère,
contient déjà dans son utérus un embryon produit asexuellement par bourgeonnement, et ce dernier en renferme parfois lui-même un peu plus tard l'ébauche d'un
quatrième. C'est là un singulier cas d'emboîtement de trois ou quatre générations,
les unes dans les autres ; la première est due à la sexualité, les autres sont
asexuelles, car chez elles les organes de la génération sont loin d'être mûrs.

Chez les Distomes, au contraire, le développement des jeunes n'est jamais
direct. L'embryon passe par une série de métamorphoses analogues à celles que
nous avons décrites chez *Distomum hepaticum*.

Il sort de l'œuf pourvu d'un ectoderme partiellement (*D. lanceolatum*) ou totalement recouvert de cils vibratiles, au moyen desquels il nage jusqu'à ce qu'il ait
rencontré un hôte, ordinairement un animal invertébré. Il perd alors son enveloppe ciliée et se transforme tantôt en *Rédies* (ayant une bouche, un tube digestif
simple, fermé en cæcum et une ébauche de l'appareil excréteur), tantôt en *Sporocystes* (simples sacs dépourvus de toute trace d'intestin). Ces Rédies et ces Sporocystes produisent, par bourgeonnement interne, soit une nouvelle génération de
Rédies ou de Sporocystes, soit directement des larves *cercaires* par le développement des cellules germinatives qu'ils renferment.

Dans tous les cas, la cercaire est la forme larvaire qui fait suite à la Rédie ou
au Sporocyste. C'est un petit Distome qui se distingue de l'adulte en ce qu'il ne
possède encore que des rudiments des organes génitaux, qu'il est pourvu de taches
oculaires et d'une queue (sauf *Leuchochloridium*) très mobile ; la cercaire quitte
le sac dans lequel elle est contenue, soit en en déchirant les parois (*Sporocystes*),
soit par une ouverture spéciale (*Rédies*); elle abandonne l'hôte dans lequel elle est
née, pour nager librement pendant un certain temps dans l'eau, jusqu'à ce qu'elle
ait rencontré un nouvel hôte qui, le plus souvent, est un animal fort différent du
premier (*Poisson, Batracien*). Elle pénètre de force dans cet hôte, perd sa queue, et

s'enkyste en attendant une migration passive, c'est-à-dire que son hôte soit mangé par un troisième dans lequel seulement elle devient sexuée et se transforme en Distome définitif.

Ce cycle de métamorphoses est quelquefois abrégé, par le fait du développement direct de la cercaire qui ne s'enkyste pas et pénètre directement dans son hôte définitif. C'est le cas chez le *Distomum cygnoïdes*, qui vit dans la vessie urinaire de la grenouille.

Littérature.

. Mehlis, *Observationes anatomicae de Distomate hepatico et lanceolato*, Goëttingen, 1825. — Laurer, *Disquisitiones anatomicae de Amphistomo conico*, 1830. — Blanchard, *Recherches sur l'organisation des vers. Ann. des sc. nat.*, 3e série, t. VII et VIII, 1847. — De Filippi, *Mémoire pour servir à l'histoire génétique des Trématodes. Mém. R. Acad. di Torino*, 2e série, t. XV, 1854, et *Ann. des sc. nat.*, 4e série, t. II, 1854, t. III, 1855, et t. VI, 1856. — Moulinié, *Résumé de l'histoire du développement des Trématodes. Mém. Institut genevois*, 1855. — Pagenstecher, *Trematodenlarven und Trematoden*, Heidelberg, 1857. — G. Wagener, *Beiträge zur Entwickelungsgeschichte der Eingeweidewürmer*, Haarlem, 1857. — Idem, *Ueber Gyrodactylus elegans. Müller's Archiv*, 1860. — Idem, *Redien und Sporocysten*, ibid. — Van Beneden, *Mémoire sur les vers intestinaux*, Paris, 1861. — R. Leuckart, *Die menschlichen Parasiten*, 2e édit., t. II, 1882. — Stieda, *Beiträge zur Anatomie der Plattwürmer. Anatomie des Distoma hepaticum. Müller's Archiv*, 1867, et *Ueber den angeblichen Zusammenhang der männlichen und weiblichen Organe bei den Trematoden. Müller's Archiv*, 1871. — Blumberg, *Ueber den Bau des Amphistoma conicum*, Dorpat, 1871. — E. Zeller, *Untersuchungen über die Entwicklung und den Bau von Polystoma integerrinum. Zeitschr. für. w. Zool.*, t. XXII, 1872. — Idem, *Untersuchungen über die Entwicklung des Diplozoon paradoxum*, ibid. — Idem, *Ueber Leucochloridium paradoxum und die weitere Entwicklung von dessen Distomenbrut*, ibid., t. XXIV, 1874. — Idem, *Weitere Beiträge zur Kenntniss der Polystomeen*, ibid., t. XXVII. — Ch. S. Minot, *On Distomum crassicolle. Memoirs of the Boston Society of natural history*, Boston, 1878. — Wierzejski, *Zur Kenntniss des Baues von Calicotyle Kroyeri. Zeitschr. f. w. Zool.*, t. XXIX, 1877. — C. Vogt, *Ueber die Fortpflanzungsorgane einiger ectoparasitischer mariner Trematoden*, ibid., t. XXX, Supp. 1878. — L. Lorenz, *Ueber die Organisation der Gattungen Axine und Microcotyle. Arbeiten aus dem. Zool. Institut*, t. I, Wien, 1878. — A. Lang, I. *Untersuchungen zur vergl. Anatomie und Histologie des Nervensystems der Plathelminthen. II. Ueber das Nervensystem der Trematoden. Mittheil. Zool. Station Neapel*, t. II, 1881. — C. Kerbert, *Beiträge zur Kenntniss der Trematoden. Arch. f. mikr. Anat.*, t. XIX. — Ercolani, *Nouvelles recherches sur l'origine des Trématodes. Archives italiennes de Biologie*, t. I. — Leuckart, *Zur Entwickelungsgeschichte des Leberegels. Arch. für Naturg.* 48. Jahrgang, 1882. — Macé, *Recherches anatomiques sur la grande Douve du foie*, thèse, 1882. — A. P. Thomas, *The Life History of the Liver Feuke. Quarterly Journal of Microsc. Science*, 1883.

ORDRE DES TURBELLARIÉS

Platodes libres, symétriques, à corps mou, couvert de cils vibratiles et armé de bâtonnets microscopiques nématogènes ; système dermo-musculaire continu en rapport avec les muscles du parenchyme, qui remplit les interstices des organes. Point de coelôme. Intestin à bouche et pharynx sans anus ; système nerveux composé d'un ganglion susœsophagien transversal, émettant des nerfs latéraux. Système aquifère canaliculaire. Organes génitaux ordinairement hermaphrodites ; séparation des germigènes et vitellogènes.

Nous admettons, avec la plupart des auteurs, dans cet ordre, deux sous-ordres :

I. Les **Rhabdocoeles** à intestin droit, sans cæcums latéraux ou sans intestin ; on y distingue deux groupes principaux comprenant :

1° Les **Acoeles** sans intestin, sans système nerveux ni système aquifère, ayant tous un otolithe (*Convoluta*, *Proporus*) ;

2° Les **Rhabdocoeles** proprement dits, possédant un intestin, un système nerveux, un système aquifère et rarement un otolithe. On y distingue deux groupes principaux : les *Alloiocoeles* à testicules dispersés (*Plagiostoma*, *Monotis*) et les *Rhabdocoeles* à testicules compacts (*Macrostomum*, *Microstomum*, *Prorhynchus*, *Mesostomum*, *Vortex*).

II. Les **Dendrocoeles** à intestin ramifié, qu'on peut diviser aussi en deux groupes principaux :

1° Les **Triclades** à orifice sexuel unique (*Monogonopores*) ayant un système aquifère (*Planaria*, *Geoplana*, *Gunda*) ;

2° Les **Polyclades**, à orifice sexuel double (*Digonopores*), paraissent dépourvus de système aquifère (*Leptoplana*, *Stylochus*, *Thysanozoon*).

Les Rhabdocoeles sont, pour la plupart, d'eau douce ; les Polyclades presque tous marins, les Triclades terrestres, d'eau douce et rarement marins (*Gunda*).

Type : **Mesostomum Ehrenbergii** (Osc. Schm). — L'animal entièrement transparent se trouve dans des petites mares tranquilles, dispersé dans toute l'Europe, de juin en septembre. Nos exemplaires proviennent d'un petit marais situé à l'embouchure du Flon, près Lausanne, où notre collègue M. du Plessis les a découverts. Malgré sa taille considérable de 15 millimètres, l'animal est difficile à apercevoir lorsqu'il n'a pas l'intestin rempli ou des œufs développés, qui forment alors deux stries noduleuses brunes des deux côtés du corps. La pêche est difficile, les animaux se collent si bien au filet fin, qu'on ne peut les détacher sans les blesser. Il faut avoir la patience de puiser l'eau au hasard avec un bocal à large ouverture, puis chercher dans l'eau les animaux, qui nagent vivement avec des mouvements ondulatoires ou glissent sans contractions appréciables par le jeu des cils vibratiles, qui couvrent tout le corps. On observe presque tous les détails de l'organisation sur l'animal vivant, que l'on peut fixer au moyen d'une pression habilement ménagée sur le compresseur. Pour le durcir ou le dissocier, il faut se servir des méthodes indiquées par Lang et par Hertwig. Les tissus se désagrègent avec une facilité extrême. Pour voir certains détails, on peut colorer les animaux avec du brun de Bismarck parfaitement neutre. Ils vivent dans cette solution plusieurs heures, pendant lesquelles les tissus se colorent d'une manière diffuse, il est vrai, mais cette coloration rend plus visibles les contours des nerfs et des canaux aquifères, qui restent parfaitement limpides et incolores.

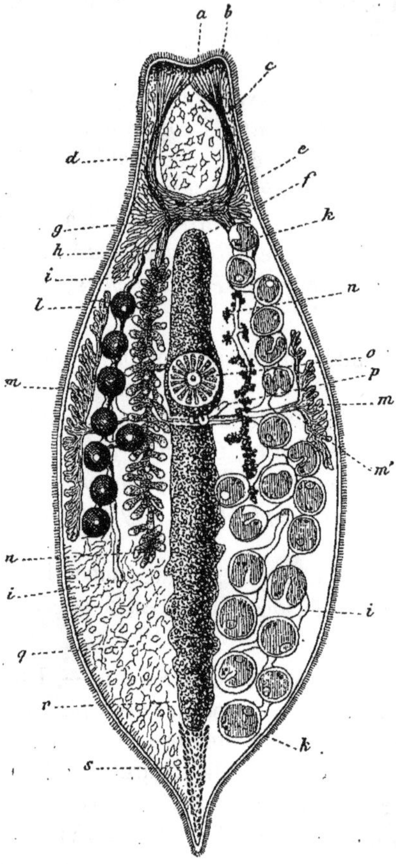

Fig. 109.

La forme du corps très aplati est celle d'une feuille lancéolée à bords entiers (fig. 109). La partie antérieure, très mobile et changeante d'aspect, paraît plus ou moins tronquée à l'état ordinaire ; c'est avec elle que l'animal tâtonne ; l'extrémité postérieure est étirée en pointe courte. La face dorsale est un peu bombée, la face ventrale un peu concave, mais relevée, comme par un bouton, par le pharynx placé dans l'axe du corps, un peu en avant du milieu. On remarque déjà, sous un faible grossissement, que la partie antérieure est garnie de nombreuses baguettes, qui lui donnent une teinte foncée, qu'elle est relevée en bourrelets par les cordons nerveux latéraux (c), qui circonscrivent un champ ovalaire beaucoup plus clair et qu'elle porte sur la

Fig. 109. — *Mesostomum Ehrenbergii*, grossi environ douze fois, pour montrer la disposition générale des organes. La figure, dessinée d'après nature, est cependant composée de deux moitiés en état de gestation différente, tels qu'on ne les verra jamais réunis sur un seul individu dans la nature. Les deux côtés de l'animal étant parfaitement symétriques, on pouvait se permettre cette composition. Du côté gauche sont représentés les organes à l'époque de la production des œufs d'hiver ; testicules et glandes vitellogènes

masse transversale ganglionnaire (*e*), deux yeux noirs à contours irréguliers. Presque immédiatement derrière la masse ganglionnaire centrale, commence, par un bout aveugle et fermé, l'intestin (*f*), ordinairement rempli de substances jaune brunâtre, boulettes, gouttes de graisse, etc., il se continue droit en arrière dans l'axe du corps et se termine à quelque distance du prolongement caudal par un bout fermé. Ses bords sont ordinairement verruqueux, irrégulièrement distendus par les aliments ingérés. Dans sa partie antérieure, se trouve le pharynx (*o*) en forme de tonne, à dessin rayonné comme une roue, portant au centre l'orifice buccal circulaire qui montre souvent des mouvements d'extension et de contraction. Des deux côtés de l'intestin se voient trois bandes longitudinales d'organes, appartenant au système reproducteur et très variables d'aspect suivant les époques. Les glandes vitellogènes (*n*) forment les deux bandes les plus rapprochées de l'intestin, ensuite viennent les utérus, (*i*) contenant des œufs de deux sortes, suivant l'âge de l'animal, des œufs d'été clairs et transparents comme première ponte, des œufs d'hiver colorés en brun comme produits de l'âge mûr. Enfin les bandes les plus externes entre les utérus et la peau sont constituées par les testicules (*m*) sous forme de glandes lobées en grappes. Suivant leur état de développement, ces différents organes s'étendent plus ou moins loin en arrière. Leurs conduits excréteurs se réunissent derrière le pharynx où se trouvent les organes copulateurs, embrouillés par l'intestin et un petit organe sous forme de massue, qui fait saillie à droite et qui est le germigène (*p*). Dans la ligne médiane de l'extrémité caudale on voit des glandes considérables (*s*), qui forment une espèce de carène.

Téguments (A, fig. 110). — En observant, sur un animal vivant, les bords du corps transparent, on voit distinctement en coupe optique, deux couches collées étroitement ensemble, mais qui en quelques endroits s'écartent souvent par diffusion du liquide parenchymateux. La plupart des réactifs soulèvent la couche externe sous forme de vésicules. Cette couche est formée par les cellules vibratiles,

sont alors en pleine activité. Du côté droit, on voit les mêmes organes à l'époque où les œufs d'été sont mûrs et montrent déjà, à l'intérieur, les deux yeux et le pharynx des embryons ; les glandes vitellogènes et les testicules sont alors en régression et considérablement réduits. *a*, extrémité antérieure avec garniture épaisse de baguettes ; *b*, épithélium vibratil ; *c*, cordons nerveux latéraux antérieurs ; *d*, champ moyen de la tête avec des glandes fileuses ; *e*, cerveau portant les deux yeux noirs ; *f*, terminaison antérieure de l'intestin ; *g*, glandes céphaliques latérales ; *h*, nerf latéral postérieur ; *i i*, utérus gauche ; *k k*, œufs d'été embryonnés ; *l*, œufs d'hiver à coque brune ; *m m*, testicules ; *m'*, spermiducte ; *n n*, glandes vitellogènes ; *o*, pharynx avec la bouche centrale ; *p*, germigène ; *q*, parenchyme du corps avec fibres musculaires et glandes cutanées ; *r*, terminaison postérieure de l'intestin ; *s*, glandes fileuses caudales.

dont les cils paraissent séparés par une couche cuticulaire plus épaisse externe, laquelle, sous de très forts grossissements et vue de champ, présente un aspect pointillé. Détachées, ces cellules vibratiles paraissent rondes, à noyaux arrêtés et assez grands ; elles montrent alors les petits pores sur toute leur surface, ce que l'on peut facilement constater en les voyant tourner sur elles-mêmes sous l'impulsion de leurs cils (B, fig. 110). Dans leur réunion, elles prennent des formes polygonales. De distance en distance, cette couche, ainsi que la suivante, est percée par des baguettes, corps cylindriques à réfraction considérable qui, vues d'en haut, se présentent comme des corpuscules ronds ou ovalaires à contours très arrêtés. Nous verrons que

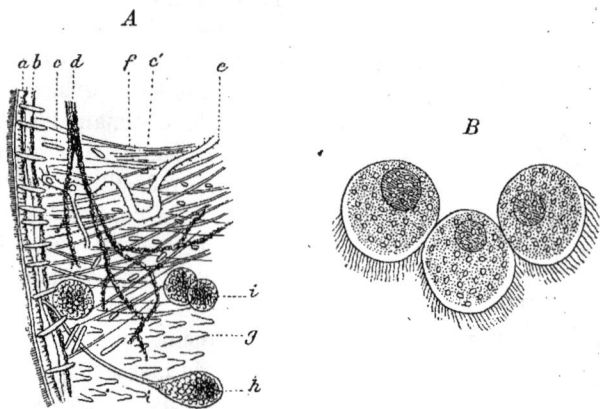

Fig. 110.

ces baguettes, que nous considérons comme des organes urticants ébauchés, se forment dans des cellules particulières. Elles sont très accumulées à la partie antérieure de la tête et se présentent là avec leurs bouts proéminents, comme une brosse revêtant le bord antérieur.

La seconde couche interne ou couche *dermo-musculaire* (A, fig. 110, *b*) est formée par des fibres musculaires fines, pâles et collées ensemble, ayant une direction longitudinale ou circulaire ; les fibres longitudinales, plus plates et larges, se trouvent à l'inté-

Fig. 110. — A. Vue en coupe optique du bord d'un Mésostome assez jeune, sans œufs. Obj. Gundlach IV, chambre claire. *a*, couche épithéliale à cellules vibratiles ; *b*, couche dermo-musculaire ; *c*, bâtonnets vus de champs ; *c'*, id., vus d'en haut ; *d*, traînées pigmentaires jaunes ; *e*, canal aquifère ; *f*, fibres musculaires du parenchyme étendues ; *g*, les mêmes, pliées en anses ; *h*, glande cutanée ; *i*, cellules (glandes cutanées en voie de formation (?). B, cellules vibratiles détachées, montrant les cils, les noyaux et les pores. Zeiss, *immersion*, E.

rieur et sont seules perceptibles dans cette vue de la coupe optique, les fibres circulaires rondes et fines se dissimulent dans la limite externe contre la couche épithéliale. On peut très bien distingüer ces fibres en choisissant un jeune animal prêt à entrer en reproduction, et en examinant la couche externe sur des endroits transparents en mettant le foyer aussi haut que possible. Quelquefois nous avons réussi à voir les muscles circulaires faisant saillie sur le bord de la couche dermo-musculaire externe, absolument comme des cercles de tonnelet.

Parenchyme. — Nous devons faire observer que nous ne reconnaissons pas de cavité générale ou coelôme au Mésostome, ni à aucun des Turbellariés examinés et cela malgré l'autorité de M. de Graff, auteur de la magnifique monographie des Turbellariés. Nous voyons, sur des coupes comme sur des animaux vivants, une trame très serrée, mais en même temps très dilatable de fibres musculaires, les unes verticales, allant d'une surface à l'autre, les autres plus ou moins rayonnantes depuis la partie centrale de l'axe vers les extrémités, la tête et la queue; fibres qui se colorent assez bien et sont lisses, aplaties, d'égale largeur sur toute la longueur, ne montrant ni noyaux ni enveloppes protoplasmiques et se divisant en branches et fins rameaux à leurs extrémités. Dans les parties largement étendues du corps, ces fibres se montrent sous des grossissements peu considérables, comme des bandes allongées très faiblement accusées (A, fig. 110, *f*), mais dans les parties contractées on les voit (id., *g*) comme des anses à jambes écartées et plongeant dans l'intérieur, tandis que le sommet de l'anse se présente plus fortement accusé dans ses contours, à la superficie. Cet aspect a engagé beaucoup d'auteurs à croire que ces fibres font retour sur elles-mêmes. Les interstices de ces trames musculaires sont remplis par une substance gélatineuse transparente, qui diffuse par une forte pression comme chez les infusoires et paraît albumineuse, car elle se coagule par tous les réactifs durcissants, en formant des granules très fins. Nulle part dans les coupes on voit des lacunes ou des cavités, mais toujours cette substance finement granulée, que nous pouvons considérer à bon droit comme sarcode. Les différents organes pénètrent, par leur croissance comme par les déplacements dus aux contractions du corps, dans les interstices de cette trame, en écartant les fibres musculaires très extensibles. La perméabilité de ce parenchyme est très grande; les embryons provenant des œufs d'été le traversent partout, pour sortir à la surface du corps. On voit très bien, en examinant l'animal avec des grossissements assez forts, que les contractions de la couche dermo-musculaire sont plus ou moins indépen-

dantes de celles de la trame du parenchyme ; ces deux couches glissent
constamment les unes sur les autres.

Dans ce parenchyme naissent des conformations cellulaires différentes, qui se portent petit à petit vers la surface et font alors partie
intégrante des téguments, auxquels elles étaient primitivement
étrangères. Nous distinguons, chez le Mésostome, les conformations
suivantes :

1° *Glandes cutanées* (A, fig. 110, *h* et *i*). — Ces glandes monocellulaires nous paraissent se constituer dans le parenchyme sous
forme de cellules amoeboïdes, à filaments très fins, partant en
nombre variable de la périphérie de la cellule, laquelle est très faiblement grenue et montre un noyau granuleux clair avec un nucléole
peu accusé. Ces cellules formatrices ont été décrites aussi sous le nom
de *cellules du tissu conjonctif*. Nous ne doutons pas que ces cellules
ne jouent, dans le parenchyme, le même rôle que les cellules formatrices non différenciées des tissus embryonnaires et qu'elles servent
à la constitution des différents organes ; mais nous n'avons suivi leurs
métamorphoses que par rapport aux glandes cutanées. On voit, en
effet, ces cellules se limiter, perdre leurs pseudopodes et devenir
granuleuses à mesure qu'elles se rapprochent de la surface où elles se
montrent à la fin (*i*) sous la forme de cellules rondes, remplies de
granules et pourvues d'un noyau et d'un nucléole, dont les contours
sont un peu effacés, mais qui se colorent assez vivement. Ordinairement ces cellules sont associées par couples, mais on en trouve aussi
d'isolées. On leur voit rarement des conduits excréteurs ; mais nous
en avons constaté à plusieurs reprises, sous la forme de canaux clairs,
étroits, allongés, que nous pouvions poursuivre (*h*) jusqu'à la couche
dermo-musculaire. Ces conduits contenaient des granules et il est
probable qu'on ne les aperçoit que dans le moment où la glande
se vide et se détruit en même temps. On trouve, en effet, par ci et
par là dans la couche superficielle des cellules rondes à contours
indécis, très pâles, marquées à peine de quelques granulations
qui nous paraissent des glandes cutanées en voie de destruction
finale.

2° *Glandes fileuses* (*s*, fig. 109 ; *a*, fig. 111). — Ces glandes ne
paraissent qu'une modification des glandes cutanées. Elles sont beaucoup plus grandes, souvent sinueuses et presque lobées, montrent des
granulations beaucoup plus claires et s'amincissent pour former des
conduits plus gros, mais toujours très claires. Les granulations du
corps de la glande ont plutôt l'apparence d'une substance glaireuse
tortillée. Les noyaux sont très visibles. Des filaments excessivement
fins se rattachent à ces glandes, qui forment une grappe allongée sur

la ligne médiane de la queue à la face ventrale, grappe très visible quoiqu'elle soit presque toujours dégarnie de bâtonnets (*s*, fig. 109). Ces glandes s'étendent encore jusque vers le pharynx, mais pour les

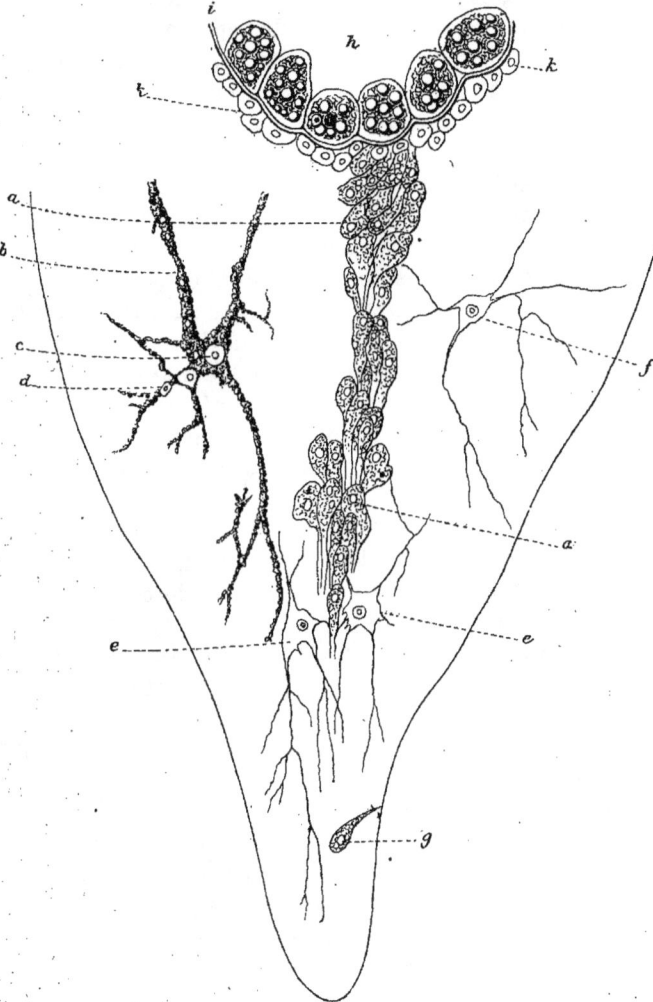

Fig. 111.

Fig. 111. — Extrémité de la queue du Mésostome, face dorsale. Dessin pris à la chambre claire avec l'objectif IV de Gundlach. On n'a dessiné que quelques parties, pour ne pas embrouiller la figure. *a a*, groupes de glandes fileuses vues par transparence; *b*, réseau pigmentaire avec cellules claires au centre *c*, et petits espaces clairs *d* aux branches; *e e*, paire postérieure de cellules ramifiées ressemblant à des cellules ganglionnaires; *f*, cellule ganglionnaire(?) antérieure droite; *g*, glande cutanée; *h*, cellules intestinales; *i*, membrane de l'intestin; *k*, cellules claires en dehors de l'intestin.

voir le long de l'intestin, il faut couper un individu de manière à vider par la pression les cellules instestinales obscures. Ce sont ces glandes qui sécrètent une glaire tenace par laquelle les Mésostomes se suspendent, et qui leur sert à filer des toiles semblables à celles des araignées, avec lesquelles elles prennent surtout des larves d'insectes, qui ne sont pas aussi faciles à maîtriser que les Daphnies, dont les Mésostomes se nourrissent de préférence. Enfin, ces glandes sont bien développées dans cette partie de la tête, que nous nommons le champ moyen (d, fig. 109) où l'on peut bien les examiner à cause de la transparence des tissus de cet espace, entouré par les cordons nerveux latéraux (c, fig. 109). Elles sont bien répandues sur toute la face ventrale de la tête jusqu'au pharynx, mais alors moins visibles. Elles ont un aspect un peu différent, ne sont pas réunies en grappes mais isolées, paraissent plus rondes, et les prolongements filiformes se laissent apercevoir plus facilement. Ce sont ces glandes qui entrent surtout en action, lorsque le Mésostome saisit une proie, une Daphnie par exemple, qui est immédiatement immobilisée par la glaire visqueuse, et que le Mésostome enveloppe avec la partie antérieure formée en cuiller, pour la presser contre la bouche et la sucer.

3° *Pigment jaune.* — Nous le voyons sous deux aspects différents: sous forme de cellules isolées et constituant des ramifications, qui ressemblent à des vaisseaux. La quantité de ces pigments est éminemment variable.

Les *cellules jaunes* (fig. 112) se rencontrent isolées dans le parenchyme à tous les niveaux. Elles sont petites, les plus grandes ayant environ la moitié du diamètre d'une cellule épithéliale. Mais on peut presque dire qu'il y en a de toutes les dimensions. Lorsqu'elles sont assez formées, elles montrent très distinctement la paroi cellulaire nettement accusée et dans l'intérieur un noyau clair, rond, dans lequel on remarque toujours quelques vésicules rondes très réfringentes. Le contenu cellulaire, d'un jaune d'ocre clair, est grenu et forme

Fig. 112.

des accumulations plus considérables, mais irrégulières. On rencontre ces cellules de préférence dans la tête, autour du système nerveux et autour des testicules, dont elles entourent quelquefois les grappes à tel point, qu'elles semblent leur constituer un épithélium continu. Certains individus en restent dépourvus presque pendant toute leur vie, d'autres au contraire en semblent

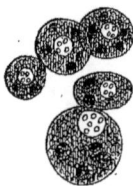

Fig. 112. — Cellules jaunes, dessinées à la chambre claire sous Zeiss, *immersion,* E.

farcis et leur nombre augmente rapidement avec l'âge et à l'approche de la mort. Les jeunes n'en ont jamais; on ne les voit que quelques jours après la naissance.

Les *ramifications pigmentaires* (d, fig. 110, A; b, fig. 111; z, fig. 113) se voient surtout dans la partie postérieure du corps et de préférence à la face dorsale. Leur dessin est éminemment variable et toujours différent sur les deux côtés du même corps. Elles présentent, par leurs nombreuses branches et anastomoses, ainsi que par leur couleur jaune et leur contenu grenu, l'aspect de réseaux vasculaires dans lesquels les corpuscules sanguins se seraient collés ensemble. Quelquefois on voit deux troncs longitudinaux et parallèles, d'autres fois un seul tronc médian; dans d'autres cas, les communications sont interrompues ou rétablies seulement par les branches. Examinées sous des grossissements plus forts, les ramifications sont grenues et présentent les mêmes accumulations irrégulières jaunes comme les cellules; on voit quelquefois des lacunes rondes (d, fig. 111) et dans les points de rencontre de plusieurs branches des espaces clairs, ronds, avec un seul noyau (c, fig. 111). En examinant ces parties centrales, on a très nettement l'image d'une cellule pigmentaire raminfiée et étoilée au centre de laquelle existe un noyau clair avec un nucléole.

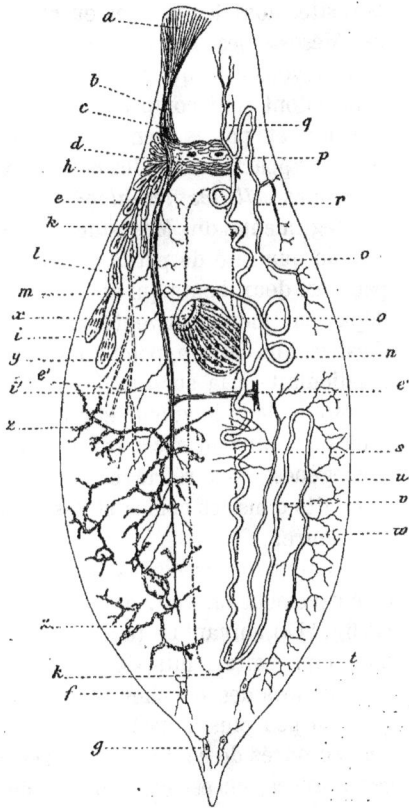

Fig. 113.

Fig. 113. — Figure composée en partie d'après celles de Leuckart, Graff et Schneider, et pour la plus grande partie, d'après des esquisses faites à la chambre claire. Grossissement comme figure 109. On a représenté du côté gauche le système nerveux, les glandes nématogènes et les ramifications pigmentaires, à droite le système aquifère. Les contours de l'intestin sont indiqués par une ligne pointillée; le pharynx est dessiné penché de côté, comme

Il est possible que telle soit la signification de ces ramifications. Nous devons cependant dire que nous n'avons jamais vu des formes de passage entre les cellules rondes à contours si nettement arrêtés, et les ramifications à contours irréguliers et à peine fixés. Peut-être ces conformations pigmentaires sont-elles de même nature que les cellules jaunes de tant d'autres animaux inférieurs, savoir des végétaux parasites dont les germes entrent dans les téguments si perméables des Mésostomes. Des études ultérieures éclairciront ce sujet, mais nous devons dire que vis-à-vis des cellules si molles et souvent aminoïdes dont sont composés en général les tissus des Mésostomes, les noyaux et parois fermes des cellules jaunes se présentent plutôt comme appartenant à des cellules végétales.

4. Les *cellules nématogènes* et les *bâtonnets*. — En examinant les téguments du Mésostome (fig. 110, A), on voit toujours une grande quantité de petits cylindres réfringeants, s'amincissant un peu aux deux bouts qui sont fichés dans les couches superficielles et dépassent même souvent, par un de leurs bouts, la couche vibratile. C'est ce que nous appelons les *bâtonnets*. Ils ont une direction perpendiculaire à la surface des téguments ; on les voit par conséquent par toute leur longueur sur les bords (c, fig. 110, A) de l'animal, plus ou moins en raccourci (c', ib.) sur la face. Ces bâtonnets sont homogènes, très réfringeants et se cassent petit à petit dans l'eau, plus vite dans les acides et les alcalis, sans montrer une structure ultérieure.

Ils sont disposés sans ordre apparent. En examinant cependant attentivement on voit, dans le parenchyme, des traînées ramifiées (i', fig. 113), suivant lesquelles ces bâtonnets se rangent, le plus souvent par couples alternants. Ces traînées, presque toujours bifurquées, sont rapprochées des couches tégumentaires à leurs extrémités et plongent un peu plus dans le parenchyme par leurs troncs, qui souvent sont entourés de contours linéaires plus ou moins accusés. En suivant ces traînées, on est conduit vers des grappes de cellules qui se pres-

les individus le portent assez souvent. *a*, pinceau terminal du tronc nerveux céphalique antérieur ; *b*, tranche ventrale du même tronc. On voit un peu le contour de la tranche dorsale de ce tronc en *c* ; *d*, cerveau avec les deux yeux ; *e*, tronc nerveux latéral postérieur coupé du côté droit ; *e'*, commissure transversale ; *f*, cellules ganglionnaires (?) antérieures ; *g*, id., postérieures ; *h*, groupe des cellules nématogènes naissantes. (On n'a pas dessiné les grappes qui se portent en avant.) *i*, cellules nématogènes accomplies ; *i'*, trajectoires des bâtonnets ; *k k*, contours de l'intestin ; *l*, orifice extérieur du pharynx aquifère ; *m*, tronc aquifère gauche coupé ; *n*, tronc aquifère droit formant des lacets ; *o*, branche aquifère antérieure ; *p*, bifurcation de cette branche ; *q*, rameau ascendant interne ; *r*, rameau descendant ; *s*, branche aquifère postérieure ; *t*, bifurcation de cette branche ; *u*, rameau montant interne ; *v*, rameau montant externe ; *w*, partie recourbée et descendante de ce rameau ; *x*, bouche du pharynx musculeux ; *y*, corps du pharynx musculeux ; *z z*, ramifications pigmentaires.

sent, par leurs continuations amincies, dans un champ presque triangulaire et latéral de la tête, formé par la naissance de deux grands
cordons nerveux et le bord de la peau. C'est là que se trouve l'origine
des *cellules nématogènes* (*h*, *i*, fig. 113). Du point d'origine partent
deux grappes plus ou moins distinctes : l'une, que nous avons dessinée, se dirige en arrière le long des flancs du corps ; l'autre, omise
dans nos dessins pour ne pas embrouiller l'aspect des cordons nerveux antérieurs, suit ces derniers et s'étale sur l'extrémité antérieure de la tête dont le bord est tellement hérissé de bâtonnets et de
cellules remplies, qu'il en devient opaque sous le microscope, blanchâtre lorsqu'on examine l'animal sur fond noir.

Ces cellules sont d'abord arrondies, à protoplasme transparent un
peu granuleux et contenant un noyau clair, assez grand, à nucléole.
Petit à petit elles s'allongent, prenant une forme de poire, tandis
qu'en même temps se différencient, dans le protoplasme, les bâtonnets d'abord courts. Complètement formées, ces cellules ressemblent
à des poires (*o*, fig. 125) à long cou, claires et transparentes, au bout
épaissi, où l'on voit encore quelquefois une trace du noyau aplati,
tandis que dans le goulot et dans la tige sont disposés les bâtonnets
dans le sens de la longueur. Les goulots et les tiges poussent des
prolongements conduisant aussi des bâtonnets et qui peuvent s'anastomoser ensemble. Finalement la cellule claire est résorbée, elle
disparaît et il ne reste plus que les traînées dans lesquelles sont
disposés les bâtonnets, qui poussent toujours davantage vers la
surface et se montrent plus fréquents sur la face ventrale.

Nous n'avons pu nous convaincre de l'existence de deux sortes
de cellules nématogènes, les unes petites, à bâtonnets courts, les
autres à bâtonnets plus grands ; il nous a paru que ce sont absolument les mêmes cellules, plus ou moins développées. En revanche,
nous devons confirmer l'observation de Schneider, qui a vu des filaments plus longs se dégager à la surface. Nous avons, en effet, pu
constater que des individus longtemps retenus captifs sous le microscope par une pression modérée, mais suffisante pour les fixer,
ont lancé, par la partie antérieure de la tête, des longs filaments ou
rubans, ayant entièrement l'aspect et le diamètre transversal des
bâtonnets, mais une longueur dix fois plus considérable. Ces rubans
s'entortillaient quelquefois en pelotes, sans doute par l'influence de
l'eau ; dans d'autres cas, ils restaient presque droits, et on pouvait
bien se convaincre qu'ils étaient homogènes et tout d'une venue et
non pas composés d'une série de bâtonnets collés bout à bout. Nous
avons cru aussi voir quelquefois, à l'extrémité même de la tête, de
grandes cellules contenant un ruban contourné dans leur intérieur,

mais il nous a été impossible de les isoler au milieu du fouillis de bâtonnets que contient cette extrémité.

Si nous avons pu, dans ce cas, confirmer les observations de M. Schneider, nous ne pouvons en revanche tomber d'accord avec lui sur la signification de certaines apparences qui simulent bien des filaments très fins tournés en vrilles et que l'on voit quelquefois sur les bords des individus comprimés. Nous avons vu des Mésostomes où la tête paraissait entourée comme d'une auréole de rayons, les uns clairs, les autres nettement accusés, tous parallèles et contournés en vrilles les uns comme les autres. Nous croyons voir dans ces

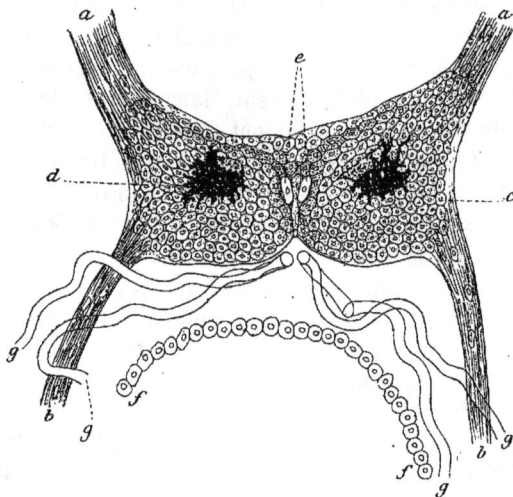

Fig. 114.

rayons un phénomène optique, dû à la glaire visqueuse, que les Mésostomes laissent sur le porte-objet en retirant leur tête comprimée.

Nous parlerons des muscles spéciaux, glandes particulières, etc., qui se trouvent encore dans le parenchyme, en traitant des organes auxquels ces conformations se rattachent.

Système nerveux (c, e, h, fig. 109; a-é, fig. 113; fig. 114). — Ce système est très apparent dans ses parties principales, très difficile à suivre dans ses détails ultérieurs. Pas plus que nos prédécesseurs, nous n'avons réussi à trouver un réactif qui puisse faire distinguer

Fig. 114. — *Mesostomum Ehrenbergii* adulte. Cerveau dessiné à la chambre claire sous Gundlach II. *a,* troncs céphaliques antérieurs; *b,* troncs latéraux postérieurs; *c,* masse centrale du cerveau; *d,* yeux; *e,* cellules centrales claires; *f,* bord de l'intestin avec ses cellules; *g,* lacets des canaux aquifères.

avec certitude les fines branches et les terminaisons des fibres nerveuses.

Dans une extension moyenne de l'animal, on voit au devant du pharynx, au commencement du second cinquième de longueur, l'organe central, que nous appellerons le *cerveau* (*e*, fig. 109; *d*, fig. 113; fig. 114), sans vouloir indiquer par cette locution courte la moindre analogie avec le cerveau des vertébrés. Il est plus rapproché de la face dorsale, mais remplit assez bien, comme le démontrent des coupes, l'espace entre les couches tégumentaires, dorsale et ventrale. Il se distingue immédiatement par deux taches pigmentaires noires, placées symétriquement sur sa face dorsale et que nous appellerons les *yeux* (*d*, fig. 114).

Le cerveau a une forme oblongue et par une légère dépression médiane, visible surtout à sa face postérieure, il indique sa formation par deux moitiés symétriques, fusionnées au milieu. Il est composé de cellules ganglionnaires claires, un peu jaunâtres, oblongues et placées de manière que leur grand diamètre est transversal. Ces cellules ont un noyau apparent rond et un petit nucléole. Nous n'avons pu constater l'existence de fibrilles fines qui s'en détacheraient, sauf dans les grandes cellules dont nous allons parler.

Les cellules sont accumulées dans les couches corticales du cerveau, dont le centre est occupé par une substance finement granuleuse sans structure ultérieure. On trouve encore des cellules dans les grands troncs nerveux, par ci et par là, entre les fibres nerveuses. Vers le point de coalescence des deux moitiés du cerveau, on voit, à la face opposée aux yeux, deux cellules plus grandes, plus claires, allongées dans le sens longitudinal, que M. Hallez a déjà signalées. Ce sont les seules sur lesquelles nous avons pu observer, sous l'immersion E. de Zeiss, des prolongements ramifiés, partant des deux pôles opposés de la cellule (*a*, fig. 115).

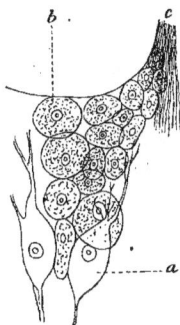

Fig. 115.

Du cerveau partent deux paires de troncs nerveux longitudinaux : une antérieure, se rendant vers la partie antérieure de la tête ; une postérieure longeant l'intestin vers la queue. Tout en étant très apparents, ces troncs se laissent difficilement poursuivre ; les postérieurs étant couverts par les organes génitaux, les antérieurs par des

Fig. 115. — Partie centrale du cerveau d'un jeune Mésostome, dessinée à la chambre claire sous l'immersion E. de Zeiss. *a*, cellules centrales claires avec ramifications; *b*, cellules ganglionnaires ordinaires; *c*, fibres du tronc nerveux céphalique.

traînées nématogènes et par des muscles dirigés dans le même sens.

Quoi qu'il en soit, le tronc antérieur (c, fig. 109; a c, fig. 113; a, fig. 114) remonte vers la partie antérieure en décrivant une courbe élégante par laquelle il circonscrit, avec celui du côté opposé, le champ moyen de la tête (d, fig. 109). Il donne, pendant le trajet, des branches nombreuses qui se rendent vers les bords et se terminent par un pinceau de filaments très fins sur le bord même (a, fig. 113). Quelques-unes de ces fibres transgressent la ligne médiane au bord même de la tête, de sorte qu'il y a là un croisement limité des fibres venant des deux côtés.

M. de Graff décrit ce tronc nerveux comme se divisant en deux branches : une externe, qui fournirait les rameaux latéraux vers les bords, et une interne, qui se terminerait en pinceau à l'extrémité de la tête, non sans avoir fourni un rameau qui se rendrait du côté opposé et formerait, avec le rameau correspondant de l'autre côté, un véritable chiasma. Il en a donné un dessin qui représente ce chiasma assez éloigné du bord. Plus tard, tout en soutenant l'existence de ce chiasma, il a reconnu qu'il était placé tout près du bord. C'est évidemment le croisement dont nous venons de parler. Nous n'avons pu nous convaincre non plus de l'existence des deux branches externe et interne. L'extrémité céphalique du Mésostome est très aplatie et l'animal la recoquille volontiers pour en former une sorte de cuiller. Les faisceaux du nerf présenteraient, sur la coupe, une figure aplatie dans le sens transversal; le tronc présente, dans la vue d'en haut ou d'en bas, sa tranche et nous croyons que l'interprétation de M. de Graff se rapporte à ces aspects que nous avons dessinés (fig. 109 et 113), où le bord sous-jacent du nerf se présente presque comme une branche séparée.

Les troncs latéraux postérieurs (e, fig. 113) se laissent poursuivre jusque vers le dernier tiers du corps. Ils sont plus déliés que les troncs antérieurs et on peut voir, quoique avec peine, des branches qu'ils donnent de temps en temps. Immédiatement derrière le pharynx se trouve, suivant Schneider et de Graff, une commissure transversale (e', fig. 113), qui réunit les deux troncs et complète ainsi, avec le cerveau, un anneau pharyngien. Nous avouons que nous n'avons pu constater, avec certitude, cette commissure sur l'animal vivant, l'intestin et les organes reproducteurs obscurcissant complètement la partie où elle doit se trouver. Nous avons soumis de jeunes animaux, où les organes reproducteurs étaient en voie de formation, à un jeûne prolongé, de manière à réduire l'intestin à une simple couche de cellules transparentes, mais malgré ce procédé nos efforts sont restés infructueux. Des coupes horizontales nous ont cependant fait observer des traces de cette commissure, de sorte que nous n'hésitons pas à en accepter l'existence.

Sur de jeunes individus, nous avons observé dans la partie caudale de l'animal et derrière l'intestin, deux paires de cellules placées symétriquement (f, g, fig. 113), qui se présentaient absolument comme des cellules nerveuses multipolaires très pâles, à noyaux et nucléoles transparents, mais bien accusés et à ramifications très déliées, que l'on pouvait poursuivre assez loin. Nous n'avons cependant pas réussi à constater la terminaison de ces fines ramifications dans des fibres du nerf latéral. Les quatre cellules étaient placées sur la face dorsale et elles se distinguaient autant des glandes fileuses situées à la face ventrale, que des ramifications pigmentaires et autres formations cellulaires. Histologiquement nous ne saurions les distinguer de cellules nerveuses multipolaires; mais n'ayant pu leur trouver d'autres relations, nous les signalons aux futurs observateurs. Nous n'avons pu les distinguer sur les individus adultes, où les ramifications pigmentaires, les cellules nématogènes, les glandes fileuses et cutanées sont trop nombreuses dans cette région du corps.

Système digestif. — Nous distinguons, dans ce système, deux parties principales : l'*intestin* et le *pharynx*.

Parlons d'abord de l'*intestin*. Il présente dans son ensemble un tube droit, fermé aux deux bouts, en avant un peu derrière le cerveau, en arrière à quelque distance de l'extrémité caudale et se dessine, sur l'animal vivant, comme une raie médiane colorée en jaune brunâtre; sous le microscope (fig. 109) il paraît opaque et granulé à des faibles grossissements. Le pharynx circulaire (o, fig. 109), est placé à peu près vers la fin du premier tiers de sa longueur; on peut donc distinguer une partie prépharyngienne (f, fig. 109) et une partie postpharyngienne (r) beaucoup plus longue, mais ayant partout la même structure. Lorsqu'on fait jeûner un individu longtemps, il est facile de voir (f, fig. 114) que cet intestin est composé d'une membrane externe très fine, dont les deux contours ne se laissent apercevoir que sous de très forts grossissements et qui est tapissée à l'intérieur d'une simple couche de petites cellules rondes, pâles, ayant chacune un petit noyau rond à bords très accusés, comme une petite gouttelette de graisse. L'acide osmique noircit immédiatement ce noyau.

L'aspect change dès que l'animal est bien nourri. Il avale de gros morceaux; nous avons vu souvent dans l'intestin des Mésostomes, qui venaient de vider une Daphnie, l'intestin entier de la proie, très reconnaissable par sa forme, logé dans l'intérieur de la cavité intestinale. Les cellules (h, fig. 111) gonflent d'une manière extraordinaire ; leur protoplasme devient granuleux, chargé de gouttelettes de graisse; leur forme s'allonge souvent; elles deviennent même amoeboïdes et se meuvent lentement en poussant des prolongements ; le noyau devient opaque, et au lieu d'une seule couche on en voit plusieurs entassées les unes sur les autres. On aperçoit alors en même temps, en dehors de la membrane limitante, des petites cellules transparentes pâles, à noyau clair, qui sont collées à la membrane (*k*, fig. 111) et semblent entrer dans celle-ci. La cavité de l'intestin se remplit en même temps de granules foncés, souvent agglomérés ensemble sous forme de rosettes semblables à des géodes cristalloïdes. Ce sont évidemment des résidus de la digestion, car l'animal les expulse souvent par la bouche. La membrane intestinale semble en même temps plus épaisse (*i*, fig. 111), comme gonflée et ramollie; il se pourrait donc bien que les cellules claires mentionnées fussent des éléments de rechange. L'intestin présente, dans ces cas, souvent des boursoufflures et des verrucosités, telles que nous les avons dessinées (fig. 109).

Si la structure de l'intestin est très simple, celle du *pharynx* est au contraire assez compliquée et pour l'élucider il faut, outre les études sur l'animal vivant, pratiquer des coupes sur les parties durcies et colorées.

On voit le pharynx déjà à la loupe comme une petite roue occupant toute la largeur de l'intestin. Sous de faibles grossissements, on le voit ordinairement de même (*o*, fig. 109). Mais très souvent aussi l'animal le porte incliné de côté (*l*, *x*, *y*, fig. 113), et si l'on réussit à fixer l'animal sous le microscope dans ce moment, on pourra plus facilement débrouiller les différentes parties qui constituent cet organe, ce qui réussit d'autant mieux que ces parties sont très contractiles et plus ou moins indépendantes dans leurs mouvements. Dans ce cas d'inclinaison, le pharynx a la forme d'un petit tonnelet, allongé dans le sens vertical et surmonté, du côté ventral, par un capuchon très transparent auquel s'abouchent les grands troncs aquifères (*l*, fig. 113). Les orifices d'entrée du capuchon aquifère et du tonnelet se trouvent toujours du côté ventral ; lorsque le Mésostome saisit une proie, il l'enveloppe de manière à la presser contre ces orifices.

Pour ne pas trop multiplier les figures, nous ne donnons qu'un seul dessin, pris sur un individu n'ayant pas encore atteint sa maturité sexuelle après un long jeûne. Cette précaution sera toujours à conseiller, lorsqu'il s'agit de recherches où l'opacité de l'intestin peut entraver l'observation microscopique. Notre dessin (fig. 116) représente le pharynx vu du côté dorsal sous l'objectif IV de Gundlach.

Les objets se trouvent donc à différents niveaux que le microscope dévoile successivement lors de l'abaissement du foyer; le contour de l'insertion de l'œsophage (*r*) occupe le niveau supérieur; la bouche de l'isthme (*p*) est au plan moyen et le vestibule pharyngien (*a*) avec sa bouche (*b*) se trouve en dessous. Pour faciliter l'intelligence, nous avons ajouté une coupe schématique (fig. 117), menée dans le sens de l'axe médian du pharynx et que nous avons orientée de la même manière que le dessin, le vestibule ou le côté ventral en haut, l'intestin ou le côté dorsal en bas.

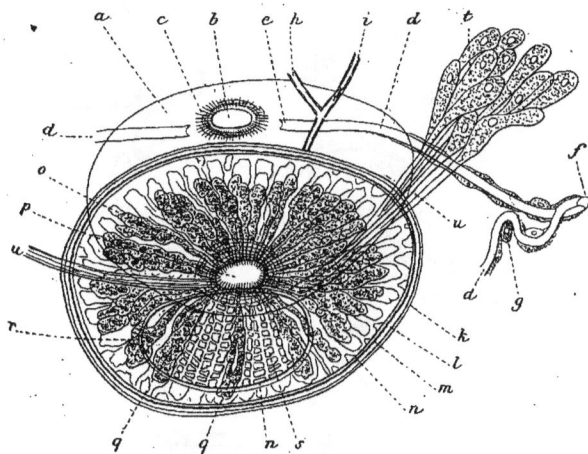

Fig. 116.

Nous distinguons, dans le pharynx, trois parties essentielles : le vestibule, le pharynx musculeux et l'œsophage qui relie ce dernier à la paroi ventrale de l'intestin.

Le *vestibule pharyngien* (*a*, fig. 116; *e*, fig. 117) est un large sac à parois très minces et très extensiles, qui s'ouvre sur la ligne médiane par la bouche vestibulaire (*b*, fig. 116; *a*, fig. 117). On voit

Fig. 116. — Le pharynx et ses dépendances d'un Mésostome ayant jeûné longtemps, vu du côté dorsal, dessiné à la chambre claire (Gundlach IV). *a*, sac du vestibule pharyngien; *b*, bouche vestibulaire garnie de cils vibratiles très apparents; *c*, muscles rayonnants et circulaires de la bouche; *d*, grands canaux aquifères débouchant par la fente interne *e* dans le vestibule; *f*, lacet du grand canal aquifère droit; *g*, cellules tapissant la paroi des canaux aquifères à l'extérieur; *h*, petit canal aquifère superficiel courant sur le vestibule; *i*, branche portant une flamme dans son intérieur; *k*, membrane propre d'enveloppe du pharynx; *l*, couche intermédiaire; *m*, couche musculaire équatoriale; *n*, insertions des muscles rayonnants; *o*, muscles internes circulaires; *p*, bouche œsophagienne du pharynx; *q*, glandes pharyngiennes; *r*, contour de l'œsophage; *s*, treillis des parois de l'œsophage; *t*, groupe de glandes salivaires; *u*, canaux excréteurs de ces glandes se rendant vers la bouche de l'isthme; ces conduits sont coupés à gauche.

cette bouche se resserrer et s'ouvrir alternativement sans cesse, et le
vestibule, dont les parois sont attachées sur une large circonférence
au pharynx musculeux, se gonfler et s'aplatir successivement. La
bouche vestibulaire s'ouvre démesurément lorsque l'animal avale
une proie ; le vestibule entier se tire sur la proie pour l'envelopper
en grande partie. Les parois, extrêmement transparentes, présentent
une structure assez simple en elle-même. L'épithélium vibratile des
téguments du corps s'infléchit vers l'intérieur sur les bords de la
lèvre circulaire (c, fig. 116 ; b, fig. 117) et les cils s'allongent ici

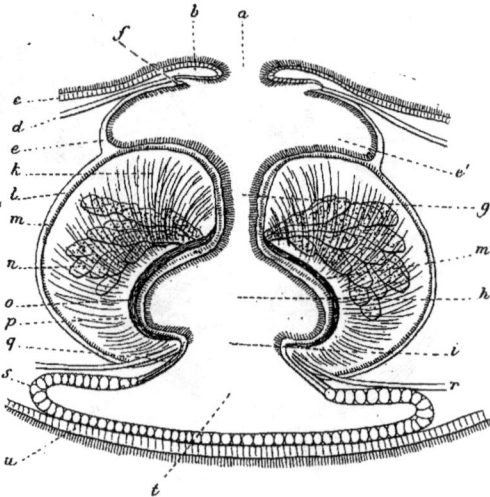

Fig. 117.

considérablement ; aussi voit-on, même sous de faibles grossissements,
un mouvement vibratile très prononcé aux bords de cette ouverture.
Cet épithélium se continue, mais avec des cils beaucoup plus fins et
plus courts, sur toute la face interne du vestibule et de là sur toutes
les surfaces des cavités internes du pharynx musculeux ; il est plus
considérable sur les bouches et orifices, beaucoup plus délicat sur
les élargissements. Il finit brusquement à la bouche œsophagienne

Fig. 117. — Coupe schématique du pharynx du Mésostome. *a*, bouche vestibulaire sur
la face ventrale ; *b*, lèvre circulaire de cette bouche garnie d'épithélium vibratile, qui se
continue dans celui ; *c*, des téguments ; *d*, grand canal aquifère s'ouvrant, en *f*, dans le vestibule ; *e*, paroi du vestibule ; *g*, isthme du pharynx ; *h*, cavité centrale du pharynx ; *i*, sa
bouche œsophagienne ; *k*, muscles rayonnants du pharynx ; *l*, son enveloppe externe ;
m, muscles équatoriaux externes, *m'*, muscles équatoriaux internes ; *n*, glandes pharyngiennes ; *o*, muscles longitudinaux internes ; *p*, épithélium vibratile du pharynx ; *q*, paroi
de l'œsophage ; *r*, canaux excréteurs des glandes salivaires ; *s*, épithélium de l'intestin ;
t, cavité de l'intestin ; *u*, épithélium vibratile de la face dorsale du corps.

(p, fig. 116; i, fig. 117) et ne se continue pas sur l'œsophage lui-même.

Les parois du vestibule montrent, dans leur épaisseur peu considérable, quelques fibres musculaires qui traversent d'une face à l'autre ; mais leur principale masse est formée par des fibres rayonnantes et par des fibres circulaires, qui prennent la bouche comme centre et se montrent surtout autour de la bouche, où les dernières forment un véritable sphincter, tandis que les premières se montrent comme une couronne de rayons divergeants (c, fig. 116) ; sur des coupes cette lèvre paraît un peu épaissie (b, fig. 117).

En dehors du sphincter épaissi se trouvent, des deux côtés et symétriquement disposés, les orifices (e, fig. 116 ; f, fig. 117) des deux grands canaux aquifères. Ceux-ci ne s'ouvrent jamais directement dans la bouche, comme l'admettent les auteurs d'après Leuckart ; les deux orifices en fentes semi-lunaires se trouvent toujours en dehors du sphincter à l'intérieur, et un petit rebord réunit ces fentes en arrière.

Malgré sa faible épaisseur, on peut encore constater, dans des positions favorables, de fins canaux aquifères qui parcourent les parois du vestibule et sont situés immédiatement sous l'épithélium. Nous avons dessiné un semblable canal (h, fig. 116), dont une branche latérale (i) portait une flamme vibratile dans son intérieur.

Le *pharynx musculeux* apparaît, sous de faibles grossissements et vu d'en haut (o, fig. 109), comme une élégante rosette circulaire percée d'un trou central. Mais en le voyant penché et cela sur des individus nageant tranquillement et sans pression, dans un verre de montre, on le voit distinctement (g, fig. 113) sous forme d'un tonnelet à axe longitudinal un peu allongé et non pas raccourci, forme qu'il prend souvent par ses contractions fort considérables. La disposition des masses musculaires et glandulaires qui constituent le pharynx est telle, que l'on peut distinguer, dans la cavité interne, deux compartiments principaux : un isthme considérable (g, fig. 117) qui, par des contractions violentes, peut fermer et ouvrir séparément ses deux orifices, celui tourné du côté du vestibule et l'autre opposé, conduisant dans une vaste cavité pharyngienne (h, fig. 117), laquelle, à son tour, aboutit à un orifice plus étroit et pouvant aussi se fermer entièrement, la bouche œsophagienne (p, fig. 116 ; i, fig. 117).

Le pharynx musculeux est entouré, du côté extérieur, par une membrane mince, sans structure apparente (l, fig. 117), qui lui donne en grande partie sa forme. En dedans de cette couche, se trouvent des fibres musculaires fines faisant le tour du tonnelet : ce sont les muscles équatoriaux (m, fig. 117) qui se montrent sur des coupes comme un pointillé foncé, étant coupés de travers. L'enveloppe externe manquant dans les cavités revêtues seulement par l'épithélium, ces fibres équatoriales (m^1, fig. 117) se montrent immédiatement sous l'épithélium.

La masse principale est constituée par des fibres rayonnantes, très puissantes surtout du côté de l'isthme (k, fig. 117), lesquelles s'attachent partout, à la périphérie, à une couche de tissu conjonctif intermédiaire par des espèces d'arceaux (n, fig, 116) et se prolongent vers les cavités internes. Celles-ci montrent une couche épaisse de fibres musculaires longitudinales (o, fig. 117), lesquelles, à la vue d'en haut, prennent l'aspect de sphincters entourant les orifices (o, fig. 116).

Les espaces entre les fibres rayonnantes sont remplis par un parenchyme très dense, mais transparent, et en outre par des masses grenues, un peu jaunâtres, que nous nommons *les glandes pharyngiennes* (q, fig. 116 ; n, fig. 117). Ce sont surtout ces glandes qui donnent au pharynx, par leur disposition rayonnante, l'aspect de rosette que nous avons mentionné. Primitivement, ce sont des cellules à contenu granulé jaunâtre, montrant un noyau distinct pourvu d'un nucléole ; mais ces cellules deviennent pyriformes, se constituent un canal excréteur, confluent sans doute ensemble et présentent à la fin des glandes en grappes, dont les canaux excréteurs se dirigent de préférence vers l'orifice postérieur de l'isthme pour s'ouvrir dans la cavité pharyngienne.

Aux bords de la bouche œsophagienne s'attache une partie difficile à examiner, que l'on a nommée l'*œsophage* (r, fig. 116 ; q, fig. 117). Dans la position ordinaire, cet œsophage a la forme d'un entonnoir très aplati et évasé ; il se rattache à l'intestin par un orifice circulaire ayant à peu près la moitié du diamètre du pharynx. M. de Graff a représenté cette partie comme un tube droit, sur les parois duquel il y aurait un treillis extrêmement régulier de fibres musculaires, formant des mailles rectangulaires. Nous ne pouvons nous ranger à cette opinion. On peut, dans certaines positions et à la vue du dos, très bien voir ce treillis, comme nous l'avons représenté (s, fig. 116). Mais en l'examinant sous des grossissements plus forts (fig. 118), ce treillis se montre composé plutôt de plis présentant un relief considérable et dont les principaux (a) sont disposés en rayonnant suivant la forme de cône surbaissé de l'organe, qui, par sa base large, s'attache à l'intestin. De ces rayons principaux partent des plis plus irréguliers, transversaux, dont les uns atteignent le rayon voisin, dessinant ainsi des mailles, tandis que les autres finissent en s'aplatissant. Nous avons vainement cherché à nous convaincre de la nature musculaire de ces conformations et nous soutenons que l'œsophage n'est pas autre chose que la continuation de la membrane d'enveloppe du pharynx, épaissie et plissée de manière à pouvoir se prêter, comme un cône élastique ouvert, à toutes les extensions que demande le passage des aliments souvent volumineux.

Par sa base évasée, l'œsophage se rattache à l'intestin qui est ainsi troué, dans sa paroi ventrale et sur la ligne médiane, par un orifice circulaire considérable, placé dans l'axe des cavités pharyngiennes.

Comme formations accessoires, nous avons à mentionner encore les *glandes salivaires* (*t*, fig. 116). Nous n'avons dessiné dans la figure qu'une partie de la grappe considérable du côté droit. Ces glandes forment, en effet, deux grappes latérales au niveau du pharynx,

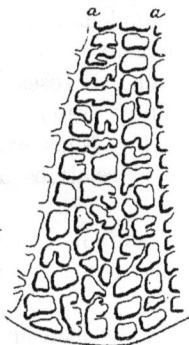

Fig. 118.

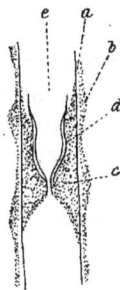

Fig. 119.

s'étendant encore jusque vers les houppes de cellules nématogènes, avec lesquelles on pourrait presque les confondre dans certains cas. Elles sont situées sur la face dorsale, au-dessus des organes appartenant au système reproducteur et sont composées de glandes monocellulaires pyriformes, montrant un protoplasme granuleux, qui descend dans le canal excréteur, un noyau clair et un nucléole pâle. Les canaux excréteurs forment un faisceau dans lequel chaque canal reste isolé, et se portent vers le pharynx (*u*, fig. 116; *r*, fig. 117); on peut les suivre jusque sur la bouche œsophagienne, dans la cavité de laquelle elles s'ouvrent. Elles ont été décrites comme muscles, mais aujourd'hui on est généralement d'accord pour les considérer comme glandes monocellulaires.

Fig. 118. — Le treillis de l'œsophage chez le Mésostome, dessiné à la chambre claire (Gundlach V). On voit les côtes rayonnantes principales avec des trabécules secondaires.

Fig. 119. — Canal capillaire aquifère, contenant un organe vibratile, vu sous la lentille d'immersion E. de Zeiss. *a*, paroi homogène propre; *b*, enveloppe cellulaire externe; *c*, coussinet vibratile interne; *d*, fouets vibratiles; *e*, lumière du canal.

Système aquifère. — Nous avons représenté ce système du côté droit de la figure 113 dans son ensemble, en prenant pour modèle une figure donnée par Leuckart. Il est composé de canaux parfaitement limpides, à diamètre peu varié dans toute la longueur des troncs principaux, qui ne montrent jamais de dilatations, mais sont souvent tortueux, disposés en lacets et ballotés par les contractions des muscles du parenchyme. Les parois de ces canaux sont formées (*a*, fig. 119) par une membrane très mince, parfaitement homogène, très lisse à sa face interne, mais entourée, à l'extérieur, par une couche de tissu cellulaire granuleux, qui montre de temps en temps des petites intumescences (*b*, fig. 119). On voit quelquefois dans les anfractuosités des lacets, cette masse grumeleuse plus définie (*g*, fig. 116) et on peut se convaincre alors, avec des lentilles à immersion, que ce sont des cellules granuleuses à noyaux peu accusés qui, évidemment, s'étirent en longueur et font ainsi une enveloppe secondaire au canal. Même dans les réseaux capillaires, on voit encore ce tissu sous forme de traînées granuleuses mamelonnées le long des parois à l'extérieur (fig. 119). Nous parlerons plus loin des autres particularités de structure, relatives aux phénomènes vibratiles.

Nous avons décrit, en parlant du vestibule pharyngien (et représenté fig. 116 et 117), la manière dont les deux grands troncs aquifères (*n*, fig. 113) prennent naissance près de la bouche vestibulaire. Ces troncs se portent en droite ligne au delà du pharynx et chacun décrit, de son côté, un ou deux lacets, en plongeant un peu vers la face ventrale. Le lacet de droite passe toujours soit sur la pointe du germigène, soit dans son voisinage, et ce sont surtout ces lacets qu'on aperçoit, des deux côtés du pharynx, avec la plus grande netteté. Arrivé au niveau de l'insertion intestinale du pharynx, chaque tronc se bifurque en deux branches, un rameau ascendant (*o*, fig. 113) qui remonte vers le cerveau, et un rameau descendant ou postérieur (*s*) qui suit en serpentant à peu près le bord de l'intestin. Le rameau ascendant antérieur se place souvent si près du cerveau vers la ligne médiane (*g*, fig. 114), qu'il s'y rencontre avec celui du côté opposé, comme nous l'avons figuré. Arrivé au-dessus du cerveau, le rameau se bifurque et fournit une branche ascendante interne (*q*, fig. 113) qui longe le nerf, et une branche récurrente (*r*) que l'on peut suivre jusque vers le pharynx. La branche descendante, après avoir longé l'intestin, se recourbe à l'extrémité de celui-ci et se divise en deux branches ascendantes. La plus petite de ces branches, l'interne (*u*), remonte jusqu'au niveau des organes copulateurs et se résout ici en réseaux. La branche externe (*v*) plus puissante se recourbe ici et redescend, le long des bords du corps, jusque vers la queue (*w*).

Depuis la bifurcation du tronc principal, toutes les branches du système aquifère fournissent des rameaux fins et nombreux, qui forment une espèce de réseau capillaire à mailles très lâches, et toutes ces branches et rameaux montrent, dans leur parcours, de place en place, des fouets vibratiles. Pour trouver plus aisément ces rameaux fins, il faut examiner, avec des grossissements de 2 à 300, les endroits transparents de l'animal, en plaçant le foyer très haut. Le mouvement vibratile, sans manquer dans les branches placées dans le parenchyme, est cependant plus développé à la surface, surtout à la face dorsale. Nous conseillons aux commençants de choisir, sur l'animal fixé, une de ces localités transparentes, de placer le foyer de manière à voir tout juste la surface, puis d'abaisser le foyer lentement avec la vis micrométrique, en examinant attentivement le champ à chaque demi-tour de la vis. Lorsqu'on a bien arrêté un emplacement vibratile, on se servira des fortes lentilles à immersion pour constater les détails qui, malgré toutes les peines qu'on se donne, restent toujours assez obscurs. Ce n'est que l'examen des animaux bien vivants et point comprimés, qui peut mener à quelque chose ; on cherchera inutilement sur des préparations ou sur des coupes : toute trace du système aquifère y a toujours complètement disparu.

A notre avis, il y a deux sortes d'arrangements vibratiles : dans l'intérieur des canaux en mailles et sur leurs branches. Nous avons donné, dans la figure 119, une représentation de la première manière, dessinée sous l'immersion E. de Zeiss. Une substance granuleuse (*c*) s'élève en coussinet percé dans l'intérieur du canal, dont elle bouche presque entièrement la lumière, sauf un petit canalicule au centre. Sur les bords de cet orifice central sont placés deux fouets fort longs qui paraissent attachés, sur une partie de leur parcours, au coussinet même, et produisent l'impression d'un bord ondulant du coussinet. Lorsqu'on voit cette conformation de manière que les deux fouets se couvrent, on croit en apercevoir un seul qui se termine par une base plus épaissie au point d'attachement.

Outre ces fouets internes se trouvent encore un assez grand nombre des boutons vibratiles placés sur des petits canaux droits en cæcum, qui se terminent par une sorte de petite intumescence discoïde, au milieu de laquelle est insérée la racine bulbeuse du fouet, qui remplit ordinairement toute la longueur du cæcum latéral (fig. 120). Nous avouons que nous n'avons pu nous rendre un compte exact, si ces boutons discoïdes sont percés, comme le veulent Francotte et

Fraipont, par des orifices latéraux, ou s'ils sont entiers, comme le prétend Pintner. Nos observations parleraient plutôt pour la première opinion, car ces petits boutons présentaient souvent un aspect comme s'ils étaient criblés de petits trous à leur pourtour. Mais, nous le répétons, nous n'avons pu acquérir une certitude complète.

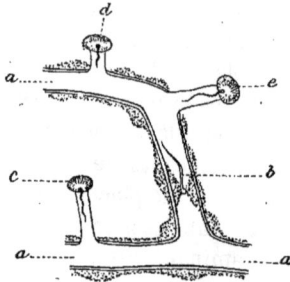

Fig. 120.

Nous n'avons pas observé des branches fines latérales qui se terminent en filaments étirés, sans présenter des éléments vibratiles, comme M. de Graff les décrit.

Nous ne discuterons pas ici les fonctions de ces canaux. Le liquide qui les remplit est parfaitement clair, homogène, sans trace de corpuscules. Les organes vibratiles déploient une activité très considérable dans le voisinage d'organes en développement et c'est là qu'on les trouvera le plus facilement.

Organes génitaux. — Ces organes hermaphrodites se distinguent, comme chez les Cestodes et les Trématodes, par la division du travail physiologique, surtout en ce qui concerne l'appareil femelle. Nous traiterons d'abord de la situation générale des parties, pour les examiner après en détail.

En examinant un Mésostome à l'œil nu ou à la loupe, on n'aperçoit ordinairement que l'intestin médian et des deux côtés, lorsqu'il est en production d'œufs d'hiver, deux lignes onduleuses d'un brun rougeâtre, qui courent parallèlement le long du corps, à égale distance des bords et de l'intestin. Examiné sous un faible grossissement (fig. 109), il présente les dispositions suivantes : dans le voisinage immédiat des bords du corps s'étend une glande formée de grappes lobées, dont les cæcums se terminent vers la paroi même du corps et dont l'extension en longueur est très variable. Cette glande est le *testicule* (*m*). Un peu en arrière du pharynx, de chacune de ces glandes se détache un canal transversal droit (*m'*), le *spermiducte*, que l'on peut suivre, avec ce grossissement jusqu'à l'intestin opaque. Nous avons dessiné le testicule sur la gauche de notre figure dans un état d'extension très considérable, lorsque des copulations fréquentes accompagnent la production des œufs d'hiver. A droite, au contraire,

Fig. 120. — Maille de canaux aquifères vibratiles du Mésostome entourant une grappe du testicule en formation chez un jeune individu. Obj. 7 de Vérick, dessin à la chambre claire. *a, a, a,* canal de la maille; *b,* fouet vibratile interne; *c, d, e,* boutons vibratiles; *c,* cæcum dans toute sa longueur; *d,* vu presque d'en haut; *e,* vu de trois quarts.

il est figuré réduit et épuisé, tel qu'on le trouve lorsque les œufs d'été ont déjà formé leurs embryons prêts à éclore.

En dedans de la ligne testiculaire, se trouve un second organe rectiligne, formé d'un tube à parois assez résistantes, fermé aux deux bouts et qui contient, dans des élargissements ampulliformes, les œufs. C'est l'*utérus* (*i*, fig. 109). Nous l'avons dessiné, contenant à gauche des *œufs d'hiver* (*l*), à droite des *œufs d'été embryonnés* (*k*). Nous avertissons expressément que le dessin est emprunté à deux individus différents et que, pas plus que Schneider, nous n'avons jamais trouvé des œufs d'hiver et des œufs d'été sur le même Mésostome. L'utérus montre toujours des parois plus résistantes lorsqu'il contient des œufs d'hiver ; ses terminaisons aveugles se laissent alors très bien observer. Ses parois sont beaucoup plus minces lorsqu'il contient des œufs d'été, placés ordinairement sur des branches secondaires, et si le nombre de ces œufs d'été est grand, comme sur l'individu dessiné qui en contient vingt, l'utérus s'étend du cerveau à l'extrémité de la queue et les œufs remplissent alors tout l'espace entre l'intestin et les bords. L'utérus a aussi un canal étroit transversal.

Entre l'utérus et l'intestin se place un troisième organe, les *glandes vitellogènes* (*n, n*, fig. 109). Au moment de leur plus grande activité, comme elles sont représentées du côté gauche, ces glandes, remplies de graisse et de granules, présentent une grappe allongée et épaisse, avec des cæcums pyriformes transparents au gros bout ; dans leur épuisement, comme elles se montrent du côté droit, on voit un canal longitudinal, sur lequel sont placés, de distance en distance, de petits grapillons peu marqués. Un canal transversal, le *vitelloducte*, conduit de chaque glande vers le centre.

Enfin on voit, dépassant un peu le bord de l'intestin, un petit organe transparent en forme de massue, le *germigène* (*p*, fig. 109), placé presque immédiatement derrière le pharynx, dirigé un peu obliquement en avant et se terminant vers un paquet d'organes d'aspect chitineux, renfermant les organes copulateurs que l'on ne peut débrouiller à ce grossissement et vers lequel convergent tous les conduits excréteurs, du testicule, de l'utérus et des glandes vitellogènes. Mieux que tout autre organe, le germigène peut servir pour déterminer comment est placé le Mésostome sous le microscope ; il se montre à droite lorsqu'on a la face dorsale tournée en haut, et on le voit à gauche dans la vue par la face ventrale.

Organes femelles. — Ils sont composés du germigène, des utérus, des glandes vitellogènes et de quelques parties centrales.

Le *germigène* (*a*, fig. 121-124) se compose d'un boyau claviforme fermé au bout, qui, comme nous le disions, se montre à

18

gauche dans la vue ventrale, à droite dans la vue dorsale de l'a-
nimal. Il est composé de plusieurs régions qu'il importe de distinguer
et est enveloppé d'une gaine assez ferme (*a*, fig. 122), laquelle, à
l'extrémité fermée, paraît homogène, mais qui augmente en épaisseur d'avant en arrière et présente une couche très puissante de
muscles circulaires dans la région qui avoisine le canal excréteur ou
germiducte. Les muscles présentent même, dans cette partie inférieure, des plis très saillants vers l'intérieur, constituant ainsi des

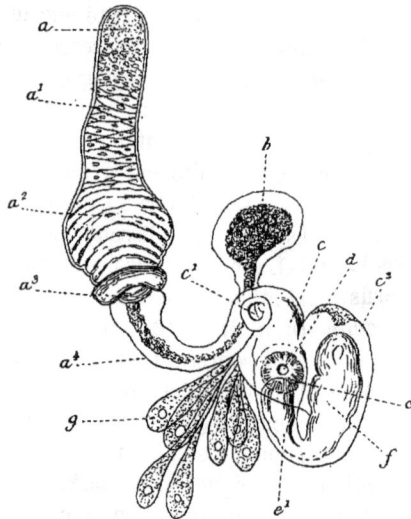

Fig. 121.

espèces de loges disposées transversalement en échiquier, dans lesquelles viennent se placer les œufs.

On peut distinguer dans le germigène les régions ovifère (*a*, *a*¹),
musculaire (*a*²) et séminifère (*a*³).

Vers le bout aveugle du boyau se pressent les ovules en formation (*c*, fig. 122), composés d'un protoplasme clair et transparent,
d'une membrane cellulaire et d'un noyau rond dans lequel on ne distingue pas encore de nucléole. Suivant l'état de l'individu, on trouve
ces cellules dispersées en nombre peu considérable au milieu d'une
substance interstitielle granuleuse et évidemment très visqueuse, ou

Fig. 121. — Organes génitaux centraux d'un Mésostome adulte, vus sous l'objectif 2 de
Gundlach. Face ventrale. *a*, germigène, extrémité; *a*¹, partie à œufs allongés; *a*², base
musculaire (réservoir séminal); *a*³, orifice vers le germiducte; *a*⁴, germiducte; *b*, glande
coquillière; *c*, réservoir général; *c*', orifice interne; *d*, orifice génital externe; *e*, extrémité du pénis; *e*', col du pénis; *f*, poche séminale; *g*, glandes accessoir s.

bien pressées les unes contre les autres, de manière qu'il ne reste que fort peu de cette substance granuleuse dans les interstices des ovules (c, fig. 122). A mesure que les ovules descendent dans la massue en grandissant, ils prennent une forme transversalement ovalaire (d, fig. 122) et deviennent à la fin très longs et séparés les uns des autres par une accumulation plus considérable de substance granuleuse (e, fig. 122). En même temps, les nucléoles se sont différenciés dans l'intérieur des noyaux, tandis que les parois cellulaires ne se laissent plus apercevoir, sans doute à cause de l'accumulation des granules qui entourent les œufs.

La région franchement musculaire (a^2, fig. 121 et 124) offre les états de contraction les plus variés. Tantôt elle est presque d'égal

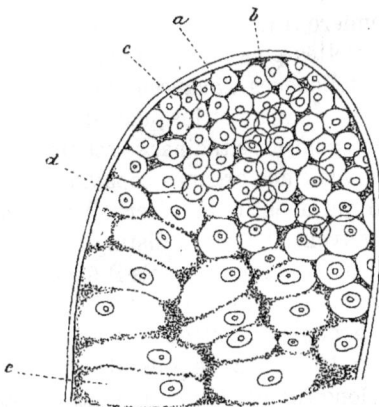

Fig. 122.

diamètre avec la massue, tantôt plus renflée, boursouflée même, s'étranglant plus ou moins par places, mais toujours marquée de grosses rides transversales. Elle s'ouvre par un orifice largement béant et presque toujours bien accusé (a^3) dans le *germiducte* (a^4). Celui-ci est formé par des parois très épaisses, transparentes et contractiles par des fibres musculaires longitudinales et transversales. Il se recourbe en anse pour se porter vers la ligne médiane, où il s'ouvre, de la manière que nous décrirons plus tard, dans le réservoir génital général (c). Le bout par lequel le germiducte s'attache autour de l'orifice béant du germigène est un peu évasé en entonnoir et peut s'élargir considérablement, de manière à former une espèce de

Fig. 122. — Terminaison du germigène d'un Mésostome adulte, portant un œuf d'hiver en formation. (Gundl. Obj. V.) Chambre claire. *a*, enveloppe externe; *b*, substance interstitielle granuleuse; *c*, ovules naissants; *d*, ovules s'allongeant; *e*, œufs allongés.

vessie que l'on peut appeler la partie séminifère ou *réservoir séminal* (a^3, fig. 123). C'est jusque là que pénètrent en effet les zoospermes, surtout lorsqu'il s'agit de fécondation par le même individu.

Les *glandes vitellogènes* (*n*, fig. 109; *k*, fig. 123). — Nous avons déjà décrit la disposition générale de ces organes. On les voit comme des grappes placées sur le canal longitudinal (k^1) dans lequel aboutissent de petits canalicules excréteurs (k^2), qui correspondent aux grands follicules glandulaires, où se constitue la substance vitelline. Ces follicules ont la forme de poires allongées, leur bout élargi est toujours clair, tapissé par un épithélium de cellules rondes en pavé, tandis que le reste du follicule est rempli par une substance granuleuse épaisse, blanchâtre sous la lumière directe, opaque par la lumière transmise. On y distingue des granules opaques et des gouttelettes plus claires d'apparence graisseuse.

Les organes vitellogènes s'avancent lorsqu'ils sont en pleine activité, jusque vers le cerveau et jusqu'au dernier tiers de l'animal. Les deux bouts du canal longitudinal se réunissent un peu en arrière du pharynx, au niveau des organes copulateurs, et envoient ici un canal transversal qui aboutit au réservoir général. Le *vitelloducte* (*k*, fig. 124) est souvent difficile à distinguer du spermiducte et du canal transversal utérin, avec lesquels il forme un seul paquet, pendant une certaine longueur du trajet; mais souvent il se laisse aussi discerner par les granules vitellogènes qu'il contient.

L'*utérus* (*i*, fig. 109 et 123) se présente, dans sa forme accomplie, comme un boyau longitudinal situé entre les testicules en dehors et les vitellogènes en dedans, et dont les parois ont, sous un faible grossissement, une apparence rigide et cornée. Il est fermé aux deux bouts et contient les œufs, soit dans sa cavité même, lorsqu'ils sont encore petits, soit sur de courts tronçons des tubes secondaires. Suivant la nature et le développement des œufs, il présente des aspects variables dont nous avons représenté les extrêmes des deux côtés de la figure 109. Au niveau des organes copulateurs, chaque utérus envoie un canal transversal (*i*, fig. 123 et 124) qui se porte vers le réservoir général.

C'est ce canal transversal qui présente surtout les changements les plus étonnants. Lorsqu'on examine un jeune individu, chez lequel la formation des œufs commence, on trouve des deux côtés des organes copulateurs (nous n'avons représenté qu'un côté dans la fig. 123) deux organes énormes en massue épaisse (*i*), plus forts que le germigène, qui présentent à l'intérieur un canal ridé transversalement et des parois très épaisses musculaires, où les fibres circulaires se font surtout remarquer. Au bout de cette massue, qui n'est autre chose que le canal utérin transversal, bourgeonnent des parties mamelonnées (i^1) finement granulées, tapissées de grosses cellules en pavé très pâles, qui n'ont, au commencement, pas de lumière interne, mais qui se creusent à mesure que les œufs y arrivent, se prolongent et deviennent l'utérus longitudinal. Les œufs se présentent, sous de faibles grossissements, comme nous en avons figuré deux (i^2), sous forme d'amas sphériques dans lesquels on recon-

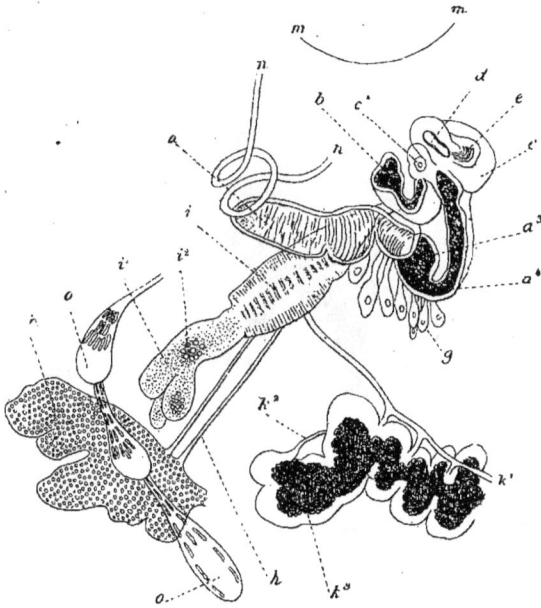

Fig. 123.

naît très bien les gouttelettes et les granules vitellins, qui sont si bien accollés à l'ovule dans l'intérieur, que celui-ci n'est pas visible.

On peut, dans cet état, suivre très bien le canal utérin transversal jusque vers le réservoir génital, quand même il est caché dans la vue ventrale par le germigène (a, fig. 123) qui est placé du côté ventral. Le

Fig. 123. — Les parties génitales de Mésostome vues dans leur ensemble sur un jeune individu. Face ventrale. (Gundl. Obj. IV.) a, germigène; a^3, réservoir séminal; a^4, germiducte, les deux remplis de sperme; b, glande coquillière; c, réservoir général; d, orifice génital externe; e, pénis en formation; g, glandes accessoires; h, spermiducte vide; h', partie du testicule; i, canal transversal de l'utérus; i', ovithèques naissants de l'utérus; i^2, ovules; k^1, vitelloducte longitudinal; k^2, canalicule excréteur d'une grappe; k^3, glandes vitellogènes; m, contour du pharynx; n, n, lacet du canal aquifère principal; o, cellules nématogènes.

canal transversal est encore bien visible dans les individus en copulation pour la formation des œufs d'hiver (*i*, fig. 124), mais il est à
peine perceptible dans l'intervalle entre la formation des œufs d'été
et ceux d'hiver, et il devient presque introuvable, réduit à une espèce
de traînée, lorsque les œufs d'hiver sont tous formés. Cette diminution alternante et disparition finale s'explique par le fait que les
œufs en formation passent bien par le canal, en se portant du réservoir général à l'utérus, mais que jamais ils ne refont ce chemin en
sens contraire, les embryons vivants provenant des œufs d'été et les
œufs d'hiver étant tous évacués à travers les tissus du corps.

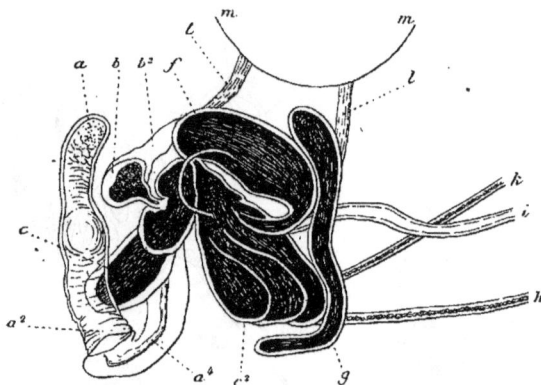

Fig. 121.

Organes mâles. — Les organes préparatoires sont les *testicules*
(*m*, fig. 109 ; *h¹*, fig. 123), situés sur les bords mêmes du corps à
l'intérieur. C'est, de chaque côté, une seule glande allongée à
cæcums difformes et irréguliers, qui se réunissent en un corps
général, duquel partent plusieurs fins spermiductes (*h*, fig. 123)
lesquels se réunissent, vers les organes copulateurs, sous des
angles très aigus en un seul canal, facile à distinguer lorsqu'il est
rempli de zoospermes. La grappe testiculaire est remplie, à l'intérieur, de cellules rondes, produisant, à la manière ordinaire, des
noyaux en assez grande quantité, lesquels deviennent à la fin des
corps de zoospermes. MM. Schneider et Hallez nous ont très bien

Fig. 124.— Les parties vues dans les figures 121 et 125 sous le même grossissement, mais
remplies de sperme après copulation. *a*, germigène, terminaison; *a²*, partie musculaire;
a⁴, germiducte; *b*, glande coquillière; *b¹*, réunion à la poche séminale *f*; *c, c'*, parties du
réservoir défiguré par la masse du sperme; *g*, partie accessoire du réservoir remplie de
sperme; *h*, spermiducte rempli; *i*, canal transversal de l'utérus; *k*, vitelloducte transversal; *l*, muscles suspenseurs; *m*, contour du pharynx.

fait connaître la genèse de ces zoospermes et nous renvoyons à leurs mémoires pour les détails. Lorsque les zoospermes sont arrivés à un certain développement, leurs queues encore très courtes mais agitées, sortent de tous côtés de la cellule, qui tournoie alors dans tous les sens et semble être une cellule à cils vibratiles. Les zoospermes mûrs sont d'une longueur démesurée, à corps filiformes, se terminant d'un côté en pointe très effilée et présentant, près du bout antérieur arrondi, deux ou trois filaments latéraux excessivement fins. L'influence de l'eau tourne ces zoospermes en vrilles. Ils descendent par le spermiducte et remplissent où le germiducte avec son réservoir seul, ou presque tous les organes centraux.

Organes centraux (fig. 121, 123, 124, 125). — Il faut les étudier sur des individus affamés, dont l'intestin n'est pas rempli, depuis la face dorsale. Après les avoir examinés sur le vivant on peut s'aider d'une solution très étendue de potasse caustique, qui les éclaircit et les fait distinguer mieux de l'entourage, ces organes entortillés étant entourés de parois chitineuses assez consistantes.

En plaçant le foyer très haut à la surface ventrale, on aperçoit *l'orifice génital externe* (d), qui exécute souvent des mouvements de contraction et d'expansion, mais qui souvent aussi est à tel point réfléchi vers l'intérieur, qu'il se présente comme entouré de bords épais (fig. 123 et 125). Dans sa plus grande expansion on le voit comme une rosette à orifice circulaire entouré par des fibres musculaires, dont les rayonnantes sont surtout bien accusées. Il conduit immédiatement dans un large sac chitineux et arrondi, à parois épaisses, qui est primitivement assez simple (fig. 123), mais qui se sépare petit à petit en deux parties largement communiquantes, dont l'une, la partie plutôt femelle (c), occupe le côté tourné vers le germigène, tandis que l'autre (c²) est placée du côté opposé. Mais ces deux parties ne sont pas plus profondément séparées que la région pylorique et cardiaque de l'estomac humain.

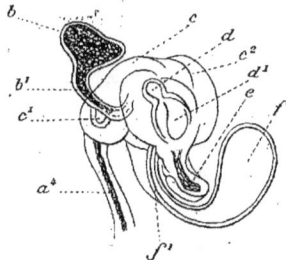

Fig. 125.

Dans la région femelle débouchent, par un orifice interne (c¹), le germiducte, le vitelloducte, le canal utérin et le canal excréteur (b¹) de la glande coquillière (b). Suivant les positions et le remplissage

Fig. 125. — Les parties centrales d'un Mésostome adulte, vues dans les mêmes conditions que figure 121. Les lettres ont la même signification. En outre, b', canal excréteur de la glande coquillière; d', cavité de retrait du pénis; f', canal excréteur de la poche séminale.

de ces canaux, on peut les suivre jusque vers l'orifice interne, qui de temps en temps montre des contractions et expansions très lentes. Ce sont surtout le germiducte, lorsqu'il est rempli de sperme et le conduit de la glande coquillière, presque toujours garni de granules et à parois rugueuses et plissées à l'intérieur, que l'on peut voir souvent se réunissant dans l'orifice interne. Outre ces différents canaux, débouchent encore dans la partie femelle, peut-être même dans le germiducte, des glandes monocellulaires allongées, à protoplasme faiblement granuleux et à noyau très apparent (*g*, fig. 121 et 125), semblables dans leurs allures aux glandes salivaires. Ces *glandes accessoires* ont manifestement des conduits excréteurs isolés; nous n'avons pas réussi à les voir se réunir en un seul canal et nous devons admettre qu'ils s'ouvrent séparément dans le réservoir.

La *glande coquillière* (*b*) est située sur la face dorsale de l'appareil. Son corps, transversalement allongé en poire, présente des parois très épaisses et sa cavité est toujours remplie de granules très foncés, qui s'étendent aussi dans la lumière de son canal excréteur rugueux et souvent un peu courbé ou même entortillé. Les opinions sur la nature de cette glande sont divergeantes. M. Schmidt l'appelle bourse séminale, M. de Graff bourse copulatrice et ce dernier prétend y avoir vu des zoospermes. M. Schneider la désigne comme vésicule, dans laquelle débouchent probablement les vitelloductes et M. Leuckart la nomme glande appendiculaire, en maintenant qu'il n'y a jamais vu de zoospermes, mais seulement des granules. Nous n'y avons non plus jamais vu de zoospermes, qui peuvent peut-être y entrer par une pression trop forte, lorsque tout le réservoir est rempli. Mais, même dans ce cas, nous n'y avons vu que des granules. Notre figure 124 est dessinée immédiatement après la copulation ; les organes étaient gorgés à crever à la moindre pression, il n'y avait néanmoins pas trace de zoospermes ni dans la glande, ni dans son canal excréteur. Cette glande est en outre une des premières parties formées ; elle existe, remplie de granules, lorsque les premiers œufs sont en train de se constituer et que les organes copulateurs ne sont pas encore en état de fonctionner (fig. 123); elle doit donc être en fonction dès la première constitution des œufs et ne pas entrer en activité seulement à la première copulation, qui arrive beaucoup plus tard.

La région mâle (*c²*, fig. 121) contient la *poche séminale* (*f*) et le pénis (*a*). La première se présente sous la forme d'une cornue à parois épaisses et à conduit recourbé (*f¹*) qui s'ouvre dans le réservoir, à côté de la poche du pénis, dans une sorte de vestibule (*d*, fig. 121) commun, contigu à l'orifice génital extérieur. Elle se développe seulement après la formation des œufs d'été et n'existe pas encore chez les jeunes individus (fig. 123). Sa cavité interne est assez vaste et plissée, lorsqu'elle est vide ; elle se remplit de zoospermes lors de l'époque où les Mésostomes sont aptes à la copulation. Elle occupe la face dorsale et cache souvent si bien la poche du pénis, que celle-ci semble faire corps avec elle (fig. 121). Dans d'autres cas, au contraire (fig. 125), la poche du pénis (a) se présente sous forme d'un appendice courbé, remplissant l'espace entre la poche séminale et le réservoir et contenant dans son intérieur le pénis replié.

Le *pénis* (e, fig. 121) peut se retrousser comme un gant et dans son état d'érection il présente la forme d'une massue dont le bout libre, mais fermé, montre des rides ou épaississements placés en cercle autour de l'extrémité, de sorte que cette partie ressemble assez au rostellum d'un ténia entouré d'un cercle de crochets. Étant un organe qui se retrousse comme un doigt de gant, pour sortir en partie de l'orifice génital, il est bien creux dans son intérieur, mais il n'est point percé par un canal avec orifice pour laisser passer le sperme : c'est seulement un organe excitateur.

Nous n'avons que peu de notes à ajouter sur la formation des œufs et sur le rôle que doivent y jouer les différents organes.

On distingue des *œufs d'été* à coque transparente et molle (h, fig. 109), et des *œufs d'hiver* à coque résistante, cornée, de couleur brun-rouge foncé (l, fig. 109).

Les œufs d'été se forment les premiers, et leur genèse commence lorsque les organes copulateurs avec le pénis, sont à peine ébauchés et qu'on ne voit aucune trace d'une poche séminale. A cette époque, que nous avons représentée figure 123, le testicule et le germigène, ainsi que la glande vitellogène, sont en pleine activité et la glande coquillière est remplie de granulations. Mais l'utérus ne consiste que par son conduit transversal, épais et musculeux. L'ovule, constitué par le germigène, passe dans le germiducte, rempli préalablement de sperme et y est fécondé pendant son passage ; il arrive au réservoir, où il reçoit des globules vitellogènes et des granules de la glande coquillière. Nous pensons que ces derniers, en se modifiant dans l'utérus, constituent la coque. Ainsi constitué, l'œuf est aspiré par le canal utérin, qui pousse ses prolongements dans lesquels les œufs se logent, croissent et augmentent.

Les œufs d'été se constituent donc normalement sans copulation, par fécondation interne de l'individu lui-même.

Plus tard, les organes copulateurs se sont organisés et il y a, normalement, fécondation mutuelle pour les œufs d'hiver. Mais dans des cas d'isolement, la fécondation interne peut aussi suffire pour la formation des œufs d'hiver.

M. Schneider a très bien démontré ces différents états et nous pensons que la vue de notre figure 123 doit dissiper tous les doutes sur la première constitution des œufs d'été, avant qu'une copulation ne soit possible. Dans celle-ci, nous avons toujours remarqué que, conformément à la direction d'arrière en avant du pénis en érection (fig. 121), les deux Mésostomes se placent ventre contre ventre et la tête de l'un tournée vers la queue de l'autre.

Nous n'avons pas à entrer dans les phases du développement de l'œuf. Nous devons seulement dire que les embryons formés dans les œufs d'été montrent très bien, à une certaine époque, les yeux et le pharynx et qu'étant arrivés à l'état mûr, ils percent l'enveloppe de l'œuf, passent à travers le parenchyme et sortent, pour s'élancer dans l'eau, par les téguments à l'endroit le plus rapproché de l'œuf. Nous avons plusieurs fois assisté à ces parturitions à travers les téguments chez des individus nageant librement dans un verre de montre, et nous avons vu, chez le *Mesostomum lingua*, les embryons délivrés circuler, pendant quelques heures même, dans le parenchyme de la mère, avant de percer les téguments à un endroit quelconque. Les œufs d'hiver, destinés à perpétuer l'existence de l'espèce à travers la mauvaise saison, ne sont délivrés, suivant M. Schneider, que par la mort et la décomposition de l'individu. Nous n'avons pas observé ce procédé, mais nous le croyons parfaitement constaté et nous soutenons, en nous fondant sur ces observations, qu'aucun œuf ne repasse par le canal utérin et que jamais ni œufs ni embryons ne sortent par l'orifice génital.

L'épithélium vibratile est commun à tous les Turbellariés. Il est pavimenteux ou cylindrique, et montre quelquefois une cuticule criblée de pores pour le passage des cils, ordinairement très fins, mais quelquefois développés en soies ou fouets (*Derostomum, Hyporhynchus*). Les organes urticants sont très diversement conformés. On observe de véritables nématocystes constitués absolument comme chez les Coelentérés, avec un fil qui se déroule (*Microstoma lineare*), des sagittocystes ou cellules lançant une fine aiguille libre (*Planaria quadrioculata*), des bâtonnets ou rhabdites, de formes très différentes, constitués dans des cellules comme chez le Mésostome. Enfin, on trouve chez certains Alloiocoeles seulement des fils de nature mucilagineuse (*Plagiostomum*) et quelques espèces paraissent en manquer totalement. Les glandes cutanées sont très répandues et peuvent devenir des organes venimeux (*Convoluta paradoxa*), armés d'une pointe percée chitineuse. Outre les cellules fileuses on rencontre quelquefois des cellules ou papilles collantes (*Plagiostomum, Gunda*). La gaine dermomusculaire se trouve partout composée au moins de deux couches de fibres, longitudinales et circulaires, et quelquefois d'une troisième diagonale. Le parenchyme est très diversement constitué. Chez les Acoeles (*Convoluta*) le corps entier est constitué à l'intérieur par une masse protoplasmique granuleuse contenant des noyaux, des cellules et une trame fibrillaire. C'est ce parenchyme qui, suivant M. de Graff, remplace le canal intestinal absent. Chez les Alloiocoeles, la différenciation des muscles commence, et chez les autres Turbellaires on voit souvent un système très compliqué de muscles intérieurs dors-oventraux, obliques, tangentiels, etc. Les pigments, tantôt diffus, tantôt cellulaires ou ramifiés, se trouvent dans l'épithélium ou dans le parenchyme qui, suivant le développement des organes, est plus ou moins abondant; mais nulle part on ne voit des cavités internes dans lesquelles seraient suspendus les organes. L'intestin présente les modifications les plus diverses. Chez les *Acoeles*, une bouche simple et vibrante donne accès dans un œsophage en tube conduisant dans le parenchyme, présentant des muscles et quelquefois des cellules glandaires parti-culières. On voit ici, *mutatis mutandis*, quelque chose d'analogue à la conformation des Infusoires. Lorsque le tube intestinal s'est différencié par un épithélium parti-culier chargé de la digestion et très variable suivant l'état de l'individu, on observe des formes très différentes : un simple sac, souvent énorme (*Plagiostomides*), un tube droit occupant l'axe du corps et composé, suivant la position du pharynx, d'une partie anté-pharyngéale ou post-pharyngéale (*Rhabdocoeles*), et enfin un intestin ramifié à travers tout le corps, comme chez le *Distomum hepaticum* (*Den-drocoeles*). Chez les *Triclades*, cet intestin ramifié se compose d'une partie anté-rieure médiane et de deux branches latérales postérieures qui envoient des ramifica-tions dendritiques secondaires. Chez les *Polyclades*, la cavité digestive centrale envoie une branche impaire vers le système nerveux central et des nombreuses branches latérales ramifiées. M. Lang n'hésite pas à paralléliser l'intestin des Den-drocoeles avec l'appareil coelentérique des Cténophores, mais en même temps aussi avec l'intestin ramifié des Clepsines et des Sangsues en général. C'est le pharynx qui offre aussi des divergences fort remarquables. Simple chez les Acoeles, les Macros-tomes et les Microstomes, il se complique dans les autres Rhabdocoeles par la for-mation d'un repli externe qui devient le vestibule et reçoit chez beaucoup, comme nous l'avons vu chez le Mésostome, les orifices des canaux aquifères. Le vestibule, peu profond dans le début, peut devenir tellement considérable que par son enfonce-ment il entoure le pharynx musculeux jusqu'à sa base et le rend presque libre et indépendant. Les distinctions de pharynx en rosette, en tonnelet et variable qu'on a établies, se rapportent au développement de cette forme allongée, libre et indépen-dante. A la fin, le pharynx devient un véritable boyau en forme de tube, une trompe qui peut être lancée sur la proie, comme c'est le cas chez la plupart des Dendrocoeles. Que les rapports entre les muscles, les glandes et les autres parties constituantes du pharynx changent beaucoup avec ces modifications de forme, que des muscles rétracteurs et protracteurs puissants se développent dans les trompes, tandis qu'ils sont à peine indiqués dans les pharynx en rosettes, c'est facile à concevoir ; nous renvoyons pour les détails aux monographies de M. de Graff. La position du pharynx varie beaucoup ; sur toute la longueur de la ligne médiane, depuis l'extrémité antérieure marquée par le système nerveux jusqu'à l'extrémité opposée, il n'y a pas une place où l'orifice du pharynx ne puisse se trouver.

Nous assistons, chez les Turbellariés, à des phases évolutives assez différentes du système nerveux. On n'en a pas encore trouvé chez les Acoeles ; il est fort mal différencié chez quelques formes adaptées à un parasitisme interne (*Graffilla*). C'est sans doute une indication du fait que ces états rabougris sont dus à une dégéné-rescence successive et non à une évolution de bas en haut. Quoi qu'il en soit, nous voyons se différencier de plus en plus une masse ganglionnaire médiane composée de deux moitiés fusionnées et envoyant des nerfs longitudinaux posté-rieurs. C'est cette masse que nous avons appelée le cerveau. Il est quelquefois réduit à l'état de simple commissure entre les nerfs latéraux qui contiennent aussi des cellules ganglionnaires. Ces parties, cerveau et nerfs latéraux, existent partout où le système est différencié. Chez les Polyclades, les nerfs réunis par des anasto-moses en réseaux, présentent une disposition rayonnante tout en montrant les deux nerfs latéraux prépondérants ; mais dans les formes supérieures (Triclades) on dis-

tingue une partie supérieure sensorielle, une inférieure musculaire et une commissure entre deux fermant l'anneau. Chez presque tous, les nerfs latéraux antérieurs
sont constitués comme chez le Mésostome. Enfin, chez *Gunda*, se développe, en conformité avec la segmentation prononcée, un véritable système en échelle, par des
commissures transversales, entre les cordons longitudinaux, correspondantes aux
segments. Cette combinaison est évidemment préparée par la commissure transversale des Mésostomes et par la commissure terminale des cordons qui existe chez
presque tous les Dendrocoeles.

Il existe, outre des cellules tactiles qui peuvent même se développer sur des véritables tentacules (*Vorticeros* parmi les Rhabdocoeles, *Prostheceraeus*, *Styloch...*
parmi les Dendrocoeles), deux sortes d'organes de sens spécialisés : des yeux et des
organes auditifs. Les premiers sont souvent constitués, comme chez notre Méso-
tome, de taches pigmentaires réticulées, irrégulières ou même diffuses, étoilées et
aussi parfaitement arrêtées dans leurs formes. Ces taches existent même chez des
espèces privées de système nerveux ; mais, lorsque celui-ci existe, elles reposent toujours plus ou moins étroitement sur le cerveau. Les couleurs noire, brune ou rouge
foncé sont les plus ordinaires. Dans une phase plus avancée on trouve des corps
réfringeants, des crystallins tantôt simples et globulaires, tantôt plus nombreux et
alors cylindriques, entourés au dehors par des cupules pigmentaires, vers lesquelles
se rendent des filaments nerveux, renflés en forme de cellules ganglionnaires accolées aux cylindres réfringeants. Dans des cas rares, les deux yeux latéraux confluent
ensemble dans la ligne médiane ; quelquefois aussi (*Polycelis nigra*) se trouvent
sur les bords de la tête de nombreuses taches pigmentaires, entourant un noyau
sphérique transparent, homogène et mou, et une grande cellule à noyau transparent.
Les organes auditifs, beaucoup plus rares, sont constitués par une seule vésicule
auditive médiane, épaisse, contenant un otolithe ordinairement sphérique, quelquefois discoïde, ou en forme de bouton de chemise, entouré par un liquide transparent, rarement coloré en rose pâle. L'organe est situé dans le voisinage immédiat
du cerveau.

Le système aquifère manque entièrement aux Acoeles. Chez les Polyclades,
M. Lang a constaté son existence, mais il n'a pas encore pu suivre sa disposition
entière. Chez ces animaux existent aussi des diverticules des branches cæcales
de l'intestin qui communiquent au dehors par un canal et un pore, très fins, par
lesquels laissent passer quelquefois des gouttelettes de liquide. Dans les cas où
le système est bien différencié, il se montre composé quelquefois d'un seul tronc
médian (*Stenostomum*), ordinairement de deux troncs qui fournissent des
branches diversement disposées, et des rameaux se terminant dans des mailles
avec boutons vibratiles. Les deux troncs peuvent se réunir en arrière pour former
un orifice excrétoire (*Plagiostomum*, *Pronotis*) ou avoir des orifices séparés situés
latéralement en arrière (*Derostomum*, *Gyrator*) ou vers le milieu du corps, portés
par des branches transversales (*Prorhynchus*), ou enfin dans le vestibule pharyngien (*Mesostomum*, *Vortex*). Chez *Gunda*, les grands troncs, développés seulement
autour des organes génitaux, s'ouvrent par des branches dorsales dans chaque
segment après avoir formé un peloton. Chez cet animal aussi M. Lang a découvert
que beaucoup d'entonnoirs vibratiles s'ouvrent directement dans les cellules intestinales.

La reproduction asexuelle ne se montre que chez les Microstomides. Elle consiste en une séparation répétée transversalement et due à un bourgeonnement postérieur axial, comme l'a prouvé Hallez. Le bourgeonnement se fait périodiquement.
A l'endroit de la séparation se forme une double cloison fermant l'intestin, et au-
dessous de cette cloison à rainure extérieure se constitue d'abord un nouveau
pharynx et ensuite le système nerveux.

Il n'y a que très peu de Turbellaires à sexes séparés (*Microstomum*, *Stenostomum*). Tous les autres sont hermaphrodites. Dans les organes femelles, germigène
et vitellogène sont le plus souvent séparés, comme dans notre Mésostome. La

germigène est compact, souvent simple, quelquefois pair, situé tantôt en arrière, tantôt au milieu ou même très avancé vers le cerveau. Un ou deux germiductes, suivant la simplicité ou la duplicité du germigène, conduisent dans le réservoir ou vestibule général où se rencontrent les différents produits génésiques. Les vitello- gènes, lorsqu'ils sont différenciés, sont toujours pairs ; des simples boyaux tantôt lisses (*Hyporhynchus*), lobés (*Vortex Hallezii*), papilliformes (*Vorticida, Mesosto- mida*), ou même très ramifiés et réticulés (*Derostomum*). Dans certains cas, la sépa- ration des fonctions ne s'est pas effectuée. On trouve alors un véritable ovaire dont la partie cæcale (*Prorhynchus*) ou la partie rapprochée de l'orifice génital (*Proxenetes*) produit les ovules, tandis que l'autre partie fournit la substance vitellaire. Chez les Polyclades les deux fonctions sont entièrement réunies; autour de chaque œuf se produisent les granules vitellaires. Les testicules sont plus variés que les germi- gènes. Ils sont folliculaires, dispersés sous forme de vésicules dans le parenchyme (*Acoeles*), quelquefois groupés en avant dans une région distincte du corps (*Monotis, Plagiostoma*) ou disposés même par paires dans les segments du corps (*Gunda*). Dans la plupart des cas, ce sont des glandes compactes comme chez notre Mésostome, mais de forme très variée et, sauf une exception (*Gyrator hermaphro- ditus*), paires.

Une profonde différence se fait remarquer entre les Polyclades à orifices mâle et femelle séparés et les autres, qui ont toujours un orifice unique conduisant dans le réservoir général où se rencontrent les produits des organes nommés et d'autres, de glandes coquillières et accessoires. Chez tous ces Monogonopores, la fécondation des œufs par les propres organes est de règle, et la fécondation par copulation n'est que supplémentaire pour certains états, tandis que chez les Poly- clades ou Digonopores la fécondation mutuelle paraît nécessaire. Il est curieux de voir que chez quelques Polyclades les zoospermes sont introduits violemment dans le parenchyme du corps à une place quelconque au moyen du ou des pénis armés en forme de vrille.

Il y a partout un organe copulateur ou pénis souvent très diversement conformé et armé. Quant aux autres organes, utérus, glandes coquillière et albuminoïde, poche et vésicule séminales, etc., on n'a pas encore réussi à les ramener à des types bien déterminés, et nous devons renvoyer, pour leur examen, aux différentes monographies, surtout à celles de Jensen, Hallez, Lang et Graff.

Nous devrons appeler l'attention, avant de terminer ce chapitre, sur les vues ingénieuses de M. Lang qui considère les Turbellaires comme des Coelentérés, alliés primitivement aux Cténophores, mais profondément modifiés par l'adapta- tion à la vie de reptation. On trouve l'exposé des raisons de M. Lang dans son travail sur Gunda. Si ces vues sont justes, nous devons considérer les Polyclades comme les formes les plus rapprochées de la souche, et les Triclades, les Rhabdo- cœles comme des dérivations vers une dégénérescence profonde, due au parasi- tisme en grande partie qui nous a fourni les Trématodes et les Cestodes. D'un autre côté, la Triclade *Gunda* conduit par l'arrangement segmentaire de son corps, unique chez les Turbellaires, et par l'organisation de presque tous ses organes, directement vers les Hirudinées et notamment vers les Clepsines, comme M. Lang l'a démontré à l'évidence.

Littérature.

W. Focke, *Planaria Ehrenbergii, Annal. Wiener Museum*, t. I, Abth. II, 1836.— A. J. Oerstedt, *Entwurf einer systematischen Eintheilung und speciellen Beschreibung der Plattwürmer.* Copenhague, 1844. — A. de Quatrefages, *Mémoire sur quelques Planariées marines. Ann. Scienc. natur.*, 3e sér., t. IV, 1845. — O. Schmidt, *Die rhabdocoelen Strudelwürmer des süssen Wassers.* Iena, 1848. — Id., *Neue Beiträge zur Naturgeschichte der Würmer.* Iena, 1848. — Id., *Neue Rhabdocoelen aus dem nordischen Meere. Sitz. Ber. Acad.* Wien,

1852. — Id., *Die dendrocoelen Strudelwürmer aus der Umgebung von Graz. Zeitschr. wissench. Zool.*, t. X, 1860. — Id., *Ueber Planaria torva. Ibid.*, t. XI, 1861. — Id., *Turbellarien von Corfu. Ibid.* — M. Schultze, *Beiträge zur Kenntnis geschichte der Turbellarien.* Greifswald, 1851. — Id., *Beiträge zur Kenntniss der Landplanarien.* Halle, 1857. — R. Leuckart, *Mesostomum Ehrenbergii. Arch. für Naturgesch*, 1852. — Ed. Claparède, *Études anatom. sur les Annélides, Turbellariés, etc., des Hébrides. Mém. Soc. physique.* Genève, t. XVI, 1861. — Id. *Beobacht. über Anatom. u. Entwicklungsgesch. wirbelloser Thiere.* Leipzig, 1863. — El. Metschnikoff, *Ueber Geodesmus bilineatus. Bull. Acad. Petersbourg,* t. IX, 1865. — Id., *Zur Naturgeschichte der Rhabdocoelen. Arch. f. Naturgesch.* 1865. — Id., *Ueber die Verdauungsorgane der Süsswasserturbellarien. Zool. Anzeiger,* 1878. — W. Keferstein, *Beiträge zur Anatomie und Entwicklung einiger Seeplanarien von St. Malo. Abh. Gesellsch.* Göttingen, 1867. — Ed. van Beneden, *Étude du genre Macrostomum. Bullet. Acad. Belgique,* 2ᵉ série, t. XXX, 1870. — W. Uljanin, *Die Turbellarien der Bucht von Sebastopol. Berichte Gesellsch.* Moscou, 1870. — Ed. Grube, *Beschreibung von Planarien des Baikalgebiets. Arch. f. Naturgesch,* 1872. — A. Schneider, *Untersuchungen über Plathelminthen.* Giessen, 1873. — L. Graff, *Zur Kenntniss der Turbellarien. Zeitschr. f. wissenschaftl. Zool.*, t. XXIV, 1874. — Id., *Neue Mittheilungen über Turbellarien. Ibid,* XXV, 1875. — Id., *Ueber die systematische Stellung von Vortex Lemani. Ibid.*, t. XXV, Suppl., 1875. — Id., *Fortgesetzte Turbellarienstudien. Ibid.*, t. XXX, Suppl., 1878. — Id., *Monographie der Turbellarien,* t. I, *Rhabdocoelida.* Leipzig, 1882. — H. N. Moseley, *On the anat. and histol. of Landplanarians of Ceylon. Philos. Transactions,* 1874. — Id., *On Stylochus pelagicus. Microscopical Journal,* t. XVII, 1877. — G. Duplessis, *Turbellariés limicoles. Bull. Soc. Vaudoise,* t. XIII, 1874. — Id., *Divers., Ibid.*, t. XIV, 1876. — Id., *Ibid.*, t. XV, 1878. — Id., *Ibid.* t. XVI, 1879. — O. S. Jensen, *Turbellaria ad litora Norvegiæ occidentalis.* Bergen, 1878. — P. Hallez, *Contributions à l'histoire nat. des Turbellariés.* Lille, 1876. — A. Lang, *Untersuch. z. vergleich. Anat. und Histologie der Plathelminthen. Mittheil. Zool. Station.* Neapel, t. I, II, III. — Id., *Der Bau von Gunda segmentata. Ibid.*, t. III, 1881. — H. v. Jhering, *Graffilla muricicola. Zeitschr. wissensch. Zoologie,* t. XXXIV, 1880. — J. von Kennel, *Die in Deutschland gefundenen Landplanarien, Rhynchodesmus terrestris O. F. Müller und Geodesmus bilineatus Mecznikoff. Arbeit. Zool. Institut.* Würzburg, t. V, 1879. — Id., *Zur Anatomie der Gattung Prorhynchus. Ibid.* t. VI, 1882. — P. Francotte, *Sur l'appareil excréteur des Turbellariés Rhabdocoeles et Dendrocoeles. Bull. Acad. de Belg.*, t. III, 1882.

ORDRE DES NÉMERTIENS *(NEMERTINA)*

Platyelmes à corps allongé, cylindrique ou aplati, couvert d'un épiderme cilié. L'intestin simple montre une bouche antérieure ventrale et un anus terminal. Une longue trompe, armée ou non de stylets, peut être poussée au dehors par un orifice situé au sommet de la tête. Système nerveux composé de deux ganglions céphaliques latéraux, réunis transversalement et émettant deux troncs nerveux latéraux. Système circulatoire formé de troncs vasculaires à mouvements propres. Sexes ordinairement séparés.

On distingue généralement deux sous-ordres :

1º **Enopla.** — La trompe est armée de stylets, la bouche située au-devant des ganglions nerveux. (*Amphiporus, Tetrastemma, Prosorochmus, Nemertes.*)

2º **Anopla**. — La trompe n'a point de stylets, la bouche est située derrière les ganglions. (*Lineus, Cerebratulus, Cephalothrix, Malacobdella.*)

Type : **Tetrastemma flavidum** (Ehrbg.). — Ce petit ver peut atteindre jusqu'à 2 centimètres de longueur. Il est très commun sur toutes les côtes européennes, depuis l'Écosse jusqu'à la mer Rouge ; blanc jaunâtre sur le ventre, orné de teintes variant du jaune pâle au brun-rouge sur la face dorsale, où il est ordinairement marqué de quatre bandes longitudinales plus foncées. On se le procure aisément en laissant reposer pendant quelques heures des détritus, des algues, etc., grattés au fond de la mer à de faibles profondeurs. Les vers se rassemblent au niveau de l'eau et grimpent même au-dessus du niveau sur les parois du bocal, où on les recueille avec un pinceau fin. On peut garder ces vers longtemps en vie dans un petit bocal avec de l'eau de mer propre dans laquelle on a mis un fragment d'ulve verte. Il faut avoir soin d'ôter les petits crustacés qui abondent dans leur habitat et attaquent les vers. On les observe par transparence en les comprimant convenablement. Pour faire des coupes, on les tue par une immersion de quelques heures dans l'acide picrique. On les lave à grande eau, les colore en entier au picro-carminate et les durcit graduellement dans de l'alcool à différentes densités. Beaucoup de ces vermicules vomissent leur trompe au moment de la mort. Pour étudier l'organisation dans son ensemble, il faut avoir soin de choisir des individus ayant gardé la trompe. Nos exemplaires ont été recueillis à Cette et étudiés au laboratoire dirigé par M. le professeur A. Sabatier de Montpellier.

Téguments (*a* sur toutes les figures). — Un *épithélium vibratile* général très fin (a^1) et court couvre tout le corps. Au sommet de la tête et à l'extrémité caudale, les cils deviennent plus longs et moins mobiles, tout en restant flexibles (a^2, fig. 126 et 127). Aux fentes latérales et sur tout le pourtour des lèvres buccales les cils sont un peu plus longs et leurs mouvements très vifs (fig. 126).

La couche la plus extérieure des téguments est constituée par une *cuticule* (a^3) transparente, mince et homogène, qui paraît traversée par les cils. Elle se fait bien voir sur les animaux vivants ; sur les coupes durcies, la cuticule se raccornit le plus souvent au point de devenir méconnaissable.

En dedans de cette cuticule se trouve une couche assez épaisse formée par des cellules en majorité pyriformes, ayant la partie plus évasée tournée au dehors, et la base plus rétrécie vers l'intérieur. Ce sont ces cellules (a^4) qui portent les cils vibratiles et qui constituent par conséquent la plus grande masse de l'*épiderme*. Les noyaux de ces cellules, peu apparents sans emploi de réactifs, se trouvent vers la base pointue ; ils sont petits, un peu allongés dans le sens du grand axe de la cellule, et se colorent très bien par le picrocarminate. Dans beaucoup de cas, ces cellules sont remplies de granules foncés très petits, rougeâtres ou brunâtres ; mais ordinairement elles sont claires et transparentes. On voit très bien leurs contours enche-

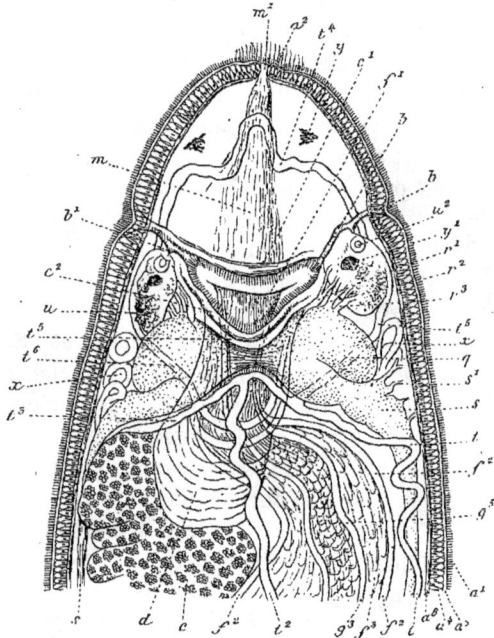

Fig. 126.

vêtrés sur des individus vivants, observés sous une faible pression. Elles sont entremêlées de cellules plus grandes, claires, homogènes,

Fig. 126. — Tête du *Tetrastemma flavidum*, vue de la face ventrale, légèrement comprimée. Verick, obj. 1, chambre claire. *a*, téguments ; a^1, cils vibratiles ; a^2, cils antérieurs plus long ; a^3, cuticule ; a^4, cellules épidermiques ; a^8, fibres musculaires longitudinales ; *b*, sillon vibratile ; b^1, encognure en entonnoir, conduisant à l'organe latéral ; *c*, bouche ; c^1, lèvre antérieure ; c^2, lèvre postérieure ; *d*, œsophage ; *e*, intestin ; *f*, gaine de la trompe ; f^1, pavillon terminal ; f^2, paroi ; f^3, cavité de la gaine ; *g*, boyau probocidien ; g^3, paroi ; g^5, revêtement intérieur ; *q*, ganglions centraux ; r^1, r^2, r^3, troncs nerveux qui en sortent ; *s*, tronc nerveux latéral ; s^1, rameaux qui en sortent ; *t*, système circulatoire ; *t*, troncs latéraux ; t^2, tronc médian ; t^3, arc transverse ; t^4, ogive céphalique ; t^5, vaisseau sortant de l'organe latéral *u* ; t^6, continuation du vaisseau sur les ganglions ; *u*, organe latéral ; u^1, orifice interne de l'entonnoir cilié ; *y*, yeux antérieurs ; y^1, yeux postérieurs.

à noyaux petits, qui sont dispersées irrégulièrement sur toute la surface du corps et se font très bien voir sur des coupes réussies. Ce sont sans doute des *glandes cutanées* monocellulaires (a^5, fig. 128 et 129), qui sécrètent le mucus transparent si abondant, avec lequel les vers se collent aux corps sur lesquels ils rampent et se construisent même des gaines temporaires. En plaçant le foyer du microscope très haut sur des animaux vivants, on peut voir ces glandes comme des petits cercles transparents.

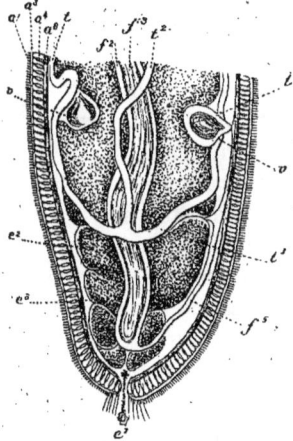

Fig. 127.

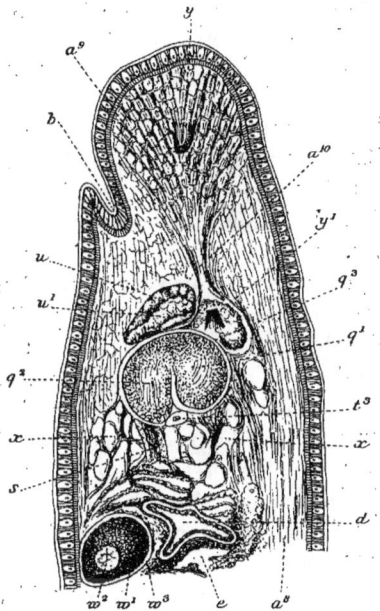

Fig. 128.

En examinant sur des animaux frais et légèrement comprimés la coupe optique des téguments, on observe à la base des cellules une couche mince, transparente, sans structure apparente. Les coupes

Fig. 127. — Extrémité caudale d'un *Tetrastemma* mâle, légèrement comprimé. Verick, obj. 1, chambre claire. *a*, téguments. Les différentes couches sont désignées comme dans la figure précédente. e^1, anus ; e^2, cæcums intestinaux ; e^3, dissépiments ; f^2, parois ; f^4, cavité ; f^5, muscle rétracteur de la gaine de la trompe ; *t*, vaisseau latéral ; t^1, arc transversal postérieur ; t^2, tronc médian ; *v*, spermisacs.

Fig. 128. — Coupe longitudinale et latérale de la tête d'un *Tetrastemma* femelle. Verick, obj. 1. La coupe passe près du bord latéral ; elle a frisé les ganglions. Chambre claire. a^8, couche musculaire longitudinale du corps ; a^9, feutre musculaire de la tête ; a^{10}, tige musculaire ; *b*, sillon vibratile ; *d*, œsophage plissé ; *e*, intestin ; g^1, ganglion supérieur ; g^2, ganglion inférieur ; *s*, tronc nerveux latéral coupé ; t^3, arc vasculaire transverse coupé ; *u*, paroi ; u^1, cavité de l'organe latéral ; w^1, vitellus ; w^2, noyau ; w^3, sac d'un œuf ; *x*, organes problématiques ; *y*, œil antérieur ; y^1, œil postérieur.

démontrent que cette *couche dermique* (a^6, fig. 126, 127) se décompose en deux strates, une substance homogène externe dans laquelle paraissent plantées les bases des cellules (a^7, 129), et un strate interne composé de fines fibres musculaires circulaires (a^8) qui ne se laissent guère distinguer sur le vivant, chez lequel, en revanche, la couche de fibres musculaires longitudinales, située à l'intérieur des fibres circulaires, est toujours très apparente. Les fibres de cette couche musculaire longitudinale sont plus épaisses, réunies en faisceaux par une substance claire et homogène, et paraissent fournir, en déviant, les nombreuses fibres musculaires qui traversent le corps dans tous les sens en s'attachant partout aux organes.

On peut dire en effet que la partie antérieure de la tête en avant de la bouche n'est formée que par un feutre (a^9) inextricable de fibres musculaires très pâles, imperceptibles sur le vivant par des grossissements ordinaires, qui se croisent dans tous les sens et s'attachent partout au fourreau musculaire longitudinal. Sur des coupes (fig. 128), ce feutre musculaire se présente comme un tissu aréolaire rayonnant, comme d'une tige, d'un fourreau plus dense par lequel passe la trompe (a^{10}). Dans les parties du corps occupées par l'intestin et les autres organes, ces fibres traversantes se rencontrent également, se rendant du fourreau vers l'intestin, mais elles sont beaucoup moins développées. Elles s'accumulent surtout dans les replis formés par les poches cæcales de l'intestin et simulent ici des cloisons irrégulières qui se colorent assez vivement et constituent un strate musculaire intestinal. Quelques auteurs ont voulu considérer ces cloisons comme de véritables dissépiments segmentaires, homologues à ceux des Annélides ; on peut seulement y voir un acheminement vers la disposition annelée, mais le défaut de symétrie sur les deux côtés du même individu ainsi que leur disposition irrégulière, empêcheront toujours cette assimilation.

Enfin, il faut citer encore les *conformations pigmentaires* (a^{11}, fig. 129). Elles sont situées, comme le démontrent des coupes, dans l'épaisseur même de la couche musculaire longitudinale, mais rapprochées de sa surface externe, et se présentent comme un réseau très irrégulier de ramifications cellulaires dans lesquelles des noyaux se rencontrent rarement. Des quatre bandes dorsales qu'elles constituent, les internes vont d'une extrémité à l'autre du corps, tandis que les externes s'arrêtent à la hauteur des yeux postérieurs.

Système digestif. — Nous pouvons distinguer, comme faisant partie de ce système, deux organes essentiels complètement séparés l'un de l'autre, le canal intestinal proprement dit et la trompe.

Canal intestinal. — Sur les deux côtés de la tête, entre les deux yeux, se trouvent deux encoignures ou enfoncements transverses, distingués par un mouvement vibratile très prononcé et par des cils un peu plus longs que sur le reste du corps. Ce sont les rudiments des fossettes latérales si prononcées chez d'autres Némertiens. Nous les appellerons les *sillons vibratiles* (*b*, fig. 126 et 128). Ici, dans notre type, ces sillons ne se distingueraient en rien d'un pli fortuit des téguments, n'était le plus fort développement des cils. Ils commencent sur les bords de la face dorsale et se continuent sur la face ventrale du corps en une rigole étroite transversale, présentant une élégante courbure et tapissée tout de son long de cils très actifs. Les bords de ces rigoles paraissent épaissis, et on y remarque avec de forts grossissements des striations résultant de fibres musculaires. Après avoir fourni une encoignure en forme d'entonnoir (*b*¹, fig. 126) dont nous parlerons plus loin, ces sillons aboutissent aux coins de la cavité buccale éminemment extensible et dirigée transversalement à l'axe du corps. Dans l'état ordinaire, lorsque la *bouche* est fermée, elle se présente seulement comme la partie médiane des rigoles contiguës au milieu; mais, lorsqu'elle est ouverte, elle montre une cavité largement béante, de forme triangulaire ou hastiforme à coins arrondis, dont la pointe est dirigée en arrière de manière à se loger dans l'espace circonscrit par le sinus antérieur des ganglions nerveux. C'est là la forme ordinaire que prend l'ouverture buccale; on peut alors distinguer une lèvre antérieure (*c*¹, fig. 126) et une lèvre postérieure (*c*²); mais nous prévenons les observateurs que, grâce à son extensibilité, la bouche peut prendre les formes les plus diverses, celles d'un losange, d'une fente transversale ou longitudinale, etc.

La bouche est entourée de ces lèvres épaissies, arrondies, garnies de cils vibratiles puissants et constituées par des fibres musculaires circulaires arrangées en forme de sphincter. Ces parois musculaires et vibrantes se continuent obliquement en haut et en arrière pour former un *œsophage* (*d*, fig. 126 et 128) en entonnoir, qui passe au-dessous de la commissure ventrale des ganglions nerveux et s'accolle, immédiatement derrière cette commissure, à la gaine de la trompe, dont la partie étroite passe dans l'espace compris entre les commissures supérieure et inférieure et dont se détache une couche musculaire (*d*⁴, fig. 129) pour lui fournir une enveloppe. Après cet accollement, l'entonnoir œsophagien s'ouvre dans le large sac intestinal dont les cæcums antérieurs et latéraux s'avancent jusqu'aux ganglions.

Toute cette partie œsophagienne, éminemment contractile, se confond ordinairement, lors de l'observation par transparence d'animaux comprimés, avec le commencement de la gaine de la trompe;

on ne la voit que rarement refoulée et repliée sur un côté, derrière les ganglions, sous forme d'un sac à grosses parois plissées, comme il est dessiné fig. 126. Des coupes transversales qui tombent dans la région de l'accollement (figure 129) montrent que les fibres musculaires constituant les parois du sac se confondent ici avec la couche musculaire de la gaine proboscidienne, aussi loin que ces deux organes se touchent. Cette fusion, évidente sur nos coupes, nous paraît démontrer que la trompe avec sa gaine doit être considérée comme homologue à la partie supérieure du pharynx des Planaires devenue indépendante de l'œsophage.

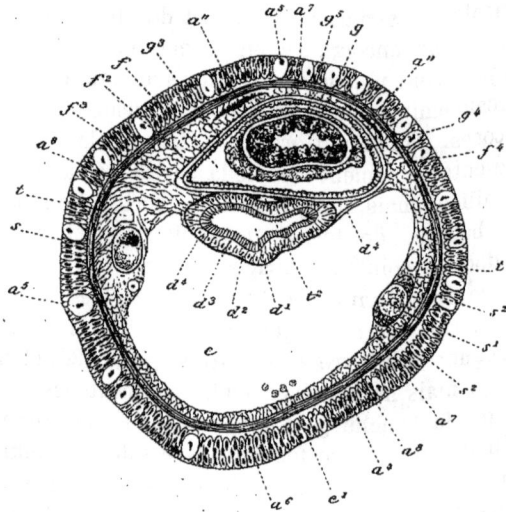

Fig. 129.

Les fibres du feutrage musculaire céphalique s'attachant de tous côtés aux lèvres et aux parois du sac œsophagien, jouent évidemment le rôle d'antagonistes des fibres circulaires en sphincter des

Fig. 129. — Coupe transversale d'un *Tetrastemma*, menée derrière les ganglions à travers la fin de l'œsophage. Zeiss, Obj. C. Chambre claire. *a*, téguments; *a*¹, cellules épidermiques; *a*⁵, glandes cutanées; *a*⁶, matrice des cellules; *a*⁷, couche musculaire circulaire; *a*⁸, couche musculaire longitudinale; *a*¹¹, pigment; *d*, œsophage; *d*¹, sa cavité interne; *d*², épithélium vibratile; *d*¹, fibres musculaires longitudinales coupées; *d*⁴, couche de fibres circulaires, fournies par la gaine de la trompe; *e*, cavité de l'intestin, entourée de sa membrane propre; *e*¹, quelques cellules de l'intestin, dessinées pour indiquer les proportions des différents éléments; *f*, gaine de la trompe; *f*¹, sa cavité interne; *f*², couche musculaire externe circulaire; *f*³, couche musculaire longitudinale; *f*⁴, épithélium interne; *g*, boyau proboscidien; *g*¹, sa cavité interne; *g*³, couche de fibres musculaires longitudinales; *g*⁴, couche interne de fibres circulaires; *g*⁵, revêtement interne; *s*, nerfs latéraux du corps; *s*¹, centre formé de fibres nerveuses coupées; *s*², revêtement ganglionnaire; *t*, système circulatoire; *t*¹, canaux latéraux; *t*², canal médian.

lèvres et de l'œsophage. Ce dernier possède un épithélium vibratile interne (d^2, fig. 129) et une puissante couche de fibres musculaires longitudinales (d^3).

Le *canal intestinal* (e) a la forme d'un tube droit très large qui remplit, avec la trompe, toute la cavité du corps, lorsque les organes reproducteurs ne sont pas développés. Il s'ouvre directement à l'extrémité postérieure du corps par un anus étroit (d^1, fig. 127), dont les pourtours sont garnis d'un bouquet de cils presque raides placés entre les cils vibratiles qui garnissent la surface du corps. On voit souvent évacuer des granules et des cellules par l'anus.

Sur tout son pourtour, le canal intestinal montre des culs-de-sac irréguliers (e^2), en forme de poches plus ou moins dilatées, semblables à ceux d'un colon. C'est dans les espaces compris entre les plis de ces cæcums que se rendent des faisceaux musculaires, comme nous l'avons dit plus haut ; c'est aussi dans ces espaces laissés libres par les replis des cæcums que se forment en premier lieu les poches génésiques mâles et femelles dont nous parlerons plus tard. Les cloisons (e^3) séparant les cæcums sont évidemment de nature musculaire et dérivent de la couche musculaire longitudinale des téguments.

L'intestin a bien sa paroi propre, mince, homogène et transparente que l'on peut facilement constater sur l'animal vivant en observant les points où les cæcums se touchent, ou aux espaces clairs remplis par les sacs génésiques. Il n'a pas de paroi musculaire propre, mais les fibres musculaires du parenchyme s'attachent de tous côtés à cette paroi intestinale ; l'intestin peut être déplacé en tous sens, en entier ou dans ses différentes parties.

La paroi propre de l'intestin est tapissée à l'intérieur de cellules rondes qui présentent des dimensions et des aspects fort différents, suivant l'état de nutrition de l'animal. Ordinairement ces cellules sont remplies de granulations opaques, de gouttelettes graisseuses plus ou moins nombreuses, et souvent elles paraissent en couches multiples remplissant complètement la cavité intestinale. L'intestin paraît alors blanc ou jaunâtre à la lumière réfléchie, opaque à la lumière transmise. Dans d'autres cas, elles sont en simple couche ou même plus ou moins éparpillées ou groupées, sans gouttelettes (d, fig. 126) graisseuses, mais toujours contenant plus ou moins de granules fins et foncés. Ces cellules se détachent avec la plus grande facilité ; on en voit souvent expulser même sans pression ou flotter dans la cavité intestinale. Ce sont elles évidemment qui sont les véritables organes de digestion et d'absorption. Chez des animaux bien portants, elles remplissent entièrement la cavité intestinale.

Nous n'avons pas pu nous convaincre de l'existence de cils vibratiles sur la surface interne des parois intestinales. Ces cils sont cependant assez apparents chez d'autres Némertiens.

La trompe. Nous distinguons, dans cet important appareil, différentes parties : la *gaine* (*f* dans toutes les figures), qui contient la trompe proprement dite, laquelle est constituée à son tour, chez le Tétrastemma, par le *boyau proboscidien* (*g* partout), la *chambre à stylets* (*h*), le *vestibule musculaire* (*i*), la *queue proboscidienne* (*k*), et le *rétracteur* (*l*).

L'appareil en son entier commence sur l'extrémité même de la tête par un orifice circulaire très dilatable, et se continue par toute la longueur du corps, jusque dans le voisinage de l'anus, occupant la ligne médiane et dorsale, immédiatement au-dessous des téguments. En observant un Tétrastemma par transparence, on voit la trompe, libre dans sa gaine, se livrer à des mouvements continuels et péristaltiques, qui peuvent aller jusqu'à former, au milieu de la gaine même, de véritables nœuds et des ondulations serpentiformes. Dans la position normale et tranquille, la chambre à stylets occupe à peu près le milieu de la longueur, mais grâce à l'extensibilité de toutes les parties constituant l'appareil proboscidien, cette partie peut être retirée jusque vers la queue de l'animal ou même poussée au dehors, de manière à former le bout de la trompe sortie. Nous n'avons jamais vu les Tétrastemma sortir leur trompe dans les vases, dans lesquels nous les avons tenus vivants pendant des semaines entières, mais ce développement a facilement lieu lorsqu'on les plonge dans un liquide qui les tue. Dans ces cas, la trompe est souvent poussée dehors avec une telle violence, qu'elle se détache au niveau de l'orifice antérieur, de manière qu'on peut l'étudier avec plus de facilité et même en faire des coupes.

Depuis l'extrémité antérieure, où il s'ouvre par un orifice rond (*m¹*, fig. 120), jusqu'au niveau de la bouche et des yeux postérieurs, le *canal de sortie* de la trompe (*m*) est constitué seulement par des fibres musculaires feutrées en tube (*a¹⁰*, fig. 126). Ce n'est que vers l'endroit désigné que la gaine commence par un pavillon ou évasement musculaire en entonnoir, qui se présente chez les animaux comprimés comme un rideau ou écran transversal (*f¹*, fig. 126).

La *gaine* (*f*) est un boyau musculaire fermé vers la queue en cul-de-sac. Dans la partie céphalique, ses couches se confondent plus ou moins avec le treillis musculaire de cette région, de manière qu'elle n'apparaît, par transparence, que comme une simple excavation; mais des coupes transversales font bien voir qu'ici, comme plus loin derrière les ganglions, elle est composée d'une couche externe plus considérable de fibres circulaires (*f²*, 129), d'une couche interne de fibres longitudinales (f^3) et recouverte, à l'intérieur, par un épithélium de cellules rondes, contenant des granules fort minces, mais très opaques (f^4). Cet épithélium se détache très facilement et on ne le voit en place que rarement sur les coupes. Dans les parties postérieures, vers le cul-de-sac caudal, cet épithélium devient plus considérable et forme même des espèces de villosités.

La gaine contient un liquide transparent, dans lequel est suspendue la trompe et où flottent des cellules détachées de l'épithélium, ainsi que d'autres corpuscules qui ressemblent, à s'y méprendre, aux pseudo-navicelles si communes chez les animaux aquatiques. On rencontre des Tétrastemma où ces corpuscules fusiformes, en demi-lune, sont extrêmement abondants, tandis que chez d'autres ils font absolument défaut. Nous penchons à croire que ces corpuscules sont de nature parasitaire. Ce qui nous confirme dans cette idée, c'est le fait qu'on voit aussi de ces corpuscules, quoiqu'en moindre quantité, être poussés dehors lorsque la trompe se développe, preuve qu'il s'en trouve dans la cavité même de celle-ci.

Vers l'extrémité caudale, la couche musculaire longitudinale de la gaine se continue en un faisceau musculaire, lequel, en remontant (f^5, fig. 127), s'applique à la paroi du corps et se confond bientôt avec les couches musculaires de cette paroi.

La *trompe* elle-même est aussi un boyau musculaire fermé en cul-de-sac à l'extrémité postérieure et suspendu librement dans la gaine, avec laquelle elle se confond seulement au pourtour de son orifice céphalique ; mais ses couches musculaires sont différemment développées suivant les différentes parties, et le revêtement interne de la cavité fait distinguer, au premier coup d'œil, les différentes parties dont elle se compose. En général, on peut distinguer sur toute la longueur de la trompe, trois couches musculaires successives : une couche externe circulaire, baignée directement par le liquide de la gaine, ordinairement très mince ; une couche moyenne beaucoup plus puissante, composée de fibres longitudinales, qui s'anastomosent entre elles de manière à former, sur des coupes transversales, une sorte de réseau à mailles lâches, et une couche interne, mince, de fibres circulaires, sur laquelle est posé le revêtement de la cavité, laquelle avec des élargissements et des rétrécissements divers, s'étend dans toute la longueur de la trompe.

Le *boyau proboscidien* (g), peu apparent à son commencement signalé en entonnoir, se développe depuis l'isthme que présente la gaine entre les commissures et les renflements ganglionnaires en forme d'un large tube jusque vers le milieu du corps environ. Sur toute cette longueur, il est d'égal diamètre, mais il peut se boursoufier et se rétrécir, soit en entier, soit par place, d'une manière extraordinaire. Une couche de cellules fines et plates en pavé le recouvre à l'extérieur (g^1, fig. 131), puis vient une couche très mince de fibres circulaires (g^2), suivie de la grande couche de fibres longitudinales (g^3), et enfin d'une très mince couche de fibres circulaires internes (g^4), sur laquelle repose un revêtement épithélial très singulier. Tout ce boyau se retrousse, comme nous l'avons représenté figure 130, lors de l'exsertion de la trompe, de manière que sur la trompe poussée en dehors, ce revêtement devient externe. On voit, lors de cette exsertion, de violentes contractions péristaltiques dans le boyau, qui tout d'un coup est poussé, avec la rapidité de l'éclair, à travers l'isthme ganglionnaire et se déroule au dehors pour présenter à l'extrémité les stylets dressés en avant. Nous avons donné une figure prise sur le vivant, au moment où le retroussement est arrivé presque à sa fin (fig. 130), et nous avons ajouté une coupe transversale de la trompe développée où l'on voit, à l'intérieur de la cavité du boyau, le cercle formé par la coupe transversale de la queue proboscidienne (fig. 131), qui est entraînée en avant par le retroussement du boyau.

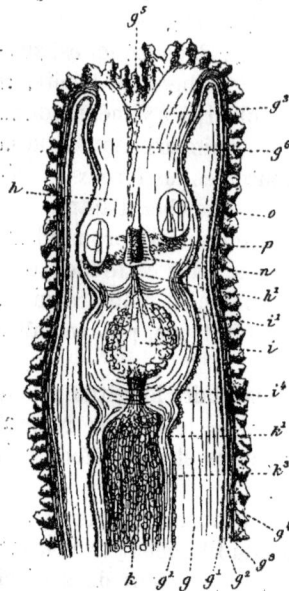

Fig. 130.

Le revêtement du boyau (g^5) est formé par des lames placées obliquement, qui dans la vue par transparence du boyau retiré, se présentent vaguement comme des écailles irrégulières (g^6, fig. 130). Examinées sous un fort grossissement sur une trompe exserte (fig. 132),

Fig. 130. — Extrémité antérieure d'une trompe exserte de *Tetrastemma*, prise sur le vivant au moment où l'évagination touche à sa fin. Verick, Obj. 2. Chambre claire. *g*, boyau proboscidien, en grande partie retroussé sur lui-même; *g*, cavité formée par l'évagination autour des parties postérieures de la trompe. On y voit, par transparence, les fibres musculaires longitudinales; g^1, épithélium externe, devenu interne par le retroussement et se continuant sur la chambre à stylets, le vestibule musculaire et la queue proboscidienne; g^2, couche externe de fibres musculaires circulaires; g^3, fibres musculaires longitudinales; g^4, couche interne de fibres circulaires; g^5, revêtement interne de lames en scie; g^6, continuation du canal vers la chambre à stylets; *h*, chambre à stylets; h^1, canal central; *i*, vestibule musculaire; *i*, sa cavité interne; i^1 paroi musculaire; i^4, canal de communication; *k*, queue proboscidienne; *k*, sa cavité interne; k^1, couche musculaire longitudinale; k^3, glandes internes; *n*, stylet médian; *o*, sacs à stylets latéraux; *p*, glandes de la chambre à stylets.

ces formations se présentent comme des feuilles transparentes, arrondies, soutenues, dans la partie transparente, par des espèces d'arceaux en ogive et appuyées par des supports pyramidaux opaques et chiffonnés. Le tout a l'air de membranes ou de feuilles très minces, de nature chitineuse, qu'on aurait violemment comprimées et tassées dans la partie pyramidale. En réalité, l'échafaudage transparent interne est couvert de grosses granulations collantes, qui se détachent facilement par places, comme nous l'avons figuré. Aussi, sur des coupes, ces feuilles présentent des masses irrégulières, grenues (fig. 131), placées comme les dents d'une roue d'engrenage; elles se

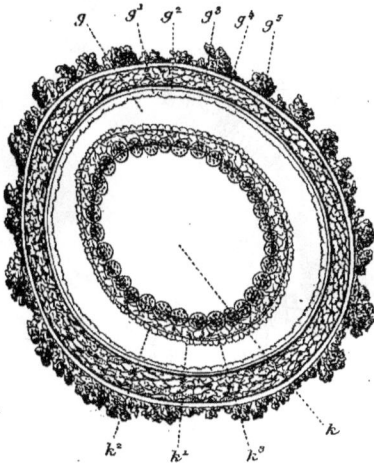

Fig. 131.

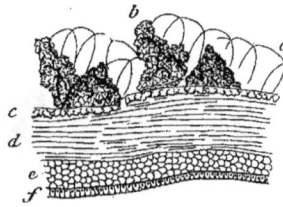

Fig. 132.

colorent très vivement par le picrocarminate. Sous un grossissement plus faible, les lames se présentent sur leur pourtour comme des dents de scie. Il nous semble évident que ce revêtement doit constituer une armature puissante de la trompe exserte, qui se colle avec intensité sur les corps qu'elle touche.

Fig. 131. — Coupe transversale d'une trompe exserte du *Tetrastemma*, menée à travers le boyau retourné et la queue proboscidienne. Verick, Obj. 3. Chambre claire. *g*, cavité formée par le retroussement du boyau proboscidien; *g¹*, épithélium externe; *g²*, couche musculaire circulaire externe; *g³*, couche de fibres musculaires longitudinales; *g⁴*, couche de fibres musculaires internes; *g⁵*, revêtement interne de lames en scie, devenu externe par le retroussement; *h*, cavité interne de la queue proboscidienne; *h¹*, couche de fibres longitudinales; *h²*, épithélium et fibres circulaires; *h³*, glandes internes.

Fig. 132. — Revêtement en lames de scie du boyau proboscidien, dessiné par la chambre claire sous l'objectif E. de Zeiss, sur une trompe exserte de *Tetrastemma*. *a*, échafaudage transparent; *b*, partie grenue des lames; *c*, couche musculaire circulaire interne; *d*, couche musculaire longitudinale; *e*, couche circulaire interne; *f*, épithélium interne.

En arrivant vers la *chambre à stylets* (*h*, fig. 130, fig. 133, 134, 135), les couches musculaires du boyau proboscidien augmentent considérablement d'épaisseur, tandis que la lumière se rétrécit au point de former un canal assez étroit (*h¹*, fig. 133), qui passe d'abord au centre de la chambre, puis dévie un peu de côté en s'élargissant autour du stylet médian, en une chambre (*h²*) entourée de rebords musculaires (*h³*). Après avoir formé cet élargissement, le canal dévié montre de forts plis longitudinaux. Le stylet médian avec son manche opaque étant placé ordinairement sur ce canal même, les parois de ce dernier se laissent difficilement apercevoir par transparence, tandis qu'on voit le canal très bien sur des coupes, ou lorsque l'ani-

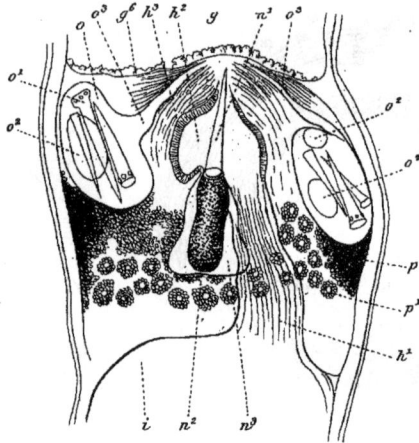

Fig. 133.

mal est comprimé un peu obliquement, comme nous l'avons représenté dans notre figure 133. Lorsque la trompe est entièrement déployée, le stylet se montre à découvert avec sa pointe saillante comme sur un plancher horizontal, dont il forme le centre. Les lames en scie se rapetissent vers le voisinage de la chambre à stylets et finissent par être remplacées, dans l'étroitesse du canal, par un épithélium plat en pavé.

La chambre à stylets n'est au fond qu'un coussinet musculaire à parois épaisses, dont les fibres sont feutrées dans tous les sens (fig. 134).

Fig. 133. — Chambre à stylets, dessinée sur la trompe exserte d'un *Tetrastemma* vivant. Verick, obj. 3. Chambre claire. *g*, cavité du boyau proboscidien ; *g⁶*, épithélium en lames de scie rabougries ; *h¹*, canal de communication avec le vestibule ; *h²*, son élargissement autour du stylet médian ; *h³*, lèvres de cet élargissement ; *i*, cavité du vestibule musculaire ; *n¹*, pointe ; *n²*, manche du stylet médian ; *n³*, sac clair qui l'entoure ; *o*, sacs latéraux ; *o¹*, stylets en formation ; *o²*, vésicules claires dans les sacs ; *o³*, canaux de sortie ; *p*, masses glandulaires ; *p¹*, cellules isolées.

surtout en basses spirales qui se croisent obliquement et paraissent de nature plutôt conjonctive, car elles se colorent plus fortement par le picro-carminate que les autres muscles. Dans ce coussinet sont creusées, outre le canal central qui s'élargit autour de la pointe du stylet principal et s'ouvre en entonnoir vers le vestibule musculaire, les cavités qui contiennent les stylets de remplacement et renferment, en outre, des masses granuleuses considérées comme glandes. Le canal central qui perce cette masse nous a paru toujours un peu oblique, tel que le montre la figure 133.

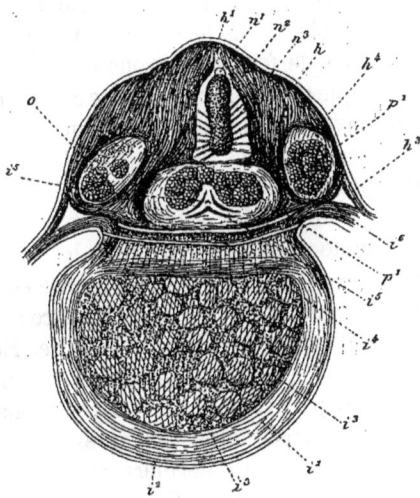

Fig. 134.

On trouve toujours, chez le Tétrastemma, un stylet central (n) en fonction, et des deux côtés, deux sacs clairs, qui contiennent des stylets en formation. La structure des sacs latéraux (o, fig. 133 et 134) paraît assez simple. Leur paroi ovalaire est nettement accusée, formée de tissu conjonctif si mince, qu'elle ne présente un double contour que sous des grossissements très forts. Dans l'intérieur de

Fig. 134. — Coupe longitudinale de *Tetrastemma*, pratiquée au sommet d'une trompe exserte et entièrement développée. La coupe a frisé la chambre à stylets et le vestibule musculaire sans ouvrir leur cavité. Zeiss, object. E. Chambre claire. h, feutre musculaire de la chambre à stylets; h^1, sommet près du canal médian; h^3, fibres musculaires se portant vers le boyau retroussé, conjointement avec les fibres i^6, fournies par la vestibule musculaire; h^4, épithélium réfléchi sur le boyau proboscidien; i^1, feutre musculaire du vestibule; i^2, épithélium; i^3, vacuoles dans la cavité du vestibule; i^4, fibres circulaires du feutrage; i^5, canal de communication entre la chambre à stylets et le vestibule, touché sur son bord; n^1, pointe coupée; n^2, manche; n^3, sac du stylet médian; o, sacs latéraux à stylets; p^1, masses glandaires.

chaque sac latéral, se trouvent une à trois pointes allongées (o^1), à contours très fermes, à base coupée carrément et correspondant à chacune de ces pointes, une vésicule entièrement transparente (o^2), qui ne se colore pas par le picrocarminate, ne laisse voir aucun noyau et s'attache à la base des piquants plus formés, tandis que, sur des piquants plus jeunes, elle se trouve tantôt isolée, tantôt accolée au piquant vers le milieu. Dans la règle, il y a autant de ces vésicules qu'il se trouve de piquants en formation dans le sac; nous avons cependant vu des exceptions à cette règle sur un assez grand nombre de Tétrastemma. La base de chaque pointe montre quelques petites sphères calcaires accolées et au fond le sac stylogène est entouré de granules qui se voient très bien pendant la vie et dont nous parlerons plus loin. Sous de fortes pressions et sur des trompes exsertes seulement on voit que chaque sac stylogène communique, par un canal étroit et sinueux, avec l'orifice du canal central vers le boyau. Nous avons dessiné ces canaux dans les figures 133, o^3, ce qui nous dispensera d'une description détaillée.

Le grand stylet en fonction a une structure plus compliquée. Sa pointe (n^1) ressemble entièrement à un stylet en formation; mais la base de cette pointe est un peu évasée et repose sur une partie basale grenue, opaque, de couleur jaunâtre ou brunâtre (n^2), qui ne se colore pas et a la forme d'un petit flacon de toilette. En examinant cette partie basale sous de très forts grossissements, on croit voir une cavité fermée de toutes parts à son intérieur; cette apparence peut aussi être attribuée à la disposition des granules accumulés sur le pourtour de la partie basale. Cette dernière est entourée par un espace clair, plus large en arrière (n^3), qui, ordinairement, s'attache au col du flacon basal, et dans lequel on voit des grosses stries disposées obliquement, ressemblant, à s'y méprendre, aux fibres qui retiennent, dans beaucoup d'animaux, le rectum dans sa position.

Le grand stylet avance, avec sa pointe, dans le canal central auquel tout son appareil est adossé. Lors de la protrusion, il se place droit dans l'orifice. Il est assez difficile de se faire une idée de la manière dont le stylet médian perdu peut être remplacé par un stylet provenant des sacs latéraux. Il nous semble cependant, que la base du stylet médian doit être une conformation permanente, sur laquelle se placeraient les stylets latéraux, après avoir passé par le canal de sortie des sacs.

Les *formations glandulaires* (*p*, fig. 133 et 134) qui se trouvent logées dans les masses musculaires de la chambre à stylets se font bien remarquer, grâce à la transparence des parois, sur des animaux vivants comme des masses finement granulées qui entourent les bases des sacs stylogènes latéraux et du grand stylet médian; mais il est fort difficile de se rendre compte de leur structure plus intime. Sur le vivant, on voit, au bord de ces accumulations, des cellules sans parois, dont les granules arrondis entourent un noyau clair (p', fig. 133); sur des coupes (p', fig. 134), nous les voyons comme des accumulations de granules (?) pressés dans des espaces irrégulièrement circonscrits, mais entourés d'une limite accusée; nous n'avons pas réussi à constater des conduits excréteurs de ces espaces.

Le *vestibule musculaire* (i, fig. 130 et 134) qui suit immédiatement la chambre à stylets, a une forme sphérique et des parois très épaisses (i^1) feutrées par des fibres en spirales à double tour, qui se croisent partout. Une fort mince enveloppe musculaire (i^2) lui est fournie par la chambre à stylets. Le vestibule est surtout remarquable par le revêtement de sa cavité globulaire interne. On y voit, de préférence sur les faces tournées vers la chambre à stylets, des grandes vacuoles rondes (i^3) à contours nettement accusés, qui ne semblent remplies que d'un liquide clair, car même sur les coupes colorées nous n'avons pu y trouver aucune trace de formations nucléaires. Autour de ces vacuoles sont accumulées des granulations assez fines, qui se colorent assez fortement, se réunissent par-ci par-là en masses irrégulières, et présentent des corpuscules assez opaques dans leur intérieur. On pourrait y voir des noyaux en grand nombre.

Un canal central étroit (i^4, fig. 130) mène dans l'appendice de la *queue proboscidienne* (fig. 130, 131, 135 k), boyau musculaire d'égale venue, presque aussi long que le boyau antérieur, mais à parois plus minces, formées surtout de fibres longitudinales, qui sur des coupes, présentent les anastomoses que nous avons dessinées (k^1). Une couche d'épithélium tapisse l'intérieur de cette cavité, toujours remplie de liquide, dans lequel flottent souvent des pseudo-navicelles et d'autres cellules fortement granuleuses ou des granules arrondies opaques. Une couche très mince de fibres circulaires (k^2) couvre la queue sur sa face externe. Les fibres musculaires longitudinales se continuent, après la terminaison de la cavité en cæcum, pour former un muscle (l, fig. 135), qui se replie en avant et se confond, en se divisant en plusieurs faisceaux, avec les parois musculaires de la gaine. Dans la trame des muscles longitudinaux sont enfoncées, avec la moitié postérieure environ de leur surface, des glandes sphériques à parois excessivement minces (k^3, fig. 131), remplies de cellules fortement granuleuses et qui font saillie, vers la cavité interne de la queue proboscidienne, sous forme de verrues. Ce sont sans doute ces glandes folliculaires qui fournissent le liquide remplissant la queue ainsi que les différents corpuscules qui y flottent.

Toute la structure de la trompe caractérise évidemment une arme puissante; mais il est difficile de se rendre compte de ses usages. Pas plus que d'autres observateurs, nous n'avons vu les Tétrastemma s'en servir, soit pour la défense, soit pour l'attaque. Elle est souvent projetée et même séparée entièrement du corps au moment de la mort dans un liquide, tel que l'acide picrique ou même l'eau douce; des animaux comprimés la vomissent aussi volontiers. Ces trompes exsertes ou expulsées continuent leurs mouvements et leurs contractions; mais ce n'est que dans ces moments d'angoisse que nous avons assisté au développement de l'organe et jamais nous ne l'avons vu sortir chez des animaux, qui vivaient aussi bien que possible dans nos bocaux.

Du *système nerveux* (fig. 126, 128, 129). — Ce système est composé de deux masses ganglionnaires latérales, réunies entre elles par deux commissures transversales, dont la supérieure passe sur la face dorsale de la gaine proboscidienne, entre celle-ci et la masse musculaire dermique, tandis que la commissure inférieure passe entre la gaine et l'œsophage. C'est donc un véritable collier nerveux qui est formé de cette manière autour de la gaine proboscidienne, laquelle par cette position vis-à-vis du système nerveux central, se manifeste aussi comme une conformation homologue au pharynx de beaucoup d'autres Invertébrés. La commissure supérieure est un peu plus étroite, mais plus longue que la commissure inférieure; toutes les deux sont formées par des fibres nerveuses transversales très fines, qui rayonnent aux deux extrémités de la commissure vers le centre des masses ganglionnaires. On peut se convaincre, sur des coupes colorées, que tout ce collier, ainsi que les gros troncs latéraux qui en partent, est entouré par une enveloppe de tissu conjonctif et musculaire (g'), qui se colore vivement, tandis que les masses nerveuses résistent plus longuement aux teintures. Les couches corticales des ganglions sont composées par des cellules nerveuses très exiguës, à petit noyau granuleux, dont nous n'avons pu constater des terminaisons. La partie centrale des ganglions est formée uniquement par des fibres nerveuses très fines et feutrées.

Les *ganglions* (g) ont la forme d'un haricot placé verticalement et fortement étranglé au milieu, de sorte que dans chaque masse latérale on peut distinguer un ganglion dorsal (q^1, fig. 128) et un ganglion ventral (q^2), imparfaitement séparés l'un de l'autre.

Nous avons pu constater, avec certitude, sur les ganglions supérieurs, la sortie de trois troncs nerveux (fig. 126). Le premier (r^1) part de la face ventrale du ganglion, se porte obliquement en avant dans la direction des yeux postérieurs et semble se diviser en plusieurs faisceaux. Les deux autres troncs (r^2, r^3) partent en dehors du premier, mais du bord antérieur du ganglion même; ils se bifurquent comme le premier et ont la même direction; mais nous avouons que malgré toutes les peines que nous nous sommes données, nous n'avons pu acquérir aucune certitude sur leurs ramifications ultérieures. Un coup d'œil jeté sur la figure 128, qui représente le treillis musculaire de la partie céphalique antérieure, expliquera facilement nos doutes. Il se peut que la partie désignée par la lettre a^{10} sur cette coupe longitudinale contienne une partie des nerfs mentionnés qui rayonneraient avec les fibres musculaires, formant le treillis si compliqué de cette partie; il est tout aussi possible que cette apparence d'un tronc qui se ramifie en rayonnant soit due uniquement à la disposition des fibres musculaires seules, qui entourent le canal pour la trompe. On n'aura des certitudes que lorsqu'on aura découvert un réactif, capable de teindre les fibres nerveuses seules sans que les fibres musculaires et conjonctives soient colorées aussi. Nous n'avons pu constater l'existence de branches nerveuses se rendant à la trompe et à l'intestin; elles ne doivent cependant pas manquer.

Les *grands troncs latéraux* du corps (s) qui partent des ganglions inférieurs et longent les deux bords du corps jusque vers la queue de l'animal se laissent, en revanche, distinguer très aisément par transparence, au moins dans leur origine (s, fig. 126). Ils décrivent une courbe pour se rendre vers les bords et on peut souvent voir des fins rameaux; qui se rendent de la convexité de cette courbe vers la peau (s^1, fig. 126). Il est plus difficile de constater plus loin ces ramuscules qui se rendent, soit vers la peau, soit vers l'intérieur du côté de l'intestin; on ne peut guère les distinguer des fibres et dissépiments musculaires qui se portent vers l'intestin. Dans la partie moyenne et postérieure du corps, le nerf latéral se distingue aussi difficilement par transparence, à cause des parois de l'intestin assez opaques.

En revanche, on peut très bien suivre le trajet des nerfs latéraux sur des coupes tranversales, qui les montrent, avec la plus grande netteté, jusque vers la queue. Ils sont placés (fig. 129, s) sur les côtés du corps dans l'épaisseur même des masses musculaires longitudinales, mais à la surface interne de celles-ci et souvent si rapprochés de cette surface, qu'ils font une légère saillie vers l'intérieur. Ils sont entourés d'une gaine fortement accusée de tissu conjonctif, qui se colore très vivement par le picro-carminate et présentent ordinairement une coupe plus ou moins ovalaire. Le centre de la coupe est occupé par les fibres nerveuses coupées qui se présentent comme un fin pointillé, mais les deux pôles de la coupe ovalaire. Le contiennent des cellules nerveuses (s^2, fig. 129) très apparentes. Le nerf est donc couvert, en haut comme en bas, par des accumulations de cellules nerveuses qui se continuent jusqu'au bout, vers lequel il s'amincit graduellement. Nous ne l'avons pu constater dans les coupes passant dans l'intervalle entre la fin de la queue proboscidienne et l'anus.

Les *yeux* (y, fig. 126 et 128) du Tétrastemma sont au nombre de quatre, placés vers la face dorsale de la tête en formant presque un carré. Ce sont des taches pigmentaires de forme presque triangulaire, constituées par des granules de couleur noirâtre ou brun rougeâtre ; sur des coupes longitudinales (y, fig. 128), ils se présentent comme des accumulations plus ou moins cupuliformes. On n'y découvre ni corps réfractant la lumière, ni même de liaison avec des fibres nerveuses. Le nerf antérieur semble se rendre vers les yeux postérieurs (y^1), mais nous n'avons pas réussi à le suivre jusque dans les taches pigmentaires dont les bords sont souvent très irréguliers.

Système circulatoire (t, fig. 126, 127, 129). — Nous prévenons le commençant que l'étude de ce système est assez difficile. On ne voit que des ombres indécises sur les animaux en liberté ; et toute trace des canaux disparaît si la compression des animaux est poussée trop loin. Il faut donc savoir ménager la compression jusqu'au point voulu.

Le système se compose de deux troncs latéraux (t) et d'un tronc médian réunis par des arceaux transversaux. Toutes ces parties sont contractiles dans toute leur longueur ; on y voit passer des ondulations poussées à tel point que la lumière des canaux disparaît complètement aux endroits resserrés.

Les troncs latéraux sont situés, comme le démontrent des coupes transversales (t, fig. 129), dans l'épaisseur de la couche musculaire longitudinale du corps, dans le voisinage immédiat des troncs nerveux latéraux et sur la face dorsale de ces derniers. Ils commencent près de l'extrémité postérieure de l'animal (fig. 127) par un arc transversal (t^1), au centre duquel débouche le canal médian (t^2), et poursuivent leur route le long des côtés du corps jusque vers les ganglions nerveux, aux bords postérieurs desquels ils se réunissent par un nouvel arc (t^3, fig. 126), du centre duquel se détache le tronc médian pour se porter en arrière. Les contractions péristaltiques ondulatoires se suivent en effet dans les directions indiquées : d'arrière en avant dans les troncs latéraux, d'avant en arrière dans le tronc médian qui est situé dans toute sa longueur sur la face ventrale de la gaine proboscidienne. Sur tout le trajet de ces troncs, nous n'avons

pu constater des branches ; le sang est du reste parfaitement incolore, limpide, et ne contient aucune trace de corpuscules. Les mouvements péristaltiques seuls peuvent indiquer la direction des courants sanguins. Pendant ces contractions, on croit souvent voir de
véritables clapets internes où les parois des canaux se rapprochent
entièrement.

Il est plus difficile de se rendre compte de la disposition des vaisseaux dans la tête. On constate, il est vrai, avec la plus grande facilité un arc céphalique qui présente une ogive avancée entre les yeux
antérieurs (t^1, fig. 126), et on suit les arcs-boutants de cette ogive
facilement jusqu'aux organes latéraux (u, fig. 126 et 128) ; mais,
malgré toutes les peines que nous nous sommes données, nous n'avons
pu les voir passer sur ces organes, et nous croyons que les deux
vaisseaux s'ouvrent dans les organes latéraux, à côté des orifices en
entonnoir par lesquels ces organes communiquent avec le sillon
vibratile.

On voit en effet reparaître les deux vaisseaux à l'extrémité postérieure des organes latéraux, passer obliquement (t^1, fig. 126) sur
la face dorsale des ganglions et aboutir des deux côtés, à quelque distance du vaisseau médian, à l'arc transversal qui réunit les grands
troncs vasculaires latéraux.

Somme toute, on peut donc considérer le système circulatoire
du Tétrastemma comme composé de deux troncs latéraux qui longent les côtés de l'animal et sont réunis par trois anastomoses transversales, une dans la partie antérieure de la tête, une seconde derrière les ganglions, une troisième à l'extrémité postérieure. Les deux
dernières sont mises en communication par le vaisseau longitudinal
médian, tandis que dans les arcs-boutants de l'ogive céphalique sont
intercalés les organes latéraux dont nous devons dire quelques mots.

Les *organes latéraux* (u, fig. 126 et 128) forment deux sacs
ovalaires à parois assez épaisses qui touchent avec leurs pôles antérieurs le sillon vibratile transversal, et avec leurs extrémités postérieures la face antérieure des ganglions. Ils sont situés dans l'épaisseur même des tissus, comme le démontrent des coupes, et l'œil
postérieur est placé immédiatement sur leur face dorsale, tout en
étant parfaitement séparé (fig. 128). Les parois paraissent glanduleuses ; on voit ordinairement, dans l'intérieur (u^1), des accumulations nuageuses, comme du mucus durci et même des cellules grenues
à noyaux. En face du pôle antérieur de l'organe, le sillon vibratile
présente (b^1, fig. 126) une petite encoignure cratériforme dont la
pointe est dirigée vers l'organe, et qui montre un mouvement vibratile
rotatoire très intense. On peut voir souvent, à la pointe de ce cra-

20

tère, l'orifice interne (u^2) sous forme d'un petit cercle également vibrant, mais on chercherait en vain du mouvement vibratile dans l'intérieur du sac, lequel en revanche est très contractile et présente quelquefois des contractions saccadées par secousse.

Nous avons déjà dit que l'organe est, suivant nos observations, en relation avec les troncs circulatoires. Nous avons vu avec toute la netteté possible la sortie du vaisseau de la partie postérieure et externe du sac (t^4, fig. 126), dont il se détache comme une tige latérale ; nous n'avons pas pu constater avec la même certitude absolue l'entrée de l'arc-boutant de l'ogive circulatoire céphalique dans le sac, dont le contour passait toujours à travers. Mais nous ne doutons pas, malgré des observations opposées sur d'autres Némertiens, que le sac ne soit un réservoir sanguin. Il est en tous cas séparé des ganglions nerveux d'une manière très accentuée.

Tous ces faits réunis, l'orifice externe vibrant en entonnoir, les parois glanduleuses, la secrétion qui, sans doute, a lieu dans l'intérieur et la communication avec le système circulatoire, nous font considérer les organes latéraux comme homologues des organes segmentaires si répandus chez les Vers, et la communication avec les vaisseaux sanguins même ne peut nous étonner, puisque nous connaissons des faits analogues chez les Mollusques, les Brachiopodes et les Tuniciers.

Des organes génitaux (fig. 127, 128, 135). — *Le Tetrastemma flavidum* a, comme tous les Némertiens, les sexes séparés. On ne peut distinguer, sans un examen microscopique, les deux sexes, et encore, dans le jeune âge, les organes se ressemblent tellement qu'on peut s'y méprendre. Jusqu'à une certaine époque, où les produits des sacs génésiques se différencient nettement, les organes sont constitués de la même manière, de sorte que la description des uns s'applique aux autres,

« Les sacs génésiques, dirons-nous en modifiant un peu le texte de M. Sabatier, dont nous avons pu vérifier les descriptions, les sacs génésiques sont placés entre la couche musculaire interne de chaque côté du corps et les culs-de-sacs glandulaires de l'intestin, et sont formés par une membrane transparente spéciale qui est attachée à la couche musculaire interne par des tubes courts, parfois en entonnoir (v^4, fig. 135), qui passent au-dessus des troncs nerveux latéraux. » Dans le commencement de leur formation, ces sacs sont parfaitement fermés; la formation des tubes courts de sortie n'a lieu que lorsque les produits, zoospermes et œufs, arrivent à maturité. Les sacs se forment d'avant en arrière; ils se trouvent d'abord en simple rangée le long des flancs du corps et la paire la plus antérieure est placée presque immédiatement derrière le système nerveux central, tandis que la dernière paire est près de l'anus. Plus tard, les sacs se multiplient et on trouve presque toujours les sacs à produits mûrs entourés de sacs en voie de formation progressive. Le fait, que des sacs mâles surtout montrent souvent deux prolongements (fig. 135), un vers la périphérie, un autre vers la ligne médiane, nous semble favoriser l'idée, que les sacs se

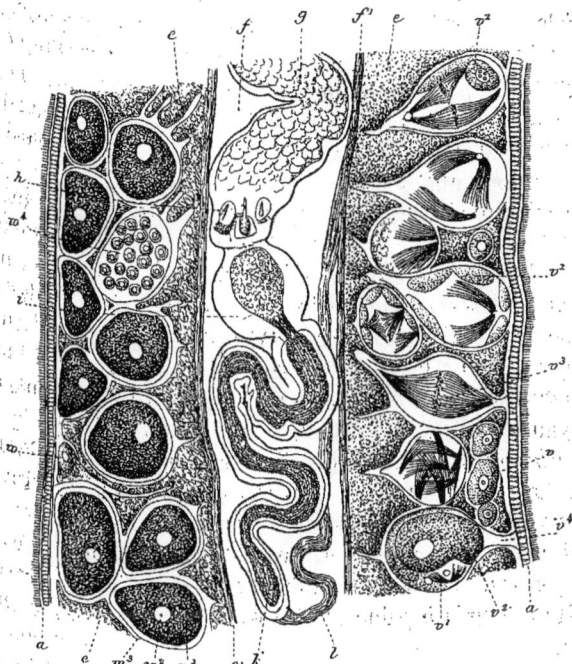

Fig. 135.

forment dans l'épaisseur même des dissépiments qui séparent les cæcums intestinaux.

Les plus grands sacs (v, w, fig. 135) contiennent un protoplasma

Fig. 135. — *Tetrastemma flavidum*. Organes génitaux. Figure composée de deux moitiés dessinées par l'objectif Verick 2, à la chambre claire, mais prises sur deux individus différents, l'un mâle (côté droit), l'autre femelle (côté gauche). La partie moyenne du corps, où se trouvent les parties les plus importantes de la trompe, étant absolument identique chez les deux sexes, on s'est permis cette composition contre nature pour ne pas trop multiplier les figures. a, téguments; e, intestin; f, gaine de la trompe; f¹, ses parois; g, boyau proboscidien; h, chambre à stylets; i, vestibule musculaire; k, queue proboscidienne; l, son muscle rétracteur; v, très jeunes spermisacs; v¹, masses protoplasmiques périphériques, devenant zoospermes; v² masses protoplasmiques centrales; v³, zoospermes en fuseau; v⁴, canal de sortie; w, très jeune ovule; w¹, vitellus; w², noyau; w³, enveloppe des œufs plus avancés; w⁴, œuf gâté.

homogène sans éléments figurés évidents, qui devient un peu plus tard finement granuleux, tandis qu'un noyau rond se fait remarquer, qui se colore vivement et montre plus tard quelques nucléoles.

C'est depuis ce stade, en tout uniforme pour les deux sexes, que la différenciation des produits commence.

Les *ovules femelles* (w, fig. 128, 135) continuent à croître ; les corpuscules et granules vitellaires s'accumulent davantage, se colorent et à la fin l'œuf est constitué par un vitellus opaque, grenu (w^1), au milieu duquel se montre un gros noyau, rond et clair (w^2), dans lequel on ne peut distinguer des nucléoles qu'avec peine et qui est entouré par un ovisac transparent (w^3). Encore peut-on se demander si les corpuscules circulaires qu'on voit, n'appartiennent pas au vitellus, dont une couche mince recouvre le noyau. Quelquefois on rencontre des œufs gâtés (w^4) dont le vitellus s'est séparé en sphérules.

Le développement des *sacs mâles* (v, fig. 135) est plus compliqué. Les couches externes du protoplasma mâle se différencient et forment, soit en se bosselant, soit en se crevassant au pourtour ou même au centre (en hiver), des petites masses sphériques qui se logent à la périphérie (v^1). Tandis que la masse protoplasmique centrale, avec son noyau (v^2), sont résorbés, les sphérules périphériques développent des granules plus gros, s'allongent en prenant la forme de fuseaux (v^3) et finalement les granules centraux constitueront les têtes de zoospermes tandis que les extrémités des fuseaux montrent des stries qui s'accusent toujours plus pour former les queues des zoospermes. Ceux-ci sont, à l'état de maturité, constitués par une petite tête allongée à peine renflée et une queue assez longue, mais très fine.

Nous devons appeler l'attention des observateurs futurs sur des faits que nous n'avons pu complètement éclaircir.

Chez certains individus, on voit, dans l'étroit espace triangulaire entre la paroi du corps et les bords du ganglion et du nerf latéral, des conformations (x, fig. 126) très pâles, peu distinctes, qui tantôt ont l'air de canaux formant des lacets, tantôt celui de petites poches rondes à cavités centrales et bords épaissis. Chez d'autres individus on voit ces espaces parfaitement transparents et en apparence homogènes, sans traces de canaux, de poches ou de lacunes. Des coupes (x, fig. 128) montrent des espaces aréolaires à larges mailles, mais souvent ces parties ont aussi l'aspect de canaux tortueux très larges, offrant l'aspect de coupes de certaines glandes à tubes larges et tortueux. Nous n'avons pu continuer nos études assez longtemps à travers les différentes saisons de l'année, pour pouvoir dire à quel état de l'animal correspond l'aspect si différent de cette partie; mais comme c'est presque immédiatement derrière les ganglions que se montrent les premiers sacs génésiques appréciables, nous inclinons à penser que ces conformations sont en rapport avec le développement primitif des sacs génitaux. Peut-être aussi ces espaces correspondent-ils aux mailles vasculaires décrites par Mc. Intosh sur *Lineus*, mais nous n'avons pu nous convaincre de communications avec les troncs vasculaires.

Nous ne confondons pas, du reste, ces conformations problématiques avec des canaux aquifères, à flammes vibratiles, car, malgré tous les efforts que nous avons faits pendant un mois de recherches, nous n'avons pu trouver aucune trace de ces canaux chez notre *Tetrastemma*.

Suivant l'ouvrage capital de M. Mc. Intosh, qui résume tous les travaux faits sur les Némertiens jusqu'en 1874, les Enopla présentent fort peu de différences essentielles avec notre type, le *Tetrastemma flavidum*. Les proportions des différentes parties varient à l'infini, mais les grandes lignes de l'organisation se maintiennent chez tous, et les différences signalées se réduisent souvent à des difficultés matérielles de l'observation ou à des interprétations discordantes des observateurs. Nous pouvons donc passer aux *Anopla*, chez lesquels se présentent des différences plus considérables. Chez la plupart de ces derniers (*Lineus*, *Borlasia*), nous trouvons trois couches musculaires du corps, une externe longitudinale dans laquelle sont implantées les formations cellulaires de l'épiderme, une moyenne circulaire et une interne longitudinale; mais il y a des formes de passage, car, chez *Cephalothrix* et *Carinella*, la couche longitudinale externe manque comme chez les Enopla. La trompe des Anopla est fort différemment construite. La chambre à stylets avec les sacs latéraux, le stylet médian et le vestibule musculaire font complètement défaut; la trompe entière se compose ordinairement (*Linéides*) seulement de deux portions, une antérieure plus large et une postérieure qui finit en cul-de-sac et est retenue par un muscle rétracteur. Le revêtement intérieur, fort varié du reste suivant les espèces, est sensiblement le même sur toute la longueur du tube proboscidien, et on remarque souvent à sa base (*Meckelia*) une puissante couche glandulaire. Dans la plupart des cas, la trompe est beaucoup plus longue que le corps et courbée en replis serpentiformes dans l'intérieur. Les Linéides l'expulsent en entier sans la retourner, comme font les Enopla. La bouche des Anopla forme une fissure longitudinale, comme font les Enopla. La bouche des Anopla forme une fissure longitudinale, située toujours derrière les ganglions et souvent (*Lineus lacteus*, *Valencinia lineformis*) fort loin en arrière. L'œsophage est conformé comme chez les Enopla. L'intestin montre des cils vibratiles à l'intérieur; les cæcums et les dissépiments sont bien marqués. Les ganglions sont plus étroits et plus distancés que chez les Enopla; les parties supérieures couvrent presque totalement les inférieures, dont sortent les nerfs latéraux; la commissure inférieure est plus considérable que la supérieure. Les troncs nerveux latéraux sont situés entre la couche musculaire circulaire et le couche longitudinale interne. Chez d'autres, ils se trouvent immédiatement sous la peau (*Carinella*). On a constaté chez beaucoup d'espèces une mince commissure terminale des troncs latéraux. Les taches oculaires manquent souvent; elles sont du reste conformées comme chez les Enopla, dont quelques-uns possèdent sur une des faces de la tache un corps réfractant la lumière. Les sillons vibratiles sont transformés, chez les *Linéides*, en deux fissures longitudinales qui commencent sur les côtés de l'extrémité céphalique et s'élargissent en arrière pour se terminer sur les organes latéraux. Ces conformations manquent entièrement chez *Cephalothrix* et *Malacobdella*, de même que les organes latéraux qui existent chez les autres sous forme de sacs arrondis, à parois glandulaires, vers lesquels conduit, depuis le fond de la fissure latérale, un canal conique fortement vibratile. Les sacs sont situés derrière les ganglions et couvrent l'origine des grands nerfs latéraux, tandis que chez les Enopla les organes sont placés en avant des ganglions. M. Hubrecht les considère comme parties intégrantes du système nerveux central. Le système circulatoire est considérablement développé, surtout chez certaines espèces de *Lineus* où les vaisseaux se présentent quelquefois comme des sinus très larges ou des réseaux à mailles larges dans les environs des ganglions. Les trois troncs des Enopla paraissent cependant toujours exister, mais outre les anastomoses céphalique, ganglionnaire et postérieure, de nombreuses communications transversales sont établies, qui donnent à l'arrangement vasculaire absolument l'aspect de l'arrangement segmentaire des Annélides (*Lineus gesseriensis, sanguineus*). Les parties du système autour des ganglions sont souvent élargies en réservoir, qui entourent plus ou moins les ganglions. Quelques espèces de *Borlasia* seraient hermaphrodites ; il est à présumer que les auteurs ont pris des spermisacs à protoplasma pourvu de noyaux et encore entier pour des œufs, car, comme nous l'avons dit, la conformation des produits génésiques non développés est absolument identique dans les deux sexes. Chez quelques espèces d'Enopla (*Prosorochmus, Tetrastemma obscurum*) les œufs se développent dans les ovisacs élargis, et les embryons nés circulent même pendant quelque temps dans le corps de la mère. Tous les autres Némertiens évacuent les Zoospermes et les œufs par les canaux décrits. Les œufs sont souvent collés ensemble. Le mode de développement est différent dans les deux sections. Les Enopla ne subissent aucune métamorphose ; les Anopla, au contraire, montrent des larves conformées, suivant Barrois, sur le même type, mais présentant des formes de passage assez diverses, depuis une simple enveloppe ciliaire qui est rejetée (larve de Desor), jusqu'à une larve de forme très singulière, appelée *Pilidium*, dans l'intérieur de laquelle se constitue le jeune Némerte.

La principale question à résoudre est celle des canaux aquifères, constatés par Max Schultze et v. Kennel sur plusieurs espèces des deux sections (*Tetrastemma obscurum, Drepanophorus, Malacobdella*), tandis que chez la grande majorité des autres, comme sur notre *Tetrastemma flavidum*, on n'a encore pu les trouver. Il se pourrait bien que, comme chez les Turbellariés, il y eût des espèces qui les possèdent, tandis que d'autres en sont dépourvues.

Les affinités des Némertiens sont difficiles à déterminer. S'ils s'accordent par la présence d'un tégument général cilié avec les Turbellariés, il faut cependant avouer que tous les autres traits de l'organisation, le collier nerveux, la trompe, l'orifice anal, les organes latéraux, le système circulatoire, la concentration des organes génitaux éloignent considérablement cet ordre de celui des Turbellariés et de ses dérivés, les Trématodes et les Cestodes. Si l'on considère que l'existence de cils vibratiles à la surface du corps est, pour ainsi dire, un caractère général pour les organismes inférieurs vivant en liberté, fait qui n'est effacé que par des adaptations spéciales au parasitisme, à la fixation ou à d'autres genres de locomotion acquis ultérieurement, on ne peut regarder ce fait comme étant d'une importance capitale pour la détermination des affinités. Cette lacune entre les Turbellariés et les Némertiens n'est pas même comblée par l'ontogénie, car les larves connues de certaines Planaires marines ne se laissent réduire qu'avec une certaine violence au plan qui se manifeste dans les Pilidium des Némertiens. C'est encore une question de savoir si l'on peut rapprocher les Pilidium des larves connues des Géphyriens ; en tous cas, la découverte des mâles si singuliers des Bonellia ajoute quelques jalons dans cette direction. Enfin, par plusieurs caractères, les Malacobdelles constituent une forme intermédiaire entre les Anopla et les Sangsues, mais qui, hâtons-nous de le dire, appartient bien encore aux Némertiens. Mais cette forme parasitique possède une large ventouse postérieure, par laquelle elle s'attache dans la cavité palléale des Lamellibranches où elle vit ; elle n'a ni fentes vibratiles, ni organes latéraux, la disposition de son intestin contourné, de son système nerveux s'écarte beaucoup de celle usitée chez les autres Némertiens. Il y a donc des indices de rapprochement vers un autre type.

Somme toute, nous considérons les Némertiens comme un groupe assez unitaire, mais qui fait souche à part parmi les autres Platyelmes et ne peut être réduit sans violence à aucun des autres groupes de cette classe.

Littérature.

A. de Quatrefages, *Mémoire sur la famille des Némertines. Ann. Sc. natur.*, sér. 3, t. VI, 1846. — E. Claparède, *Annélides et Turbellariés observés dans les Hébrides. Mém. Soc. de physique de Genève*, t. XVI, 1861. — Id., *Beobachtungen zur Anatomie und Entwicklungsgeschichte wirbelloser Thiere*, Leipzig, 1863. — W. Keferstein, *Untersuchungen über niedere Thiere, Zeitschr. wissen. Zoologie*, t. XII, 1862. — A. F. Marion, *Animaux inférieurs du golfe de Marseille. Ann. Sc. natur.*, sér. 5, t. XVII, 1873. — Id., *Supplément.* Ibid., sér. 6, t. I, 1874. — W. C. Mc. Intosh, *A Monograph of the British Annelids. Part I, Nemertians.* Deux parties. Ray Society, London, 1872-74. — Hubrecht, *Untersuchungen über Nemertinen aus dem Golfe von Neapel. Niederl. Arch. f. Zoolog.*, t. II. — Th. Barrois, *Mémoire sur l'embryologie des Némertes*, Paris, 1877. — J. von Kennel, *Beiträge zur Kenntniss der Nemertinen. Arbeit. d. Zoolog. Instituts in Würzburg*, t. IV, 1878. — A. A. W. Hubrecht, *Zur Anatomie und Physiologie des Nervensystemes der Nemertinen*, Amsterdam, *Akad. der Wissenschaften Verh.*, t. XX, 1880. — Id., *The perispheral nervous-system in Palaeo and Schizonemertini, one of the layen of the body wall*, Microsc. Journ., t. XX. N. S. XXXII, 1880. — A. Sabatier, *Revue des Sciences natur.*, Montpellier, 3e sér., t. II., 1882.

ORDRE DES DISCOPHORES OU HIRUDINÉES

Les animaux qui constituent ce groupe sont rapprochés, dans les traités de zoologie, tantôt des Plathelminthes, tantôt des Annélides. Sans disconvenir que par plusieurs caractères, leur mode de développement, leur système vasculaire et leurs organes excréteurs en particulier, les Hirudinées se montrent fort voisines de ces dernières, nous ferons remarquer cependant que l'absence totale de soies à la surface de leur corps, les ventouses dont elles sont munies, la disposition de leur intestin se prolongeant dans des cæcums symétriques, leur système génital et la forme parfois très aplatie (*Clepsine*) de leur corps, témoignent également d'un haut degré de parenté avec les Platodes que nous avons étudiés jusqu'ici et en particulier avec les Trématodes. C'est pourquoi nous les décrivons à cette place.

Les Hirudinées sont des vers plats ou imparfaitement cylindriques, indistinctement ou non annelés, dépourvus d'appendices locomoteurs. Elles possèdent une ventouse antérieure servant en même temps de suçoir et d'organe de fixation et une ventouse postérieure exclusivèment fixatrice; une chaîne nerveuse ganglionnaire ventrale; un canal digestif portant des cæcums latéraux, une bouche ventrale s'ouvrant au fond de la ventouse antérieure et un anus dorsal s'ouvrant dans le voisinage de la ventouse postérieure; un système vasculaire sanguin et des espaces lacunaires; des organes excréteurs pairs et symétriques sur les côtés du corps. Elles sont hermaphrodites, pondent des œufs réunis par une substance mucilagineuse (cocon). Elles sont toutes ectoparasites.

Type : **Hirudo medicinalis L.** — Cette espèce, comprenant un grand nombre de variétés distinguées par les zoologistes, est la plus commune de toutes les Hirudinées. On la rencontre dans les marais, les étangs, les petits ruisseaux; son emploi dans la médecine permet à chacun de se la procurer chez les pharmaciens.

Son corps est demi-cylindrique, déprimé et aplati sur la face ventrale; sa longueur varie de 15 à 20 centimètres dans son plus grand état d'extension jusqu'à 4 à 6 centimètres dans l'état de contraction. Son diamètre atteint son maximum au milieu du corps et diminue progressivement à mesure que l'on se rapproche des extrémités. Son extrémité antérieure est constituée par une ventouse fendue longitudinalement en forme de cuiller dans laquelle on peut distinguer une lèvre antérieure lancéolée et une lèvre postérieure; au fond de cette ventouse se trouve la bouche. Son extrémité postérieure est également terminée par une ventouse plus grande que la première, circulaire, discoïdale et séparée du reste du corps par un léger étranglement; elle n'est pas percée. C'est au moyen de ces deux ventouses que l'animal se fixe et se meut, fixant d'abord l'antérieure, puis contractant le corps jusqu'à ramener la ventouse postérieure très près de la précédente et ainsi de suite.

A l'œil nu, ou mieux encore sous la loupe, on constate que la sur-

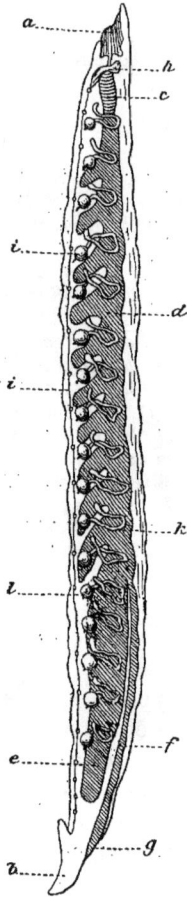

Fig 136.

Fig. 136. — *Hirudo medicinalis.* Coupe longitudinale schématique montrant la disposition générale des organes. (D'après LEUCKART.) *a*, ventouse buccale; *b*, ventouse postérieure; *c*, pharynx; *d*, estomac; *e*, cæcums terminaux; *f*, rectum; *g*, anus; *h*, anneau œsophagien; *i*, chaîne nerveuse; *k*, glandes des organes excréteurs; *l*, vésicules des organes excréteurs.

face du corps est sillonnée transversalement par un grand nombre de petits segments qui ne correspondent pas à la segmentation intérieure et ne sont que des annulations de la peau. Sur la face dorsale, au sommet de l'étranglement qui sépare la ventouse postérieure du reste du corps, se voit l'anus (*g*, fig. 136). Sur la face ventrale, à la limite du vingt-quatrième et du vingt-cinquième anneau, on aperçoit l'orifice génital mâle, d'où le pénis fait parfois saillie sous la forme d'un petit filet blanc et cinq anneaux plus loin, entre le vingt-neuvième et le trentième, se trouve l'orifice génital femelle (*a* et *b*, fig. 137). Enfin, sur les côtés et le bord postérieur de certains anneaux, sur les confins des larges bandes noires longitudinales, on aperçoit de très fins orifices d'où une légère pression fait sortir une substance blanchâtre : ce sont les ouvertures des vésicules de l'appareil excréteur (*c*, fig. 137). Elles sont régulièrement espacées tous les cinq anneaux.

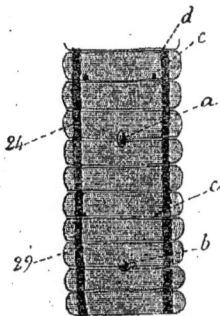

Fig. 137.

Voilà tout ce que l'on peut voir de l'extérieur. Nous remarquerons seulement encore que le corps de la sangsue est toujours visqueux et glissant; il est enduit d'un mucilage sécrété par de nombreuses glandes cutanées. Il faut toujours bien essuyer la sangsue pour la débarrasser de ce mucilage avant de la disséquer.

Dissection. — Pour disséquer la sangsue on la tue en la plongeant dans de l'eau bouillante d'où on la retire aussitôt (un trop long séjour la durcirait), ou mieux on la chloroformise. Puis on la fixe sur une plaque de liège sous l'eau en la distendant autant que possible au moyen de deux épingles situées l'une en avant, l'autre en arrière. Appliquée sur la face ventrale, on la fend longitudinalement par un coup de scalpel donné le long de la ligne médiane de la face dorsale. Si l'on veut éviter de déchirer l'intestin dont les parois sont directement appliquées aux téguments (il n'y a pas de cavité du corps), il faudra prendre soin de ne pas enfoncer le scalpel trop profondément. Toutefois, à moins qu'on ne veuille en faire une préparation spéciale selon le procédé que nous indiquerons plus loin, on devra sacrifier le canal digestif pour mettre en évidence la chaîne

Fig. 137. — *Hirudo medicinalis*. Face ventrale de la région antérieure du corps montrant, sous la loupe, les orifices des organes génitaux et excréteurs. *a*, orifice génital mâle débouchant sur les confins du 24ᵉ et du 25ᵉ segment externe; *b*, orifice génital femelle situé sur les confins du 29ᵉ et du 30ᵉ segment; *c*, orifices des vésicules des organes excréteurs se répétant par paires tous les cinq segments; *d*, zones pigmentées noires latérales.

nerveuse, le système génital, les grands vaisseaux sanguins latéraux, le système excréteur, en un mot pour obtenir la préparation que nous avons représentée dans la figure 138 et à laquelle devra d'abord se livrer le commençant. Donc, une fois la face dorsale fendue, on saisira de proche en proche avec les pinces les lèvres de la fente et les abaissant jusqu'à la plaque de liège, on les y fixera de chaque côté au moyen de nombreuses épingles. L'intestin déchiré se présentera alors sous forme d'une membrane blanchâtre (après qu'on aura eu soin de laver le sang étranger qu'il renferme), que l'on détachera soigneusement avec les pinces et le scalpel, en évitant d'arracher les organes qu'elle recouvre. Cette opération, qui n'est pas difficile, demande de la patience. Lorsqu'elle est terminée, on pourra encore isoler les organes, testicules, appareils excréteurs, etc., des brides musculaires et conjonctives qui les protègent et terminer ainsi une préparation anatomique propre à être fixée sur une planchette, conservée dans l'alcool et à servir de pièce de démonstration (Voir la légende de la figure 138). Mais, comme l'indique cette figure, la dissection pure et simple ne nous montre que les principaux systèmes d'organes. Pour connaître les détails de structure et dans beaucoup de cas les vrais rapports entre

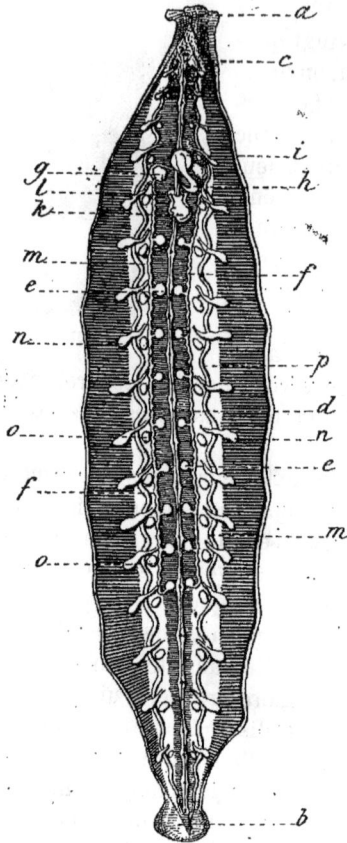

Fig. 138.

Fig. 138. — *Hirudo medicinalis.* Fendue le long de la face dorsale et étalée sur la face ventrale (les lèvres de la fente sont censées être sur une plaque de liège retenues par des épingles). L'intestin a été enlevé pour permettre de voir la chaîne ganglionnaire, le système génital et le système excréteur. *a*, ventouse antérieure; *b*, ventouse postérieure; *c*, masse blanchâtre des muscles du pharynx et des glandes salivaires; *d*, chaîne nerveuse; *e*, ovaires; *cules*; *f*, canaux déférents; *g*, épididymes; *h*, pénis; *i*, prostate; *k*, vagin; *l*, ovaires; *m*, vaisseaux sanguins latéraux; *n*, glandes de l'appareil excréteur; *o*, vésicules de l'appareil excréteur; *p*, zones plus claires, moins pigmentées.

les organes, il faudra recourir à des injections dont nous parlerons plus loin (*Voir* système vasculaire), et à des coupes dans les trois dimensions.

Dans la plupart des cas, les tissus de la sangsue étant très denses, il suffira, pour la durcir, de la plonger directement dans l'alcool, après l'avoir fixée entre deux plaques de verre pour l'empêcher de s'enrouler. Les coupes numérotées seront conservées en séries dans la glycérine ou dans le baume de Canada. Dans ce dernier cas, il s'agit de les colorer, le baume les rendant très transparentes. Le carmin boracique, le carmin neutre, le picro-carmin, etc., nous ont donné de bons résultats. Pour l'obtention de coupes très fines sur certains systèmes d'organes, l'inclusion dans la paraffine est nécessaire; l'animal devra être alors détaillé en fragments qui seront colorés en bloc. Nous reviendrons, du reste, dans la description qui va suivre sur quelques détails techniques.

Parenchyme et téguments. — L'enveloppe tégumentaire de la sangsue est intimement unie aux couches conjonctives et musculaires sous-jacentes. Elle est de consistance assez ferme, élastique, et toujours enduite d'une substance visqueuse et gluante, destinée à lubréfier le corps et sécrétée par des glandes monocellulaires. On peut y distinguer l'existence de deux couches principales :

1° *L'épiderme* (*a*, fig. 139), constitué par une couche de cellules en colonnes. Ces cellules, faciles à étudier sur des fragments d'épiderme détachés pendant la mue, ont la forme de petits marteaux (A et C, fig. 140) dont le manche est tourné en dedans et qui sont situés les uns à côté des autres, comme le montre la figure 140 C. Quelques-unes de ces cellules (B, fig. 140), paraissent percées par l'ouverture du canal excréteur des glandes (C, *e*), situées plus profondément; ce canal s'insinue entre les manches des cellules et se termine sur leur portion aplatie. Vues de face, les têtes des cellules en marteau constituent une sorte de mosaïque (B, fig. 140). La couche cellulaire dont il vient d'être question est recouverte par une cuticule (A et C, *c*, fig. 140) sans structure; elle est parcourue par un réseau de très fins vaisseaux capillaires sanguins (C, *c*, fig. 140). Entre les manches des marteaux s'infiltrent, çà et là, des prolongements pigmentaires (C, *d*, fig. 140), ainsi que du tissu conjonctif. Nul doute que l'abondance du sang dans ces régions superficielles de la peau, ne facilite une sorte de respiration cutanée, car on ne connaît exactement chez la sangsue aucun organe respiratoire différencié.

A certains moments, surtout lorsque l'animal a récemment mangé, l'épiderme se soulève et la sangsue s'en débarrasse par les mouvements péristaltiques de son corps (mue).

2° *Le derme*, constitué par une couche pigmentaire, du tissu conjonctif et plusieurs couches musculaires.

La couche de pigment (*b*, fig. 139), jaune, brun, vert, noir, etc., est plus ou moins épaisse et continue sur la plus grande partie du corps. Elle devient très mince et fait parfois complètement défaut sur la face ventrale, tandis qu'elle atteint son maximum d'épaisseur sur la face dorsale, surtout le long des bandes colorées médianes et marginales qui longent le dos. Cette couche n'est pas plane, elle envoie de nombreux prolongements entre les cellules épidermiques

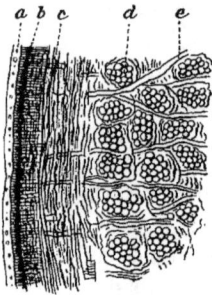

Fig. 139.

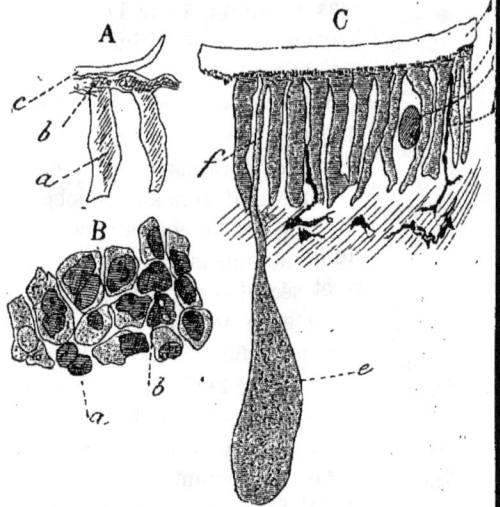

Fig. 140.

et aussi entre les faisceaux musculaires; elle est traversée par des vaisseaux capillaires sanguins et des prolongements du réseau des vaisseaux pigmentaires dont nous signalerons l'existence en parlant du système vasculaire.

Fig. 139. — *Hirudo medicinalis.* Fragment d'une coupe transversale montrant la disposition des couches cutanées et musculaires. *a*, couche épidermique recouverte d'une très mince cuticule sans structure; *b*, couche pigmentaire; *c*, couche des fibres musculaires circulaires; *d*, faisceaux musculaires longitudinaux; *e*, muscles transversaux ou dorso-ventraux.

Fig. 140. — *Hirudo medicinalis.* Coupe de l'épiderme. (D'après RAY-LANKESTER.) *A*, cellules en marteau montrant leur manche *a*, leur partie étalée *b*, et la cuticule sans structure *c*, à laquelle ces cellules sont adhérentes. *B*, vue de face des mêmes cellules montrant les noyaux *a* et une cellule trouée par l'ouverture des glandes monocellulaires *b* (après macération au bichromate de potasse et coloration au picro-carmin). *C*, section verticale de l'épiderme. *a*, cuticule; *b*, couche des cellules en marteau; *c*, section d'un vaisseau capillaire intra-épithélial; *d*, prolongements pigmentaires s'insinuant entre les cellules épithéliales; *e*, glande monocellulaire; *f*, son conduit excréteur.

Le *tissu conjonctif* est constitué par une substance fondamentale, lâche et molle, dans laquelle on aperçoit de nombreuses fibres et des cellules fusiformes à contenu granuleux et un noyau. Ce tissu constitue le parenchyme du corps, il remplit tous les espaces lacunaires entre les organes.

Au-dessous de la couche pigmentaire apparaissent les *muscles* dont la sangsue est richement pourvue. On pourra bien les étudier sur les individus tués à l'eau bouillante et que l'on aura laissé longtemps macérer dans la liqueur de Müller. Ils sont très apparents aussi sur les coupes.

Les fibres musculaires sont constituées par des cellules fusiformes, longues, à extrémités effilées et quelquefois ramifiées en pinceau, accolées les unes contre les autres et au centre desquelles se montre un noyau ovalaire. Elles sont faciles à isoler dans tout le corps, mais particulièrement dans la partie antérieure, autour du pharynx, etc. Ci et là, ces cellules musculaires montrent une striation transversale très nette.

La couche la plus externe est une couche de muscles circulaires (*c*, fig. 139), dont les faisceaux sont séparés en certains points par des vaisseaux pigmentaires et laissent passer entre eux les extrémités des faisceaux de fibres obliques et dorso-ventrales qui viennent s'insérer dans le derme. La couche interne est constituée par plusieurs faisceaux de fibres longitudinales dont la figure montre la coupe en *d*. Ces fibres longitudinales s'étendent sur toute la longueur du corps et convergent vers les extrémités pour se terminer dans les ventouses. A propos de ces dernières, nous devons ajouter qu'elles présentent, outre les fibres circulaires et longitudinales, un système complet de fibres radiaires.

Enfin, dans tout le corps, on constate l'existence de nombreux faisceaux de muscles transversaux (*e*, fig. 139) obliques et dorso-ventraux qui servent à rétrécir ou à aplatir le corps, ou s'insèrent dans un but spécial contre les parois de certains organes, comme c'est le cas des muscles propres du pharynx, etc.

Sous la peau, ainsi qu'entre les faisceaux musculaires voisins des organes génitaux, on rencontre d'abondantes cellules glandulaires, sphériques, ovalaires ou pyriformes (*e*, fig. 140), munies d'un canal excréteur *f*, rarement dichotomisé, qui, pour celles des couches superficielles, se dirige vers l'épiderme, perce, comme nous l'avons dit, les cellules en marteau et s'ouvre à l'extérieur. Ce sont là les *glandes mucipares;* Leuckart en a distingué deux espèces : les unes sont caractérisées par un contenu granuleux, elles sont disséminées partout dans les couches périphériques du corps et sécrètent le mucus dont nous avons parlé. Les autres sont plus claires, plus transparentes, plus profondément situées et localisées autour des orifices génitaux ; elles sécrètent, au moment de la ponte des œufs, la substance mucilagineuse qui les enveloppe et qui constitue le cocon dont il sera question plus loin.

Système nerveux. — Le système nerveux est composé d'une chaîne ganglionnaire ventrale (*i*, fig. 136), et de nerfs périphériques.

La chaîne ganglionnaire est située sur la ligne médiane de la face ventrale dans une légère dépression de la couche musculaire. Il est facile de la mettre en évidence en ouvrant l'animal par la face dorsale de la manière indiquée. Lorsqu'on a enlevé l'intestin qui la recouvre, elle apparaît comme un cordon noir, car elle est enveloppée d'un vaisseau sanguin et sur toute sa longueur d'un réticulum très dense de vaisseaux pigmentaires (*d*, fig. 138). Si on déchire cette enveloppe complexe, la chaîne se montre sous l'aspect d'un très fin filet blanc entrecoupé de petites nodosités qui sont les ganglions.

Ces derniers sont au nombre de vingt-trois, un dans chaque segment vrai interne de l'animal ; ils sont ovalaires, régulièrement espacés, sauf aux extrémités antérieure et postérieure, et sont tous de même grosseur, à l'exception également des ganglions périoesophagien et anal. L'examen de la chaîne sous un faible grossissement montre que sur toute sa longueur elle résulte de la juxtaposition dans le sens longitudinal de deux cordons primitifs, d'abord distincts, puis rapprochés sur la ligne médiane. Chaque ganglion est double et les connectifs qui les relient sont également composés de deux faisceaux de fibres nerveuses. Dans la partie antérieure, autour de l'œsophage, la chaîne ganglionnaire constitue un anneau nerveux (fig. 141), composé d'une masse supérieure multilobée *a*, le *cerveau* ou *ganglion sus-œsophagien* et d'une masse inférieure résultant, comme la précédente, de la fusion de plusieurs ganglions primitifs, le *ganglion sous-œsophagien* (*b*, fig. 141 et *c*, fig. 142). Ces deux masses sont réunies par deux courts connectifs qui complètent l'*anneau périœsophagien.*

Le cerveau donne naissance aux nerfs des organes des sens qui se dirigent en avant et se ramifient en partie dans la ventouse antérieure. De chaque côté, on constate l'existence de très petits ganglions accessoires se continuant en un nerf qui s'étale en se ramifiant sur la face dorsale des bourrelets des mâchoires où il montre encore plusieurs petits ganglions. C'est là ce que Leydig a décrit sous le nom de *système nerveux sympathique de la tête* (*l*, fig. 141).

Le *ganglion sous-œsophagien* donne aussi naissance à plusieurs nerfs (cinq paires) qui vont se ramifier autour de la lèvre inférieure du pharynx. Quant aux autres ganglions de la chaîne, ils donnent chacun naissance à deux paires de nerfs (*k*, fig. 141) qui innervent les organes situés dans le segment correspondant. Le dernier de ces ganglions ou *ganglion anal*, se fait remarquer par sa grosseur; il résulte de la fusion de plusieurs ganglions simples, comme en témoignent les nombreux nerfs qui se rendent, en rayonnant, dans la ventouse postérieure.

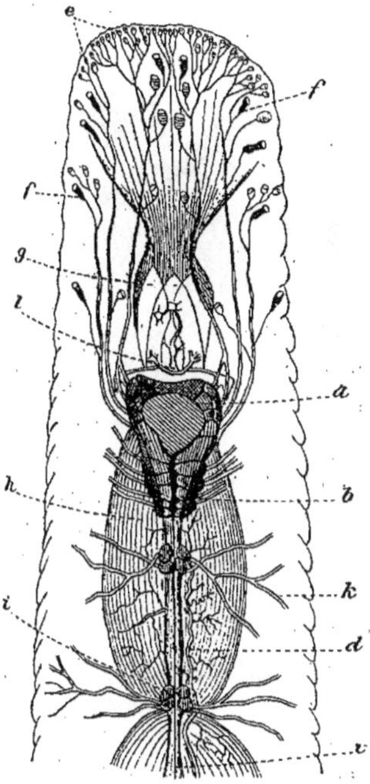

Aux éléments nerveux que nous venons de mentionner, il faut ajouter un double filet nerveux qui court

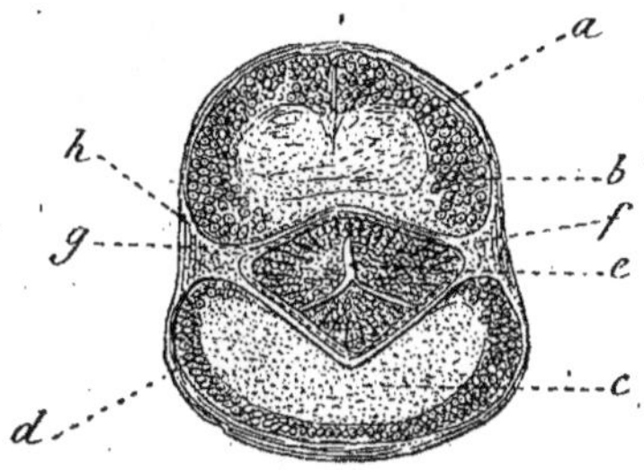

Fig. 142.

en partie le long de la face dorsale de la chaîne ganglionnaire et dans les parois de l'intestin. Il est facile à voir sur des fragments détachés de ces dernières. Il constitue un véritable *système viscéral* ou *grand sympathique du corps*, mais, malgré les beaux travaux de Leydig, ses relations avec la chaîne ganglionnaire et sa distribution dans les différents organes nous paraissent loin d'être élucidées. (*Voir d*, fig. 141.)

Le tissu nerveux de la sangsue est constitué par de belles cel-

Fig. 141.

Fig. 141. — *Hirudo medicinalis*. Portion antérieure de la chaîne nerveuse (figure à demi schématique et réduite d'après un dessin de Leydig). *a*, cerveau; *b*, ganglion sous-œsophagien; *c*, chaîne ganglionnaire composée de deux cordons réunis sur la ligne médiane; *d*, nerf sympathique de l'intestin; *e*, organes sensitifs cupuliformes; *f*, yeux; *g*, bourrelets des mâchoires; *h*, pharynx; *i*, ganglions de la chaîne nerveuse; *k*, nerfs latéraux; *l*, ganglions sympathiques de la tête.

Fig. 142. — *Hirudo medicinalis*. Coupe transversale des ganglions périœsophagiens montrant la disposition des éléments cellulaires. *a*, cerveau proprement dit; *b*, couche corticale cellulaire; *c*, ganglion sous-œsophagien; *d*, couche cellulaire de ce dernier; *e*, œsophage; *f*, fibres musculaires radiaires; *g*, faisceaux musculaires longitudinaux; *h*, enveloppe conjonctive.

lules ovalaires ou pyriformes donnant, pour la plupart, naissance à un seul prolongement, et par des fibres tubulaires très pâles et transparentes. Les cellules ne sont pas limitées aux ganglions, on en rencontre ci et là le long du parcours des fibres. Dans les ganglions, elles constituent une zone superficielle, la zone corticale dans laquelle on en rencontre plusieurs couches superposées, comme on le

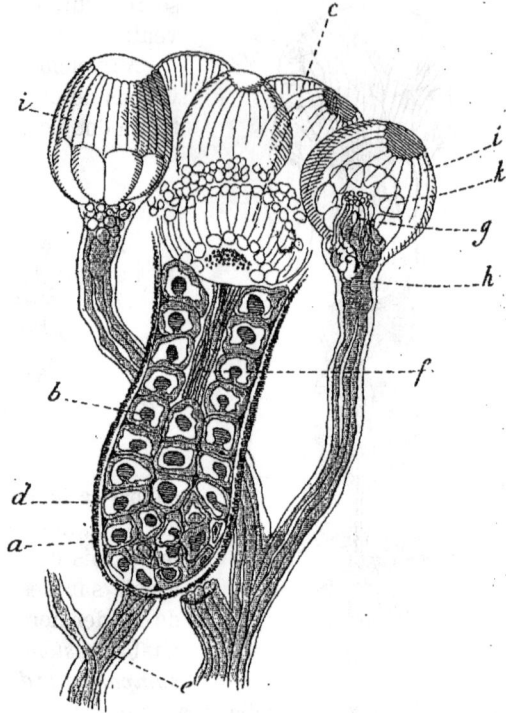

Fig. 143.

voit dans notre figure 142, représentant une coupe transversale de l'anneau périœsophagien.

Organes des sens. — Les plus importants et les mieux développés de ces organes sont les *yeux*. La sangsue en possède dix situés sur les premiers anneaux de la partie antérieure du corps (*f*, fig. 141).

Fig. 143. — *Hirudo medicinalis.* — Œil et organes sensitifs cupuliformes, l'œil est coupé longitudinalement. (D'après LEYDIG.) *a*, choroïde; *b*, cellules claires internes; *c*, cellules épidermiques; *d*, sclérotique; *e*, nerf optique; *f*, fibres du nerf optique; *g*, terminaisons en boutons des fibres nerveuses (*Büschel geknöpfter Fasern*) dans une grappe de fibrilles à la base des organes cupuliformes; *h*, portion de la substance nerveuse en glomérules, peu avant les terminaisons en fibrilles; *i*, cellules épidermiques modifiées; *k*, corpuscules cellulaires très réfringents disposés en couronne.

Examinés à l'œil nu, ils apparaissent comme de petites taches noires. Leur étude anatomique ne peut se faire que sur de très fines coupes dans les différentes dimensions, elle dénote chez eux une structure fort compliquée. Ils consistent, en effet, en une petite cupule cylindrique (fig. 143), limitée par une épaisse couche de pigment, la *choroïde a*, et par une paroi incolore et plus résistante, la *sclérotique* (d, fig. 143 et b, 144). L'intérieur de la cupule est rempli par de grandes cellules claires et transparentes (d) à parois épaisses et renfermant un gros noyau. Ces cellules jouent probablement le rôle de cristallin. Il n'existe pas de rétine proprement dite, tapissant le fond de l'œil comme chez les animaux plus hautement organisés, mais le nerf optique pénètre la masse des cellules transparentes dans l'axe de laquelle on aperçoit ses fibrilles (Leydig). Ces dernières se continuent jusqu'au-dessous de la couche des cellules cylindriques de l'épiderme (c, fig. 143) qui recouvrent l'ouverture de la cupule oculaire. Les nerfs optiques émanent du cerveau. Quoique enfoncés dans les téguments, il est probable que la contractilité de ceux-ci permet aux yeux d'effectuer quelques mouvements.

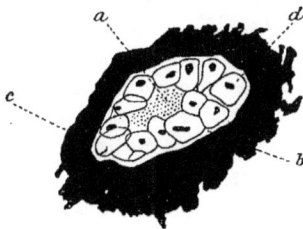

Fig. 144.

Outre les yeux, et dans leur voisinage sur la lèvre supérieure, Leydig a décrit sous le nom d'*organes sensitifs cupuliformes* (*Becherförmige Sinnesorgane*), de petits appareils probablement destinés au tact ou à l'olfaction. Ils consistent, comme leur nom l'indique, en petites fossettes ou cupules (i, fig. 143), dont les parois sont constituées par des cellules épidermiques modifiées et dont le fond renferme une couronne de grandes cellules claires (k). Le fond de la cupule est traversé par un faisceau de fibrilles nerveuses qui viennent se terminer en un bouquet de filaments en forme de massue (g, fig. 143). Comme les yeux, ces organes ne peuvent s'étudier que sur des coupes.

Système digestif. — Le canal digestif de la sangsue est un tube droit ouvert à ses deux extrémités, bouche et anus, et dont la partie médiane, la plus étendue, porte sur ses côtés une série de larges cæcums (fig. 145). On peut y distinguer trois régions : le pharynx, l'estomac et l'intestin terminal ou rectum.

La *bouche* a la forme d'un entonnoir résultant d'une invagination

Fig. 144. — *Hirudo medicinalis*. Coupe transversale d'un œil. *a*, fibrilles du nerf optique; *b*, sclérotique; *c*, choroïde; *d*, cellules claires internes.

des téguments de la partie antérieure du corps. Elle est protégée, comme nous l'avons dit, par une lèvre antérieure ou supérieure en forme de fer à cheval (*b*, fig. 146) et par une lèvre postérieure ou inférieure (*c*, fig. 146). Dans les parois de ces lèvres, on rencontre, outre les fibres musculaires longitudinales et circulaires mentionnées, des fibres radiaires.

Lorsque la sangsue se fixe sur sa proie, elle commence par appliquer sur la peau les bords latéraux de la lèvre supérieure, puis le bord antérieur de celle-ci, et enfin la lèvre postérieure. Ce n'est qu'alors que le pharynx s'avance et vient remplir l'espace infundibuliforme compris entre les lèvres; ce n'est donc pas d'abord par le fond de la ventouse que la sangsue se fixe, comme on le croyait autrefois, mais par les lèvres (Carlet).

Au fond de la bouche et en avant du pharynx, on aperçoit trois bourrelets ovalaires renfermant les trois mâchoires (*e*, fig. 146 et *a*, fig. 147), dont l'une est antérieure et médiane, tandis que les deux autres latérales sont situées un peu en arrière. Ces mâchoires de consistance cornée, ont la forme de lamelles semi-lunaires (*e*, fig. 146 et A, fig. 148), qui peuvent atteindre chez les grands exemplaires jusqu'à deux millimètres de longueur et dans l'épaisseur desquelles viennent s'insérer des fibrilles musculaires (*k*, fig. 147).

Le bord libre des mâchoires porte une série de petites dents, au nombre de soixante et plus (*f*, fig. 146 et A, *b*, fig. 148), dont chacune, comme on peut s'en assurer sous un fort grossissement, est implantée dans une capsule spéciale tapissée de cellules épithéliales qui la sécrètent (B, *c*, fig. 148). D'ailleurs, comme le représente notre figure 148, B, ces dents montrent des zones transversales d'accroissement et reposent immédiatement sur une couche de fibrilles musculaires. Elles sont plus grandes au sommet et sur le bord externe de la mâchoire que sur son bord interne; c'est grâce à elles que la sangsue réussit à *scier* la peau de l'animal dont elle veut sucer le sang.

Sur le bord opposé aux dents viennent s'insérer les muscles qui permettent aux mâchoires non seulement d'exécuter un mouvement de rotation, un mouvement de scie circulaire, mais encore un mouvement d'écartement et de rapprochement qui a pour conséquence d'élargir la plaie. Ces muscles, comme on le voit sur nos figures 146 et 147, sont fixés par leur autre extrémité contre les parois du corps. Des séries de coupes permettent d'en distinguer deux groupes principaux: l'un (*g*, fig. 146) qui imprime à la mâchoire un mouvement de dehors en dedans, et l'autre, antagoniste, qui la ramène de dedans en dehors. Pendant la succion, les lèvres de la ventouse buccale étant exactement appliquées contre la peau, le pharynx s'élève et se dilate par le jeu des fibres circulaires et radiaires qu'il renferme

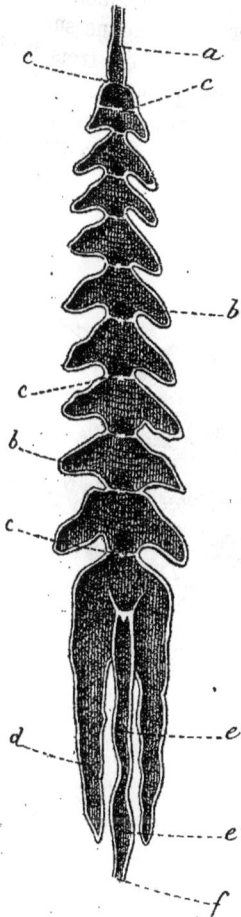

Fig. 145.

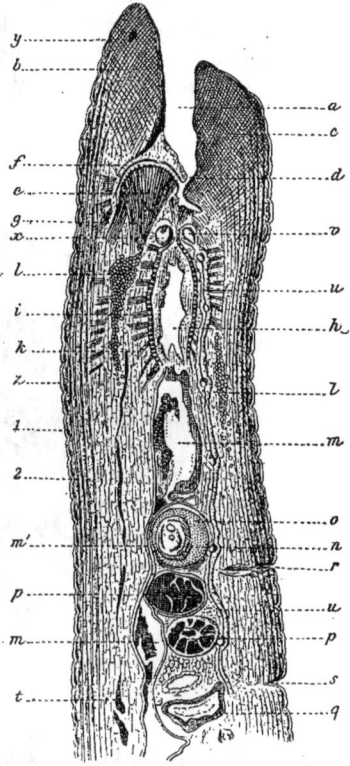

Fig. 146.

Fig. 145. — *Hirudo medicinalis*. Canal digestif (d'après MOQUIN-TANDON). *a*, pharynx; *b*, cæcums stomacaux; *c*, cloisons divisant l'intestin en une série de chambres; *d*, cæcums postérieurs; *e*, intestin; *e'*, rectum; *f*, anus s'ouvrant sur la face dorsale.

Fig. 146. — *Hirudo medicinalis*. Coupe sagittale de la partie antérieure du corps, d'après une préparation originale. *a*, ventouse buccale; *b*, lèvre supérieure; *c*, lèvre inférieure; *d*, ouverture buccale; *e*, mâchoire; *f*, dents sur le bord de la mâchoire; *g*, muscles masticateurs; *h*, cavité du pharynx; *i*, muscles circulaires du pharynx; *k*, muscles extenseurs du pharynx; *l*, glandes salivaires; *m*, estomac très comprimé en *m'* au niveau des organes génitaux; *n*, pénis; *o*, prostate; *p*, ovaires; *q*, vagin; *r*, orifice génital mâle; *s*, orifice génital femelle; *t*, traces du vaisseau sanguin dorsal; *u*, chaîne nerveuse; *v*, ganglion sous-œsophagien; *x*, ganglion sus-œsophagien; *y*, œil; *z*, cuticule. 1, pigment; 2, muscles longitudinaux.

dans ses parois, et diminuant par ce fait la longueur des fibres motrices des mâchoires, ces dernières sont abaissées (D. Monnier).

On peut facilement sentir sur soi-même le mouvement de scie des mâchoires; il suffit pour cela de se fixer une sangsue sur le bras. Les premières traces de la blessure consistent en trois incisions linéaires convergeant sous des angles à peu près égaux et correspondant à chacune des mâchoires. Par la suite du travail de l'animal ces incisions s'élargissent et la blessure prend la forme d'une feuille

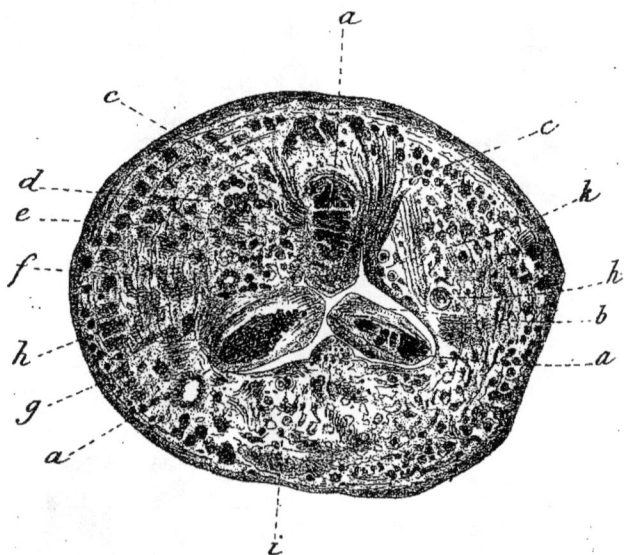

Fig. 147.

de trèfle dont les folioles s'élargissant encore, se confondent et finissent par donner la forme triangulaire bien connue.

Le *pharynx* change de forme selon l'état de contraction de ses muscles. A l'état d'extension il est ovoïde (*a*, fig. 145 et *h*, fig. 146). Ses parois sont épaisses et la muqueuse tapissée ultérieurement d'une couche de petites cellules irrégulières, est ordinairement plissée dans le sens longitudinal. Les parois renferment des faisceaux de fibres musculaires longitudinales, circulaires et radiaires (*i*, fig. 146). Sur

Fig. 147. — *Hirudo medicinalis*. Coupe transversale au niveau des mâchoires (figure réduite d'après un dessin de D. MONNIER). *a*, mâchoires; *b*, gaines des mâchoires; *c*, faisceaux des muscles moteurs des mâchoires; *d*, glandes salivaires; *e*, faisceaux musculaires longitudinaux; *f*, faisceaux des muscles circulaires; *g*, glandes sous-cutanées; *h*, vaisseaux sanguins latéraux; *i*, coupe d'un nerf optique; *k*, fibres musculaires internes des mâchoires.

leur face externe viennent s'attacher en outre des faisceaux de muscles obliques et transversaux (*k*, fig. 146) qui contribuent puissamment en se contractant à la dilatation de la cavité pharyngienne.

C'est entre ces faisceaux que l'on remarque des amas d'une substance blanchâtre qui, examinée au microscope, se montre constituée par une quantité de petites glandes monocellulaires, *les glandes salivaires* (*l*, fig. 146). Ces glandes consistent en jolies cellules pyriformes ou ovalaires (fig. 149) renfermant un protoplasma granuleux et un noyau. Chaque cellule porte un canal excréteur comme le montre notre figure. Il est rare que deux cellules soient unies à un même canal.

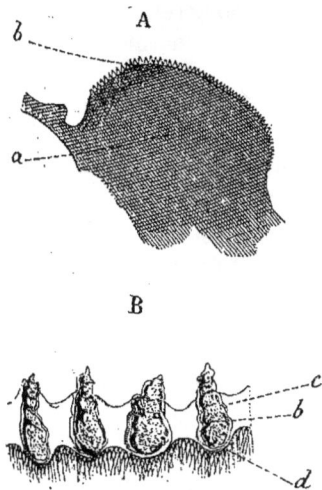

Fig. 149.

Fig. 148.

L'extrémité postérieure de la cavité pharyngienne aboutit à l'*estomac*. On comprend sous ce nom toute la région de l'intestin qui porte des cæcums latéraux. C'est la région digestive proprement dite. On voit que l'estomac consiste en un tube droit qui porte de chaque côté une série de sacs fermés en cæcums, séparés par paires les uns des autres par un étranglement extérieur et un repli de la paroi interne (*c*, fig. 145) constituant une sorte de valvule à l'intérieur. De la sorte, le tube stomacal est séparé en une série de chambres qui

Fig. 148. — *Hirudo medicinalis*. Mâchoires et dents. A, une mâchoire entière vue sous un faible grossissement; B, quelques dents sous un grossissement plus fort; *a*, mâchoires; *b*, dents; *c*, gaine des dents; *d*, muscles.
Fig. 149. — *Hirudo medicinalis*. Quelques cellules isolées des glandes salivaires; *a*, protoplasma granuleux; *b*, noyaux; *c*, canal excréteur.

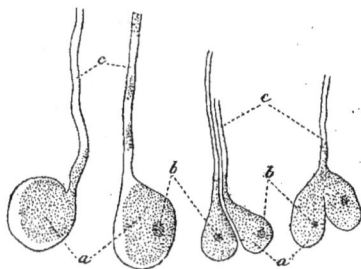

vont s'élargissant de plus en plus d'avant en arrière. Les cæcums eux-mêmes, au nombre de onze paires, sont peu profonds et presque horizontaux dans la parti antérieure du corps, tandis qu'ils sont longs et larges dans la partie postérieure. Les deux derniers s'étendent comme deux longues poches sur le tiers postérieur du corps jusqu'au voisinage de la ventouse; ils vont en se rétrécissant progressivement, parallèlement au rectum.

Lorsque la sangsue est gorgée de sang, les poches stomacales distendues par leur contenu chevauchent les unes sur les autres et sont presque contiguës. La disposition que nous venons de décrire indique pourquoi, lorsqu'on veut vider l'animal, il faut le presser d'arrière en avant, car, en sens inverse, la pression, refoulant le sang dans les cæcums, ne pourrait que déchirer ces derniers et amener la mort de l'animal.

Les parois de l'estomac sont minces, de couleur blanchâtre, brunâtre ou jaunâtre. Elles sont tapissées d'un épithélium de très petites cellules en pavé. Chez certains individus, on trouve contre ces parois, dans la région moyenne et postérieure de l'estomac, une grande quantité de cellules de couleur jaune et renfermant de la graisse que Leydig considère comme une réserve alimentaire. Nous n'avons pas réussi à distinguer dans les parois stomacales la présence de fibres musculaires admises par plusieurs auteurs. On comprend, du reste, que l'intestin peut s'en passer, ses mouvements étant entretenus par ceux des parois du corps auxquelles il est directement appliqué.

Sur la face dorsale et un peu en arrière de la dernière chambre stomacale, commence le *rectum* (*e'*, fig. 145), ou intestin terminal, tube cylindrique, étroit, qui court directement ou seulement avec de légères ondulations jusqu'à l'anus (*f*, fig. 145). A son point de départ se trouve dans le repli, qui le sépare de la chambre postérieure, un muscle sphincter qui peut clore complètement l'orifice et isoler ainsi l'estomac du rectum.

Quant à l'*anus*, nous savons déjà qu'il est dorsal et situé au-dessus de la ventouse postérieure.

La préparation spéciale de l'intestin en une seule pièce n'est pas difficile, mais, comme nous l'avons dit, on est obligé de détériorer plus ou moins les autres organes pour l'obtenir. Voici le procédé que nous suivons: on choisit une sangsue qui a récemment mangé et dont l'intestin est à peu près rempli de sang, puis on la plonge subitement dans de l'eau bouillante où on la maintient pendant quelques minutes. La chaleur coagule le sang qui moule exactement tout le canal digestif et permet après refroidissement de le dépouiller de la peau et des couches musculaires qui le recouvrent. On conserve l'intestin ainsi solidifié et rempli de sang coagulé dans de l'alcool. Cette préparation constitue une excellente pièce de démonstration.

Pour l'étude de l'épithélium, l'acide osmique à 1 pour 100, et les imprégnations à l'azotate d'argent donnent de très beaux résultats. Il faut colorer les noyaux à l'hématoxyline ou au carmin.

Système vasculaire. — La sangsue possède un système vasculaire dans lequel circule un sang également rouge dans tous les vaisseaux. Cette coloration est due au plasma sanguin et non à des globules, comme c'est le cas chez certains Némertiens. Le liquide nourricier renferme cependant des éléments figurés, de formes très diverses, mais qui sont incolores ou légèrement jaunâtres.

On peut distinguer quatre troncs vasculaires longitudinaux réunis par des arcs transversaux ; ce sont les deux vaisseaux latéraux, le vaisseau dorsal et le vaisseau ventral.

Les deux *vaisseaux latéraux* (a et b, fig. 150) sont de beaucoup les plus considérables et les plus faciles à mettre en évidence. Ils sont situés de chaque côté du corps et courent sur toute sa longueur, à peu près à égale distance de la face ventrale et de la face dorsale. Leur paroi est fort mince, de structure très simple, on y aperçoit quelques noyaux et des fibres musculaires transversales. Ces vaisseaux sont contractiles, régulièrement ondulés dans leur parcours (b, fig. 150) et diminuent de diamètre en s'approchant des extrémités du corps où ils se réunissent l'un à l'autre par une fine anse transversale émettant des branches secondaires qui se ramifient elles-mêmes.

Au niveau de chaque segment, et sur le côté externe de chaque vaisseau latéral, naissent deux troncs transversaux qui marchent à la rencontre l'un de l'autre dans la direction du dos, se réunissent l'un à l'autre pour se séparer de nouveau en divergeant et se réunir aux branches correspondantes du côté opposé, ce qui leur fait constituer sur la face dorsale une sorte de losange légèrement onduleux (d, fig. 150).

On peut compter dix-sept paires de *troncs latéro-dorsaux*, destinés à mettre directement en communication les deux vaisseaux latéraux. Ces troncs émettent différentes ramifications ; l'une d'elles, dirigée obliquement et en avant (h, fig. 150), se réunit au vaisseau dorsal et établit ainsi une communication entre ce dernier et chaque vaisseau latéral à droite et à gauche. Cette branche paraît se rendre non pas directement dans le vaisseau latéral, mais dans une ampoule située dans le voisinage des organes excréteurs. Cette petite branche, beaucoup plus mince que les troncs latéro-dorsaux et dont l'existence a été constatée par M. Jaquet dans un travail encore inédit, ne s'injecte pas facilement. Il faut, pour la mettre en évidence, fermer par une ligature, placée aux deux extrémités du corps, en arrière de la ventouse buccale et en avant de la ventouse postérieure, les communications qui existent dans ces deux régions, entre les deux vaisseaux latéraux. Lorsque l'injection, qui a naturellement tendance à se rendre dans les vaisseaux de plus large diamètre, est ainsi circonscrite, elle pénètre dans les fines ramifications dont nous venons de parler.

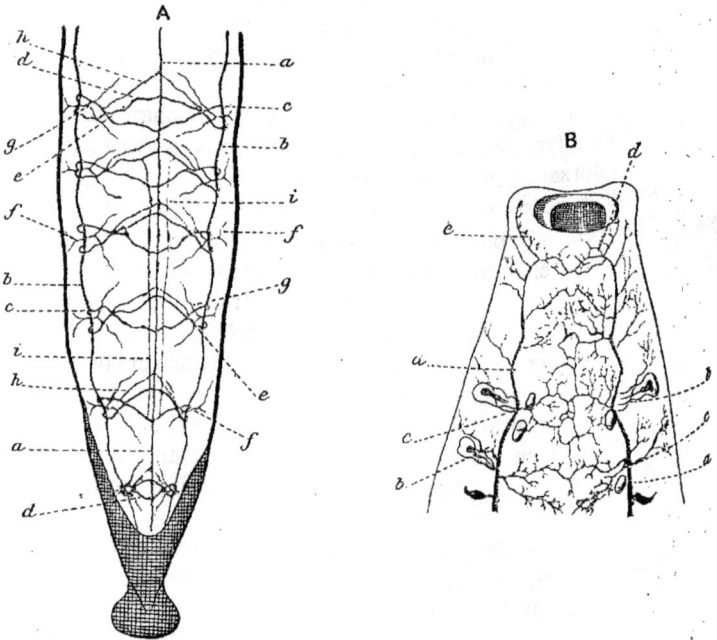

Fig. 150.

Dans la région postérieure du corps, au niveau du rectum, les troncs latéro-dorsaux envoient parallèlement au vaisseau dorsal deux vaisseaux supplémentaires que l'on peut poursuivre le long de trois segments au moins et qui, se ramifiant sur les parois du rectum,

Fig. 150. — *Hirudo medicinalis.* Système vasculaire. A, région postérieure, vue de la face dorsale, montrant en *a* le vaisseau dorsal; *bb*, les vaisseaux latéraux; *cc*, point de départ des branches latéro-dorsales; *d*, losange dorsal; *e*, point de rencontre des branches latéro-dorsales; *f*, branches latéro-latérales; *g*, naissance des branches latéro-ventrales; *h*, rameaux du dorsal qui se rendent dans des ampoules (non représentées) situées dans le voisinage des organes excréteurs. B, région antérieure vue de la face ventrale, montrant la réunion des deux vaisseaux latéraux *aa*, d'après un dessin inédit de M. Jaquet; *b*, branches latéro-latérales; *c*, troncs latéro-ventraux; *d*, anastomoses antérieures; *e*, rameaux se rendant autour de la ventouse antérieure.

assurent la vascularisation réticulaire très nourrie et compliquée de cet organe (*ii*, fig. 150).

Sur le côté interne de chaque vaisseau latéral naissent, en outre, dans chaque segment, des branches transversales dont les unes suivent les contours du corps du côté ventral où, en s'anastomosant avec les branches opposées correspondantes, elles dessinent des losanges plus ou moins réguliers, tandis que les autres plongent obliquement vers le vaisseau ventral auquel elles paraissent en partie du moins se réunir. Ce sont là les *branches latéro-ventrales*, au nombre de dix-sept paires. Nous devons avouer que les injections ne réussissent pas dans tous les cas à les mettre en évidence, et que leur parcours ne paraît pas être tout à fait identique chez chaque individu, ce qui rend leur étude fort difficile. Les descriptions données jusqu'ici par les différents auteurs ne s'accordent pas entre elles, et nous n'avons pas réussi à observer la disposition d'une manière constante dans nos injections.

Sur le côté externe des vaisseaux latéraux, naissent enfin des branches de moindre importance qui se rendent dans les parois latérales du corps. Ce sont les branches *latéro-latérales* de Gratiolet (*f* et *b*, fig. 150).

Les ramifications libres des branches que nous venons de signaler, tant des latéro-ventrales que des latéro-dorsales et des latéro-latérales, se répandent dans toutes les parties du corps, à travers le parenchyme, aux organes excréteurs, aux organes génitaux, à l'intestin et jusque dans les couches superficielles de la peau. Dans ces dernières, ainsi que sur les parois de l'intestin, elles constituent un réseau capillaire extrêmement serré et qui atteint son maximum de complication le long du rectum. Dans les injections bien réussies, on peut obtenir des parois de ce dernier des préparations très élégantes.

C'est, comme nous l'avons dit, par les vaisseaux latéraux que le commençant essaiera d'abord d'injecter la sangsue. Nous lui conseillons, une fois qu'il aura soigneusement découvert le vaisseau sur une longueur d'un ou deux centimètres, de laisser l'animal mort dans l'eau pendant deux ou trois jours. Après la mort, la contractilité vasculaire se perd peu à peu et les vaisseaux se dilatent considérablement. Gratiolet préconise une longue macération et dit même que l'état de contraction des vaisseaux n'a cessé que lorsque les cadavres des sangsues ont déjà contracté une odeur fétide. On peut cependant obtenir de fort belles injections sans attendre jusque là.

Les seringues ordinaires ne se prêtent guère à ce genre d'injection; nous nous sommes servi de canules de verre que nous préparions au fur et à mesure des besoins et que nous reliions par un tube de caoutchouc, soit avec une poire de la même substance, soit avec la bouche de l'opérateur qui, en soufflant, modère l'injection comme il le juge convenable. C'est plus simple et c'est ce qui donne les meilleurs résultats. (Voir la note 2, page 211.)

On n'obtient que rarement une injection totale de l'animal, à cause de la difficulté de faire passer la masse à travers les fines communications des vaisseaux latéraux avec le ventral et le dorsal.

Quant aux massès d'injection, la plus pénétrante est la gélatine colorée au bleu soluble; mais sa coloration sombre n'est pas toujours facile à suivre dans la peau et l'intestin. La gélatine colorée au chromate de plomb, au contraire, se détache admirablement sur le fond pigmenté de l'animal, et si on a pris soin de la triturer auparavant, elle pénètre fort bien aussi.

Le *vaisseau dorsal* (*a*, fig. 150 A), dont le diamètre est beaucoup moindre que celui des vaisseaux latéraux, court tout le long de l'intestin sur la face dorsale. Son parcours est légèrement ondulé. Outre les fines branches qu'il reçoit des vaisseaux latéraux dans chaque segment, il émet à droite et à gauche de fines branches qui se rendent dans les parois du corps. Vers son extrémité antérieure, il se bifurque en deux branches principales, dont les ramifications vont probablement s'anastomoser aux ramifications correspondantes du vaisseau ventral. Dans la partie postérieure, il se ramifie beaucoup autour de la ventouse et est accompagné des deux vaisseaux parallèles que nous avons mentionnés comme émanant des branches latéro-dorsales.

Le *vaisseau ventral* entoure la chaîne nerveuse dans toute sa longueur et est légèrement renflé au niveau de chaque ganglion. Ses parois fort minces sont parcourues par un riche réseau de tubes pigmentaires dont il sera question plus loin. Il émet dans chaque segment une paire de branches latérales qui se dirigent sur les parois du corps pour une part et pour l'autre s'incurvent au-dessus de la chaîne nerveuse pour constituer un losange. Il est encore douteux qu'il soit en communication segmentaire avec le vaisseau dorsal. A son extrémité antérieure, il se ramifie en un grand nombre de petites branches qui se rendent à la ventouse antérieure, au pharynx et en partie aux branches correspondantes du vaisseau dorsal.

Le sang est surtout mis en mouvement par les contractions des vaisseaux latéraux, mais on ne connaît pas encore bien son parcours.

Réseau pigmentaire. — Nous devons mentionner, à la suite du système vasculaire, l'existence dans le parenchyme du corps de la Sangsue d'un nombre infini de très fins canaux (fig. 151 et 152) renfermant un pigment en partie soluble dans l'alcool, de couleur brune ou vert foncé et que l'on retrouve partout autour des organes, entre les faisceaux musculaires et jusque sous la cuticule. Ces canalicules sont abondants, surtout dans le voisinage du sinus sanguin qui entoure la chaîne ganglionnaire; ils donnent à cette dernière la coloration foncée que nous avons signalée. C'est là même qu'on peut le mieux les isoler et les étudier.

Sous un fort grossissement leur nature vasculaire est bien évidente. Par la dilacération on en fait sortir le pigment sous la forme de très fins granules animés d'un mouvement brownien très vif.

Ray-Lankester considère ce réseau de canalicules comme une modification du tissu conjonctif à laquelle il a donné le nom de *tissu vaso-fibreux*. Et de fait, ils constituent dans tout le corps un véritable réseau. Ils sont réunis les uns aux autres par de nombreuses anastomoses (fig. 151) et présentent çà et là des extrémités libres qui sont parfois dilatées en forme de massue et toujours terminées en cæcum. Leur diamètre est très variable et ils portent contre leurs parois des noyaux irrégulièrement distribués, restes des cellules conjonctives qui les constituent sans doute primitivement.

Leur structure intime étudiée récemment par Joseph paraît être fort compliquée. Cet auteur signale qu'après avoir soigneusement lavé les parois des canalicules pris sur de jeunes Sangsues, et les avoir traitées au nitrate d'argent, on constate qu'elles sont constituées à l'extérieur par une fine membrane transparente et sans structure. Sous cette membrane se montrent des faisceaux de fibres longitudinales et transversales, et le tout est revêtu ultérieurement d'une couche de cellules plates à noyaux ronds. Nous n'avons pas réussi à contrôler ces assertions. La difficulté consiste à débarrasser les canalicules de leur pigment.

Entre les mailles du réseau pigmentaire, circulent de nombreux vaisseaux capillaires sanguins (*b*, fig. 152) qui sont probablement en relation avec les canalicules du réseau. Toutefois, cette relation n'a pas été mise en évidence jusqu'ici. Lorsqu'on pousse avec soin une injection dans les vaisseaux capillaires, la substance colorante demeure localisée dans ces derniers et ne pénètre pas dans les canalicules pigmentaires. Joseph signale le fait que les canalicules pigmentaires ne sont pas visibles chez les jeunes sangsues aussi longtemps qu'elles se nourrissent du sang des insectes aquatiques et qu'ils n'apparaissent que lorsqu'elles commencent à se nourrir du sang des vertébrés. Sur les sangsues qui n'ont pas absorbé de sang depuis plusieurs mois, ils sont décolorés et prennent au contraire une teinte très intense chez les sangsues récemment nourries. Ce fait indique une relation entre ces vaisseaux et le mode de nutrition de l'animal; l'hémoglobine du sang des vertébrés paraît jouer un rôle dans la production du pigment.

Dans les lacunes des téguments on rencontre çà et là des amas en forme de pelotons de tubes analogues à ceux dont nous venons de parler, mais dont le diamètre est plus considérable. Ils sont du reste en relation intime avec les canalicules du réseau pigmentaire dont ils dépendent. On les rencontre principalement autour des différents organes et surtout dans le voisinage de l'intestin (*tissu bothryoïdal* de Ray-Lankester) (*a*, fig. 152). Les parois de ces vaisseaux, terminés la plupart en cæcum, sont revêtues, selon cet auteur, de cellules pigmentaires. Les extrémités en cæcum atteignant jusqu'à la base des cellules épithéliales de l'intestin, il est possible qu'il se

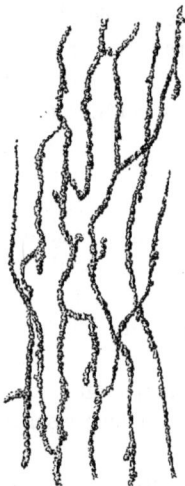

Fig. 151.

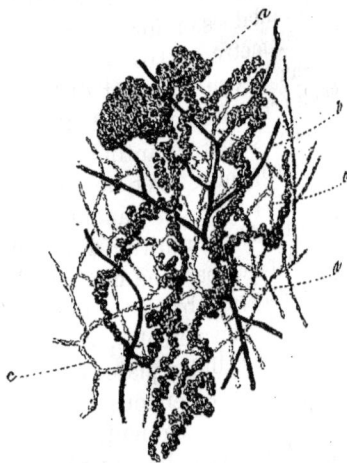

Fig. 152.

passe des phénomènes d'osmose entre le contenu de ces canaux et celui de l'intestin.

Organes segmentaires. — Les *organes segmentaires*, *organes excréteurs* ou *néphridium*, sont bien développés chez la sangsue et ressemblent à ceux des Annélides proprement dites. Leur étude est difficile. Après les avoir observés à l'état frais, on les fera macérer dans des solutions faibles de bichromate de potasse ou d'acide chromique, on les fixera à l'acide osmique à 1 pour 100, on les injec-

Fig. 151. — *Hirudo medicinalis.* Fragment du réseau pigmentaire qui entoure la chaîne nerveuse montrant les vaisseaux pigmentaires et leurs prolongements en cæcums.

Fig. 152. — *Hirudo medicinalis.* Aspect du tissu vaso-fibreux et du tissu bothryoïdal, d'après une préparation fraîche et injectée, prise dans le voisinage de l'intestin. *a*, pelotons de gros tubes bothryoïdaux souvent terminés en cæcums; *b*, vaisseaux capillaires sanguins; *c*, réseau pigmentaire.

tera, on les durcira, de manière à pouvoir y pratiquer des coupes fines dans différentes directions.

Sur une sangsue ouverte du côté du dos et étalée sur sa face dorsale, ils se présentent sous l'aspect de petites masses blanches, rondes et pyriformes (*o*, fig. 138), situées de chaque côté de la chaîne nerveuse, entre le filet blanchâtre du canal déférent et le vaisseau latéral de couleur rouge. Ces petites masses sont au nombre de dix-sept paires et également espacées. C'est vers le milieu du corps

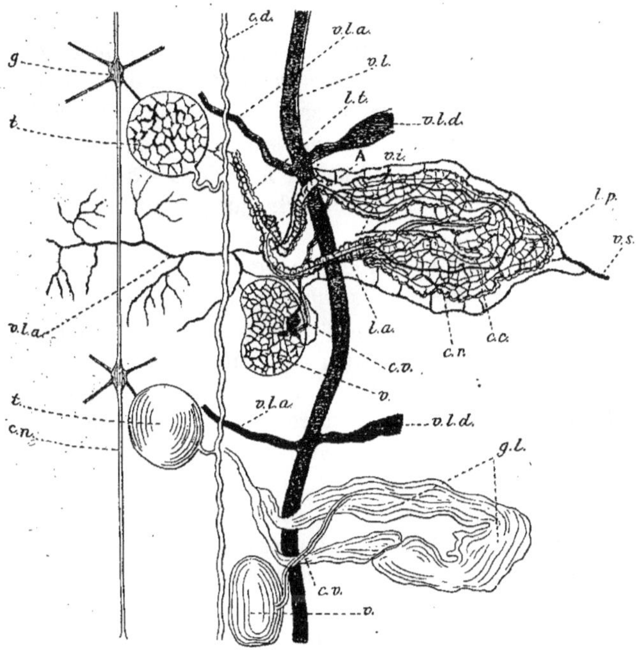

Fig. 153.

qu'elles atteignent leur plus grand développement, et c'est là que nous les prendrons pour les étudier en détail.

Nous avons représenté dans la figure 153 l'organe injecté et montrant toutes les parties que nous allons décrire.

Fig. 153. — *Hirudo medicinalis.* Disposition des organes segmentaires d'après une préparation injectée. (Le parcours des canaux de la glande est en partie schématique.) *g*, ganglions nerveux; *c n*, chaîne nerveuse; *t*, testicules; *c d*, canal déférent; *g l*, glande; *v*, vésicule; *c v*, conduit vésiculaire; *c c*, conduit central; *c r*, conduit récurrent; *l p*, lobe principal; *l*, lobe apical; *m*, lobe testiculaire; *n*, vaisseau sanguin latéral; *o*, vaisseau latéro-abdominal; *v l d*, vaisseau latéro-dorsal; *v i*, veine inférieure; *v s*, veine supérieure; *A*, point de rencontre du lobe apical et du lobe testiculaire.

On distingue dans chaque organe segmentaire deux parties: la glande (*g l*, fig. 153) et la *vésicule* (*v*), réunies par un cordon vasculaire, le *conduit vésiculaire* (*c v*).

La glande a la forme d'un fer à cheval dont la convexité est tournée du côté du dos, tandis que les branches sont dirigées vers la face ventrale. Ces deux branches, distinctes sur la plus grande partie de leur parcours, sont réunies à leur extrémité ventrale en un point (A, fig. 153) où prend naissance un fin prolongement qui s'étend jusqu'au testicule, et qui, pour cette raison, a reçu le nom de *lobe testiculaire* (*l t*, fig. 153). Nous distinguerons encore avec Bourne, pour la clarté de la description, sous le nom de *lobe principal* (*l p*), toute la portion de la glande qui s'étend du point où le conduit vésiculaire dont nous allons parler pénètre dans la branche antérieure du fer à cheval jusqu'au point où le conduit récurrent (*c r*) entre dans la branche postérieure; et, sous le nom de *lobe apical* (*l a*), la portion ventrale de cette dernière branche jusqu'à son point de rencontre avec la branche antérieure.

La vésicule (*v*) est située un peu en arrière et en dedans de la glande, exactement entre le vaisseau sanguin latéral et le canal déférent; elle consiste en une poche de forme ovalaire ou sphérique. Ses parois, minces et contractiles, renferment des fibres musculaires et un riche réseau vasculaire. Elle est tapissée intérieurement d'un épithélium à cils vibratiles et renferme toujours une quantité plus ou moins considérable d'une substance blanchâtre et granuleuse, que l'on retrouve du reste dans les conduits excréteurs de la glande, et que le microscope montre être composée d'un nombre considérable de globules et de très fins cristaux en forme d'aiguilles, groupés soit autour d'un centre réfringent, soit d'une manière tout à fait confuse (fig. 155). Cette matière est expulsée par les contractions de la vésicule par un court canal dont l'orifice est visible sous la loupe à l'extérieur (*c*, fig. 137). On peut, du reste, mettre cet orifice en évidence de l'intérieur en ouvrant la vésicule avec de fins ciseaux.

La vésicule est mise, comme nous l'avons dit, en relation avec la glande par le conduit vésiculaire (*c v*) qui déverse les substances sécrétées par cette dernière. Le conduit vésiculaire est cylindrique et possède des parois propres, bien visibles sur les coupes; il prend naissance sur le côté externe de la vésicule, passe d'abord sous la branche postérieure du fer à cheval, pénètre dans la branche antérieure dont il longe l'axe, se replie dans la branche postérieure où il constitue le *conduit central* de la glande (Bourne) et se continue jusqu'à l'extrémité du lobe apical où il s'unit avec une branche du *conduit récurrent*. Ce dernier est la seule ramification à laquelle donne naissance le conduit central; il en part au point de réunion du lobe apical avec le lobe principal, se prolonge dans l'espace compris dans la concavité du fer à cheval, rentre bientôt dans la branche postérieure qu'il poursuit dans toute sa longueur et envoie un petit prolongement dans le lobe testiculaire (*lt*).

La glande est formée par un amas de cellules sécrétoires qui varient légèrement de forme et de constitution, selon les lobes où elles se rencontrent (fig. 154). Elles sont ordinairement grandes et irrégulièrement polygonales; leur protoplasma, transparent à l'état vivant, devient granuleux par l'emploi des réactifs et en particulier à

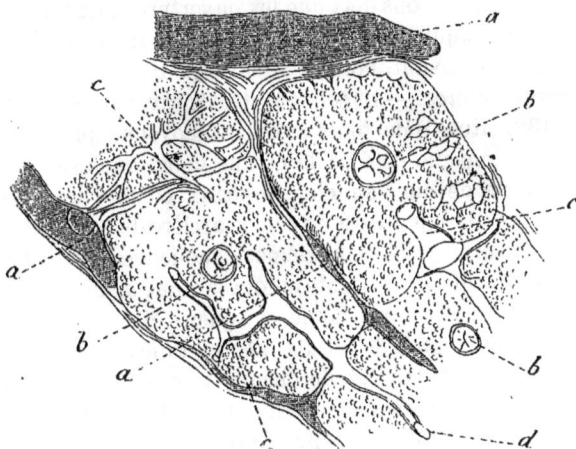

Fig. 154.

la suite d'une macération prolongée dans le bichromate de potasse (Bourne).

Elles possèdent un noyau (*b*) et sont entourées d'une fine membrane. Ces cellules sont surtout remarquables par le fait qu'elles sont perforées d'un grand nombre de tubules (*c*) plus ou moins ramifiés et dont le diamètre varie selon l'état de contraction du protoplasma. Ces tubules possèdent des branches terminées en cæcum et d'autres qui servent à les faire communiquer les uns avec les autres. Ils sont en relation avec les grands canaux excrétoires que nous avons décrits.

La masse des cellules glandulaires est recouverte par une enveloppe fibreuse dépourvue de muscles (Bourne). Elle est par-

Fig. 154. — *Hirudo medicinalis*. Cellules glandulaires du lobe apical de la glande excrétoire (d'après Bourne). *a*, vaisseaux sanguins; *b*, noyaux; *c*, tubules intra-cellulaires; *d*, cuticule de ces tubules.

courue par un riche réseau de vaisseaux capillaires sanguins qui prennent naissance dans les vaisseaux latéraux abdominaux. Ce réseau est le plus souvent naturellement injecté; on pourra l'observer directement en détachant avec précaution la glande pour la porter sous le microscope.

On fera bien, du reste, d'injecter ces vaisseaux en poussant par une petite canule du bleu soluble dans le vaisseau latéral correspondant. Le système capillaire sanguin ne communique pas directement avec le système des conduits excréteurs et des tubules de la glande.

Organes génitaux. — La sangsue est hermaphrodite, elle possède des organes mâles et des organes femelles que nous décrirons successivement. Nous savons déjà que les ouvertures génitales sont visibles de l'extérieur et qu'elles sont situées dans la partie antérieure du corps, l'orifice mâle en avant, l'orifice femelle en arrière (*a* et *b*, fig. 137).

Organes mâles. — Ils sont constitués par neuf paires de testicules (*e*, fig. 138) situés dans toute la région moyenne du corps, sur la face ventrale, de chaque côté de la chaîne ganglionnaire; ils sont également distants de cinq en cinq anneaux comme les organes excréteurs. La première paire est un peu en arrière du huitième ganglion, et la dernière correspond au seizième. Chaque testicule a l'aspect d'une petite boule ferme et résistante entourée d'une membrane propre, sans structure. Il contient un liquide visqueux et blanchâtre renfermant un très grand nombre de cellules spermatiques (fig. 157).

Le sperme est excrété de chaque testicule, à travers un court canal qui aboutit presque immédiatement à un long tube légèrement ondulé, le *canal déférent* (*f*, fig. 138). Ce dernier, reconnaissable à sa couleur blanche, court parallèlement à la chaîne nerveuse. Il augmente de diamètre vers son extrémité antérieure, s'enroule et se pelotonne, de chaque côté, au niveau du pénis, pour constituer un amas également blanchâtre que l'on a décrit sous le nom d'*épididyme* (*g*, fig. 138). Les deux épididymes ont une forme ovoïde à surface sinueuse; il en émane, à leur partie antérieure, un court canal excréteur qui se rend directement à la base de la poche du cirre. Le contenu est plus clair que celui des canaux déférents proprement dits et renferme des cellules épithéliales non spermatiques. A l'époque de la fécondation, testicules, canaux déférents et épididymes augmentent beaucoup de volume.

L'organe copulateur (*h*, fig. 138) est composé d'un *pénis* très extensile pouvant atteindre jusqu'à 2 centimètres de long et terminé par un léger renflement. Grâce au jeu d'un muscle spécial, le pénis peut être rentré dans une poche pyriforme à parois dures et résistantes, la *poche du cirrhe*. Elle renferme une masse de glandes monocellulaires, la *prostate* (*a*, fig. 156), dont le produit de sécrétion blanchâtre et granuleux, est déversé à la base du canal éjaculateur et a pour but d'envelopper de petites quantités de sperme comme d'une capsule spermatophore. Le liquide prostatique, en effet, est visqueux et prend de la consistance autour du sperme. Ce dernier pénètre dans l'orifice femelle par petites masses fusiformes, les *spermatophores*, qui, chez la sangsue médicinale, mesurent 3 millimètres de long sur 1 millimètre d'épaisseur (Leuckart).

Le pénis possède dans l'épaisseur de ses parois deux systèmes de fibres musculaires, des fibres longitudinales externes (*d*, fig. 156) et

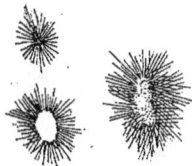

Fig. 155.

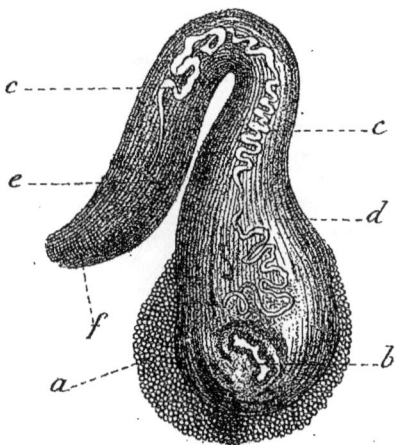

Fig. 156.

des fibres circulaires internes (*f*). Il est percé d'un fin canal, le *canal éjaculateur* (*c*), qui est droit lorsque le pénis est à l'état d'extension, mais se replie sur lui-même, comme le montre notre figure, lorsque le pénis se contracte. L'érection se produit par la contraction des muscles superficiels qui fait saillir le pénis à travers un sphincter. Ce dernier se relâche après la mort, c'est pourquoi il arrive que le pénis se voit souvent au dehors.

Organes femelles. — A l'inverse des organes mâles, les organes femelles sont concentrés dans un seul segment intérieur, dans l'espace compris entre l'ouverture génitale mâle et la première paire de

Fig. 155. — *Hirudo medicinalis*. Fins cristaux enchevétrés, contenus dans la vésicule de l'appareil excréteur.

Fig. 156. — *Hirudo medicinalis*. Le pénis coupé longitudinalement. *a*, prostate; *b*, vésicule séminale à la base du pénis; *c*, conduit éjaculateur; *d*, muscles longitudinaux; *e*, extrémité du pénis; *f*, fibres circulaires.

testicules (*k*, *l*, fig. 138). Ils sont essentiellement composés de deux
ovaires tubulaires et pelotonnés sur eux-mêmes (*l*, fig. 138), renfermés
chacun dans une vésicule sphérique ou légèrement ovalaire dont les parois sont résistantes, et pouvant atteindre jusqu'à 2 ou 3 millimètres de
diamètre au maximum (*a*, fig. 158, A). Les tubes ovariens sont tapissés
intérieurement d'un endothélium cellulaire, duquel se différencient
certaines cellules qui deviennent des œufs. Ceux-ci s'écoulent le long
des tubes jusqu'à leur extrémité. De chaque vésicule part un conduit
excréteur, qui se réunit bientôt à son voisin pour ne former qu'un seul
canal à parois épaisses, l'*oviducte* (*b*). Celui-ci court en se repliant sur
lui-même, comme le montre la figure 158, à travers un tissu spongieux parcouru par de nombreux vaisseaux capillaires et renfermant

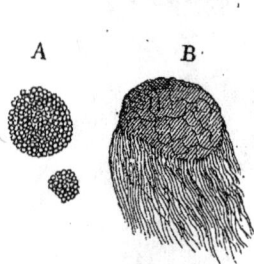

Fig. 157.

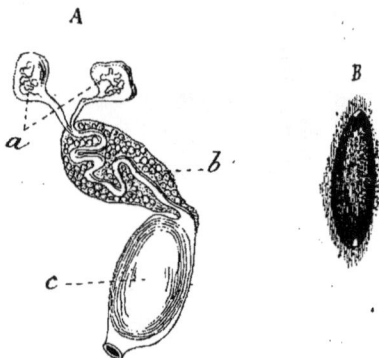

Fig. 158.

une agglomération de glandes monocellulaires signalées par Leuckart.
Ces glandes très claires paraissent être analogues aux glandes de
l'albumine que nous connaissons chez les Cestodes ; leurs fins canalicules excréteurs déversent leur produit albumineux dans l'intérieur
de l'oviducte. Leuckart a distingué de celles dont nous venons de
parler, des cellules glandulaires dont le contenu est granuleux, qui
sont plus petites et dont le canal excréteur est plus court, mais qui
sont intimement unies à la masse des premières.

L'oviducte aboutit dans un grand sac ovoïde, à parois épaisses et
contractiles, et dont le grand axe fait un angle avec lui. Ce sac, que
l'on a nommé *utérus* ou *vagin* (*c*, fig. 158, A), s'ouvre, comme nous

Fig. 157. — *Hirudo medicinalis.* Cellules spermatiques des testicules. A, cellule
intacte et non mûre ; B, cellule mûre et écrasée d'où sort un bouquet de zoospermes.

Fig. 158. — *Hirudo medicinalis.* A, appareil génital femelle ; *a*, ovaires ; *b*, oviducte ;
c, vagin ; B, cocon renfermant les œufs (d'après LEUCKART).

l'avons dit, à la surface du corps, sur la limite entre le vingt-neuvième et le trentième anneau. Son orifice est muni d'un sphincter.

Fécondation. — Malgré l'hermaphroditisme de la sangsue, la fécondation des œufs est toujours précédée d'un accouplement qui s'effectue surtout au printemps, mais aussi durant tout l'été. Deux individus se rapprochent ventre contre ventre et en sens inverse, de manière que l'orifice mâle de l'un se superpose à l'orifice femelle de l'autre et réciproquement. La fécondation est mutuelle. Ce n'est que plusieurs jours après l'accouplement qu'a lieu la ponte des œufs. Selon quelques observateurs, les zoospermes se maintiendraient longtemps actifs dans le spermatophore conservé intact dans le vagin. Cela expliquerait comment la sangsue peut pondre des œufs fraîchement fécondés, même plusieurs mois après l'accouplement.

A l'époque de la ponte, les glandes cutanées, si abondantes dans les anneaux voisins des orifices génitaux, dans la région que l'on a nommée *clitellum*, sécrètent une grande quantité de mucus dans lequel sont déversés les œufs. Ce mucus constitue une sorte de ceinture dont l'animal se débarrasse, lorsque la ponte est terminée, par des contractions répétées de tout le corps; il finit par prendre une plus grande consistance et l'aspect d'une capsule ou d'un *cocon* (fig. 158, B) ovoïde, de 2 à 3 centimètres de long sur 1 à 1 1/2 centimètre de large, dans lequel on aperçoit un grand nombre de petits œufs et que la sangsue dépose dans la terre humide.

Développement. — Le développement de la sangsue est direct, il s'effectue entièrement dans le cocon d'où les jeunes sortent sous la forme de petits vers ayant déjà 15 à 20 millimètres de long, sur 2 millimètres de large. Pour les détails, voir le mémoire de Ch. Robin, cité dans la *Littérature*.

La forme générale du corps des Hirudinées est très variable. De la forme semicylindrique de *Hirudo* à la forme aplatie et foliacée de *Clepsine*, on connaît plusieurs termes de passage. Chez *Branchiobdella*, le corps est tout à fait cylindrique lorsqu'il est étendu; chez *Acanthobdella*, il est fusiforme. L'annulation externe ne correspond jamais à la segmentation intérieure, elle peut être à peu près complètement effacée (*Clepsine*).

La composition générale des téguments, ainsi que la disposition des muscles dans le parenchyme du corps, présentent de grandes analogies chez les différents genres de ce groupe. Chez les formes aplaties, les faisceaux musculaires entrecroisés circonscrivent de véritables chambres dans lesquelles sont logés les organes. On distingue toujours des faisceaux longitudinaux et circulaires. L'importance de la couche pigmentaire varie; chez *Clepsine*, *Branchiobdella*, les téguments sont si translucides, qu'il est possible d'observer tous les principaux organes sous le compresseur. La présence de glandes monocellulaires répandues sous la peau, et en plus grande abondance dans le voisinage des organes génitaux, est très générale. Les glandes les plus superficielles sécrètent la substance muqueuse qui suinte sur le corps; les glandes profondes produisent la matière visqueuse, solidifiable au contact de l'air ou de l'eau qui sert à la formation des cocons des œufs. La surface du corps est lisse (*Hirudo*) ou rugueuse (*Pontobdella*). Chez *Branchellion*, il existe des replis branchiaux sous forme de lamelles membraneuses disposées en série de chaque côté du corps. Chez *Acanthobdella*, on rencontre des soies latérales terminées en crochets.

Le système nerveux est toujours construit sur le type que nous avons reconnu chez *Hirudo*, une double chaîne ganglionnaire rapprochée, sur la ligne médiane de la face ventrale. De chaque côté des ganglions, partent deux troncs nerveux situés l'un au-dessus de l'autre et qui se rendent dans les organes du segment correspondant. Le ganglion cérébral sus-œsophagien et le ganglion anal, résultant l'un et l'autre de la fusion plus ou moins intime de ganglions plus simples dont le nombre varie selon les genres, émettent un plus grand nombre de nerfs périphériques qui se rendent aux organes des sens et à la ventouse postérieure. Le ganglion sous-œsophagien est également plus gros que les autres, il est réuni au cerveau par une double commissure qui constitue un collier autour de l'œsophage.

Quoiqu'il n'ait pas encore été décrit partout, le système nerveux viscéral se ramifiant sur les parois du tube digestif paraît être assez général.

Le nombre des yeux varie d'un genre à l'autre. Il y en a dix chez *Haemopis*, huit chez *Nephelis*, quatre chez *Piscicola*, deux ou quatre chez *Clepsine*, etc. Ils sont ordinairement situés dans la partie antérieure du corps, sur les premiers segments de la ventouse orale, et consistent en cupules, en invaginations des téguments, tapissées d'un pigment choroïdien et renfermant un corps réfringent à la base duquel aboutissent des fibrilles nerveuses. On a également décrit des fossettes sensitives renfermant de longues cellules claires disposées en cercle comme chez *Hirudo*, chez *Haemopis*, *Nephelis*, etc.

Le canal digestif présente quelques dispositions particulières. La bouche est située, soit au fond d'une ventouse bordée de lèvres et présentant la forme d'une cuiller comme chez *Hirudo*, soit à l'extrémité d'une trompe exsertile. Dans ce dernier cas, chez les *Rhynchobdellides* (*Clepsine*, *Branchellion*, *Piscicola*), la bouche est dépourvue de mâchoires et la trompe, munie d'un appareil musculaire particulier qui lui permet d'être projetée au dehors, fonctionne comme appareil de succion. Chez les sangsues pourvues de mâchoires, les *Gnathobdellides*, celles-ci peuvent n'être qu'au nombre de deux, l'une dorsale, l'autre ventrale, dépourvues de dents (*Branchiobdella*). Cependant, le nombre trois est le plus fréquent et chez certains genres, les nombreuses dents qui bordent la mâchoire, sont pointues (*Haemopis*), ou fortes et émoussées (*Aulastomum*). A la bouche fait suite un pharynx musculeux, long et fort chez *Aulastomum*, qui se continue dans un intestin tantôt simple et cylindrique (*Nephelis*), tantôt cloisonné par des replis munis d'un sphincter (*Pontobdella*), tantôt étranglé au niveau des segments internes et portant des cæcums latéraux comme chez *Hirudo*, mais en nombre qui varie selon les genres. Il y en a dix paires chez *Piscicola*, six chez *Clepsine*, etc. Les deux cæcums postérieurs sont toujours plus longs que les autres et se prolongent dans quelques genres (*Clepsine*, *Haemopis*) jusqu'à l'extrémité du corps, parallèlement au rectum. Chez certains genres (*Clepsine*), ces deux longs cæcums terminaux ont la tendance à se ramifier eux-mêmes en émettant, sur leur côté externe, des cæcums secondaires. Enfin, ils se font complètement défaut chez les sangsues dont le canal digestif est cylindrique (*Trocheta*, *Nephelis*). Le rectum est ordinairement régulièrement cylindrique, rarement étranglé (*Branchiobdella*) ou portant des petits cæcums latéraux (*Clepsine*). Il débouche par l'anus sur la face dorsale de la ventouse postérieure.

Le système vasculaire est encore peu connu dans la série des Hirudinées. Il paraît atteindre son plus haut degré de simplicité chez *Branchiobdella* où les deux vaisseaux latéraux faisant défaut, il se résume dans deux vaisseaux qui courent le long de la ligne médiane du corps, l'un dorsal et contractile dans sa région antérieure, l'autre ventral et accolé à la chaîne ganglionnaire. Ces deux vaisseaux sont réunis par des anses vasculaires et envoient des rameaux jusque dans la cavité viscérale qui n'est pas divisée en chambres distinctes et qui renferme un liquide contenant des globules agités d'un mouvement qui paraît être en relation avec celui du vaisseau dorsal contractile. Chez les *Rhynchobdellides,* le vaisseau dorsal est muni de valvules (*Clepsine, Piscicola*) qui font défaut chez les *Gnathobdellides;* ces valvules sont composées d'éléments cellulaires qui peuvent se détacher et tomber dans le liquide sanguin dont ils paraissent constituer les globules. Chez *Nephelis,* on rencontre deux vaisseaux latéraux réunis par des commissures transversales avec un seul vaisseau médian qui, selon Bidder, s'étend sur la face ventrale dans toute la longueur du corps. Les anastomoses transverses se ramifient en un réseau fort compliqué aux deux extrémités du corps. Enfin, chez les sangsues voisines des *Hirudo,* il existe quatre vaisseaux longitudinaux, deux latéraux, un dorsal et un ventral, réunis par des anastomoses très compliquées.

Les ramifications ultimes des vaisseaux sanguins jusque dans les couches superficielles de la peau qu'elles injectent complètement, paraissent assurer une sorte de respiration cutanée qui n'est probablement pas exclusive d'organes respiratoires plus localisés, dont on a soupçonné à différentes reprises l'existence, sans en donner jusqu'ici une démonstration satisfaisante. Chez *Branchellion*, des appendices foliacés situés sur les côtés du corps et renfermant un riche réseau de canalicules sanguins, jouent probablement le rôle de branchies cutanées.

Quant aux canalicules pigmentaires qui se rencontrent chez beaucoup de sangsues, l'étude de leur distribution et de leurs relations avec le système vasculaire sanguin n'est pas faite encore. Il en est à peu près de même de l'anatomie comparée des organes segmentaires dans le groupe des Hirudinées. Chez les formes inférieures, ces organes ont été décrits comme des canaux en lacets tapissés de grandes cellules glandulaires recouvertes de nombreux cils vibratiles, possédant une ouverture vibratile sur les lacunes du parenchyme du corps et un orifice superficiel débouchant sur les côtés de la face ventrale. Chez *Branchiobdella astaci,* leur nombre serait réduit à deux paires, l'une dans la région antérieure du corps, l'autre dans la région postérieure. Chez *Aulastomum gulo, Clepsine complanata, Nephelis vulgaris,* etc., étudiés récemment par O. Schultze, il existe dans l'organe glandulaire des cellules canaliculées analogues à celles décrites chez *Hirudo,* et le canal excréteur aboutit, soit directement au dehors, soit dans une vésicule comme chez *Hirudo.*

L'hermaphroditisme est la règle générale chez les Hirudinées, sauf chez de petites sangsues que l'on rencontre parmi les œufs du homard, les *Histriobdelles.* L'orifice génital mâle débouche presque toujours dans la région antérieure ou moyenne du corps, en avant de l'orifice femelle (sauf chez *Branchiobdella*). Les testicules sont généralement multiples et disposés par paires dans un certain nombre de segments du corps. Il y en a cinq paires chez *Branchellion;* six chez *Piscicola;* huit chez *Haemopis;* douze chez *Aulacostomum.* Chez *Branchiobdella,* ils sont réduits à une seule paire située vers le milieu du corps; le sperme se déverse dans deux canaux déférents qui ne sont autres que des canalicules des organes segmentaires transformés en vue de cette fonction. Les deux canaux déférents courent toujours sur la face ventrale, ils reçoivent chez les sangsues à plusieurs paires de testicules, les courts canaux latéraux émanant de chaque testicule. Ils aboutissent dans un épididyme pelotonné rempli d'un liquide clair et qui paraît fonctionner comme une glande. Chaque épididyme débouche à la base d'un conduit éjaculateur à parois musculaires qui se réunit dans un pénis bicorne (*Rhynchobdellides*) ou filiforme (*Gnathobdellides*). Le pénis porte ordinairement à sa base une glande prostatique cellulaire ou tubulaire parfois très développée. Chez *Trocheta, Nephelis,* il est très court et réduit à un petit bouton; chez *Aulastoma,* au contraire, il est extraordinairement fort et long. Le pénis est projeté au dehors au moment de la copulation.

Les ovaires, au nombre de deux, se présentent sous la forme de longs sacs membraneux s'étendant en arrière de l'ouverture femelle, le long des rangées de testicules chez les *Rhynchobdellides*, ou de deux masses globuleuses chez les *Gnathobdellides*. Les œufs sont déversés dans deux oviductes très courts (*Clepsine*) ou allongés et contournés et enveloppés par une masse glandulaire. Les oviductes se terminent dans un large vagin en forme de sac, qui fait défaut chez la plupart des *Rhynchobdellides*. Chez *Branchiobdella*, les oviductes, de même que les spermiductes, paraissent être des canaux du système segmentaire transformés. La fécondation est interne et l'accouplement est réciproque. Les zoospermes sont groupés dans une masse commune, un spermatophore, lequel éclate lorsqu'il a pénétré dans le vagin.

Au moment de la ponte, les anneaux renfermant les organes génitaux augmentent de volume et s'enveloppent d'une couche épaisse de mucus résultant d'une hypersécrétion des glandes cutanées superficielles et profondes qui se rencontrent toujours en abondance dans cette région du corps. Cette mucosité reçoit les œufs autour desquels elle prend une consistance plus ou moins considérable les enveloppant d'un cocon dont la forme et les dimensions varient beaucoup selon les genres. L'animal se débarrasse de ce cocon qui l'entoure comme une ceinture, par les contractions répétées de son corps et le dépose, soit dans la terre humide, soit sur des plantes aquatiques, etc. Quelquefois (*Piscicola*), les œufs sont pondus isolément contre des poissons ou des mollusques. La *Clepsine* conserve les siens pendant un certain temps sous sa face ventrale.

Le développement de l'embryon est direct et le germe éclot en présentant déjà les grandes lignes de l'organisation des parents, sauf chez *Clepsine*, dont l'éclosion a lieu sous une forme larvaire différente de celle de l'adulte.

Littérature.

A. Moquin-Tandon, *Monographie de la famille des Hirudinées* (avec atlas). Paris, 1846. — F. Leydig, *Zur Anatomie von Piscicola geometrica. Zeitschr. f. w. Zool.*, t. I, 1849. — C. Bruch, *Ueber das Nervensystem des Blutegels. Ibid.* t. I, 1849. — De Quatrefages, *Note sur l'Anatomie des Sangsues. Annales Sc. nat.*, 3ᵉ série, t. VIII, 1847. — *Études sur les types inférieurs de l'embranchement des Annelés, Mémoire sur le Branchellion.* Ibid, t. XVIII, 1852. — Gratiolet, *Mémoire sur l'organisation du système vasculaire de la Sangsue et de l'Aulastome.* Idem, t. XIV, 1850, et 4ᵉ série, t. XVII, 1862. — F. Leydig, *Die Augen und neue Sinnesorgane der Egel. Arch. f. Anat. und Physiol.*, 1861. — *Anatomisches über Branchellion und Pontobdella. Zeitschr. f. w. Zool.*, t. III, 1851. — *Handbuch der vergleichenden Anatomie.* Tübingen, 1864, et *Tafeln zur vergleichenden Anatomie*, in-fol. — Leuckart, *Parasiten des Menschen*, t. I. Leipsick, 1863. — H. Rathke, *Beiträge zur Entwickelungsgeschichte der Hirudineen.* Leipsick, 1862. — Dorner, *Ueber die Gattung Branchiobdella. Zeitschr. f. w. Zool.*, t. XV, 1865. — Bidder, *Untersuchungen über das Blutgefässystem einiger Hirudineen.* Dorpat, 1868. — Vaillant. *Contribution à l'étude anatomique du genre Pontobdella. Ann. des Sc. nat.*, 5ᵉ série, t. XIII, 1870. — Ch. Robin, *Mémoire sur le développement embryogénique des Hirudinées.* Paris, 1875. — G. H. Hoffmann, *Zur Entwickelungsgeschichte der Clepsinen. Niederl. Arch.*, 1877. — O. Bütschli, *Entwicklungsgeschichtliche Beiträge* (*Nephelis*). *Zeitschr. f. w. Zool.*, t. XXIX, 1877. — Hermann, *Das Centralnervensystem von Hirudo medicinalis.* München, 1875. — Ranke, *Die Augen des Blutegels. Zeitsch. f. w. Zool.*, t. XXV, 1875. — Whitmann, *The Embryology of Clepsine. Quart. Journ. of microsc. Science*, t. XVIII, 1878. — Hoffmann, *Untersuchungen über den Bau und die Entwickelungsgeschichte der Hirudineen, in Natuurk. Verh. Holl. Maatsch. d. Wetensch.* 3 Vers. Haarlem, 1880. — V. Lemoine, *Recherches sur l'organisation des Branchiobdelles. Assoc. franç. pour l'avancement* sciences. *Congrès de Reims*, 1880. — C. Viguier, *Mémoire sur l'organisation de la Batracobdelle. Arch. de Zool. expérimentale*, t. VIII, 1880. — Ray-Lankester, *On the connective and vasifactive tissue of the medicinal Leech. Quart. Journ. microsc. Sc.*, t. XX, 1880. — *On intra-epithelial capillaries in the integument of the medicinal Leech.* Id., id. — Bourne, *On the structure of the nephridia of the medicinal Leech.* Id., t. XX, 1880. — G. Joseph, *Ueber die dunkelgrünen Pigmentnetze im Körper des Blutegels. Zool. Anzeiger*, 1883, n° 141. — Oscar Schultze, *Beiträge zur Anatomie des Excretionsapparates des Hirudineen. Arch. f. mikr. Anat.*, t. XXII, 1883. — G. Carlet, *Sur la morsure, la succion et la déglutition chez la sangsue. C. R. de l'Académie des sciences de Paris*, t. XCVI, 1883.

CLASSE DES NÉMATHELMINTHES

En opposition avec la classe des Plathelminthes que nous venons d'étudier, on a constitué sous le nom de **Némathelminthes** une classe comprenant des Vers filiformes, cylindriques, à coupe transversale ronde. Ces animaux, endoparasites pour la majeure partie, se distinguent encore des précédents par l'absence de métamérisation; ils ne présentent jamais qu'une annulation superficielle, ne correspondant pas à une segmentation intérieure. La plupart sont unisexués.

On les divise ordinairement en deux ordres :

1er *ordre :* les **Nématodes**. — Vers ronds dont le corps est enveloppé d'une cuticule chitineuse résistante, ridée transversalement, possédant un canal digestif complet, des champs latéraux renfermant les canaux excréteurs. Ils ont généralement les sexes séparés et sont pour la plupart endoparasites (*Ascaris*, *Strongylus*, *Trichina*, *Oxyuris*, etc.).

2e *ordre :* les **Acanthocéphales**. — Vers ronds endoparasites, dépourvus d'intestin. Ils portent à l'extrémité antérieure du corps une longue trompe couverte de nombreux crochets au moyen desquels ils se fixent aux tissus de leur hôte. Cette trompe peut se replier dans une gaine. Les sexes sont toujours séparés. Cet ordre ne renferme que le seul genre *Echinorhynchus*.

NOTE. — Aux Némathelminthes se rattachent un certain nombre de types aberrants, dont le cadre de cet ouvrage ne nous permet de faire ici qu'une courte mention. Ce sont :

Les **Chætognathes**, comprenant le seul genre *Sagitta*, Vers vivant librement dans la mer, portant des nageoires latérales pourvues de rayons, possédant un canal digestif complet et des organes génitaux hermaphrodites.

Les **Chætosomes**, comprenant les deux genres *Rhabdogaster* et *Chætosoma*. Leur corps est recouvert de poils très fins. Ils ont un intestin complet, se meuvent dans la mer au moyen de pièces ventrales en forme de crochets. On ne les connaît que très imparfaitement.

Les **Desmoscolécides**, dont le corps, fortement annelé, est armé de soies ventrales semblables aux parapodes des Annélides. L'intestin est complet. Les sexes sont séparés. Genre *Desmoscolex*.

ORDRE DES NÉMATODES

Vers ronds, dépourvus de cils vibratiles. Sans segmentation interne. Intestin complet (sauf *Gordius*). Œsophage musculeux. Sexes ordinairement séparés, la plupart parasites.

Type : **Ascaris lumbricoïdes** (Lin.). — Ce Ver, l'un des plus grands de l'ordre des Nématodes, habite l'intestin de l'homme; il est commun surtout chez les enfants. On se le procurera facilement dans les hôpitaux ou par l'intermédiaire des médecins et pharmaciens.

C'est un ver blanc ou légèrement jaunâtre, cylindrique, se terminant en pointe à ses deux extrémités. La surface des téguments translucides est finement striée par de petites rides transversales. En dirigeant l'animal vivant ou tout frais contre la lumière, on distingue à l'intérieur quatre lignes longitudinales opaques divisant la couche dermo-musculaire en quatre champs à peu près égaux. Les deux lignes latérales sont les plus larges, on les connaît sous le nom de *champs latéraux*. Les deux autres lignes plus étroites sont la *ligne médio-ventrale* et la *ligne médio-dorsale*.

Les individus mâles adultes sont un peu plus petits que les femelles; ils mesurent de 15 à 17 centimètres. On les reconnaît immédiatement à leur extrémité postérieure enroulée et à la présence de deux spicules dans le voisinage de l'orifice anal. Les mâles sont un peu plus difficiles à se procurer que les femelles.

Les individus femelles adultes atteignent jusqu'à 20 ou 25 centimètres. Leur extrémité postérieure est droite et dépourvue de spicules.

Sous la loupe on distingue : la bouche, située à l'extrémité antérieure et entourée de trois lèvres que nous décrirons plus loin; l'anus sous la forme d'une fente transversale située sur la face ventrale, tout près de l'extrémité postérieure; l'ouverture génitale chez la femelle, située au milieu de la face ventrale, au niveau du premier tiers antérieur du corps (chez le mâle, le canal excréteur de la glande génitale débouche en arrière dans le cloaque; il n'est pas visible de l'extérieur); enfin, mais plus difficilement, le pore excréteur situé sur la face ventrale, très près de l'extrémité antérieure.

La dissection du Ver se fera sous l'eau. On le fixe sur sa face dorsale, et on le fend d'une extrémité à l'autre, le long de la face ventrale, parallèlement à la ligne médio-ventrale qui se détache sur les téguments grâce à son opacité. On maintient les lèvres de la fente avec des épingles, et l'on examine sous la loupe les principaux organes : intestin, tubes génitaux, champs latéraux, etc., *in situ*. Mais l'emploi du microscope et la pratique de coupes transversales et longitudinales sont indispensables pour l'étude des téguments, du système nerveux, des organes excréteurs, etc.

L'imperméabilité de l'enveloppe du Ver est telle, que la pénétration des réactifs durcissants et colorants est très lente. D'autre part, l'élasticité de la cuticule fait saillir les organes internes et altère la disposition des muscles aussitôt qu'on détaille le Ver en morceaux.

On peut obvier partiellement à ce dernier inconvénient en plongeant en entier le Ver vivant dans une grande quantité d'une faible solution de sublimé, ou d'acide chromique à 1/1000, ou de la liqueur de Müller. L'acide picro-sulfurique de Kleinenberg agissant pendant plusieurs jours est aussi un bon fixatif. On lave ensuite à l'alcool très faible à 30 ou 40 pour 100, puis on augmente progressivement la teneur en alcool. L'alcool fort, appliqué directement, ratatine à tel point le Ver, qu'il devient méconnaissable.

Pour obtenir de bonnes coupes, il est indispensable de colorer l'animal par fragments de 3 à 4 centimètres dans la teinture de cochenille, le picro-carmin, le carmin boracique, etc., et de faire l'inclusion dans la paraffine.

Téguments. — Le corps de l'Ascaride est entièrement recouvert d'une cuticule chitineuse, transparente, élastique, dont l'épaisseur est presque partout la même, sauf au niveau des lèvres où elle devient considérable. Elle entoure le corps comme un fourreau et se replie en dedans sur le bord des orifices génital, anal et buccal, pour se continuer à l'intérieur où elle constitue le revêtement chitineux des différents tubes qui y aboutissent.

Chez les jeunes individus, la *cuticule* est mince et homogène ; mais, chez les adultes, à la suite de la série des mues qui se succèdent pendant la croissance du Ver, on peut distinguer trois couches que l'on observera soit sur de fines coupes transversales, soit sur des lambeaux de peau que l'on aura laissé macérer pendant plusieurs jours dans l'eau ou dans la liqueur de Müller.

La couche externe est la plus mince ; elle est transparente, réfringente et de nature chitineuse ; elle résiste à l'action des alcalis, moins cependant que la chitine des Arthropodes. Sous le microscope, elle se montre striée transversalement et composée de rubans à bords parallèles séparés par de très fins sillons, indistincts seulement aux deux extrémités du corps. Au niveau des champs latéraux, ces rubans sont interrompus par des sillons obliques qui sont la continuation des précédents. De cette manière les rubans, dont la longueur égale la demi-circonférence du Ver, se trouvent réunis, le long des champs latéraux, par des surfaces en forme de coins souvent irréguliers ou incomplets et dont nous représentons l'aspect figure 159 B.

La dilacération, pratiquée sur des lambeaux d'épiderme ayant longtemps macéré, réussit à isoler ces rubans.

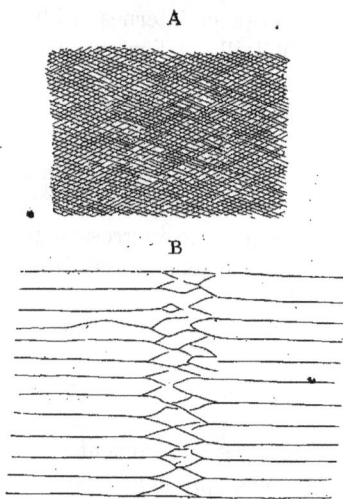

Fig. 159.

Sous cette couche externe, vient une double couche plus épaisse que la précédente, montrant sous de fortes lentilles des granulations qui l'opacifient. Son apparence varie, du reste, selon les individus et les régions du corps où on l'examine. En général, cette couche se distingue par une fine striation oblique, témoignant de l'existence de fibrilles très ténues disposées sur deux niveaux. La direction des fibrilles étant opposée dans ces deux niveaux, cette couche se présente de plan parsemée de stries entrecroisées (A, fig. 159). Dans les dilacérations, on réussit à séparer les deux feuillets de cette *couche fibrillaire* et à voir sur chacun d'eux la striation simple oblique.

Dans quelques cas, on distingue une couche plus ou moins transparente et homogène (couche profonde de la cuticule), située au-dessous de la couche fibrillaire; son inconstance empêche d'en donner une description. Nous ajouterons seulement que, tandis que l'épaisseur de l'épiderme est relativement fixe, celle des couches fibrillaires varie dans d'assez grandes limites; elle augmente au niveau des lignes longitudinales, il en est de même vers la bouche, les lèvres, etc.

La cuticule, dans son ensemble, n'est pas percée de pores comme

Fig. 159. — *Ascaris lumbricoïdes*. Cuticule. A, aspect de la couche fibrillaire sous-épidermique, montrant l'entrecroisement des fibrilles. B, striation transversale de la couche épidermique vue de plan. Le dessin a été fait d'après un morceau de l'épiderme détaché au-dessus d'un des champs latéraux. On voit la réunion en coins des rubans épidermiques.

en ont décrit quelques auteurs; elle présente fréquemment des concrétions qui figurent des taches irrégulièrement arrondies : ce sont
probablement des dépôts calcaires; nous n'avons pas vu cependant
que les acides en dégageassent des bulles d'acide carbonique.

La cuticule porte aux extrémités du corps des papilles dont il sera
question plus loin.

La troisième couche, ou *couche sous-cuticulaire* (c, fig. 160),
peut être considérée comme la matrice des précédentes. Elle est
molle, irrégulièrement épaisse, essentiellement granuleuse, adhérente par sa face interne à la couche musculaire, entre les faisceaux

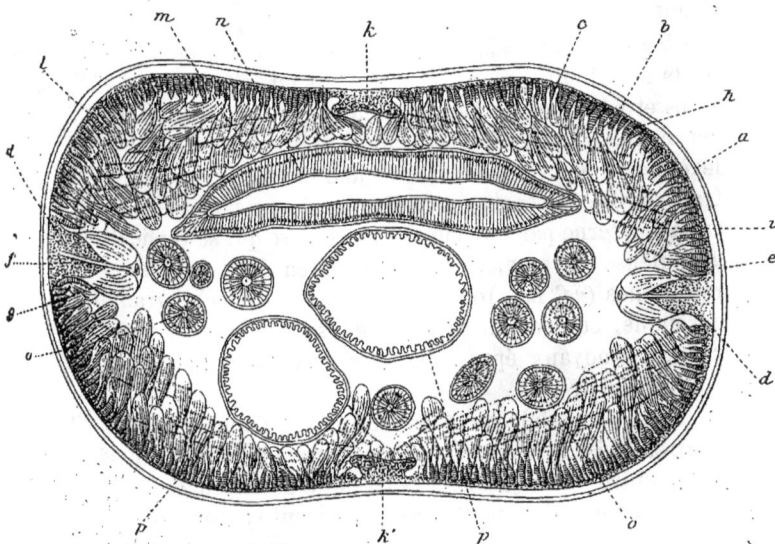

Fig. 160.

Fig. 160. — *Ascaris lumbricoïdes*, femelle. Coupe transversale passant dans la région
moyenne du corps au niveau des tubes génitaux. (Les masses musculaires sont altérées
dans leur disposition normale par le fait du durcissement et des manipulations. Elles se
sont en particulier détachées des parois externes de l'intestin. Nous en donnons le dessin
d'après une coupe pratiquée dans la paraffine.) *a*, épiderme; *b*, couche fibrillaire sous-épidermique; *c*, couche granuleuse (matrice) hypodermique; *d*, relèvement en bourrelet de
la couche granuleuse, prenant part à la formation des champs latéraux; *e*, champs latéraux; *f*, repli de la cuticule des champs latéraux, pénétrant dans la masse granuleuse et
la divisant en deux moitiés dans le sens longitudinal; *h*, couche musculaire, portion
fibreuse striée des cellules musculaires; *i*, portion vésiculaire des muscles, dirigée vers
l'intérieur du corps; *k*, bourrelet de la couche granuleuse constituant la ligne médio-
dorsale; *k'*, ligne médio-ventrale; *l*, lamelle cuticulaire externe de la paroi intestinale;
m, épithélium cylindrique de l'intestin; *n*, lamelle chitineuse interne de l'intestin;
oo, tubes ovariens coupés transversalement et montrant les ovules groupés régulièrement
autour du rachis; *p p*, les deux utérus coupés transversalement et montrant les replis de
leur épithélium papillifère. (On s'est abstenu de dessiner les œufs, qui remplissent toujours
en nombre immense la cavité de chaque utérus, chez les adultes.)

de laquelle elle s'insinue. Une structure cellulaire ne peut y être reconnue, et, lorsqu'elle en présente l'apparence, celle-ci est due à l'entrecroisement de fibrilles qui, çà et là, constituent une sorte de réseau dans son épaisseur. On admet toutefois qu'à son origine cette couche a dû être composée de cellules, car on y rencontre des noyaux cellulaires dispersés, et, selon Leuckart, elle montre réellement à sa face interne, chez quelques Nématodes, une simple couche de petites cellules.

Cette couche est continue tout autour du corps, et de chaque côté du corps elle s'épaissit considérablement, ainsi que le long des faces ventrale et dorsale, pour former des bourrelets divisant les champs musculaires.

Champs latéraux. — On a donné ce nom à deux puissants bourrelets longitudinaux, visibles à l'œil nu, situés de chaque côté du corps et résultant de l'épaississement de la couche granuleuse hypodermique. A la base de ces bourrelets, la couche fibrillaire se relève légèrement pour leur constituer une sorte de coussinet. Sur la coupe transversale on constate que chaque champ latéral est recouvert sur sa face interne par une lamelle chitineuse qui se replie dans la masse granuleuse de manière à la diviser en deux moitiés ovalaires ou pyriformes (*ef*, fig. 160). Comme dans la couche granuleuse hypodermique, on aperçoit çà et là, dans la substance des champs latéraux, des noyaux épars, derniers restes d'une structure primitivement cellulaire.

Les champs latéraux, se continuant d'une extrémité du corps à l'autre, divisent les masses musculaires en deux portions, l'une dorsale, l'autre ventrale. Vers l'extrémité postérieure, ils s'infléchissent à la rencontre l'un de l'autre, et entrent en contact avec le rectum par leur face interne. Ce dernier s'incurvant dans cette région, vers la face ventrale du corps où il doit déboucher par l'anus, les champs latéraux suivent ce mouvement et finissent par disparaître en se confondant avec la couche granuleuse de la cuticule.

Vers l'extrémité antérieure, la terminaison des champs latéraux s'effectue d'une manière analogue. La cavité du corps se rétrécissant considérablement, les champs se trouvent très rapprochés de l'œsophage, dans la partie antérieure duquel elles prennent part à la constitution de l'anneau œsophagien que nous décrirons plus bas comme système nerveux central. Au delà de cet anneau, elles ne tardent pas à se fusionner avec la couche granuleuse sous-épidermique.

Lignes médio-dorsale et médio-ventrale. — Outre les champs latéraux, il existe encore des bourrelets ou replis de la couche granuleuse le long des faces dorsale et ventrale du corps, divisant encore les muscles dorsaux et ventraux en deux régions, l'une droite et l'autre gauche. Ces bourrelets constituent les lignes médio-dorsale et médio-ventrale, de même nature et de même consistance que les champs latéraux, mais beaucoup moins volumineuses (k, k', fig. 160 et fig. 161, B). Leur face tournée vers la cavité du corps, ordinairement effilée, quelquefois renflée, comme le montrent les coupes transversales, sert de point de fixation aux prolongements transversaux des fibres musculaires. A l'extrémité antérieure du corps, ces deux lignes sont contiguës à l'anneau œsophagien, et la ligne médio-ventrale porte même à son point de rencontre avec ce dernier un important amas de cellules nerveuses ganglionnaires, le *ganglion ventral*. Toutes deux vont en s'amincissant aux extrémités et elles finissent par disparaître dans la couche granuleuse de la cuticule.

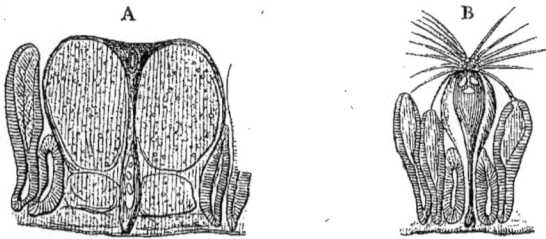

Fig. 161.

Près de l'anus, la ligne médio-ventrale porte encore un amas ganglionnaire moins considérable que celui de la partie antérieure, le *ganglion anal*.

Muscles. — La musculature des Nématodes présente des caractères tout à fait particuliers. L'Ascaride appartient sous ce rapport au groupe dit des *Cœlomyaires* ou *Polymyaires*, dont la masse musculaire est composée de couches de cellules épaisses, occupant l'espace de la cavité du corps et limitant celle-ci à quelques fentes étroites, remplies par le liquide nourricier. Chaque cellule musculaire est en relation intime avec la couche granuleuse de la cuticule, qui s'insinue entre les faisceaux musculaires sur leur bord externe, comme on le voit en *c*, figure 160.

Fig. 161. — *Ascaris lumbricoïdes*. Coupes transversales des replis longitudinaux qui divisent en quatre groupes les champs musculaires. (D'après LEUCKART.) A, un des champs latéraux montrant sa division en deux par la pénétration de la couche cuticulaire au sein de la masse granuleuse; la lumière du canal excréteur et quelques muscles avoisinants; B, une des lignes longitudinales médianes et les cellules musculaires voisines. A son bord supérieur, on aperçoit le faisceau convergeant des prolongements de la portion vésiculaire des fibres musculaires, venant s'insérer sur la ligne médiane.

Pour comprendre ce système, il nous faut entrer dans quelques détails sur la structure des cellules elles-mêmes. On les étudiera sur des cellules détachées par dilacération et sur des coupes dans différentes directions (*h* et *i*, fig. 160, 162 et 163).

Les cellules fusiformes et vésiculaires peuvent atteindre jusqu'à 2 ou 3 millimètres de longueur. On y distingue deux régions : l'une externe, appliquée contre la cuticule, est striée tranversalement ; elle demeure aplatie et homogène chez les Platymyaires, mais chez notre espèce elle est divisée en deux moitiés par une sorte de rigole plus ou moins accusée (*a*, fig. 162 et *b*, fig. 163). L'autre portion de la cellule, la plus considérable, est tournée vers

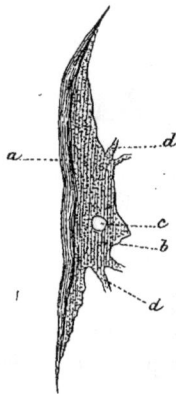

Fig. 162.

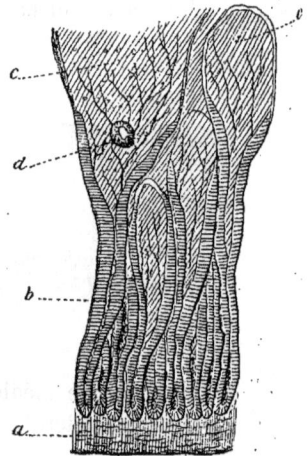

Fig. 163.

l'intérieur du corps ; elle est renflée, vésiculaire, quatre à cinq fois plus longue que la partie striée, entourée par une très fine membrane qui paraît partiellement de nature conjonctive (Leuckart), renfermant une substance claire, finement granuleuse, striée longitudinalement, et un grand noyau sphérique pourvu d'un nucléole (*bc*, fig. 162 et *cd*, fig. 163). La substance (sarcolemme) de la vésicule se prolonge en filaments (*dd*, fig. 162) simples ou multiples toujours dirigés dans chaque champ musculaire du côté des lignes médio-

Fig. 162. — *Ascaris mystax*. Une fibre musculaire isolée, après action des alcalis. (D'après LEUCKART.) *a*, sa portion fibreuse fusiforme ; *b*, sa portion vésiculaire renflée ; *c*, noyau ; *dd*, prolongements de la portion vésiculaire.

Fig. 163. — *Ascaris lumbricoïdes*. Coupe transversale d'une portion de la couche musculaire. (D'après LEUCKART.) *a*, couche granuleuse hypodermique ; *b*, portion fibreuse des cellules musculaires ; *c*, portion vésiculaire renflée des muscles ; *d*, noyau cellulaire.

dorsale ou médio-ventrale, dans le prolongement desquelles ils se réunissent les uns aux autres. Quelquefois ces filaments très allongés dépassent le niveau des lignes médianes et se continuent dans le champ musculaire opposé, ou bien ils se dirigent du côté de l'intestin sur la face externe duquel ils s'insèrent, figurant ainsi des fibres musculaires radiaires qui présentent une striation longitudinale comme la portion vésiculaire de la cellule dont ils sont une dépendance. Cette dernière disposition étant surtout représentée dans la région du pharynx et dans celle du rectum, Leuckart attribue à ces prolongements le rôle de muscles dilatateurs et rétracteurs. Nous devons ajouter qu'au niveau des tubes génitaux, de pareils muscles viennent à s'insérer contre les parois des canaux excréteurs.

Les cellules musculaires, en se réunissant les unes aux autres, constituent des faisceaux longitudinaux, dont la portion fibrillaire à stries transversales s'applique sur tout le pourtour de la couche cuticulaire granuleuse, à l'exception des champs latéraux et des lignes médianes dorsale et ventrale. La portion vésiculaire s'étend à l'intérieur de la cavité du corps (h, fig. 160).

Les faisceaux sont disposés selon des lignes légèrement diagonales convergeant des champs latéraux vers les lignes médio-dorsale et médio-ventrale. Le nombre des faisceaux, qui peut être déterminé sur les coupes transversales, va en diminuant du milieu du corps vers les extrémités. La portion vésiculaire des cellules étant peu rigide, se détache facilement de ses relations avec les organes internes et est aisément déplacée par les manipulations que l'on fait subir à l'animal pendant sa préparation. C'est ainsi que normalement le grand axe des vésicules est tourné vers l'intestin, ce qui donne à l'ensemble une disposition rayonnée; mais après l'action des réactifs durcissants, ceux-ci contractant et ratatinant la substance musculaire, suffisent pour la détacher de l'intestin. Aussi obtient-on, dans la plupart des cas, des coupes transversales dans lesquelles l'intestin n'est plus en relation avec la couche musculaire et où les cellules de celle-ci sont plus ou moins dérangées; c'est à dessein que nous avons représenté une pareille coupe dans notre figure 160, afin que le commençant ne soit pas embarrassé par une figure trop schématisée par le dessinateur.

Le développement de la portion vésiculaire des cellules est surtout considérable dans les muscles situés en avant des organes génitaux. C'est là également que la disposition se conserve avec le plus de régularité. En arrière, le long des tubes séminaux et ovariens, les cellules n'atteignent plus qu'exceptionnellement à l'intestin.

Système nerveux. — Le système nerveux de l'Ascaride est fort difficile à étudier. Il n'est pas encore groupé et différencié en une chaîne ganglionnaire ventrale, comme chez les Hirudinées, mais il présente une disposition qui rappelle plutôt celle des Trématodes.

Nous pouvons distinguer un système nerveux central, groupé autour de l'œsophage et un système nerveux périphérique, émanant du premier et s'étendant, sous forme de faisceaux fibrillaires, de chaque côté du corps le long et à l'intérieur des champs latéraux.

Le premier est situé tout près de l'extrémité antérieure du corps. On peut l'étudier dans cette région après l'avoir fendue sur la face dorsale et simplement étalée sur une plaque de verre (e, fig. 170). Mais l'anneau nerveux étant très adhérent à l'œsophage, aux lignes latérales et aux lignes médianes ventrale et dorsale, il faudra recourir également à des coupes transversales pratiquées à 2 ou 3 millimètres en arrière de l'extrémité antérieure.

Le *système nerveux central* est constitué par un anneau directement appliqué contre l'œsophage sur tout son pourtour et contigu avec

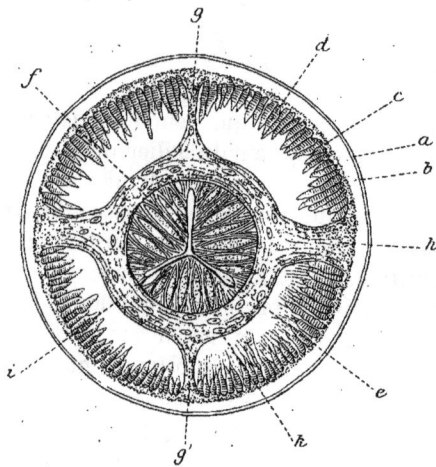

Fig. 164.

les replis des couches cuticulaires qui constituent les lignes longitudinales. La substance granuleuse de ces dernières prend directement part à sa formation, elle constitue même la plus grande partie de sa masse dans laquelle sont plongées les fibres et les cellules nerveuses. On rencontre des cellules ganglionnaires à un ou deux prolongements et renfermant un noyau et un nucléole, irrégulièrement dispersées tout le long de l'anneau (i h, fig. 164). Mais elles sont surtout abondantes et ramassées en masses ganglionnaires, aux points

Fig. 164. — *Ascaris lumbricoïdes.* Coupe transversale de l'extrémité antérieure du corps, passant au niveau de l'anneau nerveux périœsophagien. (D'après LEUCKART.) *a,* épiderme; *b,* couche cuticulaire sous-épidermique; *c,* hypoderme granuleux; *d,* couche musculaire; *e,* cavité du pharynx; *f,* faisceaux musculaires de la paroi du pharynx; *g g',* lignes médio-ventrale et médio-dorsale, au point où elles confinent à l'anneau œsophagien; *h h,* champs latéraux, à leur point de contact avec l'anneau œsophagien; *i,* anneau œsophagien composé de fibres et de cellules nerveuses; *k,* cellules nerveuses dispersées dans l'anneau.

de jonction de l'anneau avec les deux champs latéraux et la ligne médio-ventrale. Elles y constituent les deux ganglions latéraux et le ganglion ventral.

Le *ganglion ventral* (fig. 164 et 165), situé dans le canal impair terminal du système excréteur, présente sur les coupes transversales la forme d'un triangle qui confine par un de ses angles avec la ligne médio-ventrale, tandis qu'il est appliqué à l'anneau œsophagien par son côté opposé. Les cellules sont nombreuses, surtout vers ce dernier côté; leurs prolongements constituent les fibres nerveuses qui entrent dans l'anneau.

Les *ganglions latéraux* (fig. 164 et 165) sont beaucoup moins bien délimités, ils sont plus petits que le ganglion ventral et les cellules constituantes y sont moins nombreuses.

Nous avons dit que les prolongements des cellules constituaient, en s'accolant les uns contre les autres, les fibres nerveuses dont les unes prennent part à la constitution de l'anneau, tandis que les autres en sortent pour donner naissance au *système nerveux périphérique*. Les nerfs toujours très fins et courant au sein de la masse granuleuse des champs latéraux, ne peuvent être étudiés que sur des coupes. D'après la description qu'en ont donnée Schneider et Leuckart, les nerfs qui se dirigent en partant de l'anneau vers la tête sont au nombre de six, dont deux sont situés dans les champs latéraux (*nerfs latéraux*) et quatre courent entre ces derniers et les lignes médio-dorsale et ventrale (*nerfs submédians* de Schneider).

En arrière de l'anneau œsophagien, les nerfs seraient exclusivement

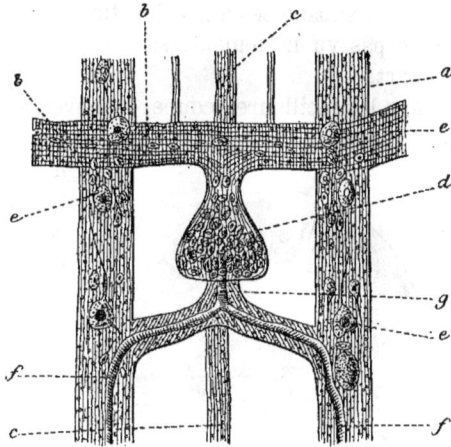

Fig. 165.

Fig. 165. — *Ascaris lumbricoïdes*. Figure schématique, empruntée à Leuckart, représentant le plan du système nerveux central. *a*, champs latéraux montrant çà et là des cellules nerveuses dans le voisinage de l'anneau œsophagien; *b*, anneau œsophagien; *c*, ligne médio-ventrale; *d*, amas de cellules nerveuses, constituant le ganglion ventral; *e*, cellules nerveuses sous différents aspects; *f*, canaux excréteurs au point où ils s'infléchissent l'un vers l'autre pour constituer un canal impair *g*, s'ouvrant par un pore excréteur sur la face ventrale.

localisés dans les couches profondes des lignes longitudinales latérales, dorsale et ventrale. Leuckart, qui a pu les suivre jusqu'à une distance d'un pouce en arrière de l'anneau œsophagien, admet leur continuation jusqu'à l'extrémité anale. Pour notre compte, nous n'avons jamais obtenu de coupes montrant clairement ces nerfs au delà d'un centimètre en arrière de l'anneau œsophagien. Plus loin, la substance nerveuse se confond tellement avec la substance granuleuse des champs latéraux qu'il est impossible de les distinguer; cela provient probablement de ce que nous n'avons pas réussi à donner à ces deux substances une coloration distincte. Nous avouerons aussi n'avoir pas vu nettement, sur nos coupes, le nerf dorsal admis par Leuckart.

Dans les meilleures coupes transversales, les nerfs latéraux et le nerf ventral, correspondant aux trois ganglions mentionnés plus haut, apparaissent à la base des replis des lignes longitudinales, comme de petites masses rondes et réfringentes, quelquefois simples, quelquefois multiples, ce qui indiquerait une ramification des nerfs dans la masse granuleuse.

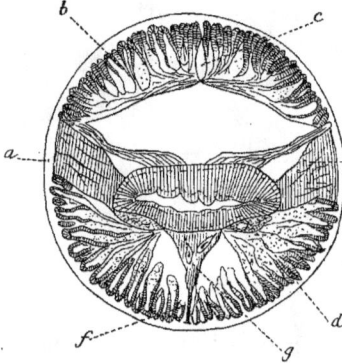

Fig. 166.

L'Ascaride est en outre pourvu d'un *ganglion anal* (*g*, fig. 166), dont les relations avec le reste du système nerveux sont encore hypothétiques. Il est situé à la partie postérieure du corps, appliqué contre la face ventrale du rectum, tout près de l'anus. Sa forme est triangulaire comme celle du ganglion ventral, mais il est moins volumineux que ce dernier. Il touche par deux de ses angles aux champs latéraux, dans lesquels les fibres nerveuses émanées des cellules qui le constituent se poursuivent peut-être, allant à la rencontre des nerfs venant de l'anneau œsophagien; mais nous n'avons aucune preuve de l'exactitude de cette conjecture.

Organes des sens. — L'Ascaride ne possède que des organes tactiles représentés par des papilles constituées par un relèvement

Fig. 166. — *Ascaris lumbricoïdes*. Coupe transversale montrant la portion terminale du rectum en relation avec les champs latéraux et le ganglion anal. (D'après LEUCKART.) *a*, cuticule; *b*, couche musculaire; *c*, ligne médio-dorsale; *d*, intestin; *e*, champs latéraux; *f*, ligne médio-ventrale; *g*, ganglion anal.

du tissu sous-cuticulaire, et localisées surtout dans le voisinage de la bouche (*ab*, fig. 168) et de l'anus. Ces papilles ont la forme de petits boutons au sommet desquels se trouve un petit enfoncement. Leuckart a réussi à voir des filets nerveux se rendre jusqu'aux papilles de la tête. Nous n'avons pas été si heureux. Dans tous les cas, la connaissance de ces organes demande à être complétée.

Système digestif. — Malgré son endoparasitisme, l'Ascaride possède un intestin complet commençant par une bouche située à l'extrémité antérieure du corps et se terminant par un anus qui s'ouvre sous forme d'une fente transversale sur la face ventrale, non loin de l'extrémité postérieure (fig. 178). L'intestin court tout droit, sans circonvolution de la bouche à l'anus. On peut lui distinguer trois régions :

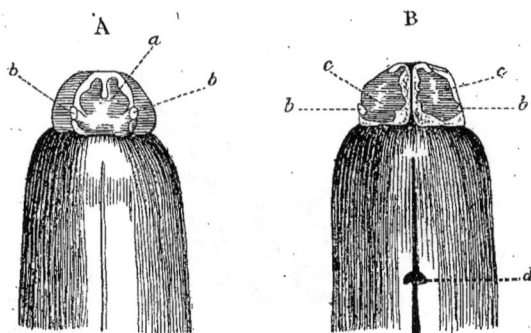

Fig. 167.

l'œsophage, l'intestin proprement dit (intestin du chyle, intestin glandulaire, etc.) et le rectum.

La *bouche* terminale et circulaire débouche dans un étroit entonnoir conduisant dans la cavité œsophagienne (*d*, fig. 171). Celle-ci est tapissée par un repli chitineux de la cuticule, et entourée d'un appareil labial dépendant de la peau à laquelle chacune de ses pièces constituantes, les *lèvres*, est attachée par sa base.

L'ensemble de l'appareil a la forme d'un petit bouton (*a*, fig. 169) situé en avant de l'orifice buccal. Il est composé de trois lèvres, l'une dorsale (*a*, fig. 167 et 168) et les deux autres latérales (*cc*, fig. 167 et *b*, fig. 168). Ces dernières, lorsqu'elles sont abaissées, se touchent sur la ligne médiane ventrale.

Fig. 167. — *Ascaris lumbricoïdes*. Tête grossie montrant les lèvres. (D'après LEUCKART.) A, vue du côté du dos; B, vue du côté du ventre; *a*, lèvre dorsale impaire munie de deux papilles tactiles (*b*); *cc*, les deux lèvres latérales se touchant sur la ligne ventrale médiane et portant chacune une papille; *d*, pore excréteur.

Chaque lèvre est constituée par une pièce chitineuse dont la face supérieure est convexe, tandis que les faces latérales sont planes. Le bord antérieur proéminent est tranchant; sous de fortes lentilles il se montre finement dentelé, en sorte qu'il peut attaquer des tissus durs.

Les trois lèvres sont contiguës, par leurs faces latérales, à leur point d'attache; la cuticule présente un léger sillon circulaire. Elles sont mobiles, peuvent être écartées en se relevant et rapprochées en s'abaissant; ce jeu, entretenu par les muscles longitudinaux du corps

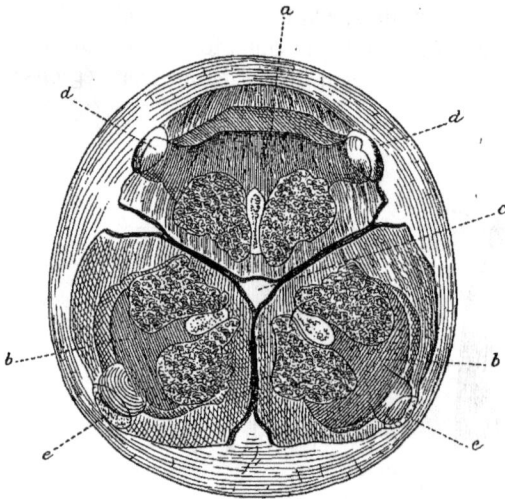

Fig. 168.

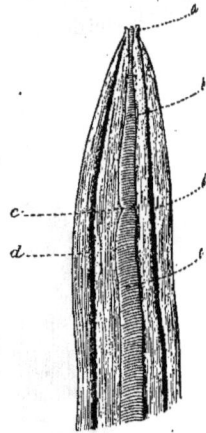

Fig. 169.

qui se continuent à leur intérieur en deux faisceaux dont le plus considérable remplit le rôle de muscle rétracteur et dont le plus faible, antagoniste du premier, sert à abaisser les lèvres au-dessus de la bouche, leur permet de saisir des corps étrangers.

Près du bord inférieur des lèvres, sont situées les papilles tactiles dont nous avons parlé. La lèvre dorsale, qui est la plus large, possède deux papilles; les autres n'en ont qu'une (fig. 167 et 168).

L'*œsophage* (fig. 169, 170, 171) est un tube cylindrique, étroit,

Fig. 168. — *Ascaris lumbricoïdes*. Appareil labial vu par-dessus. (D'après Leuckart.) *a*, lèvre impaire dorsale et ses deux papilles (*d*); *b*, lèvres latérales portant chacune leur papille (*ee*); *c*, espace libre, livrant passage aux aliments liquides lorsque les trois lèvres sont abaissées.

Fig. 169. — *Ascaris lumbricoïdes*. Portion antérieure de l'intestin. *a*, appareil labial; *b*, œsophage; *c*, intestin proprement dit; *dd*, champs latéraux; *e*, rétrécissement entre l'œsophage et l'intestin.

d'une longueur de 6 à 8 millimètres. Ses parois sont épaisses et essentiellement musculaires, surtout dans leur partie postérieure. Les fibres musculaires, toujours bien visibles sur les coupes transversales, présentent une disposition radiaire (*f*, fig. 164); elles sont groupées en faisceaux largement fixés aux lamelles chitineuses interne et externe, et séparées par des espaces remplis d'une substance granuleuse renfermant des noyaux épars. Ces noyaux sont probablement l'indice d'une structure cellulaire des muscles de l'œsophage, analogue à celle des muscles du corps.

La face interne de l'œsophage est tapissée d'une lamelle chitineuse lisse, qui est la continuation du revêtement chitineux buccal. Une pareille lamelle limite le tube œsophagien à l'extérieur.

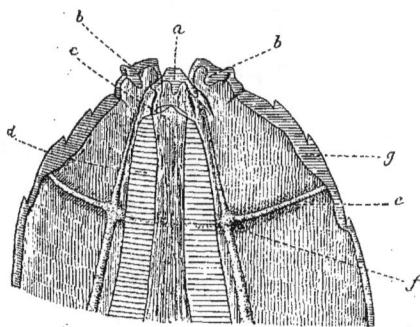

Fig. 170.

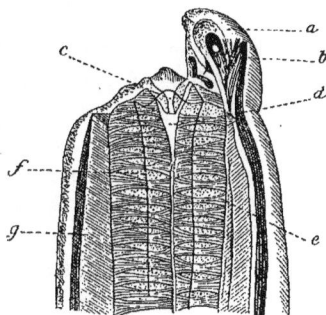

Fig. 171.

Sur les coupes transversales, la cavité œsophagienne est rarement circulaire, mais ordinairement plus ou moins régulièrement triangulaire.

Dans sa partie postérieure, l'œsophage est rétréci par un sillon circulaire, une sorte de sphincter qui se ferme au moment de l'introduction des aliments, et qui s'ouvre pour laisser couler ceux-ci dans l'intestin proprement dit.

On peut, avec Leuckart, considérer l'œsophage dans son ensemble, comme un simple appareil aspirateur des liquides, au milieu des-

Fig. 170. — *Ascaris lumbricoïdes*. Extrémité antérieure fendue longitudinalement. *a*, lèvre dorsale; *b b*, lèvres latérales; *c*, œsophage; *d*, couche musculaire de la paroi œsophagienne; *e*, anneau nerveux rompu et étalé; *f*, point de rencontre de l'anneau nerveux avec les champs latéraux; *g*, épiderme strié.

Fig. 171. — *Ascaris lumbricoïdes*. Coupe sagittale de la partie antérieure du corps montrant l'entonnoir buccal. (D'après LEUCKART.) *a*, lèvre dorsale; *b*, muscles moteurs de la lèvre; *c*, espace libre à la base des trois lèvres; *d*, entonnoir buccal conduisant dans la cavité du pharynx; *e*, faisceaux musculaires de la paroi de l'œsophage; *f*, substance granuleuse qui remplit les espaces compris entre les faisceaux musculaires; *g*, couche des muscles du corps.

quels vit l'Ascaride dans son hôte. Il se remplit en dilatant sa cavité intérieure par le jeu de ses muscles radiaires et refoule ensuite son contenu dans l'intestin en relâchant simplement ces muscles, qui n'ont pour antagoniste que l'élasticité des lamelles chitineuses rendant à la cavité son volume primitif. Les aliments étant en majeure partie liquides, la force impulsive n'a pas besoin d'être bien considérable et c'est ce qui explique l'absence de muscles circulaires ou autres, antagonistes des muscles radiaires.

Observons en terminant que lorsque les lèvres sont abaissées comme le montre la figure 168, c, elles ne se touchent pas exactement par leur bord supérieur, mais elles laissent entre elles un espace central par lequel, en dehors de tout mouvement labial, les liquides nutritifs peuvent passer pour entrer dans l'œsophage.

Intestin. — L'intestin proprement dit est la portion la plus longue, la plus large et la plus importante, au point de vue fonctionnel, du tube digestif. Il s'étend sur toute la longueur du corps et atteint au milieu jusqu'à 2 millimètres de diamètre intérieur chez les vers adultes. Sur les coupes transversales, il se montre ordinairement aplati de haut en bas et élargi dans le sens des champs latéraux (*l*, fig. 160). Ce n'est qu'exceptionnellement et dans le voisinage de l'œsophage et du rectum qu'il montre une coupe circulaire. Au niveau des organes génitaux, l'intestin est entouré des nombreux lacets que forment les tubes ovariens et séminifères, et les muscles du corps ne l'atteignent plus sur tout le pourtour de sa face externe comme cela a lieu plus en avant. Sa couleur est jaune brunâtre et la structure glandulaire de ses parois sert toujours à le caractériser.

Il ne possède pas de muscles propres, comme l'œsophage et le rectum, la progression des aliments ne peut s'y effectuer que par le jeu des muscles du corps.

Sa paroi interne est lisse et recouverte d'une lamelle chitineuse percée de très fins canaux poreux ; cette lamelle est en relation intime avec la couche moyenne des parois de l'intestin. Celle-ci est composée d'une seule couche de longues cellules cylindriques (*m*, fig. 160) à contenu granuleux, dans lequel on voit çà et là des globules de graisse et un noyau clair excentrique. Les cellules sont accolées les unes aux autres (fig. 172) et régulièrement disposées tout autour de l'intestin.

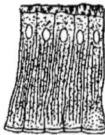

Fig. 172.

On réussit à les isoler en faisant agir une faible solution alcaline (potasse ou soude). On peut ainsi constater que ces cellules sont indé-

Fig. 172. — *Ascaris lumbricoïdes.* Cellules cylindriques de l'épithélium intestinal.

pendantes de la lamelle chitineuse externe qui forme un fourreau autour de l'intestin, mais qu'elles demeurent adhérentes, par leur bord tourné vers la cavité intestinale, à des fragments de la lamelle interne, qui pourrait être aussi divisée en plaquettes correspondant à chaque cellule. Les cellules épithéliales cylindriques doivent être considérées comme cellules glandulaires sécrétant le suc digestif. Toutefois, il est probable que les aliments liquides dont se nourrit l'Ascaride n'ont pas besoin de subir, avant d'être assimilés, de transformations bien importantes, car nous savons que chez quelques Nématodes dont l'intestin est très étroit, la nutrition se fait partiellement par osmose.

Le *rectum* (*b*, fig. 175) est cylindrique, plus étroit que l'intestin glandulaire dont il est séparé par une légère dépression. Il s'en distingue parce que sa paroi externe renferme des fibres musculaires qui n'ont pas leur homologue le long de l'intestin. Son épithélium est toujours composé de cellules cylindriques, mais ces cellules sont plus petites que dans l'intestin. La lamelle chitineuse interne est très épaisse et plissée de telle sorte qu'elle rétrécit considérablement la cavité intérieure jusqu'à n'en plus faire qu'un mince canal. Chez les individus mâles le rectum est cloacal, le canal excréteur du tube testiculaire y débouche. Il se termine par une fente anale transversale (fig. 178) dont les lèvres sont saillantes chez les femelles et qui débouche sur la face ventrale très près de l'extrémité postérieure du corps. Leuckart signale l'existence de deux glandes monocellulaires à noyau granuleux, situées à l'extrémité de l'intestin, au début du rectum. Nous n'avons pas réussi à les voir.

Sang. — L'Ascaride est dépourvu de système vasculaire et c'est à tort qu'autrefois on a décrit comme tel, les canaux excréteurs. Le liquide nourricier remplit la cavité du corps limitée aux espaces compris entre les faisceaux musculaires et la paroi externe de l'intestin. C'est un liquide albumineux, clair, transparent, dépourvu de granulations; il est mû librement par les contractions générales du système dermo-musculaire.

Système excréteur. — Ce système est représenté par deux longs canalicules à diamètre très étroit, plongés dans la couche cuticulaire qui recouvre la face interne des champs latéraux, en dehors de la couche granuleuse. Ils sont limités par une paroi propre, extrêmement mince, transparente et sans structure. Leur coupe transversale (*g*, fig. 160) est ordinairement ovalaire. Ils s'étendent d'une extrémité du corps à l'autre, dans leur portion postérieure. Leuckart les a exceptionnellement rencontrés dédoublés. En arrière, ils s'oblitèrent au point où les champs latéraux se perdent dans la couche granuleuse de la cuticule.

En avant, ces vaisseaux sortent des champs latéraux, s'infléchissent l'un vers l'autre jusque vers la ligne médio-ventrale, où ils se réunissent en un canal court en forme d'entonnoir (*g*, fig. 165) qui débouche par un *pore excréteur* très petit, situé sur la ligne médiane de la face ventrale, en arrière du ganglion ventral.

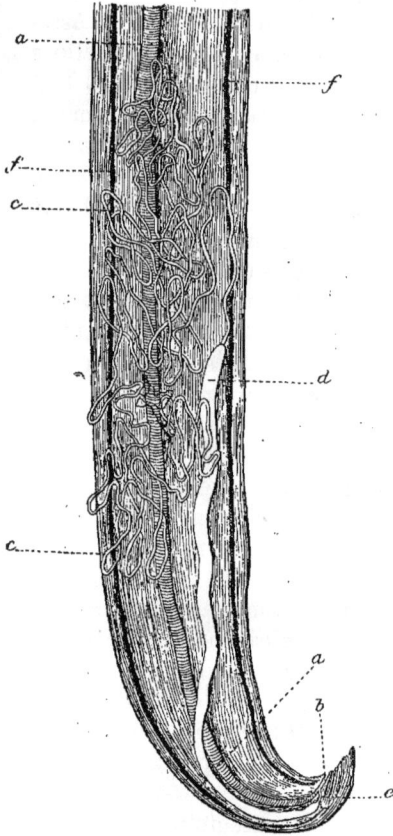

Fig. 173.

Le liquide contenu dans ces canalicules est incolore, transparent, et ne peut être expulsé que par les contractions générales du corps, car il n'y a ni cils vibratiles, ni fibres musculaires dans les parois des canaux excréteurs.

Organes génitaux. — Les sexes sont toujours séparés, les organes mâles et femelles sont tubulaires d'un bout à l'autre. Nous les décrirons séparément.

Organes mâles. — L'appareil génital mâle est situé dans le quart ou le tiers postérieur du corps. Il est composé par un seul long tube de petit diamètre (à sa naissance il a tout au plus 2/10 de millimètre de largeur, mais il atteint jusqu'à 1 ou 2 millimètres au niveau de la vésicule séminale), atteignant jusqu'à sept ou huit fois la longueur totale de l'animal. Il est situé au-dessous de l'intestin, et, vu sa longueur, il se présente plié et replié plusieurs fois en lacets serrés les uns contre les autres. On peut y distinguer trois régions : la région testiculaire le long de laquelle se fabriquent les cellules spermatiques, la vésicule séminale renfermant des corpuscules séminaux constitués, et le canal éjaculateur (*c*, *d*, *e*, fig. 173).

Le tube génital est constitué dans toute sa longueur par une couche cuticulaire externe sans structure, la tunique propre, tapissée

Fig. 173. — *Ascaris lumbricoïdes.* Appareil génital mâle. *a a*, intestin; *b*, cloaque; *c*, écheveau du tube testiculaire, replié en lacets dans la cavité du corps à la face ventrale de l'intestin; *d*, vésicule séminale; *e*, conduit éjaculateur; *ff*, champs latéraux.

à l'intérieur d'une couche épithéliale composée de cellules fibreuses, fusiformes, extrêmement allongées, pouvant atteindre jusqu'à 2 millimètres. Ces cellules, parallèles les unes aux autres, sont très étroites, mais épaisses; elles font saillie sur la lumière du tube, constituant des sortes de bourrelets, des villosités, dont l'aspect diffère selon les régions du tube que l'on étudie. Elles renferment plusieurs noyaux. Vers l'extrémité terminale du tube ces cellules se confondent tellement les unes avec les autres, qu'elles deviennent indistinctes et forment une seule couche granuleuse continue.

Le tube renferme un liquide dans lequel flottent un grand nombre de corpuscules séminaux, qui sont d'autant moins individualisés qu'on les examine plus près de l'extrémité terminale du tube. Ces corpuscules naissent par division en deux, puis en quatre, du protoplasma des cellules-mères du sperme qui apparaissent en grand nombre. Chaque cellule porte un pédicule dirigé vers l'intérieur du tube où il se réunit aux pédicules des cellules voisines constituant ainsi dans l'axe du tube un *rachis*, sorte de tige longitudinale qui, d'après la description qu'en ont donnée récemment Ed. van Beneden et Julin chez *Ascaris megalocephala*, présente sur la coupe transversale la figure d'une croix dont les branches portent des bouquets de cellules. Les branches de la croix peuvent se bifurquer et compliquer par là l'aspect du rachis.

Le tube testiculaire ne se termine pas avec le rachis et Leuckart a distingué, sous le nom de *conduit séminal*, la portion du tube dépourvue d'un axe solide et dans laquelle on rencontre des cellules spermatiques libres et mûres en train de mettre en liberté les zoospermes qu'elles renferment.

Les zoospermes des Nématodes présentent des caractères tout particuliers, ils sont dépourvus du filament caudal qui permet de reconnaître ceux de la plupart des autres animaux. Ce sont des corpuscules globuliformes dépourvus de membrane d'enveloppe, composés d'une gouttelette de protoplasma granuleux et renfermant un noyau clair et sans structure. On les rencontre tout le long du tube génital, à partir du conduit séminal, et partout ils présentent la même forme typique; c'est sous cette forme globulaire qu'ils pénètrent dans les organes génitaux de la femelle où ils continuent leur évolution, changent de forme, deviennent coniques ou pyriformes et progressent jusqu'au sommet de l'utérus, grâce à leurs mouvements amœboïdes (c, fig. 174). On les étudiera à l'état frais, après avoir fendu le tube testiculaire sur une lame de verre dans une goutte de sérum de Kronecker. On les fixera au moyen de la solution de bichlorure de mercure ou de l'acide osmique à 1 pour 100, que l'on aura soin de ne

laisser agir que pendant quelques secondes. Le noyau se colore fort
bien dans le picro-carmin. Nous renvoyons pour la description de la
genèse des corpuscules séminaux au travail cité d'Ed. van Beneden et
Julin.

Le conduit séminal, portion inférieure du tube testiculaire, aboutit
à la *vésicule séminale* qui se distingue nettement par son plus grand
diamètre. C'est un tube cylindrique blanchâtre qui court droit d'avant
en arrière. Son épithélium, dans lequel la structure cellulaire est mal
indiquée, envoie à l'intérieur de longs filaments (A, fig. 174) ramifiées, serrées les unes contre les autres et qui rappellent des pseudopodes amœbiformes. Lorsqu'on les observe vivantes, on les voit en
effet changer lentement de forme (Leuckart). Cet auteur les considère

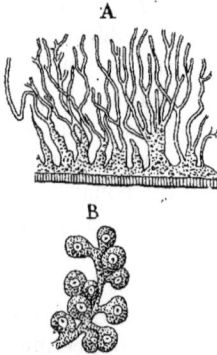
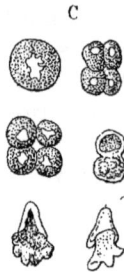
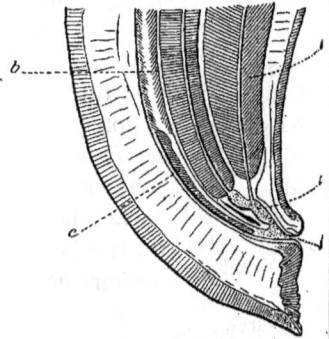

Fig. 174.   Fig. 175.

comme remplaçant les cils vibratiles que l'on rencontre dans le canal
déférent des autres animaux. La longueur de ces pseudopodes épithéliaux est moins considérable vers l'extrémité terminale de la vésicule qu'en son milieu. Au-dessous de cette couche épithéliale et
accolée à la couche cuticulaire externe, on aperçoit encore une fine
couche de fibrilles parallèles et disposées obliquement.

La vésicule séminale se rétrécit à son extrémité terminale en une
sorte de sphincter que les corpuscules séminaux franchissent, grâce
à la pression exercée sur les parois de la vésicule par les muscles
du corps qui viennent s'y insérer. Le canal, long de 7 à 8 millimètres,

Fig. 174. — *Ascaris lumbricoïdes.* Organes génitaux mâles. (D'après LEUCKART.)
A, franges épithéliales de la vésicule séminale; B, rachis avec cellules séminales; C, cellules séminales isolées et corpuscules spermatiques de différentes formes.
Fig. 175. — *Ascaris lumbricoïdes.* Mâle. Coupe longitudinale de l'extrémité postérieure. (D'après LEUCKART.) *a*, canal déférent; *b*, intestin; *c*, cloaque; *d*, anus; *e*, épicule,
jouant le rôle d'organe copulateur.

qui lui fait suite et qui termine l'appareil génital mâle est le *canal éjaculateur*. Il est beaucoup plus étroit que la vésicule et se distingue en ce qu'il possède dans ses parois une musculature propre, composée de fibres longitudinales et circulaires dont l'activité a pour effet de faire jaillir le sperme contenu dans le canal au moment de la copulation. Son épithélium est composé de longues cellules cylindriques qui limitent la cavité interne à un canal très étroit. Dans sa partie postérieure, le conduit éjaculateur s'infléchit du côté du rectum et débouche dans le cloaque.

Dans le voisinage immédiat du canal éjaculateur et sur sa face dorsale, se trouvent deux poches allongées qui sont des évaginations de la paroi du cloaque, tapissées comme elle par une lamelle chitineuse, continuation du repli interne de la couche épidermique. Chacune de ces poches renferme un spicule chitineux en forme de baguette d'environ 2 millimètres de long, élargi à sa base par laquelle il est en relation avec deux faisceaux musculaires qui s'insèrent d'un côté à la paroi de la poche et de l'autre à la paroi du corps. Par son extrémité libre, légèrement émoussée, chaque spicule peut être projeté en dehors de l'anus au moment de la copulation, pendant laquelle ces organes doivent servir à maintenir béant l'orifice génital de la femelle.

Nous savons déjà que l'extrémité caudale des individus mâles est infléchie du côté ventral (C, fig. 178). Sa face interne est rugueuse, ridée transversalement, disposition qui permet aux mâles d'embrasser plus intimement le corps de la femelle pendant l'accouplement. De chaque côté de la courbe, ainsi décrite par la queue du ver, se trouvent des rangées longitudinales de nombreuses papilles rondes.

Organes femelles. — Les organes génitaux femelles ondulent en un grand nombre de lacets, comme les organes mâles, et sont également situés sur la face ventrale; mais ils sont doubles sur toute leur longueur, sauf à leur extrémité terminale.

Ils consistent en deux longs tubes atteignant chacun jusqu'à dix fois la longueur du corps du ver adulte. Nous distinguerons le long de ces tubes quatre segments : un segment initial où le tube est le plus étroit, c'est l'*ovaire* ou *germigène* renfermant des œufs encore pédonculés et fixés au rachis axial; un segment qui fait suite au précédent, dont le diamètre est à peu près le même, mais dans lequel les œufs sont libres et descendent du côté de l'utérus, c'est l'*oviducte;* un troisième segment, à diamètre beaucoup plus considérable, l'*utérus*, renfermant dans toute sa longueur des corpuscules séminaux et au sommet duquel s'effectue la fécondation des œufs; enfin un segment terminal impair, très court, le *vagin*, qui vient s'ouvrir à côté de la ligne médio-ventrale, ou au milieu de cette ligne même, à l'extrémité du premier tiers de la longueur du corps. L'orifice, *la vulve*, est une petite fente transversale dont les lèvres font une légère saillie sur les téguments.

Ces divers segments ne se distinguent pas seulement par leur contenu, mais aussi par leur structure histologique, qui cependant ne les sépare pas toujours d'une manière très tranchée.

L'*ovaire* (*aa*, fig. 176) commence par une extrémité effilée, fermée en cæcum, et consiste en un long tube blanc, opaque, à paroi mince. Cette paroi est constituée comme celle du tube testiculaire, c'est-à-dire qu'on y reconnaît l'existence à l'extérieur d'une tunique propre sans structure, tapissée intérieurement par un épithélium composé de fibrilles parallèles, striées longitudinalement, pourvues de noyaux granuleux et présentant une lointaine analogie avec les cellules fusiformes des muscles lisses. Ces fibrilles sont plongées dans une substance fondamentale granuleuse.

L'axe du tube ovarien est occupé par un cordon fibreux, le *rachis*, visible dès le début de l'ovaire et sur lequel naissent, en nombre immense, les œufs (Leuckart en a compté jusqu'à cent sur une même coupe transversale). Ces derniers se montrent régulièrement disposés autour du rachis dans sa partie initiale, mais à mesure qu'ils se rapprochent de l'oviducte, ils se groupent en petites grappes et n'acquièrent leur forme complète que dans le voisinage de l'oviducte. Ces œufs, destinés à se compliquer plus tard par l'adjonction d'albumine et d'une coque, renferment déjà une vésicule et une tache germinatives.

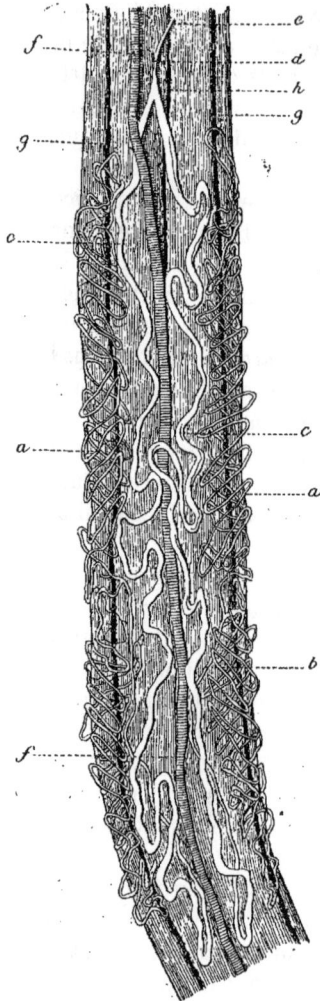

Fig. 176.

Fig. 176. — *Ascaris lumbricoïdes*. Appareil génital femelle. *a a*, les deux tubes ovariens; *b*, oviducte; *cc*, utérus; *d*, vagin; *e*, orifice génital débouchant sur le milieu de la face ventrale dans la partie antérieure du corps; *ff*, intestin; *gg*, champs latéraux; *h*, ligne médio-ventrale.

L'*oviducte* (*b*, fig. 176) qui fait suite à l'ovaire, mais qui, examiné sous la loupe, n'en paraît pas nettement séparé, s'en distingue par l'absence du rachis. Il renferme des œufs libres qui, lorsqu'ils sont en abondance et ramassés en petits groupes, distendent ses parois et lui donnent, vu de l'extérieur, un aspect noduleux. En outre, il possède à l'extérieur de la tunique propre une couche de fibres musculaires circulaires, qui font complètement défaut à l'ovaire. Son épithélium est composé de cellules à grands noyaux et à contours mal délimités,

L'*utérus* (*cc*, fig. 176) se distingue immédiatement par son plus grand diamètre. Il commence à l'extrémité de l'oviducte et se dirige d'abord d'avant en arrière, en ondulant légèrement, mais sans former de lacets comme les tubes précédents. Un peu en avant de l'anus, il se recourbe d'arrière en avant, en conservant son diamètre initial sur la majeure partie de sa longueur, mais en se rétrécissant à son extrémité terminale, un peu avant de se rencontrer avec la branche de l'utérus de l'autre côté, et de s'unir à elle pour constituer le vagin.

L'utérus renferme des œufs qui sont fécondés à son début, au sortir de l'oviducte (dans une région que Leuckart appelle *réceptacle séminal*, à cause de la grande quantité de zoospermes qu'on y rencontre), et qui présentent en progressant le long de l'utérus d'importantes modifications qui viennent d'être décrites avec le plus grand soin par M. Ed. van Beneden, dans une espèce voisine, l'*Ascaris megalocephala* du cheval.

On rencontre aussi, tout le long de l'utérus, des corpuscules séminaux de formes variables, doués de mouvements amœboïdes, et qui remontent le tube en se servant de ses replis épithéliaux comme d'échelons. Comme il n'y a pas de cils vibratiles, ces zoospermes seraient entraînés par le courant descendant des œufs s'il n'y avait une disposition particulière de l'épithélium, dont les profonds sillons leur permettent de se garantir contre l'action de ce courant.

La paroi de l'utérus est constituée par une tunique propre, anhyste, recouverte à l'extérieur par une couche de fibres musculaires circulaires, très serrées les unes contre les autres et empâtées dans une substance claire. La présence de fibres longitudinales, admises par Leuckart, ne nous a pas paru certaine.

L'épithélium de l'utérus est fort compliqué, nous renvoyons pour les détails au beau travail de Ed. van Beneden, qui en a fait une étude complète chez l'Ascaride du cheval. Il consiste essentiellement en grandes cellules papillifères qui font saillie à l'intérieur du tube et dont l'épaisseur est surtout considérable vers le milieu de sa longueur. Sur une coupe transversale, ces saillies se présentent comme des boutons (fig. 177) de formes diverses, renfermant chacun un grand noyau et plusieurs nucléoles et séparés les uns des autres par des sillons qui s'élargissent vers la base, du côté de la tunique. Au fond de ces sillons se rencontrent des corpuscules séminaux. Vus de champ, sur une préparation fixée à l'acide osmique, ces sillons dessinent des espaces polygonaux, disposition qui est remplacée par des sillons longitudinaux vers la partie terminale de l'utérus.

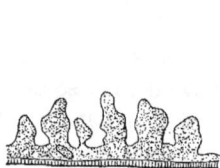

Fig. 177.

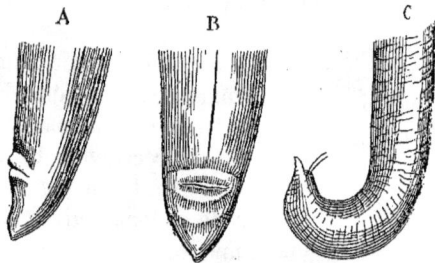

Fig. 178.

L'épithélium de l'utérus sécrète une substance albuminoïde, qui enveloppe les œufs après leur fécondation. Ces derniers s'y rencontrent au nombre de plusieurs millions.

Le *vagin* (d, fig. 176) constitue la partie terminale commune aux deux longs tubes ovariens. Il est filiforme, blanchâtre, dirigé en ligne droite d'arrière en avant, et se recourbe au niveau de la vulve pour déboucher au dehors. Il atteint à peine une longueur d'un centimètre, c'est donc le segment le plus court de tout l'appareil. Son diamètre intérieur est très étroit, sa tunique propre est recouverte d'une couche interne de fibres musculaires circulaires et d'une couche externe de fibres longitudinales.

Les œufs, complètement constitués (fig. 179) au moment de leur ponte, sont ovalaires. Leur vitellus granuleux ne laisse plus voir la vésicule germinative. Autour de

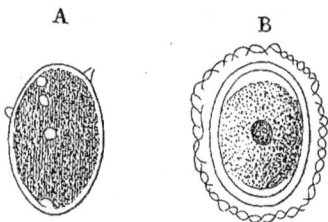

Fig. 179.

Fig. 177. — *Ascaris lumbricoïdes*. Épithélium de l'utérus avec cellules papillifères faisant bourrelets à l'intérieur. (D'après LEUCKART.)

Fig. 178. — *Ascaris lumbricoïdes*. Extrémité postérieure. (D'après LEUCKART). A, femelle montrant de profil la fente anale; B, idem, vu de face; C, mâle, montrant les deux spicules.

Fig. 179. — *Ascaris lumbricoïdes*. Œufs. (D'après LEUCKART.) A, œuf dépourvu de coquille, à la surface du vitellus on aperçoit deux corpuscules séminaux; B, œuf avec albumine et coquille.

leur coque lisse se trouve une substance claire, gluante, gélatineuse, d'aspect irrégulièrement mamelonné. Leur grand diamètre varie entre 0ᵐᵐ,05 à 0ᵐᵐ,065, leur petit diamètre de 0ᵐᵐ,04 à 0ᵐᵐ,045. Une fois pondus, ils s'embryonnent dans l'eau ou dans la terre humide; il est probable qu'avalés ainsi par l'homme, ils peuvent se développer directement dans son intestin.

Nous renvoyons du reste pour l'embryogénie de ce ver à la description qu'en a donnée Leuckart.

La forme générale du corps des Nématodes est toujours plus ou moins cylindrique et filiforme, mais sa longueur varie entre plusieurs mètres (*Gordius*) et quelques millimètres (*Trichina*). L'extrémité antérieure est ordinairement la plus effilée (*Trichina*), quelquefois elle se distingue nettement de la région postérieure renfermant les organes génitaux par son petit diamètre (*Trichocephalus*). Les individus mâles sont très généralement caractérisés par leur extrémité postérieure enroulée et armée de spicules.

Les téguments, toujours de nature chitineuse à l'extérieur, présentent une assez grande uniformité. L'*épiderme* enveloppe le corps comme un fourreau ferme et élastique, ordinairement finement strié transversalement (sauf chez *Gordius*) et subit des mues périodiques pendant le jeune âge. Il recouvre une double ou triple (*Ascaris megalocephala*) *couche fibrillaire* qui repose elle-même sur une couche plus ou moins épaisse, molle et granuleuse, l'*hypoderme*, renfermant des noyaux disséminés et dont la structure cellulaire est rarement conservée par place, comme c'est le cas chez *Gordius*, selon Meissner. C'est toujours contre cette couche que sont appliquées les cellules musculaires.

La cuticule est rarement recouverte d'épines ou d'aiguillons (*Cheiracanthus*) ou de ventouse, comme on en voit une en avant de l'anus chez les mâles de *Heterakis*. Elle est quelquefois plissée à l'extrémité antérieure du corps, de manière à constituer des expansions aliformes de chaque côté de la bouche (*Ascaris mystax* du chat, *Oxyuris vermicularis*).

Le système musculaire constitue dans son ensemble un cylindre au-dessous de la cuticule, interrompu par les lignes longitudinales latérales, médio-dorsale et médio-ventrale. Les cellules qui le constituent, ordinairement longues et pouvant atteindre jusqu'à 2 millimètres de long sur 0ᵐᵐ,126 de large chez *Sclerostomum* (Leuckart), sont aplaties chez les petites espèces (*Oxyuris*, *Dochmius*), Platymyaires, où elles sont séparées de l'intestin par une couche plus ou moins épaisse de tissu conjonctif. Chez les Cœlomyaires, les cellules musculaires adhèrent à la cuticule par leur extrémité étroite, striée transversalement; elles remplissent presque entièrement la cavité du corps de leur portion élargie, vésiculaire (*Ascaris*). Chez ces derniers, la partie vésiculaire des cellules émet des prolongements transversaux qui se réunissent les uns aux autres au-dessus des lignes médio-dorsale et médio-ventrale, y constituant par leur point de réunion une sorte de cordon longitudinal. Les cellules sont disposées en faisceaux dirigés obliquement des champs latéraux vers les lignes médianes, le long desquelles ces faisceaux se rencontrent sous un angle aigu.

Chez *Gordius*, le cylindre musculaire est interrompu seulement par la ligne médio-ventrale, que Villot considère comme un nerf. Les champs latéraux font défaut. La portion vésiculaire des cellules dessine des espaces polyédriques.

Malgré les travaux de Schneider, Leuckart et Bütschli, il règne encore une grande obscurité sur l'anatomie comparée du système nerveux dans la série des Nématodes. Ce que nous en savons, cependant, nous autorise à admettre comme général un développement de ce système analogue à celui décrit chez notre espècetype. Il serait donc composé d'un anneau œsophagien (visible par transparence chez *Oxyuris vermicularis*) situé dans le voisinage immédiat de l'extrémité antérieure du corps, composé de fibres nerveuses et de cellules ganglionnaires mono- ou bi-polaires dont les prolongements prennent part à la constitution de l'anneau. Ces cellules sont réunies en plus grand nombre aux quatre points où l'anneau est contigu aux champs latéraux et aux lignes médio-dorsale et ventrale. Elles constituent en ces points des ganglions dont le ventral est de beaucoup le plus considérable, d'où partent quatre nerfs se dirigeant en arrière en suivant les lignes longitudinales correspondantes et qui envoient probablement des ramifications jusque dans les masses musculaires où elles se termineraient. Joseph a récemment décrit de pareilles ramifications du nerf ventral en avant du rectum chez *Ascaris megalocephala* et *lumbricoïdes*.

En avant de l'anneau œsophagien les nerfs qui en partent seraient plus nombreux; il y en aurait deux latéraux et quatre sub-médians (Schneider) se rendant à la cuticule et aux papilles tactiles avoisinant la bouche.

Autour de l'œsophage, on rencontre encore chez *Mermis* et autres, des cellules éparses, indépendantes de l'anneau, mais dont la nature nerveuse est douteuse.

Dans la partie postérieure du corps, près de l'anus, on rencontre également des amas de cellules ganglionnaires, moins importants que ceux de la partie antérieure. Bütschli en admet deux latéraux et un médian ventral; ce dernier est le ganglion anal.

En fait d'*organes des sens*, on ne connaît que les papilles tactiles et des yeux chez les espèces qui ont une vie libre.

Le nombre des *papilles tactiles* varie beaucoup selon les genres et constitue un caractère différentiel utilisé en zoologie. Ces papilles se présentent généralement comme de petites proéminences, de petits boutons cutanés ayant la forme de côte tronqué. Chez les *Nematoxys*, parasites des Amphibiens, elles sont disséminées sur toute la surface du corps. Chez *Eustrongylus gigas*, elles sont disposées en rangées le long des champs latéraux. On a constaté des prolongements nerveux se rendant jusqu'à la base des papilles de la partie antérieure. Il en est probablement de même pour les papilles postérieures. Ces dernières sont quelquefois au nombre de plusieurs douzaines chez les individus mâles, les femelles n'en ont au maximum que deux.

Chez les Nématodes non parasites (*Enoplides*), les yeux consistent en taches pigmentaires, situées sur l'œsophage, tout près de son extrémité antérieure. Ils font toujours défaut chez les parasites.

Le *canal digestif* n'est incomplet que chez *Gordius*, *Mermis*, où il se ferme en cæcum chez les adultes.

La bouche, ronde ou elliptique, est toujours terminale, pourvue ordinairement de trois lèvres, quelquefois six (*Rhabditis*), qui peuvent manquer complètement (*Anguillula*). Chez *Dochmius*, la bouche est armée en outre, sur son bord ventral, de très fortes dents en crochets et d'une pointe chitineuse conique qui fait saillie en avant sur la face dorsale.

Les papilles labiales font rarement défaut. (*Trichocephalus, Gordius*.)

L'œsophage ne paraît jamais manquer, il est cylindrique, et, dans la plupart des cas, entouré d'une puissante couche de muscles radiaires (faible chez les *Trichotrachelides*), qui lui permettent de se dilater pour la succion. Il est quelquefois étranglé en arrière et il s'en détache un pharynx globuleux que l'on voit par transparence chez les petites espèces (*Oxyuris*). Chez *Trichocephalus, Trichina*, etc., le tube œsophagien est capillaire, il est orné sur sa face dorsale d'une série de grandes cellules rondes disposées en chapelet les unes à la suite des autres. Enfin chez *Rhabditis, Oxyuris*, etc., il est armé à l'intérieur de replis chitineux, des sortes de dents.

Chez *Dochmius*, il existe à côté de l'œsophage deux paires de glandes tubulaires en forme de sacs allongés, dont les plus courtes, les *glandes du cou*, débouchent dans le pore excréteur et les plus longues, les *glandes céphaliques,* débouchent sur le bord de la bouche et sont en relation avec la puissante armature qui la protège. Il est possible que ce soient des glandes venimeuses.

A la suite de l'œsophage, l'intestin se dilate en un canal cylindrique qui court en ligne droite jusqu'à l'anus. Ses parois, ordinairement minces et dépourvues de muscles, sont tapissées par un épithélium glandulaire, composé d'une seule couche de cellules granuleuses de coloration foncée, cylindriques (*Ascarides*) ou pavimenteuses (*Dochmius, Sclerostomum*).

Le rectum est toujours assez court, recouvert à l'intérieur d'une épaisse lamelle chitineuse qui rétrécit beaucoup sa cavité, et à l'extérieur d'une couche musculaire. Il s'ouvre dans un anus transversal, situé non loin de l'extrémité postérieure du corps. Chez beaucoup d'espèces, il existe à côté du rectum des glandes mono-cellulaires à contenu granuleux, dont les fins canalicules excréteurs s'ouvrent sur les bords de l'anus.

Les *champs latéraux* constitués par des bourrelets de la couche granuleuse cuticulaire et enveloppant les canaux excréteurs, font défaut chez *Gordius, Trichocephalus.* Ils sont inégalement développés chez *Filaria.*

Les *lignes longitudinales médio-ventrale et dorsale* paraissent être plus constantes. La ligne médio-ventrale est épaisse et élastique chez Gordius. Il existe quelquefois des lignes supplémentaires de même structure que les précédentes, mais plus fines et qui courent entre les lignes médianes et les champs latéraux (*Mermis*).

Les *canaux excréteurs,* situés le long du bord interne des champs latéraux, ne sont pas constatables dans tous les cas. Ils sont doubles dans chaque champ latéral chez *Spiroptera* et triples chez *Sclerostomum ;* le canal médian, plus large que les autres chez ce dernier, paraît se continuer jusqu'à la bouche et ne serait pas un canal excréteur proprement dit. Ils font défaut chez *Gordius, Trichocephalus.* Les canaux excréteurs se réunissent dans leur partie antérieure en un canal impair ventral assez court, reconnaissable seulement chez les embryons et les jeunes des petites espèces et qui aboutit au pore excréteur toujours très petit et difficile à voir. Le liquide qu'ils excrètent est toujours clair et sans granulations (sauf peut-être dans quelques espèces, comme *Oxysoma ornatum,* Schneider). Il pénètre dans le canal par osmose depuis la cavité du corps. Leuckart l'a vu suinter en gouttelettes du pore excréteur chez *Dochmius,* à la suite de la contraction des canaux dont les parois minces et homogènes sont cependant dépourvues de fibrilles musculaires. L'existence de ramifications sous-cuticulaires des canaux excréteurs, autrefois admise par Leydig, n'a pas été confirmée. Dans le voisinage du canal terminal impair, on aperçoit chez quelques espèces (*Strongylus armatus, Ascaris spiculigera*), un canal supplémentaire quelquefois ramifié et se continuant jusque dans la tête dont la relation avec le système excréteur est difficile à saisir.

Les *organes génitaux* sont unisexués chez l'immense majorité des Nématodes. Cependant, le genre *Pelodytes* est hermaphrodite, et il est probable que l'*Ascaris* (*Rhabdonema*) *nigrovenosa* est successivement mâle et femelle, produisant d'abord des zoospermes, ensuite des œufs. Il est possible aussi que les œufs de cette espèce se développent par parthénogenèse (Leuckart).

Les individus mâles sont généralement plus petits que les individus femelles et se distinguent par leur extrémité postérieure recourbée.

Les organes génitaux sont tubulaires chez les mâles comme chez les femelles et sont logés sur la face ventrale, au-dessous de l'intestin dans la partie moyenne ou postérieure du corps. Leur portion initiale fonctionne comme glande spermigène ou germigène, leur portion terminale comme canal excréteur.

Le testicule ordinairement impair se dédouble chez *Gordius, Dorylaimus.* Il débouche à l'extrémité postérieure dans le cloaque. C'est au voisinage de l'anus que se trouvent les organes copulateurs, spicules chitineux doubles, latéraux ou plus ou moins rapprochés de la face ventrale, de même longueur de chaque côté ou iné-

24

gaux (*Spiroptera*), très longs et flexibles chez *Dochmius*. Le spicule peut être impair et constitue un pénis long et grêle, entouré d'une gaine (*Trichocephalus*, *Trichosomum*); ce pénis peut résulter du renversement du cloaque au dehors (*Trichina*).

Chez *Strongylus*, *Dochmius*, l'extrémité caudale du mâle est ornée de replis membraneux cuticulaires constituant une *bourse copulatrice* en forme de cloche. Cette bourse est composée principalement de deux lobes latéraux, réunis en arrière par un petit lobe impair. Ces lobes, pouvant se rapprocher ou s'éloigner l'un de l'autre, sont soutenus par des côtes digitiformes de consistance plus ferme. Au moment de l'accouplement, le mâle applique sa bourse copulatrice sur l'orifice génital de la femelle qui est situé sur le milieu du corps et demeure ainsi longtemps greffé sur elle. Les deux individus paraissent n'en former plus qu'un, qui a la forme d'un Y. Chez le *Cucullanus elegans* vivant dans la Perche, il existe aussi une bourse copulatrice, mais petite et aplatie.

Les tubes ovariens sont pairs dans la règle, mais ils peuvent se dédoubler jusqu'à quatre ou cinq. On peut leur distinguer trois segments : le germigène, l'utérus et le vagin. Ce dernier est impair, court, et débouche vers le milieu du corps, ou du côté antérieur (*Trichina*), rarement en arrière, comme c'est le cas chez quelques *Strongylides* ou à l'extrémité postérieure (*Anguillula = Tylenchus* de la nielle des blés).

L'oviparité est la règle chez les Nématodes. Quelques-uns cependant sont vivipares; chez ces derniers la coque de l'œuf est plus mince que chez les autres (*Trichina*, *Cucullanus*). L'éclosion a lieu dans l'utérus et l'expulsion des jeunes s'effectue, soit par le pore génital (*Trichina*), soit par la rupture des parois du corps (*Filaria medinensis*).

Le développement est rarement direct. L'embryon subit des métamorphoses qui s'effectuent surtout dans l'eau ou dans la terre humide (*Anguillula scandens* du blé). Le ver peut se développer dans un seul hôte, mais il doit souvent émigrer à travers divers hôtes d'espèce différente.

A l'éclosion, les jeunes revêtent ordinairement une forme semblable à celle des adultes du genre *Rhabditis*, nom que l'on a conservé à ces formes larvaires, quel que soit le genre auquel elles appartiennent. Les Rhabditis ne possèdent qu'exceptionnellement des organes génitaux, comme c'est le cas chez *Ascaris nigrovenosa*. Ces larves s'enkystent souvent dans les tissus de leur hôte intermédiaire et ne deviennent adultes, c'est-à-dire sexuées, que lorsque ce dernier est mangé par l'hôte définitif, le plus souvent un vertébré, dans l'estomac duquel les parois des kystes sont dissoutes.

Le transport de la larve dans l'hôte intermédiaire peut être passif; c'est le cas pour le *Spiroptera obtusa*, dont l'adulte est parasite de la souris; l'œuf est mangé par les larves de *Tenebrio* (ver de farine), l'embryon éclot dans leur intestin et s'enkyste dans leur cavité du corps, attendant que leur hôte soit mangé par la souris, pour atteindre la maturité sexuelle. Mais la larve est souvent active, c'est le cas par exemple chez le *Cucullanus elegans* (de la Perche), le *Dracunculus medinensis* (de l'Homme); la larve vit alors pendant quelque temps librement dans l'eau et pénètre d'elle-même dans l'intestin, puis dans la cavité du corps de petits crustacés du genre *Cyclops*, pour passer plus tard avec eux dans leur hôte définitif.

Chez *Gordius*, la forme adulte vit librement dans l'eau, mais la larve est parasite à l'intérieur d'insectes ou de poissons (*Phoxinus*, *Cobitis*) d'après Villot.

Nous renvoyons, du reste, pour les détails de ces développements compliqués aux traités spéciaux.

Le genre *Echinorhynchus* se distingue de tous les autres Nématodes, parce qu'il ne possède pas de canal intestinal et qu'il est muni à l'extrémité antérieure du corps d'une trompe cylindrique couverte de nombreux crochets. Cette trompe, qui sert à fixer l'animal contre l'intestin de son hôte, peut être repliée dans une gaine qui est fixée intérieurement par un puissant ligament occupant un grand espace de la cavité du corps. La nutrition se fait par osmose à· travers les téguments.

Les organes génitaux volumineux se voient par transparence dans le sac du corps. Les sexes sont toujours séparés. Après la ponte, les œufs passent dans un hôte invertébré (Crustacé) dans lequel la larve éclot, mais le ver n'achève ses transformations qui sont fort compliquées et ne devient adulte que lorsque le premier hôte a été mangé par · un animal vertébré (poisson, grenouille, oiseau aquatique, etc.).

Littérature.

Outre les ouvrages généraux sur les Helminthes :

Meissner, Beiträge zur Anatomie und Physiologie von Mermis albicans. Zeitschr. f. w. Zool., t. V, 1854. — Idem, Zur Anatomie und Physiologie der Gordiaceen, ibid., t. VII, 1856. — Bischoff, Ueber Ei- und Samenbildung und Befruchtung bei Ascaris mystax, ibid., t. VI, 1855. — Allen Thomson, Ueber die Samen-Körperchen, die Eier und die Befruchtung bei Ascaris mystax, ibid., t. VII, 1856. — Davaine, Recherches sur l'Anguillule du blé niellé, Paris, 1857. — Molin, Une Série de monographies sur les genres Dispharagus, Filaria, etc. Sitzungsber. der Wien. Akad., 1858, 1859, 1860. — Munk, Ueber Ei- und Samenbildung und Befruchtung bei den Nematoden. Zeitschr. f. w. Zool., t. IX, 1858. — Kuhn, Ueber das Vorkommen von Anguillulen in erkrankten Blüthenköpfen von Dipsacus fullonum. Zeitschr. f. w. Zool., t. IX, 1859. — Claparède, De la formation et de la fécondation des œufs chez les Vers Nématodes, Genève, 1859. — Diesing, Revision der Nematoden. Sitzungsber. d. Wien. Akad., 1860. — J. Lubbock, Sphaerularia bombi. Natur. hist. Review, 1860. — C. Claus, Ueber einige in Humus lebende Anguilluliden. Zeitschr. f. w. Zool., t. XII, 1862. — Eberth, Untersuchungen über Nematoden, Leipsick, 1863. — Bastian, On the structure and nature of the Dracunculus. Transact. Linn. Soc., t. XXIV, 1863. — Idem, Monography of the Anguillulidae. Ibid., t. XXV, 1865. — Idem, On the Anatomy and Physiology of the Nematoïds parasitic and free. Phil. Transact. roy. Soc., t. CLV, 1866. — Czermak, Ueber das optische Verhalten der Haut von Ascaris lumbricoïdes. Sitzungsber. d. W. Akad., t. IX. — Perez, Recherches anatomiques et physiologiques sur l'Anguillule terrestre. Ann. des Sc. nat., 1866. — Leuckart, Untersuchungen über Trichina spiralis. Leipzick, 2e édit., 1866. — C. Claus, Ueber Leptodera appendiculata, Marbourg, 1868. — Grenacher, Zur Anatomie der Gattung Gordius. Zeitschr. f. w. Zool., t. XVIII, 1868. — A. Schneider, Monographie der Nematoden, Berlin, 1868. — Marion, Recherches anatomiques et physiologiques sur les Nematoïdes non parasites marins. Ann. des Sc. nat., t. XIII et XIV, 1870 et 1872. — O. Bütschli, Untersuchungen über die beiden Nematoden der Periplaneta orientalis. Zeitschr. f. w. Zool., t. XXI, 1871. — Idem, Ueber das Männchen von Trichosoma crassicaudata. Arch. für Naturgesch., 1872. — Idem, Beiträge zur Kenntniss der freilebenden Nematoden. Nov. Act. Leop. Acad., 1873, et Abhandl. Senkenb. Naturf. Ges., t. IX, 1874. — Idem, Vorläufige Mittheilung über Untersuchungen betreffend die ersten Entwickelungsvorgänge im befruchteten Ei von Nematoden. Zeitschr. f. w. Zool., t. XXV, 1875. — Idem, Zur Entwickelungsgeschichte des Cucullanus elegans, ibid., t. XXVI. — Idem, Beiträge zur Kenntniss des Nervensystems der Nematoden. Arch. für mikrosk. Anat., t. X. — Welch, A description of the threadworm, etc. Monthly microscop. Journal, 1873. — V. Linstow, Beobachtungen an Trichodes crassicauda. Arch. f. Naturgesch., 1874. — Idem, Ueber Ichthyonema sanguineum, ibid., 1874. — A. Villot, Monographie des Dragonneaux. Arch. de Zool. exp., t. III, 1874. — De Man, Contribution à la connaissance des Nematoïdes du golfe de Naples. Leide, 1876. — Idem, Die einheimischen, frei in der reinen Erde und im süssen Wasser lebenden Nematoden. Tijdschr. d. Ned. Dierk. Vereen

Deel., V, 1880. — Leuckart, *Die menschlichen Parasiten*, t. II, 1876. — Fed-schenko, *Ueber den Bau und die Entwicklung der Filaria medinensis. Berichte der Freunde d. Naturw. in Moskau*, t. VIII et X. — O. Galeb, *Organisation et développement des Oxyuridés. Arch. de Zool. exp.*, t. VII, 1879. — Orley, *Mono-graphie der Anguilluliden*, Buda-Pest, 1880. — A. Villot, *Nouvelles recherches sur l'organisation des Gordiens. Ann. des sc. Nat.*, t. XI, 1881. — Schultess, *Beiträge zur Anatomie von Ankylostoma duodenale. Zeitschr. f. w. Zool.*, t. XXXVII, 1882. — G. Joseph, *Vorläufige Bemerkungen über Muskulatur, Excretionsorgane und peripherisches Nervensystem von Ascaris megalocephala und lumbricoïdes. Zoologischer Anzeiger*, 1882. — Ed. van Beneden, *l'Appareil sexuel femelle de l'Ascaride mégalocéphale. Arch. de Biologie*, t. IV, 1883. — Ed. van Beneden et Ch. Julin, *La Spermatogenèse chez l'Ascaride mégalocéphale. Bulletins de l'Académie royale de Belgique*, 3e série, t. VII, 1884.

Sur les ACANTHOCÉPHALES : Dujardin, *Histoire naturelle des Helminthes*, Paris, 1845. — G. Wagener, *Helminthologische Bemerkungen*, etc. *Zeitschr. f. w. Zool.*, t. IX, 1858. — Leuckart, *Menschliche Parasiten*, t. II, 1876. — Greef, *Untersuchungen über Echinorhynchus miliaris. Arch. f. Naturgesch.*, 1864. — Idem, *Ueber die Uterusglocke und das Ovarium der Echinorhynchen*, ibid. — A. Schneider, *Ueber den Bau der Acanthocephalen. Müller's Arch.*, 1868 et *Sitzungsber. der Oberhessisch. Gesellsch. f. Naturgesch. und Heilkunde*, 1871. — A. Andres, *Ueber den weiblichen Geschlechtsapparat des Echinorhynchus gigas. Morph. Jahrb.*, t. IV, 1878. — Baltzer, *Zur Kenntniss der Echinorhyn-chen. Arch. f. Naturgesch.*, 1880. — Mégnin, *Recherches sur le développement et l'organisation des Échinorhynques. Bull. soc. zool. de France*, 1882.

Sur les CHÆTOGNATHES : Krohn, *Anatomisch-physiologische Beobachtungen über die Sagitta bipuncta*, Hambourg, 1844. — R. Willms, *De Sagitta mare ger-manicum circa insulam Helgoland incolente*. Berlin, 1846. — Gegenbaur, *Ueber die Entwickelung der Sagitta*, Halle, 1856. — Leuckart et Pagenstecher, *Unter-suchungen über niedere Seethiere. Müller's Archiv*, 1858. — O. Hertwig, *Die Chaetognathen. Jen. Zeitschr. f. Naturg.*, t. XIV, 1880.

Sur les CHÆTOSOMES et DESMOSCOLÉCIDES : Claparède, *Beobachtungen über Anatomie und Entwickelungsgeschichte wirbelloser Thiere*, 1863. — E. Met-schnikoff, *Beiträge zur Naturgeschichte der Würmer. Ueber Chætosoma und Rhabdogaster. Zeitschr. f. w. Zool.*, t. XVII, 1867. — R. Greef, *Untersuchungen über einige merkwürdige Thiergruppen der Arthropoden und Wurmtypus*, Berlin, 1869. — Reinhardt, *Ueber Echinoderes und Desmoscolex der Umgegend von Odessa. Zool. Anzeiger*, 1881.

CLASSE DES GÉPHYRIENS *(GEPHYREI)*

Vers marins cylindriques ou renflés sans segmentation, n'ayant ni parapodes ni ventouses, à partie rétractile antérieure pleine ou percée par l'œsophage (trompe). L'intestin est toujours contourné sur lui-même. Organes segmentaires. Collier nerveux aboutissant, par de longues commissures, à une chaîne nerveuse ventrale. Épiderme le plus souvent très épais et chitineux. Système dermo-musculaire très développé. Sexes séparés.

Les **Géphyriens** vivent cachés dans les sables, les vases et même les rochers du fond. On les divise généralement en trois ordres :

1º **Géphyriens inermes.** Sans soies ni crochets sur le corps. La bouche est placée à l'extrémité antérieure du corps, formant trompe, le plus souvent entre une couronne de tentacules. L'anus est dorsal (*Sipunculus, Phascolosoma, Aspidosiphon*).

2° **Géphyriens armés.** Des couronnes de soies ou des crochets, les premières sur la partie postérieure, les crochets sur la face ventrale. Trompe non percée, la bouche étant placée à sa base. Anus terminal (*Echiurus, Thalassema, Bonellia*).

3° **Géphyriens tubicoles.** La bouche située à l'extrémité antérieure de la trompe est entourée d'une couronne de filaments branchiaux. L'anus se trouve à la base de la couronne entre deux pores génitaux. L'animal se construit un tube chitineux, comme les Annélides tubicoles (*Phoronis*).

Cette classification n'est que provisoire. Il est à prévoir que les différents types, dont les formes larvaires sont irréductibles les unes sur les autres, vont être répartis entre d'autres formes, de manière que la casse entière des Géphyriens est destinée à disparaître.

Type : **Sipunculus nudus** (L.). — L'espèce qui peut atteindre jusqu'à 3 décimètres de longueur, est très répandue sur les côtes de la Méditerranée, de l'Océan, de la Manche et de la mer du Nord. Elle vit dans les sables, à une profondeur peu considérable et se nourrit des substances organiques répandues dans le sable, de sorte qu'on trouve toujours son intestin bourré, ce qui empêche de faire des coupes entières. On peut faire dégorger les animaux en les mettant avec de l'eau de mer pure dans des bassins à fond poli. Mais il faut avoir soin de les changer chaque jour, car ils ravalent le sable expulsé et souvent ils meurent avant d'avoir vidé l'intestin entièrement.

Préparation. — L'excessive contractilité de l'animal oppose les plus grands obstacles à la vivisection. On ne peut guère examiner alors que le contenu de la cavité générale, qui est expulsé en jet à la moindre piqûre pénétrante, ou bien quelques parties exsertiles, telles que les tentacules que l'on détache au moment de l'expansion par un coup de ciseaux. Le meilleur agent pour les tuer dans le but d'en faire l'anatomie est le chloroforme. Ils s'étendent assez, restent mous, et les organes intérieurs, cils vibratiles, etc., gardent encore leur vie pendant quelques heures. En faisant mourir les Siponcles par l'addition à l'eau de mer d'une faible quantité de liqueur de Müller, de bichromate de potasse ou d'acide picro-sulfurique, on peut détacher l'épiderme en entier et dans la plupart des cas avec sa matrice cellulaire. L'anatomie se fait sous l'eau de la manière que nous avons décrite pour la Sangsue. On choisira, lorsqu'il s'agira de faire des coupes, la mort par l'acide picro-sulfurique, qui prédispose favorablement à la coloration par le picro-carminate. L'alcool à différents degrés suffit complètement pour le durcissement.

Forme générale. — Le corps du Siponcle est parfaitement cylin-drique, mais plus étroit à la partie antérieure et terminé en arrière par un cône surbaissé. On y distingue, au moment de sa plus grande extension, quatre parties principales : la *couronne de tentacules*, dé-coupée en feuilles minces, allongées et étalées, portée sur une espèce de tige très courte d'un rose pâle et dépourvue de l'épiderme rugueux, qui couvre le reste du corps ; la *trompe*, mince, recouverte d'un épiderme irrégulièrement rugueux et papilleux à l'œil nu, pouvant atteindre le quart de la longueur totale et retroussable en entier dans le *corps*, recouvert d'un épiderme divisé par des lignes longitudinales très apparentes et des lignes transversales moins patentes en des séries de petits carrés longs ; enfin la *coupole terminale*, fermée au bout, mais souvent rétractée vers l'intérieur sous forme d'une petite fente et sur laquelle l'épiderme prend encore une autre apparence en losanges effacés. La limite entre les téguments de la trompe et ceux du corps est très nette et tranchée, tandis que celle entre la coupole et le corps est effacée.

A la limite entre la trompe et le corps, on remarque trois orifices : deux antérieurs pairs, très petits, placés à 1 centimètre environ l'un de l'autre sur les côtés ; ils conduisent dans les organes segmentaires ; un troisième médian, qui se distingue facilement par une papille molle et presque toujours proéminente : c'est l'anus. La chaîne ner-veuse longitudinale étant placée juste à l'opposé de la face qui porte l'anus, on est convenu avec raison d'appeler cette dernière la *face dorsale* ; l'autre, où court à l'intérieur la chaîne nerveuse, la *face ventrale*. On fera bien de s'orienter, pour faire l'anatomie, sur cette position de l'anus ; en conduisant le scalpel, soit à droite, soit à gauche, on pourra fendre les enveloppes de l'animal dans presque toute sa longueur, sans blesser aucun organe essentiel.

Pour faciliter l'intelligence de ce qui va suivre, nous donnons (fig. 180) la figure réduite d'une semblable préparation, ainsi que celle d'une autre (fig. 181), représentant la partie antérieure. Dans ces deux préparations, l'animal est fendu dans toute sa longueur au côté gauche et le boyau dermo-musculaire étalé de manière que la chaîne ner-veuse (*nv*) se trouve à gauche, le rectum avec l'anus (*y t*, fig. 180 ; *y a*, fig. 181) à droite. Tous les viscères sont dans leur position natu-relle. On remarque en avant la couronne tentaculaire libre ou retirée au fond de la trompe (*a*, fig. 180 et 181), à la base de laquelle s'attachent les quatre muscles rétracteurs de la trompe (*mrd* et *mrv*) avec leurs bouts antérieurs, tandis qu'en arrière (*mi*) ils s'attachent aux mus-cles dermo-musculaires à quelque distance de l'anus. Sur le côté gauche antérieur on voit les muscles nerveux (*mn*) entourant des deux côtés l'extrémité antérieure libre du tronc nerveux ($n\,l$), qui envoie de nombreuses branches à la trompe et se divise en deux branches entourant l'œsophage pour se rendre au cerveau (o, fig. 181),

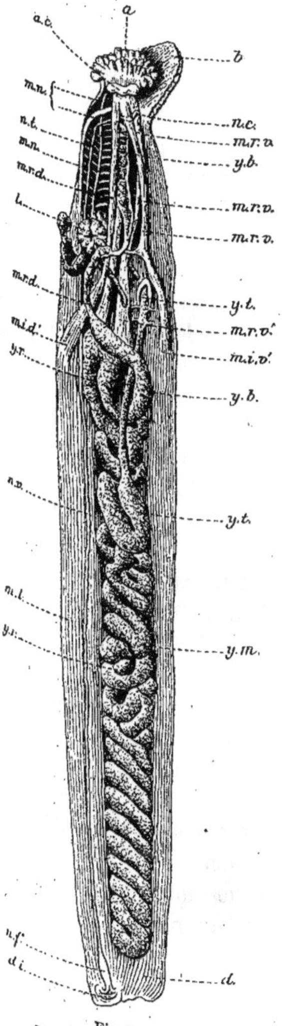

Fig. 180.

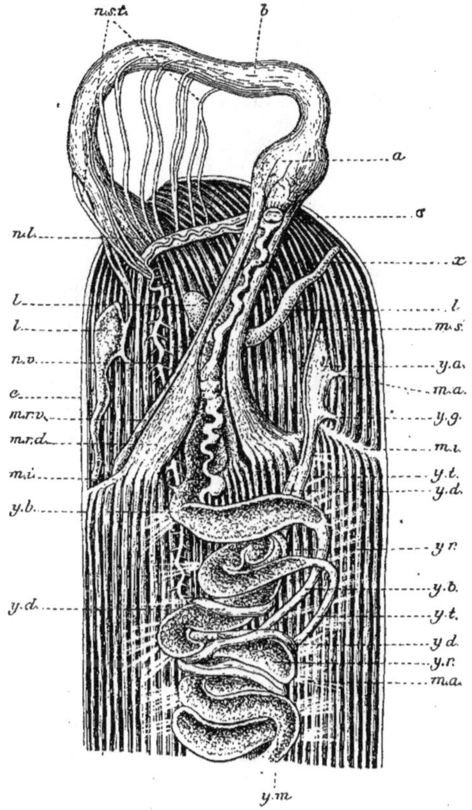

Fig. 181.

Fig. 180. — Cette figure, comme toutes les suivantes, se rapporte au Siponcle commun, *Sipunculus nudus* L. Grandeur naturelle. Individu de petite taille. L'animal est fendu de toute sa longueur sur le côté gauche, de manière que le cordon nerveux ventral se trouve à gauche, l'anus à droite. *a*, couronne tentaculaire; *b*, peau de la trompe contractée; *d*, coupole terminale; *d i*, portion invaginée de la coupole; *m l*, muscles longitudinaux du corps; *m n*, muscles du cordon nerveux; *m r d*, muscles rétracteurs dorsaux de la trompe; *m r v*, muscles rétracteurs ventraux de la trompe; *m x*, insertions postérieures de ces muscles; *n t*, portion libre du cordon nerveux dans la trompe; *n v*, cordon nerveux ventral; *n f*, son fuseau terminal; *y b*, intestin buccal; *y m*, intestin moyen, rempli de sable; *y r*, anse récurrente de l'intestin; *y t*, intestin terminal.

Fig. 181. — Partie antérieure d'un grand individu à trompe retirée et invaginée. La peau est fendue par une incision longitudinale, le rectum tiré de côté et la trompe tirée en haut

placé à la base de la trompe. Entre les muscles rétracteurs, que l'on a un peu écartés, se voit l'intestin buccal ou l'œsophage (*gb*) qui, d'abord droit, fait une anse en passant par une sorte de diaphragme fourni par les muscles rétracteurs et se continue dans l'intestin moyen (*gm*), lequel, tourné en vrille, descend jusque vers l'extrémité du corps, remonte en se contournant et se termine par le rectum dans l'anus (*ga*, fig. 181). Le rectum est tenu dans sa position par de forts faisceaux musculaires et un muscle protracteur particulier, le muscle dit de la spire (*ms*, fig. 181). En avant du diaphragme œsophagien se trouvent les deux organes segmentaires (*l*), cachés en partie par les muscles rétracteurs. Le cordon nerveux à gauche (*nv*) est situé dans un sillon profond entre les muscles longitudinaux; il se termine à l'extrémité du corps par une partie fusiforme renflée (*nf*, fig. 180) qui semble envoyer deux branches aux muscles.

Téguments. — Nous distinguons les parties suivantes : 1° l'épiderme ou cuticule; 2° le tissu hypodermique, dans lequel sont enchâssés : 3° les glandes cutanées; 4° les amas pigmentaires; 5° les canaux

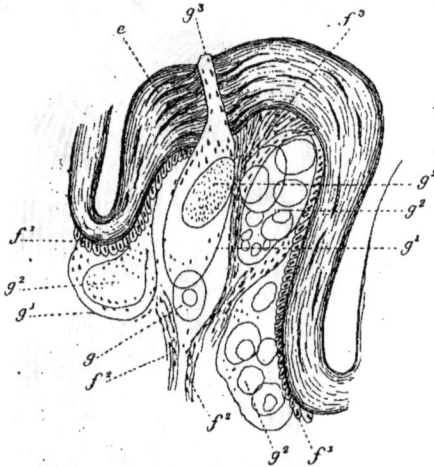

Fig. 182.

hypodermiques, et enfin 6° le boyau dermo-musculaire, composé d'une couche externe circulaire, de faisceaux obliques et de faisceaux longitudinaux internes.

pour montrer ses muscles et nerfs. Grandeur naturelle. *a*, couronne tentaculaire, retirée au fond de la trompe; *b*, trompe invaginée; *e*, tégument fendu; *l*, organes segmentaires; *ma*, muscles d'attache de l'intestin; *mi*, insertions des muscles rétracteurs, formant un diaphragme coupé; *mrd*, muscles rétracteurs dorsaux; *mrv*, muscles rétracteurs ventraux; *ms*, muscle de la spire; *nl*, partie libre du cordon nerveux; *nst*, nerfs secondaires du cordon libre, se rendant à la trompe, accompagnés, comme le cordon libre lui-même, de bandes musculaires; *nv*, cordon nerveux ventral; *o*, cerveau; *x*, canal tentaculaire dorsal; *ya*, anus; *yb*, intestin buccal; *yd*, diverticule de l'intestin; *ym*, intestin moyen; *yr*, anse récurrente de l'intestin moyen; *yt*, intestin terminal.

Fig. 182. — Coupe transversale des téguments de la coupole terminale. Verick, obj. 6. Chambre claire. *e*, épiderme très épais; *f*, tissu hypodermique; *f¹*, sous-épidermique; *f²*, fibrillaire à noyaux; *f³*, simulant des organes sensitifs spécialisés; *g*, glandes cutanées; *g¹*, enveloppe conjonctive; *g²*, masse protoplasmique à l'intérieur; *g³*, canal de sortie.

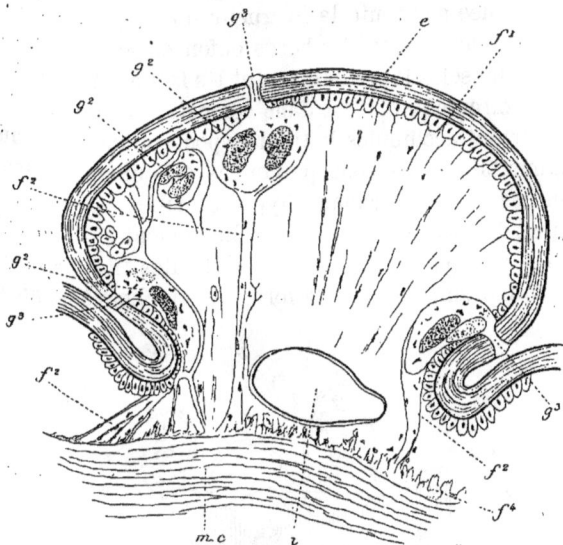

Fig. 183.

La *cuticule* ou épiderme
(*e*, fig. 182, 183, 184) paraît de
nature chitineuse, mais peu con-
solidée, de sorte qu'elle se dissout dans des alcalis concentrés.
Elle est évidemment composée de
couches superposées formées par
exsudation et montre, à la vue
de face, des stries fines croisées,
qui lui donnent un aspect nacré.
Elle est très épaisse à la coupole
terminale (fig. 182) où, par suite
de la convergence des muscles
longitudinaux, elle montre des
lignes enfoncées entre les lignes
d'attache relevées des muscles.
Elle se maintient en épaisseur

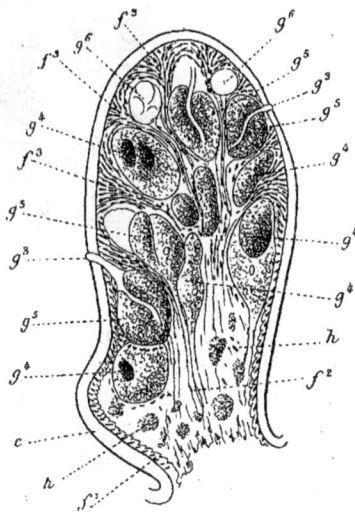

Fig. 184.

Fig. 183. — Coupe transversale des téguments à la base de la trompe. Verick, obj. 6.
Chambre claire. *e*, épiderme ; *f¹*, couche sous-épidermique du tissu hypodermique ;
f², tissu hypodermique fibrillaire, simulant des tiges et des canaux ; *f⁴*, couche formant
épithélium des muscles circulaires ; *g²*, masses protoplasmiques dans l'intérieur des
glandes cutanées ; *g³*, canaux de sortie ; *i*, canal hypodermique ; *mc*, couche des muscles
circulaires du corps.

Fig. 184. — Coupe transversale des téguments (longitudinale d'une verrue) de l'extrémité
antérieure de la trompe. Verick, obj. 6. Chambre claire. *e*, épiderme ; *f¹*, couche sous-épi-

un peu diminuée sur toute la longueur du corps et montre ici des petits carrés relevés, dont les bords enfoncés sont constitués par les attaches des muscles longitudinaux et les lacunes transversales entre les muscles circulaires. C'est dans ces petits champs relevés que se trouvent surtout accumulés le tissu hypodermique, les glandes et les amas pigmentaires; ils sont parcourus en outre dans toute la longueur du corps par les canaux hypodermiques. La cuticule change entièrement d'aspect sur la trompe; elle devient beaucoup plus mince et se relève par places en coupoles saillantes (fig. 183) ou verrues allongées, qui prennent même la forme de crochets à pointe recourbée

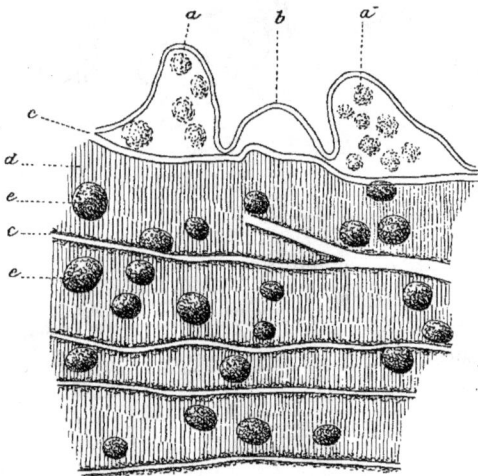

Fig. 185.

en arrière (fig. 184) et sont disposées suivant deux basses spirales qui entoureraient la trompe. C'est dans ces verrues que se trouvent les accumulations des glandes et des autres formations hypodermiques, tandis que sur les intervalles n'est développée qu'une simple couche de cellules hypodermiques. Les verrues disparaissent sur une zone annulaire à la base des tentacules, sur laquelle la cuticule se continue sans interruption, par une couche excessivement mince, tra-

dermique; f^2, tissu hypodermique fibrillaire; f^3, dispositions simulant des organes sensitifs; g^3, canaux de sortie des glandes cutanées; g^4, glandes dites monocellulaires; g^5, glandes dites bicellulaires; g^6, glandes détruites, vides; h, amas pigmentaires.

Fig. 185. — Peau d'un individu mort depuis vingt-quatre heures, vue de champ. Verick, obj. 1, chambre claire, pour montrer la limite entre la partie de la trompe garnie de verrues et le col de l'entonnoir tentaculaire, portant des glandes vibrantes. a, verrues avec glandes cutanées; b, verrue vide; c, muscles longitudinaux de la trompe, vus par transparence; c', plis transversaux de l'épiderme; e, glandes vibrantes.

versée par des plis circulaires entre lesquels sont placées des glandes à cils vibratiles (fig. 185), dont nous parlerons plus loin. Dans cette partie, l'épiderme paraît composé de petites cellules grenues et juxtaposées (fig. 186). Enfin, sur les feuilles tentaculaires même, l'épiderme est très mince et percé partout par des pores très fins, qui laissent passer les cils vibratiles. En examinant de champ la cuticule du corps, que l'on peut facilement détacher par les moyens indiqués plus haut, on y voit facilement les orifices des glandes cutanées qui se présentent, suivant le ni-

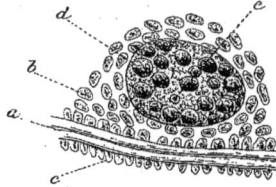

Fig. 186.

veau du foyer, comme un ou deux cercles concentriques et sont surtout accumulés le long des lisières des lignes d'attache des muscles longitudinaux.

Le *tissu hypodermique* (fig. 181-184, 186) se présente sous la forme d'un tissu conjonctif sans structure dans sa plus grande masse, dans laquelle sont développées des cellules, dont les noyaux un peu allongés se colorent très bien, tandis que la masse gélatineuse reste incolore. Ces cellules forment une couche continue (*f'*) et dans la plupart des cas, simple sur toute la face interne de la cuticule, où, suivant la courbure des éminences, elles sont tantôt rondes, tantôt plus allongées. Elles forment une couche continue appliquée à la limite des muscles circulaires (*f*⁴, fig. 183) et sont en outre disséminées dans la masse gélatineuse d'une manière irrégulière. Ce qui est caractéristique pour ces cellules, c'est qu'elles sont toutes munies de filaments très fins, qui, sur les cellules disséminées, partent dans tous les sens, tandis que sur les cellules en couche et surtout sur celles de la couche interne, où ils sont plus facilement visibles, les filaments ont plutôt une direction convergente vers l'intérieur. On distingue fort bien ces filaments par les noyaux qui y sont placés et par ce moyen on peut se convaincre facilement que le tissu hypodermique forme des véritables gaines cellulaires autour des glandes sous-cutanées, gaines qui paraissent souvent se continuer vers l'intérieur sous forme de canaux très fins et déliés.

Cette combinaison des cellules hypodermiques avec des filaments pénétrant dans la masse gélatineuse conjonctive a encore une autre conséquence. Lorsque la cuticule est fortement courbée, comme dans les verrues de la coupole terminale ou de la trompe, et lorsque en

Fig. 186. — Une glande de la même préparation. Verick, obj. 4. Chambre claire. *a*, pli de l'épiderme; *b*, écailles de l'épiderme; *c*, les mêmes, vues de profil; *d*, glande vibrante; *c*, son orifice.

même temps les glandes sous-cutanées sont serrées considérablement les unes contre les autres, les cellules de la couche sous-cuticulaire s'allongent, deviennent presque coniques, se multiplient dans les intervalles des glandes, prennent une disposition en éventail et constituent à la fin avec leurs filaments multiples, parsemés de noyaux nombreux, des faisceaux (f^3, fig. 182 et 184) que l'on a décrits, suivant nous bien à tort, comme des organes nerveux particuliers. C'est surtout dans les verrues de la trompe qu'on trouve ces éventails, mais on en rencontre aussi des ébauches dans la coupole terminale. Nous convenons volontiers que la trompe reçoit beaucoup de nerfs, mais d'un autre côté ces apparences de filaments nerveux munis de noyaux et se terminant vers des cellules hypodermiques allongées et disposées dans les interstices des glandes, ne se distinguent en rien des filaments qui partent visiblement des enveloppes des glandes mêmes. Le volume, la forme, la disposition des noyaux, la nature des filaments sont identiques. Il faut donc admettre, ou que toutes les glandes et toutes les cellules hypodermiques en fin de compte sont en relation avec de fins filaments nerveux, ce qui ne serait pas insolite, ou que les terminaisons des nerfs dans le tissu cutané de la trompe sont encore inconnues. Mais en tout cas nous maintenons qu'il n'y a pas d'organes terminaux particuliers des nerfs et que MM. Teuscher et Andreae ont été induits en erreur, faute d'avoir suffisamment comparé l'organisation entière du tissu hypodermique avec les allures particulières influencées par l'accumulation des glandes et les courbures de la surface extérieure.

Les *glandes cutanées* (g, fig. 182-184) se trouvent partout, sauf sur la couronne tentaculaire, où se rencontrent des glandes de nature différente. Elles sont surtout nombreuses dans les verrues de la trompe ainsi que dans les plis longitudinaux de la coupole terminale; dans les premières elles sont souvent si serrées, que le tissu hypodermique qui les entoure de toutes parts est presque entièrement réduit.

Ces glandes, presque globulaires au début, sont entourées de toutes parts d'une enveloppe conjonctive, présentant de nombreux noyaux, et qui se continue, d'un côté, sur le canal de sortie, perçant la cuticule (g^3, fig. 180, 182-184), et de l'autre, sur les filaments simulant des tiges dirigées vers l'intérieur (f^2). Cette enveloppe conjonctive très fine se laisse facilement constater partout sur toutes les glandes, de même que les tiges vers l'intérieur. Chaque glande accomplie possède un canal de sortie qui passe droit à travers la cuticule et se termine souvent dans une espèce de petit bouton percé à la surface. Ces glandes présentent des aspects assez variés, qu'il importe de connaître.

M. Teuscher et après lui M. Andreae ont distingué trois espèces de glandes cutanées, lesquelles, suivant le dernier auteur, ne présentent jamais des formes de passage. Ils distinguent des glandes bicellulaires, multicellulaires et des glandes nerveuses allongées de la coupole terminale. Les recherches de ces deux auteurs ont été faites seulement sur des individus conservés à l'alcool.

Nous croyons, au contraire, pouvoir démontrer que toutes les glandes cutanées du Siponcle sont monocellulaires et que les aspects différents qu'elles présentent en effet ne résultent que des modifications successives que subit leur contenu. Pour arriver à cette conclusion, il faut aussi examiner des animaux frais et confronter les observations faites sur des coupes avec les observations de la surface interne du tissu hypodermique.

On trouve les glandes dans les verrues de la trompe et disséminées en groupes souvent serrés le long des lignes longitudinales dessinées par les muscles. Dans la trompe, l'examen est souvent gêné par l'accumulation des masses pigmentaires. Sur le corps, le pigment est plus rare surtout lorsqu'on a soin de choisir des individus dégorgés, qui ont longtemps jeûné. C'est donc là qu'il faut commencer les recherches.

En examinant un groupe de ces glandes, tel que nous l'avons dessiné à la chambre claire (fig. 187), on trouve des corps cellulaires assez petits, plus grands cependant et plus granuleux que les cellules hypodermiques elles-mêmes (a), dans les plus petits desquels on découvre un petit noyau central (b, fig. 187). Cet aspect fait naître le soupçon, que certaines cellules hypodermiques pourraient bien engendrer, en se développant ultérieurement, les glandes sous-cutanées. Quoi qu'il en soit, le noyau se soutient quelquefois (c), mais dans la plupart des cas disparaît bientôt; la cellule devient simplement granuleuse (a, fig. 187) et lorsqu'elle est devenue plus grande, elle montre un espace clair à l'intérieur, à côté duquel on voit quelquefois une accumulation plus foncée semblable à un noyau (f, fig. 187). L'espace commence à se diviser transversalement, la cellule suit ce mouvement de division et présente alors, vue de champ (g, fig. 187), la figure de la glande dite bicellulaire. L'espace clair n'est que du protoplasme homogène, qui se colore avec intensité, tandis que le protoplasme granulé qui l'entoure montre beaucoup moins d'affinité pour les substances colorantes. Souvent on voit dans ce protoplasme homogène des corpuscules granulés ronds comme des noyaux (g, fig. 187), mais leur présence est très irrégulière. Le travail de condensation d'un côté, de division de l'autre, continue. On trouve des glandes où l'une des moitiés est encore remplie de protoplasme homogène, tandis que l'autre porte des parties arrondies granuleuses (i); on trouve enfin d'autres entièrement remplies de balles protoplasmiques granulées (h), lesquelles, suivant les formes de la glande, paraissent allongées lorsqu'on la voit de profil. A la fin, ces masses granuleuses disparaissent petit à petit, étant évidemment expulsées par le canal de sortie sous forme de glaire un peu collante; la glande redevient presque claire et il nous a semblé qu'elle disparaît et se résorbe, pour faire place à des glandes nouvelles qui se sont formées.

Toutes ces différentes formes ne nous paraissent donc constituer qu'un seul cycle d'évolution, et si notre première supposition est

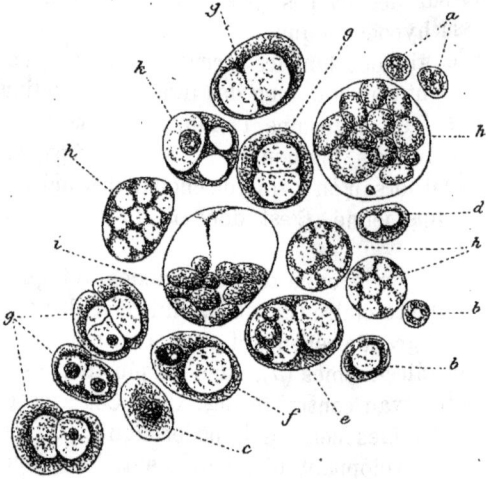

Fig. 187.

fondée, les glandes naissent des cellules hypodermiques elles-mêmes et évoluent sans cesse pour être remplacées par des nouvelles générations.

Nous devons ajouter que dans les verrues de la trompe nous avons vu distinctement, sur les glandes fraîches et en plaçant le foyer très haut, des fins plis, rayonnant depuis l'orifice de sortie (f, fig. 188).

Fig. 187. — Groupe de glandes cutanées, vu de la face interne des téguments. La préparation a été faite sur le vivant et prise environ au milieu du corps. Verick, obj. 4. Chambre claire. a, très jeunes glandes à l'état de cellules grenues; b, idem, montrant des espaces clairs (protoplasme homogène) au centre; c, idem, à noyau; d, jeune glande à deux espaces clairs; e, glande à deux espaces et noyaux granuleux dans l'un; f, glande à noyau opaque et espace clair; g, glandes à deux espaces, plus ou moins divisées; h, glandes à balles protoplasmiques nombreuses; i, glande à grand espace clair et balles protoplasmiques seulement d'un côté; k, glande à trois espaces.

Quant aux glandes de la coupole terminale (fig. 182), dont on a voulu faire une espèce particulière, dite glandes nerveuses, nous devons dire que leur forme allongée et les allures de leur canal de sortie sont dues évidemment à l'épaisseur de la cuticule et à l'enserrement entre les plis de cette dernière. Leurs tiges n'ont absolument rien de particulier, elles ressemblent en tout aux tiges parsemées de noyaux de toutes les glandes sans exception. On trouve du reste des glandes allongées semblables jusque dans la trompe, appliquées contre les replis de la cuticule (fig. 183).

Les *amas pigmentaires* doivent être étudiés d'abord sur des individus dégorgés et sur le milieu du corps même. On les voit alors en

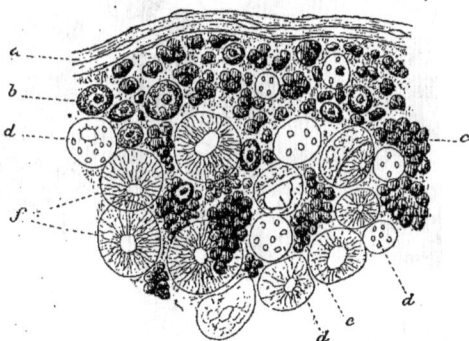

Fig. 188.

petit nombre, disséminés dans le tissu conjonctif homogène entre les glandes, composés de petits granules jaunes et quelquefois entourés d'une gaine conjonctive à noyaux. Leur nombre diminue évidemment par le jeûne; les individus dégorgés, qui n'ont pu avaler à nouveau du sable, pâlissent visiblement. Le pigment se maintient avec le plus de persistance sur la trompe (c, fig. 184), où il remplit ordinairement presque tous les interstices des glandes, ainsi que sur la couronne tentaculaire. On trouve du reste ce pigment jaune, tantôt plus disséminé, tantôt en amas plus considérable, presque partout et dans tous les organes, sauf les muscles rétracteurs de la trompe, qui n'en montrent jamais. Il paraît presque un élément constant du tissu conjonctif.

Nous parlerons des glandes vibrantes, particulières à l'appareil tentaculaire, à propos de ce dernier.

Fig. 188. — Bord de la base d'une verrue de la trompe vue de champs sur le vivant. Verick, obj. 4. Chambre claire. a, épiderme avec noyaux (?); b, masses pigmentaires en forme de cellules; c, amas pigmentaires; d, petites glandes claires à gouttelettes; f, grandes glandes rayonnées à orifices.

Les *canaux hypodermiques* (*i*, fig. 183 ; *d*, fig. 189) sont creusés dans l'épaisseur du tissu conjonctif et sont évidemment une dépendance de la cavité générale du corps. Sur des coupes transversales (*i*, fig. 183) ils se présentent comme des lacunes, assez généralement de forme ovoïde, placées à la base des éminences occupées par les glandes et

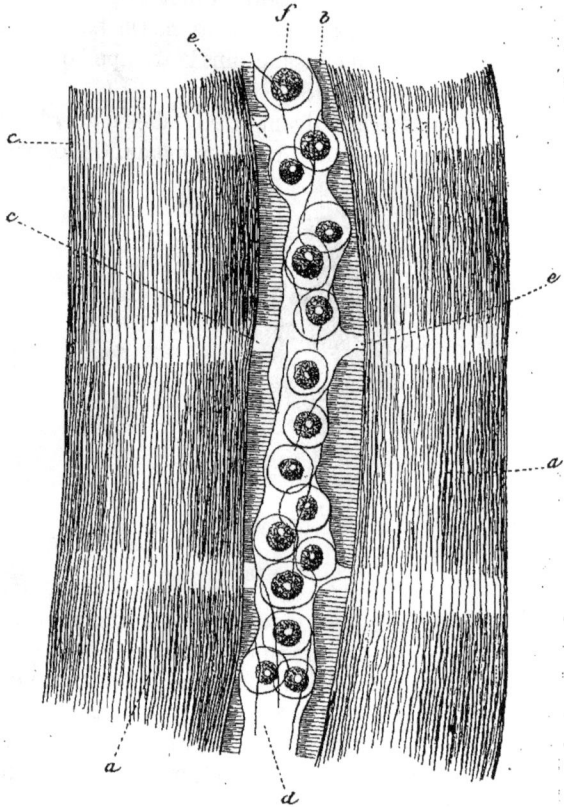

Fig. 189.

toujours en correspondance avec les interstices des muscles longitudinaux. Ils sont séparés des muscles circulaires par une couche plus ou moins considérable, mais dans la plupart des cas très faible, de cellules hypodermiques et présentent une membrane propre interne très apparente et ferme, qui montre déjà sous des grossissements

Fig. 189. — Canal hypodermique, vu de la face interne. Verick, obj. 0. Chambre claire. *a*, muscles longitudinaux du corps; *b*, muscles circulaires; *c*, interstices entre les bandes de ces muscles; *d*, canal hypodermique; *e*, canaux de sortie placés dans les interstices; *f*, œufs remplissant le canal.

moyens un double contour. Cette membrane est tapissée, à l'intérieur, par un épithélium en pavé excessivement mince. Les coupes transversales démontrent que ces canaux pénètrent, en s'amincissant, jusqu'au tiers basal de la trompe, ainsi que dans le commencement de la coupole terminale, où ils finissent en culs-de-sac étroits. Ils contiennent, dans la plupart des cas, seulement des corpuscules sanguins, entièrement semblables à ceux qui se trouvent dans la cavité générale; mais chez les individus dont les produits génésiques sont arrivés à maturité, ils sont souvent bourrés d'œufs ou de boulettes spermatiques. Nous n'y avons jamais trouvé des urnes, telles qu'elles se montrent dans la cavité générale, mais nous ne doutons pas que ces éléments ne puissent y pénétrer aussi.

Pour les étudier dans leurs trajets en entier, on choisira des individus à canaux chargés de produits génésiques. On peut enlever l'épiderme et examiner alors les téguments fendus et étendus de champs sous de faibles grossissements. S'il sont bien gorgés, on les voit déjà à l'œil nu comme des cordons blancs situés dans les intervalles des muscles longitudinaux. Nous avons représenté un canal gorgé d'œufs sous un grossissement de 20 diamètres (d, fig. 189). On voit bien les parois propres et des attaches munis d'orifices correspondants aux lacunes entre les muscles circulaires.

Mais le moyen le plus simple d'étudier ces canaux nous est offert par l'injection. Voici la méthode qui nous a le mieux réussi : on coupe en deux, par le milieu du corps, un individu fraîchement tué par le chloroforme qui relâche les tissus, on ôte des deux côtés l'intestin en partie en l'arrachant et on pousse, dans la cavité générale, du carmin finement trituré avec de l'albumine d'œuf. On voit pénétrer la substance colorée partout dans les canaux et, après les avoir remplis complètement ainsi que la cavité générale, on plonge les deux tronçons dans l'esprit-de-vin qui durcit assez l'albumine, pour conserver la substance colorée dans les canaux. En fendant après les moitiés en long, on peut les étaler et les rendre plus transparentes soit par la glycérine, soit par le traitement qu'on applique pour faire des coupes.

Les orifices de ces canaux sont placés au bout de petits canaux (e, fig. 189) qui se trouvent dans les interstices des muscles circulaires et se dirigent obliquement pour s'ouvrir sous les bords des muscles longitudinaux.

La cavité générale du corps s'étend sur toute la longueur du corps depuis la base de la couronne tentaculaire jusqu'à l'extrémité de la coupole terminale où elle est complètement fermée, comme nous avons dit plus haut, la fente apparente qui se montre sur l'ex-

25

trémité n'étant que le résultat d'une invagination peu profonde de cette partie. Communiquant avec les canaux hypodermiques qui n'en sont qu'une continuation, elle ne présente aucune communication avec l'extérieur, sauf les deux orifices qui conduisent dans les organes segmentaires et dont nous parlerons à propos de ces derniers. C'est par ces orifices que l'eau de mer peut pénétrer dans les organes segmentaires et ensuite dans la cavité générale; c'est aussi par ces orifices que les produits sexuels entrent, après leur maturation au milieu de la cavité générale, dans les organes segmentaires, pour être expulsés ensuite.

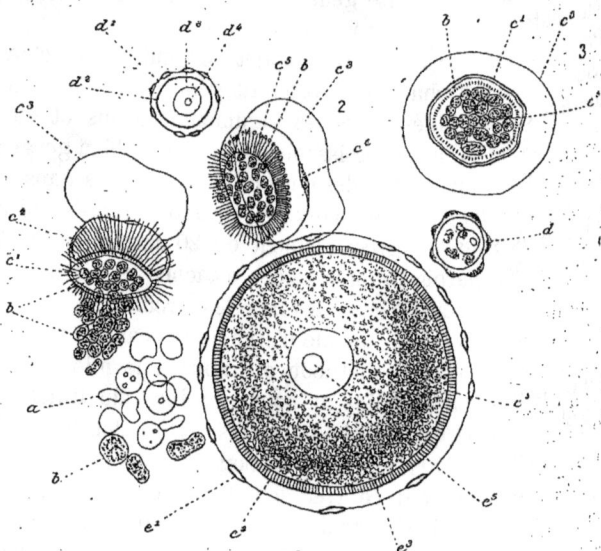

Fig. 190.

La cavité générale est parcourue, dans tous les sens, par des filaments et des cordons de tissu conjonctif (*m a*, fig. 181), auxquels se mêlent souvent des fibres musculaires très fines, et qui rattachent l'intestin et les autres organes, sauf les organes segmentaires, d'une manière lâche à la paroi du corps. Lors de la préparation sous l'eau, ces attaches toutes transparentes ne se font remarquer, le plus sou-

Fig. 190. — Contenu de la cavité générale d'un individu femelle. Verick, obj. 7. Chambre claire. *a*, corpuscules sanguins clairs, dans différentes positions; *b*, corpuscules sanguins grenus; *c*, urnes; 1, vue de profil; 2, de trois quarts; 3, de face; c^1, cercle plus consistant; c^2, partie montante du cercle; c^3, capsule transparente; c^4, noyau protoplasmique dans la capsule; c^5, cercle d'insertion des cils vibratiles; *d*, jeune œuf; d^1, enveloppe conjonctive à noyaux (follicule); d^2, membrane vitelline; d^3, vésicule germinative; d^4, nucléole; *e*, œuf plus avancé; e^1, follicule à noyaux; e^2, enveloppe vitelline à canaux poriques; e^3, vitellus grenu; e^4, vésicule germinative; e^5, nucléole.

vent, que par la résistance qu'elles offrent lorsqu'on veut déplacer les organes. Elles sont surtout très fortes autour de l'anus et des points d'insertion des muscles rétracteurs de la trompe, où elles forment une sorte de diaphragme.

La cavité est remplie d'eau de mer dans laquelle nagent des conformations très diverses (fig. 190 et 191) : des *corpuscules sanguins*, des urnes et des produits génésiques. Les premiers (*a*) sont ronds, transparents, aplatis, un peu déprimés au milieu, de manière à ressembler à des corpuscules sanguins de mammifères; ils ont une couleur faiblement rougeâtre, mais se colorent très difficilement et contiennent souvent de petits granules ou vésicules. Ils sont très sensibles aux réactifs et présentent facilement des difformités. Des corpuscules grenus, ayant à peu près la même taille, semblent être des corpuscules en voie de régression. Ces corpuscules granuleux poussent quelquefois des pseudopodes, semblables à ceux des Amibes. Notre opinion sur leur état régressif repose sur le fait que des corpuscules sanguins normaux, saisis par les urnes et ballotés par les cils vibratiles de ces dernières, passent à l'état granuleux.

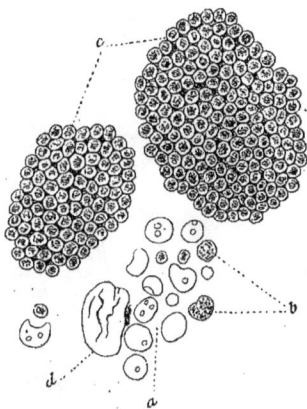

Fig. 191.

Les *urnes* (*c*, fig. 190) sont des conformations très singulières, formées par un sac transparent (c^3), arrondi, ovoïde ou un peu déprimé au centre, dont les parois sont assez résistants et fermes. Du côté opposé à la dépression ces sacs portent un cercle proéminent (c^1), sur lequel sont implantés des cils vibratiles très longs et très puissants, au moyen desquels ces urnes nagent avec rapidité. Le fond du cercle paraît entièrement fermé et planté aussi de cils vibratiles. Par leurs mouvements et leurs allures, ces urnes ressemblent entièrement à des infusoires. Elles vivent évidemment aux dépens des autres éléments; par le tourbillon qu'elles provoquent, elles attirent les corpuscules sanguins et même les amas spermatiques et on voit distinctement ces derniers se désagréger, tandis que les premiers deviennent grenus. Nous avons souvent vu trois ou quatre de ces urnes établis autour

Fig. 191. — Contenu de la cavité générale d'un mâle. Verick, obj. 7. Chambre claire. *a*, corpuscules sanguins clairs; *b*, corpuscules grenus; *c*, balles spermatiques; *d*, urne morte et ratatinée.

d'un ballot spermatique, dont elles détachaient les cellules, qui restaient collées au fond de leurs cercles et tournoyaient sans cesse sous l'influence des mouvements de leurs cils vibratiles. Les urnes se trouvant en nombre très variable chez les différents individus (nous en avons même trouvé deux, sur plus d'une centaine, où elles faisaient entièrement défaut), nous pensons que ce sont en effet des infusoires para-

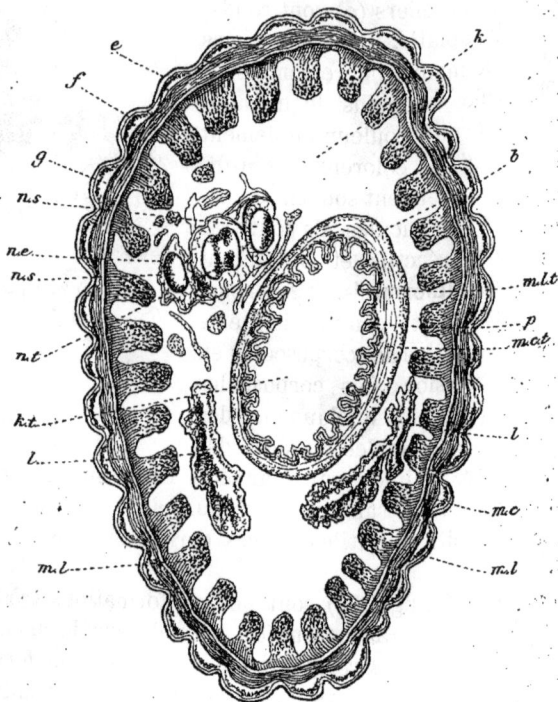

Fig. 192.

sites, qui se logent et se développent dans la cavité générale, car à côté d'urnes parfaites on trouve des jeunes et des enveloppes rabougries dépourvues de leurs cils (d, fig. 191). On a émis l'opinion

Fig. 192. — Coupe transversale de la trompe retirée et invaginée. La coupe a passé à travers les organes segmentaires recourbés et la partie libre du cordon nerveux. Verick, 6; chambre claire. b, partie réfléchie de la trompe; e, épiderme; f, zone des glandes cutanées; g, tissu hypodermique; k, cavité générale; kt, cavité formée par l'invagination du bout de la trompe; l, organes segmentaires; mc, muscles circulaires; ml, muscles longitudinaux; mct, muscles circulaires de la partie réfléchie de la trompe; mlt, muscles longitudinaux de la même partie; ne, enveloppe conjonctive des troncs nerveux; ns, nerfs secondaires se portant dans la trompe; nt, cordon nerveux coupé dans sa portion libre; p, verrues externes du bout de la trompe, devenues internes par l'invagination.

que les urnes étaient des parties détachées de l'épithélium, soit de l'intestin, soit des canaux tentaculaires et que leur manière de nager ne ressemblait pas à celle des infusoires. Nous n'avons pu observer aucun fait qui justifie la première supposition, et la natation de ces organismes est, à notre avis, si semblable à celle des infusoires, qu'on les prendrait indubitablement pour tels si on les rencontrait nageant librement dans l'eau de mer.

En dernier lieu se trouvent dans la cavité générale les produits génésiques, œufs chez les uns (fig. 190), ballots spermatiques chez les autres (fig. 191), qui s'y développent successivement, toujours agités soit par les urnes, soit par les contractions du corps.

Des muscles cutanés (fig. 181, 189, 192, 193). — La couche externe de la gaine dermo-musculaire (*mc*, fig. 192 et 193) est composée de fibres transversales et circulaires, qui font le tour complet du corps. Dans la trompe ainsi que dans la coupole terminale, ces fibres constituent une couche uniforme, plate et continue; sur le corps, au contraire, ce sont des bandes plates, séparées par des intervalles réguliers (*e*, fig. 189 et *mci*, fig. 193), dans lesquels s'élargissent les canaux hypodermiques. Ces intervalles forment des lignes claires, d'autant plus transparentes que les bandes sont plus amincies vers les bords que vers leur milieu, où elles se bombent un peu au dehors. Les bandes s'épaississent également autour des orifices des organes segmentaires et de l'anus et constituent, surtout autour de ce dernier, un véritable sphincter.

Les faisceaux musculaires obliques (*mo*, fig. 193) ne se trouvent bien développés que dans la région comprise entre les racines des rétracteurs de la trompe et les orifices des organes segmentaires. Ce sont des faisceaux très distancés, plats, délicats, qui prennent naissance des deux côtés du cordon nerveux, continuent leur course oblique entre les deux autres couches musculaires vers le dos et se perdent autour desdites racines en se confondant avec le diaphragme musculaire, dont nous parlerons plus tard.

Enfin, la couche interne est formée par de gros faisceaux longitudinaux (*ml*, dans toutes les figures) isolés les uns des autres et séparés, en correspondance avec les canaux hypodermiques, par des intervalles longitudinaux assez considérables. On compte au milieu du corps trente-deux de ces faisceaux longitudinaux, qui sont rattachés à l'épiderme par une ligne plus mince de tissu conjonctif (*mli*, fig. 193), font une saillie considérable vers la cavité générale et s'élargissent assez par leurs faces libres, de manière que leurs bords couvrent en partie les canaux hypodermiques. C'est dans ces bandes couvertes (*mlg*, fig. 193) que sont surtout accumulées les glandes cutanées du corps. Vers la trompe comme vers la coupole terminale, les faisceaux longitudinaux s'anastomosent et se confondent assez souvent; à l'extrémité de la coupole, ils s'aplatissent en formant une couche continue autour de la partie terminale qui s'engaine; à la trompe, ils restent plus ou moins distincts malgré les anastomoses et leurs rapprochements. Sur des coupes transversales, ces faisceaux

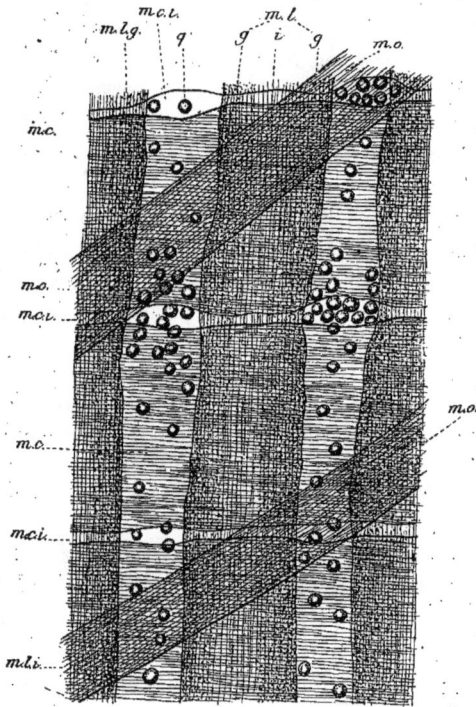

Fig. 193.

se présentent comme les dents d'une roue à engrenage intérieur (*ml*, fig. 192).

Sur ces coupes, on voit très bien par des grossissements plus forts (fig. 196) la substance musculaire, qui se colore avec intensité, et présente des formes et grandeurs diverses, suivant la place où la fibre a été coupée. Les fibres sont en effet fusiformes et très allon-

Fig. 193. — Couches musculaires dans le voisinage de l'anus, vues du côté interne. La préparation a été rendue plus transparente par la glycérine. *mc*, muscles circulaires; *mci*, intervalles entre les bandes de ces muscles; *ml*, muscles longitudinaux; *mlg*, zones latérales de ces faisceaux, occupées par les glandes cutanées; *mli*, zone d'insertion des faisceaux longitudinaux; *mo*, muscles obliques; *q*, œufs dans les canaux hypodermiques.

gées, elles sont entourées d'un sarcolemme transparent, réunies en faisceaux par du tissu conjonctif assez développé et présentent, dans l'intérieur de la substance musculaire proprement dite, des granulations fines, qui pourraient bien être le remplissage d'un canal central ou aussi le résultat de la coagulation, produite par les réactifs, de la substance interne plus molle.

Une modification particulière des muscles longitudinaux se présente dans les muscles rétracteurs de la trompe (mr, fig. 180, 181, 200, 201) qui peuvent se diviser en deux paires : une ventrale, en dedans de l'insertion de laquelle passe le cordon nerveux ventral, et une dorsale, embrassant le rectum. Ces muscles, toujours très blancs et éminemment contractiles, ont la forme de rubans épais dans leur plus grande extension et entourent si bien l'intestin buccal, que leurs bords en se touchant forment une sorte de gaine autour de lui. Ils naissent sur une ligne circulaire (mi, fig. 180, 181), à 1 centimètre environ derrière l'anus, par des insertions digitiformes qui se confondent avec les faisceaux longitudinaux du corps et constituent, par cette insertion, comme par les nombreux faisceaux et fibres au moyen desquels ils s'attachent à l'intestin, une sorte de diaphragme transversal, présentant, il est vrai, beaucoup de lacunes, mais assez ferme et épais pour établir une sorte de cloison. Les insertions digitiformes s'étant réunies, les quatre muscles continuent leur trajet le long de l'intestin buccal, auquel ils envoient de nombreuses attaches assez fines. Arrivés au niveau du cerveau, les bandes s'aplatissent considérablement, se confondent ensemble et forment, avec les fibres musculaires de la trompe elle-même, une enveloppe forte et feutrée autour de l'entonnoir tentaculaire (a, fig. 181) dans laquelle se replient les tentacules, lorsque la trompe est retirée. Il est impossible de distinguer, dans cette enveloppe, des couches différentes de direction. On y voit, tissées ensemble, des fibres longitudinales, transversales, obliques, entre lesquelles se distribuent les nombreux nerfs tentaculaires, dont on aperçoit bien les traces sur des coupes, mais qu'on ne peut guère suivre le scalpel à la main.

Nous traiterons des muscles spéciaux à propos des organes auxquels ils se rattachent.

Du système nerveux. — Le *cerveau* (o, fig. 181, 194, 195, 200) est situé sur la face dorsale de l'œsophage, presque immédiatement derrière l'insertion de la couronne tentaculaire, et si bien attaché, par sa face inférieure, au canal tentaculaire que l'on ne peut l'en détacher sans endommager ce canal. Il est manifestement composé de deux moitiés globulaires largement soudées au milieu et coiffé d'une touffe semi-circulaire de conformations membraneuses et digitiformes dont nous parlerons plus loin. Cette touffe est en continuation directe avec une forte enveloppe fibreuse et conjonctive de l'organe entier et constitue un organe des sens particulier. Dans beaucoup d'exemplaires, le cerveau comme le cordon ventral montrent une couleur rougeâtre, qui fait défaut chez d'autres. L'enveloppe fibro-musculaire et les appendices digitiformes présentent presque toujours de nombreuses taches pigmentaires d'un brun foncé, qui se pressent sur-

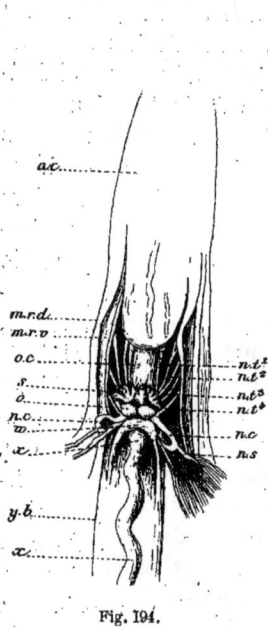

Fig. 194.

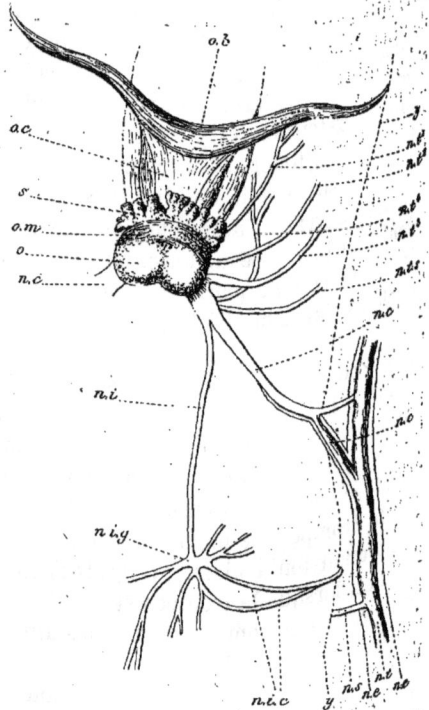

Fig. 195.

Fig. 194. — Préparation grossie quatre fois, montrant la disposition des parties autour du cerveau. *a c*, entonnoir tentaculaire; *m r d*, muscle rétracteur dorsal; *m r v*, muscle rétracteur ventral; *n c*, nerf de commissure; *n s*, nerf secondaire aux muscles; *n t* 1-4, nerfs se rendant à la couronne tentaculaire; *o*, cerveau; *o c*, canal cérébral; *s*, houppe sensitive; *w*, collier musculaire, cachant l'ampoule des canaux tentaculaires *x*; *y b*, intestin buccal.

Fig. 195. — Le cerveau avec les nerfs qui en rayonnent. Préparation à la glycérine colorée. Verick, 0, chambre claire. Dessin réduit. *n c*, nerfs de commissure; *n e*, enveloppe conjonctive des troncs nerveux; *n i*, nerf intestinal; *n i g*, renflement dont rayonnent les branches intestinales; *n i e*, nerfs intestinaux circulaires; *n l*, cordon nerveux libre de la trompe; *n s*, nerfs secondaires aux muscles; *n t* 1-5, les cinq nerfs tentaculaires; *o*, cerveau; *o b*, bord réfléchi de l'entrée du canal cérébral *o c*; *o m*, collier musculaire antérieur du cerveau, fortement pigmenté; *s*, houppe sensitive; *y*, ligne ponctuée indiquant le bord de l'intestin buccal.

tout sur la périphérie et à la ligne médiane entre les deux moitiés, de manière que l'organe à l'œil nu ou à la loupe présente ordinairement une figure de binocle. Ce pigment paraît se dissoudre dans l'alcool; il est très visible sur les exemplaires frais.

Du cerveau partent, de chaque côté, directement deux paires de nerfs, qui prennent naissance sur la face ventrale des ganglions et se portent, en se courbant, vers la couronne tentaculaire. Trois autres paires de nerfs semblables prennent naissance sur les commissures, la première sur le bord, les deux autres sur la face ventrale de ces nerfs. Tous ces nerfs ($n\,t^{1\text{-}5}$, fig. 194 et 195) se portent, en se courbant et en donnant des ramifications, vers la base de la couronne tentaculaire. Celle-ci étant très épaissie par les insertions des muscles rétracteurs et par un tissu conjonctif très serré, qui constitue un isthme autour de l'entrée de l'œsophage, nous avouons que nous n'avons pu suivre plus loin ces nerfs, qui sans doute se ramifient dans les tentacules, comme le prouvent des coupes faites dans cette région.

Sur la face inférieure et postérieure de chaque ganglion se détache un nerf assez puissant, qui se porte en arrière et vers la face ventrale et forme, en se réunissant à la branche opposée, un anneau lâche et considérablement étiré en arrière autour de l'œsophage. Mais avant son dégagement complet du ganglion chaque commissure envoie, directement en arrière, un nerf qui s'applique à l'œsophage et se dissout, à courte distance, dans un nombre considérable de rameaux dont quelques-uns semblent former un cercle autour de l'œsophage (ni, fig. 195). Nous n'avons pu suivre plus loin les rameaux de ce *nerf intestinal*. Lorsqu'on réussit, ce qui n'arrive pas bien souvent, à pouvoir disséquer un individu à tentacules complètement étalés (nc, fig. 200, 201), on voit facilement le lacet formé autour de l'œsophage, ainsi que le point de réunion où les commissures se confondent pour former le cordon nerveux ventral (no). En ce point, et même déjà avant aux commissures, s'attachent au cordon deux bandes musculaires minces et plates (mn, fig. 201), qui prennent naissance, en avant, sur la base de la couronne tentaculaire et accompagnent le cordon sur toute la longueur comprise entre la trompe et les orifices des organes segmentaires, où ces bandes minces, que nous appellerons les *muscles du cordon*, se confondent avec les muscles longitudinaux (fig. 201).

Sur tout ce trajet, le cordon (nl, fig. 181), entouré de ses bandes musculaires latérales, flotte librement dans la cavité générale, en envoyant une dizaine de paires de nerfs (nst, fig. 181) vers les muscles qui constituent la gaine de la trompe. Ces nerfs s'engagent dans les interstices des fibres musculaires et sont toujours accompagnés de deux bandelettes musculaires plates et minces fournies par les muscles du cordon, lequel, sur toute cette partie, est toujours fortement ondulé et se distingue par ses nodosités apparentes, par sa couleur rougeâtre et son opacité des bandes musculaires qui l'accompagnent. Lorsqu'on dissèque un animal à trompe retirée et invaginée (fig. 201), on voit ces nerfs avec leurs muscles se porter successivement vers la trompe comme des cordes qui retiendraient le cordon dans sa place. Il est évident que cette organisation correspond à l'excessive extensibilité de la trompe. Outre les nerfs plus gros, qui se portent vers la trompe, le cordon donne, sur tout ce trajet, des filaments excessivement fins aux bandes musculaires qui l'accompagnent.

A partir des orifices des organes segmentaires, le cordon s'engage le long de la ligne médiane du corps entre les deux faisceaux musculaires longitudinaux moyens et poursuit son trajet, sur toute la longueur de la face ventrale, jusqu'à l'extrémité du corps. Il passe à l'intérieur de l'isthme formé par la coalescence des muscles rétracteurs ventraux. Sur tout ce trajet, le nerf est d'égale épaisseur, tout en donnant une fine branche à chaque bande musculaire transversale à droite et à gauche. Les branches transversales forment des cercles complets autour du corps et donnent, sur leur trajet au milieu des muscles transverses, de fins rameaux à chaque faisceau musculaire longitudinal.

Arrivé vers l'extrémité de la coupole terminale, le cordon s'épaissit considérablement en un fuseau allongé (nf, fig. 180) qui se termine en deux branches fines latérales. Des coupes prouvent que cet épaississement est dû surtout au développement du tissu conjonctif qui entoure le cordon, et qui s'appuie par ce tissu sur les muscles longitudinaux du corps.

La structure histologique du centre nerveux présente un objet d'étude assez difficile, que nous n'avons pas poursuivi dans ses détails. L'enveloppe fibreuse, formée de tissu conjonctif et, sur la base de la houppe sensitive, mélangée même de fibres musculaires, est très puissante, les noyaux sont bien accusés et démontrent, par leur continuation vers l'intérieur de la masse cérébrale, que le tissu conjonctif remplit tous les interstices de cette dernière. Sur les bords du cerveau se mêlent, à ces noyaux conjonctifs, d'autres plus fusiformes, mais grenus aussi, qui se continuent par des prolongements cellulaires vers l'intérieur.

Chaque ganglion présente, dans son centre, un noyau blanc composé de fibres excessivement minces, qui ne se colorent qu'avec grande difficulté. Ces deux noyaux sont réunis par une forte commissure transversale, constituée de la même manière. Enfin, sur la face postérieure du cerveau, opposée à la houppe sensitive, se trouvent disséminées entre les fibres et les petits noyaux, de grandes cellules ganglionnaires rondes ayant un contenu clair, un noyau globulaire faiblement granulé et un nucléole très accusé qui se colore très vivement. Ces grandes cellules ont environ quatre fois le diamètre d'un globule sanguin et elles paraissent disposées sur plusieurs rangées.

Malgré son apparence uniforme à la vue simple et à la loupe, le cordon nerveux trahit cependant toujours sur des coupes transver-

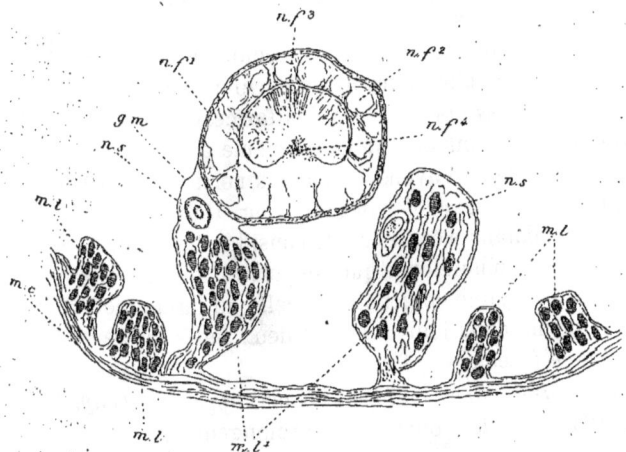

Fig. 196.

sales sa composition par deux moitiés juxtaposées. Cette division est très manifeste dans les coupes qui passent à travers la partie libre à côté de la trompe (n t, fig. 192); elle se trouve encore indiquée, quoique amoindrie, dans les coupes passant à travers le fuseau de la coupole terminale (n f, fig. 196). Les troncs nerveux montrent toujours des cellules ganglionnaires excessivement petites, dont les noyaux, plus colorés, sont seuls visibles même par des grossissements assez considérables; il faut de fortes lentilles d'immersion pour distinguer les parois des cellules. Les troncs et les grosses branches sont en

Fig. 196. — Portion d'une coupe transversale de la coupole terminale, passant à travers le fuseau nerveux. g m, enveloppe conjonctive des faisceaux musculaires; m c, couche de muscles circulaires; m l, muscles longitudinaux du corps; m l¹, les deux faisceaux longitudinaux médians, qui s'élèvent vers le fuseau; n f¹, enveloppe conjonctive du fuseau terminal nerveux; n f², tissu aréolaire formé par cette enveloppe; n f³, partie fibreuse du fuseau; n f⁴, cellules ganglionnaires; n s, les deux nerfs secondaires par lesquels se termine le faisceau.

outre entourés, comme le cerveau, d'une gaine lâche de tissu conjonctif, qui forme une enveloppe propre autour du faisceau des fibrilles nerveuses, excessivement fines et pâles, à laquelle la gaine externe envoie des filaments et des attaches; ces gaines conjonctives, dans lesquelles on voit facilement les mêmes noyaux que dans le tissu hypodermique, présentent ainsi assez souvent sur des coupes des dessins aréolaires, tels que nous les avons figurés (ne, fig. 192; nfe, fig. 196), et ressemblent ainsi aux vaisseaux lymphatiques qui entourent les artères et veines des reptiles. Les cellules ganglionnaires se trouvent toujours à la surface des nerfs et, sur le cordon ventral, dans le sillon plus ou moins prononcé qui indique la séparation des deux moitiés.

Les muscles, qui se trouvent en connexion avec les troncs nerveux, se rattachent toujours à ces derniers au moyen du tissu conjonctif. Les gaines conjonctives des faisceaux musculaires envoient des prolongements ou se confondent même avec les gaines des nerfs. C'est ainsi que nous l'avons vu sur les nerfs de la trompe et sur le fuseau terminal. Sur ce dernier (m l¹, fig. 196), les deux muscles longitudinaux médians s'épaississent considérablement, en formant une saillie beaucoup plus élevée que les autres muscles longitudinaux et appliquant leur gaine conjonctive à celle du fuseau nerveux, ils comprennent même dans leur gaine les deux nerfs latéraux par lesquels se termine le fuseau (ns, fig. 196).

Des organes des sens. — Nous appelons *houppe sensitive* (s, fig. 194, 195) la couronne à prolongements digitiformes mentionnée plus haut, qui se trouve placée sur le bord antérieur du cerveau et avance librement dans la cavité générale, dont le liquide baigne ses prolongements.

Pour examiner à l'état frais cette houppe, on coupe l'animal vivant par un rapide coup de ciseau aux environs de l'insertion des muscles rétracteurs, en arrière de l'anus; on fend la trompe rapidement une détache, avec des fins ciseaux courbés, le cerveau en engageant une des lames entre la houppe et la base tentaculaire, et l'on étale le cerveau ainsi détaché sur le porte-objet. On peut alors examiner la houppe, découpée en franges, sous de faibles grossissements et, si l'opération a bien réussi, on peut observer les bords des franges même avec des lentilles à immersion.

Les franges sont solides, assez variables de forme par leurs contractions et semblables à des arbrisseaux, qui partent d'une base commune en poussant des branches latérales (fig. 195). C'est surtout sur ces branches que l'on peut observer les détails de structure.

On voit alors que les contours de ces franges assez contractiles (fig. 197) sont formés par une substance transparente à bords irrégulièrement épaissis par des noyaux cellulaires (b), dans laquelle sont implantées, de distance en distance, des cupules vibrantes en forme d'urnes (c). Chacune de ces cupules a un bord épaissi, qui entoure un large orifice cratériforme, par lequel sortent des cils vibratiles assez longs, qui se courbent volontiers au bout en hameçon et continuent leur jeu encore pendant des heures entières, si l'on a soin de faire la préparation dans l'eau de mer. Cette courbure en hameçon terminal des cils vibratiles, qui s'observe ici comme sur beaucoup d'autres organes du Siponcle, a entraîné M. Brandt à l'opinion, suivant nous erronée, que ces animaux possèdent des cils vibratiles capitonnés en forme d'épingles. Au fond de la cupule, se trouve un coussinet cellulaire et granuleux, dans lequel on distingue, avec des forts grossissements, les noyaux brillants et allongés des cellules placés en cercle (fig. 198 et 199). Suivant les positions, les urnes paraissent plus allongées vers l'intérieur ou plus évasées, telles que nous les avons représentées dans la figure 199. Quelquefois elles sont si bien poussées au dehors, qu'elles forment des éminences peu considérables. Ordinairement, le fond de la coupole repose presque immédiatement sur le contenu de la frange, formé par des cellules grenues et opaques, qui résistent à l'examen ultérieur (e, fig. 197); mais dans quelques cas (f, fig. 199),

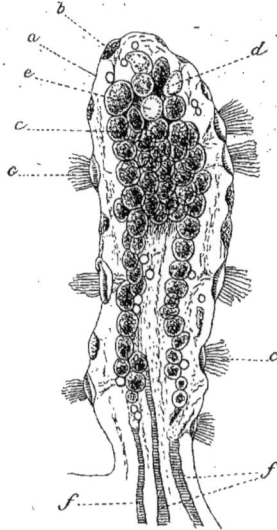

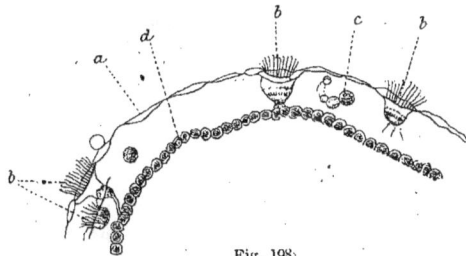

Fig. 197.

Fig. 198.

Fig. 197. — Branche de la houppe sensitive, dessinée à la chambre claire sur le vivant. Zeiss, obj. J. a, enveloppe transparente; b, noyaux situés dans cette enveloppe; c, cupules vibrantes vues de profil; d, les mêmes, vues de face; e, amas pigmentaires; f, fibres musculaires.

Fig. 198. — Bord d'une branche de la houppe fortement distendu. Zeiss, obj. J, oc. 2. Chambre claire. a, enveloppe transparente à noyaux; b, cupules vibrantes; c, corpuscules disséminés dans l'enveloppe; d, amas pigmentaires.

nous avons constaté un fin filament, sans doute nerveux, qui part du fond de la cupule et se rend dans la substance intérieure où l'on ne peut plus le suivre. Ce filament présentait quelquefois un renflement rond, comme un noyau de cellule nerveuse. Dans la substance interne on constate par-ci par-là des amas pigmentaires (e, fig. 199) de couleur brune jaunâtre. En examinant des franges latérales plus transparentes (fig. 197), on peut constater que des filaments d'apparence musculaire (f) et qui présentent par leur contraction des lignes de nœuds plus foncés, ayant quelque analogie avec les stries des muscles des animaux supérieurs, se rendent dans la tige des

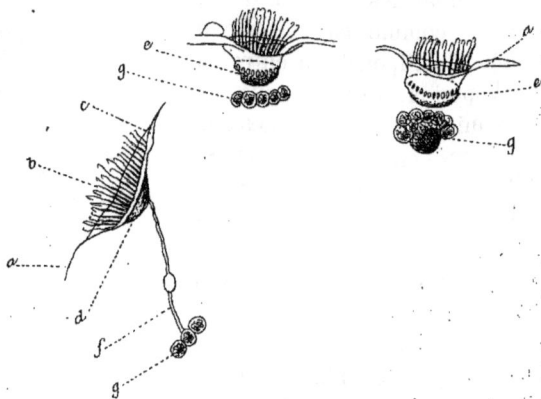

Fig. 199.

franges, qu'ils parcourent dans sa longueur. Il est possible que de fins filaments nerveux accompagnent ces fibres musculaires.

Nous ne mettons pas en doute, d'après ces résultats, que la houppe à frange soit un organe des sens. Mais il est difficile de dire quelle fonction remplit cet organe. Les cupules sont ouvertes vers la cavité générale, c'est dans le liquide qui remplit cette dernière qu'ils exercent leur jeu, la couronne entière baignant, avec ses parties libres, dans le liquide de la cavité générale, dont les corpuscules sanguins tourbillonnent autour des franges. Il ne peut donc y avoir des rapports avec l'extérieur, les cupules étant fermées du côté de la substance des franges. Elles ne peuvent transmettre que des sensations ayant rapport au contenu de la cavité générale.

Fig. 199. — Quelques cupules isolées. Zeiss, immersion E, oc. 2. Chambre claire. a, bord de l'enveloppe de la houppe; b, cils vibratiles; c, bord épaissi de la cupule; d, fond de la cupule; e, cercle de noyaux des cellules vibratiles; f, filament nerveux (?) se portant au fond de la cupule; g, amas pigmentaires.

Les cupules sont très délicates et quelquefois on ne réussit qu'avec peine à les voir sur le vivant, les contractions des franges les pressant contre le contenu de manière à effacer complètement le bord transparent. Nous avons vainement cherché à les constater, avec tous leurs détails, sur des coupes soigneusement faites, qui laissent voir très bien les autres détails décrits de structure. Tous les réactifs essayés, acide osmique, sublimé, acide chromique, etc., contractent si bien les houppes, que les cupules disparaissent presque entièrement.

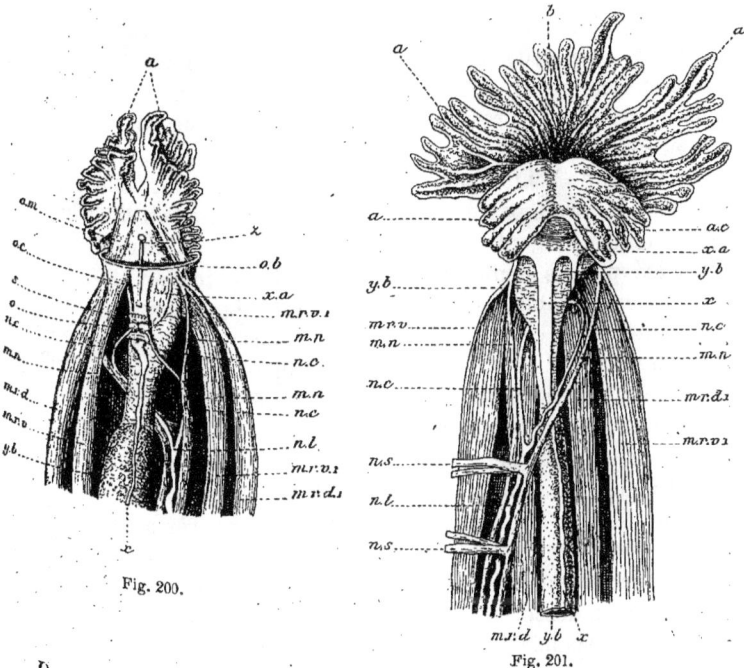

Fig. 200.

Fig. 201.

De l'appareil tentaculaire (*a*, fig. 180; *s* et *b*, fig. 200, 201). — Cet appareil est composé de deux parties distinctes, mais contiguës, savoir : de la couronne tentaculaire et de leurs canaux afférents, qui longent l'intestin buccal.

Fig. 200. — Préparation faite sur un individu mort, à trompe et tentacules étendus. La peau est fendue sur la ligne dorsale. Grossi au double. *a*, couronne tentaculaire; *am*, faisceaux musculaires se portant vers la couronne; *mn*, muscles nerveux; *mrd*, muscle rétracteur dorsal gauche; *mrd¹*, muscle rétracteur dorsal droit; *mrv*, muscle rétracteur ventral gauche; *mrv¹*, muscle rétracteur ventral droit; *nc*, nerfs de commissure; *nl*, cordon nerveux libre; *o*, cerveau; *ob*, collier formant l'entrée du canal cérébral; *oc*, canal cérébral; *z*, une sonde qui y est introduite; *s*, houppe sensitive; *yb*, intestin buccal.

Fig. 201. — Préparation analogue à la précédente, faite par incision sur le côté ventral. Le cordon nerveux est un peu tiré à droite. *a*, couronne tentaculaire; *ac*, son entonnoir

La *couronne tentaculaire* forme autour de l'entrée de la bouche (*a*, fig. 200 et 201) un entonnoir élégamment découpé en franges présentant, lors de leur extension, l'aspect de feuilles aplaties et dentelées. La base de l'entonnoir est unie jusqu'à une certaine distance, où commencent les entailles ; elle ferait le tour entier du bout de la trompe, s'il n'y avait un petit défaut du côté dorsal, vis-à-vis du cerveau, au fond duquel se trouve un orifice conduisant dans le canal cérébral (*z*, fig. 200). Les franges qui entourent ce canal du côté ventral, son côté dorsal étant constitué seulement par le collier musculaire, développé à la base de la couronne tentaculaire, se replient volontiers en dedans vers la bouche, de manière que l'entonnoir forme un double fer à cheval ; mais cet aspect, que bien des auteurs ont pris pour l'expression de la forme réelle de la couronne, est trompeur et celle-ci forme en réalité un entonnoir complet.

La base de l'entonnoir, qui surgit du collier musculaire sus-mentionné, est formé par deux feuillets membraneux étroitement appliqués l'un contre l'autre, mais présentant cependant un espace interne, traversé par de nombreuses trames musculaires et qui peut être gonflé considérablement par l'injection du liquide circulant dans les tentacules et les canaux. Il est recouvert par une cuticule très mince, en continuation amincie de celle de la trompe et qui se propage, ici, s'amincissant encore davantage, sur les feuilles tentaculaires. cette cuticule est percée par des pores innombrables, à travers desquels sortent des cils vibratiles, placés sur une couche continue de cellules allongées, dont les noyaux se trouvent à la base. En examinant un feuillet tentaculaire, immédiatement après avoir détaché la couronne entière sur un animal vivant par un rapide coup de ciseau, on peut se rendre compte de la structure, grâce à la transparence des tissus. Notre dessin (fig. 202) a été copié à la chambre claire sur une préparation semblable. On voit sur les bords les cils vibratiles (*a*) battant vivement et formant une enveloppe continue sur les deux faces du feuillet jusque vers la partie indivise de l'entonnoir. Les cils paraissent séparés de leurs cellules par une cuticule très mince (*c*) en dedans de laquelle on voit les cellules allongées (*b*), au fond desquelles s'aperçoivent les noyaux granuleux et allongés. Le parenchyme du feuillet est formé par des trames musculaires (*k*) qui, dans la disposition générale de leurs faisceaux, présentent un arrangement rayonné, mais forment en réalité un tissu aréolaire de vacuoles com-

vers l'intestin buccal ; *b*, entrée de la bouche ; *m n*, muscles nerveux ; *m r d*, muscle rétracteur dorsal droit ; *m r d¹*, muscle rétracteur dorsal gauche ; *m r v*, muscle rétracteur ventral droit ; *m r v¹*, muscle rétracteur ventral gauche ; *n c*, nerfs de commissure ; *n l*, cordon nerveux libre de la trompe ; *n s*, nerfs secondaires de la trompe, accompagnés de bandes musculaires ; *x*, canal tentaculaire ventral ; *x a*, ampoule ; *y b*, intestin buccal.

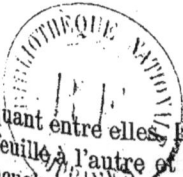

muniquant entre elles. Les trames musculaires traversent d'une lame de la feuille à l'autre et s'enchevêtrent de mille manières. C'est dans ces vacuoles que circulent des corpuscules en tout semblables aux corpuscules sanguins de la cavité générale. Les courants sont rapides et dirigés en tous sens; on ne peut voir un spectacle plus attrayant sous le microscope, que ces courants de corpuscules, qui continuent encore longtemps après le détachement de la couronne tentaculaire, les contractions des bandes musculaires puissantes à la base de celle-ci fermant l'issue par la blessure. Nous devons laisser indécise

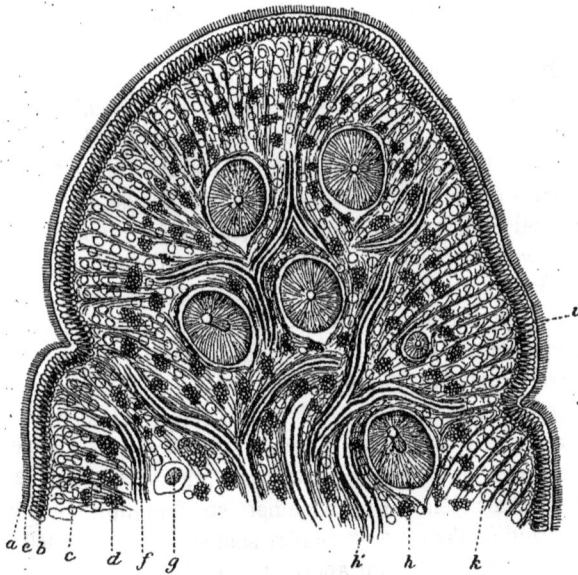

Fig. 202.

la question, si ces courants sont dus seulement aux contractions des trames musculaires ou s'ils sont motivés en partie par l'action de cils vibratiles excessivement fins, qui seraient établis à l'intérieur sur les trames, surtout vers la surface. Il nous a semblé quelquefois apercevoir ces cils; mais les contractions continuelles empêchent une observation certaine sur les feuilles vivantes, et nous n'avons pu

Fig. 202. — Extrémité d'une frange tentaculaire dessinée sur le vivant. Verick, obj. 3. Chambre claire. *a*, cils vibratiles; *b*, noyaux des cellules vibratiles en palissades; *c*, globules sanguins circulant dans les vacuoles internes; *d*, amas pigmentaires, laissant libre une zone externe; *e*, cuticule; *f*, plis des téguments; *g*, cellule particulière; *h*, glandes vibrantes; *h'*, orifices de ces glandes; *i*, jeune glande vibrante; *k*, trames musculaires rayonnantes et aréolaires.

nous convaincre de leur présence sur des coupes, qui montrent bien le tissu aréolaire avec les vacuoles remplies de corpuscules sanguins.

Par les contractions, les feuilles présentent (f, fig. 202) des gros plis, sur lesquels on voit l'épaisseur des téguments. On trouve d'ailleurs dans le tissu de nombreux paquets de pigment (d) occupant une zone interne et sur quelques feuilles courtes, voisines de la base de l'entonnoir, des grosses glandes à contours arrondis, à l'aspect rayonnant par des faibles grossissements et qui montrent très bien un petit orifice central et une cavité interne assez exiguë (h, fig. 202). Sur beaucoup de feuilles, ces glandes font entièrement défaut, mais elles s'accumulent sur la base de l'entonnoir où l'on peut le mieux étudier leur structure.

Cette base de l'entonnoir montre des couches musculaires longitudinales et circulaires assez puissantes, constituant ainsi un véritable collier (w, fig. 194), sur lequel s'insèrent les terminaisons aplaties des muscles rétracteurs de la trompe, ainsi que celles des deux muscles du cordon nerveux. Ce collier forme, sur la partie dorsale, un repli élégamment arqué (ob, fig. 195), du fond duquel part le court canal cérébral qui se termine sur l'enveloppe du cerveau même en dedans de la couronne sensitive. Nous avons introduit une fine sonde dans ce canal (z, fig. 200), à parois très minces, couvertes d'un fin épithélium en pavé. La paroi ventrale du canal est appliquée contre la paroi de l'ampoule générale des canaux tentaculaires.

L'entonnoir tentaculaire, formant l'entrée de la bouche, est marqué par de gros plis transverses extérieurs de l'épiderme entre lesquels sont distribuées les glandes vibrantes (fig. 184 et 185). Les verrues de la trompe s'arrêtent ici brusquement sur une limite bien marquée; la continuation de l'entonnoir montre seulement les plis mentionnés de l'épiderme entre lesquels on aperçoit, par de faibles grossissements, les fibres musculaires longitudinales sous-jacentes et les glandes (e, fig. 185). En examinant cette partie sur un individu mort depuis une douzaine d'heures, on voit que le tégument présente ici comme des petits champs ovalaires, semblables à des cellules granuleuses et un peu relevées (b, c, fig. 186) entourant et couvrant les glandes de toutes parts.

Examinées sous un grossissement plus fort sur un animal vivant et après avoir replié le morceau découpé de manière à voir les glandes de profil, on peut se convaincre (f, fig. 203) que ce sont des grosses masses à parois épaisses, enchâssées dans des coussinets (c) également épais et recouverts de l'épiderme (b), relevé par-ci par-là en petites verrues. Au centre de la glande (f) enchâssée dans le coussinet, se trouve l'orifice d'entrée (d) assez étroit, conduisant dans la cavité interne qui présente des aspects divers, suivant son remplissage (e, fig. 203). Toute la surface des glandes comme des coussinets est recouverte par des cils vibratiles puissants (a), disposés comme une roue de feu d'artifice, suivant des lignes rayonnantes depuis l'orifice comme centre. Ces cils engendrent un tourbillonnement considérable et présentent, lorsqu'ils commencent à mourir, l'aspect de cils capitonnés. Les parties non vibrantes de l'éminence qui porte les glandes, sont recouvertes par un épithélium en pavé et on voit, dans l'intérieur des coussinets, des gros paquets de corps pigmentaires. Les intervalles entre les glandes ne portent point de cils vibratiles.

Les cavités aréolaires établies dans l'épaisseur des feuilles tenta-

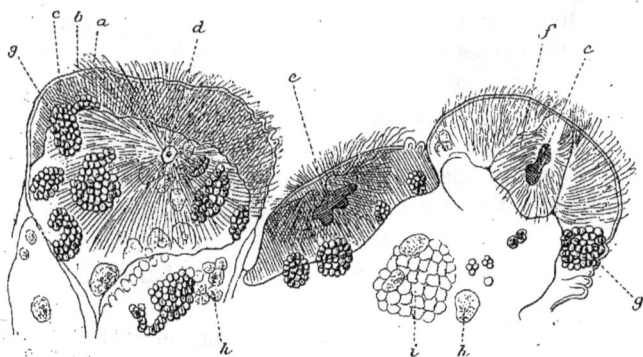

Fig. 203.

culaires sont en communication directe avec l'ampoule des canaux tentaculaires.

Cette *ampoule* (*xa*, fig. 201) est plutôt un bassin circulaire collecteur, dans lequel débouchent, en avant, les cavités des feuilles tentaculaires, et en arrière, les deux canaux tentaculaires dorsal et ventral. Elle est appliquée immédiatement sur l'entrée de l'œsophage au-dessous du canal cérébral et en avant du cerveau, et présente des états fort différents suivant son remplissage. Couverte par les extensions musculaires feutrées de l'entonnoir tentaculaire dont nous avons parlé, elle présente dans les cas ordinaires et surtout lors de l'expansion des tentacules, un vide intérieur très étroit; mais dans certains cas, lorsque le Siponcle affaibli par le jeûne retire vivement la couronne tentaculaire, elle forme une grosse ampoule rougeâtre qui gonfle le cou de l'entonnoir.

Fig. 203. — Glandes vibrantes de l'entonnoir tentaculaire. Verick, obj. 4. Chambre claire. *a*, cils vibratiles; *b*, cuticule; *c*, coussinet de la glande; *d*, orifice; *e*, cavité interne; *f*, corps de la glande; *g*, amas pigmentaires; *h*, cellules grenues; *i*, tégument vu de face.

Les *canaux tentaculaires* (*x*, fig. 181 et 201) prennent naissance directement sur l'ampoule circulaire par des débouchés assez étroits, serrés par les enveloppes et par le cerveau, qui est placé immédiatement sur le canal dorsal. Il y a en effet deux de ces canaux, un dorsal représenté figure 181, et un ventral dessiné figure 201. Ces canaux se présentent sous les aspects les plus variés suivant leur remplissage. Ils sont formés de parois fort minces et transparentes, et lorsqu'ils sont collabés, ce qui est le cas pendant l'expansion de la couronne tentaculaire (fig. 201), on les distingue à peine des parois de l'intestin. Mais à l'état de remplissage (fig. 181), on les voit tordus, présentant de grosses vésicules et ampoules, communiquant ensemble par des parties plus étroites et resserrées. Les deux canaux sont, sur tout leur parcours, attachés par des fines fibres musculaires et conjonctives à l'intestin, ainsi qu'aux muscles rétracteurs du voisinage. Ils accompagnent, sans communiquer ensemble, l'intestin buccal sur tout son parcours entre les muscles rétracteurs et finissent en cæcums fermés, un peu en arrière du diaphragme constitué par les insertions des muscles rétracteurs. Nous avons vu des cas où les ampoules poussées sur ces canaux avaient le double du diamètre de l'intestin buccal et se présentaient comme de grosses vésicules transparentes, dont on pouvait très bien étudier la structure, même par de forts grossissements.

Or, cette structure est absolument la même, au fond, que celle des feuilles tentaculaires. Les canaux n'ont pas une lumière simple; leurs parois sont tissées par des trames musculaires qui traversent la lumière du canal dans toutes les directions et constituent ainsi un tissu aréolaire à larges mailles intérieures où circulent les globules sanguins comme dans les feuilles tentaculaires. Des courants très animés et rapides glissent le long des parois. L'épithélium vibratile extérieur, les glandes et les amas pigmentaires, propres aux feuilles tentaculaires, font défaut; l'épithélium externe est simplement une couche de cellules aplaties en pavé; mais la trame musculaire interne et la circulation du liquide à corpuscules sont les mêmes. Une seule fois, sur une vingtaine d'exemplaires examinés sous cet aspect, nous avons vu des urnes dans ces canaux; dans les cas ordinaires on n'y voit que des corpuscules sanguins et aussi des amas concrétionnaires d'une substance glaireuse, emprisonnant des globules détériorés qui ont une couleur jaune ou vermillon et que l'on peut faire glisser facilement par une douce pression le long des canaux jusque dans l'ampoule et même dans les lacunes des feuilles tentaculaires. On remplace par cette manipulation simple avantageusement l'injection, qui détruit toujours la structure interne.

Les canaux, l'ampoule et la couronne tentaculaire ne constituent donc, au fond, qu'un appareil unique attaché à l'intestin buccal et superposé à l'entrée de la bouche. Toutes les cavités de cet appareil communiquant entre elles, n'ont aucune relation ni avec l'intestin, ni avec la cavité générale; c'est un système à part, parfaitement fermé et isolé. Il est évident que la disposition de ce système ressemble beaucoup à celle des tentacules et des vésicules de Poli chez les Synaptes; les canaux sont remplis et distendus lorsque les tentacules sont retirés et le contraire a lieu pendant l'expansion de ces derniers. Nous devons laisser aux observateurs futurs la solution de la question, si la circulation si vive qui se manifeste dans tout le système est due uniquement aux contractions musculaires, ou si, ce que nous croyons probable, des cils vibratiles très fins, placés sur les trames musculaires, y prennent une certaine part; pas plus que dans les feuilles tentaculaires, nous n'avons pu constater avec une entière certitude ces cils dans les canaux.

De l'intestin (*y* dans toutes les figures). — Après avoir ouvert un Siponcle par une incision longitudinale, telle que nous l'avons représenté figure 180, on aperçoit immédiatement l'intestin contourné en vrille et s'étendant, depuis la bouche, jusque vers l'extrémité de la coupole terminale. Il n'est guère possible de distinguer, dans tout le parcours de ce boyau, des parties spécialisées par leur structure ou par leur volume; le boyau est tout d'une venue et les différences de volume que l'on peut y apercevoir dépendent de remplissages accidentels ou de boursouflures momentanées. Un Siponcle fraîchement pris a ordinairement tout l'intestin, d'un bout à l'autre, rempli de sable avalé, parmi lequel on voit toujours des foraminifères vides et autres petits corps organiques qui servent de nourriture. On peut, par le procédé indiqué plus haut, faire vider l'intestin complètement, mais les animaux ne supportent pas longtemps ce jeûne forcé.

Si l'on tient absolument à distinguer des parties dans ce boyau d'égale structure partout, on peut appeler *intestin buccal* toute l'étendue antérieure jusqu'à la terminaison des canaux tentaculaires, *intestin terminal* la partie sur laquelle est attaché le diverticule, dont nous parlerons plus tard, et *intestin moyen* toute la portion comprise entre ces deux parties. Mais ces dénominations ne présentent pas des limites fixes, le diverticule surtout variant beaucoup quant à son développement.

L'intestin est fixé, sur tout son parcours, par des attaches très fines et transparentes, aux muscles longitudinaux du corps, aux muscles rétracteurs de la trompe et à ses propres circonvolutions. Nous avons cherché à rendre l'aspect de ces attaches (*ma*, fig. 181), mais en général, elles sont tellement transparentes, qu'on ne les aperçoit, à la dissection sous l'eau, que par la résistance qu'elles offrent lorsqu'on veut déplacer et dérouler les anses et circonvolutions. En le déroulant complètement, on trouve que l'intestin, depuis la bouche jusqu'à l'anus, situé sur la face dorsale, au premier tiers environ de la longueur du corps, a une longueur double du corps; sur un individu de 20 centimètres de longueur, l'intestin mesurait 40,5 centimètres.

L'intestin buccal (yb, fig. 180, 181) descend de l'orifice de l'entonnoir tentaculaire, que nous pouvons appeler la bouche, mais qui ne montre aucune conformation particulière, en droite ligne entre les quatre muscles rétracteurs de la trompe, auxquels il est fixé par de nombreuses attaches. Il est accompagné, sur tout ce trajet, par les deux canaux tentaculaires, qui sont fixés sur lui par leurs bords internes et qui s'étendent encore un peu au delà de l'isthme du diaphragme. Arrivé au delà de cette porte, l'intestin buccal se continue, en s'enroulant autour des autres parties de l'intestin, jusqu'au milieu de la longueur environ. Chez l'individu cité de 20 centimètres de longueur, il descendait ainsi jusqu'à 9 centimètres de l'extrémité postérieure. Ici l'intestin forme une anse et remonte, toujours contourné en vrille, jusqu'au diaphragme, où il se replie de nouveau pour descendre vers l'extrémité postérieure. L'anse remontante est toujours fortement attachée au diaphragme. Arrivé de nouveau au niveau de l'anse postérieure, il se contourne en vrille simple jusqu'à la coupole, d'où il remonte vers l'anus. Sur toute la partie postérieure du corps, il n'y a donc qu'une vrille simple, formée par deux branches contournées de l'intestin, tandis que sur la partie comprise entre le diaphragme et l'anse postérieure, quatre tubes sont enroulés en vrille double.

Arrivé vers le diaphragme, l'intestin terminal se continue presque en ligne droite vers l'anus, qui est entouré de fortes attaches musculaires et s'ouvre, au dehors, par une fente médiane ayant la forme d'une papille allongée. Sur ce trajet, que l'on peut appeler le rectum, des conformations particulières se présentent : d'abord l'insertion du diverticule, auquel s'attache un muscle particulier, dit le muscle de la spire (m^3), et tout près de la fente anale deux paquets latéraux de glandes, les glandes rectales (ma, fig. 181), qui sont enveloppées de fortes attaches musculaires.

Examiné à l'œil nu ou à la loupe, le canal intestinal présente, sur toute sa longueur, une ligne saillante vers l'intérieur, qui commence à la bouche même et finit près du rectum, à l'entrée du diverticule. Cette ligne, que nous appelons le sillon intestinal (ys, fig. 204 et 205), tranche ordinairement par une couleur rouge assez vive sur les parois transparentes et incolores de l'intestin, sur lesquelles on remarque, dans les endroits contractés, des lignes longitudinales sombres et ondulées, dues aux bandes musculaires qui sont développées dans les parois.

Avant d'entrer dans les détails, nous avons encore à décrire les conformations particulières, visibles à l'œil nu ou à la loupe, qui se trouvent sur l'intestin terminal.

L'extrémité du rectum est enveloppée de toutes parts par un épais feutrage de fibres musculaires, qui prennent naissance sur les faisceaux longitudinaux voisins du corps. Presque à l'extrémité postérieure de la fente anale, ce feutrage se concentre en deux faisceaux latéraux, entourant de chaque côté une houppe de glandes ramifiées (*y g*, fig. 181) très élégantes, qui s'ouvrent dans le rectum. Celui-ci ne présente, sur une longueur de 2 à 3 centimètres environ, aucune trace du sillon intestinal. A la distance indiquée, on trouve le commencement de ce sillon en connexion intime avec le diverticule (*y d*, fig. 181) qui n'en est que l'origine.

Ce diverticule offre les variations les plus étonnantes, dont les états extrêmes sont représentés dans nos figures 204 et 205. A l'état de son plus grand développement (fig. 204) il montre un boyau tortueux de couleur jaune de soufre, qui s'entortille, sur une longueur de 8 à 9 centimètres environ, autour de l'intestin terminal. Son bout antérieur forme un petit cæcum en capuchon, derrière lequel se trouve le canal, toujours unique, par lequel

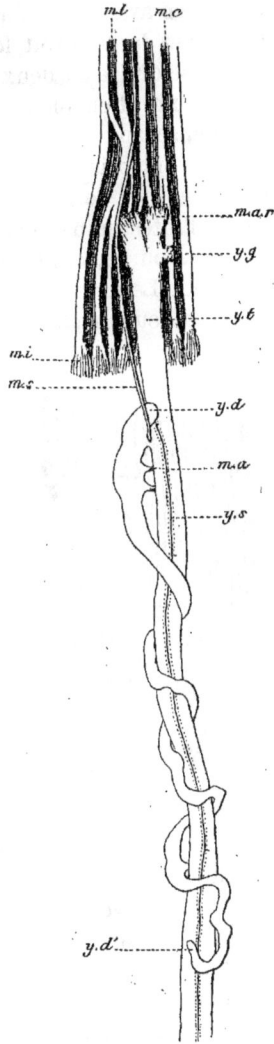

Fig. 204.

Fig. 204. — Préparation destinée à montrer le diverticule de l'intestin dans son plus grand développement. Grandeur naturelle. *m a*, attaches musculaires du diverticule; *m a r*, fibres musculaires attachant le rectum; *m c*, muscles circulaires du corps; *m i*, insertions des muscles rétracteurs formant diaphragme et coupées; *m l*, muscles longitudinaux du corps; *m s*, muscle de la spire; *y s*, sillon intestinal; *y t*, intestin terminal.

le diverticule débouche dans l'intestin. C'est à cette place que le muscle de la spire (*ms*, fig. 181) s'applique au diverticule en passant sur le cæcum. Ce muscle mince et rond naît, à la distance de quelques centimètres en avant du rectum, de quelques fibres du faisceau musculaire médian et dorsal droit, longe le rectum, passe sur le cæcum du diverticule, se divise en deux branches dont l'une suit l'intestin, l'autre le diverticule, et envoie en arrière du canal de communication plusieurs forts faisceaux d'attache (*ma*, fig. 181) à l'intestin, que quelques auteurs ont pris pour des canaux de communication. Sur tout son trajet, autour de l'intestin terminal, le diverticule est du reste attaché à l'intestin par des fines fibres transparentes. Le bout postérieur, recourbé, est fermé en cæcum et ne communique point avec l'intestin. Le diverticule est formé de parois très minces et translucides, la couleur jaune est due au contenu granuleux.

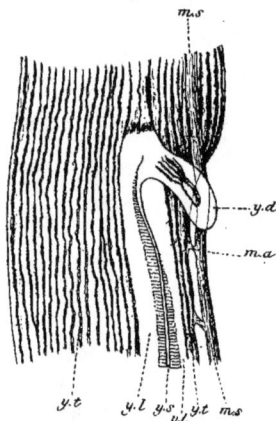

Fig. 205.

Dans son état de plus grande réduction (fig. 205), le diverticule n'a au contraire que tout au plus 2 millimètres de longueur, est incolore et échappe facilement à l'observation, étant appliqué étroitement à la paroi extérieure de l'intestin. On le trouve plus facilement en suivant le muscle de la spire, qui passe toujours sur le fond de ce diverticule réduit. Dans cet état de réduction, le diverticule a la forme d'un bonnet phrygien allongé, qui s'ouvre largement dans l'intestin sur une aire transparente. L'ouverture correspond directement au sillon intestinal (*ys*) qui se termine par ce capuchon creux, dont la cavité paraît garnie, à l'intérieur, de quelques fibrilles musculaires contractées.

Supposant que ces états si divers du diverticule devaient être en relation, soit avec le sexe, soit avec l'état de remplissage de l'intestin, nous avons examiné vingt Siponcles, de différents âges, sous ce point de vue. Nous devons dire que le tableau dressé de ces observations ne montre aucune de ces relations. Il y avait onze mâles et neuf femelles; cinq mâles avaient le diverticule long, six l'avaient réduit; cinq femelles l'avaient long, quatre réduit; onze individus avaient

Fig. 205. — Portion de l'intestin terminal, montrant le diverticule à l'état de réduction complète. Six fois grossie. *m a*, attaches musculaires de l'intestin terminal, fournies par *ms*, le muscle de la spire; *y d*, diverticule réduit; *y l*, champ transparent, dépourvu de muscles, des deux côtés du sillon intestinal *y s*; *y t*, parois musculaires de l'intestin terminal.

l'intestin rempli, neuf le montraient vide, et les proportions de mâles et de femelles étaient les mêmes dans ces nombres. Nous ignorons complètement à quoi tiennent ces différences si considérables dans le développement du diverticule.

Le canal intestinal est recouvert, à l'intérieur comme à l'extérieur, d'un épithélium vibratile continu, mais dont les cils sont extrêmement fins et s'arrêtent bientôt sur l'intestin isolé. Il n'y a d'exception que pour le sillon intestinal, lequel, en revanche, possède des cils assez longs et forts, qui provoquent un mouvement très prononcé. Ces cils revêtent le fond du sillon, comme les deux bourrelets glandulaires qui le forment.

La structure intime du canal intestinal se révèle assez bien sur des coupes transversales. Il faut seulement savoir distinguer les parties boursouflées de celles violemment contractées. Les aspects des mêmes tissus varient beaucoup suivant ces états. La couche la plus externe est évidemment de nature conjonctive : elle se colore vivement et présente, sur les parties contractées, de petites verrues assez régulières, sur lesquelles sont placés les cils très fins. La surface externe ressemble ainsi à une roue finement dentée. Puis vient une couche musculaire circulaire et en dedans de celle-ci une couche de faisceaux longitudinaux. La muqueuse formant les villosités est assez épaisse et serait détachée, de la musculaire interne, sur toute son étendue, si de nombreux faisceaux musculaires, devenant obliques, ne se rendaient, accompagnés de tissu conjonctif fibrillaire, vers la muqueuse, en rayonnant dans ses plis. La muqueuse, dans son ensemble, ressemble ainsi à une grosse étoffe plissée qu'on aurait mise dans son fourreau, en l'y fixant avec les attaches internes. Dans les parties distendues, on distingue au milieu de chaque villosité (lesquelles, en réalité, sont des bourrelets longitudinaux de l'intestin) une cavité, répétant plus ou moins la forme de la villosité, communiquant avec le système de cavités étendues le long de la musculature, et traversée par les fibres et faisceaux musculaires indiqués, qui s'anastomosent entre eux et forment ainsi un tissu à larges aréoles. Dans les parties contractées de l'intestin, ces aréoles disparaissent et le centre de la villosité est occupé par des faisceaux et des fibres, qui présentent un dessin en forme d'arbrisseau.

La muqueuse elle-même paraît composée d'un tissu conjonctif fibrillaire peu différencié. Les fibrilles sont excessivement fines, dirigées en angle droit sur la périphérie, de manière que tout le tissu semble couvert de hachures, comme une partie ombrée de dessin. Les fibrilles paraissent s'anastomoser entre elles; en tout cas, elles continuent la direction des fibres musculaires de l'intérieur de la villosité. Ce tissu conjonctif est en outre toujours rempli de granules très petits, se présentant même sous les plus forts grossissements seulement comme des petits points noirs ou de toutes petites vésicules fortement cerclées. Ces granules nous paraissent de nature grasse. Il se pourrait aussi que cet aspect fibrillaire ne fût que l'expression optique de cellules en palissades très minces et hautes. Quoi qu'il en soit, les pourtours de la villosité sont formés par des cellules fort petites, faiblement granulées, et par une ligne cuticulaire sur laquelle se montrent les cils vibratiles extrêmement fins.

Sur les deux bourrelets formant le sillon intestinal, tous les éléments sont plus fortement développés. Les faisceaux musculaires qui entrent dans la base sont très gros; les aréoles, dans les parties distendues, plus considérables; le tissu de la muqueuse ressemble davantage à un tissu cellulaire composé de hautes cellules en palissades. Une bordure très large, séparée par un contour distinct, est établie au pourtour, et dans cette bordure se trouvent, surtout au sommet et au contour extérieur de la villosité apparente, des grosses cellules claires, rondes ou pyriformes, dont la tige serait tournée en dedans, contenant un gros noyau granulé. Sur le pourtour interne du sillon, ces cellules paraissent passer aux cellules allongées et étroites. Sur toute cette bordure se montre une cuticule assez distincte, sur laquelle sont placés, dans l'intérieur du sillon, des gros cils vibratiles, longs et très résistants contre l'action des réactifs.

Les glandes anales sont, comme nous avons déjà dit, formées de boyaux branchus et constitués d'une membrane transparente, à laquelle nous n'avons pu reconnaître aucune structure ultérieure (a, fig. 206). Ces boyaux se concentrent dans quelques canaux excréteurs très fins, qui s'ouvrent latéralement dans le rectum. Quelquefois les boyaux ne contiennent que du liquide; dans d'autres cas, on y trouve des petits granules (d) qui s'accroissent peu à peu et deviennent des corps globulaires très réfringents, lesquels probablement sont expulsés à la fin.

Des *organes segmentaires* (l, fig. 180, 181, 192; fig. 207). — En examinant attentivement la face ventrale

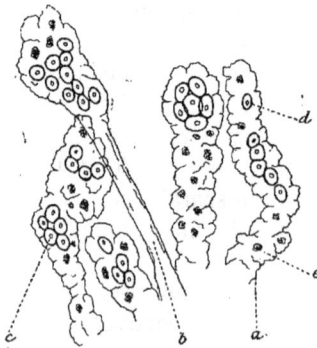

Fig. 206.

Fig. 206. — Quelques branches terminales des glandes anales. Verick, obj. 4. Chambre claire. a, enveloppe propre; b, étirée en canal excréteur; c, corpuscules réfringents formés; d, en voie de formation.

d'un Siponcle sur sa partie antérieure, on trouve, à 2 centimètres environ de distance de l'anus chez un animal adulte, deux petits orifices, desquels s'échappe quelquefois un jet d'œufs ou de sperme. En ouvrant l'animal, on découvre qu'à ces orifices, placés des deux côtés du cordon nerveux (*l*, fig. 180, 181), correspondent deux boyaux allongés, terminés en cul-de-sac en avant comme en arrière, ayant en général la forme d'une massue, qui ont une couleur brune ou jaunâtre et jouissent d'une mobilité considérable, s'entortillent entre les muscles rétracteurs et autour de l'intestin, se raccourcissent et s'allongent pour toucher même, avec leur bout libre, le cerveau ou l'intestin derrière le diaphragme. Ce sont les organes segmentaires. Ils présentent une surface rugueuse et le pigment brun paraît quel-

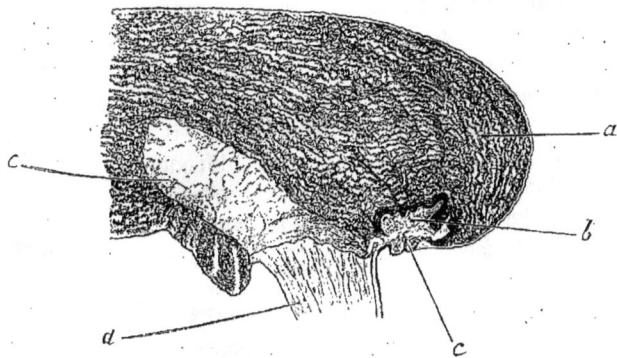

Fig. 207.

quefois disposé en champs losangés irréguliers, séparés par des lignes croisées plus claires. Dans d'autres cas de contraction (fig. 207) on y voit des lignes crispées, qui suivent en général une direction longitudinale.

Pour étudier l'organe plus en détail, on fera bien de le détacher de son point d'insertion avec des ciseaux courbés sur la lame et de mener la coupe assez profondément pour entrer encore dans les muscles cutanés. Après l'avoir détaché de cette manière, on peut étaler l'organe sur un porte-objet et l'examiner par des grossissements faibles. On voit alors (fig. 207) que le bout antérieur est arrondi et fermé en capuchon, mais qu'à quelque distance de ce bout

Fig. 207. — Terminaison basale de l'organe segmentaire, six fois grossie. *a*, cul-de-sac terminal, fortement contracté et montrant les trames musculaires crispées; *b*, orifice fortement vibrant, conduisant dans la cavité générale du corps; *c*, bouche musculaire de l'orifice *b*; *d*, canal de sortie, fortement musculaire et traversant les téguments; *e*, canal creusé dans l'organe, conduisant au dehors.

s'insère un canal dirigé vers l'orifice extérieur (d, fig. 207) qui est fortement musculaire, formé surtout de fibres longitudinales qui lui font une enveloppe complète et se confondent au pourtour avec les muscles longitudinaux. La lumière de ce canal se continue encore dans la direction longitudinale de l'organe, en arrière, comme un espace transparent, dépourvu de pigment et où des grossissements plus forts font voir des trames musculaires assez puissantes, dirigées en sens divers.

Immédiatement au devant de l'insertion du canal excréteur à l'organe et tourné vers la peau, se trouve un orifice (b, fig. 207) à lèvres irrégulières et verruqueuses, dans lesquelles s'arrête le pigment et qui est muni d'un court appendice musculaire, lequel, par ses contractions, prend quelquefois l'aspect d'une courte cloche ou d'une bouche fendue. Ordinairement, cet appendice (c, fig. 207) est tellement contracté et replié, qu'il disparaît complètement, mais quelquefois nous l'avons vu largement ouvert et faisant tourbillonner, par ses cils, le courant entraînant les corps contenus dans le liquide, qui entraient et sortaient. C'est en effet par un vif tourbillonnement que l'emplacement de cet orifice interne, conduisant dans la cavité générale, se trahit immédiatement, même à de faibles grossissements. Le mouvement des cils, qui revêtent le canal musculaire et les lèvres sur toutes leurs faces, persiste encore lorsque tous les autres cils de l'épithélium des organes segmentaires se sont arrêtés. C'est par cet orifice qu'entrent évidemment les produits génésiques, depuis la cavité générale dans les organes segmentaires, à l'époque de leur maturité, pour être expulsés ensuite par le canal de sortie. M. Spengel, qui a en dernier lieu soutenu l'existence de cet orifice contre bien des auteurs qui l'ont contestée, a bien prouvé par ses expériences de fécondation artificielle, que c'est dans les organes segmentaires qu'il faut chercher les produits mûrs et nous les avons vus sortir en jet sur plusieurs individus.

Le bout postérieur des organes segmentaires est parfaitement fermé et aucun autre orifice ne se trouve sur leurs parois.

Celles-ci sont constituées d'une manière particulière. Des coupes transversales, vues par un petit grossissement (l, fig. 192), présentent des boyaux à large lumière interne, remplis souvent de granules, corpuscules du sang, etc., et des parois assez épaisses irrégulièrement contournées et boursouflées. Des trames musculaires constituent en effet la base de ces parois. Les trames longitudinales les plus puissantes, elles sont reliées entre elles par des faisceaux de fibres circulaires et obliques, qui constituent des poches en forme de losanges, remplies par des accumulations de pigment et par un tissu conjonctif à fibres excessivement fines et feutrées, contenant des granules très petits qui se colorent vivement et qui nous paraissent des noyaux réduits à leur plus petite dimension. Ce remplissage des poches est traversé par des fibres musculaires dans toutes les directions et tantôt retiré vers l'intérieur, tantôt poussé en dehors sous forme de verrues.

L'épithélium externe est formé de cellules manifestes, qui, par les contractions décrites, paraissent tantôt cylindriques, tantôt rondes, et qui sont plutôt des cytodes étant dépourvues d'une paroi propre. Ces corps sont remplis de granules incolores ou jaunâtres et portent une houppe de cils assez gros et longs, qui se courbent facilement en hameçon et présentent alors un aspect capitonné. Ils se détachent avec la plus grande facilité, et les mouvements des cils ne sont point permanents. On en voit où les cils forment une houppe presque raide, tandis que sur d'autres on ne voit pas de cils du tout. Les cils paraissent pouvoir être retirés comme des pseudopodes d'Amibes; en tout cas, ils se détachent très facilement et prennent alors les formes les plus variées, tout en se mouvant encore pendant quelque temps. Les différents réactifs employés pour durcir les tissus dans le but d'en faire des coupes, défigurent ces corps à houppes vibratiles, si bien qu'il faut absolument les étudier sur le vivant.

On trouve quelquefois dans le tissu conjonctif décrit de petites concrétions, qui pourraient indiquer une fonction des organes segmentaires semblable à celle des reins. En tout cas, ils sont chargés de cette autre fonction importante des organes segmentaires, qui consiste dans la conduite des produits génésiques au dehors.

Des *organes génitaux*. — On ne peut guère parler, chez le Siponcle, d'organes génitaux dans le sens strict du mot. Il paraît, en effet, que les produits génésiques ne se développent que périodiquement sur la base des deux muscles rétracteurs ventraux de la trompe. Tandis que ces muscles sont, comme les autres, pendant les mois d'été, enveloppés d'une gaine conjonctive présentant de nombreux noyaux granuleux et ovalaires, ils montrent en février et mars, où nous avons pu les examiner, au milieu de cette gaine conjonctive une bande étroite, transversale, où sont accumulés des cellules d'une autre nature. Nous les avons dessinées sur un individu que nous supposons être un mâle, car nous n'avons pas trouvé des produits plus développés dans la cavité générale.

Les cellules les plus grandes (*a*, fig. 208) avaient une membrane distincte, un contenu nuageux, qui dans quelques-unes paraissait avoir une disposition rayonnée et quelquefois un centre plus nuageux, accusant peut-être un noyau. Nous avons trouvé des cellules plus petites (*b*), montrant deux noyaux distincts au milieu d'aréoles claires, ce qui semble indiquer une séparation en deux; d'autres plus petites à contenu granuleux (*c*) et d'autres encore plus petites (*e*) qui possédaient une membrane distincte, un protoplasme clair, homogène ou très faiblement granuleux et un noyau fortement granuleux central. Ces noyaux, quoiqu'un peu plus grands que ceux du tissu conjonctif, leur ressemblent tellement par leur aspect, leurs allures, la facilité avec laquelle ils se colorent, que l'on est conduit à supposer que primitivement ils étaient des noyaux du tissu conjonctif, qui s'entourent d'une membrane, forment des cellules, se dissolvent et constituent à la fin, par proliférations internes, les grandes cellules nuageuses et spermatogènes. Si telle est la liaison des formes reproduites dans notre figure à la chambre claire, il faudrait en conclure que les produits génésiques se développent dans une certaine saison aux dépens des noyaux

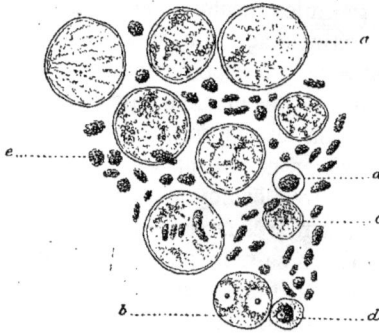

Fig. 208.

du tissu conjonctif. Les cellules sans noyaux n'acceptent que fort difficilement les substances colorantes et tranchent par leur couleur grise sur les muscles rougis. Malheureusement, nous avons négligé en mars de rechercher les produits femelles sur les muscles, et plus tard, en avril et mai, lorsque nous les recherchions à nouveau, nous n'en avons plus trouvé aucune trace sur plus de vingt individus examinés des deux sexes.

Arrivées à un certain degré de développement, les cellules génésiques primitives se détachent et tombent dans la cavité générale où ils accomplissent leur formation.

Les plus jeunes ovules détachés (*d*, fig. 190) que nous ayons rencontrés dans le liquide de la cavité générale se présentaient entourés d'un follicule conjonctif (*d*[1], fig. 190) bossué par la présence de noyaux ovalaires et composés, à l'intérieur de cette enveloppe, d'une cellule ayant une membrane vitelline mince (*d*[2]), un protoplasme clair, un noyau (*d*[3]) ou vésicule germinative contenant un nu-

Fig. 208. — Cellules spermatogènes sur le muscle rétracteur. Verick, obj. 6. Chambre claire. *a*, cellules formées, qui vont se détacher; *b*, cellule plus jeune à deux noyaux; *c*, cellule plus jeune à contenu grenu; *d*, cellules très jeunes, dont les noyaux ressemblent à ceux du tissu conjonctif; *e*, noyaux du tissu conjonctif.

cléole (c'). Pendant la croissance, les principales modifications ont lieu dans la membrane vitelline et le protoplasme du vitellus. L'œuf, comme on le rencontre ordinairement dans la cavité générale (e, fig. 190), montre le follicule à noyaux (e'), la membrane vitelline (e²) très épaissie et semblable à la zone pellucide de beaucoup d'œufs par la présence de nombreux canalicules poriques, dirigés perpendiculairement à la surface de la membrane, un vitellus (e³) fortement granulé, tandis que le noyau (e⁴) et le nucléode ont gardé leur transparence. L'œuf paraît se dépouiller dans les organes segmentaires de son follicule, pour devenir apte à la fécondation; c'est là seulement que nous avons rencontré de ces œufs déshabillés.

Dans les cellules spermigènes détachées, le protoplasme s'est concentré pour former de petits globules, qui augmentent en nombre à mesure que la cellule grandit. A la fin, les masses spermatiques (c, fig. 191) forment des espèces de gâteaux aplatis, à contour ovale, composés d'une multitude de petits globules réunis par une substance glaireuse. Ces gâteaux ne montrent plus d'enveloppes cellulaires et les urnes en détachent souvent des globules par leur tourbillonnement. Chacun de ces globules devient un zoosperme en forme d'épingle, à tête globuleuse et queue très fine de longueur médiocre. Les zoospermes, qui se meuvent peu et par sauts, se rencontrent surtout dans les organes segmentaires et sont très sensibles aux modifications du liquide dans lequel ils nagent. Les queues disparaissent presque immédiatement.

Généralités. — La famille des *Sipunculides* ne montre que peu de modifications dans sa structure vis-à-vis de notre type. Les verrues courbées de la trompe deviennent des véritables crochets chez les autres genres de la famille (*Phascolosoma*, *Phymosoma*, etc.); les éminences de la cuticule du corps des papilles, des piquants ou des papilles collantes chez les espèces qui habitent des coquilles ou des tubes de vers (*Phascolion*). Le nombre des muscles rétracteurs de la trompe varie : certains Phascolosomes n'en ont que deux, les ventraux, souvent séparés en deux racines. Les Phascolosomes ont deux yeux simples, appliqués au cerveau. La houppe sensitive ne paraît exister que chez les Siponcles. Les tentacules varient beaucoup par le nombre de leurs feuilles et par leur arrangement autour de la bouche; leur cercle est tantôt complet, tantôt interrompu par une lacune ventrale plus ou moins grande (*Aspidosiphon*). Le système aréolaire des tentacules des Siponcles est remplacé, chez les autres genres, par trois vaisseaux longitudinaux. L'ampoule circulaire est complète chez les espèces à couronne tentaculaire complète, interrompue chez les autres. Les canaux tentaculaires ne sont au nombre de deux que chez les Siponcles; chez les autres, il n'y a qu'un canal dorsal. Le système est fermé chez tous, mais la réduction des canaux marche de pair avec celle des tentacules. Le canal intestinal se divise souvent plus strictement, que chez le Siponcle, en intestin buccal, moyen et terminal. Le sillon intestinal existe au moins chez les Phascolosomes, où il montre des verrues creuses, fortement vibrantes, disposées en série comme des boutonnières et souvent habitées par des Grégarines. Les attaches musculaires des spires font défaut chez les Phascolosomes ;

le muscle de la spire ne manque que rarement. Les organes segmentaires sont réduits au nombre de un chez les Tubicoles; il est fort probable qu'ils ont tous un orifice interne conduisant dans la cavité générale, mais il est difficile à constater. Les organes génitaux primitifs existent chez les Phascolosomes sous forme de houppes arborescentes placées sur les muscles rétracteurs. Les *Priapulides* s'écartent déjà beaucoup du type des Siponcles. Il n'y a ni tentacules ni canaux s'y rapportant; la trompe est garnie de crochets, l'orifice buccal de dents chitineuses. Les muscles rétracteurs compacts sont remplacés par de nombreux faisceaux musculaires assez minces. L'appendice caudal, simple ou double, porte des papilles creuses et est percé d'un pore terminal. L'intestin est droit, divisé en trois parties, et l'anus se trouve placé à la base de l'appendice caudal, qui n'est qu'un développement considérable de la coupole terminale des Siponcles. Près de l'anus débouchent deux organes en massues creuses, que l'on serait tenté de prendre pour des organes segmentaires, s'ils ne montraient la structure manifeste d'ovaires chez les uns, de testicules chez les autres. L'embryogénie devra nous donner l'explication de cette organisation; peut-être montrera-t-elle que sur des organes segmentaires primitifs s'est greffée la fonction génératrice en entier. Le collier nerveux est très étroit et serré autour de l'œsophage. Le genre *Halicryptus* de la Baltique diffère de *Priapulus* par l'absence de l'appendice caudal à papilles; il paraît avoir, du reste, une structure analogue.

Les *Géphyriens armés* (*Echiurus*, *Bonellia*) diffèrent considérablement des inermes. Les tentacules sont remplacés par un lobe céphalique, simple chez l'Échiure, étiré en trompe bifurquée chez la Bonellie, qui se présente comme un organe homologue au lobe céphalique des Annélides et aux tentacules des Sipunculides. A la base de ce lobe se trouve la bouche; à l'extrémité opposée du corps, l'anus. L'intestin est tordu en spirales et fixé par de nombreuses attaches à la paroi du corps, laquelle par sa structure ne diffère pas, en général, considérablement de celle des Géphyriens inermes. Les crochets et piquants, qui distinguent ce groupe, paraissent de nature chitineuse; la Bonellie n'en a que deux fort petits, les autres en possèdent un plus grand nombre. Le système nerveux manque absolument de ganglion sus-œsophagien (cerveau); il présente un lacet considérable qui pénètre dans le lobe céphalique dont il fait le tour, entoure l'œsophage et se réunit en un cordon nerveux ventral, disposé de la manière typique. Le ganglion sus-œsophagien existe chez les larves, mais il dégénère plus tard. Le système caniculaire est en rapport avec le développement du lobe céphalique; il en fait le tour, se réunit dans un réservoir situé sur l'œsophage et fournit un canal aveugle longeant le cordon nerveux, tandis qu'une autre branche, partant du réservoir, suit pendant quelque temps l'intestin et fait ensuite retour au vaisseau qui longe le cordon nerveux. L'homologie des organes segmentaires n'est pas encore bien établie pour tous. Chez l'Échiure, il y en a bien deux paires, constitués comme ceux des Siponcles, à canal excréteur perçant la peau et à orifice fortement vibrant et cratériforme donnant dans la cavité générale. Il est fort probable que l'organe, désigné comme utérus chez la Bonellie, est l'homologue des organes segmentaires et non pas les appendices du rectum, que l'on a considérés comme tels. Ces appendices (*Analschläuche*) se trouvent, chez l'Échiure, composés d'un sac brun très contractile, sur lequel sont implantés une multitude d'entonnoirs vibratiles, dont le terminal est très grand. Chez la Bonellie, ces organes sont des touffes en forme d'arbrisseaux, où chaque branche porte un entonnoir terminal. Nous croyons que ces organes sont les homologues des glandes anales du Siponcle, lesquelles seraient réduites à n'avoir plus d'entonnoirs vibratiles établissant une communication entre le rectum et le liquide ambiant d'un côté et la cavité générale du corps de l'autre. Les organes génitaux de l'Échiure consistent en amas cellulaires, attachés à la terminaison du vaisseau ventral et situés dans un espace étroit entre le rectum et ses appendices en forme de boyau. Au début, ses cellules, à noyaux et nucléoles, sont entièrement indifférentes, identiques chez les individus des deux sexes; elles ne se différencient que dans la cavité générale. Le plasma des œufs y devient amoeboïde, à pseudopodes; il s'y développe des granules fortement réfringents, qui s'accumulent surtout autour de la vésicule germinative, tandis que le plasma devient granuleux et que la membrane vitellaire s'épaissit et devient rigide. Les œufs n'ont pas de follicule et on n'aperçoit pas de canaux poriques dans la membrane vitellaire. Chez les individus mâles, lesquels du reste ne se distinguent pas extérieurement des femelles, les cellules primitives restent à peu près telles quelles, se subdivisent, et à la fin forment des amas de fort petites cellules qui nagent dans le liquide de la cavité générale et dont les noyaux réfringents deviennent les têtes des zoospermes en forme d'épingles. En automne, les organes segmentaires se remplissent de produits mûrs, pour être expulsés au dehors. Le fait le plus remarquable, c'est la différence des deux sexes chez la Bonellie et la réduction parasitaire du mâle. Toutes les Bonellies à trompe bifurquée sont des femelles. L'ovaire se trouve placé dans les mêmes relations que chez l'Échiure, sur l'extrémité postérieure du cordon nerveux auquel il est attaché par une bandelette conjonctive. Il s'y produit des amas globulaires des cellules primitives d'égal diamètre d'abord et entourés d'un follicule conjonctif à noyaux. La cellule centrale prend le dessus, les autres cellules se rangent autour en rayonnant. Le follicule s'étire en une tige, par laquelle le globule ainsi constitué est fixé à la paroi de l'ovaire. Près du globe cellulaire se constitue dans la tige une cellule plus grande, qui devient l'œuf. Cet œuf fait primitivement partie du globe cellulaire, dont il se détache petit à petit en s'agrandissant. Il a un grand noyau vésiculaire, un plasma finement granulé, et bientôt s'y montrent des corpuscules réfringents, qui augmentent à mesure. Le globe cellulaire primitif se rabougrit et devient à la fin une sorte de verrue ou de bouton placé sur l'œuf. La tige s'allonge, s'étire en un fin fil qui se déchire à la fin et laisse tomber l'œuf dans la cavité générale. L'œuf, près de sa maturité, possède le follicule qui l'entoure avec le bouton, une membrane vitellaire rigide sans canaux poriques et un noyau excentrique, la vésicule germinative. Le vitellus est rempli d'aréoles, de vésicules réfringentes et se divise en deux couches, une interne finement granuleuse, et une périphérique aréolaire. A la maturité, le follicule et le bouton disparaissent. Les œufs mûrissent dans un organe appelé matrice, qui s'ouvre au dehors par un court canal derrière les petits crochets sur la face ventrale et forme un long boyau en cul-de-sac, sur lequel est placé, près du canal de sortie, un grand entonnoir vibrant, communiquant avec la cavité générale. C'est par cet entonnoir que les œufs entrent dans la matrice qui, par sa conformation externe et intime, est l'homologue des organes segmentaires. La fécondation se fait probablement dans cet organe, peuplé de mâles microscopiques et parasites. Le développement ultérieur a lieu après l'expulsion. Le mâle, en effet, vit déjà comme larve sortie de l'œuf sur la face externe de la trompe de la femelle, où on le trouve sous forme d'une petite écaille, composée seulement d'un parenchyme à globules verts, d'un intestin droit médian fermé aux deux bouts, couvert d'un épithélium vibratile général, tandis que les larves femelles ont deux ceintures vibratiles. Le tissu du mâle contient encore quelques amas cellulaires, destinés à former des zoospermes; les autres organes de la larve primitive, non encore différenciée (yeux, ébauche du système nerveux, etc.), ont disparu. De la trompe, les mâles glissent dans l'œsophage de la femelle, y séjournent pendant assez longtemps, et émigrent après avoir accompli leur métamorphose dans l'utérus, où l'on en trouve presque toujours une demi-douzaine dans le voisinage de l'entonnoir. Le mâle accompli a une forme allongée, arrondie en avant, pointue au bout. Il a un épithélium vibratile général, le boyau dermo-musculaire composé de faisceaux circulaires, obliques et longitudinaux, un tissu conjonctif dans lequel se forment les cellules et amas spermatogènes, un cordon nerveux ventral verruqueux, séparé par un sillon médian et un lacet œsophagien assez étroit. L'intestin est fermé aux deux bouts. A côté de lui se remarque un énorme boyau contenant des zoospermes, qui s'ouvre dans la cavité générale par un entonnoir vibrant, et envoie en avant un canal excréteur étroit, lequel passe par le collier œsophagien pour s'ouvrir au centre de l'extrémité antérieure. L'entonnoir est, par un canal longeant le sac à sperme, disposé de manière que les zoospermes peuvent y entrer, mais pas sortir par son ouverture. Outre le sac à sperme qui, par ses dispositions générales, rappelle l'utérus de la femelle, le mâle possède encore deux organes segmentaires fort petits, qui débouchent sur le premier tiers de la face ventrale. Sur quelques mâles on a trouvé les crochets chitineux externes que possède aussi la femelle. Suivant tous ces caractères, le mâle est une Bonellie restée à l'état de larve et réduite encore par le parasitisme. La larve femelle a, en effet, une forme analogue; l'énorme lobe céphalique ne se développe qu'en dernier lieu, il est primitivement arrondi et porte deux yeux qui disparaissent plus tard. La larve femelle possède en outre deux ceintures vibratiles, une au tiers antérieur, une à l'extrémité postérieure et une paire de petits organes segmentaires, qui disparaissent plus tard. Quelquefois l'utérus est double ou tantôt développé à droite, tantôt à gauche de l'intestin, ce qui nous paraît démontrer que la matrice et le sac à sperme ne sont que les restes d'une même paire d'organes segmentaires, ébauchés comme chez l'Échiure, dont un seul se développe tandis que l'autre reste dans la plupart des cas rudimentaire et disparaît. Les larves des Échiures, construites du reste sur le même type que celles des Bonellies, montrent, dans la partie postérieure du corps, une indication de métamères, ce qui les rapproche de celles des Annélides. Les larves des Sipunculides diffèrent, au contraire, beaucoup de celles des Échiurides. Nous renvoyons, pour ces différences, aux travaux de Hatschek et de Spengel. Quant au genre *Phoronis*, seul représentant des Géphyriens tubicoles, nous devons dire que son organisation ainsi que la constitution singulière de sa larve, appelée *Actinotrocha*, s'écartent tellement des autres types connus des Géphyriens, qu'on ne pourrait l'y placer qu'en forçant beaucoup les rapports de structure. Le seul point par lequel les Phoronis s'accordent avec une partie des Géphyriens, c'est le placement de l'anus sur la partie antérieure du corps; tout le reste est différent, autant dans la larve que dans l'animal adulte. Il faut attendre d'autres éclaircissements avant de pouvoir se prononcer à ce sujet.

Littérature.

E. Grube, *Versuch einer Anatomie des Sipunculus nudus. Müller's Archiv,* 1837. — A. Krohn, *Ueber das Nervensystem des Sipunculus nudus,* ibid., 1839. — Idem, *Ueber die Larve des Sip. nud. nebst Bemerkungen über die Sexualverhältnisse der Sipunculiden,* ibid., 1851. — H. de Lacaze-Duthiers, *Recherches sur la Bonellie. Ann. Scienc. natur.,* 4ᵉ série, t. X, 1858. — Keferstein und Ehlers, *Untersuchungen über die Anatomie des Sip. nud. Zoolog. Beiträge,* Leipzig, 1861. — Ehlers, *Ueber die Gattung Priapulus. Zeitschr. wissensch. Zool.,* t. XI, 1861. — Idem, *Ueber Halicryptus spinulosus,* ibid., t. XI, 1861. Keferstein, *Beiträge zur Kenntniss der Gattung Phascolosoma,* ibid., t. XII, ibid. — Idem, *Beiträge zur anat. und system. Stellung der Sipunculiden,* ibid., t. XV, 1865. — J. Jourdain, *Recherches sur l'anatomie des Siponcles. Comptes rendus,* t. LX, 1865. — Idem, *Sur quelques points de l'anatomie des Siponcles,* ibid., 1867, t. LXIV. — A. Kowalevsky, *Anatomie et développement de Phoronis. Mém. Acad. Saint-Pétersbourg,* t. I, suppl. XI, 1867. — A. Brandt, *Anatomisch-histologische Untersuchungen über Sip. nud. Mém. Acad. Saint-Pétersbourg,* 7ᵉ série, t. XVI, 1870. — R. Touscher, *Notiz über Sipunculus und Phascolosoma. Iéna, Zeitschr.,* t. VIII, 1874. — Greeff, *Ueber die Organisation der Echiuriden. Marburger Sitzungsberichte,* 1874. — H. Theel, *Recherches sur le Phascolion Strombi. Acad. suéd.,* Stockholm, t. XIV, 1875. — Idem, *Études sur les Géphyriens inermes des mers de Scandinavie, du Spitzberg et du Groenland,* ibid., 1875. — Fr. Vejdowsky, *Ueber die Eibildung und die Männchen von Bonellia viridis. Zeitschr. wissensch. Zool.,* t. XXX, 1876. — J. Koren og Danielssen, *Fauna littoralis Norvegiæ,* 3ᵉ cahier, 1877. — Idem, *Den norske Nordhavs expe* dition, 1876-78, Christiania, 1881. — S. W. Spengel, *Anatomische Mittheilungen über Gephyreen. Amtlicher Bericht über die Naturforscherversammlung in München, 1877.* — Idem, *Beiträge zur Kenntniss der Gephyreen. I. Mitth. zool. Station Neapel,* 1879. — Idem II, *Die Organisation von Echiurus Pallasii. Zeitschr. wissensch. Zool.,* t. XXXIV, 1880. — E. Selenka, *Das Männchen von Bonellia. Zool. Anzeiger,* nº 6, 1878. — Idem, *Die Sipunculiden,* Wiesbaden, 1883-84. — B. Hatschek, *Ueber Entwicklungsgeschichte von Echiurus, etc. Arbeiten zoolog. Institut,* Wien, t. III, 1880. — Idem, *Ueber Entwicklung von Sipunculus nudus,* ibid., t. V, 1883. — B. Horst, *Die Gephyrea, gesammelt während der Fahrten des Willem Barents.* I, *Hamingia glacialis,* II, *Priapulus bicaudatus. Niederl. Arch. f. Zool. Suppl.,* t. I, 1881. — C. Ph. Sluiter, *Beiträge zu der Kenntniss des Gephyreen. Natuurkund. Tijdschr. voor Nederlandsch. Indie,* t. XLI, 1881. — Idem, *Notiz über die Segmentalorgane und Geschlechtsdrüsen einiger tropischer Sipunculiden. Tijdschr. de Nederl. Dierk. Vereen.,* t. VI, 1882.

CLASSE DES ROTIFÈRES (*ROTATORIA*)

Vers aquatiques à appareil cilié céphalique, à segmentation tégumentaire plus ou moins prononcée et à sexes séparés. Un seul ganglion nerveux sus-œsophagien. Système aquifère très développé. Le système digestif n'existe que chez les femelles, les mâles en sont presque toujours dépourvus. Les organes sont suspendus dans une large cavité générale.

On ne peut établir une classification des **Rotifères** que d'après les femelles; les mâles, en général fort rabougris et différents de forme, sont trop rares, et comme leur apparition est bornée à des époques très courtes, on n'en connaît qu'un fort petit nombre. D'un autre côté, la distribution de la classe en ordres bien caractérisés rencontre une difficulté assez sérieuse dans l'organisation interne assez semblable, offrant peu de caractères distincts. Après avoir distingué trois groupes anormaux, savoir : les **Asplanchnés**, dont l'intestin est formé en cæcum sans anus (*Asplanchna, Ascomorpha*), les **Atroques** parasites, chez lesquels l'organe cilié est très réduit ou nul (*Albertia, Balatro*) et les **Trochosphæra** globuleux, pourvus d'une couronne ciliée préorale, on trouve chez l'immense majorité des Rotifères une organisation si semblable et des passages si multiples, que l'on ne peut guère fixer des limites pour des groupes ultérieurs. Il est vrai qu'il s'en trouve, qui restent fixés par l'extrémité de leur queue à l'âge adulte, les uns formant des colonies, les autres étant isolés. Parmi ces deux groupes, il y en a qui restent libres, tandis que les autres s'entourent de tubes diversement formés. Nous mentionnons, parmi les colonies à individus libres, les *Conochilus*, dont les colonies nagent, tandis que celles des *Megalotrocha* sont sessiles; parmi les Rotifères sessiles isolés en tubes, les genres *Melicerta, Floscularia* et *Stephanoceros* sont plus communs, tandis que les sessiles sans tubes (*Seison, Ptygura*) sont plus rares. Parmi les nageants, les *Philodinées* (*Rotifer, Philodina*) forment un groupe distingué par la tête protractile en guise de trompe. On caractérise encore les *Cuirassés* (*Euchlanis, Salpina, Brachionus*) par l'épaississement de leur cuticule formant cuirasse, mais les passages depuis ces formes aux *Hydatinées* (*Hydatina, Diglena, Notommata, Furcularia*) sont nombreux. Enfin, on peut encore distinguer comme groupe les *Polyarthrées* (*Polyarthra, Triarthra*), dépourvues de queue et pourvues de rames natatoires.

On trouve les Rotifères de préférence dans des eaux douces, claires, entre les végétaux et algues aquatiques. On peut reconnaître les colonies et les grandes espèces (*Hydatina, Brachionus, Philodina*) déjà à l'œil nu ou au moyen d'une faible loupe, soit dans un verre transparent, soit dans un verre de montre placé sur un fond noir. Quant aux petites espèces, il faut les chercher au hasard avec le microscope à préparation. Leurs mouvements, ainsi que la présence d'œufs plus ou moins opaques, aident à les faire découvrir.

L'étude se fait presque exclusivement par transparence sous le microscope. Il est important de fixer les Rotifères sans les comprimer, ce qui se fait aisément au moyen d'un bon compresseur. Les mouvements de l'organe rotateur, ainsi que les organes ciliés intérieurs ne se laissent étudier que de cette manière. Les réactifs employés pour les tuer (acide osmique, bichlorure de mercure) causent de telles contractions dans la plupart des cas, que l'on ne peut plus observer les détails intérieurs. Les différents sels solubles de strychnine rendent cependant de bons services. On met la goutte contenant l'animal dans une cellule coupée dans un couvre-objet, tel que les fabrique la veuve Crozet. On ajoute une gouttelette de solution de strychnine et on couvre. Le Rotifère devient petit à petit immobile et meurt à l'état étalé. Mais le temps qui s'écoule entre l'immobilisation et la désagrégation de certains organes intérieurs (cerveau, intestin, ovaire) est très court; il faut donc hâter l'observation. En cultivant les Rotifères dans des éprouvettes, dans l'eau desquelles se trouvent quelques algues ou plantes propres à conserver l'eau à l'état pur, on peut toujours en avoir en quantité pour l'étude.

Type : **Brachionus pala** (Ehrb). — Nous avons choisi cette espèce, caractérisée par quatre épines antérieures et point d'épines postérieures, parce qu'elle se fixe plus facilement sous le compresseur que l'*Hydatina senta* plus molle, dont elle atteint la taille, de sorte qu'elle est visible à l'œil nu. Les différentes espèces de *Brachionus*, très semblables entre elles sous le point de vue anatomique, sont du reste répandues partout, tandis que l'Hydatine, très commune en certains endroits, manque entièrement dans d'autres localités.

Femelle. — Nous distinguons trois grandes régions du corps : l'extrémité antérieure ou la *tête*, éminemment rétractile et portant l'organe vibratile, le cerveau, les organes des sens et la bouche ; le *thorax*, entouré par la carapace un peu aplatie sur la face ventrale, bombée à la face dorsale et uniforme de contour, qui contient tous les autres viscères dans un cœlôme spacieux, et la *queue* cylindrique, éminemment musculaire et munie d'une petite pince postérieure. On distingue aussi facilement une face dorsale (fig. 209), caractérisée par la position à la tête de l'œil, du cerveau et du tube sensitif, et par celle de l'anus à l'extrémité postérieure du thorax, au-dessus de la racine de la queue. Celle-ci n'est que la continuation amincie du corps lui-même ; sa cavité interne, parcourue par des muscles, communique directement avec la cavité du corps, dans laquelle elle peut être retirée en entier. Il en est de même de la tête, qui peut être repliée dans la cavité générale, où les intestins se tassent par ces contractions.

Téguments. — La *cuticule* (*a*, fig. 211), qui en constitue la couche la plus externe, est de nature chitineuse et résiste à l'action d'une faible solution de potasse caustique. Elle est très mince, éminemment flexible et pliable sur la tête, plus épaisse et résistante sur le thorax où l'on distingue, même à de très faibles grossissements, son double contour. Cette cuirasse est largement ouverte vers la tête, où le bord est découpé, pour former quatre grandes épines, une paire dorsale, dans l'incision de laquelle se placent l'œil et le tube sensitif (*a*, fig. 209) et une paire d'épines latérales (*c*, fig. 209) qui sont un peu mobiles par une articulation. Le bord ventral de la cuirasse est dépourvu d'épines et simplement sinueux par une petite incision vis-à-vis de la bouche (*g*, fig. 209).

On remarque sur la cuirasse plusieurs plis circulaires, indications d'une segmentation et dépourvus de muscles : un antérieur, placé à courte distance, derrière les épines (g^1, fig. 209) ; un autre postérieur, cerclant le corps à la hauteur du cloaque (g^2, fig. 209) ; un troisième (g^3, fig. 209), correspondant à l'anus et qui fait une petite saillie, de manière à montrer un double contour. Le corps est terminé par une plaque transversale (g^4, fig. 209). La queue montre sa racine composée de deux segments, auxquels se rattachent des espèces d'écailles latérales (g^5, fig. 209). Dans sa plus grande extension, la queue montre à peine quelques indices de plis transverses, mais elle se contracte irrégulièrement en faisant voir des plis circulaires très rapprochés.

On voit encore sur la cuirasse de petits disques rugueux (*h*, fig. 209), et des saillies internes linéaires, sur lesquels s'attachent les mus-

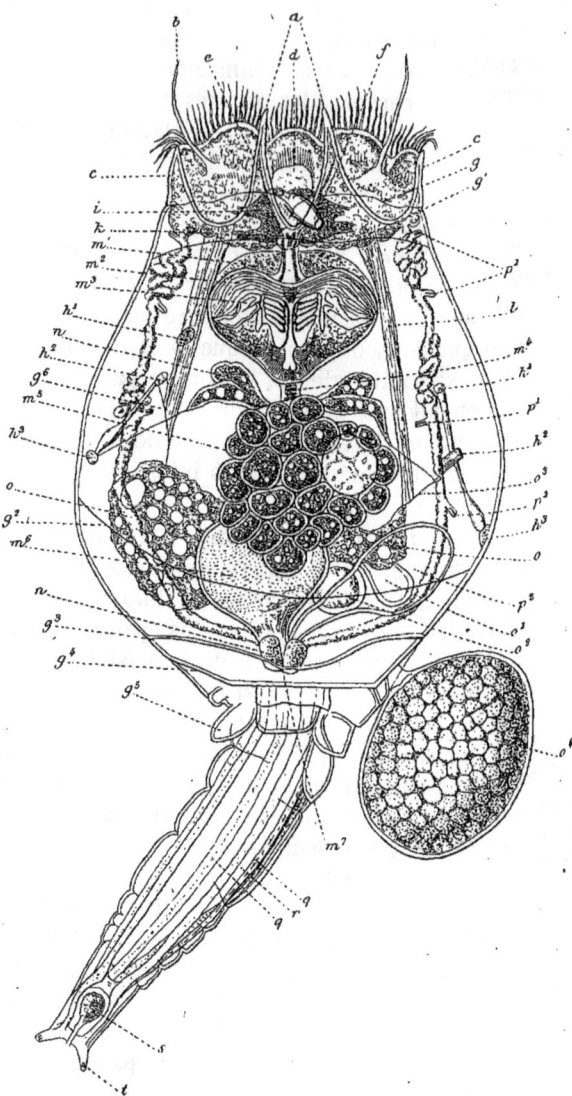

Fig. 209.

Fig. 209. — *Brachionus pala*, femelle, vue de la face dorsale. Zeiss, obj. E. Chambre claire. *a*, piquants médians de la carapace; *b*, fouets sensitifs de l'organe rotatoire; *c*, piquants latéraux; *d*, colline médiane de l'organe rotatoire; *e*, contour de l'entonnoir buccal; *f*, tube sensitif; *g*, contour ventral de la carapace; g^{1-4}, plis de la carapace; g^5, squamules de la queue; h^1, h^2, h^3, verrues rugueuses de la carapace; *i*, cerveau; *k*, oeil; *l*, muscle rétracteur de l'organe rotatoire; m^1, entonnoir buccal; m^2, masse musculaire antérieure du pharynx; m^3, appareil masticateur; m^4, œsophage; m^5, estomac; m^6, intestin; m^7, anus; *n*, glandes stomacales; *o*, ovaire; o^1, œuf stérile; o^2, œuf en développe-

cles suspenseurs des intestins, ainsi que les grands muscles rétracteurs du corps et de l'organe rotatoire. Trois de ces disques sont
placés, en ligne oblique, sur les côtés du corps. Ils sont simplement
rugueux; nous y avons cherché sans succès des pores ou des poils.
Nous n'avons pas non plus réussi à constater l'existence de fins pores
dans la cuirasse, que veut avoir observé Moebius sur le *Brachionus
plicatilis*. Quant aux saillies linéaires, véritables crêtes musculaires,
il y en a surtout deux de remarquables (fig. 209), qui courent obliquement du disque moyen vers la ligne médiane et que l'on peut
poursuivre jusque vers les limites de l'ovaire. C'est à ces saillies
que se rattachent les muscles rétracteurs de l'organe rotatoire.

Le *tissu hypodermique* est fort peu développé chez notre Brachionus. Même par de forts grossissements, il ne se montre que sous
forme d'un contour intérieur, qui suit celui du corps et paraît seulement un peu moins accentué. Par des lentilles à immersion, on
découvre à ce contour un aspect granuleux ou floconneux, mais il
nous a été impossible d'y rencontrer des noyaux ou des cellules.

Il n'existe qu'une seule glande dermique, située à la queue, entre
les deux stylets terminaux. Cette *glande caudale* (*s*, fig. 209) a la
forme d'un flacon à texture granuleuse, dont le canal étroit s'ouvre
au milieu, entre les deux stylets. La glande est entourée par une
coalescence des muscles caudaux; elle sécrète un mucus visqueux,
qui attache quelquefois les Rotifères assez solidement pour qu'il leur
faille faire des efforts sérieux dans le but de se détacher.

Le *système musculaire* ne forme pas un boyau dermique continu,
mais il est disposé par faisceaux bien séparés. On distingue, d'après la
constitution histologique, quatre sortes de muscles : 1° les grands
muscles rétracteurs de l'organe rotateur, au nombre de quatre, et
ceux de la queue, au nombre de six. Ces muscles ont la forme de
rubans plats; ils montrent une fine striation longitudinale et une série
de très fins granules au centre du ruban. Lorsqu'ils sont entièrement
contractés, ils présentent un aspect granuleux uniforme (*o*, fig. 211),
ce qui les a fait confondre avec des glandes. Les deux paires de
rétracteurs de l'organe rotatoire (fig. 209, 210) s'attachent en arrière
au pli oblique mentionné plus haut et se distribuent entre les cellules
de l'organe rotatoire en avant. Ils sont symétriquement disposés et
dans les vues dorsales ou ventrales des animaux, on distingue difficilement dans les rubans latéraux les deux faisceaux qui les composent. Les muscles de la queue (fig. 211) forment trois paires de

ment; *o*³, muscle suspenseur de l'ovaire; *o*⁴, œuf mûr; *p*¹, flammes vibratiles; *p*², vessie
contractile; *q q*, muscles de la queue; *r*, cœlôme de la queue; *s*, glande caudale; *t*, pince
caudale.

rubans, une dorsale, une ventrale et une latérale; ils parcourent toute la longueur de la queue, prennent naissance au pli terminal de la cuirasse thoracique, et forment, à la base de la glande caudale, une coalescence, depuis laquelle ils se continuent jusqu'à la base des stylets terminaux; 2° des muscles feutrés et réunis en masse : ils se trouvent seulement dans le pharynx et par leurs dispositions très complexes, ouvrent et ferment le canal pharyngien, écartent et rapprochent les différentes pièces de l'appareil masticateur; 3° des muscles constitués d'une seule fibre, qui attachent les organes entre eux

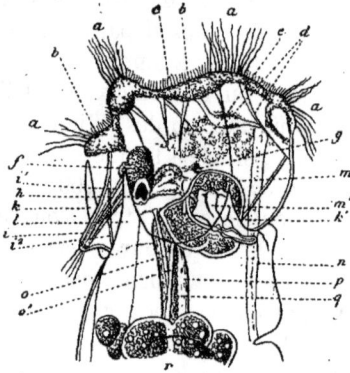

Fig. 21'.

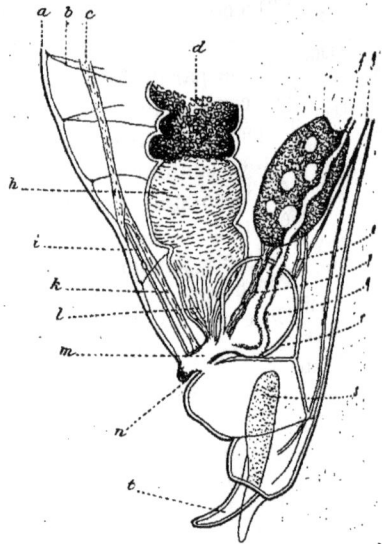

Fig. 211.

et à la paroi du corps. On leur voit souvent, au point d'attache aux organes, un élargissement triangulaire. On remarque ces muscles

Fig. 210. — *Brachionus pala*, tête, vue de profil, Zeiss, obj. E. Chambre claire. *a*, bouquets de cils longs; *b*, couche cellulaire de l'organe rotatoire; *c*, cils plus courts; *d*, muscles rétracteurs; *e*, couche cellulaire interne, vue par transparence; *f*, partie antérieure du cerveau; *g*, partie interne; *h*, œil, entouré du sac clair; *i*, tube sensitif; *i¹*, son nerf; *i²*, pli du tégument; *k*, piquant médian droit; *l*, piquant médian gauche; *h¹*, piquant latéral de la carapace; *m*, pharynx; *m¹*, appareil masticateur; *n*, muscle rétracteur de l'organe rotatoire; *oo¹*, muscles rétracteurs du pharynx; *p*, paroi de l'œsophage; *q*, sa lumière; *r*, estomac.

Fig. 211. — Partie postérieure du *Brachionus pala*, vue de profil. La queue est rétirée. Zeiss, obj. E. Chambre claire. *a*, téguments; *b*, muscles circulaires; *c*, muscle rétracteur de l'organe rotatoire; *d*, estomac; *e*, ovaire; *f*, canal aquifère; *g*, muscles suspenseurs; *h*, intestin; *i*, nerf (?) du cloaque; *k*, muscle releveur du cloaque; *l*, intestin terminal; *m*, cloaque; *n*, anus; *o*, rétracteur de l'ovaire; *p*, oviducte; *q*, canal aquifère; *r*, vessie contractile; *s*, muscles de la queue contractés; *t*, pince de la queue.

d'attache surtout à l'organe rotatoire (*d*, fig. 210), aux glandes stomacales (*n*, fig. 209), à l'ovaire (*o*, fig. 211). A cette catégorie appartiennent encore les muscles circulaires du corps, qu'on aperçoit surtout bien dans la vue de profil (*b*, fig. 211), où par leur fixation à des petits nodules situés dans le tissu hypodermique, ils prennent la figure d'anses qui retournent sur elles-mêmes; 4° des muscles à nodules. Nous avouons que nous ne sommes pas entièrement fixés à ce sujet. On voit, dans notre figure 211 (*i*), un filament allant vers l'anus, qui montre dans son parcours un nodule rond, semblable à un noyau ou même un corps de cellule claire. C'est évidemment un muscle; nous en avons constaté les contractions. D'un autre côté, on voit entre les disques rugueux postérieurs (fig. 209) des cordons, filiformes au disque antérieur, élargis en fuseau vers le disque postérieur. Ce ne sont pas des nerfs, car nous avons vainement cherché leur continuation vers le ganglion central en avant ou des petits poils sensitifs au bout. Sont-ce bien des muscles? Enfin, tous les organes intérieurs: glandes, intestin, ovaire, vessie excrétoire, ont des parois éminemment contractiles, tissées sans doute de fibres musculaires très fines, que la petitesse de l'objet empêche de distinguer.

L'*organe rotatoire* (fig. 209, 210, 212) est placé à l'extrémité antérieure du corps. Éminemment contractile, soit dans son ensemble, soit dans ses parties, toujours en mouvement, même lorsqu'il est entièrement retiré dans la carapace, il est très difficile à étudier dans ses détails. Nous recommandons, pour cette étude, l'emploi de la strychnine ou du curare, dont on ajoute une petite goutte à celle qui contient l'animal. Celui-ci reste en place après dix minutes environ d'une course folle, en faisant jouer avec énergie son organe complètement étalé. Petit à petit les cils sont paralysés; d'abord les grands cils, qui se courbent seulement en hameçon en se redressant ensuite lentement et se distinguent ainsi aisément des petits cils, qui continuent leur jeu longtemps après l'immobilisation complète des grands cils. On peut, de cette manière, pendant une demi-heure environ avant la décomposition, étudier l'organe à loisir et en distinguer plus facilement les différentes parties.

La masse, sur laquelle sont implantés les cils, est composée d'assez grosses cellules rondes, grenues et molles, dont les contours font saillie vers la cavité générale. La surface entière de l'organe est recouverte d'une cuticule très fine, formant double contour et qui constitue la continuation directe de la cuticule thoracique plus épaisse.

Nous avons dessiné, dans son état d'érection le plus complet, l'organe rotatoire de l'*Hydatina senta* (fig. 212), vu depuis la face ventrale. Il ressemble, à la présence de deux soies tactiles près, entièrement à celui du Brachionus, et est composé d'une couronne circulaire entière, découpée en entonnoir vers la bouche, et de plusieurs parties internes et externes plus isolées.

Le bord dorsal de l'organe (*a*, fig. 212), légèrement sinueux ou plissé en plusieurs collines, suivant l'état de contraction, est formé par un bourrelet cellulaire, sur lequel sont implantées deux rangées de cils très fins. Cette partie peut se replier, de manière à faire saillir les demi-couronnes internes, ou bien se tirer par dessus comme un capuchon. Ce bord à cils fins se continue, vers la face ventrale, par deux bourrelets convergents (*f*, fig. 212), beaucoup plus épais et

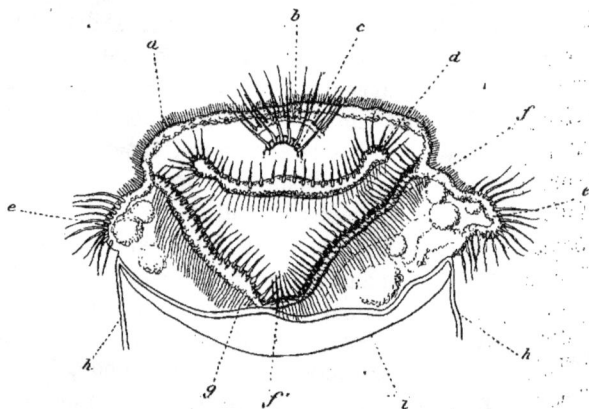

Fig. 212.

garnis sur le bord interne de cils gros, ayant une racine épaisse, tandis que le bord externe porte des cils tout aussi longs, mais beaucoup plus fins, qui, dans cet état de paralysie incomplète, sont couchés sur la face ventrale de l'organe, de manière à simuler une striation musculaire. Au point d'inflexion du bourrelet dorsal vers les bourrelets convergents, le premier se continue au dehors pour former deux auricules latéraux (*e*, fig. 212), qui, chez le Brachionus, s'appuient sur les épines latérales de la carapace. Cette continuation est d'abord garnie de cils fins, mais les deux oreillons portent des gros cils, ordinairement recourbés en arrière.

L'organe entier constitue ainsi un entonnoir fendu du côté ven-

Fig. 212. — Organe rotatoire de l'*Hydatina senta*, sous l'influence de la strychnine, vu de la face ventrale. Zeiss, obj. E. Chambre claire. *a*, ceinture vibratile dorsale; *b*, mamelon antérieur; *c*, mamelon intérieur; *d*, ceinture interne; *e*, auricules; *f*, bords ventraux de l'organe; *f'*, bouche; *g*, bord ventral de la carapace; *h*, bords latéraux; *i*, pli de la carapace.

tral, dont le goulot est formé par la bouche (*f'*, fig. 212). Toute la surface interne de cet entonnoir est couverte de fins cils vibratiles, au milieu desquels se dessinent trois conformations garnies de cils sétiformes, gros, à racines renflées et nettement accusées. Les deux conformations antérieures (*b* et *c*, fig. 212) dessinent deux demi-cercles concentriques, qui se relèvent comme des mamelons et souvent sont poussés au-devant du bourrelet dorsal. En dedans de ces demi-cercles se trouve un bourrelet considérable, légèrement sinueux (*d*, fig. 212), qui se termine des deux côtés par un mamelon renflé plus accusé. Ce bourrelet porte, chez l'Hydatine, deux rangées de cils, dont les extérieurs assez espacés, courts et épais, ont presque la forme de piquants. Chez le Brachionus ces cils sont moins forts, mais en revanche les deux mamelons terminaux portent deux soies tactiles longues (*b*, fig. 209), qui ne font que des mouvements fort lents, en s'infléchissant légèrement, mais sont portées à l'ordinaire presque immobiles, dirigées en avant. On peut poursuivre la racine de ces deux soies jusqu'à une certaine distance dans l'intérieur des masses cellulaires, et il est hors de doute que cette racine se trouve en continuation avec un filament nerveux très fin sortant du cerveau.

Nous n'entrerons pas en discussion sur l'action des cils. L'organe sert à deux fins, à la natation et à la production d'un tourbillon, qui conduit la nourriture vers la bouche. Or, s'il est hors de doute qu'au moment du relâchement et de la paralysie commençante, les gros cils se courbent en hameçon pour se relever et se courber de nouveau, nous avouons que nous n'avons pu voir distinctement leur mode de travail en pleine natation ou pendant la production du tourbillon alimentaire. Il nous a semblé toutefois que dans ces deux actions les cils travaillaient de la même manière et qu'au fond il y avait, pour la natation autant que pour l'alimentation, seulement la production d'un tourbillon unique, qui fait nager l'animal, lorsqu'il n'est pas fixé par la queue. Il est au moins évident que le tourbillon vers la bouche est produit pendant que l'animal nage et que des aliments sont happés, par le pharynx, pendant que l'animal traverse le liquide.

Les cils sont portés par une masse assez épaisse composée de grosses cellules granulées, dont les fonds arrondis font saillie vers la cavité générale. Cette masse est parcourue par un feutre inextricable tissé de fibres musculaires, soit propres, soit provenant de la division des faisceaux des muscles rétracteurs et de fibres nerveuses provenant du cerveau. De la masse partent de nombreuses fibres musculaires d'attache (*d*, fig. 210) qui servent à retirer des parties isolées, tandis que les grands rétracteurs opèrent, par leur raccourcissement, le retrait de l'organe entier dans la carapace.

Du *système nerveux* (fig. 209, 210). — Le ganglion central, le *cerveau*, est situé à la face dorsale de l'animal, immédiatement au-devant du pharynx et dans l'incision entre les deux épines dorsales. Vu de face (*i*, fig. 209), il présente une masse grenue assez considérable, dont une incision médiane indique la coalescence par deux moitiés, lesquelles envoient latéralement deux paires de continuations, également grenues, que l'on peut suivre sur une courte distance. Vue de côté (fig. 210), la moitié dorsale externe (*f*) a la forme d'un œuf dressé verticalement et dont le bout inférieur plus pointu contient la tache oculiforme. De la face postérieure de cette moitié se détache une masse cordiforme (*g*), dont le bout large est tourné vers l'intérieur, et sur cette partie on distingue deux espaces écartés plus clairs, entourés de substance grenue. Ce sont sans doute des masses fibreuses digitées, entourées de substances ganglionnaires. On distingue plusieurs nerfs partant de cette partie postérieure, en particulier un qui se rend vers le pharynx très rapproché. A la partie ovalaire antérieure est accolé un petit ganglion, donnant naissance au nerf du tube sensitif et plusieurs nerfs, très difficiles à distinguer, se rendent depuis le sommet de la partie ovalaire aux bourrelets voisins de l'organe rotatoire.

Cette description du cerveau est sans doute très incomplète, mais nous doutons qu'on puisse suivre les nerfs avec nos moyens actuels plus loin. Ici encore, on sent la lacune de notre technique, qui n'est pas encore parvenue à découvrir un réactif capable de colorer les substances nerveuses seules.

Des *organes des sens*. — Il n'y a qu'un seul *œil* (*h*, fig. 209; *h*, fig. 210), placé sur le bord postérieur du cerveau dans la ligne médiane et consistant en une tache pigmentaire d'un beau rouge de carmin. La forme de cette tache est très irrégulière, les granules rouges qui la composent faisant saillie sur les bords. Elle est cependant dans la plupart des cas allongée. Quelquefois on voit entre les granules des espaces clairs, qu'on pourrait être tenté de prendre pour des corpuscules réfringents.

En connexion intime avec cette tache se trouve un petit saccule clair, entouré d'une membrane et qu'on voit surtout bien de profil (*h*, fig. 210). Chez notre Brachion, ce sac ne renferme qu'un liquide clair, tandis que chez beaucoup d'autres Rotifères il contient des granules, qu'on dit être de nature calcaire. Nous n'avons cependant pas réussi à voir des dégagements d'acide carbonique lorsque nous avons traité les animaux avec un acide.

Outre les deux soies mentionnées à propos de l'organe rotatoire, le Brachion possède encore un *tube sensitif* (*f*, fig. 209; *i*, fig. 210) placé dans l'encoignure des deux épines dorsales. C'est un tube chitineux, composé de trois segments qui peuvent s'invaginer l'un dans l'autre. Il est fermé au bout et porte, sur cette extrémité amincie et arrondie, un petit bouquet de soies raides. Dans la vue de profil (fig. 210) on peut très bien distinguer, dans son intérieur, le nerf qui le parcourt et les muscles longitudinaux qui le rattachent aux bords de la carapace. Ses mouvements sont entièrement indépendants de ceux de l'organe rotatoire; l'animal retire et avance alternativement ce tube, en l'infléchissant à droite et à gauche. Il sert évidemment à recueillir des impressions tactiles.

Système digestif. — Ce système est revêtu à l'intérieur, dans toute son étendue, d'un épithélium vibratile, constitué en général de cils très fins, qui entretiennent un mouvement continuel, rotatoire, dans les parties élargies.

L'entonnoir formé par l'organe rotatoire (f^1, fig. 212) se continue dans un canal étroit, le *canal buccal* (m^1, fig. 209), assez court, mais à parois si bien accusées, qu'elles paraissent de nature chitineuse. Sur ces parois sont placés à l'intérieur des cils raides dirigés en arrière, et le canal tout entier est percé à travers une masse de con-texture grenue, qui s'applique sur la surface antérieure du pharynx musculeux et pourrait bien être de nature glanduleuse.

Le canal débouche au centre du *pharynx musculeux* (m, fig. 209, 210), organe très compliqué et armé d'un puissant mécanisme masticateur. Ce pharynx musculeux présente, vu de face, une figure cordiforme, dont la pointe est dirigée en arrière. Il est constitué par de puissantes fibres musculaires, dirigées dans divers sens, et par le jeu de ces masses musculaires sont mis en mouvement, non seulement les différentes pièces de l'appareil masticateur, mais aussi les formes du pharynx entier changées à tout moment.

L'appareil masticateur (m^3, fig. 212) est composé d'une pièce moyenne, qui entoure étroitement le canal digestif, dont le pharynx est percé et présente, à son extrémité postérieure, un écartement semblable à une fourche. C'est cette partie que Gosse a appelée *ful-crum*. Il nous a paru qu'il y avait deux foulcres, un dorsal et un ventral, qui constituaient ainsi une espèce de gaine autour du canal. Les parties paires sont constituées, de chaque côté, de trois pièces principales : une externe en forme de sabre, munie d'une forte arête longitudinale; le *manubrium* de Gosse, qui se dirige en arrière et de côté et s'articule avec une grande pièce triangulaire, ayant la forme d'une omoplate dont le bord un peu courbe et tranchant fait saillie dans le canal. Chacune de ces pièces, auxquelles Gosse a donné le nom d'*uncus*, porte cinq côtes épaisses, dirigées obliquement en dedans et en arrière, qu'on désigne ordinairement sous le nom de dents. Nous ne nions pas que chez d'autres Rotifères ces dents ne deviennent plus ou moins libres avec leurs pointes internes par le rapetissement de la plaque sur laquelle elles sont insérées; mais nous croyons nous être assurés, que chez notre Brachion elles ne forment que des côtes saillantes, solidement fixées, sur toute leur longueur, à la plaque tranchante. Deux, petits appendices, appelés *alulæ* par Gosse, sont encore fixés dans l'angle de l'articulation, entre le manubrium et l'uncus. Leur pointe libre est dirigée en arrière.

Par l'action de muscles suspenseurs, que l'on peut surtout voir dans la vue de profil (*o*, fig. 210), le pharynx peut être poussé en avant jusqu'à l'entrée de l'entonnoir buccal, tandis que d'autres muscles (*o¹*, fig. 210) le retirent dans l'intérieur du corps et lui impriment même un mouvement rotatoire autour de son axe transversal. Pendant la déglutition, les uncus font des mouvements par lesquels d'abord ils s'écartent en avant pour faire entrer l'aliment, qui est poussé en arrière et ensuite laminé et coupé par le rapprochement des lames.

Un canal assez court, à parois épaisses (*m⁴*, fig. 209; *p*, fig. 210), qu'on est convenu d'appeler *œsophage*, conduit du pharynx à l'estomac. On le voit ordinairement tel que nous l'avons dessiné figure 209, savoir sous la forme d'un court cylindre, dans l'intérieur duquel on aperçoit aisément des ondes vibratiles qui se propagent d'avant en arrière, tout en présentant une direction transversale. Nous n'avons pu nous convaincre *de visu* que cette apparence d'ondes résulte, comme le veut Eckstein, de la vibration ondulée de quelques cils très allongés, qui se trouveraient placés dans l'œsophage, mais cette opinion nous paraît probable. Dans la figure 210, nous avons dessiné l'œsophage tel qu'il se présentait de profil dans un individu tétanisé par la strychnine. Il paraissait très allongé, sa lumière (*g*) contractée de manière à présenter une ligne sombre, et appliquée sur sa paroi (*p*) épaisse et striée en long, on apercevait quelques faisceaux musculaires indépendants, étendus entre le pharynx et l'estomac (*o*, *o¹*, fig. 210), dont la contraction doit rapprocher ces deux organes.

La vibration ondulatoire continue encore à l'entrée, un peu élargie, de l'œsophage dans l'*estomac* proprement dit (*m⁵*, fig. 209), qui forme un large sac allongé et dont les parois sont éminemment glanduleuses. Lorsque les animaux sont bien nourris, on y voit des grandes cellules saillantes ou plutôt des saccules arrondis, remplis de granules, de gouttelettes et souvent aussi de gouttes de graisse très réfringentes, qui simulent des noyaux. Ordinairement tous ces vacuoles sont remplis de ces corps de couleur jaunâtre ou brunâtre, mais quelquefois on voit aussi des ampoules remplies d'un liquide clair (fig. 209) qui laissent voir, par transparence, les saccules sous-jacents. Chez des individus qui ont jeûné quelque temps, l'estomac présente à peine ces élargissements et on peut alors voir à l'intérieur le mouvement vibratile, tandis que les saccules sont indiqués seulement par des contours très fins.

Au début de cet estomac sont attachées deux glandes latérales, que l'on peut appeler les *glandes stomacales* (*n*, fig. 209). Ces glandes, très variables de forme, sont pourtant composées généralement de deux lobes, et débouchent, par un canal court et étroit, dans l'estomac. Elles sont attachées, par leurs lobes postérieurs, à la paroi du corps au moyen d'un muscle très fin. Elles sont granuleuses, mais les granules sont plus fins que ceux des ampoules de l'estomac, et l'on y voit souvent des cellules rondes et claires en nombre plus ou moins grand.

L'estomac passe, sans limite bien tranchée, à l'*intestin* (*m*^{c}, fig. 209; *h*, fig. 211) auquel les saccules font défaut, de manière qu'on peut bien y voir le mouvement rotatoire très prononcé, dû aux fins cils vibratiles, qui en tapissent la surface interne. Les parois de cette partie de l'intestin sont plus épaisses que celles de l'estomac et prennent, vers l'extrémité postérieure et resserrée, une apparence striée longitudinalement, indice d'une couche musculaire très développée. L'intestin, éminemment contractile, varie considérablement dans ses aspects. Presque méconnaissable, lorsque le canal est rempli de matières en digestion, il se présente comme une grosse poire enflée ou comme un gros intestin à plis, lorsqu'il est vide. La tige de la poire, étroite et striée, s'ouvre sur la face antérieure du *cloaque* (*m*, fig. 211), court canal commun aux systèmes excréteur et génital, dont nous parlerons plus loin.

Système excréteur ou *aquifère*. — Ce système rappelle, dans ses traits généraux, celui des Trématodes et des Turbellariés. Il est composé de deux canaux latéraux munis de flammes vibratiles et d'une vessie terminale qui débouche dans le cloaque.

Les *canaux aquifères* (*p*, fig. 209; *q*, fig. 210) commencent vers l'organe rotatoire par une pelote entortillée, au début de laquelle est placée une flamme vibratile. Leur terminaison antérieure se perd dans les masses cellulaires de l'organe rotatoire; nous n'avons jamais réussi à la dégager entièrement. Ils descendent en serpentant, le long des côtes du corps, forment ordinairement une seconde pelote au niveau des glandes stomacales, passent sur la face ventrale de l'ovaire et de la vésicule excrétoire en s'infléchissant vers la face dorsale et la ligne médiane (fig. 211), et s'ouvrent, de chaque côté, dans le col de la vessie, près du cloaque. Sur tout leur pourtour, ces canaux à parois assez arrêtées, sont couverts à l'extérieur par une substance granuleuse, comme nous l'avons déjà décrite chez les Turbellariés (p. 270) et qui s'accumule surtout aux pelotes entre les canaux entortillés. Mais il y a une différence essentielle avec les canaux des Turbellariés : on ne leur voit nulle part des ramifications ou des branches plus fines. En revanche, ils portent des boutons à flammes vibratiles, qui nous paraissent construits absolument comme ceux des Turbellariés (p. 271). Chez notre espèce, ce sont des courts canalicules droits et raides, couverts d'un capuchon, au centre duquel est attaché le fouet, dont la pointe est dirigée vers l'insertion du canalicule sur le canal principal. Ici aussi, nous devons laisser indécise la question, si les capuchons sont entiers ou percés par de petits orifices latéraux. Ce qui les distingue, c'est qu'ils ne se présentent pas comme des têtes de clous, mais qu'ils ont le même diamètre que le canalicule qui les porte. Nous comptons, chez notre espèce, quatre de ces organes (p, fig. 209) sur chaque canal latéral : un à l'organe rotatoire même, un second à l'extrémité de la pelote antérieure, un troisième au bout de la pelote postérieure et un quatrième au niveau du fond de la vessie excrétoire.

Cette *vessie* (p^2, fig. 209; r, fig. 211) est un large sac plus ou moins pyriforme, placé à côté de l'intestin. Ses parois présentent toujours un double contour, mais ne montrent aucun mouvement vibratile à l'intérieur, rempli d'un liquide clair et transparent. La vessie est toujours en action; elle se dilate lentement à une extension très considérable, puis se contracte subitement en expulsant le liquide en jet par l'anus. Dans ces moments de contractions, les parois sont crispées comme des muscles et la lumière interne réduite à un minimum.

Le *cloaque* (m, fig. 211) est, comme on peut se convaincre par la vue de profil, la continuation du col de la vessie excrétoire, dirigé droit vers la face dorsale de l'animal et s'ouvrant, par l'*anus* (n, fig. 211), au-dessous de deux petites plaques de la carapace, qui ont un aspect granuleux et pourraient bien être de nature glanduleuse, car cet aspect se perd immédiatement sous l'influence de la potasse caustique. Des muscles élévateurs (k, fig. 211) se rendent de la carapace vers ce court tube d'apparence musculeuse, dans lequel débouchent, en avant et sur la ligne médiane, le canal intestinal, en arrière et sur les côtés les deux canaux excréteurs, et entre les deux le ou les oviductes. Nous avons remarqué très distinctement cette disposition dans la vue de profil (fig. 211).

Organes génitaux. — L'*ovaire* (*o*, fig. 209; *e*, fig. 211) est un organe assez volumineux, situé sur la face ventrale de la femelle, dans la partie postérieure du corps. Chez les jeunes Brachions il touche l'intestin, dont il dépasse à peine les bords; mais, lorsqu'il se développe davantage, l'ovaire se recourbe des deux côtés autour de l'intestin de manière à l'embrasser comme un anneau. Il montre une fine enveloppe membraneuse et est formé d'une substance granuleuse, qui se clarifie par l'action de la potasse caustique, mais laisse voir encore beaucoup de granules intacts. Au milieu de cette masse grenue se trouvent des espaces clairs, ronds, entourés à un état plus avancé d'un halo clair et ensuite d'une membrane fine, de sorte qu'on peut distinguer, à cette époque, le noyau, la cellule germinative et l'enveloppe de l'œuf. Dans les cas ordinaires le contenu de la cellule devient grenu, opaque et constitue ainsi le vitellus, qui dans les œufs mûrs est composé de petites sphères vitellines assez apparentes (fig. 209). Nous avons quelquefois trouvé des œufs évidemment avortés (*o'*, fig. 209), composés seulement d'une membrane d'enveloppe et d'un contenu clair. Les œufs se développent indistinctement dans les deux moitiés latérales de l'ovaire; souvent ces moitiés sont inégales par suite de ce développement.

C'est encore pour nous une question, s'il y a deux *oviductes* ou un seul. Dans la plupart des cas, on ne peut guère distinguer l'oviducte, et nous n'avons jamais réussi à le voir avec certitude dans la position dorsale ou ventrale que des individus affectent de préférence. Mais dans la vue de profil (*p*, fig. 211) nous avons aperçu distinctement l'oviducte partant du bout postérieur de l'ovaire sous forme d'un canal, crispé par des lignes ondulées longitudinales, signe certain d'une forte couche musculaire. Or, ce canal passait distinctement par-dessus les contours de la vessie excrétoire, pour s'ouvrir au col de cette dernière, là où il passe au cloaque. Il n'y a que deux explications possibles de cette observation : ou il n'y a qu'un seul oviducte, et alors ce canal impair est placé du côté droit (l'individu que nous avons dessiné figure 210 présentant le côté droit au spectateur), ou il y en a deux qui embrassent la vessie excrétoire et dont l'inférieur ou celui du côté gauche nous était caché par celui de droite. Nos observations ultérieures ne nous permettent pas de trancher définitivement cette question.

Les œufs acquièrent un volume relativement énorme; mais, comme ils sont très compressibles pendant qu'ils se trouvent dans le ventre de la mère, ils peuvent être expulsés par l'anus. Après leur expulsion, ils sont attachés, par une tige collante (*o⁴*, fig. 209), au corps de la mère. Nous les avons vus se déplacer par la pression d'une lame de verre tout en restant accolés au corps. Il y en a, quant à la constitution, de deux sortes. Les *œufs d'hiver* (fig. 213) ont une coque brune, dure, présentant des aspérités innombrables. Le globe vitellin à l'intérieur ne remplit pas entièrement cette coque, qui se fend, lors de la maturation de l'embryon, suivant la ligne de partage indiquée par le retrait du vitellus. Ces œufs ne restent collés au corps de la mère que très peu de temps et tombent en se détachant au fond de l'eau, où ils restent pendant quelque temps avant de se développer. Les *œufs* dits *d'été* (fig. 209) restent collés au corps de la mère jusqu'au développement complet de l'embryon. Ils ont une coque très molle et fine, qui cède à la moindre pression et ne montre point d'aspérités. Au premier printemps on trouve des œufs d'été

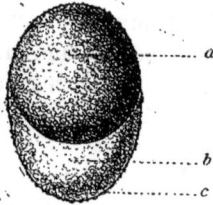

Fig. 213.

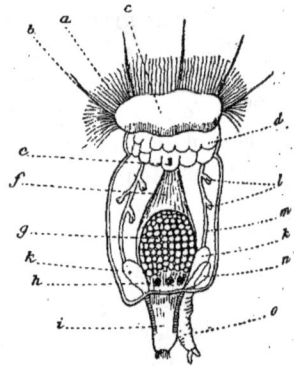

Fig. 214.

de volumes très différents; les petits, n'ayant guère que la moitié du volume des grands, produisent des mâles, les grands des femelles. La constitution de ces œufs de différente grandeur est, du reste, exactement la même.

Mâle. — Le dimorphisme des sexes, si commun chez les Rotifères, est poussé au plus haut point chez les Brachions. N'ayant pas eu l'occasion d'observer des mâles de notre espèce type, nous donnons la description et la figure (fig. 214) du mâle d'une espèce voisine, le *Brachionus urceolaris*, d'après Cohn.

Ces mâles, très petits et excessivement agiles, ne paraissent

Fig. 213. — Œuf d'hiver du *Brachionus pala*. Zeiss, obj. E. Chambre claire. *a*, vitellus; *b*, partie vide; *c*, carapace à aspérités.

Fig. 214. — Mâle du *Brachionus urceolaris*, d'après Cohn. *a*, couronne de cils vibratiles; *b*, fouets raides; *c*, disque céphalique; *d*, cellules de l'organe rotatoire; *e*, œil et cerveau; *f*, ligament suspenseur du testicule; *g*, testicule; *h*, cellules à granules; *i*, pénis; *k*, glandes accessoires; *l*, flammes vibratiles; *m*, canal aquifère; *n*, vessie contractile; *o*, queue.

qu'au mois de mai, pendant un laps de temps fort court. Ils proviennent d'œufs d'été petits, attachés pêle-mêle avec des œufs femelles plus grands au corps de la mère, et se distinguent au premier coup d'œil par l'absence complète, dans l'embryon en formation, de l'appareil masticateur, qui chez les embryons femelles apparaît de fort bonne heure. Comme presque tous les autres mâles de Rotifères, ils sont absolument dépourvus, à l'âge adulte, de toute trace d'intestin, lequel commence bien à se constituer comme ébauche dans l'embryon, mais subit ensuite une transformation régressive.

Le mâle des Brachions n'a pas de carapace à pointes, mais des téguments flexibles. En avant se trouve l'organe rotatoire conformé en disque, sans enfoncement en entonnoir, portant de longs cils, parmi lesquels on distingue quelques fouets tactiles. Il n'y a pas de bouche ; le tissu cellulaire du disque rotatoire remplit la partie où cet orifice devrait se trouver. Le cerveau et l'œil sont en revanche conformés comme chez la femelle. Les canaux excréteurs munis de flammes vibratiles sont disposés aussi de la même manière et se rendent vers une vessie contractile (n, fig. 214), située derrière les glandes accessoires et débouchant probablement à la racine de la queue. Ce sont les organes génitaux, dont la conformation frappe l'observateur. Un large ligament musculaire, finement strié en long (f, fig. 214), s'étend depuis l'emplacement de la bouche fermée vers le testicule, qui occupe le dernier tiers du corps. Ce ligament résulte sans doute de la régression de l'intestin. Le *testicule* lui-même (g, fig. 214) est un large sac pyriforme, entouré de parois très épaisses et musculaires et rempli de sphérules, qui deviennent des zoospermes en forme de virgules. L'extrémité élargie et arrondie du testicule est tournée en avant; il se continue en arrière en un organe cylindrique, formant un tube à large lumière qui est l'organe copulateur ou le *pénis* (i, fig. 214). Trois accumulations de granules foncées, enfermées souvent dans des parois cellulaires (h, fig. 214), se remarquent à l'endroit où la bourse du testicule passe, par un col plus étroit, au pénis. Ce sont probablement des restes vitellaires non résorbés. Au même endroit débouchent, dans ce col, deux glandes latérales claires (k, fig. 214), dont on ne peut définir l'usage plus exactement. Les parois très épaisses du tube pénial montrent des couches musculaires longitudinales et transversales. Le canal intérieur ainsi que l'orifice du tube font voir un mouvement vibratile très prononcé. Le tube entier peut être retiré dans la cavité générale, mais il est ordinairement porté étendu au-dessus de la queue, dont il égale presque la longueur. On n'a pas encore observé l'accouplement, mais il est douteux que le pénis soit introduit dans le cloaque de la femelle, vu que l'on trouve souvent des zoospermes se mouvant librement dans la cavité générale entre les organes. D'un autre côté, les zoospermes meurent très vite dans l'eau; il est donc probable qu'ils sont introduits directement dans la cavité générale, dont le liquide n'a pas d'issue vers l'extérieur et possède la faculté de conserver longtemps en vie les zoospermes.

Quelques Rotifères se construisent des tubes dans lesquels ils peuvent se retirer en entier, ou aussi des masses gélatineuses dans lesquelles ils sont fixés par le pied (*Lacinularia*). Les tubes sont, dans la plupart des cas, transparents (*Tubularia, Stephanoceros, Floscularia*), ou construits avec des matériaux étrangers, collés ensemble (*Melicerta*). Chez cette dernière espèce, on trouve une fossette vibrante au-dessous de la bouche, dans laquelle des granules sont façonnés en petites sphères, que l'animal colle, l'une après l'autre, sur le bord du tube. D'autres genres se fixent isolément (*Ptygura*) ou en colonies nageantes (*Conochilus*). Chez tous ces genres fixés, la queue est dépourvue de pince, tandis que les glandes collantes sont très développées.

Il y a toutes les formes de passage imaginables entre des téguments très mous et la formation d'une carapace rigide, souvent fort épaisse et ornée de côtes, de piquants, de verrues, etc. Certains genres (*Triarthra, Polyarthra*) possèdent des rames aplaties et allongées, ou des soies très longues et épaisses, au moyen desquelles ils sautent dans l'eau comme les Cyclops. Dans ces cas, la queue fait absolument défaut. Elle manque du reste aussi à d'autres genres (*Anuraea*), où la carapace est fermée en arrière. Les dimensions de la queue sont éminemment variables : très courte chez les uns (*Synchaeta, Hydatina*), elle peut s'allonger considérablement en tube de longue vue (*Philodinées*), ou acquérir des pinces terminales d'une longueur démesurée (*Notommata longiseta*).

L'organe rotatoire montre des divergences considérables. *Trochosphaera aequatorialis*, le seul Rotifère à corps absolument sphérique, sans queue ni autres appendices, découvert par Semper aux Philippines, possède une couronne ciliaire équatoriale, interrompue à la bouche et au pôle opposé à cette dernière sur un court espace et destinée uniquement au mouvement. La bouche en entonnoir est garnie de cils vibratiles placés en cercles. On peut admettre que le développement de ces deux couronnes marche presque de pair avec celui de la forme allongée du corps et que finalement l'organe rotatoire se compose de deux couronnes, souvent incomplètes ou partiellement lobées et protractées en auricules, dont l'une est externe et en relation plus directe avec la natation, l'autre interne et plus spécialement destinée à l'adduction de la nourriture vers la bouche. On ne peut méconnaître que les principales modifications de l'organe rotatoire sont en relation avec l'adaptation à une vie sessile ou parasitique. Ces réductions commencent par les *Philodinées* qui rampent plus souvent qu'elles ne nagent, en employant pour cette reptation à la façon des sangsues une partie moyenne isolée de l'organe rotatoire, protractile comme une trompe, et des lobes collants particuliers placés entre les pointes du pied souvent dédoublées. L'organe rotatoire lui-même est alors manifestement séparé en deux collines latérales, indépendantes de cette trompe, qui peuvent être retirées tandis que celle-ci est protractée. Chez plusieurs formes sessiles (*Floscularia, Stephanoceros*), les lobes de la couronne extérieure profondément incisés des *Tubicolaria* deviennent des collines ou même des bras garnis de cils raides à peine flexibles, tandis que la couronne intérieure garnie de cils fins persiste. Enfin, chez les *Apsilus*, fixés sur des feuilles de nymphæa au moyen d'une papille chitineuse, toute trace d'organe rotatoire a disparu. Mais l'existence d'une couronne vibratile chez les jeunes femelles, comme chez les mâles, prouve bien que ce n'est qu'une réduction adaptative par suite de la fixation. La réduction parasitique commence chez certains Notommates (*N. parasitica* des Volvox), continue chez les *Albertia*, parasites des Vers de terre, et s'achève chez les *Balatro*, parasites des Oligochètes, où il n'existe plus aucune trace de cils vibratiles.

Le système nerveux central est construit partout sur le même type. Des organes tactiles se trouvent chez beaucoup de Rotifères sur les côtés du corps, constitués par une petite verrue sétigère, vers laquelle se rend un nerf. Mais ces organes paraissent très inconstants, car ils manquent à des espèces d'un genre, tandis que d'autres les possèdent. Le tube sensitif dorsal, en revanche, est plus répandu; il devient très grand et quelquefois bifurqué à son extrémité chez certaines espèces (*Philodinées*). Chez d'autres (*Hydatina*), il est remplacé par une petite verrue ou même par une fossette à cils raides. Dans la plupart des cas, il existe un œil, souvent composé de deux moitiés; d'autres en ont deux (*Philodina*), rarement trois (*Triophthalmus*) ou quatre (*Squamella*), ou bien on rencontre des taches colorées sur différentes parties du corps, sur la tête (*Triophthalmus, Notommata najas*) ou sur la queue (*Euchlanis dilatata*). On a quelquefois constaté des corpuscules réfringents. Chez les formes sessiles, les jeunes libres et les mâles ont des yeux qui s'oblitèrent plus tard. D'autres formes (*Hydatina*) en sont entièrement dépourvues en tout temps.

Les variations du système digestif sont nombreuses. Sauf le genre *Seison*, parasite des Nébalies, les mâles en sont toujours dépourvus, par métamorphose régressive constatée chez *Apodoides*, où les mâles possèdent un intestin pendant le jeune âge. Le pharynx existe chez tous les Rotifères à intestin, c'est même une partie des premières formées dans l'embryon. L'appareil masticateur, quoique construit sur le même plan, offre des variations dans son armure. Il y a tantôt simplement deux plaques triturantes (*Philodina*), ou bien des côtes saillantes dentiformes, comme chez notre espèce type, ou des dents en crochets isolés et pointus, qui peuvent être poussés même en dehors de la bouche pour saisir une proie (*Notommata*). Dans ces derniers cas, les mâchoires ressemblent beaucoup à celles de certains Annélides rapaces. Entre la bouche et le pharynx s'intercale quelquefois (*Floscularia, Stephanoceros*) un large jabot en forme de sac. Les glandes intestinales paraissent être partout développées; elles peuvent se confondre avec des masses glandulaires qui entourent l'intestin, et peuvent parfois se développer à tel point que la lumière de l'estomac en est fort réduite (*Philodina*). L'intestin terminal fait quelquefois défaut (*Asplanchna, Ascomorpha*), il se termine en cul-de-sac et ne débouche point dans le cloaque. Le système excréteur est toujours organisé sur le même type, ainsi que les organes génitaux. Le dimorphisme des mâles est à peine indiqué chez *Seison*, où les mâles sont seulement un peu plus petits que les femelles. Chez beaucoup d'espèces on n'a encore découvert ni mâles, ni œufs mâles; elles paraissent se perpétuer par parthénogénèse continue. En revanche, on a trouvé presque partout des œufs d'hiver et des œufs d'été.

Littérature.

Ehrenberg, *Die Infusorien als vollkommene Organismen*, Leipzig, 1838. — Dujardin, *Infusoires. Suites à Buffon*, Paris, 1841. — J.-F. Weisse, *Nombreux mémoires dans les Bulletins Acad.*, Saint-Pétersbourg, 1845-65. — J. Dalrymple, *Description of an infusory animalcule allied to the genus Notommata. Philosoph. Transact.*, 1849. — D'Udekem, *Floscularia cornuta. L'Institut*, XIX, 1851. — Idem, *Note sur le système circulatoire de la Lacinulaire sociale, Ann. scienc. natur.*, 3e série, t. XIV, 1850. — Fr. Leydig, *Ueber den Bau und die systematische Stellung der Räderthiere. Zeitsch. wissensch. Zoologie*, t. VI, 1854. — Idem, *Zur Anatomie und Entwicklungsgeschichte der Lacinularia socialis. Zeitschr. wissenschaft. Zoologie*, t. III, 1851. — Idem, *Ueber Hydatina senta. Müller's Archiv*, 1857. — Gosse, *Description of Asplanchna priodonta. Ann. magaz. natur. history*, 2e série, t. VI, 1850. — Idem, *On the structure of Melicerta ringens. Quart. Journ. microsc. Soc.*, t. I, 1853. — Idem, *On the structure of the manducatory organs in the class Rotifera. Philos. Transact.*, 1856. — F. Cohn, *Die Fortpflanzung der Räderthiere. Zeitschr. wissenschaft. Zool.*, t. VII, 1856. — Idem, *Bemerkungen über Räderthiere*, ibid., t. IX, 1858 ; t. XII, 1863. — Claparède, *Miscellanées zoologiques* (Balatro). *Ann. scienc. natur.*, 5ᵉ série, t. VIII, 1867. — Metschnikoff, *Apsilus lentiformis. Zeitschr. wissenschaft. Zool.*, t. XVI, 1866. — C. Semper, *Trochosphaera aequatorialis*, ibid., t. XXII, 1872. — Möbius, *Ein Beitrag zur Anatomie des Brachionus plicatilis.*, ibid., t. XXV, 1874. — Du Plessis, *Note sur l'Hydatina senta. Bullet. Soc. vaudoise*, XIV, 1877. — Eckstein, *Die Rotatorien der Umgegend von Giessen. Zeitschr. wissenschaftl. Zoolog.*, t. XXXIX, 1883.

CLASSE DES ANNÉLIDES

Cette classe renferme des vers cylindriques ou plus ou moins aplatis, dont le corps est nettement segmenté en anneaux semblables (*homonomes*) ou dissemblables (*hétéronomes*). Ils sont pourvus de soies chitineuses, ventrales et latérales, implantées ordinairement dans des rudiments de pieds, les *parapodes*. Leur système nerveux se compose d'une double chaîne ganglionnaire ventrale dont les cordons constituants sont rapprochés et plus ou moins fusionnés sur la ligne médiane. La plupart possèdent des organes des sens. Le canal intestinal toujours complet porte des glandes différenciées. Il existe un système vasculaire clos dans la plupart des cas. Des organes excréteurs tubulaires sont répétés par paire dans chaque segment (*organes segmentaires*). Les procédés de reproduction sont très variés : bourgeonnement, scissiparité, hermaphrodisme, unisexualité.

On divise la classe des **Annélides** en deux ordres :

Premier ordre : les **Oligochètes.** — Corps cylindrique dépourvu de tentacules et d'appendices branchiaux, portant des soies semblables, courtes, ordinairement peu nombreuses sur chaque segment. Hermaphrodites. Développement direct.

Les Oligochètes se subdivisent en deux sous-ordres :

a. Les *Terricoles* qui vivent surtout dans la terre humide et dont les organes génitaux ont des conduits excréteurs propres. (Ex. : *Lumbricus.*)

b. Les *Limicoles* qui vivent dans les eaux douces ou marines, et dont les organes segmentaires, placés dans les anneaux génitaux, sont transformés en appareils excréteurs des produits génésiques. (Ex. : *Tubifex, Naïs.*)

Deuxième ordre : les **Polychètes.** — Tous marins, corps cylindrique ou aplati, pourvu de tentacules ou d'appendices branchiaux, portant des soies implantées dans des parapodes. Les sexes sont séparés dans la plupart des cas. Le développement est accompagné de métamorphoses.

Les Polychètes se subdivisent en deux sous-ordres :

a. Les *Sédentaires* ou *Tubicoles*, à tête peu distincte, bouche dépourvue de mâchoires. La peau sécrète un tube glaireux, chitineux ou calcaire dans lequel vit l'animal. (Ex. : *Arenicola, Terebella, Serpula.*)

b. Les *Errantes.* Tête distincte portant des tentacules et des organes des sens. La bouche possède fréquemment un appareil masticateur; les organes natatoires sont bien développés. (Ex. *Nereis, Eunice, Nephthys.*)

ORDRE DES OLIGOCHÈTES

Cet ordre comprend des vers cylindriques, dépourvus de parapodes, portant des soies directement implantées dans des cryptes de la peau. La chaîne nerveuse est bien développée, les organes des sens font défaut ou demeurent rudimentaires. Le système vasculaire clos ne communique pas avec la cavité du corps. Les sexes sont réunis sur un même individu.

Type : **Lumbricus agricola** (Hoffm.). — Le Ver de terre est l'Oligochète le plus universellement répandu. On le rencontre dans les terrains humides, dans le sol des jardins surtout, sur une aire géographique considérable, et les espèces voisines de celle que nous allons décrire ne diffèrent que par des caractères secondaires modifiant peu l'anatomie interne.

C'est un ver cylindrique, légèrement aplati en arrière, très extensile. Les individus adultes peuvent atteindre une longueur de 20 centimètres. La surface du corps est divisée par des sillons circulaires en une série d'anneaux dont le premier, l'*anneau céphalique*, est plus petit que les autres et porte en avant un prolongement frontal en forme de languette, la *lèvre* ou *prostomum* (fig. 215 et 216, 1.) Le diamètre des anneaux diminue également en arrière, et leur coupe, circulaire vers le milieu du corps, y devient aplatie. Leur nombre varie beaucoup d'un individu à l'autre, il est ordinairement supérieur à 100 (nous avons eu un ver à 80 anneaux et un autre qui en comptait 190). Sur des individus tués dans une solution faible d'acide chromique, la numération des anneaux est facile.

A l'examen sous la loupe de l'extérieur du corps, on constate l'existence : *a,* d'une ouverture antérieure située sous la saillie de l'anneau céphalique, la *bouche; b,* d'une ouverture postérieure située à l'extrémité du corps et perçant le dernier anneau, l'*anus; c,* de deux fentes transversales entourées de bourrelets ovalaires, situées de chaque côté de la face ventrale du quinzième anneau (fig. 215 et 216):

ce sont les orifices des canaux déférents; *d*, de deux très petits orifices de chaque côté de la face ventrale du quatorzième anneau, les orifices de l'oviducte, ils sont si petits qu'on ne les voit qu'au moment de la ponte; *e*, des orifices des quatre poches séminales, sur les confins du neuvième et du dixième anneaux et sur ceux du dixième et du onzième; ils sont également très petits et ne s'aperçoivent que sous le microscope à l'époque de la reproduction; *f*, sur le bord antérieur de chaque segment à la face ventrale en avant des

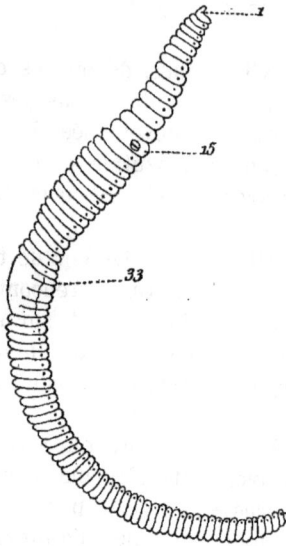

Fig. 215.

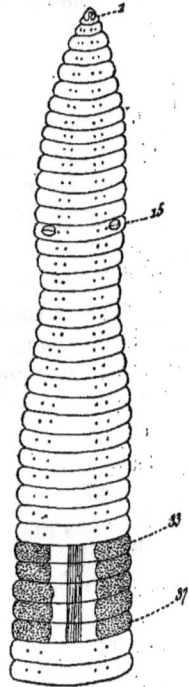

Fig. 216.

soies se trouvent les orifices des organes segmentaires, très petits aussi et très difficiles à voir; *g*, enfin on aperçoit de chaque côté de la ligne médiane de la face ventrale deux paires de soies très fines qui, étant géminées, c'est-à-dire groupées deux par deux, apparaissent dans chaque segment comme quatre petits points noirs (fig. 216). Les rangées de soies les plus voisines de la ligne médiane

Fig. 215. — *Lumbricus agricola*, vu du côté droit. 1, anneau céphalique; 15, anneau portant les orifices mâles; 33 à 37, anneaux du clitellum ou ceinture.

Fig. 216. — Le même, vu de la face ventrale. Les chiffres ont la même signification que dans la figure précédente.

sont nommées *soies ventrales*, les plus éloignées *soies latérales*.
Il y en a deux paires dans chaque anneau.

La peau du ver présente, sur la face dorsale et les faces latérales depuis le trente-troisième jusqu'au trente-septième segment inclusivement, un épaississement qui est le siège d'une sécrétion abondante au moment de la reproduction. Cette région toujours distincte est connue sous le nom de *clitellum* ou *ceinture*.

Préparation. — Avant de procéder à l'anatomie interne du ver, il s'agit de l'immobiliser sans le laisser se contracter trop vivement, comme c'est le cas lorsqu'on se contente de le plonger dans de l'alcool ordinaire. Pour cela, le mieux est de l'immerger dans de l'eau à laquelle on ajoute quelques gouttes de chloroforme; au bout de quelques minutes l'animal est parfaitement immobile. On le fixe alors par la face ventrale sur une plaque de liège en lui donnant la plus grande extension possible, puis on le fend le long de la face dorsale parallèlement au vaisseau dorsal, ordinairement visible par transparence grâce à sa coloration rougeâtre. Il est important de plonger très légèrement la pointe des ciseaux, afin de ne point entamer l'intestin et de ne pas léser les grands troncs vasculaires qui permettent de prendre dès l'abord une idée générale de la circulation. Lorsque la fente est pratiquée d'une extrémité à l'autre, on rabat ses lèvres sur le liège et on les fixe au moyen d'épingles.

L'examen des organes *in situ* montre l'intestin, les troncs vasculaires, les cloisons divisant la cavité du corps en autant de chambres qu'il y a d'anneaux extérieurs, les organes segmentaires, les poches et les vésicules séminales, le cerveau (fig. 225). Il suffit de tirer légèrement de côté l'intestin pour apercevoir la chaîne ganglionnaire ventrale.

Le ver mort se décompose très rapidement. Donc, si l'on est obligé de suspendre quelque temps la dissection, il faudra avoir soin d'ajouter à l'eau de la cuvette quelques gouttes d'une solution de bi-chlorure de mercure ou d'acide picrique, substances qui fixent les tissus et les conservent sans les durcir autant que l'alcool.

On peut faire aussi de bonnes dissections sur des vers tués par le bi-chlorure (que l'on ne doit pas laisser agir trop longtemps si l'on veut éviter que les tissus ne deviennent trop friables) ou par l'acide chromique à 1 pour 100. Ce dernier est un excellent agent de durcissement pour tous les Annelés. Il peut aussi servir à très petites doses, quelques gouttes dans l'eau d'une cuvette, pour tuer le ver à l'état d'extension.

Les vers de terre contiennent ordinairement dans leur intestin de la terre végétale, qu'ils avalent pour se nourrir des matières organiques qu'elle renferme, et nous ne connaissons aucun moyen pour les faire dégorger complètement. Cependant il est indispensable pour faire des coupes de les débarrasser de ces corpuscules durs qui gâtent les rasoirs. Voici ce que nous avons trouvé de mieux à cet effet : les vers récoltés vivants sont soigneusement lavés, puis placés dans un vase rempli de marc de café; bientôt ils s'y enfoncent et avalent le marc; au bout de quelques jours, l'intestin est débarrassé de terre et rempli de cette substance qui se coupe très bien.

Les coupes dans les différentes directions se font dans la paraffine. Le ver nourri au marc de café est tué dans l'acide chromique ou l'acide picrique, coupé en fragments de trois à quatre centimètres, coloré au carmin boracique ou autre, durci à l'alcool, plongé dans le chloroforme ou l'essence de girofle et inclus enfin dans la paraffine fondue.

Un ver adulte de taille moyenne pouvant fournir quinze ou vingt mille coupes transversales, on se contentera de recueillir une à une, en les numérotant soigneusement, les coupes du tiers antérieur qui renferme les organes les plus importants.

Téguments. — La peau du ver de terre intimement unie par son hypoderme aux couches musculaires sous-jacentes dont on ne peut la séparer sans la détériorer, est composée de deux couches distinctes, la *cuticule* et l'*hypoderme*.

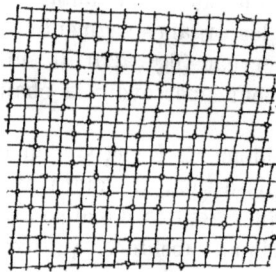

Fig. 217.

Cuticule. — Cette couche externe est constituée par une membrane très mince surtout dans la partie postérieure du corps, transparente et sans structure cellulaire. Elle est divisée en petits carrés par de fines stries qui se coupent sous des angles de 70 à 80° et qui sont visibles surtout à leurs points de rencontre. Ces stries sont peu profondes et nous n'avons pas réussi à diviser la cuticule en carrelets ou en rubans par l'action des réactifs, comme on peut le faire chez *Ascaris*. Ce sont ces stries (fig. 217) qui font jouer la lumière à la surface du corps et lui donnent parfois de magnifiques couleurs irisées.

La cuticule se détache quelquefois spontanément et toujours facilement chez les individus qui ont macéré dans l'acide chromique ou la liqueur de Müller, ce qui permet de l'étudier facilement. Elle ne se

Fig. 217. — Cuticule de *Lumbricus* montrant les stries et les orifices des canaux poriques sous un grossissement de 500 diamètres.

colore que peu dans les réactifs. Sous de fortes lentilles, elle se montre parsemée de fins pores aux points d'entrecroisement des stries; ce sont les orifices des canaux poriques qui traversent la cuticule dans toute son épaisseur et dont on peut constater l'existence sur des coupes transversales (*a*, fig. 218). Çà et là on aperçoit les orifices plus grands par lesquels passent les soies. La cuticule se replie en ces points et forme une gaine à la portion immergée des soies; il en est de même sur les bords de la bouche, des orifices génitaux, etc.

Hypoderme. — La couche hypodermique (*b*, fig. 218 et *b*, 228), située immédiatement au-dessous de la précédente dont elle doit être considérée comme la matrice, est constituée par des cellules mal définies, irrégulièrement cylindriques, élargies à leurs extrémités (*b*, fig. 218). Le grand axe des cellules est perpendiculaire à la surface cuticulaire. Le protoplasma qui les constitue est granuleux et elles renferment plusieurs noyaux ronds ou ovalaires groupés en deux points; un ou deux ensemble vers le milieu de la cellule (*d*) et en amas plus considérables vers son extrémité interne reposant sur la couche des muscles circulaires (*e*).

Les cellules ne sont pas contiguës par leurs côtés, mais elles sont séparées par des espaces intercellulaires (*c*), des lacunes remplies d'un protoplasma tout à fait transparent et dépourvu de noyaux. Comme la dilacération ne permet pas d'isoler les cellules et que ces dernières sont à coup sûr dépourvues de membrane d'enveloppe, on doit considérer l'hypoderme du Lombric comme une couche continue de protoplasma, analogue à celle des *Ascaris*, mais différant de celle-ci par une tendance bien accusée vers la formation de cellules de forme cylindrique. Les noyaux primitivement épars dans cette couche fondamentale se réunissent exclusivement dans les points de formation cellulaire et plus abondamment, comme nous l'avons dit, dans le voisinage de la couche musculaire sous-jacente.

Cette disposition donne à la coupe verticale de cette couche une structure réticulée représentée dans la figure 218 et dont les mailles ne sont pas toujours très régulières, parce que les points où le protoplasme se condense en cellules ne sont pas également espacés. L'examen des coupes horizontales de l'hypoderme montre que sa structure n'est pas aussi simple que nous venons de la décrire. Sur un fond granuleux (*c*, fig. 219), comprenant de nombreux noyaux (*a*) et présentant dans son ensemble une apparence alvéolaire, se détachent des masses rondes ou ovalaires (*b*), remplies de noyaux qui correspondent peut-être à des glandes situées dans les couches profondes de l'hypoderme. Toutefois leur structure glandulaire ne nous paraît pas définitivement établie. Entre les amas dont nous venons de parler se voient des espaces circulaires beaucoup plus clairs que leur situation ne nous permet pas de considérer comme correspondant aux lacunes intercellulaires.

L'hypoderme ne renferme point de vaisseaux.

Muscles circulaires. — Au-dessous de l'hypoderme se rencontre une couche de fibres musculaires circulaires (*f*, fig. 218) serrées les unes contre les autres, dont l'épaisseur totale est seulement un peu plus considérable que celle de la couche précédente. Elle varie du reste selon les régions du corps ; elle s'amincit notamment vers les deux extrémités. Les fibres sont parallèles les unes aux autres et

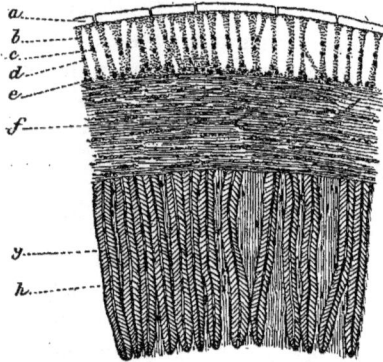

Fig. 218.

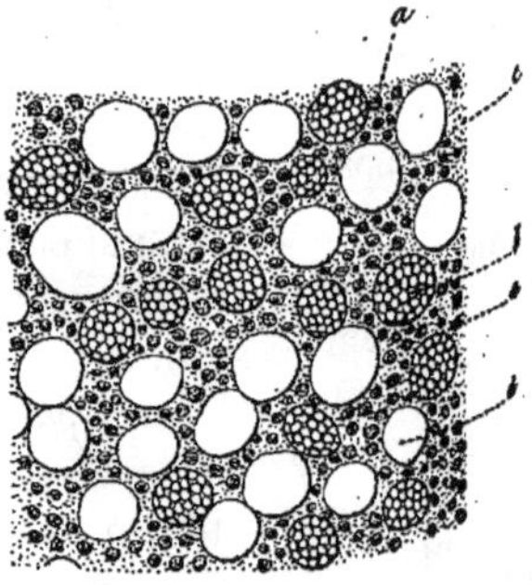

Fig. 219.

sont composées d'un nombre considérable de fibrilles très minces, faciles à dilacérer et normalement groupées en rubans dont il n'est pas possible de fixer les limites. Elles sont dépourvues de noyaux propres, et les conformations de ce genre, qu'on aperçoit çà et là entre les faisceaux, paraissent appartenir à la substance conjonctive intermusculaire.

Vers le milieu du corps la couche est fort dense et régulière, les faisceaux réunis par la substance conjonctive sont parallèles ; vers les extrémités, au contraire, leur consistance devient plus lâche et la limite avec la couche des muscles longitudinaux sous-jacents est

Fig. 218. — Coupe transversale des téguments de *Lumbricus*. *a*, cuticule montrant les canaux poriques ; *b*, cellules cylindriques de l'hypoderme ; *c*, lacunes intercellulaires remplies de protoplasma transparent ; *d*, noyaux cellulaires du milieu de la cellule ; *e*, noyaux plus nombreux du bord inférieur des cellules ; *f*, couche des muscles circulaires renfermant des dépôts pigmentaires ; *g*, lamelles divisant les faisceaux des muscles longitudinaux ; *h*, couche des muscles longitudinaux.

Fig. 219. — Coupe horizontale de l'hypoderme de *Lumbricus*. *a*, noyaux ; *b*, amas de noyaux ; *c*, substance granuleuse ; *d*, espaces clairs.

moins distincte. Une partie de ces derniers pénètrent même dans les lacunes existant entre les muscles circulaires, en sorte qu'on les aperçoit mêlés à ceux-ci sur des coupes transversales.

La couche dont nous nous occupons est parcourue par de nombreux vaisseaux sanguins dont les lacets pénètrent jusqu'aux confins de l'hypoderme et dont les coupes présentent des figures très variées selon la direction sous laquelle le rasoir les a rencontrés.

C'est également dans cette couche que se rencontrent les dépôts pigmentaires qui donnent aux faces dorsale et latérales du ver leur coloration brun rougeâtre ou violacée. Il n'y existe pas de cellules pigmentaires proprement dites, mais le pigment est irrégulièrement dispersé en granules entre les faisceaux de fibres. Ordinairement ces dépôts granuleux suivent la direction des fibrilles, mais dans les points où ils abondent ils forment des réseaux plus ou moins compliqués.

Muscles longitudinaux. — Au-dessous de la couche des muscles circulaires se trouve une couche plus épaisse de muscles longitudinaux (*h*, fig. 218). Mais tandis que la première est continue, celle-ci est interrompue le long des lignes d'insertion des soies, et divisée de cette manière en quatre rubans longitudinaux qui se réunissent cependant en une couche continue vers les extrémités du corps, ce qui explique sa continuité dans notre figure 228 *d*. Ces rubans n'ont pas tous les mêmes diamètres. Le plus large est le ruban dorsal (*a*, fig. 237), qui occupe toute la voûte dorsale entre les séries supérieures des soies, mais son épaisseur toujours moindre que celle des muscles ventraux explique pourquoi le ver se tient communément recourbé du côté du ventre et pourquoi il se replie toujours ainsi lorsqu'on le tue dans l'alcool.

Le ruban ventral, *muscle longitudino-ventral* (*c*, fig. 237), s'étend sur l'espace compris entre les lignes d'insertion des soies ventrales internes. Son épaisseur varie beaucoup selon la taille des individus; sur de grands individus elle peut atteindre jusqu'à un demi-millimètre. Enfin, entre les lignes d'insertion des soies ventrales et celles des soies latérales s'étendent les muscles *longitudino-latéraux* (*b*, fig. 237).

La structure des muscles longitudinaux est très remarquable, nous résumerons ici l'excellente description qu'en a donnée Ed. Claparède. Chaque ruban musculaire se compose d'un certain nombre de faisceaux dont la plupart s'étendent sur toute la longueur de l'animal et chaque faisceau est lui-même constitué par de nombreuses lamelles dont la disposition doit être étudiée sur des coupes transversales. Sur ces dernières, chaque faisceau revêt la forme d'une plume d'oiseau (fig. 218 et 220). Au centre existe une lamelle correspondant à l'axe de la plume sur laquelle s'insèrent obliquement des lamelles secondaires qui correspondent à l'axe des barbules. Chaque lamelle secondaire représente la coupe d'un ruban très long dont le bord distal demeure libre. Si l'on regarde de côté un faisceau musculaire isolé, les bords libres des lamelles latérales se suivant les unes les autres apparaissent comme autant de stries parallèles. L'épaisseur de chaque faisceau est en moyenne de 0,05 de millimètre, celle de chaque lamelle est à peu près de 2 micromillimètres (Claparède).

Les différents faisceaux sont réunis par une substance conjonctive granuleuse ne montrant pas de structure cellulaire distincte, mais renfermant des noyaux arrondis irrégulièrement dispersés.

Chaque faisceau résulte de la juxtaposition de deux moitiés symétriques (fig. 220); la lamelle centrale est donc double, comme on peut le constater dans les points où des organes étrangers, tels que des vaisseaux, s'y intercalent.

Dans la partie antérieure du ver où la coloration est la plus intense, les dépôts pigmentaires ne demeurent pas localisés dans la couche des muscles circulaires, mais pénètrent dans les muscles longitudinaux où l'on en aperçoit entre les lamelles centrales des faisceaux de la face dorsale.

Ceinture ou clitellum. — L'aspect particulier de la peau sur les faces dorsale et latérales du trente-troisième au trente-septième anneaux est dû à une structure spéciale dont nous dirons quelques mots.

Nous y retrouvons, outre les quatre couches que nous venons de décrire et dont la dernière, celle des muscles longitudinaux, est considérablement amincie, deux couches supplémentaires intercalées entre l'hypoderme et les muscles circulaires et que Claparède a minutieusement décrites sous les noms de *couche en piliers* (*Säulenschicht*) et *couche vasculaire*.

Fig. 220.

Fig. 220. — Coupe transversale de deux faisceaux de la couche des muscles longitudinaux chez *Lumbricus* (d'après Claparède). *a*, lamelle centrale; *b*, lamelles latérales; *c*, noyaux.

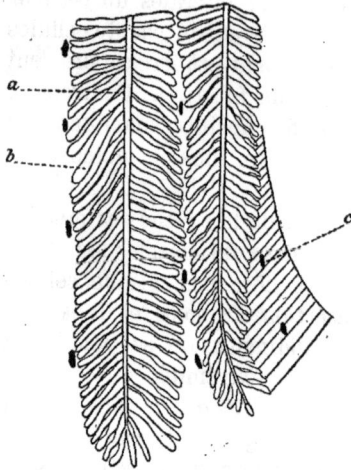

A l'époque de la reproduction, la première de ces couches atteint une épaisseur considérable, jusqu'à 0ᵐᵐ,5. Elle se compose de nombreuses colonnettes irrégulièrement prismatiques (A, fig. 221), disposées perpendiculairement à l'axe de l'animal et contiguës par leurs extrémités à l'hypoderme et à la couche vasculaire. Chaque colonnette est composée d'une enveloppe conjonctive parsemée de noyaux arrondis et renfermant, dans la région dorsale du moins, de nombreux

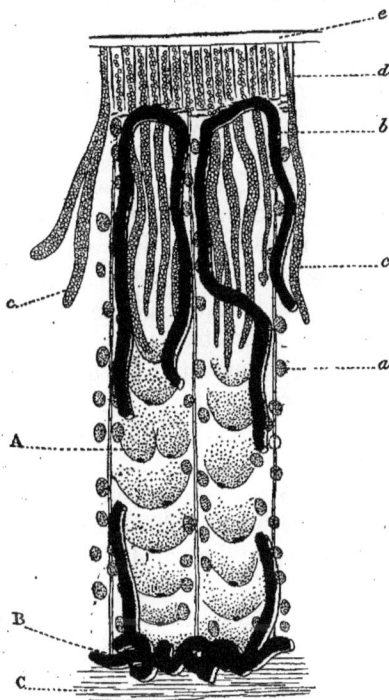

Fig. 221.

granules pigmentaires. Elle est parcourue par des anses vasculaires (b, fig. 221) provenant de la couche profonde et y retournant après avoir contourné l'enveloppe des colonnettes. La face interne de cette dernière porte çà et là des amas de protoplasma granuleux pourvus chacun d'un noyau rond.

Le contenu des colonnettes se distingue en deux régions : l'une

Fig. 221. — Coupe transversale du clitellum chez *Lumbricus*, montrant deux colonnettes (d'après CLAPARÈDE). A, couche des piliers ; B, couche vasculaire ; C, couche des muscles circulaires ; a, noyaux de la couche enveloppant les piliers ; b, anses vasculaires ; c, prolongements glandulaires ; d, hypoderme ; e, cuticule.

supérieure ou externe, l'autre interne. La première consiste en tubules parallèles à l'axe de la colonnette, pâles et granuleux (c, fig. 221), ressemblant tellement aux amas alvéolaires de l'hypoderme que Claparède incline à les considérer comme des prolongements de ceux-ci. Il est probable qu'ils fonctionnent comme des glandes et contribuent pour une large part à la sécrétion de la substance visqueuse destinée à envelopper les œufs. La portion inférieure des colonnettes renferme un contenu homogène ou légèrement granuleux, divisé par de minces cloisons sur lesquelles on peut reconnaître l'existence de très petits noyaux.

La couche vasculaire est composée de nombreux vaisseaux capillaires entrelacés (B, fig. 221).

Cavité du corps et structure des cloisons. — La cavité du corps s'étend entre la face interne des téguments et l'intestin, elle est remplie d'un liquide périviscéral dans lequel flottent des corpuscules sphériques granuleux renfermant un noyau et souvent de beaux infusoires du genre Plagiotome (*Plagiotoma lumbrici*). Elle est divisée par une série de cloisons transversales peu distinctes dans la partie antérieure du corps, mais complètes dans la région moyenne, où elles s'étendent depuis la paroi tégumentaire jusqu'à celle de l'intestin, ne montrant de solution de continuité qu'aux points où elles sont traversées par d'autres organes. Ces cloisons divisent la cavité du corps en autant de chambres qu'il y a de segments; mais, comme elles laissent des espaces ouverts autour de la chaîne nerveuse et des troncs vasculaires, les chambres communiquent entre elles et permettent au liquide périviscéral de passer de l'une à l'autre (n, fig. 229).

Leur composition est essentiellement musculaire. Les faisceaux de muscles présentent des parcours très variés, les uns sont rayonnés, les autres transversaux, et se poursuivent à travers la couche des muscles tégumentaires longitudinaux jusqu'à celle des muscles circulaires où ils se terminent en pointe. La structure de ces muscles est analogue à celle des muscles circulaires.

Les muscles des cloisons sont recouverts sur leurs faces antérieure et postérieure par une couche conjonctive qui se replie contre les parois du corps de manière à les tapisser complètement; elle est directement baignée par le liquide périviscéral. Ce tissu conjonctif ne présente qu'en certains points une structure nettement cellulaire; il est lâche, renfermant de nombreux noyaux arrondis autour desquels se concentre le protoplasma, et il est parcouru par un réseau capillaire; il se continue autour des organes internes et réunit en particulier les divers lacets des canaux segmentaires. C'est ce tissu, répandu partout dans la cavité du corps, qui a été décrit par quelques auteurs sous le nom de *péritoine*.

Dans la partie antérieure du corps, les cloisons sont remplacées par des faisceaux de fibres entrecroisées formant un réticulum à larges mailles dont notre figure 228 *e* donne une idée.

Pores dorsaux. — La cavité du corps est mise directement en relation avec le milieu ambiant par les orifices des organes segmentaires dont nous parlerons plus loin et par les *pores dorsaux* (fig. 222). On a donné ce nom à des orifices impairs situés le long de la ligne dorsale médiane (sauf dans les segments antérieurs) dans le sillon d'intersection de chaque anneau. Ce sont de simples trous ovalaires, en forme d'entonnoirs, conduisant, à travers les téguments, dans la cavité périviscérale. Il est facile de les observer sur des coupes ho-

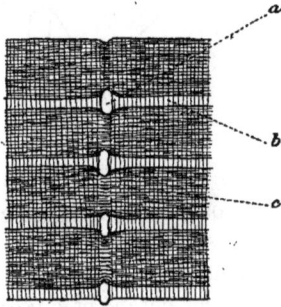

Fig. 222.

rizontales, ainsi que chez les vers entiers, sur lesquels on verse directement du chloroforme. Pendant les contractions qui précèdent l'anesthésie il en sort un liquide jaunâtre, qui est du liquide périviscéral coloré par des portions détachées de la couche glandulaire externe de l'intestin. Pendant la vie, ces pores sont clos, et c'est par le jeu des muscles tégumentaires qu'ils peuvent s'ouvrir.

Soies. — Les soies, au nombre de huit dans chaque segment, sont régulièrement groupées deux à deux, les unes derrière les autres. On peut distinguer sous le nom de *soies ventrales* les deux rangées les plus voisines de la ligne médiane, et sous le nom de *soies latérales* les deux rangées qui en sont le plus distantes. Elles sont ordinairement accompagnées de petites soies de remplacement cachées sous la peau. Les soies complètement développées sont logées dans une invagination des couches tégumentaires (B, fig. 223), qui a la forme d'un petit sac cylindrique dont le fond fait saillie dans la cavité

Fig. 222. — Fragment de la peau du dos montrant les pores dorsaux de *Lumbricus*. *a*, pores; *b*, sillons interannulaires; *c*, anneaux.

29

du corps. La cuticule se prolonge autour d'elles et leur fait une gaine continue. Le fond du sac se compose de tissu conjonctif, l'hypoderme y fait défaut, il vient s'y insérer des faisceaux musculaires

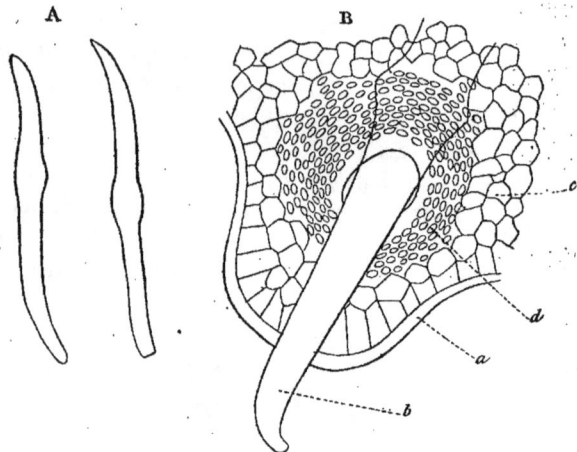

Fig. 223.

qui se perdent dans la couche des muscles circulaires et dont le jeu meut les soies dans toutes les directions.

Chaque soie prend naissance dans un follicule clos (fig. 224), logé dans le tissu conjonctif sous-cutané et qui est entouré de nombreux

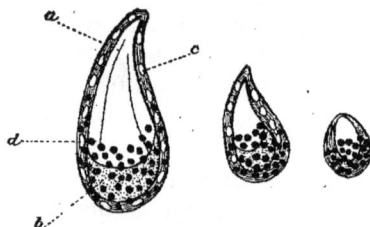

Fig. 224.

noyaux. Le fond du follicule porte un amas de protoplasma en opposition duquel on aperçoit la pointe de la soie en voie de formation.

Nous renvoyons, pour la description du développement des soies, aux mémoires de Claparède et Ed. Perrier.

Fig. 223. — A, soies isolées de *Lumbricus;* B, soie implantée dans les téguments; *a*, cuticule; *b*, soie; *c*, hypoderme; *d*, amas de petits noyaux autour du pore de la soie.

Fig. 224. — Soies en voie de formation et non encore sorties de leur enveloppe conjonctive. *a*, pointe de la jeune soie; *b*, amas de protoplasma au fond du sac; *c*, noyaux de la gaine conjonctive; *d*, cellules glandulaires.

Les soies de nature chitineuse sont jaunâtres et ont la forme d'un S allongé portant un renflement au milieu (A, fig. 223). Dans les anneaux de la ceinture, elles sont plus frêles et plus longues.

Système nerveux. — Le système nerveux du Ver de terre comprend un double ganglion sus-œsophagien dont les deux moitiés sont réunies sur la ligne médiane : c'est le *cerveau*. Il est logé sur la face dorsale de l'intestin dans le troisième segment où on l'aper-

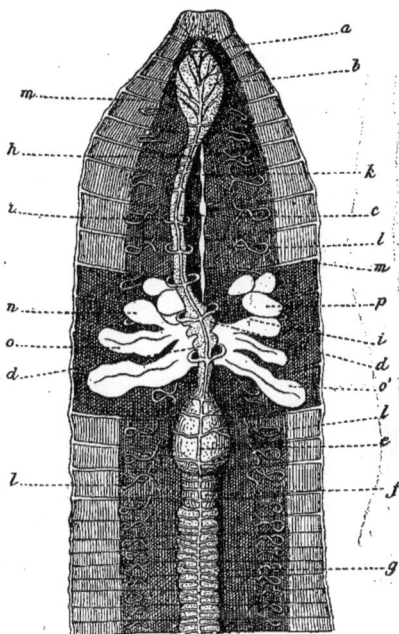

Fig. 225.

çoit comme une petite masse blanche (*a*, fig. 225). Il est relié par une double commissure à une chaîne ganglionnaire ventrale comme chez les autres Annélides et les Arthropodes. Les deux moitiés de cette chaîne, primitivement double, sont accolées en un seul cordon blanchâtre visible à l'œil nu au-dessous de l'intestin (*k*, fig. 225). Ce cordon se renfle au milieu de chaque anneau en des sortes de nœuds

Fig. 225. — Extrémité antérieure du Ver de terre fendue le long de la face dorsale et étalée sur la face ventrale, montrant les organes *in situ*. *a*, cerveau; *b*, pharynx; *c*, œsophage; *d*, glandes calcifères; *e*, estomac; *f*, gésier; *g*, intestin; *h*, vaisseau sanguin dorsal; *i*, anses vasculaires pulsatiles; *k*, chaîne nerveuse; *l*, organes segmentaires schématisés dans la figure; *m*, coupes des cloisons interannulaires; *n*, appendices antérieurs de la vésicule séminale; *o*, appendices moyens; *o'*, appendices postérieurs; *p*, poches séminales (à droite de la figure la poche séminale antérieure est divisée en deux).

ovalaires qui donnent naissance à deux paires de nerfs (*b*, fig. 226) intimement unies à leur point de départ et qui vont se rendre aux parois du corps, aux muscles et aux étuis des soies. Ce sont ces renflements que les auteurs ont décrits sous le nom de *ganglions*; mais, en réalité, les cellules ganglionnaires n'y sont pas exclusivement localisées. De l'intervalle entre deux renflements part également une paire de nerfs se rendant directement à la cloison correspondante.

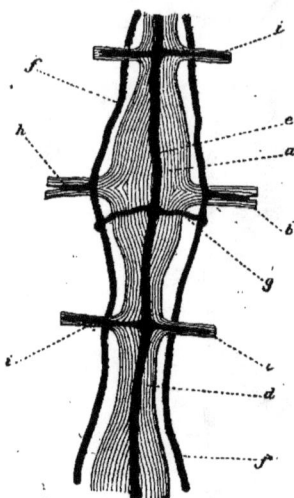

Fig. 226.

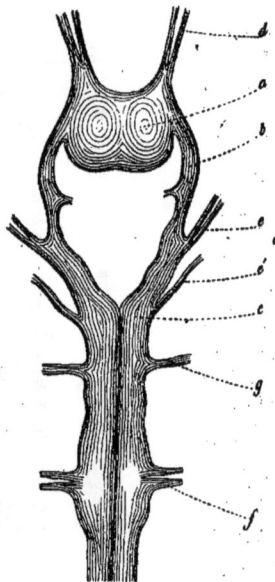

Fig. 227.

Le cerveau envoie en avant deux paires de nerfs symétriques (*d*, fig. 227) qui se ramifient dans le lobe céphalique et la lèvre inférieure. Le premier ganglion ventral ou ganglion sous-œsopha-

Fig. 226. — Portion de la chaîne nerveuse de *Lumbricus*, vue par sa face ventrale, et montrant la disposition de ses principaux troncs vasculaires. *a*, renflement ganglionnaire; *b*, paire nerveuse partant du ganglion; *c*, nerfs interganglionnaires se rendant aux cloisons; *d*, connectif entre deux renflements; *e*, vaisseau nerveux médian; *f*, vaisseaux nerveux latéraux; *g*, anastomose entre le vaisseau médian et les vaisseaux latéraux; *h*, vaisseaux accompagnant les paires des nerfs ganglionnaires; *i*, vaisseaux accompagnant les nerfs des cloisons.

Fig. 227. — Le cerveau et le commencement de la chaîne ganglionnaire de *Lumbricus*, d'après une préparation au baume de Canada. *a*, cerveau; *b*, commissure péri-œsophagienne; *c*, masse ganglionnaire sous-œsophagienne; *d*, nerfs cérébraux se rendant à l'extrémité antérieure du corps; *ee'*, nerfs partant du ganglion sous-œsophagien; *f*, paires de nerfs partant des ganglions de la chaîne; *g*, nerfs des cloisons.

gien ainsi que les commissures de l'anneau œsophagien donnent naissance à plusieurs paires de nerfs difficiles à suivre par la dissection, mais bien visibles sur des coupes transversales (k, fig. 228) et qui se rendent sur la face ventrale de l'extrémité antérieure du corps.

Les éléments constituant la chaîne et les troncs nerveux sont des cellules et des fibres.

Les premières sont ovales ou pyriformes, monopolaires, et dirigent leur prolongement vers l'intérieur. Elles sont surtout localisées sur les faces ventrale et latérales de la couche corticale des ganglions et recouvrent une substance médullaire finement granuleuse parcourue par des faisceaux de fibres. On les aperçoit fort nettement sur des coupes transversales. Dans le cerveau elles sont accumulées en couche épaisse sur la face dorsale et deviennent très rares ou disparaissent même complètement sur la face ventrale (g, fig. 228).

Une différence notable entre la chaîne ganglionnaire du Ver et celle des Arthropodes consiste en ce que chez la plupart des derniers les cellules nerveuses sont groupées seulement dans les ganglions, tandis que chez le premier elles sont dispersées sur toute la longueur de la chaîne et simplement un peu plus nombreuses et serrées les unes contre les autres au niveau des renflements ovalaires d'où émanent les nerfs. Les connectifs réunissant ces renflements sont recouverts de cellules.

Les cellules nerveuses sont constituées par un protoplasma granuleux, elles renferment un nucléus rond et un nucléole. Quant aux fibres, elles sont tellement accolées les unes aux autres que leur dilacération est très pénible. Elles paraissent constituées par des fibrilles extrêmement fines, à parcours onduleux, dont nous n'avons pas réussi à voir d'une manière distincte le mode de réunion avec les cellules.

La chaîne nerveuse est enveloppée d'un fourreau de tissu conjonctif, le *névrilemme*, séparé en deux couches par une lamelle musculaire. La couche externe, assez lâche, est composée de cellules polygonales, décrites par Claparède, dont les contours sont difficiles à distinguer, tandis que leur noyau ovalaire se colore vivement dans le carmin. Cette couche paraît se continuer seule sur les nerfs périphériques partant de la chaîne ventrale.

La lamelle musculaire comprend des faisceaux de fibres longitudinales analogues à ceux qui constituent la couche circulaire des muscles du corps et entre lesquels s'insinue du tissu conjonctif. Elle est évidemment destinée à ménager les plissements de la chaîne nerveuse lors de la contraction du corps.

La couche interne est très mince, homogène, et renferme seulement des noyaux irrégulièrement dispersés. Elle s'infléchit sur la ligne médiane et constitue la cloison qui sépare la chaîne nerveuse en deux cordons longitudinaux.

Le long de la face dorsale du névrilemme interne et sur tout le parcours de la chaîne nerveuse on aperçoit trois longues fibres non ramifiées décrites par Leydig sous le nom de *fibres géantes en tubes* (*riesige Rohrenfasern*). Celle du milieu est la plus grosse. Elles paraissent entourées de plusieurs gaines emboîtées les unes dans les autres, leur contenu est très réfringent. Leur nature ne nous paraît pas élucidée, et nous renvoyons au mémoire de Claparède pour les détails de leur structure histologique.

Nous parlerons plus loin de la vascularisation remarquable de la chaîne nerveuse.

Enfin, on a décrit sous le nom de *système sympathique* ou *sto-mato-gastrique* deux nerfs qui partent de la face interne des commissures péri-œsophagiennes (*b*, fig. 227), qui se rendent vers le pharynx et qui pénètrent dans l'épaisseur de ses parois où ils se réunissent probablement à un plexus ganglionnaire, différemment décrit par les auteurs et dont l'existence n'est révélée que par des cellules visibles sur les coupes transversales de l'organe. Sa délicatesse rend difficile d'en acquérir une vue d'ensemble par la dissection. Devons-nous voir dans ce système pharyngien l'origine d'un système grand sympathique proprement dit ? Nous ne pouvons le décider actuellement pour l'espèce qui nous occupe.

Organes des sens. — Ces organes ne sont pas connus chez le Ver de terre. L'examen minutieux des coupes de l'extrémité antérieure du corps ne montre ni yeux, ni otocystes, ni appareil olfactif. Et cependant on sait, par des expériences multiples, que l'animal est sensible dans une certaine mesure à la lumière et à certaines odeurs. On sait aussi que le sens du toucher est très développé chez lui, sur tout le corps, et plus spécialement à l'extrémité antérieure.

Système digestif. — Le canal digestif s'étend en ligne droite d'une extrémité du corps à l'autre, terminé par deux orifices, la bouche ventrale s'ouvrant au premier anneau sous le péristome, et l'anus sur le dernier anneau. Il renferme ordinairement de la terre végétale dont l'humus sert à la nutrition de l'animal. Il est alternativement rétréci au niveau des cloisons interannulaires et dilaté dans la cavité de chaque anneau. On peut à première vue y distinguer les régions suivantes :

La *région buccale* suivie du *pharynx* ovoïde et musculeux (*b*, fig. 225); l'*œsophage* (*c*), long et grêle, s'étendant jusqu'au treizième segment et portant dans sa partie postérieure trois paires de bourrelets, les *glandes calcifères* ou de *Morren* (*d*) ; l'*estomac* (*e*), qui n'est qu'une dilatation de l'œsophage ; le *gésier* (*f*), plus rétréci et à parois musculaires ; enfin l'*intestin* proprement dit (*g*), qui se continue jusqu'à l'extrémité du corps et qui porte sur sa face dorsale une invagination en forme de gouttière, le *typhlosolis*, qui commence au dix-huitième anneau,

En ouvrant l'animal de la manière décrite, on trouve la région des glandes calcifères cachée par les prolongements des vésicules séminales (*nop*, fig. 225), qui se replient autour d'elle. Pour étudier séparément les différentes portions de l'intestin, il faut détacher les cloisons qui s'insèrent contre sa paroi, le couper transversalement en avant du pharynx et de l'anus et le tirer lentement au moyen de petites pinces. Les segments dont on voudra fixer la structure histologique seront fendus longitudinalement, bien lavés, étalés sur une lame de verre, puis traités par l'acide osmique ou autres réactifs.

La *cavité buccale* se présente sur les coupes comme une large fente (*l*, fig. 228) tapissée de cellules épithéliales. Sur sa mince paroi fortement plissée et enveloppée de nombreux vaisseaux sanguins, viennent s'insérer des faisceaux musculaires, fixés par leur autre extrémité contre la paroi du corps. Ces muscles ont évidemment pour fonction d'élargir la cavité et de faciliter ainsi la succion. Au niveau du troisième anneau et du cerveau, c'est-à-dire au point où la région buccale passe au pharynx, le nombre des plis de la muqueuse est considérable, comme le montre la figure. On peut presque toujours en distinguer trois principaux, l'un médian tourné du côté du cerveau, *n*, et deux latéraux, *o*.

Le *pharynx*, dans lequel conduit la cavité buccale, se distingue par sa forme ovalaire et l'épaisseur considérable de ses parois essentiellement musculaires. Celles-ci limitent une cavité relativement petite, repoussée sur la face ventrale et dont les contours plissés varient d'aspect selon le point où passe la coupe transversale. Cette disposition fait que l'épaisseur des parois est beaucoup plus considérable sur les faces dorsale et latérales du pharynx que sur sa face ventrale, et cela surtout dans sa région postérieure. De dedans en dehors on rencontre dans ces parois une cuticule finement striée, une couche épithéliale composée de longues cellules cylindriques, puis de nombreuses fibres musculaires enchevêtrées dans toutes les directions et entre lesquelles on aperçoit de nombreux vaisseaux sanguins qui font un réseau capillaire riche surtout au voisinage de la couche épithéliale.

On voit, en outre, entre les fibres musculaires, des cellules irrégu-

lièrement dispersées à contours mal définis, constituées par un protoplasma granuleux, renfermant un noyau clair, sphérique avec un
nucléole. L'interprétation de ces cellules comme glandes salivaires
a été mise en doute par Claparède, qui insiste sur leur ressemblance
avec des cellules nerveuses; elles feraient partie, dans ce cas, du soi-
disant système grand sympathique dont nous avons parlé plus haut.
Elles ressemblent cependant aux glandes monocellulaires répandues dans la même région du corps chez d'autres animaux, et, quoique

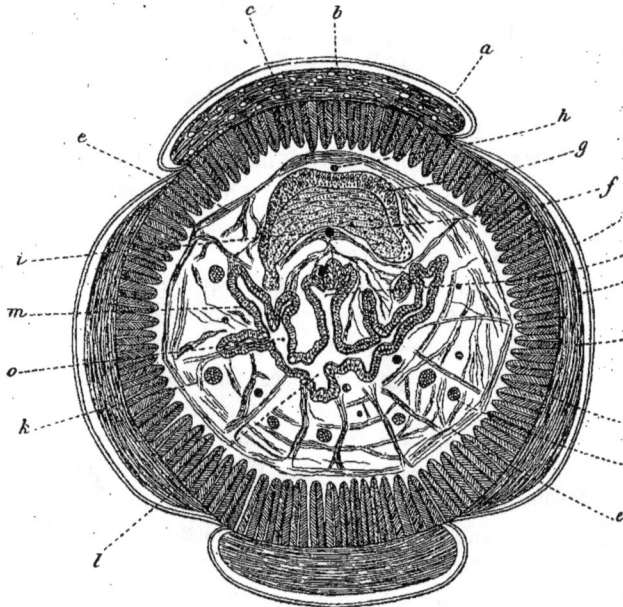

Fig. 228.

nous n'ayons pas réussi à leur découvrir de canaux excréteurs, nous
ne croyons pas impossible qu'elles sécrètent la substance visqueuse
dont le ver imbibe ses aliments.

Le pharynx est fixé aux parois du corps par des faisceaux musculaires qui permettent de le pousser en avant au moment de la dé-

Fig. 228. — Coupe transversale du Lombric, passant sur le cerveau et la cavité buccale. a, cuticule; b, hypoderme; c, couche des muscles circulaires; d, couche des muscles
longitudinaux; e, faisceaux musculaires du parenchyme; f, cerveau; g, couche corticale
cellulaire du cerveau; h, i, lumières des branches vasculaires provenant de la ramification
du vaisseau dorsal; k, coupes des rameaux nerveux partant du ganglion sous-œsophagien
et se rendant à l'extrémité antérieure du corps; l, cavité buccale; m, épithélium cylindrique tapissant la cavité buccale; n, repli dorsal de la muqueuse buccale; o, replis latéraux de la même muqueuse. On voit, en haut et en bas de la figure, la coupe des téguments
de l'anneau suivant chevauchant sur celui qui renferme le cerveau.

glutition; il est enveloppé par une membrane musculaire de même nature que celle qui constitue les cloisons entre les anneaux.

Il se rétrécit en arrière et se continue dans l'*œsophage*, dont la cavité est comprimée latéralement lorsqu'elle est vide, par les masses génitales environnantes. On le reconnaît immédiatement en ce que c'est autour de lui que se trouvent les anses vasculaires dilatées et contractiles qui jouent le rôle de cœurs (*o*, fig. 229). Ses parois minces et transparentes sont composées de quatre couches très bien

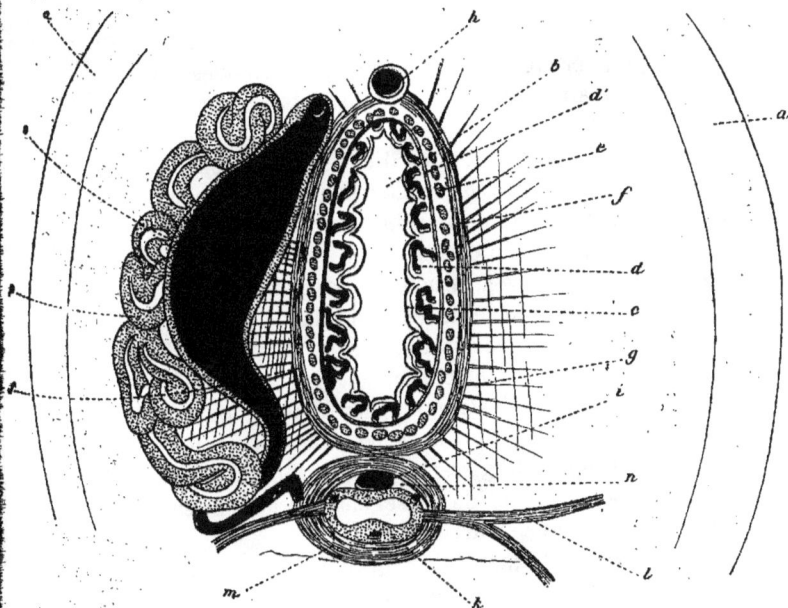

Fig. 229.

décrites par Claparède, un épithélium cellulaire, une couche vasculaire, une couche de muscles circulaires et une couche de muscles longitudinaux, en tout semblables à celles de l'intestin.

Dans sa région postérieure la lumière de l'œsophage se rétrécit

Fig. 229. — Coupe transversale du Lombric, passant au niveau de l'œsophage, la partie centrale a été seule dessinée (d'après CLAPARÈDE). *a*, téguments; *b*, cavité de l'œsophage comprimée latéralement; *c*, couche épithéliale de la paroi œsophagienne; *d*, couche vasculaire; *d'*, couche des muscles circulaires; *e*, couche des muscles longitudinaux; *f*, muscles de la cloison faisant sphincter autour de l'œsophage; *g*, réseau musculaire de la cloison interannulaire; *h*, vaisseau dorsal; *i*, vaisseau ventral; *k*, ganglion nerveux; *l*, nerfs latéraux partant du ganglion; *m*, sphincter entourant la chaîne nerveuse; *n*, lacune de la cloison autour de la chaîne nerveuse par laquelle le liquide périviscéral peut passer d'un segment dans l'autre; *o*, cœur latéral, dilatation de l'anse vasculaire, unissant le vaisseau dorsal au ventral; *p*, lacets de l'organe segmentaire.

considérablement; c'est là que se trouvent les épaississements au nombre de trois paires, symétriquement situés dans les onzième et douzième segments, connus sous le nom de *glandes calcifères* et que nous appellerons avec M. Edm. Perrier les *glandes de Morren*, afin de ne pas préjuger sur leur fonction physiologique qui n'est pas connue. Ce sont des glandes folliculaires intercalées entre la couche vasculaire et les couches musculaires de la paroi œsophagienne, arrosées de nombreux vaisseaux sanguins; elles sécrètent des concrétions de carbonate de chaux qui font effervescence sous l'action des acides. Ces concrétions ne prennent une forme rhomboédrique que dans la première paire de glandes; dans les autres, elles affectent une forme globulaire, comme des gouttelettes d'une émulsion calcaire (Edm. Perrier).

Leur fonction, avons-nous dit, n'est pas bien connue. Claparède admet que leurs concrétions contribuent, en descendant dans le gésier, à faciliter la trituration des aliments. Darwin pense qu'elles servent d'un côté à excréter le carbonate de chaux absorbé par la digestion des feuilles dont le ver se nourrit, et d'autre part à neutraliser les acides organiques qui se développent dans l'humus et pendant la fermentation de toutes les substances végétales. Selon Perrier, leur rôle est en tout cas purement chimique.

De l'œsophage à l'*estomac* il n'y a point de modifications dans la structure histologique; nous pouvons donc considérer le dernier comme un simple élargissement de l'œsophage, dans lequel séjournent les aliments avant de passer dans le gésier; sa forme est celle d'un ovoïde tronqué en arrière.

Le *gésier* n'est guère plus large que l'intestin qui lui fait suite, mais il s'en distingue facilement par son aspect plus opaque et la grande épaisseur de ses parois, qui est due à l'énorme développement des couches de muscles circulaires et longitudinaux. Il est recouvert de nombreux vaisseaux sanguins, et c'est par les puissantes contractions de ses parois que les aliments subissent leur dernière préparation avant de passer dans l'intestin proprement dit.

Ce dernier (fig. 230) frappe immédiatement le regard par sa vive couleur jaune verdâtre parsemée du rouge des vaisseaux sanguins et par ses étranglements transversaux au niveau de chaque cloison interannulaire. Il se distingue aussi du reste du canal digestif par l'invagination en forme de gouttière dorsale connue sous le nom de *typhlosolis* (o, fig. 230). Ce dernier organe, qui a donné lieu à des interprétations fort diverses, se présente sur des coupes transversales comme un petit intestin inclus dans l'intestin principal; il n'est en réalité qu'un repli longitudinal et médian de la paroi dorsale de l'intestin, repli dont les lèvres se réunissent à son sommet sans se souder entièrement, mais qui est cependant complètement fermé et indépendant de la cavité du corps par une cloison musculaire (*l*, fig. 230). Cette disposition donne naissance à un tube dont l'extérieur, plongeant dans la cavité intestinale, est recouvert par l'épithélium digestif, et dont l'intérieur, dans lequel les aliments ne peuvent pas pénétrer, présente la structure et la coloration de la paroi externe du reste de l'intestin. La surface digestive est ainsi considérable-

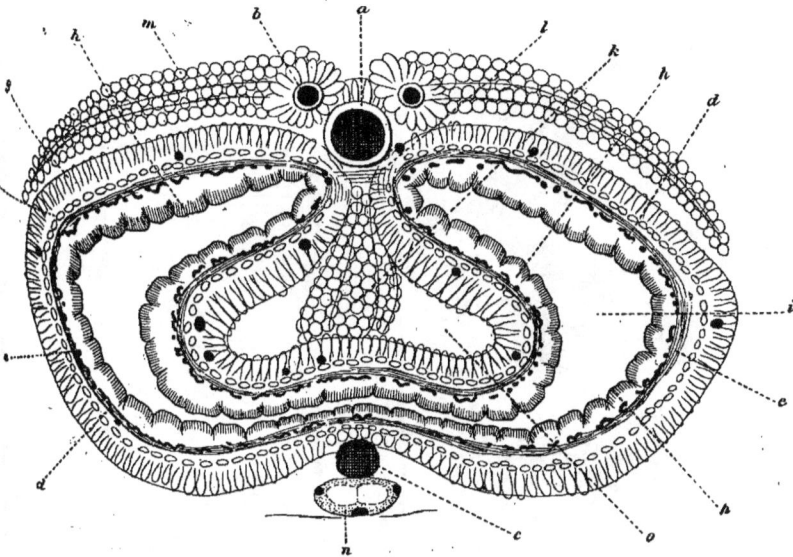

Fig. 230.

ment augmentée, surtout dans la région antérieure de l'intestin, où le typhlosolis présente de nombreux replis longitudinaux qui vont se simplifiant et s'effaçant à mesure que l'on examine des coupes plus postérieures. Dans la portion moyenne de l'intestin, il présente une coupe à peu près cylindrique représentée dans la figure 230.

Le vaisseau dorsal donne naissance à des rameaux recouverts de

Fig. 230. — Coupe transversale de l'intestin du Lombric, montrant le typhlosolis (d'après CLAPARÈDE). *a*, vaisseau dorsal; *b*, coupe des anses vasculaires qui réunissent le vaisseau dorsal au ventral (la figure se présente ainsi parce que la coupe ne passe pas exactement sur le point de départ de ces anses); *c*, vaisseau ventral; *d*, couche vasculaire de la paroi intestinale; *e*, couche des muscles circulaires; *f*, couche des muscles longitudinaux; *g*, couche des cellules colorées (*Chloragogenschicht*); *h*, couche épithéliale; *i*, cavité intestinale; *k*, gros vaisseau sanguin descendant dans la cavité du typhlosolis; *l*, muscles transversaux sur l'invagination du typhlosolis; *m*, cellules chloragogènes enveloppant les anses vasculaires; *n*, chaîne nerveuse; *o*, cavité du typhlosolis.

nombreuses cellules chloragogènes et qui vont plonger dans la cavité du typhlosolis.

L'épithélium intestinal (*h*, fig. 230, et *b*, fig. 231) est constitué de plusieurs couches de cellules cylindriques renfermant des noyaux sphériques ou plus souvent ovalaires. Il est recouvert intérieurement d'une mince cuticule (*a*, fig. 231) finement striée et extérieurement par la couche vasculaire (*Gefässschicht* de Leydig), constituée par de nombreux vaisseaux annulaires qui courent serrés les uns contre

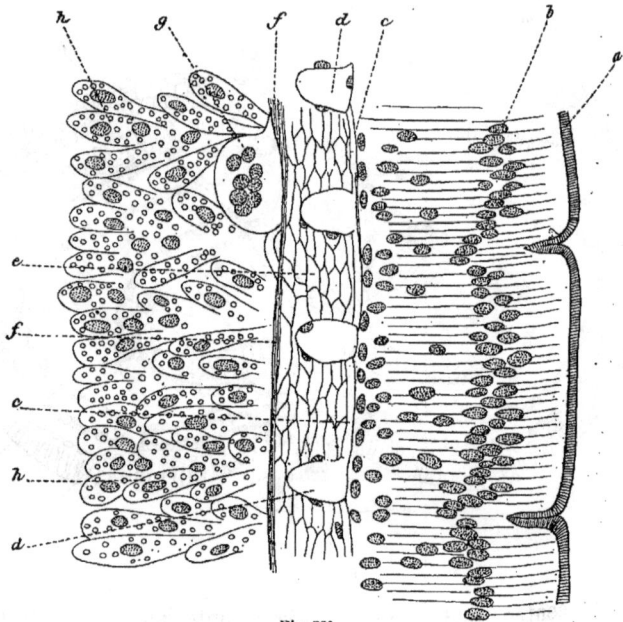

Fig. 231.

les autres dans une direction exactement parallèle, et sont réunis entre eux par des ramuscules plus fins. En dehors de cette couche se trouve celle des muscles circulaires dont l'épaisseur varie selon les points que l'on examine et à laquelle fait suite la couche toujours plus mince des muscles longitudinaux (*e f*, fig. 231).

Mais ce qui donne à l'intestin son aspect spécial et sa coloration propre, c'est l'épaisse couche de cellules verdâtres ou jaunâtres qui

Fig. 231. — Coupe longitudinale de la paroi intestinale de *Lumbricus*. Gr. 440 (d'après CLAPARÈDE). *a*, cuticule; *b*, épithélium cylindrique à noyaux ovales; *c*, couche vasculaire; *d*, coupe des vaisseaux circulaires de la couche vasculaire; *e*, couche des muscles circulaires; *f*, muscles longitudinaux; *g*, dilatation vasculaire renfermant des noyaux; *h*, couche des cellules chloragogènes.

revêt sa face extérieure et que l'on blesse fréquemment en ouvrant le ver. Ces cellules ovalaires ou pyriformes (*h*, fig. 231 et fig. 232) qui recouvrent non seulement l'intestin, mais aussi le vaisseau dorsal et les branches qui en partent, présentent toujours une extrémité effilée ; elles sont remplies de petits granules à contours exactement circulaires et renferment en outre un noyau ovalaire difficilement visible parce qu'il est recouvert par les granules. Ce sont elles qui ont été décrites sous les noms de *cellules hépatiques, cellules chlo-ragogènes*, etc. Elles sécrètent un liquide alcalin jaune ou jaune verdâtre auquel est due probablement l'action digestive que Fré-déricq a reconnue dans l'intestin des Vers de terre et qui rapproche-rait ce liquide du suc pancréatique des animaux supérieurs. Cepen-dant leur signification comme glandes intestinales a été mise en doute

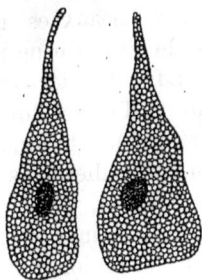

Fig. 232.

par Claparède ; il résulte pour lui de la comparaison qu'il en a faite chez un grand nombre d'Oligochètes, et en particulier de leur situa-tion constante autour des troncs vasculaires, la probabilité qu'elles déversent simplement leur contenu dans la cavité périviscérale après s'être approprié certains éléments du sang.

Système vasculaire. — Le système vasculaire fort compliqué du Ver de terre n'a pas encore été étudié dans ses détails d'une manière satisfaisante. Nous n'en donnerons ici qu'une description sommaire, n'indiquant que les troncs principaux et leurs ramifica-tions les plus importantes ; les données des auteurs sont si contradic-toires et les observations des points de détail si difficiles que de nouvelles et longues observations sont absolument nécessaires pour comprendre la circulation dans son ensemble.

Les grands troncs sont longitudinaux et reliés entre eux par des anses transversales selon un type général qui paraît commun à

Fig. 232. — Deux cellules chloragogènes, gr. 800, montrant leurs granules sphériques et leur noyau ovalaire.

tous les Annélides. Les vaisseaux émanant des troncs se ramifient pour la plupart à l'infini, et, en s'anastomosant par leurs branches ultimes, ils constituent, autour des différents organes, des téguments et des parois de l'intestin en particulier, des réseaux capillaires extrêmement compliqués.

Grâce à la coloration rouge du sang, son parcours peut être directement étudié sur les jeunes individus convenablement comprimés ou sur des organes ou portions d'organes délicatement étalés. Le faible diamètre des vaisseaux et leur contractilité rendent très difficile d'y pousser des injections. On réussit cependant au moyen de très fines canules de verre à y injecter du bleu soluble qui, lorsqu'il a pénétré dans le réseau capillaire, y demeure suffisamment adhérent pour permettre d'en faire d'instructives préparations. L'injection réussit surtout chez les individus morts depuis quelque temps et dont la contractilité des vaisseaux est tout à fait éteinte. Pour étudier le réseau capillaire de l'intestin on peut aussi suivre le procédé recommandé par M. Edm. Perrier. On plonge le ver chloroformé dans une faible solution d'acide chromique, qui contracte les vaisseaux tégumentaires et refoule le sang qu'ils renferment dans les parties profondes, et en particulier dans l'intestin, qui se trouve ainsi parfaitement injecté. L'acide, pénétrant peu à peu à l'animal, finit par atteindre le réseau intestinal, coagule le sang qui a été accumulé par la contraction des régions superficielles et qui ne peut revenir en arrière et rend de cette manière l'injection permanente. Il suffit alors d'enlever, au moyen d'un petit pinceau ou d'un jet d'eau convenablement dirigé, la couche des cellules chloragogènes, d'étendre l'intestin sur une lame de verre après l'avoir fendu pour obtenir de bonnes vues de son réseau capillaire.

Les trois principaux troncs vasculaires sont :

Le *vaisseau dorsal* (*ff'*, fig. 233), qui court tout droit sur la ligne médiane de la face dorsale de l'intestin. Ce vaisseau pousse par ses contractions le sang d'arrière en avant. Il est régulièrement cylindrique sur la partie antérieure du tube digestif, mais dans la région de l'intestin proprement dit il est alternativement dilaté en ampoules cylindriques dans chaque segment (*f'*) et resserré au niveau de chaque cloison. Il s'amincit à son extrémité antérieure et se bifurque en émettant de nombreux rameaux latéraux dans la région du pharynx.

Le *vaisseau ventral* (*g*, fig. 233), situé sur la face ventrale de l'intestin, n'est pas adhérent au tube digestif comme le précédent, mais flotte librement dans la cavité du corps entre l'intestin et la chaîne nerveuse. Il n'est pas rétréci au niveau des cloisons et est dépourvu de contractilité; le sang y circule d'avant en arrière. Il court en ligne droite de l'extrémité postérieure du corps jusqu'au ganglion sous-œsophagien où il se bifurque. Son parcours n'est onduleux que lorsque le ver est contracté. Il envoie des rameaux latéraux sur le pharynx, dont les branches ultimes vont s'anastomoser avec des branches correspondantes du vaisseau dorsal. Une disposition analogue paraît unir ces deux vaisseaux dans la partie postérieure du corps.

Le *vaisseau sous-nervien* (*h*, fig. 233) est de plus petit diamètre que les précédents, il est aussi par sa situation plus difficile à voir. Il court le long de la face ventrale de la chaîne nerveuse avec laquelle il est en contact, réuni à elle par le névrilemme. Il est accompagné de deux fins vaisseaux placés sous les côtés de la chaîne, les *vaisseaux nerviens latéraux* (*i*, fig. 233, et *f*, fig. 226). Ces derniers sont mis en relation avec le vaisseau sous-nervien, au niveau de chaque renflement ganglionnaire, par de courtes anastomoses (*g*, fig. 226) passant sous la chaîne nerveuse. Ils émettent des branches latérales qui suivent les nerfs doubles se rendant aux parois du corps (*l*, *h*, fig. 226) et probablement aussi des ramuscules qui plongent dans la couche nerveuse cellulaire et alimentent cette dernière. Le vaisseau sous-nervien donne aussi des branches latérales qui se rendent aux nerfs simples des cloisons (*i*, fig. 226). Nous n'avons pas observé les ramifications de ce vaisseau aux deux extrémités du corps.

Maintenant que nous connaissons les troncs principaux, voyons comment ils communiquent entre eux.

Le vaisseau dorsal communique directement avec le ventral par cinq paires d'anses latérales (*k*, fig. 233) qui contournent l'intestin au niveau des anneaux génitaux, et qui à cause de leur contractilité ont reçu le nom de *cœurs latéraux*. Ces cœurs présentent quelquefois, mais pas toujours, un aspect moniliforme produit par une série de renflements et de rétrécissements, c'est ainsi qu'ils sont représentés par quelques auteurs; nous les avons cependant vus beaucoup plus souvent commencer sur le vaisseau dorsal par un fin canalicule cylindrique qui se dilate en une petite ampoule, se rétrécit de nouveau, puis se renfle encore en une seconde ampoule ovoïde (*o*, fig. 229) et se termine en un canalicule qui aboutit au vaisseau ventral, comme nous l'avons représenté dans notre figure 233. On comprend du reste que l'aspect de ces canaux peut changer selon la préparation que l'on a fait subir à l'animal.

Les cœurs latéraux ne donnent naissance qu'à une branche secondaire dont nous parlerons bientôt, en sorte que presque tout le sang qui y entre passe dans le vaisseau ventral, mais une partie du sang contenu dans le vaisseau dorsal continue son chemin au delà de la région des cœurs, sans entrer dans ces derniers, et n'atteint le vaisseau ventral et peut-être aussi le vaisseau sous-nervien que grâce aux anastomoses qui existent dans la région du pharynx entre les ramuscules de ces divers vaisseaux.

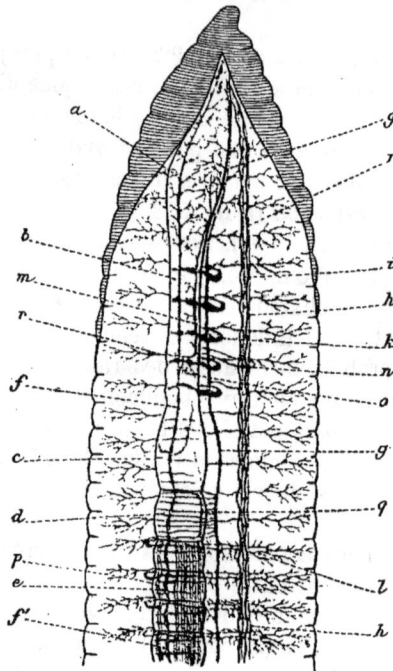

Fig. 233.

En arrière de la région des cœurs, sur l'estomac et le pharynx (c, d, fig. 233), le vaisseau dorsal donne naissance à des branches

Fig. 233. — Système vasculaire du Ver de terre dans la partie antérieure du corps. Le ver injecté a été fendu du côté droit. Pour la clarté de la figure, on a dû la rendre en partie schématique : le vaisseau sous-nervien, en particulier, n'est pas normalement aussi distant du vaisseau ventral qu'on l'a représenté ici. a, pharynx; b, œsophage; c, estomac; d, gésier; e, intestin proprement dit; f, vaisseau dorsal; f', ampoules cylindriques du vaisseau dorsal dans sa région intestinale; g, vaisseau ventral; h, vaisseau sous-nervien; i, vaisseau nervien latéral droit; k, cœurs latéraux; l, anses dorso-sous-nerviennes; m, branche intestino-tégumentaire partant du vaisseau dorsal dans la région œsophagienne; n, anses réunissant les vaisseaux intestino-tégumentaires au vaisseau sous-nervien; o, ramuscules en forme de peignes s'étalant sur les glandes de Morren; p, branches latérales partant du vaisseau dorsal et se ramifiant sur l'intestin pour y former un réseau à mailles rectangulaires; q, branche ventrale et longitudinale dans laquelle aboutissent les rameaux du vaisseau dorsal sur le pharynx.

latérales qui sur l'estomac se ramifient immédiatement en branches extrêmement fines, tandis qu'elles courent parallèlement les unes aux autres sur le pharynx pour se réunir sur la face ventrale en une anastomose longitudinale (*o*), qui reçoit des branches du vaisseau ventral.

Dans chaque segment de la région intestinale le vaisseau dorsal émet trois paires de branches, dont la première ou l'antérieure (*l*) dont nous avons exagéré la longueur, en schématisant notre figure 233, contourne l'intestin et se rend au vaisseau sous-nervien après avoir envoyé plusieurs branches secondaires aux téguments; en revanche, les deux branches postérieures (*p*) demeurent accolées à l'intestin, où leurs ramifications constituent un élégant réseau rectangulaire dont notre figure ne donne qu'une idée approximative. Le vaisseau dorsal se trouve donc mis par la première de ces branches en communication directe avec le vaisseau sous-nervien. Nous avons pu voir cette disposition d'une manière très nette dans des injections pratiquées par un de nos élèves, M. Jaquet, auquel nous laissons le soin de décrire ultérieurement la circulation fort complexe et mal connue du typhlosolis.

Avant de quitter le vaisseau dorsal, nous devons mentionner une paire de branches longitudinales importantes auxquelles il donne naissance dans la région œsophagienne. Elles partent très près de l'origine des cœurs latéraux de la seconde paire, et, après s'être infléchies sur les côtés de l'œsophage, elles se redressent pour se continuer en avant sur sa face ventrale (*m*, fig. 233) où elles se ramifient. Au point d'inflexion elles émettent chacune une fine branche qui court tout droit jusqu'au vaisseau sous-nervien (*n*), et, près de leur point de départ, elles envoient deux rameaux en forme de peignes (*o*) sur la première paire des glandes de Morren. Ce vaisseau correspond sans doute à celui décrit chez des genres voisins sous le nom de *vaisseau intestino-tégumentaire.*

Quant au vaisseau ventral, il donne naissance dans chaque anneau à une paire de branches latérales qui se ramifient dans la peau où leurs ramuscules s'anastomosent à ceux provenant de la branche qui, dans les segments intestinaux, unit le vaisseau dorsal avec le sous-nervien. Ces anastomoses constituent, dans la région moyenne et postérieure du corps, un réseau cutané d'une grande richesse par lequel les différents troncs que nous avons mentionnés communiquent indirectement entre eux.

Les vaisseaux sanguins ont une double paroi conjonctive (*intima* et *adventitia* de Leydig), renfermant de nombreux noyaux qui se colorent vivement dans les réactifs. Dans les portions contractiles, il s'intercale entre ces deux lamelles une couche interne de muscles longitudinaux et une couche externe de fibrilles musculaires circulaires. L'*intima* ou lamelle conjonctive interne se plisse en certains points et constitue peut-être çà et là des sortes de valvules, mais nous n'avons pas réussi à en constater l'existence d'une manière certaine.

Système excréteur. — Ce système est composé d'une série de canalicules en lacets disposés par paires dans chaque segment du corps, à l'exception des trois segments antérieurs. On les reconnaît grâce à leur coloration blanchâtre (*l*, fig. 225), et leur répétition dans chaque anneau, comme chez les Sangsues et comme, du reste, chez la plupart des Annélides, leur a valu le nom d'*organes segmentaires*. Ils sont plus petits dans la région postérieure du corps, mais ils se présentent bien développés et non transformés dans les anneaux génitaux, ce qui est un trait caractéristique des Lombriciens terrestres, comme nous le verrons plus tard. Ils flottent de chaque côté de l'intestin dans la cavité périviscérale et ne sont fixés à la paroi du corps que par une de leurs extrémités; il n'est pas trop difficile par conséquent de les détacher; mais par contre leurs lacets sont réunis par du tissu conjonctif parsemé de nombreux vaisseaux sanguins qui obscurcissent les canalicules excréteurs eux-mêmes, en sorte que leur étude histologique n'est pas aisée. Le mouvement vibratile s'observera sur des organes enlevés à des vers vivants ou fraîchement chloroformés, mais c'est chez les individus préalablement fixés par l'acide picrique que l'on peut le mieux étudier la disposition des lacets. Nous recommandons de prendre les organes à observer dans les segments qui suivent les organes génitaux, c'est là qu'ils atteignent leur plus grand développement.

Sous une forte loupe, chaque organe segmentaire se présente comme un

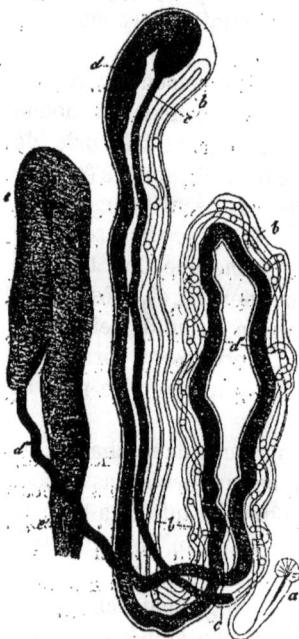

Fig. 234.

Fig. 234. — Organe segmentaire (d'après GEGENBAUR). *a*, ouverture interne; *bbb*, parties du canal disposées en lacets; *cc*, partie plus étroite avec parois glandulaires; *d*, portion élargie qui se rétrécit en *d'*, et se continue en *d''* avec la portion terminale *e*, la plus large de tout le canal; *e'*, ouverture externe.

écheveau en fer à cheval composé d'un long tube à diamètre variable, plusieurs fois replié sur lui-même et appliqué contre la face postérieure de chaque cloison. Ce tube est ouvert à ses deux extrémités. L'extrémité interne est libre dans la cavité périviscérale, elle se termine par un entonnoir cilié (*a*, fig. 234) en avant de la cloison; l'extrémité externe s'ouvre en arrière, dans le segment suivant, par un pore situé sur la face ventrale, un peu avant la soie supérieure de la rangée interne.

L'*entonnoir cilié* libre dans la cavité du corps se présente au microscope sous la forme d'un éventail (fig. 235) dont les rayons sont tapissés de cellules épithéliales et dont le manche correspond au fond de l'entonnoir d'où part le canal transparent (*b*, fig. 234 et

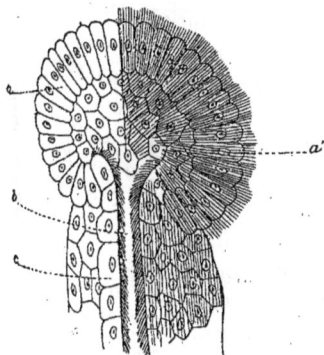

Fig. 235.

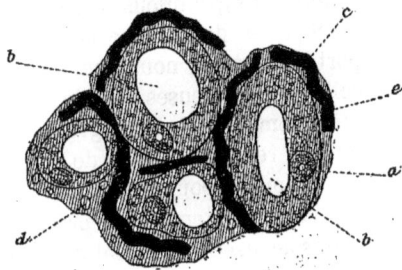

Fig. 236.

235). Les cellules du bord de l'entonnoir sont cylindriques, transparentes, disposées en rayonnant, les unes à côté des autres; elles renferment un noyau clair et un nucléole, leur face interne est couverte de longs cils vibratiles. Elles sont suivies dans le fond de l'entonnoir par des cellules arrondies également ciliées. Le mouvement vibratile donnant l'impression d'une flamme vacillante est fort beau à observer et se continue assez lomgtemps dans l'eau, il est dirigé du dehors de l'entonnoir en dedans. L'entonnoir a certainement pour fonctions de puiser dans le liquide périviscéral certains produits qui doivent être éliminés.

Fig. 235. — Entonnoir vibratile de l'extrémité interne de l'organe segmentaire chez *Lumbricus* (d'après GEGENBAUR). *a*, cellules cylindriques radiaires du bord externe; *a'*, les mêmes, avec leurs cils vibratiles; *b*, commencement du canal excréteur tapissé de cils sur ses parois cellulaires *c*.

Fig. 236. — Coupe transversale d'un lacet de l'organe segmentaire de *Lumbricus* : gr. 400 (d'après Ed. CLAPARÈDE). *a*, noyaux de l'épithélium du canal; *b*, lumière des canaux; *c*, vaisseaux sanguins; *d*, tissu conjonctif.

Le canalicule transparent qui fait suite à l'entonnoir est très étroit, à parois très minces; il forme en serpentant plusieurs lacets sur son parcours. La structure cellulaire de l'appareil terminal s'efface peu à peu dans le canalicule, mais le mouvement ciliaire y persiste dans toute sa longueur. Il y a bien ci et là des portions du canal qui ne vibrent pas, mais elles ne paraissent pas être limitées d'une manière bien fixe (Gegenbaur).

Dans la région moyenne de l'organe, le tube transparent se continue dans un canalicule plus large (c, fig. 234 et 236), opaque et dont la structure histologique est fort différente. Ses parois, de couleur jaunâtre, sont tapissées de grandes cellules granuleuses renfermant un noyau sphérique. Ces cellules ont une apparence glandulaire et sont partiellement recouvertes sur leur face interne de cils vibratiles très longs, qui y entretiennent un courant continu qui charrie des concrétions granuleuses, des débris de cellules, etc.

Si nous donnons le nom de *portion transparente* à la première portion du tube, nous pourrons distinguer celle qui est couverte de cellules granuleuses sous le nom de *portion glandulaire*. Cette dernière comprend le plus grand lacet de tout l'écheveau, le tube glandulaire remonte du côté de la face dorsale et au point où il se replie sur lui-même pour redescendre sur la face ventrale (d, fig. 234), il se dilate subitement et présente des expansions latérales plus ou moins accusées. Ces dilatations ne s'effectuent que sur un court trajet du tube et celui-ci reprend bientôt son diamètre primitif. Il se continue en ondulant, se replie encore deux fois sur lui-même et aboutit à la *portion terminale*, la plus courte de l'organe. Le canal excréteur se dilate considérablement jusqu'à présenter un diamètre triple ou quadruple de celui de la portion précédente. Il ne présente qu'une seule courbure avant de se terminer par l'orifice externe que nous avons signalé. Ses parois sont pourvues de fibrilles musculaires transversales dont les contractions servent sans doute à l'expulsion du contenu du canal. Les organes segmentaires hébergent très souvent de petits vers ronds de la classe des Nématodes qui les détériorent parfois beaucoup.

Système génital. — Le Ver de terre est hermaphrodite, mais quoique un même individu produise en même temps des zoospermes et des œufs, la fécondation exige l'intervention d'un autre individu, et il y a toujours accouplement. La dissection des organes génitaux est fort difficile, le débutant ne devra pas se décourager s'il ne réussit pas du premier coup à mettre en évidence les ovaires et les testicules qui sont très petits, ainsi que leurs canaux excréteurs qui sont effacés par les tissus environnants, en dehors de l'époque de la reproduction.

Cette dernière s'effectue dans les mois de juin et juillet, c'est alors qu'il est préférable d'observer les organes que nous allons décrire.

L'appareil génital (fig. 237) est entièrement localisé entre le neu-

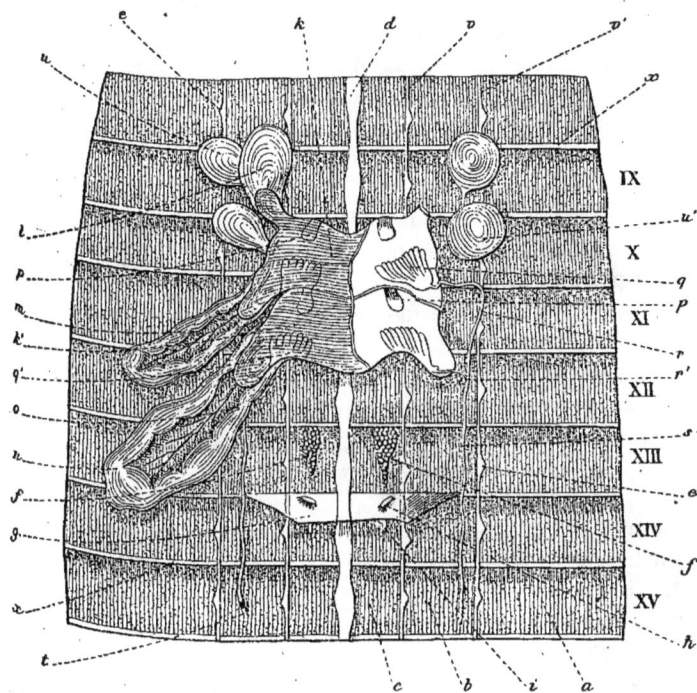

Fig. 237.

Fig. 237. — *Lumbricus agricola*. Organes génitaux compris entre le neuvième et le quinzième segment. Pour la clarté de la figure, on n'a représenté ni l'intestin, dont une portion a été enlevée, ni les organes segmentaires, ni les vaisseaux sanguins, et l'on a légèrement schématisé l'appareil femelle. *a*, muscles longitudinaux dorsaux; *b*, muscles latéraux; *c*, muscles ventraux; *d*, chaîne nerveuse; *e*, saccules renfermant les soies; *ff*, ovaires attachés contre la paroi antérieure du treizième segment; *g*, fragment abaissé de la paroi entre le treizième et le quatorzième segment, portant les orifices internes des oviductes; *h*, *i*, oviductes se terminant au milieu du quatorzième segment; *k*, vésicule séminale antérieure; *k'*, vésicule séminale postérieure. (La paroi des vésicules a été enlevée à droite pour montrer l'intérieur.) *l*, appendice antérieur de la vésicule séminale antérieure; *m*, appendice postérieur de la vésicule séminale antérieure; *n*, appendice de la vésicule séminale postérieure; *o*, vaisseau sanguin courant dans la concavité de la vésicule séminale. (Ces trois appendices sont paires et symétriques, mais on ne les a pas représentés sur la droite de la figure.) *p*, testicules; *q*, pavillon des canaux déférents; *q'*, le même, vu par transparence à travers la paroi de la vésicule séminale; *r*, canal déférent de la vésicule séminale antérieure; *r'*, canal déférent de la vésicule séminale postérieure au point où il se réunit au précédent pour constituer le canal déférent proprement dit *s*; *t*, terminaison des canaux déférents au milieu du quinzième segment; *u*, poche séminale antérieure; *u'*, poche séminale postérieure; *v*, ligne de démarcation entre les muscles ventraux et latéraux; *v'*, ligne de démarcation entre les muscles latéraux et dorsaux. (Ces deux lignes ne sont pas ordinairement aussi nettement accusées que le représente la figure.) *x*, tranche des parois de séparation des segments.

vième et le quinzième segment. Il comprend deux *ovaires* et deux *oviductes;* deux paires de *testicules* avec leurs canaux excréteurs; deux *vésicules séminales* portant à elles deux trois paires d'appendices; enfin deux paires de *poches séminales*. Ce sont ces dernières et les appendices des vésicules séminales qui, étant gonflés de zoospermes au moment de la maturité sexuelle, font saillie de chaque côté de l'œsophage qu'ils enveloppent, et qui par leur coloration blanche ou jaunâtre frappent tout de suite le regard lorsqu'on ouvre l'animal.

Testicules (*p*, fig. 237). — Les testicules, au nombre de quatre, sont des petits corps de couleur jaune brunâtre ou quelquefois blanchâtre, arrondis vers leurs points de fixation et se prolongeant en arrière par une lamelle de tissu conjonctif qui fait corps avec eux et leur donne l'aspect pyriforme signalé par quelques auteurs. Ils sont enveloppés par une membrane mince et transparente et remplis de cellules spermatiques. Ces cellules présentent différents aspects selon leur degré de maturité : elles sont très petites et sphériques, à contours réguliers, vers le point d'attache du testicule, plus grandes et à contours framboisés vers son extrémité libre dans la vésicule séminale. Le fractionnement du protoplasma cellulaire en sphérules donne à la cellule l'aspect d'une framboise et indique un degré de maturité plus avancé.

Les testicules sont recouverts par la paroi de la vésicule séminale; ils peuvent être vus par transparence, lorsqu'on a fendu cette dernière et qu'on l'a vidée de son contenu. On constate alors qu'ils sont symétriquement fixés par une lamelle conjonctive contre les cloisons des dixième et onzième anneaux, de chaque côté de la chaîne nerveuse.

En face de chacun d'eux, on aperçoit sur la paroi ventrale de la vésicule séminale et appliqué sur la face postérieure de l'anneau correspondant un entonnoir en forme d'éventail (*q*, fig. 237), dont les bords sont frangés par des plis rayonnant du fond de l'entonnoir vers le point où débute le canal excréteur. Il y a donc quatre de ces entonnoirs qui ont reçu le nom de *pavillons séminaux*. Chacun d'eux conduit dans un canalicule (*r, r'*) dirigé obliquement en arrière en ondulant légèrement et qui est ordinairement pelotonné sur lui-même à son début. Après un court trajet, chaque canalicule de la paire antérieure des pavillons séminaux s'infléchit en arrière et se réunit un peu après la cloison qui sépare le onzième du douzième segment avec le canalicule correspondant de la paire postérieure. A partir de ce point, il n'y a par conséquent de chaque côté qu'un canal *spermiducte* ou *canal déférent* (*s*) qui se prolonge en ligne droite ou faiblement sinueuse jusqu'au milieu du quinzième segment, où il disparaît dans la couche musculaire de la face ventrale pour déboucher au dehors entre les paires de soies internes par deux petits orifices entourés de bourrelets ovalaires très visibles à l'époque du rut.

Les pavillons séminaux et les spermiductes possèdent une paroi mince, élastique, recouverte intérieurement d'un épithélium vibratile dont le mouvement, dirigé du dedans au dehors, attire d'abord le sperme dans le pavillon et le conduit ensuite à travers les canalicules jusqu'à leurs orifices externes.

Les canaux déférents ne peuvent être reconnus sous la loupe que lorsqu'ils sont remplis de sperme. Après la période de la reproduction ils sont tellement plongés dans la couche conjonctive et vasculaire qui les entoure, qu'il nous est arrivé souvent de ne pas les trouver du tout.

Vésicules séminales (Samenblasen). — Lorsqu'on a enlevé le segment de l'intestin compris entre les neuvième et douzième anneaux, on aperçoit un saccule rectangulaire de couleur blanchâtre (k, k', fig. 237), couvrant exactement la face ventrale des dixième et onzième anneaux et divisée extérieurement en deux moitiés symétriques par le vaisseau ventral qui passe par-dessus.

Ce saccule est intérieurement divisé en deux chambres entièrement distinctes par la cloison verticale de séparation des deux segments correspondants. On peut donc considérer l'ensemble comme la *vésicule séminale* qui serait divisée en deux portions, l'une antérieure correspondant au dixième anneau, l'autre postérieure correspondant au onzième.

La chambre antérieure de la vésicule porte deux paires de prolongements latéraux qui se continuent dans des appendices (l, m), entourant normalement l'intestin et qu'il faut rabattre au moyen d'épingles pour les voir comme dans notre figure. Ces appendices ont été considérés comme les testicules avant que Hering nous eût donné une bonne description de l'appareil génital. La première paire (l) est la plus petite, de forme ovoïde; elle est attachée à la vésicule par un court pédoncule, et ne recouvre à l'état normal que les côtés de l'intestin. La deuxième paire (m) est plus longue et plus volumineuse, ses contours sont ondulés, sa face interne concave porte une rainure où est logé un vaisseau sanguin; elle est moulée sur l'intestin qu'elle entoure complètement, de sorte que son bord libre touche celui de l'appendice opposé sur la face dorsale de l'œsophage.

La chambre postérieure ne porte qu'une seule paire d'appendices (*n*), beaucoup plus gros que les précédents et qui sont parfois si volumineux, qu'ils distendent la cloison en chevauchant sur les anneaux suivants et recouvrent en particulier complètement les ovaires.

Les parois des vésicules séminales sont minces et se déchirent très facilement; celles de leurs appendices sont plus épaisses et paraissent renfermer des éléments glandulaires. La consistance de leur contenu varie selon l'époque où on l'examine. Au moment de la reproduction, alors que la vésicule est gorgée de sperme, son

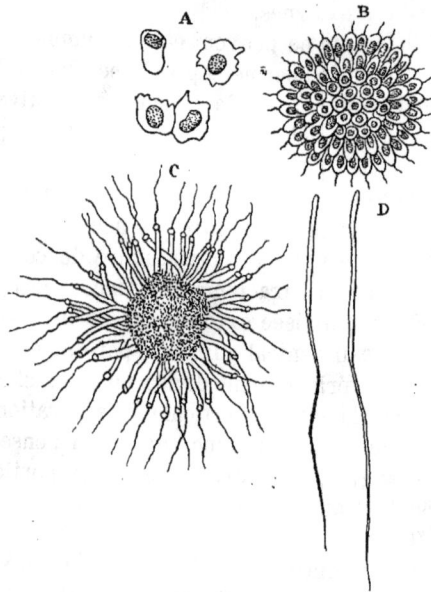

Fig. 238.

contenu est un liquide filant blanc jaunâtre qui tient en suspension une immense quantité de cellules spermatiques à tous les degrés de développement. Plus tard, il devient visqueux, durcit même parfois, mais renferme toujours des cellules spermatiques. Le liquide est vraisemblablement sécrété par les appendices vésiculaires (Hering).

Nous ne pouvons décrire ici le mode de développement des zoospermes, étudié en détail par Bloomfield. Ils proviennent du fractionnement du protoplasma des cellules spermatiques (A, B, C, fig. 238) qui, après s'être détachées des testicules, tombent dans les vésicules

Fig. 238. — Cellules spermatiques du *Lumbricus* à différents états de développement (d'après BLOOMFIELD). A, point de départ, jeunes cellules dans le testicule; B et C, cellules fractionnées en voie de développement; D, zoospermes complètement développés.

où elles continuent à se développer; à l'état parfait, ce sont des filaments très longs dont l'extrémité antérieure est plus épaisse que l'extrémité postérieure douée d'une grande mobilité (D, fig. 238) (1).

Outre les cellules spermatiques, le liquide des vésicules séminales contient de nombreux kystes d'une Grégarine propre au Ver de terre, le *Monocystis*. Comme ces kystes et les pseudo-navicelles auxquelles ils donnent naissance ont induit en erreur plusieurs observateurs qui les ont pris pour des œufs, etc., nous les avons représentés dans la figure 239.

La vésicule séminale et ses appendices sont entourés de nombreux vaisseaux sanguins qui proviennent du vaisseau ventral, et paraissent abondants surtout pendant la reproduction.

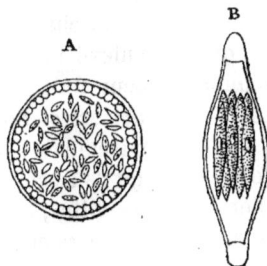

Fig. 239.

Poches séminales (*Samentaschen*). — Outre les vésicules séminales et leurs appendices, il existe dans les neuvième et dixième segments deux paires de vésicules sphériques ou légèrement ovoïdes, blanchâtres ou jaunâtres (*u, u'*, fig. 237), qui en sont complètement indépendantes. Ces *poches séminales*, comme les a nommées Hering, ont des parois assez fermes, distendues à l'époque de la reproduction alors qu'elles sont remplies de sperme. Leur contenu se montre, sous le microscope, composé de deux parties : un mucus jaune finement granuleux, sécrété probablement par les parois de la poche, et un liquide plus clair, blanchâtre, tenant en suspension des cellules spermatiques, des zoospermes dont les mouvements sont très vifs et des cellules pyriformes dont l'étude reste à faire.

Chaque poche est attachée contre la paroi latérale du corps par

Fig. 239. — Kyste et pseudo-navicelles de *Monocystis*, tels qu'on les rencontre en grand nombre dans les organes génitaux du Lombric.

(1) Nous pouvons recommander comme liquide additionnel, pour l'étude des cellules spermatiques et des différents organes génitaux, le sérum de Kronecker dont il a été déjà question page 361. Voici sa formule : eau distillée, 1 litre; soude caustique, 0 gr. 06; sel marin, 6 grammes.

un court pédoncule, percé d'un canal qui s'ouvre entre les muscles dorsaux et latéraux, près de la ligne des soies externes. L'orifice papilliforme n'est visible au dehors qu'à l'époque de la copulation.

C'est dans le voisinage des poches séminales que se rencontrent un nombre variable de glandes globuliformes, les *glandes capsulo-gènes* d'Udekem, bien visibles au moment de la ponte des œufs et qui, peut-être, jouent un rôle dans la sécrétion de la capsule qui les entoure. Mais jusqu'ici on ne les a pas étudiées suffisamment, et nous nous contentons de les mentionner.

Ovaires (*f*, fig. 237). — Ils sont au nombre de deux, atteignent un millimètre de longueur et ne sont faciles à trouver qu'à l'état de maturité. Ils sont symétriquement fixés à une petite distance de la ligne médiane de la paroi ventrale, contre la face antérieure du treizième anneau, de chaque côté de la chaîne nerveuse, et se montrent sous la loupe après qu'on a enlevé l'intestin et la paire postérieure des appendices séminaux. Leur forme est conique, la pointe émoussée du cône est tournée en arrière et flotte librement dans la cavité de l'anneau. Ils sont ordinairement blanchâtres, mais leur transparence est quelquefois telle, qu'ils se confondent avec les tissus environnants. On les isolera sans les gâter, en pinçant délicatement ces derniers, par exemple les organes segmentaires voisins, et en les détachant avec eux, pour porter le tout sous le microscope où l'on achèvera la dissection au moyen d'aiguilles. Leur délicatesse est extrême à l'état frais, mais sous l'action de l'acide picrique, ils deviennent beaucoup plus maniables.

Chaque ovaire (fig. 240) est enveloppé d'une fine membrane transparente, renfermant de nombreux noyaux ovalaires bien visibles après coloration au picro-carmin et recouverte d'un réseau vasculaire très riche au moment de la ponte. Il renferme des œufs à différents états de développement. Les plus petits et les plus jeunes sont pressés les uns contre les autres à la base du cône, près du point d'attache de l'ovaire ; mais, à mesure qu'ils mûrissent, ils sont poussés vers la pointe du cône. Celle-ci s'étire même quelquefois en une sorte de canal dans lequel on aperçoit des œufs mûrs, placés à la suite les uns des autres comme des grains de chapelet. Notre figure (fig. 241) représente l'extrémité d'un ovaire renfermant deux gros œufs sur le point d'être pondus. A ce degré de maturité, les œufs sont sphériques ou ovalaires, quelquefois légèrement déformés, entourés d'une mince membrane vitelline, contenant un vitellus granuleux, une vésicule et une tache germinatives. Souvent cette dernière se voit à côté et non pas dans la vésicule.

Le diamètre des œufs mûrs varie entre 0,08 et 0,12 millimètres.

Trompes et oviductes. — Lorsque les œufs ont atteint la pointe du cône ovarien, ils s'en détachent et tombent dans la cavité du treizième anneau. En face de chaque ovaire, la cloison postérieure de cet anneau porte une petite ouverture en forme d'entonnoir (*h*, fig. 237), dont les bords épais et frangés de nombreux plis sont ornés de cils vibratiles. Ce sont là les *trompes* destinées à recueillir les œufs. Elles sont donc logées dans l'épaisseur de la cloison qui sépare le treizième du quatorzième anneau et se continuent en arrière par deux petits canalicules, les *oviductes*, qui portent à leur début près de la trompe une dilatation latérale dans laquelle se trouvent des

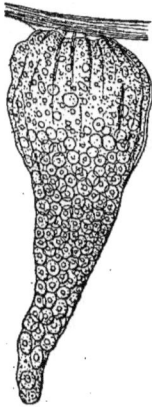

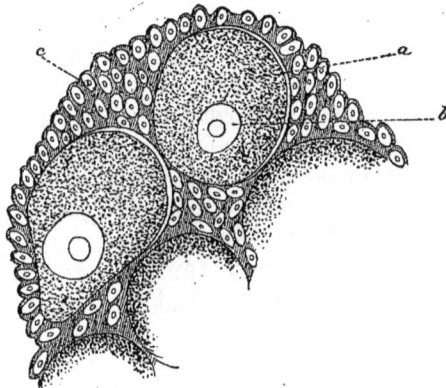

Fig. 240.   Fig. 241.

œufs (Hering). Les oviductes (*i*, fig. 237) se prolongent en ligne droite jusqu'au milieu du quatorzième anneau. En ce point, ils plongent dans la couche musculaire et vont s'ouvrir au dehors par deux très petits orifices voisins de la paire interne des soies. Leur paroi interne est tapissée d'un bout à l'autre de cils vibratiles. Il n'est pas rare au mois de juillet d'y rencontrer des œufs en voie d'expulsion.

Accouplement. — Nous avons dit que, malgré son hermaphrodisme, le Ver de terre s'accouple. Cette opération s'effectue pendant la nuit à la surface du sol, elle est précédée par quelques modifications organiques dont nous devons dire quelques mots.

Fig. 240. — Un ovaire de *Lumbricus* : gr. 50 *d*.

Fig. 241. — Extrémité d'un ovaire de *Lumbricus* montrant deux œufs mûrs : gr. 250 *d*. *a*, œufs; *b*, vésicule germinative; *c*, noyaux conjonctifs.

La plus remarquable de ces modifications est l'intumescence des anneaux de la ceinture. Leurs téguments se gonflent considérablement, ils rougissent, et la cuticule se fendille sous la pression de leur abondante sécrétion.

Les bourrelets entourant les fentes transversales des orifices mâles dans le quinzième anneau présentent des phénomènes analogues. Tous les segments génitaux paraissent être le siège d'une activité extraordinaire, le sang y afflue en abondance. Enfin, c'est à ce moment que les soies copulatrices, que Hering a trouvées dans les dixième, quinzième, vingt-sixième anneaux, ainsi que dans ceux de la ceinture, plus minces et plus longues du double que les autres, entrent en fonction.

Durant la copulation, les deux vers s'appliquent l'un contre l'autre par leur face ventrale, en se renversant de telle sorte que la tête de l'un est dirigée vers la queue de l'autre, et que les orifices génitaux sont réciproquement en contact avec la ceinture. Le sperme éjaculé sous forme de petites masses blanchâtres se moule en courts cylindres dans deux rigoles longitudinales formées par une dépression des téguments et coule ainsi jusqu'à la ceinture pour passer de là dans les poches séminales. Les deux vers sont réunis alors par un anneau de mucosité sécrétée par la ceinture et peut-être aussi par les glandes accessoires dont nous avons signalé la présence dans le voisinage des organes génitaux. Les œufs pondus à travers les orifices des oviductes arrivent à la ceinture où ils sont enveloppés de mucus dans lequel on aperçoit des zoospermes, et qui leur constitue une capsule de forme ovoïde.

Développement. — Chaque capsule renferme plusieurs œufs, mais un très petit nombre seulement, un seul quelquefois, se développent, et l'embryon se nourrit du vitellus des œufs non fécondés. Le développement est direct, il a été étudié par Kowalewski et Kleinenberg.

Les téguments présentent chez tous les Oligochètes une disposition analogue à celle décrite chez *Lumbricus.* On rencontre toujours un épiderme mince et transparent, ordinairement finement strié et percé d'orifices pour la bouche, l'anus, les conduits génitaux, les soies, etc. L'hypoderme placé immédiatement dessous est composé de cellules cylindriques et recouvre la couche des muscles circulaires au-dessous de laquelle existe constamment une couche de muscles longitudinaux. La structure histologique de ces derniers n'est pas toujours aussi complexe que nous l'avons décrite chez le Lombric, et la disposition si remarquable en forme de plumes d'oiseau paraît être exceptionnelle. La couche des muscles longitudinaux est interrompue par des sillons plus ou moins larges très visibles chez les petits Limicoles. On peut, dans la plupart des cas (*Limnodrilus, Stylodrilus*), distinguer un sillon ventral et un sillon dorsal correspondant aux lignes médio-ventrale et médio-dorsale des Nématodes, et deux paires de sillons latéraux et symétriques correspondant aux sacs sétigères. Ces sillons divisent donc la couche musculaire en six rubans longitudinaux.

Les soies ont généralement la forme décrite chez Lumbricus, cependant chez *Pontodrilus* elles sont presque droites et chez *Limnodrilus, Urochaeta*, elles ont la forme de crochets bifides à l'extrémité externe. Leur disposition varie beaucoup, et elle peut être utilisée en zoologie. Leur nombre, ordinairement de huit dans chaque anneau, augmente considérablement et peut atteindre plus de soixante chez certains genres exotiques (*Perichaeta*). Elles présentent très généralement des modifications de forme et de consistance dans les anneaux génitaux où elles jouent le rôle d'organes copulateurs.

Le clitellum est presque toujours reconnaissable, quoique moins marqué chez les Limicoles que chez les Terricoles. Chez les premiers, il coïncide avec le segment porteur des pores génitaux mâles. Chez les seconds, sa situation relativement aux orifices génitaux peut servir, comme l'a montré M. Edm. Perrier dans ses belles monographies de Lombriciens terrestres, à distinguer des groupes naturels. Le clitellum est situé très en arrière des orifices génitaux mâles chez les Lombrics (*Antéclitelliens*). Chez *Urochaeta*, les orifices mâles sont placés sur la ceinture même (*Intraclitelliens*), et chez *Perichaeta* la ceinture est en avant des orifices mâles (*Postclitelliens*).

La cavité du corps est divisée en chambres par des cloisons, comme chez *Lumbricus*, mais le liquide périviscéral (sauf peut-être dans les cloisons des anneaux antérieurs) y rencontre généralement des espaces lacunaires qui lui permettent de passer d'un segment dans les autres. Les pores dorsaux qui établissent une si singulière communication entre la cavité périviscérale et le monde extérieur font souvent défaut (*Urochaeta, Pontodrilus* et les *Limicoles*).

Le système nerveux est partout disposé sur le même plan général : cerveau, anneau œsophagien et chaîne ventrale, cette dernière composée d'une couche corticale cellulaire et d'une couche profonde fibreuse; elle est ordinairement renflée, comme chez le Ver de terre, au milieu des anneaux, et en ces points les cellules y sont plus nombreuses quoiqu'elles n'y soient jamais exclusivement localisées. Le recouvrement cellulaire se continue du reste chez beaucoup d'espèces sur les nerfs qui partent de la chaîne. La constitution du névrilemme est presque toujours telle que nous l'avons décrite chez *Lumbricus*, et les longues fibres géantes qu'il renferme se retrouvent aussi chez les petites espèces d'Oligochètes.

Le système stomato-gastrique atteint son plus haut degré de développement chez *Urochaeta*, où il constitue au-dessous du collier œsophagien un second collier appliqué au tube digestif et lui envoyant de nombreux nerfs. Chez *Perichaeta* et *Pontodrilus*, au contraire, il est réduit à un seul ganglion appliqué contre les branches du collier œsophagien et qui donne naissance à des filets nerveux se ramifiant sur le pharynx. La connaissance que nous avons de ce système est encore bien imparfaite, malgré d'importantes contributions de M. Edm. Perrier.

En fait d'organes des sens, on ne connaît que des taches pigmentaires, des ébauches d'yeux, enfouies dans les téguments au niveau du cerveau chez quelques espèces de Naïs.

Chez tous les Lombriciens, l'intestin est divisible en plusieurs régions distinctes, le pharynx musculeux et qui peut être quelquefois propulsé en avant comme une trompe; l'œsophage avec les glandes de Morren (glandes calcifères) qui font défaut en cette région chez *Urochaeta, Rhinodrilus*, où elles sont beaucoup plus développées mais situées plus en arrière, sur les côtés de l'intestin tubulaire (Perrier); l'estomac (qui fait défaut chez *Urochaeta, Perichaeta*); le gésier musculaire et l'intestin proprement dit avec son typhlosolis qui est parfois limité à une portion seulement de l'intestin (*Urochaeta, Perichaeta*). Chez ces derniers, l'intestin n'est moniliforme, c'est-à-dire alternativement étranglé et dilaté, que dans sa partie postérieure; en avant, là où sont fixées les glandes de Morren, l'intestin est tubulaire.

L'estomac et le gésier, qui ont déjà disparu chez *Pontodrilus* parmi les Oligochètes terricoles, ne sont pas distincts chez les Limicoles, où se manifeste une simplification du tube digestif réduit à un pharynx, un œsophage et un intestin reconnaissable à son recouvrement de cellules chloragogènes.

Le système vasculaire existe toujours, il comprend au moins deux troncs longitudinaux : le vaisseau dorsal sur la ligne médiane du canal digestif, contractile dans tout ou partie de sa longueur, chassant le sang coloré très généralement en rouge, d'arrière en avant; et le vaisseau ventral non contractile et dans lequel le sang coule d'avant en arrière. Lorsque ces deux vaisseaux existent seuls, ils sont réunis dans chaque segment par une, deux ou trois (*Limnodrilus*) paires de branches latérales qui contournent l'intestin et dont le parcours est plus ou moins onduleux. Ces anses sont rarement toutes contractiles (*Lumbriculus*), elles ne le sont le plus souvent que dans les anneaux antérieurs où elles jouent le rôle des cœurs latéraux des Lombrics. Lorsque deux paires d'anses existent dans chaque anneau, leur parcours n'est pas exactement parallèle; l'une, l'anse intestinale, est appliquée contre l'intestin; l'autre, l'anse périviscérale, est appliquée contre les téguments ou flotte simplement dans la cavité du corps (Claparède).

Le vaisseau dorsal se bifurque aux extrémités du corps, et ses branches, plus ou moins ramifiées, s'anastomosent aux branches correspondantes provenant du vaisseau ventral.

C'est là la disposition vasculaire la plus simple, telle qu'elle se rencontre, par exemple, chez les *Tubifex* et les *Naïs*, où il n'y a pas de réseau capillaire tégumentaire; mais chez les genres moins aquatiques, où les phénomènes osmotiques propres à assurer la respiration des tissus rencontrent des conditions moins favorables, le système vasculaire se complique considérablement par la production d'un réseau tégumentaire plus ou moins riche.

Chez les Terricoles (sauf *Pontodrilus*), le vaisseau ventral se dédouble en un vaisseau ventral proprement dit, libre dans la cavité du corps entre l'intestin et la chaîne nerveuse, et un vaisseau ventral sous-nervien qui court entre cette dernière et la paroi du corps, comme nous l'avons vu chez *Lumbricus*. La communication entre les vaisseaux dorsal et ventral s'effectue par cinq à huit (trois seulement chez *Urochaeta*) paires de cœurs latéraux, situés dans les anneaux œsophagiens, et la communication entre les vaisseaux dorsal et sous-nervien s'établit dans chaque anneau en arrière de l'œsophage par une paire de branches latérales non contractiles et dont le diamètre est beaucoup moindre que celui des cœurs. Mais, en outre, les trois troncs principaux sont reliés indirectement par les réseaux capillaires nés des branches auxquelles ils donnent naissance et qui s'étendent dans la peau et dans les parois de l'intestin.

Il est évident que le réseau capillaire intestinal a pour effet d'assurer l'absorption des substances digérées, et le réseau tégumentaire de faciliter la respiration. Il est rare que ce dernier se localise en des régions particulières. Chez *Lumbriculus* cependant, il est plus riche dans la partie postérieure du corps que dans la partie antérieure, et chez *Dero* il existe sur la face dorsale de l'extrémité postérieure un pavillon portant des prolongements digitiformes recevant du sang en abondance et constituant l'ébauche d'un appareil respiratoire proprement dit.

Les organes segmentaires sont toujours tubuleux et pelotonnés; ils ne font défaut que dans les quatre à huit segments antérieurs. Leurs orifices externes, situés le plus souvent sur la face ventrale, en avant des soies, sont placés au contraire chez *Endrilus*, *Moniligaster*, près des soies dorsales. Ils possèdent un orifice interne cilié de forme ordinairement très élégante, coupe, entonnoir, éventail, etc., et ils sont tapissés intérieurement, sur la plus grande partie de leur longueur, par de longs cils vibratiles dont le mouvement est dirigé de dedans en dehors.

La structure histologique de l'organe en lacet varie selon le point où on l'étudie, des cellules glandulaires à protoplasma granuleux s'y rencontrent toujours;

chez *Lumbriculus*, ces cellules constituent des amas en forme de massue d'une coloration brunâtre. La portion externe du tube présente des fibrilles musculaires dans l'épaisseur de ses parois qui sont contractiles. On peut aussi distinguer dans l'organe différentes régions selon le diamètre du tube; la région terminale vers l'extérieur est plus large que le commencement du tube vers l'entonnoir cilié. Les deux extrémités de l'organe segmentaire sont logées dans des segments différents, en sorte que chaque organe est en rapport avec au moins deux anneaux du corps.

Chez les *Limicoles*, les organes segmentaires sont modifiés dans les anneaux qui renferment l'appareil génital, ils y fonctionnent comme spermiductes. C'est chez les petites espèces (*Tubifex*) qu'ils présentent le moindre degré de complication et qu'il est le plus facile de les observer.

Aux organes segmentaires, considérés comme appareil excréteur, il faut rattacher fonctionnellement un certain nombre de glandes (*glandes de la mucosité*) situées sur la partie antérieure de l'intestin, mais dont le canal excréteur débouche à travers les téguments (*Urochaeta, Perichaeta*). Lorsque l'animal est inquiété, il en sort un liquide jaunâtre.

Chez *Urochaeta*, il existe en outre des glandes postérieures au nombre de trente à quarante paires, situées de chaque côté de la chaîne nerveuse et dont la fonction est énigmatique.

L'hermaphrodisme est la règle chez les Oligochètes. Les testicules et les ovaires, ordinairement de très petites dimensions et difficiles à voir en dehors de l'époque de la reproduction, sont situés dans le voisinage les uns des autres, dans la partie antérieure du corps, du huitième au quinzième segment. En général, les ovaires sont en arrière des testicules, mais les oviductes très courts débouchent en avant des canaux déférents.

Les testicules ont la forme de petits sacs blanchâtres ou jaunâtres à parois minces. Lorsque les cellules spermatiques sont mûres, le sac se déchire au point où il est le plus pointu, et les cellules tombent dans la cavité périviscérale ou dans une vésicule séminale. Chez *Plutellus, Titanus, Urochaeta*, il n'existe qu'une paire de testicules; il y a trois testicules chez *Tubifex, Lumbriculus*.

Les ovaires sont paires, ronds, ovales ou pyriformes, fixés contre une cloison interannulaire et plongeant dans la cavité d'un segment; les œufs mûrs font saillie à la surface de l'ovaire, puis tombent dans la cavité d'où ils sont expulsés par les oviductes.

On peut distinguer d'une manière générale les conduits excréteurs des glandes génitales chez les Terricoles et les Limicoles, en ce que chez les premiers ils sont indépendants des organes segmentaires, comme c'est le cas chez *Lumbricus*, tandis que chez les seconds, ce sont les organes segmentaires des anneaux génitaux qui entrent en relations avec les glandes et fonctionnent alors comme spermiductes ou oviductes. Toutefois, les recherches de Veydowski et Edm. Perrier ont montré qu'il existe des formes de passage chez lesquelles la distinction est difficile à établir (*Enchytraeus, Pontodrilus*). Chez *Tubifex*, le canal déférent ou spermiducte, de forme tubulaire, portant un entonnoir vibratile dans la cavité périviscérale, et présentant quelquefois des dilatations en cæcums qui ont été décrites sous le nom de vésicules séminales, rappelle tout à fait la disposition générale de l'organe segmentaire. A l'époque de la reproduction, l'entonnoir est rempli de zoospermes.

Chez *Lumbriculus, Stylodrilus*, il existe deux entonnoirs vibratiles pour chaque canal déférent, ce qui indique que celui-ci résulte de la fusion partielle de deux organes segmentaires. Chez *Limnodrilus*, l'extrémité externe du canal déférent est entourée par un repli des téguments en forme de manchon qui joue le rôle d'organe copulateur.

La question des homologies entre les organes segmentaires et l'appareil excréteur des glandes génitales a fait beaucoup de progrès dans ces dernières années, elle n'est cependant pas entièrement élucidée, et nous paraît trop théorique pour être discutée ici. Outre la génération sexuelle, quelques Oligochètes (*Naïdes*) présentent des cas de bourgeonnement, analogues à ceux dont nous parlerons plus loin à propos des Polychètes.

Littérature.

C.-F. Morren, *De historia naturali Lumbrici terrestris*, 1826. — Dugès, *Recherches sur la circulation des Annélides abranches. Annales des sc. naturelles*, 1828 et 1837. — Cuvier, *Règne animal*. Édit. Masson. *Annélides*. — Hoffmeister, *Die bis jetzt bekannten Arten aus der Familie der Regenwürmer*, Braunschweig, 1845. — O. Schmidt, *Beiträge zur Anat. u. Phys. der Naïden*. *Müller's Archiv*, 1846. — Williams, *Report on the British Annelida* (*British Ass. for Adv. of Sc.*, 1851. — De Quatrefages, *Mémoire sur le système nerveux des Lombrics et des Sangsues. Ann. des sc. nat.*, t. XVIII, 1852. — D'Udekem, *Nouvelle classification des Annélides sétigères abranches. Mémoires de l'Acad. des sc. et lettres de Belgique*, 1858. — Idem, *Histoire naturelle du Tubifex des ruisseaux*, ibid., 1853. — Idem, *Développement du Lombric terrestre*, ibid., 1857. — Idem, *Mémoire sur les Lombriciens*, ibid., 1863. — Gegenbaur, *Ueber die sog. Respirationsorgane des Regenwurms. Zeitschr. f. w. Zool.*, t. IV, 1852. — Meissner, *Beobachtungen über das Eindringen der Samenelemente in den Dotter*, ibid., t. VI, 1856. — E. Hering, *Zur Anatomie und Physiologie der Generationsorgane des Regenwurms*, ibid., t. VIII, 1856. — Ed. Claparède, *Recherches anatomiques sur les Annélides observées dans les Hébrides*, Genève, 1860. — Idem, *Recherches anatomiques sur les Oligochètes*, Genève, 1862. — Idem, *Histologische Untersuchungen über den Regenwurm. Zeitschr. f. w. Zool.*, t. XIX, 1869. — Kowalevsky, *Embryologische Studien an Würmern und Arthropoden. Mémoires de l'Acad. de Pétersbourg*, t. XVI, 1871. — Ray-Lankester, *On the Anatomy of the Earthworm. Quart. Journ. of Microsc. Science*, 1864. — Rorie, *On the nervous system of L. terrestris*, ibid., 1863. — Ratzel, *Zur Anatomie von Enchytraeus vermicularis. Zeitschr. f. w. Zool.*, t. XVIII, 1868. — Idem, *Beiträge zur anatomischen und systematischen Kenntniss der Oligochaeten*, ibid. — Leydig, *Ueber den Phreoryctes Menkeanus. Arch. f. mikrosk. Anat.*, t. I, 1865. — Idem, *Ueber die Annelidengattung Aelosoma. Müller's Archiv*, 1865. — Ray-Lankester, *The sexual form of Chaetogaster Limnaei. Quart. Journ. of Mikrosk. Sc.*, t. IV, 1869. — Vaillant, *Anatomie de deux espèces du genre Perichaeta. Ann. des Sc. nat.*, 5e sér., t. X, 1869. — Tauber, *Om Naidernes Bygning og Kjönsforhold. Jagttagelser og Bemaerkninger. Tidskrift.*, t. II, 1873. — Idem, *Undersögelser over Naïdenskjiönlöse formering*, ibid., 1874. — Edm. Perrier, *Histoire naturelle du Dero obtusa. Arch. de Zool. exp.*, t. I. — Idem, *Recherches pour servir à l'histoire des Lombriciens terrestres. Nouvelles Archives du Mus. de Paris*, t. VIII, 1872. — Idem, *Études sur un genre nouveau de Lombriciens. Arch. de Zool. esp.*, t. II, 1872. — Idem, *Études sur l'organisation des Lombriciens terrestres*, ibid., t. III, 1874, et t. XI, 1881. — F. Vejdowsky, *Ueber Psammoryctes und die ihm verwandten Gattungen*. — Idem, *Anatomische Studien über Rhynchelmis limosella*. — Idem, *Ueber Phreatothrix, eine neue Gattung der Limicolen. Zeitschr. f. w. Zool.*, t. XXVII, 1876. — Idem, *Beiträge zur vergleichenden Anatomie der Anneliden. I. Monographie der Enchytraeiden*, Prag, 1879. — A. v. Mosjsisovics, *Kleine Beiträge zur Kenntniss der Anneliden. Sitzungsberichte d. k. Akad.*, Wien, t. LXXXI, 1877. — B. Hatschek, *Beiträge z. Entwickelungsgeschichte und Morphologie der Anneliden*, ibid., 1876. — G. Eisen, *On the Anatomy of Oenerodrilus. Upsala*, 1878. — N. Kleinenberg, *The development of the Earthworm Lumbricus trapezoïdes. Quart. Journ. of microsc. Sc.*, t. XIX, 1879. — Bloomfield, *On the development of the Spermatozoa. Part. I. Lumbricus*, idem, 1880.

ORDRE DES POLYCHÈTES

Toutes les Annélides qui constituent cet ordre sont marines, elles ont le corps segmenté, cylindrique ou aplati, portant des pieds (parapodes) et de nombreuses soies. La tête est fréquemment ornée de tentacules simples ou ramifiés et la bouche est armée de mâchoires dans la plupart des cas. Elles ont des organes branchiaux différenciés et possèdent presque toujours des organes des sens bien développés, ce qui les distingue des Oligochètes. Les sexes sont généralement séparés et le développement est accompagné de métamorphoses.

Les **Polychètes** se subdivisent en deux sous-ordres indiqués page 439.

Type : **Arenicola piscatorum** (Lam.). — Ce beau ver, dont la couleur varie du brun foncé au vert et au jaune, habite le sable dans le voisinage des côtes. Il est abondant dans la Manche et la mer du Nord. On le rencontre également dans la Méditerranée, mais sa taille y est plus petite; tandis que les individus du Nord atteignent jusqu'à 25 centimètres, la longueur moyenne des exemplaires recueillis dans le golfe de Naples est seulement de 6 à 7 centimètres.

Nous l'avons étudié au laboratoire de zoologie expérimentale de Roscoff (Finistère), où l'on peut le ramasser en nombre immense sur la grève; sa présence est trahie à la basse mer par les petits monticules de sable que l'animal rejette avec ses excréments; ce sable, moulé dans l'intestin, a pris une forme cylindrique. L'animal s'enfonce la tête en bas, puis la redresse, en sorte qu'il occupe dans le sable une position arquée.

Le corps de l'Arénicole est cylindrique; nous pouvons y distinguer trois régions (fig. 242) :

A, une région antérieure ou thoracique comprenant six grands anneaux qui portent des soies dorsales et sont séparés par des bourrelets circulaires. Lorsque la trompe exsertile est dilatée, l'extrémité antérieure est renflée de manière à simuler une ventouse terminale; elle a la forme d'une massue lorsque la trompe est contractée. Chaque anneau est orné de sillons circulaires au nombre de cinq, en sorte qu'il peut être subdivisé en cinq segments plus étroits. Chaque grand anneau porte également une paire de parapodes peu développés, dans le sommet desquels est implanté un faisceau de soies (c, fig. 242). Sur la face ventrale on voit deux renflements qui sont homologues aux rames inférieures des parapodes, mais qui portent des soies à crochet placées les unes à côté des autres en série transversale et non

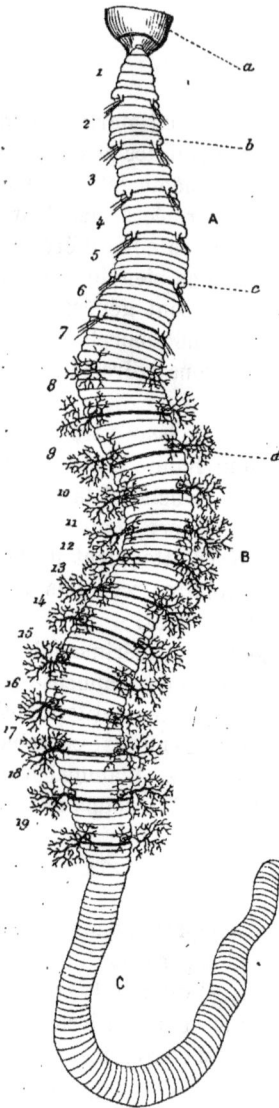

Fig. 242.

en faisceau. Le premier anneau ou anneau buccal porte la bouche, il se confond souvent avec les plis du deuxième anneau.

B, une région moyenne ou région branchiale (région abdominale des auteurs), qui comprend treize anneaux dont le diamètre diminue légèrement d'avant en arrière. Les bourrelets de séparation n'y sont bien visibles qu'à la face supérieure. Chaque anneau de cette région porte une paire de branchies dorsales, ramifiées en houppes d'une belle couleur rouge à l'état frais. Les deux premières paires de branchies sont moins développées que les autres.

C, une région caudale cylindrique, plissée transversalement et présentant quelquefois un aspect chagriné par le fait de nombreuses petites papilles verruqueuses de couleur jaunâtre; les anneaux, dont le diamètre est moindre que chez les précédents, n'y sont pas franchement délimités, ils ne portent ni parapodes, ni soies, ni branchies. La longueur de la région caudale varie beaucoup d'un individu à l'autre, elle n'a pas de valeur spécifique; la rupture de cette région n'entraînant pas la mort de l'animal, on rencontre des Arénicoles chez qui elle fait complètement défaut; le dernier anneau ou anneau anal se termine par l'anus, largement ouvert pour laisser passer le sable qui est fréquemment expulsé du canal digestif.

Préparation. — Nous pourrions répéter ici ce que nous avons dit à ce

Fig. 242. — *Arenicola piscatorum.* L'animal entier vu de la face dorsale. A, région antérieure ou thoracique comprenant six anneaux; B, région moyenne ou branchiale comptant treize anneaux; C, région caudale de longueur variable; *a*, trompe cupuliforme; *b*, bourrelets de séparation entre les anneaux; *c*, parapodes portant un bouquet de soies; *d*, branchies ramifiées.

propos du Lombric. L'acide picrique, l'acide chromique, le bichlorure de mercure, donnent de bons résultats comme fixatifs. Pour éviter une trop forte contraction qui se présente toujours lorsqu'on tue subitement l'animal, on fera bien de le laisser dans de l'eau de mer à la surface de laquelle on étend une certaine quantité d'acide chromique; l'acide chromique diffuse petit à petit et le ver meurt étalé. C'est aussi dans l'acide chromique que l'on devra se faire envoyer des bords de la mer les animaux destinés à être coupés, ils s'y durcissent convenablement et leurs tissus sont bien fixés. Il faut éviter cependant une action trop prolongée de l'acide; les tissus, les muscles en particulier, y deviennent cassants et friables. Le bichlorure peut être recommandé pour les individus que l'on se propose de disséquer avec ciseaux et scalpel, ils y durcissent moins que dans l'acide chromique ou l'alcool. Enfin, on peut tuer l'animal avec le chloroforme, comme nous l'avons dit pour le Siponcle.

Le sable qui remplit ordinairement le canal digestif constitue un obstacle pour les coupes et déchire par son poids l'intestin des individus que l'on fait voyager. Il s'agit donc de s'en débarrasser et nous ne connaissons aucun moyen convenable d'y réussir chez les animaux morts. Au contraire, on atténue dans une grande mesure cet inconvénient en livrant à l'inanition le ver vivant, dans une cuvette de verre placée sous un courant d'eau continu. L'Arénicole expulse peu à peu son sable par l'anus et vide ainsi son intestin au bout de deux ou trois jours. Il faut naturellement nettoyer souvent la cuvette afin d'empêcher l'animal d'avaler de nouveau le sable qu'il a rendu.

Téguments et *muscles*. — Leur disposition générale est analogue à celle que nous avons décrite en détail chez le Ver de terre. Nous pouvons distinguer une couche cuticulaire (*a*, fig. 243 et 244), une couche hypodermique (*b*, fig. 243), une couche de muscles circulaires (*d*, *b*, fig. 243 et 244) et une couche de muscles longitudinaux *g* et *c*.

La *cuticule* (*a*), mince et transparente, se détache facilement chez les individus traités au bichlorure et ceux qui sont sur le point de muer. Sous de fortes lentilles, elle paraît finement granuleuse, mais nous n'y avons jamais constaté la striation qui s'y rencontre chez beaucoup de genres voisins. La cuticule présente néanmoins des reflets irisés.

La structure cellulaire de l'*hypoderme* (*b*, *c*, fig. 243) n'est pas toujours bien définie. Cette couche paraît être en maints endroits composée d'une lamelle continue de protoplasma, dans laquelle sont semés de nombreux noyaux qui se colorent vivement dans les solutions carminées. Ailleurs, cependant, les cellules sont parfaitement visibles, et nous possédons des coupes de la région antérieure et

484 VERS.

moyenne du corps qui les montrent très distinctement (fig. 243). Leur
forme est cylindrique, et comme elles ne sont pas toujours contiguës,
ainsi que dans la portion de coupe que nous avons dessinée, elles
laissent par places des espaces vides qui produisent sur la vue de
champ des apparences de mosaïque, telles que nous en avons décrit
chez le Lombric et comme le montre notre figure 245.

Les noyaux sont ovalaires, ils se colorent magnifiquement au
carmin boracique et sont situés un peu excentriquement plus près du
bord externe (*b*, fig. 243).

L'hypoderme renferme du pigment qui fait défaut dans la couche
des muscles circulaires. L'abondance en varie beaucoup selon les

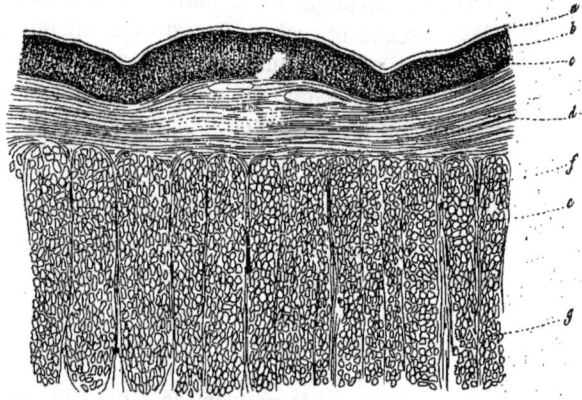

Fig. 243.

individus, mais il paraît être assez régulièrement réparti sur toute
la surface du corps, un peu plus dense cependant sur la face dorsale
et aux deux extrémités des cellules hypodermiques que vers leur
centre. Comme ces dernières sont fort étroites et que les noyaux
sont relativement gros, ceux-ci se confondent ensemble aussitôt que
les coupes ne sont plus très minces et présentent alors l'apparence
d'une bande sombre continue. D'ailleurs, on aperçoit dans la région
profonde de l'hypoderme (*c*, fig. 243) une couche de noyaux mal
définis, analogues à ceux décrits par Claparède chéz *Spirographis* et
que cet auteur considère comme des cellules de remplacement en voie
de formation, ou bien encore comme de jeunes cellules destinées à se

Fig. 243. — *Arenicola piscatorum*. Coupe verticale de la peau et des muscles de la
paroi du corps. *a*, cuticule amorphe; *b*, couche hypodermique avec ses noyaux (*b, c*) et ses
granulations pigmentaires; *d*, couche des muscles circulaires; *e*, lamelles conjonctives
renfermant de rares noyaux (*f*) séparant les faisceaux musculaires longitudinaux; *g*, muscles longitudinaux.

glisser entre les premières pour permettre la croissance de la couche en surface.

L'épaisseur de l'hypoderme, dans lequel on ne rencontre jamais qu'une seule couche de cellules, varie avec la hauteur de ces der-

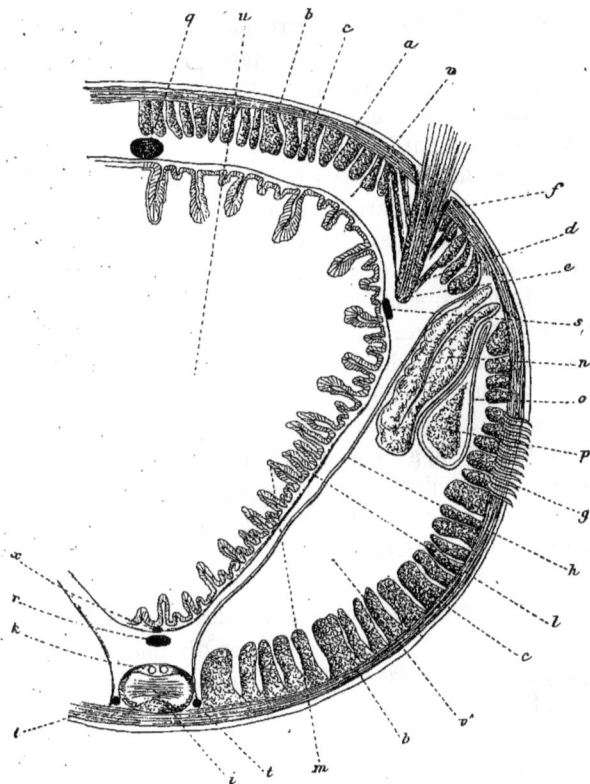

Fig. 244.

Fig. 244. — *Arenicola piscatorum.* — Coupe transversale pratiquée dans la région moyenne du corps. La symétrie de l'animal étant parfaite, on s'est contenté de représenter la moitié droite de la coupe. *a,* peau; *b,* couche des muscles circulaires; *c,* faisceaux des muscles longitudinaux; *d,* muscles obliques s'insérant contre les parois du sac sétigère; *e,* substance granuleuse de la matrice des soies; *f,* pinceau des soies supérieures; *g,* rangée des soies inférieures à crochet; *h,* coupe de la lamelle musculaire oblique divisant dans la région moyenne la cavité du corps en une chambre dorsale (*v*) et deux chambres latérales (*v'*); *i,* chaîne nerveuse; *k,* les deux fibres géantes courant au-dessus de la chaîne nerveuse; *l,* paroi de l'intestin; *m,* villosités de la muqueuse intestinale; *n,* portion glandulaire de l'organe segmentaire; *o,* paroi de la portion vésiculaire de l'organe segmentaire; *p,* mucosité coagulée remplissant la vésicule; *q,* vaisseau sanguin dorsal; *r,* vaisseau ventral; *s,* vaisseaux latéraux; *t t,* vaisseaux courant sur les côtés de la chaîne nerveuse; *u,* cavité digestive; *x,* vaisseau sous-intestinal.

nières. Il est épais surtout au niveau des bourrelets qui séparent les anneaux.

La couche des *muscles circulaires* est continue (*b*, fig. 244), les fibres qui la constituent sont fort denses et s'écartent au niveau des sacs sétigères. Elle est un peu plus épaisse que la couche précédente, mais moins de moitié à peu près que la suivante ; du reste, son épaisseur varie selon le point du corps que l'on considère : elle est plus grande dans la région antérieure que dans la région caudale, plus grande aussi dans la portion moyenne de chaque anneau que sur leurs bords. Les fibrilles musculaires sont très minces et courent parallèlement les unes aux autres.

Les *muscles longitudinaux* (*c*, fig. 243 et 244) sont disposés en de nombreux faisceaux séparés par des sillons plus ou moins profonds. Ces faisceaux, dont l'épaisseur et la hauteur varient dans les différentes régions du corps et qui diminuent en particulier d'importance vers les extrémités, sont composés de longues fibres que l'on peut poursuivre d'un bout du corps à l'autre et qui sont constituées par des cellules fusiformes soudées par leurs extrémités. Ces fibres, dont la coupe est ovalaire ou irrégulièrement polygonale, présentent de rares noyaux très petits qui leur sont accolés. Les faisceaux sont fréquemment divisés en groupes plus petits (faisceaux primitifs) par des lamelles de tissu conjonctif intra-musculaire (*e*, fig. 243), renfermant des noyaux qui se colorent fortement (*f*). La couche des muscles longitudinaux est tapissée du côté de la cavité du corps par un endothélium pavimenteux, qui se replie en dedans pour envelopper les organes et qui correspond au péritoine des auteurs.

Parapodes, soies, papilles. — Les dix-neuf premiers anneaux du corps portent de chaque côté un pied ou parapode consistant en deux élévations ou bourrelets de la peau de formes très différentes, distants l'un de l'autre et connus sous le nom de rames. Nous pouvons distinguer par leur situation une rame dorsale (*f*, fig. 245) et une rame ventrale. La première a la forme d'un cône tronqué et aplati dont la coupe transversale est ovalaire, faisant une saillie d'un millimètre environ et dont le bord supérieur porte deux prolongements lamellaires (*g*). Le sommet du cône présente un enfoncement formé par une invagination des tissus et constituant un sac (sac sétigère), au fond duquel se trouve un tissu particulier granuleux, montrant de nombreux noyaux, et dans lequel naissent les soies simples qui sortent en faisceaux des lèvres du sac. Cette rame dorsale ne porte, en effet, jamais que des soies non ramifiées, chitineuses, fermes, au nombre de douze à vingt dans chaque pinceau. Examinées sous une forte lentille, les soies montrent vers leur extrémité de fines dents que nous avons représentées de face et de profil dans la figure 246 (A), mais elles sont parfaitement lisses à leur base dans toute la portion cachée dans le sac. Les faisceaux de soies simples peuvent exécuter des mouvements, grâce au jeu des muscles qui, partant des parois du corps, vont s'insérer obliquement sur la face externe de chaque sac sétigère (d, fig. 244).

La rame ventrale ou inférieure est située plus près de la face ventrale, à une petite distance de la précédente, dans le même anneau et sur la même ligne transversale. Elle fait à peine saillie et ne joue pas, en tout cas, le rôle d'une rame natatoire; c'est un léger bourrelet ayant la forme d'un ovale très allongé dont le grand axe est transversal; sur la ligne médiane de ce bourrelet il existe une rainure dans

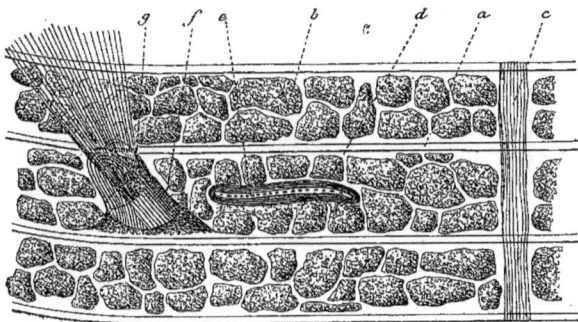

Fig. 245.

laquelle sont implantées des soies beaucoup plus courtes et plus fortes que les précédentes. Nous les avons dessinées (B, fig. 246); elles sont terminées par un crochet émoussé et présentent un léger renflement vers leur milieu; leur forme générale est celle d'un S. Tandis que les soies dorsales sont en pinceau, les soies en crochet de la rame inférieure sont placées les unes à côté des autres en nombre variable, atteignant jusqu'à une vingtaine dans la région moyenne (g, fig. 244, et e, fig. 245). Elles servent vraisemblablement à l'animal pour se maintenir dans le sable dans la position qui lui convient. Pas plus que les précédentes, ces soies ne sont altérées par les alcalis à froid, et l'on peut employer ces réactifs pour les préparer.

Dans la région de la trompe, la surface du corps est recouverte de

Fig. 245. — *Arenicola piscatorum*. Fragment de la peau portant des soies filiformes et des soies en crochet. a, ligne de séparation des anneaux; b, champs pigmentés de l'hypoderme; c, ligne médio-ventrale occupée par la chaîne nerveuse que l'on aperçoit par transparence; d, rame inférieure ou ventrale portant dix-huit soies en crochet (e); f, rame supérieure et dorsale se prolongeant en deux lamelles ovalaires (g) entre lesquelles passe un faisceau à soies.

très nombreuses petites papilles ampulliformes, dans l'épaisseur des quelles on retrouve les couches cuticulaire et hypodermique, et dont l'intérieur est rempli d'un tissu conjonctivo-musculaire. Une coupe transversale de ces papilles (d, e, fig. 247) montre qu'elles renferment deux vaisseaux sanguins, dont la disposition est semblable à ceux que nous décrirons plus loin, se rendant dans les ramuscules des houppes branchiales. Cette ressemblance nous fait penser que ces papilles doivent remplir un rôle important dans la respiration cutanée.

Cavité du corps. — La cavité du corps de l'Arénicole est très spacieuse, elle renferme un liquide périviscéral qui tient en suspension, en nombre immense, les éléments reproducteurs que l'on voit

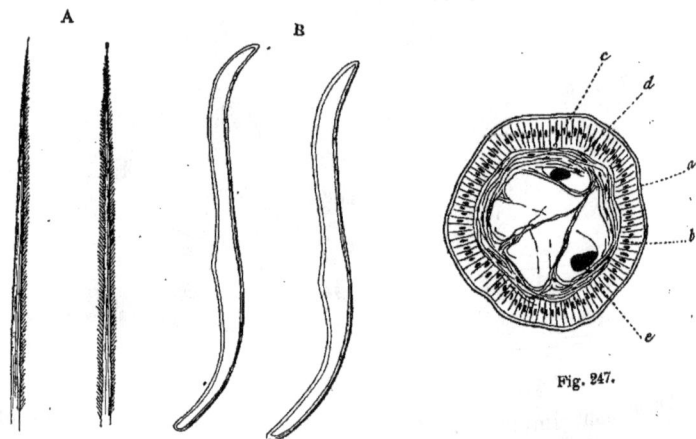

Fig. 246.

Fig. 247.

sortir comme une poussière lorsqu'on ouvre l'animal, à l'époque de la maturité sexuelle. Dans sa portion antérieure, elle n'est divisée qu'en quatre chambres (fig. 248) plus ou moins spacieuses, par trois cloisons minces et transparentes qui, à l'état de relâchement dans lequel on les trouve dans la dissection, sont concaves en avant et convexes en arrière (b, d, f, fig. 248). On peut considérer ces cloisons comme des replis du péritoine tendus entre l'intestin et la paroi du corps, et dans lequel on rencontre des fibres musculaires entrecroi-

Fig. 246. — *Arenicola piscatorum*. A, extrémité distale des soies simples implantées en faisceaux dans le parapode dorsal, vue de profil et de face; B, soies en crochet implantées en série transversale dans la rame ventrale.

Fig. 247. — *Arenicola piscatorum*. Coupe transversale d'une papille ampulliforme de la trompe. *a*, cuticule; *b*, hypoderme à cellules cylindriques; *c*, tissu conjonctivo-musculaire renfermant de nombreux noyaux; *d, e*, vaisseaux sanguins. (On remarquera l'analogie de cette figure avec celle qui représente la coupe transversale d'un rameau branchial, fig. 253, A.)

sées. La première chambre (*a*) ou chambre œsophagienne s'étend sur tout l'espace du premier anneau, les deux chambres suivantes (*c* et *e*) correspondent aux deuxième et troisième anneaux; enfin, la quatrième chambre ou chambre viscérale très vaste, s'étend du commencement du quatrième anneau jusqu'au début de la région caudale proprement dite, et renferme une grande portion de l'intestin, ses glandes annexes, les organes segmentaires, les organes génitaux, etc.

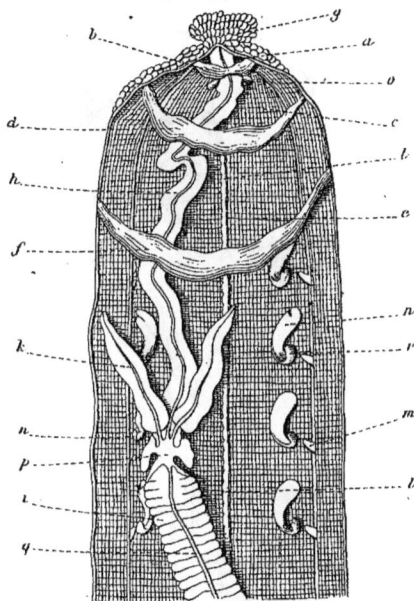

Fig. 248.

La région caudale est divisée en autant de chambres qu'il y a d'anneaux, une cloison interne verticale s'étendant comme chez le Ver de terre entre chacun de ceux-ci. Ces cloisons, ainsi que celle de la première chambre, sont les plus épaisses et celles dont la lamelle musculaire acquiert le plus d'importance.

La cavité du corps est tapissée par une fine lamelle péritonéale qui se replie, comme nous l'avons dit, pour prendre part à la forma-

Fig. 248. — Région antérieure de l'*Arenicola*, ouverte le long de la face dorsale et montrant la disposition des cloisons ou dissépiments. *a*, chambre antérieure peu vaste, limitée en arrière par la cloison; *b, c*, deuxième chambre; *e*, troisième chambre; *d* et *f*, deuxième et troisième cloisons; *g*, papilles de la trompe; *h*, œsophage; *i*, intestin; *h*, glandes en sac; *l*, chaîne nerveuse; *m*, sacs sétigères; *n*, organes segmentaires; *o*, glandes antérieures; *p*, cœur; *q*, vaisseau dorsal; *r*, portion vésiculaire de l'organe segmentaire.

tion des cloisons. Elle est encore traversée par des brides musculaires, qui s'insèrent d'un côté dans la couche des muscles circulaires de la paroi du corps, et de l'autre contre la paroi de l'intestin.

Enfin, dans la région postérieure de la chambre viscérale, une lamelle également musculaire s'étend obliquement de chaque côté de la chaîne nerveuse (*h*, fig. 244) jusque dans le voisinage des sacs sétigères, divisant ainsi la cavité du corps en trois chambres longitudinales : l'une centrale, renfermant l'intestin, les deux autres latérales, contenant les organes segmentaires.

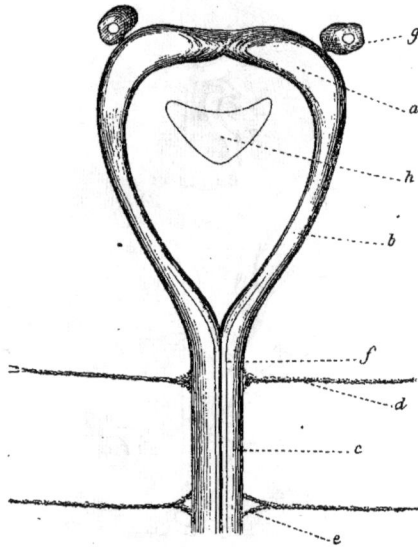

Fig. 249.

Système nerveux. — Il consiste chez l'Arénicole en un anneau périœsophagien (fig. 249) et un cordon ventral (*l*, fig. 248). Ce dernier ne mérite pas le nom de chaîne ganglionnaire, attendu qu'il se présente chez les animaux non contractés comme un ruban à peine renflé, un peu plus étroit en arrière qu'en avant; ruban dont la coupe transversale est ovalaire (*i*, fig. 244). Il est vrai que la contraction résultant de l'action des réactifs durcissants (alcool, acide chromique) a pour résultat de l'étrangler et de le renfler alternativement, lui donnant l'apparence ganglionnaire décrite par quelques auteurs. Le

Fig. 249. — *Arenicola piscatorum.* Anneau nerveux périœsophagien et commencement du cordon ventral. *a*, renflements sus-œsophagiens (cerveau des auteurs); *b*, connectifs de l'anneau périœsophagien; *c*, cordon ventral; *d*, nerfs qui en partent; *e*, racine bifurquée d'un nerf; *f*, fibres géantes courant sur la face supérieure du cordon ventral; *g*, otocystes; *h*, lumière de la trompe.

cordon ventral court sur la ligne médiane de la face ventrale, d'un bout du corps à l'autre. Dans son ensemble il est très difficile de l'isoler, parce qu'il est enfoncé entre les faisceaux des muscles longitudinaux et que par places, ainsi que le montrent les coupes transversales, la couche des muscles circulaires sur laquelle il repose est si amincie qu'il confine à l'hypoderme; on est donc obligé de l'étudier en place sur des lambeaux de la paroi du corps éclaircis dans la glycérine.

Du ruban partent des nerfs extrêmement délicats, dont la dissection est beaucoup plus difficile que chez les autres Annélides. Celui qui voudra se livrer à leur étude fera bien de plonger auparavant le ver dans une solution d'acide azotique, à un dixième. On peut voir directement par transparence les filets nerveux chez les individus adultes, grâce à la présence d'une gaine conjonctive granuleuse qui les dessine sur les tissus environnants, du moins dans le voisinage de leur point de départ. Ces nerfs, se rendant dans les couches musculaires des parois du corps, aux appendices cutanés, soies, branchies, etc. (nerfs pédieux), sortent du cordon ventral par paires; quelques-uns d'entre eux paraissent posséder deux racines, comme le montre la figure 249 (e). Nous n'avons pas étudié leur trajet périphérique.

Vers l'extrémité antérieure, le cordon ventral se bifurque dans la chambre œsophagienne et, tout en demeurant attaché aux parois du corps, il contourne l'œsophage lui constituant un anneau peu distinct, légèrement renflé en dessus (a, fig. 249) en deux lobes ovalaires, dans lesquels il est difficile de voir des ganglions proprement dits et qui, du reste, chez beaucoup d'individus, sont à peine plus larges que les connectifs. Nous avons ici l'homologue de l'anneau œsophagien des autres Annélides, considérablement simplifié par le fait que l'Arénicole est dépourvue de tentacules, d'yeux, etc. Nous n'avons même pas réussi à constater le départ de cet anneau d'autres nerfs que ceux très courts, du reste, qui se rendent aux otocystes, situés dans son voisinage immédiat. L'étude des nerfs rudimentaires qui naissent, sans doute, de l'anneau ainsi que leur homologie avec ceux que la dissection révèle chez les Annélides errantes, ne pourrait être entreprise que par la méthode des coupes en différentes directions, mais elle n'a pas à notre connaissance été faite jusqu'ici.

Dans sa totalité, le système nerveux de l'Arénicole est très semblable à celui du Ver de terre, en ce sens surtout que comme chez ce dernier, les éléments dont il est formé, cellules et tubes nerveux, se trouvent dispersés sur toute sa longueur. D'un bout à l'autre du cordon ventral, ainsi que sur l'anneau œsophagien, on rencontre des cellules superficielles enveloppant les faisceaux de tubes; elles se montrent simplement un peu plus nombreuses sur les côtés et sur la face inférieure que sur la face supérieure. Le tout est entouré d'une gaine conjonctive très molle et fortement pigmentée chez les vieux individus.

Sur la face supérieure du cordon ventral, dans sa ligne médiane, s'étendent deux longues fibres géantes tubulaires (*k*, fig. 244, et *f*, fig. 249) courant parallèlement l'une à l'autre, s'écartant au niveau de l'anneau œsophagien, dans les connectifs duquel chacune d'elles se perd. Elles sont semblables à celles que nous avons décrites chez le Lombric.

Organes des sens. — L'Arénicole ne possède pas d'yeux. Par contre, elle a des organes auditifs qui revêtent la forme d'otocystes, si communs chez les Mollusques. Il existe un otocyste de chaque côté de la trompe, appliqué contre la face dorsale de l'anneau œsophagien et retenu par des faisceaux musculaires au-dessus de cet anneau (*g*, fig. 249).

Chaque otocyste a l'aspect d'une vésicule (A, fig. 250) ovalaire ou le plus souvent sphérique, dont les parois sont constituées par une couche de grandes cellules cylindriques (A), analogues à celles de l'hypoderme et dont les noyaux, situés au même niveau, dessinent sur une coupe une ligne circulaire. La vésicule est enveloppée d'un tissu conjonctif lâche et granuleux (*d*); son intérieur est rempli d'un liquide transparent dans lequel nagent des otolithes de formes et de dimensions variées (*c*), tantôt libres, tantôt agglutinés les uns aux autres. Nous n'avons pas réussi à nous convaincre de la présence de cils vibratiles, admis par quelques auteurs; les coupes fines montrent toujours une limite très nette sur leur bord interne, mais si la coupe n'est pas très mince et qu'elle rencontre obliquement le grand axe des cellules, elle présente effectivement une apparence de cils, lorsque la mise au point n'est pas précise.

L'otocyste est plongé dans une masse granuleuse et enveloppé de faisceaux musculaires disposés radiairement (*e*). Lorsqu'on le dissèque avec de fins ciseaux et qu'on réussit à l'isoler entier, on le voit porter latéralement une ampoule (A, fig. 250) tournée du côté de l'anneau œsophagien et par laquelle pénètre le nerf.

Canal digestif. — L'intestin s'étend en ligne droite sur toute la longueur du corps; ses parois sont si minces qu'en ouvrant l'animal on les déchire facilement, ce qu'il faut éviter en soulevant avec les pinces les parois du corps et en n'enfonçant que légèrement la pointe des ciseaux. Il commence par une bouche inerme située à l'extrémité d'une trompe exsertile atteignant au maximum un à deux centimètres de longueur. La couche des muscles circulaires s'épaissit considérablement au voisinage de la bouche. Celle-ci conduit dans un œsophage cylindrique, légèrement élargi dans sa partie moyenne, mais qui se rétrécit en arrière au point où débouchent dans le tube digestif les canaux excréteurs de deux glandes, en forme de sacs (*k*, fig. 248 et *e*, fig. 251) pointus, dont l'extrémité close est dirigée en avant. Nous nous abstiendrons de commentaires sur la nature et les fonctions de ces glandes, que les auteurs qui ont étudié l'Arénicole ont décrites de manières très diverses ; nous nous contenterons de dire qu'elles ont des parois évidemment glandulaires et renferment un liquide blanchâtre ou jaunâtre qui joue vraisemblablement un rôle dans la digestion. Par leur situation, elles peuvent être homologuées aux glandes de Morren des Oligochètes. (Voir p. 458.)

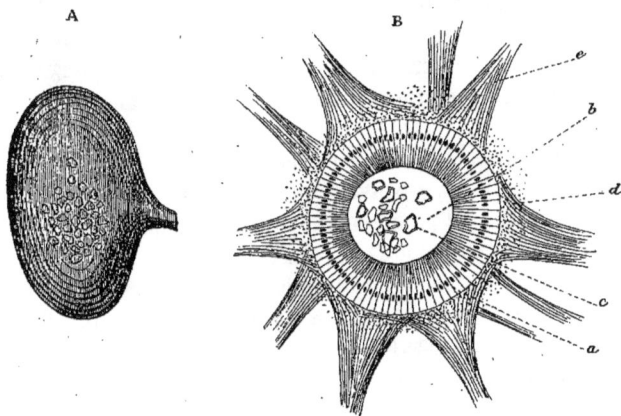

Fig. 250.

En arrière de l'œsophage, le canal digestif s'élargit énormément (*i*, fig. 248) et prend une coloration jaunâtre qui est due à la présence de glandes cellulaires, rappelant les cellules chloragogènes du ver de terre, mais dont les fonctions ne sont pas mieux connues. Cette portion dilatée de l'intestin s'étend sur toute la longueur de la région branchiale et flotte librement en avant dans la cavité du corps. C'est là le lieu le plus actif de la digestion et à ce titre, nous pouvons le distinguer sous le nom d'estomac. Tandis que les parois de l'œsophage sont lisses à l'extérieur, celles de l'estomac sont divisées par de nombreux sillons transversaux.

Fig. 250. — *Arenicola piscatorum*. A, capsule auditive ou otocyste entier, éclairci par de la glycérine, on aperçoit vaguement des otolithes à l'intérieur par transparence ; B, coupe transversale de l'otocyste ; *a*, couche des cellules cylindriques ; *b*, cavité de la capsule remplie d'un liquide transparent ; *c*, otolithes de formes et de dimensions variées ; *d*, substance granuleuse ; *e*, faisceaux musculaires rayonnants. Dessiné sur une coupe transversale de l'extrémité antérieure du corps.

Dans la région caudale, le tube digestif se continue par l'intestin caudal, alternativement rétréci aux points d'insertion des cloisons verticales qui, en cette région, divisent la cavité du corps en un grand nombre de chambres et se termine au dernier anneau par l'anus.

Les diverses portions du canal intestinal devront être délimitées exactement d'après leur structure intime, mais jusqu'ici l'histologie n'en a pas été faite. La présence du sable, dans l'intestin des animaux durcis, rend cette étude fort difficile. D'un bout à l'autre l'intestin est tapissé par un épithélium (m, fig. 244) composé de cellules cylindriques longues et étroites, renfermant un noyau ovalaire; l'épaisseur de cet épithélium varie énormément selon le point où on l'examine, elle est beaucoup plus considérable dans l'œsophage que dans l'intestin proprement dit. Les coupes de l'œsophage montrent des cellules coniques, la muqueuse épithéliale étant richement plissée intérieurement. A l'extrémité postérieure de l'œsophage, les plis de la muqueuse sont si forts que la lumière du canal en est beaucoup rétrécie.

L'épithélium sécrète une mince cuticule interne, comme chez le Ver de terre, et il est recouvert extérieurement par une double couche musculaire qui a sa plus grande puissance dans l'œsophage, où il est possible de constater qu'elle est composée de fibres circulaires à l'intérieur et de fibres longitudinales externes. C'est entre ces lamelles musculaires que s'insinue dans la région stomacale un abondant réseau vasculaire sanguin, qui colore l'intestin en rouge et qui doit faciliter dans une large mesure l'absorption des substances digérées.

Système vasculaire. — Le sang de l'Arénicole est d'un rouge vif qui colore admirablement les vaisseaux et frappe tout de suite le regard à l'ouverture de l'animal frais. Il circule dans un appareil vasculaire clos dont l'étude détaillée devra être poursuivie au moyen d'injections à travers de fines canules de verre. Nous n'avons jamais rencontré à Roscoff d'individus assez transparents pour permettre une étude directe de la circulation, comme Claparède dit avoir pu le faire sur les exemplaires de petite taille du golfe de Naples. C'est à H. Milne-Edwards que nous devons la meilleure description de ce système; nous nous contenterons de la résumer ici.

Le système vasculaire comprend trois troncs longitudinaux, situés autour de l'intestin et constituant, avec le cœur, la portion centrale de l'appareil.

a. Le *vaisseau dorsal* (o, o', fig. 251) que l'on aperçoit tout d'abord, s'étendant sur toute la longueur du corps dans la ligne médiane de la face dorsale de l'intestin. C'est dans la région branchiale que son diamètre est le plus considérable; il se rétrécit à ses deux extrémités et se bifurque en avant vers l'anneau œsophagien pour entrer en relation, par ses ramifications, avec les rameaux correspondants du vaisseau ventral.

Le vaisseau dorsal est contractile et le sang y circule d'arrière en avant.

b. Le *vaisseau ventral* (*t*, fig. 251) situé au-dessous de l'intestin auquel il est relié par un repli du péritoine et contre lequel il est intimement appliqué dans la région caudale en arrière des branchies. Il s'étend comme le précédent sur toute la longueur du corps et ses ramifications s'anastomosent à ses deux extrémités avec celles du vaisseau dorsal. Le courant sanguin y est dirigé d'avant en arrière.

c. Le *vaisseau sous-intestinal* (*x*, fig. 244) est parallèle au précédent, situé directement au-dessus de lui, tellement uni aux parois de l'intestin qu'il est à peu près impossible de l'en détacher; il reçoit, dans les six premiers segments de la région branchiale, un vaisseau afférent venant de la branchie correspondante.

Outre ces troncs principaux, il existe de chaque côté de la portion antérieure de l'estomac, à peu près à égale distance de ses faces dorsale et ventrale, un vaisseau latéral, parallèle aux précédents, relié au vaisseau dorsal et au sous-intestinal par des anses transversales. Il s'amincit en arrière et se perd dans le réseau capillaire de l'intestin en avant; il se dilate du côté du cœur et se réunissant à son congénère, il constitue sur la ligne médiane une sorte d'oreillette qui communique avec les ventricules dont nous allons parler, par deux conduits très courts (fig. 251). En avant du cœur; nous rencontrons également, de chaque côté de l'œsophage, deux minces vaisseaux longitudinaux, les vaisseaux pharyngiens latéraux (fig. 251).

L'Arénicole possède, ainsi qu'un petit nombre d'autres Polychètes, un moteur central de la circulation, un *cœur* éminemment contractile composé principalement de deux ventricules réniformes, situés de chaque côté de l'œsophage, immédiatement en arrière des glandes en forme de sacs. Chaque ventricule reçoit du sang du vaisseau dorsal, ainsi que des vaisseaux latéraux qui se dilatent, comme nous l'avons dit, pour former l'oreillette médiane et enfin du vaisseau sous-intestinal. Les pulsations des ventricules chassent ce sang dans le vaisseau ventral auquel chacun d'eux est relié par un court canal dirigé obliquement en bas et en arrière.

Vaisseaux périphériques. — Les troncs longitudinaux que nous venons de mentionner, émettent et reçoivent tous des branches transversales, qui, se ramifiant à l'infini autour des organes, leur constituent de riches réseaux capillaires.

D'une manière générale, on peut considérer le vaisseau ventral

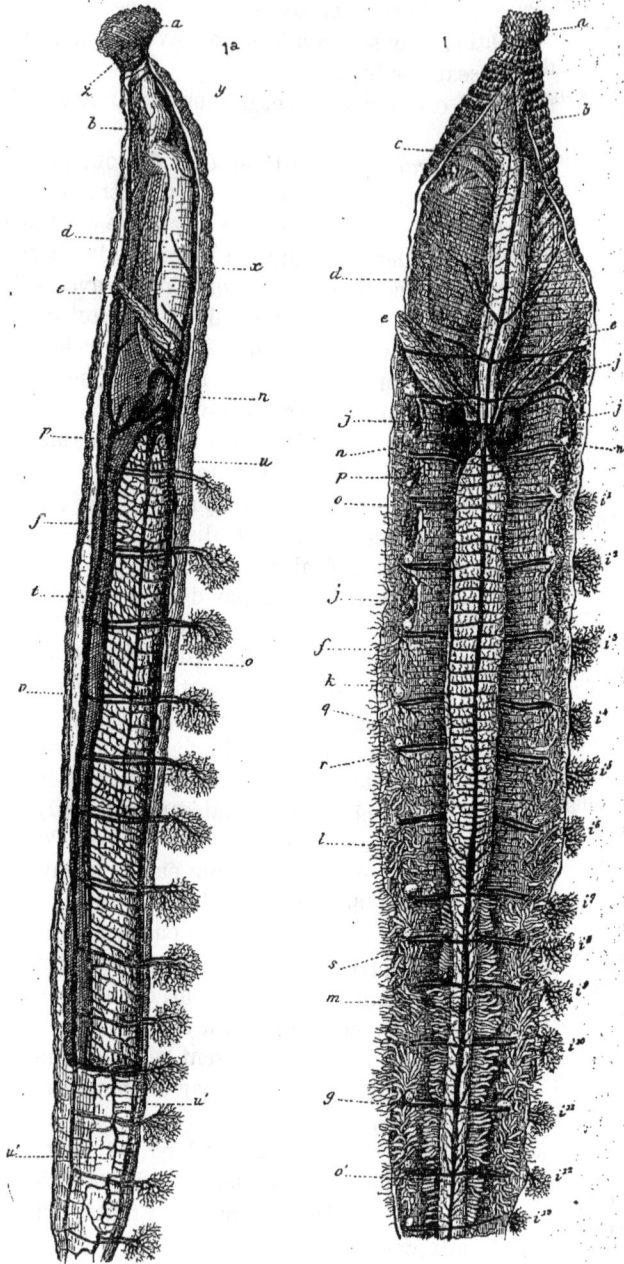

Fig. 251.

comme le principal tronc artériel, la direction du courant sanguin dans les vaisseaux qui en émanent, étant centrifuge par rapport au cœur. Le vaisseau dorsal, dans lequel, au contraire, le courant sanguin est centripète, doit être considéré comme la veine principale.

Toutefois, dans sa majeure partie, le vaisseau ventral renferme du sang veineux. Il fournit, en effet, dans toute la région branchiale, et cela dans chaque anneau, une paire de branches latérales qui sont les *vaisseaux branchiaux afférents* se rendant directement aux branchies correspondantes. L'impulsion qu'y possède le sang est exclusivement due aux contractions des ventricules, puisque le vaisseau ventral n'est pas pulsatile; mais pour revenir par les vaisseaux branchiaux afférents, après s'être hématosé, le mouvement du sang est aidé par les contractions des branchies mêmes.

Chaque vaisseau branchial afférent, après être rentré dans le corps, donne naissance à une branche cutanée qui se porte en arrière et se ramifie contre les parois du corps en de nombreux ramuscules qui s'anastomosent entre eux. Puis ils continuent leur route pour aboutir, ceux des sept paires postérieures de branchies dans le vaisseau dorsal, et ceux des six paires antérieures dans le vaisseau sous-intestinal (fig. 251).

Comme nous le savons déjà, ces deux derniers vaisseaux, qui renferment par conséquent du sang artérialisé, donnent naissance à une multitude de branches qui se ramifient et s'anastomosent dans les parois de l'intestin. Cette disposition fait que le sang qui sort des branchies prend immédiatement deux directions opposées, l'une périphérique vers le réseau cutané, l'autre profonde vers le réseau intestinal.

Branchies. — A vrai dire, le réseau capillaire cutané est loin d'être aussi riche que nous l'avons vu chez le Ver de terre; aussi la respiration par la peau est-elle insuffisante. L'Arénicole possède des organes respiratoires localisés, sous forme de branchies dorsales, au nombre de treize paires, du septième au dix-neuvième anneau (*b*, fig. 242;

Fig. 251. — *Arenicola piscatorum*, vue de face à droite et de profil à gauche, montrant le canal digestif et l'appareil circulatoire (d'après H. Milne-Edwards). Les lettres ont la même signification dans les deux figures. *a*, trompe couverte de ses papilles; *b*, pharynx; *c*, muscles rétracteurs du pharynx; *d*, œsophage; *e, e*, glandes en forme de sacs s'ouvrant à l'extrémité postérieure de l'œsophage; *f*, estomac; *g*, intestin; *i i*, les treize paires de branchies; *k*, sacs sétigères vus de l'extérieur; *l, m*, grappes de cellules chloragogènes; *n n*, ventricules du cœur; *o*, vaisseau dorsal; *o'*, portion abdominale du vaisseau dorsal; *p*, vaisseaux intestinaux latéraux; *q*, réseau capillaire cutané; *r r*, vaisseaux afférents et efférents des branchies; *s*, vaisseaux branchiaux efférents se rendant au vaisseau dorsal; *t*, vaisseau ventral; *v*, vaisseaux cutanés ventraux courant de chaque côté du cordon nerveux; *u*, branches latérales des vaisseaux efférents des branchies; *u'*, les mêmes, moins développées; *x*, vaisseaux pharyngiens latéraux; *y* et *z*, anastomoses antérieures entre les vaisseaux dorsal et ventral.

32

i^1 à i^{13}, fig. 251). Nous avons toujours trouvé leur nombre constant; mais la première paire, généralement plus petite que les autres, est quelquefois si peu développée qu'elle peut échapper aux regards d'un observateur superficiel. Les branchies moyennes sont les plus longues et les plus touffues.

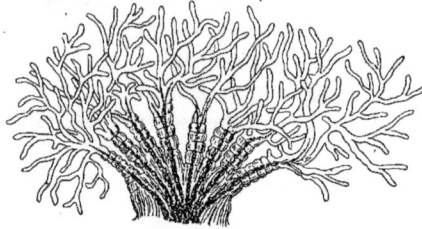

Fig. 252.

Lorsqu'on examine sous l'eau une Arénicole vivante, les branchies se font remarquer par leur belle couleur rouge; l'animal les agite sans cesse et l'on peut réussir à apercevoir, sous une forte loupe, le

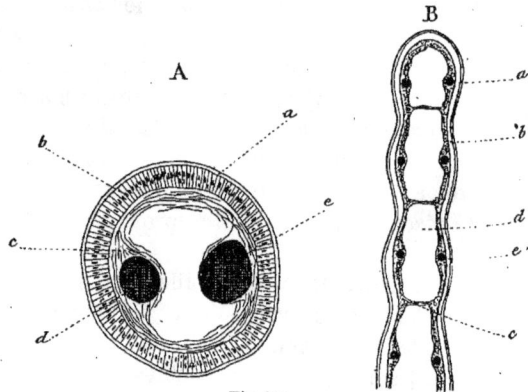

Fig. 253.

double courant sanguin qui les parcourt. Chaque branchie (fig. 252) est composée d'un tronc basilaire très court, qui se ramifie presqu'à fleur de la surface du corps en troncs secondaires, au nombre de huit

Fig. 252. — Une houppe branchiale de l'Arénicole, détachée de la paroi du corps.

Fig. 253. — *Arenicola piscatorum*. A, coupe transversale d'un rameau branchial; *a*, cuticule; *b*, hypoderme; *c*, tissu conjonctivo-musculaire tapissant l'intérieur de la cavité branchiale; *d* et *e*, les deux vaisseaux afférent et efférent; B, coupe longitudinale d'un même rameau. *a*, cuticule; *b*, hypoderme; *c*, tissu conjonctivo-musculaire s'indéchissant pour former des cloisons transversales; *d*, cavité branchiale; *e*, lumière des vaisseaux transversaux.

à douze, qui ne tardent pas eux-mêmes à se subdiviser en de nombreux rameaux très fins, disposés dans des plans différents, en sorte
que leur ensemble présente l'aspect de houppes touffues. Les troncs
sont ordinairement annelés transversalement. Chaque rameau a la
forme d'un tube montrant sous le microscope de légers renflements.
Il renferme deux vaisseaux, l'un afférent, l'autre efférent (A, d, e,
fig. 253), reliés ensemble par des branches transversales dont on voit
la lumière dans des coupes longitudinales (fig. 253, B, e). Des coupes
transversales et longitudinales montrent que ces vaisseaux sont enveloppés d'un tissu conjonctif renfermant de nombreuses fibres musculaires. L'enveloppe branchiale est composée d'une couche cuticulaire

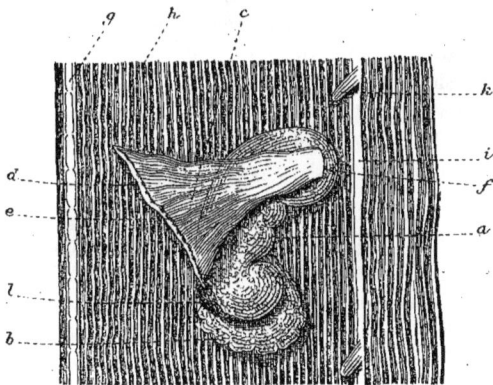

Fig. 254.

et d'une couche hypodermique à cellules cylindriques (A, a, b, fig. 253),
comme dans les papilles de la trompe. Nous pouvons donc considérer
les branchies comme des papilles cutanées très développées et ramifiées.

Organes excréteurs. — Ces organes (n, fig. 248 et 254), qui ont
été pris successivement pour le foie, les glandes génitales, etc., paraissent, au premier abord, être construits sur un plan très différent
de celui des mêmes organes chez les autres Annélides. Nous verrons
bientôt qu'en réalité il n'en est pas ainsi.

En ouvrant le ver, on voit de chaque côté, dans le voisinage des
lignes d'insertion des soies dorsales et un peu en arrière, six paires

Fig. 254. — *Arenicola piscatorum.* Un organe segmentaire du côté droit. *a,* vésicule;
b, appendice glandulaire; *c,* entonnoir; *d,* lèvre inférieure de l'orifice de l'entonnoir;
e, lèvre supérieure; *f,* point de réunion de l'entonnoir avec la vésicule; *g,* cordon nerveux; *h,* muscles longitudinaux; *i,* ligne d'insertion des soies; *k,* sacs sétigères; *l,* amas
de cellules génitales.

d'organes ovalaires. Il y en a une paire par anneau, quatre appartiennent à la région thoracique et deux à la région branchiale; ils s'étendent par conséquent du quatrième au dixième anneau. On peut y remarquer trois portions : l'entonnoir (*c*, fig. 254), la vésicule (*a*) et l'appendice glandulaire (*b*) séparé de la précédente par un étranglement transversal.

Les deux dernières portions sont les plus apparentes; l'entonnoir étant, à cause de l'extrême minceur de ses parois, étroitement appliqué contre la vésicule, on a beuucoup de peine à l'étaler.

La vésicule (*a*) a la forme d'un haricot à parois minces et blanchâtres, dont la convexité est tournée en dedans, du côté de la chaine nerveuse. Elle débouche à l'extérieur, sur son bord antérieur, par un orifice très petit qui s'ouvre et se ferme par le jeu d'un sphincter, à côté et en dedans des soies dorsales. On réussit à passer depuis l'intérieur de la vésicule un fil à travers l'orifice chez les individus qui ont macéré. La vésicule, comme l'ensemble de l'organe, est recouverte par un repli du péritoine renfermant des fibres musculaires.

Au-dessous et en arrière de la vésicule, mais en étroite relation avec elle, se trouve une masse glandulaire à contours réguliers, à surface mamelonnée, qui communique avec la vésicule sur son bord antérieur (*b*, fig. 254). Cette masse est creuse et renferme une mucosité blanchâtre, qui est probablement son produit de sécrétion; elle est tapissée à l'intérieur par un épithélium granuleux et entourée à l'extérieur par un réseau vasculaire extrêmement riche. Nous ne dirons rien de la structure histologique de cet organe, il est difficile de l'élucider à cause de l'extrême délicatesse des tissus.

Enfin, sur la face dorsale de la vésicule vient déboucher l'entonnoir qui la met en relation avec la cavité du corps (*c*, fig. 254). Cet organe a la forme d'un cône tronqué à parois très minces, mais richement vascularisées; il est appliqué sur la vésicule par son sommet et l'un de ses côtés. La base du cône est ouverte par une fente très large, limitée par deux lèvres : l'une supérieure est épaisse, festonnée et tapissée sur toute sa longueur de cils vibratiles qui, par leur jeu, attirent les corpuscules flottant dans la cavité du corps; il en est du reste de même de la lèvre inférieure, plus mince et moins ondulée que la précédente. Les parois de l'entonnoir sont à l'intérieur entièrement tapissées par un épithélium couvert de cils vibratiles, dont le mouvement est toujours dirigé du dedans au dehors, c'est-à-dire vers le sommet tronqué du cône, dont le contenu est ainsi déversé dans la vésicule et de là au dehors par le pore excréteur que nous avons mentionné plus haut.

Au moment de la reproduction, les organes segmentaires, entonnoir et vésicule sont remplis d'œufs ou de cellules spermatiques arrivés à maturité. Il est certain par conséquent qu'ils servent à l'expulsion de ces produits, comme d'ailleurs nous avons constaté une fois la chose *de visu;* une femelle pondit ses œufs dans une de nos cuvettes à Roscoff, on les voyait parfaitement sortir des pores excréteurs comme une poussière jaunâtre. On peut même provoquer ou activer la ponte en exerçant de légères pressions sur les flancs de l'animal.

Comparés à ceux du Lombric, les organes segmentaires de l'Arénicole paraissent considérablement simplifiés. Les longs canaux en lacets sont remplacés par l'appendice glandulaire de la vésicule, l'entonnoir correspond au pavillon cilié interne, il s'ouvre sur un court mais large canal greffé directement sur la vésicule, que l'on peut considérer comme correspondant à la portion terminale renflée du canal excréteur du Ver de terre.

Quant à l'interprétation, donnée par Cosmovici, de la vésicule comme un organe de Bojanus plus ou moins semblable à celui qui porte ce nom chez les Mollusques, nous devons avouer qu'elle ne nous paraît appuyée sur aucun fait sérieux. L'histologie des organes segmentaires de l'Arénicole reste encore à faire.

Glandes génitales. — Les sexes sont séparés, mais les organes génitaux présentant le même aspect et la même situation chez les mâles et les femelles, nous pouvons les décrire ensemble.

Les ovaires et les testicules naissent de la simple différenciation des cellules péritonéales, localisées sur les organes segmentaires au bord inférieur et interne de la vésicule (k, fig. 254) et dans le prolongement de la base du cône de l'entonnoir. A l'époque de la reproduction, les cellules forment en ces points de petits amas ovoïdes ou coniques, attachés par leur base contre un prolongement de l'artère branchiale qui se rend à l'organe segmentaire, les plus grosses et les plus mûres sont à l'opposé du bord de fixation. Elles font saillie à la surface de la masse et ne tardent pas à s'en détacher complètement, pour flotter dans la cavité viscérale, où l'on en rencontre à divers degrés de développement lorsqu'on ouvre l'animal.

Les zoospermes naissent à la suite de la segmentation du protoplasma des cellules mères, à peu près de la même manière que Bloomfield l'a décrit chez le Ver de terre. On rencontre, en effet, dans le liquide périviscéral des cellules spermatiques, présentant le même aspect, que celles représentées figure 238 B.

L'espèce que nous avons choisie comme type des Polychètes ne donne une bonne idée que du groupe des Sédentaires; c'est pourquoi nous allons entrer ici dans quelques détails sur l'ensemble de l'ordre, en insistant surtout sur les caractères propres aux Annélides errantes.

Le corps des Polychètes est toujours divisé extérieurement en anneaux ou *zoonites*, correspondant plus ou moins exactement avec les divisions extérieures. Quelquefois la segmentation disparaît complètement dans la région caudale, comme c'est le cas chez les *Hermellides*. Les deux segments antérieurs (segments céphalique et buccal) sont parfois soudés, ils diffèrent des autres par leur forme et par les appendices qu'ils portent; à eux deux ils constituent la tête, tantôt très petite (*Polydore*), tantôt grosse et bien distincte (*Nereis, Eunice*).

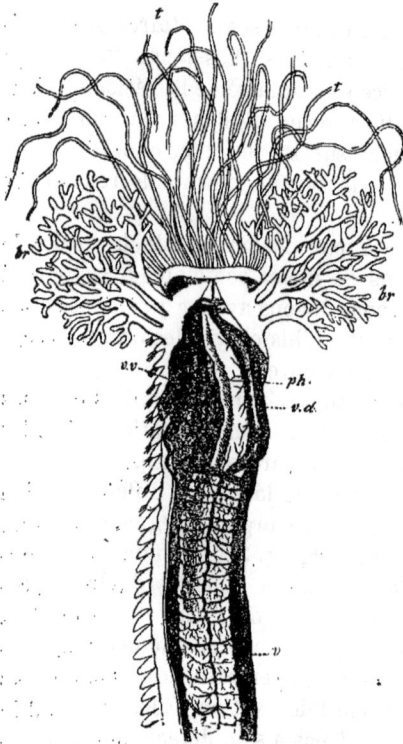

Fig. 255.

Les appendices du premier segment sont de formes très diverses: filiformes (*Eunice*), coniques (*Nereis*), etc. On peut les distinguer sous le nom d'*antennes*, des appendices du segment buccal ou *tentacules*. Du reste, comme nous le verrons bientôt, ces appendices peuvent être adaptés aux fonctions les plus variées: préhensiles, sensitives (tactiles), respiratoires, incubatrices, etc., et ils sont en général plus développés chez les Polychètes tubicoles que chez les errantes (*t*, fig. 255).

Chez quelques tubicoles (*Sabellines*), on remarque quelquefois, outre les sillons transversaux, une sorte de gouttière longitudinale et ventrale (*sillon copragogue*) qui part de l'anus et qui conduit les excréments hors du tube au moyen du mouvement des nombreux cils vibratiles qui la recouvrent.

La distinction de différentes régions du corps n'est pas toujours facile, elle dépend naturellement de la forme générale. Le corps est tantôt tout d'une venue, cylindrique ou homaplati et les segments sont homonomes (*Nereis*), tantôt il est ovalaire renflé (*Aphrodite, Hesione*), tantôt renflé en avant, aminci en arrière (*Terebella*). Lorsque les branchies sont distinctes et réparties sur plusieurs anneaux, on donne le nom de région abdominale à celle qui les porte. On peut souvent aussi distinguer une région caudale dépourvue de pieds et de soies (*Arenicola, Hermelle*).

Les pieds ou *parapodes* caractéristiques de l'ordre sont des expansions cutanées formant un ou deux mamelons, qui portent à leur sommet un enfoncement dans lequel sont implantés un ou plusieurs faisceaux de soies, parmi lesquelles on en distingue quelquefois (*Syllides*) une plus grande et plus forte que les autres sous le nom d'*acicule*. Lorsqu'ils sont bien développés, les parapodes fonctionnent comme

Fig. 255. — *Terebella nebulosa* (l'animal étant ouvert par le dos). *t*, tentacules, figurés en partie seulement; *br*, trois paires de branchies; *ph*, partie musculaire pharyngienne; *v*, intestin; *v d*, vaisseau dorsal; *vv*, vaisseau ventral (figure empruntée au traité de Gegenbaur d'après H. MILNE-EDWARDS).

des pieds ou des rames, ils sont presque toujours munis d'appendices tentaculiformes : les *cirres*.

La forme des soies varie à l'infini et sert beaucoup en zoologie pour la distinction des familles ou des genres. Elles sont lancéolées, pectinées, en tire-bouchons, en crochets, dentelées, etc. Elles varient selon les différentes régions du corps d'un même individu ; c'est ainsi que chez *Terebella* elles sont simples sur les tubercules supérieurs et à crochets sur les inférieurs. Cette dernière forme de crochet est fréquente pour les soies ventrales des Tubicoles auxquels elles sont utiles ainsi pour les maintenir fixés dans leur tube. Chez *Owenia*, par exemple, les crochets fixateurs sont disposés en rangées longitudinales, et Claparède a calculé qu'un seul individu en possède plus de cent cinquante mille. Chez les *Aphrodites*, les soies prennent l'aspect de longs poils chatoyants qui communiquent à ces vers leurs magnifiques couleurs. Ces organes, de consistance chitineuse, sont implantés dans une invagination de la peau

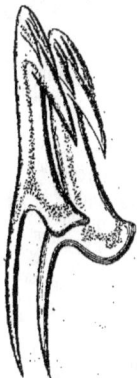

Fig. 256.

des parapodes et sont mus par des muscles spéciaux. Aux mêmes formations hypodermiques, il faut rattacher les *plaques onciales* des Térébelles (fig. 256), qui, comme les soies, paraissent se former aux dépens d'une seule cellule.

Quant aux cirres tentaculiformes qui procèdent des parapodes, ils sont tantôt droits et d'une seule pièce, tantôt composés de plusieurs articles mobiles ; quelquefois ils s'élargissent énormément et se transforment en écailles protectrices dorsales connues sous le nom d'*élytres* (*Polynoë*). L'axe des cirres est ordinairement occupé par un filet nerveux (*Hermione*) qui, tantôt se ramifie, tantôt se renfle à son extrémité en un ganglion (*Polynoë*) qui fait que ces organes sont éminemment sensitifs (A et B, fig. 257).

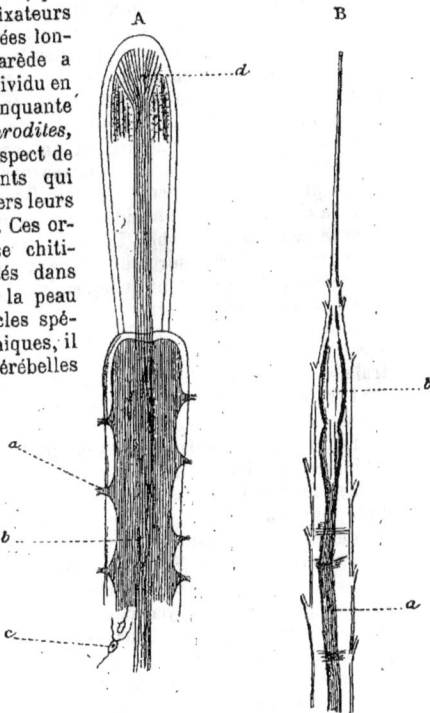

Fig. 257.

Les éléments de la peau peuvent être homologués dans toute la série avec ceux décrits chez l'Arénicole.

La cuticule est toujours mince, de nature chitineuse, plus attaquable par les alcalis que celle des Arthropodes, souvent striée comme chez le Lombric (surtout chez les Tubicoles), quelquefois recouverte de cils vibratiles sur la plus grande partie du corps (*Chaetopterus*).

Fig. 256. — *Terebella flexuosa*. Deux des plaques onciales logées dans un repli de la peau (d'après Ed. CLAPARÈDE).

Fig. 257. — A, *Hermione hystrix*. Extrémité d'un cirre dorsal ; *a*, cylindres tactiles latéraux ; *b*, nerf ; *c*, cellules nerveuses ; *d*, pinceau nerveux terminal ; B, *Hermadion fragile*, cirre dorsal ; *a*, nerf du cirre ; *b*, ganglion nerveux (d'après Ed. CLAPARÈDE).

L'hypoderme est une couche protoplasmique continue qui, vue de champ, présente un aspect alvéolaire; il est parsemé de fibrilles sinueuses (*Nerine*) et renferme de nombreux noyaux visibles quelquefois par transparence (*Polynoë lunulata*). L'hypoderme présente rarement la structure d'un épithélium nettement cellulaire, comme c'est le cas chez le *Spirographis*, et encore ne réussit-on que difficilement à en isoler les cellules par dilacération (Claparède). Il contient quelquefois des follicules muqueux dont la sécrétion est phosphorescente (*Chaetopterus, Polynoë torquata*).

On a décrit chez les Spionides, les Chétoptériens et beaucoup d'Annélides errantes, sous le nom de *glandes bacillipares*, de très petites cellules ovalaires renfermant de fins bâtonnets qui peuvent être projetés au dehors et rappellent les nématocystes des Coelentérés. On ne peut pas du reste constater des bâtonnets chez les exemplaires conservés dans l'alcool parce que, selon Claparède, les cellules bacillipares se déchargent toutes lorsqu'on les plonge dans ce liquide.

Les boucliers de quelques Tubicoles (*Sabella, Serpula*), si remarquables par la richesse de leur réseau musculaire, ne sont qu'un épaississement de l'hypoderme.

La musculature, ordinairement très forte, est représentée par une couche externe de muscles circulaires et une couche interne de muscles longitudinaux. Cette dernière est divisée en rubans par un nombre variable de sillons plus ou moins profonds. On a pensé pouvoir tirer du nombre de ces rubans un caractère pour la classification (Schneider), mais leur extrême variabilité d'un genre à l'autre rend la chose impraticable. Les faisceaux des muscles longitudinaux ne sont pas toujours circulaires sur leur coupe transversale, comme nous l'avons vu chez l'Arénicole, ils présentent quelquefois (*Myxicola*) la disposition pennée, si remarquable chez le Ver de terre.

Outre les deux couches fondamentales que nous venons de mentionner, il existe fréquemment dans la musculature des faisceaux obliques, dirigés de la face ventrale vers les faces latérales (*Polyophthalmus, Ophelia*).

Les muscles sont enveloppés par un tissu conjonctif renfermant des cellules rondes, ovalaires ou étoilées.

Les Annélides sédentaires sont logées dans un tube sécrété par des glandes tubipares distribuées dans la peau, ou bien par des organes segmentaires transformés dans ce but. C'est le cas chez les Serpulides, où il existe sur la face dorsale de la région antérieure, deux grosses glandes qui produisent la substance du tube. Ce dernier est calcaire (*Serpula, Protula*), parcheminé (*Chaetopterus, Sabella*), simplement muqueux (*Siphonostoma*) ou composé par des particules minérales, grains de sable, petits coquillages, etc., que l'Annélide ramasse et applique contre sa peau gluante au moyen des cirres de la tête (*Terebella, Hermella*). Sur des coupes, il présente une structure assez complexe résultant de la superposition de plusieurs couches (Macé).

La cavité du corps est très irrégulièrement développée. Elle est souvent divisée en deux moitiés latérales par une cloison verticale (*ligament mésentérique*), attachée d'un côté à l'intestin, de l'autre à la paroi dorsale du corps. Elle est divisée transversalement en un nombre plus ou moins considérable de chambres par des cloisons ou *dissépiments* comme chez le Ver de terre. Ces cloisons renferment des fibres musculaires et peuvent atteindre une grande épaisseur dans la région thoracique (*Chaetopterus*). La cavité du corps est tapissée par le feuillet péritonéal, ordinairement fort mince, transparent, renfermant de nombreux nucléis très petits; ce feuillet s'infléchit sur tous les viscères et les enveloppe complètement. Il est couvert de cils vibratiles chez les genres où le système vasculaire est imparfaitement développé ou fait entièrement défaut (*Glycère*). Le liquide du coelôme tient en suspension de nombreuses granulations, des éléments reproducteurs et fréquemment divers parasites.

Le *système nerveux* comprend toujours un *cerveau* situé sur la face dorsale de l'œsophage, ses centres médullaires sont rarement tout à fait fusionnés; lorsqu'ils restent distincts, ils sont joints par de courtes commissures. Le cerveau est réuni par un anneau œsophagien, simple ou double à la chaîne ganglionnaire ventrale, il donne naissance aux nerfs de la sensibilité spéciale qui se dirigent en avant.

La chaîne ventrale est composée de deux troncs longitudinaux portant fréquemment une paire de ganglions dans chaque anneau, ces derniers sont reliés transversalement par des commissures. Lorsque les deux ganglions d'un même segment sont distants l'un de l'autre, l'on a le type dit *en échelle* (fig. 258), les connectifs longitudinaux figurant les montants de l'échelle et les commissures représentant les échelons. Il faut reconnaître que jusqu'ici l'embryogénie ne nous a pas autorisés à considérer cette disposition comme primitive, ainsi que le font quelques auteurs. Chez les adultes, on la rencontre chez *Serpula* et aussi, mais à un moindre degré, chez *Sabella*. Dans la grande majorité des cas, les deux troncs longitudinaux de la chaîne ventrale sont rapprochés sur la ligne médiane, et leur séparation n'est indi-

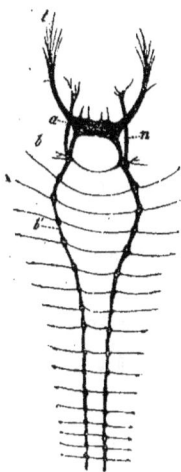

Fig. 258.

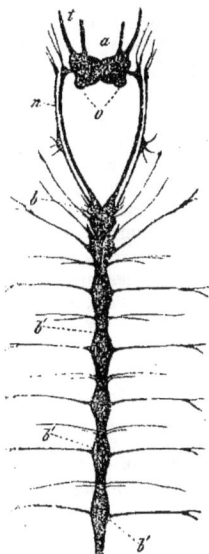

Fig. 259.

quée que par un simple sillon, quelquefois même ils sont réunis en un seul cordon, et la chaîne ventrale est simple (*Euniciens*). La *Terebella* offre un terme de passage entre ces deux dispositions extrêmes, en ce sens que la chaîne nerveuse n'est simple que dans la région thoracique, tandis qu'elle est double dans la région abdominale (fig. 258 et 259).

Lorsque les deux cordons sont très distants d'un bout du corps à l'autre, comme c'est le cas chez *Chaetopterus*, il n'y a pas d'anneau œsophagien complet, il existe simplement en avant une commissure superficielle qui n'est considérée comme ganglion cérébral que parce que les taches oculaires que possède l'animal reposent dessus.

Fig. 258. — Système nerveux de *Serpula contorduplicata*. *a*, ganglions pharyngiens supérieurs; *b*, ganglions inférieurs; *b'*, tronc ventral; *n*, nerfs de la bouche; *t*, nerfs des antennes.

Fig. 259. — Système nerveux de *Nereis regia*. *o*, yeux reposant sur le ganglion sus-œsophagien. Les autres lettres ont la même signification que dans la figure précédente (d'après QUATREFAGES). Ces deux figures sont empruntées au traité de Gegenbaur.

Outre le rapprochement des connectifs dans le sens transversal, ceux-ci pe[...] se raccourcir et les ganglions se rapprocher dans le sens longitudinal; deux o[...] plus grand nombre de paires de ceux-ci se fusionnent en une même masse, co[...] c'est le cas pour les ganglions antérieurs de *Hermella*.

Chez *Lumbriconereis, Oligognathus*, etc., chaque segment renferme, out[...] paire des ganglions principaux, une seconde paire de ganglions ordinair[...] moins volumineux que les premiers. Les nerfs périphériques partent de la [...] ventrale par paires symétriques, ils sont ordinairement fort difficiles à [...] jusque dans les pieds (nerfs pédieux) et les muscles des parois du corps. A [...] des pieds, ils rencontrent parfois un petit ganglion de renforcement (Pruvot[...]

Chez la plupart des Annélides errantes, la chaîne nerveuse fait une saillie[...] ou moins forte au-dessus des téguments; mais chez les Tubicoles, au contrair[...] est enfoncée dans les couches musculaires et quelquefois même en partie dans [...] poderme (*Terebella, Telepsavus*). Il devient alors très difficile de délimiter ex[...] ment les cellules nerveuses de la couche corticale de la chaîne des cellules b[...] dermiques de la peau. Il en est parfois de même pour les cellules du cerveau co[...] l'ont montré Spengel chez l'*Oligognathus Bonelliae*, et Jourdan chez *Eu[...] Harassii*.

Les éléments constituants du tissu nerveux sont des cellules disposées à la p[...] phérie de la chaîne ganglionnaire (*substance corticale*, de Pruvot) et des fib[...] plongées dans une substance granuleuse centrale. Les cellules sont plus abonda[...] sur les faces inférieures et latérales de la chaîne chez les Errantes, tandis que [...] la plupart des Sédentaires elles sont dispersées en couche continue sur tout[...] longueur de la chaîne. Au niveau des nœuds ganglionnaires, la substance gr[...] leuse (*matière ponctuée* de Pruvot) devient plus abondante.

Les fibres géantes qui accompagnent fréquemment la chaîne ganglionna[...] dont la signification est aussi énigmatique chez les Polychètes que chez les Oli[...] chètes, atteignent le maximum de leur développement chez les Serpuliens, où e[...] s'étendent au-dessus de la chaîne ventrale sur toute la longueur du corps j[...] dans les connectifs œsophagiens et le cerveau (*Spirographis*). Les recherc[...] récentes paraissent indiquer qu'elles sont plus générales chez les Polychète[...] ne le croyait Claparède. Spengel, qui les a étudiées avec beaucoup de soin chez *O[...] gognathus*, où elles sont situées dans la couche interne du névrilème, les a [...] sortir des connectifs de la chaîne ganglionnaire. D'autre part, le même aut[...] trouvé parmi les éléments du cordon ventral chez *Halla*, outre les cellule[...] veuses ordinaires, de grandes cellules mesurant jusqu'à 0,1 millimètre de diam[...] portant un seul prolongement qui, après avoir pénétré dans la masse du conne[...] paraît se diriger du côté dorsal de la chaîne. Peut-être ces cellules sont-elles l[...] gine des fibres géantes? Mais une connexion directe entre ces deux élément[...] pas été démontrée jusqu'ici. Pruvot a rencontré les grandes cellules dans le [...] mier ganglion sous-œsophagien de *Nephthys Hombergi*, mais il n'a pas réuss[...] plus à les voir se continuer avec les fibres géantes.

On lira avec intérêt les homologies possibles des fibres géantes dans la m[...] graphie de Spengel sur l'*Oligognathus*.

On a encore décrit chez plusieurs Polychètes un système nerveux viscér[...] *stomato-gastrique*, qui se présente sous la forme de petits ganglions supplé[...] taires situés dans le voisinage du pharynx ou de la trompe, et qui sont en [...] tions avec le cerveau ou les connectifs œsophagiens. Selon Pruvot, qui l'a d[...] tout récemment dans plusieurs familles, ce système possède une origine [...] double, cérébrale et sous-œsophagienne (*Nephthys, Phyllodoce*), tantôt seule[...] sous-œsophagienne (*Ophelia*) et tantôt seulement cérébrale (*Eunice, Serpula[...] nerfs sont extrêmement fins, et ses ganglions, disposés tantôt en chaîne, tant[...] anneaux, sont très petits. Jusqu'ici on n'a pas rencontré d'une façon évident[...] pareil système dans la région postérieure du corps.

Les *organes des sens* sont d'autant plus nombreux et mieux développés [...]

ver même une existence plus libre; ils apparaissent ou disparaissent même dans le cours de la croissance, selon que l'Annélide demeure errante ou devient sédentaire. C'est ainsi que les Térébelles, qui nagent librement pendant leur jeune âge, possèdent des yeux et des otocystes qui s'effacent plus tard lorsque ces animaux se fixent dans un tube; on n'en retrouve pas trace chez les adultes. Certains Tubicoles cependant présentent des taches oculaires pendant toute leur vie (*Saccocirrus*, *Capitella*, etc.).

Le *sens du toucher* est localisé, chez beaucoup de genres, sur les antennes et tentacules de la tête, les cirres et les élytres, dans lesquels se rendent des filets nerveux qui aboutissent, soit à des sortes de papilles, soit à la base de poils rigides (fig. 257).

Jourdan a récemment décrit les papilles caliciformes sensitives des élytres de *Polynoë*, qui reçoivent un filet nerveux accompagné dans l'épaisseur de l'hypoderme de cellules ganglionnaires. A ces papilles, il faut rattacher les organes cupuliformes (*Becherförmigen Organe*), minutieusement étudiés par H. Eisig, chez les *Capitellides*, et qui, selon lui, paraissent exercer des fonctions gustatives, car non

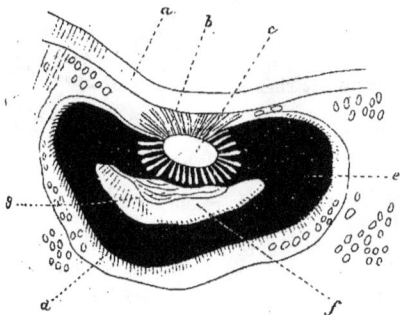
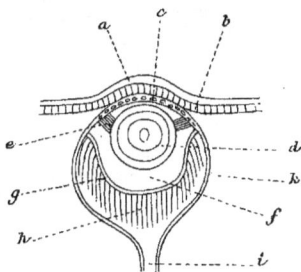

Fig. 260.   Fig. 261.

seulement ils se rencontrent sur les segments, mais aussi dans la cavité buccale. Les vers de cette même famille des *Capitellides* possèdent encore des organes latéraux sur tous les segments, sauf ceux de la partie postérieure du corps (*Seitenorgane*), qui se font remarquer par une fente transversale d'où fait saillie un pinceau de cils longs et rigides et qui, selon Eisig, serviraient à rapprocher des organes de la ligne latérale des Vertébrés aquatiques. Nous renvoyons à l'important mémoire de cet auteur pour le détail des homologies de ces organes.

Chez plusieurs genres, on a décrit une paire de bourrelets sphériques ou ovoïdes, des sortes de poches ciliées (*Nackenwülste*) situées sur la limite entre le lobe céphalique et le segment buccal, et qui ont été considérés comme organes des sens. Ces bourrelets occupent sur le côté dorsal la même situation que les otolystes de l'Arénicole, peut-être doit-on les considérer comme une première ébauche des organes de l'ouïe.

Des *organes auditifs* n'ont été constatés que dans un petit nombre de cas (*Arenicola*, *Fabricia*). Ils se présentent sous la forme d'otocystes, capsules closes

Fig. 260. — *Eunice Harassii*. Coupe médiane à travers l'œil (d'après V. GRABER). *a*, cuticule; *b*, iris; *c*, papille; *d*, couche rétinienne profonde; *e*, choroïde; *f*, corps vitré; *g*, cristallin.

Fig. 261. — Schéma d'un œil d'*Alciope* (d'après GREEF). *a*, cornée; *b*, hypoderme; *c*, couche sous-cornéenne: *d*, cristallin; *e*, corps ciliaires; *f*, corps vitré; *g*, coupe de l'enveloppe de la rétine; *h*, rétine; *i*, nerf optique; *k*, enveloppe de la rétine.

de forme sphérique, renfermant un liquide clair et transparent où flottent un (*Fabricia*) ou plusieurs (*Amphiglena*) otolithes. Les otocystes reçoivent directement du cerveau, dans le voisinage duquel ils sont placés, un court filet nerveux, le nerf auditif. Chez l'*Arenicola Grubii*, étudiée par Jourdan, l'otocyste serait relié aux commissures œsophagiennes par plusieurs nerfs.

Les yeux présentent tous les degrés de développement, depuis de simples taches pigmentaires jusqu'à des organes fort compliqués, possédant une cornée, un cristallin sphérique, une choroïde, une rétine, etc. (*Asterope candida* et surtout chez *Alciope* où ils ont été soigneusement étudiés par Greef) (fig. 260 et 261).

Les yeux, au nombre de deux ou de quatre, rarement davantage, sont situés tantôt dans le lobe céphalique sur le cerveau même (*Sabella, Terebella*), tantôt plus rapprochés de la surface de la peau (*Syllis, Nereis*), tantôt dispersés par paires sur les côtés de chaque segment (*Polyophthalmus, Amphicorina*), ou à l'extrémité des filaments branchiaux, sous forme de points colorés (*Branchiomma*), ou enfin seulement à l'extrémité postérieure du corps, comme c'est le cas chez les *Fabricia* qui rampent la queue la première. Le plus souvent les yeux sont globulaires; toutefois chez les Myrianides, etc., ils ont la forme d'un 8, qui leur est vraisemblablement donnée par l'incomplète fusion de deux yeux sphériques.

Le *canal digestif* est toujours complet, tube cylindrique, droit dans la plupart des cas. Il se replie cependant sur lui-même chez les *Chlorémiens*, où il atteint une longueur supérieure à celle du corps, et chez le *Spirographis Spallanzani* son parcours est spiraloïde.

La bouche antérieure, terminale ou ventrale, est bordée de lèvres tapissées de cils vibratiles et à l'intérieur desquelles sont logés les muscles destinés à ouvrir ou fermer l'orifice buccal.

Le pharynx musculeux peut, dans plusieurs cas, se retourner comme un doigt de gant et être propulsé au dehors. Il constitue alors une véritable *trompe*, quelquefois articulée (*Néréides*) ou divisée en plusieurs régions par des lignes de démarcation très nettes (*Autolytus*). La trompe est ornée de papilles cornées ou de denticules de couleur foncée. Ces derniers sont de nature chitineuse, leur tranchant est souvent dentelé, ils sont au nombre d'une ou deux paires (*Aphrodite, Polynoë*) ou davantage (*Lysidice*). Dans ce dernier cas, la trompe devient un appareil compliqué de préhension. Les dents se meuvent latéralement par le jeu de faisceaux musculaires qui s'insèrent dans leur cavité intérieure; dans quelques cas elles peuvent être renfermées dans des poches spéciales (*Eunicides*).

Au pharynx fait suite un œsophage cylindrique, plus ou moins plissé longitudinalement, à l'extrémité postérieure duquel se rencontrent, chez quelques genres, une paire de cæcums glandulaires (*Syllis, Arenicola*). On distingue quelquefois un estomac; quant à l'intestin proprement dit, il est le plus souvent renflé dans chaque segment et rétréci au niveau des points d'insertion sur sa face externe des cloisons transversales. Chez quelques Térébelles, Aricies, etc., l'intestin est plissé longitudinalement et, comme il s'y rend en même temps de nombreux vaisseaux sanguins, il y a là une disposition qui rappelle le Typhlosolis des Oligochètes, sans toutefois qu'on puisse l'homologuer avec lui. C'est toujours sur l'intestin que sont placées les glandes digestives.

Chez les *Aphrodites*, l'intestin porte dans chaque anneau des cæcums latéraux qui s'infléchissent du côté du dos et se terminent, après s'être plus ou moins ramifiés, par des renflements vésiculaires (fig. 262). Enfin, l'*Hesione sicula*, étudiée par H. Eisig, porte de chaque côté de la partie antérieure et ventrale de l'intestin, un diverticulum en forme de sac, dont la pointe est dirigée en avant et dont la cavité remplie d'air est en communication avec la cavité digestive. Ce cæcum paraît remplir les fonctions de vessie natatoire, comme c'est également le cas pour les deux appendices intestinaux des Syllidiens, connus sous le nom de glandes en T. Chez ces vers, l'air en nature se rencontre aussi dans tout l'intestin, à la surface duquel s'étale un riche réseau capillaire. Il est évident que cette particularité correspondant avec l'absence ou un faible développement des branchies externes, a pour but d'assurer la respiration, comme cela a lieu chez quelques poissons.

On peut quelquefois distinguer un rectum, qui diffère de l'intestin proprement dit, en ce qu'il n'est pas segmenté et n'est pas recouvert de glandes. L'anus est le plus souvent terminal.

Les parois de l'intestin sont constituées par un épithélium glandulaire à cellules cylindriques ou coniques, qui sécrètent une cuticule interne, renfermant souvent des granulations pigmentaires et tapissée de cils vibratiles. A l'extérieur, l'épithélium est recouvert par une double couche de fibres musculaires, circulaires et longitudinales dont l'épaisseur varie, elle est plus grande à l'œsophage qu'à l'intestin; et enfin le tout est recouvert par le feuillet péritonéal.

H. Eisig a appelé l'attention sur une sorte d'intestin accessoire (*Nebendarm*) qui existe chez les Capitellides au-dessous de l'intestin principal sur la ligne médio-ventrale du corps. C'est un tube dont la coupe transversale est circulaire ou elliptique, qui commence entre l'œsophage et l'intestin stomacal, et s'étend, soit jusqu'au milieu du corps (*Capitella*), soit jusque dans la région postérieure (*Notomastus, Dasybranchus*); il débouche dans l'intestin à son extrémité antérieure, et il est probable qu'il en est de même à son extrémité postérieure, mais Eisig n'a pas pu le constater d'une manière certaine. Quant à sa structure, elle est la même que celle de l'intestin proprement dit. Une disposition analogue a été démontrée par Spengel chez *Oligognathus Bonelliae*, avec cette différence toutefois que le canal accessoire s'ouvre en avant dans le sac des mâchoires et qu'il paraît terminé en arrière en cæcum. De nouvelles recherches sur un tel organe sont désirables pour appuyer ses homologies possibles avec le cordon hypochordal des vertébrés, homologies admises par Eisig dans son mémoire.

Au canal digestif se rattachent les glandes salivaires et hépatique. Les premières sont situées dans la région antérieure, sous la forme de sacs ou de houppes, au nombre d'une (*Nereis, Syllis*), de deux (*Glycera*) ou de trois paires (*Terebella*). Les cellules hépatiques recouvrent les parois de l'intestin proprement dit; elles se remarquent grâce à leur couleur jaunâtre ou brune, mais leur nature histologique demande à être étudiée chez les différents genres. La plupart ne montrent pas de canaux excréteurs distincts.

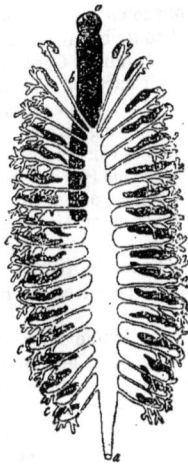

Fig. 262.

La disposition du *système vasculaire* varie beaucoup selon la distribution des branchies. On peut dire d'une manière générale que ce système est le plus développé dans le voisinage de ces dernières.

Dans le principe, il existe un ou deux vaisseaux dorsaux, situés au-dessus de l'intestin, et un ou deux vaissaux ventraux courant entre l'intestin et la chaîne nerveuse. Dans le cas le plus simple (*Nereis, Terebella, Sabella*), le tronc dorsal est réuni au tronc ventral par des anses transversales au nombre d'une paire dans chaque segment, puis par des branches anastomosées, plus ou moins nombreuses aux deux extrémités du corps.

Les anses latérales donnent elles-mêmes naissance à des rameaux secondaires qui se rendent dans les prolongements branchiaux ou qui vont se ramifier à leur tour à la surface du tube digestif (circulation intestinale), et exceptionnellement

Fig. 262. — Tube intestinal d'*Aphrodite. o*, partie antérieure; *b*, partie moyenne musculeuse de l'intestin buccal; *c*, appendices cœcaux ramifiés de la portion moyenne de l'intestin; *a*, ouverture anale (figure empruntée au traité de Gegenbaur).

(*Marphysa sanguinolenta*) dans la peau (circulation cutanée), où ils constituent d'élégants réseaux capillaires.

Chez les Serpuliens, Ariciens, Chétoptériens, etc., le système capillaire intestinal est remplacé par un vaste système lacunaire (sinus sanguin), qui englobe l'intestin tout entier. D'après la description qu'en a donnée Claparède, ce dernier est inclus dans une gaine vasculaire continue qui remplace le vaisseau dorsal, lequel fait entièrement défaut. Le sinus est mis en relation par des branches spéciales avec les vaisseaux branchiaux au niveau du pharynx. Il est logé entre les deux lamelles musculaires de la paroi intestinale, et facilite ainsi, sur une grande surface, l'absorption des substances digérées.

La masse sanguine est mise en mouvement par la contraction des vaisseaux, le dorsal surtout. Chez *Clymène, Maldane*, le vaisseau ventral est contractile dans sa région antérieure et la contractilité se montre même dans les anses latérales chez *Protula*. Mais il se présente assez souvent des renflements vésiculaires dont la contractilité est plus puissante et qui, comme nous l'avons décrit chez *Arenicola*, jouent le rôle de *cœurs*. C'est le cas chez *Marphysa, Polyophthalmus*, par exemple.

Chez *Terebella* (*v d*, fig. 255), le vaisseau dorsal se dilate au niveau de l'œsophage en un cœur pulsatile branchial, les branchies sont elles-mêmes contractiles et contribuent ainsi à lancer le sang dans le vaisseau ventral d'où il se rend dans les organes. Chez la *Fabricia*, le même vaisseau dorsal se bifurque à l'extrémité antérieure et chacune des branches qui en naissent se rend dans une vésicule pulsatile, située à la base des branchies.

Le sang circule d'arrière en avant dans le vaisseau dorsal et en sens inverse dans le vaisseau ventral; ce dernier, recevant le sang qui vient des branchies, peut être considéré comme tronc artériel. Toutefois, la distinction entre veines et artères ne repose pas sur des différences de structure. Dans leurs portions contractiles les parois vasculaires renferment une couche musculaire, composée tantôt de cellules fusiformes, tantôt de fibres aplaties en bandelettes.

Chez *Capitella, Glycère*, les vaisseaux font défaut, le sang remplit alors la cavité périviscérale où il est agité par les contractions des parois musculaires du corps.

Le liquide sanguin, ordinairement rouge, est parfaitement incolore chez quelques espèces de Chétoptères, jaunâtre chez *Phyllodoce*, vert chez *Stylaroïdes*, etc. Le plus souvent c'est le plasma qui est coloré et les globules ovalaires ou discoïdaux qu'on y rencontre sont incolores; quelquefois cependant c'est l'inverse : ainsi chez *Glycera*, les globules sont rouges.

La fonction de la *respiration* est remplie directement par la peau du corps tout entier chez les *Abranches*, sans qu'il existe d'organes spécialisés dans ce but. Cependant, dans la plupart des cas, il apparaît de véritables branchies sous forme de prolongements cutanés, dont l'aspect et la situation varient infiniment. Tantôt ce sont les cirres dorsaux ou les ventraux qui se transforment en branchies sur plusieurs segments (*Eunice*); tantôt, les rameaux branchifères sont limités aux anneaux voisins de la tête (*Céphalobranchus*), tentacules filiformes, houppes arborescentes, etc., qui s'agitent sans cesse au dehors du tube dans lequel ils peuvent être brusquement retirés et aèrent ainsi le sang qui y circule. Dans ce dernier cas, le bouquet branchial céphalique est souvent soutenu par des lamelles cartilagineuses logées dans les téguments de l'anneau céphalique et qui envoient des prolongements dans chaque rameau branchial (*Sabellides*). La circulation de l'eau autour des branchies est entretenue par les cils vibratiles qui en tapissent la surface. Chez les *Aphrodites*, dont les élytres dorsales remplissent la fonction de branchies, un courant d'eau est entretenu par les mouvements d'expansion et de contraction de tout le corps, mouvements qui présentent un certain rythme.

Claparède a reconnu que les ramifications branchiales de la plupart des Annélides sédentaires (sauf les Serpuliens) renferment une artère et une veine réunies par un système d'anses transversales ou par un réseau capillaire. Lorsque les vaisseaux sanguins font défaut, on trouve le liquide périviscéral dans la cavité des branchies.

Les organes du *système excréteur* sont le plus souvent répétés par paires dans chaque segment et revêtent la forme de tubes qui, lorsqu'ils sont très longs, se pelotonnent sur eux-mêmes. Ces tubes, dont les parois sont en partie glandulaires, s'ouvrent à l'intérieur par un entonnoir cilié et au dehors par un pore excréteur situé sur la face ventrale ou exceptionnellement sur la face dorsale (*Capitella, Alciope*). Chez les *Capitellides*, le pore excréteur débouche dans la peau, ainsi que l'a montré H. Eisig. Le même auteur a également constaté que, contrairement à la règle générale, il peut y avoir plusieurs paires d'organes excréteurs dans un même segment (*Capitella capitata*).

Chez les Errantes, il existe ordinairement une paire de tubes excréteurs dans chaque anneau, mais leur nombre diminue beaucoup chez les Tubicoles. Ainsi, les Serpuliens n'en possèdent qu'une seule paire, jouant le rôle de glandes tubipares, sécrétant la substance muqueuse ou calcaire du tube dans lequel l'animal est enfermé. Chez *Myxicola*, ces glandes sont compliquées par de nombreux replis dont les parois sont richement vascularisées, et qui augmentent ainsi considérablement la surface de sécrétion. On s'explique par là l'extrême rapidité avec laquelle ce ver renouvelle son tube muqueux lorsqu'on le sort de sa demeure.

Si dans la règle les organes sont pairs dans toute leur longueur, c'est-à-dire s'ils possèdent chacun un canal excréteur qui va s'ouvrir par un pore spécial à la base du parapode correspondant, il existe quelques exceptions remarquables. Chez les *Eriographides* et les *Serpulides*, les deux organes convergent et se réunissent vers l'extérieur, pour former un canal excréteur impair qui va s'ouvrir en avant à la base des branchies sur le côté dorsal.

Au point de vue fonctionnel, ces canaux en lacets tapissés de cils vibratiles dont le mouvement est régulièrement dirigé vers le dehors sont évidemment des organes excréteurs; leur portion glandulaire, entourée de nombreux vaisseaux sanguins, débarrasse le liquide nourricier des produits de la désassimilation. Mais dans les anneaux de la région moyenne du corps, ils servent aussi et surtout à l'expulsion des produits génitaux. Il n'est pas rare alors de constater sur leur parcours des dilatations sous forme de vésicules, qui renferment des œufs ou des zoospermes (réservoirs séminaux). Et, en effet, comme nous le verrons bientôt, les glandes génitales ne possèdent pas de canalicules excréteurs propres.

Lorsque les organes segmentaires sont réduits à une seule paire (glandes tubipares), on n'y rencontre jamais d'œufs ou de cellules spermatiques. La ponte de ceux-ci devient alors une énigme, car on cherche en vain les pores abdominaux admis hypothétiquement par les anciens auteurs. Il y a là un point d'anatomie qui n'est pas résolu. Ajoutons cependant que chez le *Sternaspis scutata*, qui possède une paire d'ovaires ou de testicules, la paroi de ceux-ci se prolonge directement en deux longs canaux qui fonctionnent comme oviductes ou spermiductes et vont s'ouvrir par des pores sur la face ventrale.

L'*unisexualité* est la règle chez les Polychètes. On connaît cependant quelques cas d'hermaphrodisme (*Spirorbis, Protula* et quelques autres genres de Serpuliens). Les *glandes génitales* ne sont jamais bien nettement différenciées, elles se ressemblent beaucoup dans les deux sexes et ne deviennent visibles qu'à l'époque de la reproduction. Leur étude dans la série laisse beaucoup à désirer. Dans la plupart des cas, elles paraissent provenir de cellules péritonéales groupées en certains points déterminés, qui s'accumulent, par exemple, sous forme de grappes, autour d'un repli de la lamelle conjonctive du péritoine, situé contre les parois du corps ou contre les cloisons interannulaires de chaque côté de la chaîne nerveuse (*Eunice, Aphrodite*). On les rencontre tantôt dans certains anneaux déterminés (*Polybostrichus*), tantôt chez tous, sauf ceux des extrémités.

Les œufs et les cellules spermatiques se détachent lorsqu'ils sont mûrs, tombent dans la cavité du corps, où ils flottent dans le liquide périviscéral en continuant à se développer. C'est de là qu'ils s'échappent par centaines lorsqu'on ouvre l'animal. Finalement, ils sont entraînés vers les entonnoirs vibratiles des organes segmentaires et sont expulsés à travers les pores excréteurs. Chez *Polynoë*, *Owenia*, les œufs sont souvent réunis en groupes dans des sortes d'ovisacs à parois résistantes.

Chez le *Saccocirrus papillocercus*, étudié par Marion et Bobretzky, les glandes sexuelles, situées des deux côtés de l'intestin, ont des canaux excréteurs. Les mâles possèdent des organes copulateurs, de véritables pénis ayant la forme de papilles coniques faisant saillie de chaque côté du corps. La papille copulatrice est occupée par l'extrémité du canal déférent qui n'est autre, du reste, qu'un organe segmentaire modifié.

Il existe des organes incubateurs chez quelques genres. Chez *Spirorbis*, c'est un des tentacules céphaliques qui en remplit la fonction ; cet appendice porte à son extrémité un curieux sac, qui peut se fermer par un opercule et dans lequel les œufs se développent. L'*Autolytus cornutus* possède une poche ventrale destinée au même rôle, et chez les *Spionides* les œufs sont incubés dans le tube qu'occupe l'animal.

Quelques espèces (*Syllis vivipara*, *Ennice sanguinea*) sont vivipares.

Le développement des œufs est accompagné de métamorphoses compliquées que les beaux travaux d'Alex. Agassiz, Claparède et Metschnikoff, Schneider, Hatschek, etc., nous ont fait connaître. Les formes larvaires ressemblant à celles de beaucoup de Géphyriens, de Rotifères et de Mollusques, nagent librement au moyen de couronnes ciliaires différemment disposées ; elles possèdent des organes des sens et peuvent être rapportées à un type principal, la larve de *Polygordius*.

Mais la reproduction sexuelle n'est pas le seul procédé de multiplication des Annélides, on connaît chez elles de nombreux exemples de reproduction agame par division transversale (scissiparité) et par bourgeonnement.

Chez *Protula Dysteri* et *Syllis prolifera*, l'individu-mère, après avoir bourgeonné une chaîne de nouveaux segments, produit des tentacules, des yeux, etc., sur l'un de ses anneaux préexistants, qui devient ainsi la tête d'un nouvel individu qui se détache ; en sorte qu'une partie du corps de l'individu-mère prend directement part à la formation de l'individu-fille. Chez l'*Autolytus cornutus* c'est le dernier anneau de la mère qui bourgeonne, à la manière d'un scolex de Cestode, une série d'anneaux qui se séparent au point même du bourgeonnement. Dans cette espèce il y a une véritable génération alternante, l'individu asexué donnant successivement naissance par bourgeonnement à des individus tantôt mâles, tantôt femelles, différant totalement par leur forme. Nous renvoyons du reste aux traités d'Embryologie pour les détails de ces modes compliqués de génération.

Littérature.

Delle Chiaje, *Memoria sulla storia et notomia degli animali senza vertebre*, Napoli, 1822-1829. — Idem, *Descrizioni e notomia degli animali senza vertebre della Sicilia*, Napoli, 1831-1841. — Audoin et Milne-Edwards, *Classification des Annélides et description de celles qui habitent les côtes de France*. Ann. des sciences nat., t. XXVII à XXX, 1832, 1833. — Rathke, *De Bopyro et Nereide commentationes anatomico-physiologicae duae*, Riga et Dorpat, 1837. — H. Milne-Edwards, *Recherches pour servir à l'histoire de la circulation du sang chez les Annélides*. Ann. des sciences nat., 2e série, t. X, 1838. — Idem, *Observations sur le développement des Annélides*. Ibid., 3e série, t. III, 1845. — Grube, *Zur Anatomie d. Kiemenwürmer*, Königsberg, 1838. — Idem, *Untersuchungen über Entwicklung d. Anneliden*, Königsberg, 1844. — Idem, *Die Familie der Naïden*. Arch. für Naturgesch., 1850, 1851. — Idem, *Die Familie der Lycoriden*. Jahresb. der Schlesischen Gesellsch., 1873. — Idem, *Bemerkungen über die Familie der Aphroditen*, ibid., 1874-75. — Idem, *Mittheilungen über die Familie der Chlorhaeminen*, ibid., 1876. — Loven, *Jakttagelse öfser metamorfos hos en*

Annelid. Kon. Vet. Akad. Handl, Stockholm, 1840. — Oersted, Annulatorum Danicorum conspectus, 1843. — Idem, Groenlands Annulata dorsibranchiata K. Danske Selsk. natur. Afh., 1843. — A. Krohn, Zoologische und anatomische Bemerkungen über die Alciopen. Arch. f. Naturg, 1845. — Idem, Ueber die Sprösslinge von Autolytus prolifera. Müller's Archiv, t. XX, 1851. — Sars, Zur Entwickelungsgeschichte der Anneliden. Arch. f. Naturgesch., 1847. — Idem, Fauna littoralis Norvegiae, 1ro et 2o parties, 1846 et 1856. — Busch, Beobachtungen über Anatomie und Entwickelung einiger wirbellosen Seethiere, Berlin, 1851. — Williams, Report on the British Annelides. Rep. of the British Assoc. for, 1851. — Idem, Researches on the Homology of the reproductive organs of the Annelids. Phil. Trans. Roy. Soc., 1858-60. — Max Müller, Observationes anatomicae de vermibus quibusdam maritimis, 1882. — Huxley, On a hermaphrodite and fissiparous Annelid (Protula). Edinb. Phil. Journ., 1855. — Faivre, Études sur l'histologie du système nerveux chez quelques Annélides. Ann. des Sc. nat., t. V et VI, 1856. — M. Schultze, Ueber die Entwicklung von Arenicola piscatorum und anderer Kiemenwürmer, Halle, 1856. — Van Beneden, Histoire naturelle du genre Capitella. Bull. Acad. royale de Belgique, 1857. — Hering, De Alcio- parum partib. genital. Diss. Lipsiae, 1859. — Alex. Agassiz, On the embryology of Autolytus cornutus. Boston. Journ. of Nat. History, t. VII, 1859-1863. — Idem, On the young stages of a few Annelids. Annals Lyceum Nat. Hist. of New-York, t. VIII, 1866. — W. Carpenter et Ed. Claparède, Researches on Tomopteris. Transact. Linn. Soc., t. XXIII, 1860. — Ed. Claparède, Études ana- tomiques sur les Annélides, etc., observées dans les Hébrides, Genève, 1862. — Idem, Glanures zootomiques parmi les Annélides de Port-Vendres, Genève, 1864. — Idem, Les Annélides chétopodes du golfe de Naples, Genève, 1868. Supplément 1870. — Idem, Recherches sur les Annélides présentant deux formes sexuées distinctes. Arch. des Sc. phys. et nat., t. XXXVI, 1869. — Idem, Recherches sur la structure des Annélides sédentaires, Genève, 1873. — Ed. Claparède et Metschnikoff, Beiträge zur Kenntniss der Entwickelungsgeschichte der Chaetopoden. Zeitschr. f. w. Zool., t. XIX, 1869. — A. Pagenstecher, Entwickelungsgeschichte und Brutpflege von Spirorbis spirillum. Zeitschr. f. w. Zool., t. XII, 1862. — E. Ehlers, Die Borstenwürmer, Leipzig, 1864-68. — A. de Quatrefages, Un grand nombre de mémoires dans les Annales des sciences naturelles et Histoire naturelle des Annelés avec atlas, Paris, 1865. — Leydig, Tafeln zur vergleichenden Anat. I. Heft, Tübingen, 1864. — Johnston, Catalogue of the British non parasitical Worms, London, 1865. — A. Schneider, Ueber Bau und Entwickelung von Poly- gordius. Müller's Archiv, 1868. — Malmgren, Ueber die Gattung Heteronereis und ihr Verhältniss zu den Gattungen Nereis und Nereilepas. Zeitschr. f. w. Z., t. XIX, 1869. — C. Semper, Die Verwandschaftsbeziehungen der gegliederten Thiere. Arbeiten aus dem Zool. Inst. in Würzburg, t. III, 1876. — Bobretzky et Marion, Études sur les Annélides du golfe de Marseille. Ann. des Sc. nat., t. II, 1875. — R. Greef, Ueber das Auge der Alciopiden, Marburg, 1876. — Idem, Untersuchungen über die Alciopiden, Dresden, 1876. — Mac Intosh, Beiträge zur Anatomie von Magelona. Zeitschr. f. w. Zool., t. XXXI, 1878. — B. Hatschek, Studien über Entwicklungsgeschichte der Anneliden. Arbeiten aus dem Zool. Inst., Wien, t. I, 1878. — H. Eisig, Die Segmentalorgane d. Capitelliden. Mitth. aus d. Zool. Stat. zu Neapel, 1879. — Idem, Die Seitenorgane und becherför- migen Organe der Capitelliden, ibid., p. 278. — Veydowsky, Beiträge zur Kenntniss d. Tomopteriden. Zeitschr. f. w. Zool., t. XXXI, 1878. — Stossich, Beiträge zur Entwicklung. d. Chaetopoden. Sitz. d. k. k. Akad., Wien, 1878. — Cosmovici, Glandes génitales et organes segmentaires des Annélides polychètes. Arch. de Zool. exp., t. VIII, 1879. — V. Graber, Untersuchungen über die Augen der freilebenden marinen Borstenwürmer. Arch. f. mikr. Anatomie, t. XVII, 1880. — H. Eisig, Ueber das Vorkommen eines schwimmblasenähn- lichen Organs bei Anneliden. Mitth. aus der Zool. Stat. zu Neapel, t. II, 1881.

33

— Idem, *Der Nebendarm der Capitelliden und seine Homologa. Zool. Anzeiger,* 1878, nᵒ 7. — Veydovsky, *Untersuchungen über die Anatomie, Physiologie und Entwicklung von Sternaspis. Denkschr. Wiener Akad.,* t. XLIII, 1881. — M. Rietsch, *Étude sur le Sternaspis scutata. Ann. des Sc. nat.,* t. XIII, 1882. — E. Macé, *De la structure du tube des Sabelles. Arch. de Zool. exp.,* t. X, 1882. — Ed. Meyer, *Zur Anatomie und Histologie von Polyophthalmus pictus. Arch. f. mikrosk. Anat.,* t. XXI, 1882. — Spengel, *Oligognathus Bonelliae, eine schma- rotzende Eunicee. Mitth. aus d. Zool. Stat. zu Neapel,* t. III, 1882. — W. Mau, *Ueber Scoloplos armiger. Zeitschr. f. w. Zool.,* t. XXXVI, 1882. — J. Steen, *Ana- tomisch histologische Untersuchung von Terebellides Stroemii. Jenaische Zeitschr. f. Naturwiss.,* t. XVI, 1883. — Salensky, *Études sur le développement des Annélides. Archives de Biologie,* t. III, 1883. — Jourdan, *De la structure des Otocystes de l'Arenicola Grubii. C. R. de l'Acad. des sc. de Paris,* t. XCVIII, p. 757. — Idem, *Structure des élytres de quelques Polynoës. Zool. Anzeiger,* 1885, nᵒ 189. — G. Pruvot, *Recherches anatomiques sur le système nerveux des Annélides Polychètes. Arch. de Zoologie expérimentale,* 2ᵉ série, t. III, 1885.

EMBRANCHEMENT DES ÉCHINODERMES

Animaux primitivement symétriques et bilatéraux dans l'état larvaire, plus ou moins rayonnés à l'âge adulte, les radiations étant le plus souvent disposées d'après l'exposant 5. Il y a toujours des calcifications dans le derme, qui peuvent envahir le périsome presque en entier ou rester isolées. Le tube digestif a des parois propres, et le plus souvent deux orifices opposés, buccal et anal; ce dernier cependant peut faire défaut. Le canal alimentaire est suspendu dans une cavité générale. Sexes ordinairement séparés.

On distingue quatre classes, plus ou moins distinctes, dans cet embranchement.

1ᵒ Les **Crinoïdes**, en forme de calice plus ou moins profond, composé de pièces calcaires juxtaposées sur la face aborale. Ils sont fixés le plus souvent sur une tige articulée de pièces calcaires. Face orale portant, au centre, la bouche et l'anus dans un espace intermédiaire; sur cette même face, des sillons tentaculaires allant aux bras, placés aux bords du disque et portant les produits génésiques sur des pinnules. Point de plaque madréporique. Ex.: *Pentacrinus, Comatula.*

2ᵒ Les **Astérides**. Corps déprimé, pentagonal ou rayonné, à squelette articulé. Face orale portant seule des sillons ambulacraires et la bouche centrale, tandis que la face dorsale présente une ou plusieurs plaques madréporiques. L'anus, s'il existe, est placé sur la face aborale, les organes génitaux dans le disque. Ex.: *Asterias, Ophiura.*

3ᵒ Les **Échinides**. Squelette composé de plaques juxtaposées et réunies ensemble; corps sans rayons. La face orale porte la bouche, et quelquefois l'anus, ordinairement placé sur la face aborale. Ambulacres disposés sur tout le corps ou sur la face aborale seulement, perçant les plaques ambulacraires. Organes génitaux à la face aborale. Ex. : *Echinus, Spatangus.*

4° Les **Holothurides.** Corps plus ou moins vermiforme, quelquefois aplati, avec une couronne de tentacules autour de la bouche terminale. Pièces calcaires isolées dans le derme. Quelquefois hermaphrodites. Ex. : *Holothuria, Synapta.*

Cette classification est empruntée, il faut l'avouer, presque entièrement aux formes extérieures du corps. Nous sommes loin encore, dans l'embranchement des Échinodermes, d'une classification basée à la fois sur les données anatomiques et sur les résultats des recherches ontogéniques. Si la larve du genre *Balanoglossus,* appelée *Tornaria* par J. Müller, rentre si bien dans le type des larves des Échinodermes en général, qu'avant la découverte de son développement ultérieur on la rangeait sans hésitation dans cet embranchement, si le genre Balanoglossus, disons-nous, fait réellement partie de cette division, la plupart des caractères assignés aujourd'hui à l'embranchement doivent être rayés. D'un autre côté, les formes larvaires connues ne correspondent pas toujours à nos classes adoptées ; celles des Ophiures, considérées comme Astérides, ont la plus grande ressemblance avec les larves des Oursins, et il n'est guère possible de les rapprocher de celles des Étoiles de mer. Négligé considérablement jusqu'ici, malgré quelques beaux travaux, l'embranchement des Échinodermes demande donc des études sérieuses et approfondies, dont le but doit être de rechercher les liens qui existent entre les formes larvaires et les animaux adultes, et de les rattacher peut-être à d'autres types dont ils sont, jusqu'à présent, entièrement séparés.

Le *squelette calcaire* des Échinodermes est toujours un squelette dermique, développé dans l'épaisseur des téguments et recouvert, sinon de couches fibreuses et musculaires, au moins de l'épiderme avec toutes les conformations qui peuvent s'y trouver, telles que cils vibratiles, cellules pigmentaires ou en pavé, etc. On peut très bien rendre visibles les rapports entre le tégument et les pièces calcaires, en colorant les animaux par un réactif quelconque, le picrocarminate par exemple. Les couches fibreuses du derme, les faisceaux musculaires qui s'y trouvent, les cellules composant l'épiderme se colorent, même avec intensité, tandis que les pièces calcaires restent entièrement blanches, sauf les trames de tissus interstitiels qui parcourent les masses calcaires.

Toutes ces pièces, quels que soient leur forme ou leur agencement, sont constituées par un réseau de trames calcaires présentant de nombreuses mailles, revêtues dans leur intérieur encore par le tissu dermique. 'Il n'y a que quelques conformations, comme par exemple des piquants d'Oursins ou des pièces de tiges de Crinoïdes, où la calcification progresse au point d'effacer presque complètement ces mailles, dont il ne reste que des vestiges. Cette structure du squelette calcaire est caractéristique pour tous les Échinodermes sans exception ; elle se présente tout aussi bien dans les plaques soudées des Crinoïdes et des Oursins que dans les pièces isolées des Holothuries ou dans les roues calcaires des Chirodotes. Les dispositions des trames calcaires et des mailles varient à l'infini ; il n'y a pas lieu d'entrer ici dans les détails.

La calcification peut aussi s'établir dans l'intérieur des organes du corps et constituer, de cette manière, des pièces masticatoires et dentaires ou servir d'appui à d'autres organes, notamment au système aquifère ou aussi aux tissus qui entourent les intestins. En définitive, aucun tissu, aucun organe n'est exempt de la possibilité de donner naissance à des éléments calcaires.

On pourra toujours se rendre compte de l'organisation des pièces calcaires, en les usant à l'état sec jusqu'à transparence sur des coupes faites en différentes directions. Dans quelques cas, comme pour les pièces à ancres des Synaptes, et en général pour celles isolées des Holothurides, comme aussi pour celles disséminées dans les tissus intérieurs, il suffit de faire macérer les pièces dans une solution concentrée de potasse caustique, qui détruit toutes les parties molles et laisse intactes les conformations calcaires.

Le *système aquifère* des Échinodermes présente des dispositions particulières, en se combinant, chez beaucoup d'entre eux, avec la fonction locomotrice. Sa forme la plus simple se trouve chez les Holothurides apodes (*Synapta*), où le système est construit absolument sur le même plan général que celui des Siponcles et où il est réduit à un réservoir circulaire entourant l'œsophage, d'où partent d'un côté les canaux des tentacules, de l'autre des conformations servant de réservoirs pour le liquide lorsque les tentacules sont retirés (*Vésicules de Poli*). La seule différence essentielle que l'on peut signaler entre le système aquifère du *Synapta digitata*, par exemple, et celui du Siponcle, consiste dans l'existence d'un canal établissant une communication entre la cavité générale et le système aquifère (*canal pierreux*). Ce système d'irrigation existe chez tous les Échinodermes sous des formes très variées, et met en communication avec le liquide contenu dans le système, tantôt celui circulant dans la cavité générale (Holothurides), tantôt celui du milieu ambiant par des appareils spéciaux, par des pores nombreux perçant les téguments (Crinoïdes) ou par des cribles appelés *plaques madréporiques* (*Asté* rides, Échinides). La combinaison du système aquifère avec la locomotion par des appendices locomoteurs nommés *ambulacres* n'est complète que chez les Stellérides ou Étoiles de mer, les Échinides et les Holothurides pédiés, tandis qu'elle est incomplète chez les Ophiurides et chez les Crinoïdes libres (Comatules) qui rampent au moyen de leurs bras mobiles. Chez tous ces Échinodermes, la complication du système devient très considérable et présente des modifications à l'infini.

La communication du système aquifère avec le liquide contenu dans la cavité générale ou avec le liquide ambiant à la surface du corps n'est, comme le démontre l'embryogénie, qu'un fait postérieur chez les Astérides, les Échinides et les Holothurides. Le diverticule intestinal primitif, d'où dérive le système aquifère, est clos en cæcum lors de sa première formation, et la communication ne s'établit que plus tard. Il en résulte que l'organisation du système, telle qu'elle se trouve chez les Siponcles, correspond, sous ce point de vue, à l'organisation embryonnaire primitive des Échinodermes nommés. Chez les Crinoïdes, en revanche, le système aquifère paraît se développer d'une manière différente et en complète indépendance de l'intestin.

Nous devons insister, en troisième lieu, sur l'organisation très inférieure du *système nerveux*, commune à tous les Échinodermes. Nulle part, sauf peut-être chez les Comatules, on n'a pu constater de véritables centres nerveux, mais seulement des fibres très fines, dans lesquelles sont insérés des noyaux très petits, entourés d'une mince couche de protoplasme, qui se continue dans les fibres mêmes. Ces dernières peuvent donc être considérées comme des émissions très allongées de petites cellules bipolaires. Ces fibres constituent dans la règle un anneau continu autour de la bouche, duquel rayonnent des branches dans la direction des sillons ambulacraires. Ces nerfs radiaires ont absolument la même structure que l'anneau buccal, et tous sont recouverts par un épithélium externe modifié, dont les cellules envoient des prolongements entre les fibres. Nous reconnaissons ici sans peine une grande analogie de structure avec le système nerveux de certaines Méduses, comme par exemple l'Aurelia, et on pourrait bien, en poussant plus loin l'analogie, considérer l'épithélium en palissades, qui couvre et enchâsse en partie les fibres nerveuses, comme un épithélium sensitif, résultant d'une modification particulière de l'épithélium général du corps.

Les organes des Échinodermes sont disposés, en général, sous forme de rayons, autour d'un axe central et vertical, dont l'un des pôles est déterminé, dans la plupart des cas, par l'emplacement de la bouche.

Cet axe varie dans des limites très considérables. Il est très court chez les animaux aplatis, tels que les Stellérides, devient aussi long que le diamètre transversal chez certains Échinides, dépasse en étendue ce diamètre chez la plupart des Crinoïdes et s'allonge, chez les Holothurides, à tel point que le corps devient plus ou moins vermiforme. Les rayons, ordinairement au nombre de cinq, deviennent plus ou moins distincts du corps chez les Stellérides et les Crinoïdes, tandis qu'ils s'établissent sur le corps même chez les Échinides et les Holothurides. Ils ne sont pas toujours d'égale valeur, et on peut distinguer, chez certains Échinides et Holothurides, un rayon impair, des deux côtés duquel se rangent symétriquement et par paires les autres rayons.

Nous renvoyons, pour la disposition des autres organes, aux monographies des différentes classes qui composent cet embranchement.

CLASSE DES CRINOÏDES

Dans leur premier âge, les larves des **Crinoïdes** ont une forme de tonnelet allongé (forme de *Cystidé* [Perrier]), entouré de plusieurs couronnes de cils vibratiles, et terminé en arrière par un bouquet de cils plus raides. Dans l'intérieur de cette larve libre et nageant dans la mer, se développent, par pièces calcaires isolées primitivement, le calice entourant les différents organes (intestin avec bouche et anus, sacs péritonéaux, etc.), et le pédoncule, terminé par un disque transversal et arrondi. Après avoir nagé pendant quelque temps, la larve se fixe au moyen de ce disque terminal et pousse, autour du pôle oral opposé et libre, les tentacules et enfin les bras munis de pinnules. La bouche de cette larve à forme de *Pentacrine* (Perrier) se trouve alors au centre du cercle formé par les bras au nombre de cinq et au milieu du disque oral, sur lequel s'ouvre aussi l'anus, situé excentriquement dans un espace interradial. Les bras peuvent se diviser ultérieurement. Sur le pédoncule, formé par des pièces superposées et articulées ensemble, peuvent se développer des appendices rayonnants, constitués en général comme la tige et que l'on appelle des cirrhes. Les bras portent, sur leurs faces internes, des pinnules dans lesquelles se forment les organes génitaux. L'axe autour duquel se rangent les bras et les pièces du squelette est donc parfaitement déterminé; il passe par la bouche, par le fond du calice et par la tige; l'animal est fixé par son pôle aboral ou dorsal, la bouche et l'anus s'ouvrent sur le disque, ordinairement membraneux, qui termine le calice et constitue la face orale ou ventrale. Le calice est fermé, dans sa partie la plus large, par ce disque membraneux, dont les éléments se continuent sur la face interne ou ventrale des bras. Entre les bras, les parois du calice sont constituées par la continuation des téguments membraneux du disque. La partie la plus large du calice est remplie, en grande partie, par l'intestin qui se contourne sur lui-même pour se porter vers l'anus excentrique. Dans le fond du calice, formé par des pièces calcaires juxtaposées et par les racines des bras, se trouvent d'autres organes, dont nous exposerons plus tard la disposition.

C'est dans cet état pédonculé et fixé que persévèrent, pendant toute leur vie, la grande majorité des Crinoïdes, qui ont pullulé pendant les périodes géologiques dans toutes les mers et dont quelques genres (*Hyocrinus*, *Rhizocrinus*, *Pentacrinus* et autres) vivent encore aujourd'hui dans les grandes profondeurs.

Les échantillons de ces Crinoïdes pédonculés actuellement vivants sont trop rares pour pouvoir servir de type. Mais heureusement la famille des Comatulides dépasse l'état pédonculé, qu'elle n'affecte que pendant le jeune âge, pour devenir libre et se mouvoir au moyen de ses bras et de ses cirrhes, soit en rampant, soit même en nageant, dans des profondeurs accessibles et même jusqu'à la limite des marées. Nous avons donc forcément dû choisir comme type de la classe une Comatulide.

Type : **Antedon rosaceus** (*Comatula mediterranea*, Lmck). — L'espèce se trouve très communément sur toutes les côtes de la Méditerranée, de l'Océan et du canal de la Manche. D'autres espèces très voisines se rencontrent dans les mers du Nord. Les individus examinés par nous proviennent de Roscoff, de Cette, de Naples, et surtout de Marseille, d'où, grâce à l'obligeance de notre collègue M. Marion, nous pouvions avoir, à Genève, des individus encore vivants. Quant à notre travail lui-même, nous avons été singulièrement favorisés par M. Edmond Perrier, professeur au Muséum à Paris, qui a bien voulu discuter avec nous les résultats auxquels il était arrivé de son côté et qui nous a convaincu, préparations en main, de la justesse des faits, dont il n'a publié que quelques résumés.

Orientation. — Nous avons vu que la Comatule était fixée, pendant sa phase sessile sous forme de Pentacrine, par le *pôle aboral* ou *dorsal*. Ce pôle forme donc le sommet du calice chez la Comatule libre et est entouré par la couronne des cirrhes. Le disque oral, beaucoup plus large, portant la bouche au centre, l'anus excentrique et les cinq sillons tentaculaires qui se divisent à quelque distance de la bouche pour se diriger vers les branches des bras, bifurqués déjà sur les flancs du calice, le disque oral, disons-nous, étant opposé au sommet du calice, constitue donc la *face ventrale*. Dans toutes les descriptions qui vont suivre, nous nous représenterons donc l'animal comme couché sur la face ventrale, le sommet du calice étant tourné en haut. Cette position, inverse de celle qu'affecte la Comatule à l'état de Pentacrine, est la seule par laquelle nous pouvons faire congruer son anatomie avec celle des Stellérides et des Échinides, chez lesquels tout le monde admet cette position comme étant normale, où tous les anatomistes parlent de l'intestin montant depuis la bouche, du canal pierreux descendant depuis la face dorsale, etc.

Cette position étant déterminée, nous admettons un plan vertical antéro-postérieur tracé, sur le disque oral, par les centres des deux orifices, bouche et anus. Ce plan passant le long d'un sillon tentaculaire jusqu'à sa bifurcation, ce sillon sera donc le *sillon impair* ou *antérieur* (*d*, fig. 263), l'anus étant placé dans l'espace intertentaculaire *impair* ou *postérieur*. Nous aurons donc deux sillons et deux espaces intertentaculaires pairs droits et deux à gauche, et dans les vues dessinées depuis la face ventrale (fig. 263) il faudra intervertir, dans la pensée, ces côtés.

Nous prévenons expressément que, par cette orientation, nous ne voulons en aucune façon intervenir dans les débats sans fin, auxquels on s'est livré quant à l'homologation des parties constituantes des différents Échinodermes; c'est une orientation purement anatomique, établie en vue de la description des organes et de leur situation réciproque. Elle est cependant appuyée par le fait que le bras vers lequel se porte le sillon tentaculaire antérieur est, suivant M. Perrier, le premier qui se développe sur la jeune Comatule.

Préparation. — On pourra observer, chez le vivant, bien des détails sur des bras coupés, surtout en vue de la constitution des appendices des bras, de la répartition des cils vibratiles, etc. On pourra également, en détachant le disque oral par une incision circulaire, et en séparant avec un scalpel mince et effilé les parois des flancs du calice entre les bras jusque vers le sommet du calice, pour enlever l'intestin dans son ensemble, se rendre compte de la disposition et des circonvolutions de celui-ci, en le préparant sous l'eau et en divisant délicatement les brides de tissus divers qui retiennent ces circonvolutions ensemble. Mais ces préparations ne peuvent nous renseigner sur une foule de dispositions, et il est absolument nécessaire, pour se rendre compte de l'organisation de la Comatule, de pratiquer des coupes horizontales, longitudinales et transversales, autant du calice que des bras et des cirrhes.

Pour le contrôle, on fera quelques séries de coupes sur des animaux non décalcifiés, durcis dans l'alcool et colorés par les procédés ordinaires. Mais ces coupes, tout en étant praticables au détriment des rasoirs, peuvent prêter à bien des erreurs, les différences de résistance entre les parties calcaires et molles étant trop grandes. On s'adressera donc à des animaux décalcifiés. Le procédé qui nous a réussi le mieux est le suivant. On tue les Comatules en les plongeant dans de l'alcool faible à 50 pour 100. Pour faire des coupes très fines, destinées à des études histologiques, on trouvera quelques avantages dans l'emploi du sublimé corrosif. Après quelques heures,

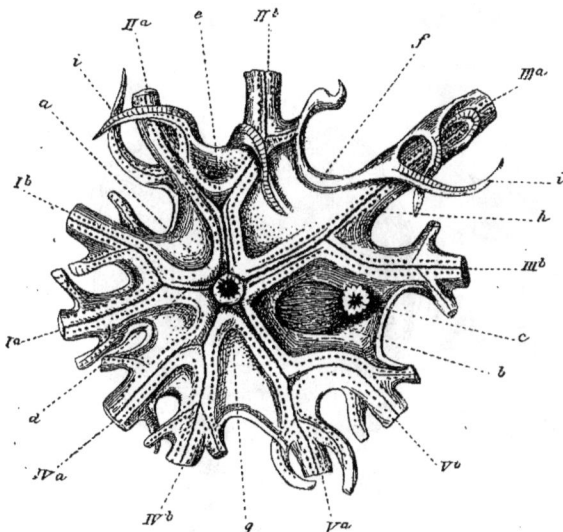

Fig. 263.

on ajoute quelques gouttes d'acide nitrique. L'alcool doit être faiblement acidulé, de manière qu'il n'y ait pas de dégagement tumultueux d'acide carbonique. On lave à l'eau lorsque la substance calcaire est entièrement dissoute, et on colore avec du picrocarminate, qui pénètre fort peu, mais dont la coloration extérieure permet de reconnaître facilement la position des objets dans la paraffine.

Fig. 263. — Cette figure, comme toutes les autres, se rapporte à l'espèce type *Antedon rosaceus* ou *Comatula mediterranea*. Disque oral, vu de champ et grossi six fois. I^a et I^b, les deux branches du bras antérieur coupées, montrant leurs sillons tentaculaires, les corps jaunes placés le long des sillons et les pinnules orales coupées. Les autres bras sont désignés par les chiffres romains de II à V. *a*, bouche; *b*, tube anal; *c*, son orifice; *d*, sillon tentaculaire antérieur, se bifurquant comme les autres; *e*, bifurcation du sillon gauche antérieur; *f*, repli des téguments du disque, se continuant aux pinnules orales; *g*, les groupes des entonnoirs vibratiles, réunis surtout dans les espaces interbrachiaux; *h*, corps jaunes (zooxanthelles).

On traite de nouveau avec de l'alcool à 70 pour 100 acidulé à plusieurs reprises, jusqu'à ce qu'il n'y ait plus de dégagement d'acide carbonique. Alors on durcit avec de l'alcool à 90 pour 100 et absolu, on inclut dans la paraffine et on fait les coupes. L'intérieur est ordinairement incolore; mais, après avoir traité à l'essence de girofle et épuisé la paraffine complètement avec de la benzine ou du chloroforme, on dessèche les coupes et les colore dans du picrocarminate. Nous avons obtenu, de cette manière, des séries de coupes fort belles. L'acide chromique, qu'on a également proposé pour la décalcification, doit être rejeté. Les tissus deviennent friables et cassants, avant

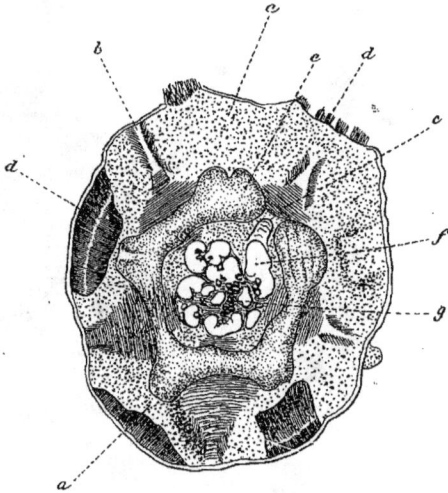

Fig. 264.

que le calcaire soit épuisé. Le nitrate de chaux étant parfaitement soluble dans l'alcool, on obtient, par le procédé indiqué, l'épuisement complet de la substance calcaire, tout en durcissant convenablement les tissus par l'alcool. On peut aussi, pour préparer des animaux conservés dans l'esprit-de-vin, les durcir avec de l'alcool acidulé et les colorer, lorsqu'on est arrivé à l'alcool absolu, par l'éosine. Nous avons vu de fort belles préparations faites de cette manière par M. Perrier.

Pour l'étude du squelette calcaire, on s'adressera, soit à des

Fig. 264. — Coupe horizontale par le sommet du calice, passant un peu obliquement sur la plaque centro-dorsale. Verick, Oc. 1, Obj. 1. Chambre claire. a, pièces calcaires du sommet, séparées par des faces articulées b, dans lesquelles s'engagent des muscles transversaux c, internes; d, muscles se rendant aux bras naissants; e, anneau pentagonal du système nerveux central; f, cavité, concourant avec les autres pour former l'organe dit cloisonné; g, l'organe dorsal à son commencement.

coupes, décalcifiées ou non, lorsqu'il s'agit de la structure, soit à des animaux qu'on a débarrassés, autant que possible, des organes mous pour les macérer après, mais très peu de temps, dans une solution étendue de potasse caustique. L'action de ce réactif, si elle se prolongeait, séparerait les pièces composantes. On dessèche et blanchit le squelette ainsi obtenu.

Disposition générale des organes. — L'orientation étant donnée, telle que nous l'avons indiqué, nous allons esquisser la situation générale des organes dans le calice, dans le but de faciliter à l'élève l'intelligence de l'anatomie de la Comatule, singulièrement difficile à débrouiller. Les coupes dans différents sens constituant les principaux éléments de la dissection, nous avons indiqué, dans les figures 264 à 268, représentant trois coupes horizontales et deux verticales du calice, les mêmes objets par des chiffres identiques.

En commençant l'étude par le côté dorsal ou le sommet rétréci du calice, on voit, dans une coupe passant un peu au delà des derniers cirrhes inférieurs (fig. 264), l'anneau pentagonal du système nerveux central (e) entourant des cavités creusées au centre et dans lesquelles se termine la partie glanduleuse de l'organe dorsal (g). Ces cavités font partie de ce qu'on est convenu d'appeler l'organe cloisonné (f). Les pièces calcaires (a) du sommet du calice sont réunies par de fortes masses musculaires (d) et par des sutures linéaires (b) traversées également par des muscles (c). On peut suivre sur les coupes horizontales subséquentes le développement des organes dorsal et cloisonné, et voir que bientôt s'engagent, dans les cavités de ce dernier, des anses de l'intestin qui se réunissent ensemble pour montrer, sur une coupe traversant le calice en son milieu (fig. 265), l'intestin enroulé autour de l'axe vertical du corps. L'organe cloisonné a disparu, l'organe dorsal (g) ne laisse plus voir que ses dernières ramifications. L'intestin commence au centre par le fond de la cavité stomacale (h) qui se continue en arrière et de côté pour s'ouvrir, par un isthme (h'), dans le tube intestinal (i) très large qui fait le tour du corps par sa périphérie externe et envoie, de sa paroi interne, de nombreux cæcums (i') dirigés vers l'axe du corps. Il est séparé des téguments par une cavité péritonéale (o), traversée par un mésentère (l) qui affecte souvent, et surtout dans les coupes horizontales, l'apparence d'une cloison qui diviserait la cavité péritonéale en deux cavités concentriques. Ce mésentère devient très compliqué et épais autour de l'intestin buccal et des cæcums, en remplissant l'espace axial circonscrit par les tours de l'intestin ; il prend ici le nom de tissu spongieux (k). Les téguments du calice (n) montrent en quelques endroits les coupes longitudinales des tubes ou entonnoirs vibratiles

qui les traversent (*n'*) et se continuent sur les commencements des
dix bras, dont on peut voir des coupes horizontales plus ou moins profondes, montrant la continuation du mésentère et de la cavité péritonéale dans les bras. Les pinnules orales stériles (*m*), se recourbant
sur les bras, présentent leurs coupes transversales.

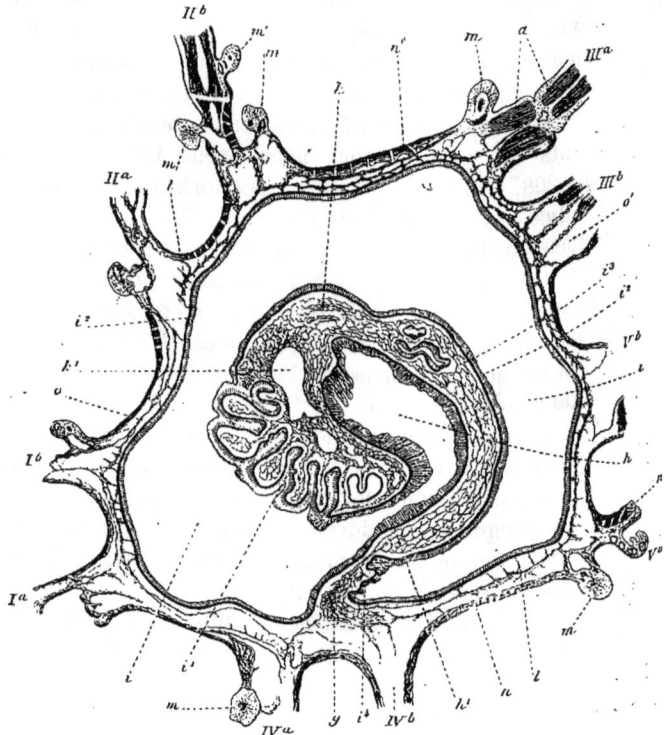

Fig. 265.

Il devient presque impossible de mener les coupes avec une hori-
zontalité parfaite, d'autant plus que le disque membraneux se contracte d'une manière différente. Notre troisième coupe (fig. 266) rase un

Fig. 265. — Coupe horizontale par le milieu du calice, où l'intestin montre sa plus
grande extension. Verick, Obj. 0. Chambre claire. *d*, muscles des bras numérotés comme
dans la figure 263; *g*, terminaison inférieure de l'organe dorsal; *h*, cavité stomacale, se
continuant, par un isthme *h'*, dans l'intestin *i*, qui contourne toute la périphérie du
câlice; *i¹*, cæcums intestinaux; *i²*, paroi de l'intestin; *i³*, cæcum stomacal; *i⁴*, retour de
l'intestin vers sa partie rectale; *k*, tissu spongieux; *k'*, espaces péritonéaux dans le tissu
spongieux; *l*, mésentère; *m*, pinnules orales coupées; *m¹*, nerf de la pinnule; *n*, téguments
du calice; *n¹*, entonnoirs vibratiles; *o*, cavité péritonéale; *o¹*, ses continuations dans les
bras, coupés horizontalement à différents niveaux.

peu obliquement la face interne des téguments du disque. On y voit au centre la cavité buccale ronde (*p*), entourée par le tissu spongieux (*k*) autour duquel est établi un espace circulaire dans lequel sont placés les tubes hydrophores (*q*). En arrière de la bouche se trouve le tube anal presque annulaire (*r²*) et recélant, dans son intérieur, le rectum replié sur lui-même en fer à cheval entouré de lacis mésentériques (*l*). Quelques bras ont été atteints superficiellement; on y voit des tentacules avec le sillon que ces derniers bordent ou bien la continuation

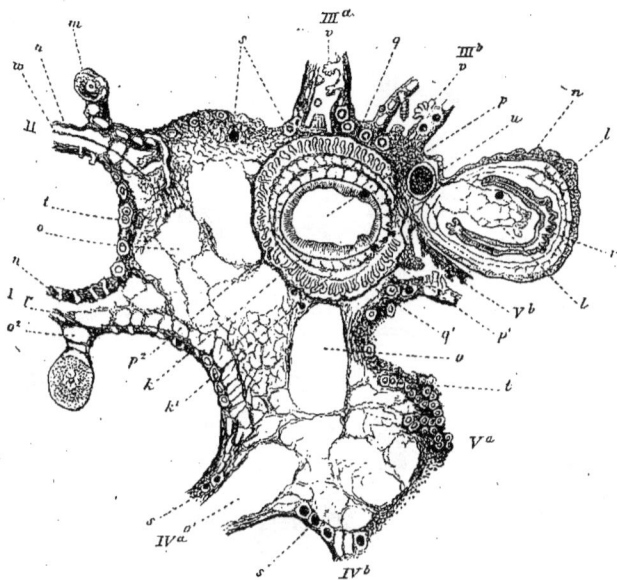

Fig. 266.

des canaux, et même, sur l'un, le cordon génital (*w*) qui traverse le bras dans sa longueur et se ramifie dans les pinnules. Les téguments sont coupés très superficiellement; on y voit, de face ou de profil, les entonnoirs vibratiles. Nous avons indiqué, dans cette figure, l'emplacement de quelques corps parasites, des corps jaunes ou

Fig. 266. — Coupe horizontale superficielle, frisant le disque du calice. Verick, Obj. 0, chambre claire. Les bras sont numérotés comme dans les figures précédentes; *k*, tissu spongieux; *h¹*, anneaux vasculaires dans ce tissu; *l*, mésentère; *l'*, continuation dans les bras; *m*, pinnules orales: *n*, téguments; *o*, cavité péritonéale; *o¹*, continuation dans les bras; *o²*, idem dans les pinnules orales; *p*, cavité buccale; *p¹*, son épithélium; *p²*, couche fibreuse de l'intestin; *q*, tubes hydrophores; *q¹*, paroi de l'anneau aquifère; *r*, rectum replié sur lui-même, dans le tube anal *r²*; *s*, corps jaunes; *t*, entonnoirs vibratiles, vus de face; *u*, coupe d'un parasite (Copépode?) enfoncé dans les téguments; *v*, tentacules des bras; *w*, tube génital du bras.

zooxanthelles (*s*) et d'un Crustacé perforant, dont l'abdomen est coupé transversalement (*u*).

Des coupes verticales complètent ces renseignements. La Comatule présentant une ordonnance rayonnée, il est évident qu'on ne peut avoir que cinq coupes verticales normales, passant suivant des plans placés dans l'axe du corps indiqué par le centre de la bouche et du sommet du calice et menés par l'axe d'un sillon tentaculaire et le milieu d'un espace interbrachial. Parmi ces coupes, celle passant

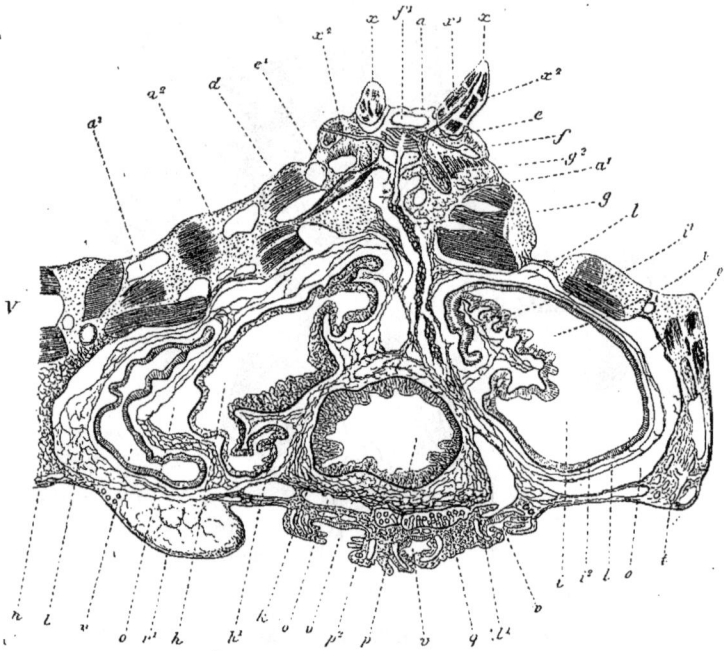

Fig. 267.

par l'anus sera la coupe normale par excellence. Toutes les autres coupes parallèles seront tangentielles comme celle que nous avons

Fig. 267. — Coupe verticale, passant par l'axe du corps et le cinquième bras, en frisant le tube anal et en entr'ouvrant la cavité buccale. Verick, Obj. 0. Chambre claire. *a*, pièce calcaire (centro-dorsale); *a¹*, premier radial; *a²*, second radial; *d*, muscles; *e*, anneau nerveux central, traversé par les vaisseaux se rendant aux cirrhes; *f, f'*, cavités de l'organe cloisonné; *g*, organe dorsal dans toute sa longueur; *g²*, colonne vasculaire se rendant à l'anneau nerveux; *h*, cavité stomacale; *h¹*, son épithélium; *h²*, cæcum stomacal; *i*, intestin; *i¹*, cæcums intestinaux; *i²*, épithélium intestinal; *k*, tissu spongieux; *l*, mésentère; *l'*, tissu spongieux; *n*, téguments; *o*, cavité péritonéale; *o'*, continuation dans les bras; *p*, cavité buccale; *p²*, couche fibreuse de la paroi intestinale; *q*, tubes hydrophores; *r*, rectum entamé; *r¹*, tube rectal effleuré; *v*, sillons tentaculaires rapprochés sur les bords de la bouche; *x*, cirrhes; *x¹*, muscles des cirrhes; *x²*, nerfs des cirrhes.

choisie à dessein pour la figure 267. Elle frise le plan antéro-postérieur et est un peu oblique par rapport à l'axe du corps, pour montrer l'organe dorsal (*g*) dans tout son développement, depuis le système nerveux jusque vers le fond de la cavité buccale (*p*), et dans ses
rapports avec le système nerveux central (*e*), l'organe cloisonné (*f*)
en haut, et avec le tissu spongieux (*k*) autour de la bouche. Cette
figure fait en même temps bien comprendre les contournements de
l'estomac et de l'intestin, ainsi que la disposition du rectum, les
positions du mésentère (*l*), de la cavité péritonéale (*o*), des tubes
hydrophores (*q*), et des sillons avec leurs tentacules (*v*). La figure 268
complète la démonstration en montrant une coupe verticale nor-

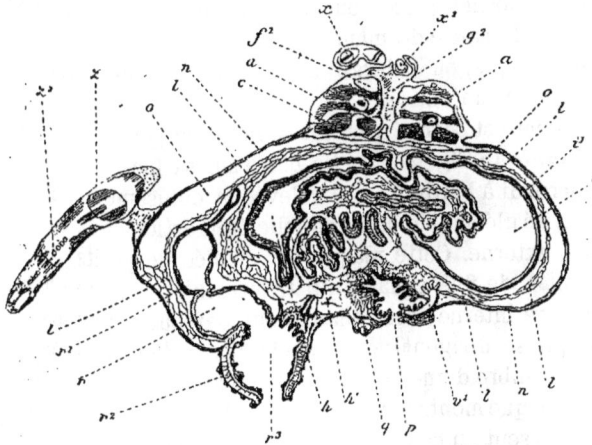

Fig. 268.

male par excellence, menée par les centres de la bouche et du tube
anal.

En confrontant ensemble ces coupes horizontales et verticales, on
se rendra facilement compte de la position des organes et de leurs
relations réciproques qui sont souvent très difficiles à débrouiller,
surtout chez la Comatule adulte, dont nous devons nous occuper ici.

Squelette. — Toutes les pièces composant le squelette sont for-

Fig. 268. — Coupe verticale passant par l'axe et la ligne antéro-postérieure, désignée
par les orifices buccal et anal. Une pinnule a été effleurée superficiellement. Gundlach,
Obj. 0. Chambre claire. *a*, pièces constituant le sommet du calice; *c*, muscles qui les réunissent; *f¹*, cavités latérales de l'organe cloisonné; *g²*, colonne de l'organe dorsal, effleurée;
h, cavité stomacale; *h'*, cæcum stomacal; *i*, cavité intestinale; *i'*, paroi de l'intestin;
l, mésentère; *n*, téguments; *o*, cavité péritonéale; *p*, orifice buccal; *q*, tubes hydrophores;
r, rectum; *r¹*, paroi du rectum; *r²*, tube anal; *r³*, anus; *v¹*, canal aquifère du tentacule;
x, cirrhe; *x¹*, cirrhe coupé dans l'articulation; *z*, pinnule fertile; *z¹*, cupules vibratiles
dans le canal dorsal de la pinnule.

mées par des réticulations calcaires, entourées et traversées par une trame de tissus qui se colorent en général assez bien par le picrocarminate et sont constitués par des fibres minces, homogènes, conjonctives, et par des nerfs et des vaisseaux dont nous parlerons plus tard. La disposition de ces trames réticulées est souvent sans ordre apparent; dans d'autres cas, par exemple dans les cirrhes oraux, elles affectent des séries concentriques et ordonnées suivant les rayons de la sphère. Les pièces sont souvent reliées et presque fusionnées ensemble, de façon qu'on n'observe qu'une ligne de démarcation mince, mais dans la plupart des cas elles sont réunies par des faces articulaires entourées de ligaments qui permettent une certaine mobilité. Ce n'est pas seulement le cas pour les cirrhes et les bras libres, mais aussi pour les pièces enchâssées dans le calice; la Comatule peut rétrécir le calice de manière à le faire paraître plus profond et de forme conique, ou l'élargir et aplatir en rapprochant le disque oral du sommet du calice.

Ce sommet est occupé par une seule pièce pentagonale, la plaque *centro-dorsale* (*a*, fig. 267); elle porte sur sa face externe un enfoncement arrondi à bords un peu relevés et obtusément pentagonaux : c'est la cavité glénoïdale dans laquelle était articulée la tige sur toute sa surface externe. Cette plaque est criblée de petits creux ronds, aboutissant à de fins canaux qui traversent la plaque en se portant vers le centre interne; ces canaux sont parcourus par les vaisseaux nerveux qui se dirigent vers les cirrhes, articulés dans les petits creux, au nombre d'une trentaine et davantage. Du côté interne ou ventral, la plaque montre un pourtour épaissi, d'où partent cinq rayons qui se réunissent au centre; les intervalles entre ces rayons relevés sont occupés par cinq pièces triangulaires, fusionnées avec la plaque, et que l'on appelle les cinq *premiers radiaux* (*a*, fig. 264). La plaque dorsale est évidemment la première pièce de la tige, laquelle, au détachement de cette dernière, reste collée aux premiers radiaux formant le sommet du calice. Cette signification est confirmée par l'existence de *cirrhes dorsaux* en nombre variable, semblables aux appendices analogues qui se trouvent sur la tige de beaucoup de Crinoïdes.

Les *cirrhes dorsaux* (fig. 269) se composent d'une série de pièces cylindriques, posées à la suite les unes des autres et diminuant d'épaisseur vers le bout, où se trouve souvent une pièce terminale présentant un petit crochet latéral figurant une pince. Ces pièces sont creusées aux deux bouts par des excavations arrondies, à bords relevés et bosselés, et ces cavités sont remplies, au pourtour, par des fibres musculaires entourant une cavité glénoïdale revêtue de parois cartilagineuses. Au centre de ces pièces existe un canal rond, formant tube, et qui est rempli par le vaisseau nerveux du cirrhe. Les muscles ont été niés à tort par quelques auteurs, encore en dernier lieu par M. Ludwig; mais ils sont très apparents, et sur des coupes réussies, frisant la surface, on les voit s'insérer par faisceaux isolés, placés en cercle, sur le pourtour de l'articulation. Le nombre des cirrhes est très variable; ils sont arrachés très facilement, et l'on en trouve presque toujours en voie de remplacement. Ils servent aux Coma-tules pour se cramponner aux corps sous-marins, et ne sont recouverts, à l'extérieur, que d'une mince couche du tégument.

Les cinq *premiers radiaux*, qui for-ment le sommet du calice, peuvent être séparés de la pièce centro-dorsale par une cuisson prolongée dans la potasse caustique concentrée; mais ils sont fu-

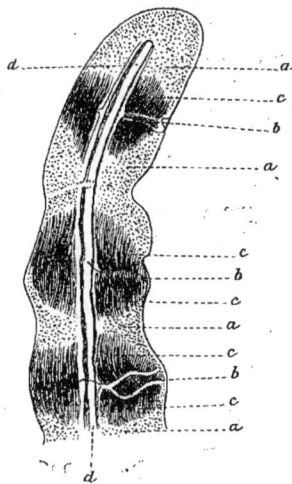

Fig. 269.

sionnés ensemble et avec une mince plaque treillissée, qui s'interpose entre eux et la plaque centro-dorsale, et qui en est séparée dans le stade pentacrinoïde. Cette partie, appelée *rosette* par Carpenter, montre au milieu une excavation pentagonale à angles proéminents et arrondis; elle est percée d'un trou central et entourée de cinq excavations arrondies placées séparément entre les angles.

Chacun des premiers radiaux a une forme triangulaire; ils sont réunis par des surfaces lisses, dans lesquelles s'interpose un tissu liga-menteux, et sur leurs faces ventrales se trouvent des conformations très compliquées à larges treillis, entourant des cavités dans les-quelles sont logées les parties centrales du système nerveux et vas-culaire. On pourra consulter, pour la description détaillée de ces treillis calcaires, le mémoire de W. B. Carpenter.

Les premiers radiaux, ainsi que la rosette, ne sont pas visibles à l'extérieur.

Les cinq *seconds radiaux* se montrent, à l'extérieur, articulés aux côtés du pentagone de la plaque centrodorsale. Pour les bien voir, il faut enlever les cirrhes. Ils ont, à l'extérieur, une forme obtusé-

Fig. 269. — Un cirrhe dorsal, coupe longitudinale. Zeiss, Oc. 2, Obj. A. Chambre claire. *a*, pièces calcaires constituantes; *b*, articulations, plus ou moins ouvertes; *c*, muscles; *d*, nerf vasculaire central,

ment quadrangulaire, leurs côtés larges étant appliqués au pentagone et aux *troisièmes radiaux*, qui ont une forme triangulaire à base large, et dont la pointe est tournée au dehors. Sur les deux faces libres de ces troisièmes radiaux s'articulent les premières pièces des bras, bifurqués depuis leur naissance. Les faces latérales et internes de tous ces radiaux sont creusées d'une manière très compliquée, et dans les cavités des faces latérales sont placées de puissantes masses musculaires. Sur leurs faces internes se remarquent surtout des excavations, dans lesquelles sont logés les cinq vaisseaux nerveux qui se rendent, en se bifurquant, aux bras. C'est la réunion de toutes ces excavations internes, qui sont revêtues de membranes, envoyant des cloisons transversales et dessinant ainsi un système compliqué de lacunes cloisonnées, qui composent ce que les auteurs ont appelé *l'organe cloisonné (Gekammertes Organ)*. C'est une dénomination éminemment impropre, vu que ce n'est pas un organe, mais une suite de cavités parcourues par l'organe dorsal avec ses vaisseaux, et formant la continuation de la cavité générale du corps, du coelôme, qui entoure les intestins.

Les *bras* sont formés primitivement par une série de pièces allongées, placées bout à bout, dont l'épaisseur diminue peu à peu de la base vers le sommet, et qui montrent à l'extérieur une face convexe, tandis que du côté interne elles sont planes ou légèrement excavées pour le logement des puissants muscles dits ventraux. Leurs faces contiguës ne se touchent, du reste, que sur le pourtour convexe interne où elles sont réunies par un ligament mince composé de fibres élastiques; en dedans de ce pourtour, les surfaces qui se regardent sont fouillées et creusées pour loger encore des muscles articulaires. Outre les articulations, on trouve aussi des conformations séparatives, appelées les *syzygies*, dans lesquelles les bras se rompent le plus facilement, et dont nous parlerons plus tard. Toutes les pièces composant les bras montrent, au centre de leur substance calcaire, un canal longitudinal, parcouru, jusqu'au bout distal du bras, par le tronc nerveux qui se continue depuis l'organe central.

Mais on ne trouve guère des Comatules adultes offrant une série régulière de pièces constitutives des bras. Ces organes se brisent et se mutilent très facilement; suivant les observations de *Jickeli*, ils se détacheraient même en entier du disque lors de la maturité des produits génésiques où aurait lieu une sorte d'accouplement. Quoi qu'il en soit, les bras blessés, mutilés ou détachés, se régénèrent, et cette régénération n'a pas lieu d'une manière régulière — il se forme souvent des pièces triangulaires, plus courtes que longues, qui s'intercalent entre d'autres plus allongées — mais la structure fondamentale, le canal du centre, les surfaces externe bombée, interne plane ou un peu creusée en gouttière, sont toujours conservées dans ces pièces irrégulières.

Sur les bras sont placées, en deux séries primitivement alternantes, des branches pointues et assez longues, que l'on a appelées les *pinnules*. Leurs pièces squelettaires sont composées de la même manière que celles des bras, — ce sont des bras secondaires en miniature. Les pinnules portent, comme on sait, les organes génitaux, mais celles qui sont placées dans le voisinage de la bouche restent toujours stériles. En revanche, elles deviennent plus longues que les autres et s'incurvent sur le disque buccal de manière à former une espèce de nasse qui protège le disque. M. Carpenter a distingué ces pinnules stériles sous le nom de *pinnules orales* (*i*, fig. 263). Ces pinnules s'attachent, comme les autres, avec leur pièce initiale sur le flanc convexe et dorsal du bras; mais, comme elles partent toujours du second brachial pour s'incurver sur le disque oral avec leur partie libre, il s'ensuit qu'elles sont enchâssées encore, par leur bout proximal, dans les téguments des flancs du corps et que le tégument du disque ne joint leur face ventrale, pour la revêtir, qu'à une certaine distance de leur origine. En conséquence de cette disposition, on voit sur des coupes horizontales et parallèles du disque de la Comatule (fig. 265 et 266) les pinnules orales régulièrement en forme de raquettes avec des tiges plus ou moins longues, parcourues par les canaux dont nous parlerons plus tard, et terminées par un bouton plus épais et arrondi, treillissé dans son pourtour, et portant au centre un noyau qui est la coupe du nerf.

Outre ces pièces, constituant l'ensemble du squelette articulé, nous trouvons encore des conformations calcaires partout dans les téguments et dans les expansions membraneuses, péritonéales ou autres, de l'intérieur du corps. Dans les téguments des pinnules et des bras et surtout dans les tentacules, ce sont des spicules de forme irrégulière, tantôt simples, tantôt branchus, en forme d'étrier ou constituant des anneaux à pointes saillantes; dans les téguments du disque, ce sont des masses ou des disques treillissés et aréolaires, par les trous desquels passent les tissus mous; dans le péritoine enfin, on trouve de petits disques à surface fouillée et sculptée par des arêtes rayonnantes et qui sont arrangés en réseaux suivant le trajet des vaisseaux. Ces différentes formes passent les unes aux autres, surtout dans le voisinage de la bouche. Sur les coupes décalcifiées, elles ont disparu sans laisser de traces; pour les observer en situation, il faut préparer les différents tissus non décalcifiés et les éclaircir par la glycérine. En colorant faiblement les tissus par le picrocarminate, on rend ces pièces calcaires plus visibles. Toutes ces conformations sont dispersées dans les tissus et, sauf le cas indiqué, sans ordre apparent; pour les étudier en détail, on dissout les tissus dans de la potasse caustique; les pièces calcaires isolées restent intactes quant à leurs formes, mais leurs relations avec les autres tissus ont disparu.

Téguments. — Le tégument général entoure et enchâsse toutes les pièces calcaires sans exception; on peut donc considérer le squelette articulé comme un squelette dermique. Le tégument est formé, à l'extérieur, par un épithélium, constitué par une simple couche de cellules en pavé arrondies et aplaties, ayant un noyau brillant, et ensuite par un stratum plus ou moins épais de fibres conjonctives, qui se croisent en tout sens. Sur la face dorsale du squelette articulé et sur tout le pourtour des cirrhes, ce derme se raréfie singulièrement et se continue directement dans les tissus qui remplissent les interstices de la substance calcaire. Sur le disque oral, le derme devient beaucoup plus épais, et se met, à l'intérieur, en communication directe, par des brides, des ponts et des prolongements, avec les tissus internes.

Sur des coupes verticales des téguments du disque, on distingue, au dehors, une fine ligne de démarcation présentant la coupe de l'épithélium, ensuite le tissu dermique proprement dit, composé d'un feutrage lâche de fibres granuleuses, dont la direction générale est cependant verticale, en angle droit à la surface. Ce tissu montre de nombreuses lacunes et écartements, qui correspondent sans doute, en partie du moins, aux lumières des vaisseaux cutanés coupés, ainsi qu'aux spicules et concrétions réticulées dont le tissu est parsemé. Enfin paraît, comme limite interne, une couche plus dense, formée de fibres horizontales épaisses et d'autres entrelacées, dont les coupes se présentent sous forme de pointillages extrêmement fins. C'est cette couche, d'où montent les fibres dirigées vers la surface, qui fournit, vers l'intérieur, les brides vers les mésentères et qui se continue, sans interruption, sur la face péritonéale de l'intestin et dans les planchers des sillons tentaculaires. Nous reviendrons sur ce sujet dans la suite.

On peut, dans les téguments du disque, se rendre plus facilement compte de la distribution des pigments et des lacets vasculaires superficiels. Ces derniers (*a*, fig. 270) forment des mailles irrégulières, plus ou moins ovoïdes, que l'on peut poursuivre, quoique avec moins de facilité, dans les téguments des bras et des pinnules. Les parois des vaisseaux présentent une ponctuation très accusée, produite par les très petits noyaux des cellules endothéliales et des stries produites par des fibres très minces et déliées qui courent longitudinalement. Dans les îlots formés par la réunion de plusieurs vaisseaux, on remarque des accumulations nuageuses d'un liquide coagulé. On peut donc admettre que ce réseau tégumentaire superficiel soit constitué par des vaisseaux accompagnés de fines fibres nerveuses. Dans les mailles circonscrites par ces vaisseaux se trouvent des dépôts pigmentaires (*b*, fig. 270), formés de fines granulations en plus ou moins grande quantité. On sait que l'Antedon varie beaucoup sous le point de vue de la coloration; on en trouve de couleur uniforme, blanc sale, jaune, rose, rouge carmin et foncé jusqu'au brun foncé et au noir mat; d'autres individus présentent des taches de différentes couleurs ou des annulations alternantes sur les bras et les pinnules. Toutes ces substances colorantes sont extraites par l'alcool et ne laissent que des dépôts granulés. Il nous a semblé que les exemplaires recueillis à Roscoff étaient beaucoup plus variés que ceux de la Méditerranée, qui présentent en général des teintes plus uniformes. Le pigment, pour le dire tout de suite, ne se borne pas seulement aux téguments, il s'en trouve aussi dans le mésentère, et nous avons vu, chez un mâle entièrement blanc recueilli à Marseille, le mésentère complètement obstrué par du pigment noir.

Le tégument se modifie considérablement au pourtour de la bouche et de l'anus, ainsi que dans les sillons tentaculaires, qui rayonnent depuis la bouche comme centre, pour se porter sur les faces ventrales des bras et des pinnules. Il montre, en outre, sur le disque oral, des orifices particuliers, les *entonnoirs vibratiles* (*Kelchporen*), qui s'étendent encore un peu sur les bords externes du calice et sur les racines des bras. Nous parlerons en premier lieu de ces entonnoirs tubiformes.

Les ouvertures externes, parfaitement circulaires, de ces tubes, occupent de préférence des zones arquées (*g'*, fig. 263; *n'*, 265; *t*, 266) dans les angles, entre les cinq sillons tentaculaires qui se rendent vers la bouche. De là, les lignes des pores se continuent le long des sillons, sur les bras, et même sur les premières pinnules, au moins

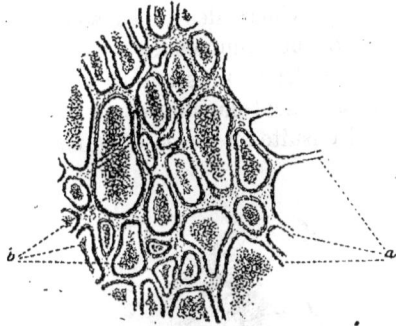

Fig. 270.

Fig. 270. — Réseau vasculaire superficiel dans les téguments. Zeiss, Oc. 1, Obj. E. Chambre claire. *a*, vaisseaux; *b*, espaces intra-vasculaires avec pigment.

à leur racine. Il en existe aussi d'épars sur tout le disque et même sur les faces réfléchies des bords jusque sur les parois externes du calice. Les tubes placés au milieu de l'espace intratentaculaire traversent les téguments à angle droit; les autres ont une direction inclinée de plus en plus obliquement, à mesure qu'on s'approche des bras.

Les orifices des tubes sont revêtus d'un épithélium à cellules cylindriques, munies de gros noyaux allongés, qui se colorent fortement, et les font distinguer ainsi facilement sur des coupes (fig. 271). Ils conduisent dans un court canal tubulaire, qui s'élargit ordinairement ensuite en forme d'ampoule. Dans cette ampoule (*f*), l'épithé-

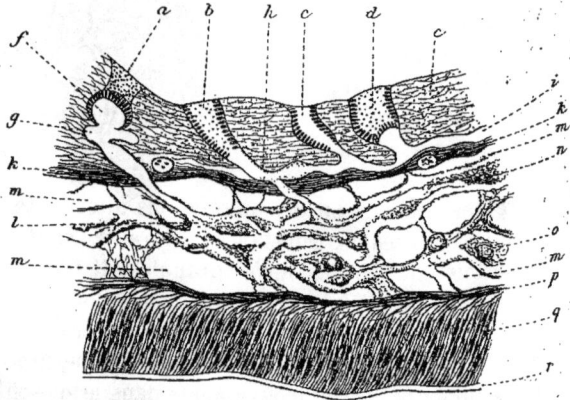

Fig. 271.

lium, qui s'est continué sur le tube d'entrée, devient encore plus haut, et les cellules portent des cils vibratiles très agités pendant la vie, dont le courant produit va du dehors vers l'intérieur. L'épithélium cylindrique et vibratile cesse au fond de l'ampoule (*f*) en se rapetissant brusquement. Du fond de l'ampoule part un canal tortueux, souvent élargi à sa naissance en forme de sac (*g*) et circonscrit par des parois très minces fibreuses, revêtues d'un mince épithélium en pavé. Ces canaux se réunissent le plus souvent en des vaisseaux qui forment un réseau établi entre la couche fibreuse

Fig. 271. — Portion d'une coupe verticale de l'Antedon, comprenant les téguments, le mésentère et la paroi de l'intestin. Verick, Oc. 1, Obj. 6. Chambre claire. *a, b, c, d*, quatre entonnoirs vibratiles, coupés dans des directions un peu différentes; *e*, tégument; *f*, ampoule de l'entonnoir *a*; *g*, sac du même; *h*, canal de communication avec le vaisseau de la peau; *k*, couche fibreuse du tégument; *l*, vaisseaux mésentériques en communication avec les canaux des tubes; *m*, espaces et lacunes dépendant de la cavité péritonéale; *n*, tissu fibreux et cellulaire du mésentère; *o*, vaisseaux coupés; *p*, couche fibreuse de l'intestin; *q*, épithélium intestinal; *r*, cuticule de cet épithélium.

interne (k) et la masse externe (e) des téguments, et l'on voit souvent sur des coupes trois ou quatre de ces canaux s'ouvrant dans un vaisseau pareil (i, fig. 271). Dans d'autres cas (a), le canal traverse directement le tégument pour se continuer dans un vaisseau mésentérique. Les vaisseaux collecteurs du tégument, dans lesquels aboutissent souvent les tubes vibratiles, envoient également (h, fig. 271) des branches de communication au réseau vasculaire mésentérique.

Nous avons vérifié avec le plus grand soin ces communications sur lesquelles a insisté M. Perrier, et nous les avons trouvées partout, soit sur le disque (fig. 271), soit sur les pinnules orales (fig. 282) ou sur les bras (fig. 281). Jamais nous n'avons pu constater avec certitude la communication directe des canaux avec la cavité péritonéale, comme le prétend M. Ludwig. Sur les préparations de M. Perrier, qui se rapportent aux stades pentacrinoïde et de très jeune Comatule, nous avons pu voir les relations entre les entonnoirs vibratiles et les tubes hydrophores, presque immédiates au début, où n'existe que le sac, et qui se compliquent ensuite par l'intercalation des vaisseaux ou plutôt par l'étirement des sacs en canaux communiquant avec les vaisseaux.

Des *sillons tentaculaires*. — En regardant le disque de la Comatule, depuis la face ventrale (fig. 263), on voit cinq sillons, assez profondément encastrés, partir de l'orifice buccal pour aller, en rayonnant, vers la périphérie. Arrivés à quelque distance de la bouche, ils se bifurquent pour se rendre aux dix bras, sur les surfaces ventrales desquels ils continuent jusqu'aux confins de l'extrémité distale. Sur ce trajet, des sillons secondaires se détachent pour suivre de la même façon les pinnules, placées alternativement sur les bras. Les trajets de tous ces sillons deviennent encore plus visibles par des rangées de corps jaunes qui sont disposés des deux côtés du sillon, souvent d'une manière assez régulière.

On peut se représenter les sillons comme formés par une bande enfoncée et qui est relevée sur ses bords par des festons élégamment découpés, lesquels s'élèvent alternativement en prolongements très contractiles, recourbés, dans leur position normale, vers la ligne médiane du sillon et arrangés de façon qu'en se contractant, ils couvrent ce sillon entièrement, sauf une fine ligne en zigzag, qui indique les contours de ces prolongements, qu'on est convenu d'appeler les *tentacules*. Ces organes sont toujours groupés par trois sur une base commune, et le tentacule placé vers l'extrémité distale est ordinairement le plus grand, tandis que le tentacule proximal est le plus petit. La contractilité de ces organes efface cependant assez souvent ces différences. On les voit, pendant la vie de l'animal, se tortiller de mille manières, et lorsqu'on irrite, avec la pointe d'une fine aiguille, le fond du sillon ou lorsqu'on plonge l'animal dans un réactif, du sublimé corrosif par exemple, les tentacules s'appliquent vivement, par un mouvement saccadé, sur le sillon, qu'ils couvrent ainsi conjointement avec les festons courant entre leurs bases.

Sur chaque tentacule sont placés, en nombre assez considérable, des organes cylindriques, sans doute tactiles, mais contractiles aussi, qu'on appelle les *papilles*. Ces papilles se contractent, sous l'emploi des réactifs, souvent à tel point, qu'elles ressemblent aux dentelures peu élevées d'une feuille.

Les tentacules avec leurs papilles se rapetissent graduellement en se rapprochant, avec le sillon, du pourtour de la bouche où ils

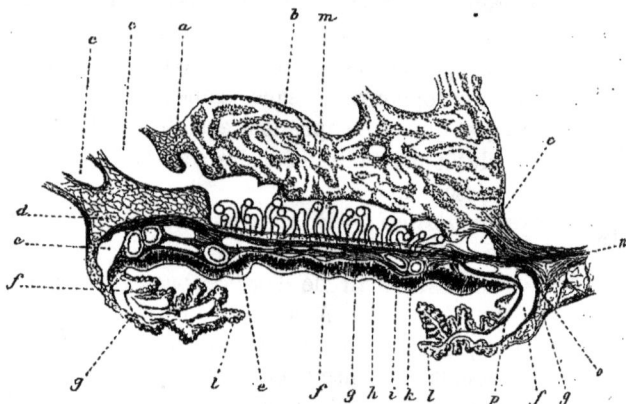

Fig 272.

passent aux découpures festonnées, lesquelles, en s'égalisant de plus en plus, passent à la fin sans interruption à l'épithélium de la cavité buccale, dont nous parlerons plus tard. Ils se rapetissent également aux extrémités distales des bras et des pinnules, pour y disparaître entièrement avec la bande épithéliale.

Pour étudier la structure des téguments dans les sillons tentaculaires, il convient de choisir une coupe verticale passant, à quelque distance de la bouche, à travers un sillon du disque avant sa bifurcation, pareilles à celles que nous avons données figures 272 et 273.

Fig. 272. — Coupe verticale et transversale d'un sillon tentaculaire près de la bouche. Zeiss, Oc. 1, Obj. E. Chambre claire. *a*, tissu spongieux; *b*, vaisseaux du tissu spongieux; *c*, lacunes, dépendantes de la cavité générale ou péritonéale; *d*, téguments; *e*, cavités aquifères horizontales; *f*, leurs continuations dans les tentacules; *g*, téguments des tentacules; *h*, couche intermédiaire; *i*, couche cellulaire; *k*, cuticule de la bande cellulaire du sillon; *l*, terminaison des tentacules avec papilles; *m*, tubes hydrophores; *n*, couche fibreuse des téguments; *o*, paroi fibreuse externe; *p*, paroi interne de la cavité tentaculaire; *q*, couche fibreuse de la bande cellulaire.

Le plafond du sillon tentaculaire est formé d'un épais coussinet, composé de cellules allongées (*i*, fig. 272), cylindriques, pressées les unes contre les autres, et qui portent, au delà d'une cuticule très visible sur les coupes (*k*, fig. 272), des cils vibratiles, produisant un courant continu dirigé de l'extrémité distale des bras et des pinnules vers la bouche. On voit très distinctement ces cils vibratiles sur le vivant; nous n'avons pas réussi à les conserver sur les coupes, tout en traitant les tissus au sublimé corrosif ou à l'acide osmique. Ces cellules, dont chacune a un noyau allongé qui se colore avec intensité, présentent leur plus grand allongement au milieu de la coupe; sur les bords du sillon, où s'élèvent les festons et les tentacules, les cellules deviennent moins hautes, et se terminent brusquement à la

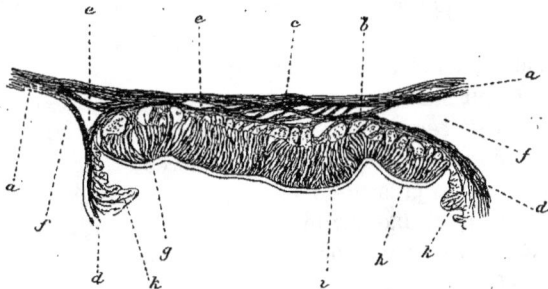

Fig. 273.

racine des festons relevés. On n'observe pas de transition graduée vers l'épithélium de ces derniers.

En examinant des coupes très fines (fig. 273), on s'aperçoit facilement que ces cellules se groupent en faisceaux convergeant vers l'épaisseur du tégument, que leurs extrémités proximales deviennent plus effilées en se rapprochant, et que finalement chaque groupe est en rapport avec un faisceau plus ou moins fin de fibres délicates, qui descendent d'une couche continue de fibres très accusées et qui se colorent avec intensité. Les faisceaux de fibres, se rendant aux racines des groupes cellulaires, paraissent au premier moment séparés par des lacunes; mais, en examinant à l'aide de lentilles d'immersion (*g*, fig. 273), on reconnaît que ces lacunes sont remplies par un tissu conjonctif presque homogène et parsemé de granulations excessivement fines. Ce tissu forme donc une couche continue, traversée

Fig. 273. — Coupe verticale d'un sillon tentaculaire près de sa bifurcation. Zeiss, Oc. 1, Immersion I. Chambre claire. *a*, couche fibreuse du tégument, envoyant, en *b*, des ramifications sous les cellules épithéliales, en *d*, vers les tentacules; *c*, épithélium péritonéal; *e*, cavités du système aquifère, se continuant, en *f*, dans les tentacules; *g*, couche granuleuse simulant des vaisseaux coupés; *h*, épithélium du sillon; *i*, cuticule; *k*, téguments des tentacules.

par les fibres radicellaires, probablement nerveuses, qui se rendent aux groupes de cellules; il est étalé à la surface d'une couche continue, dont naissent les fibres radicellaires. Quelquefois on y voit des écartements qui ont été pris pour l'expression d'un vaisseau dit nerveux, dont nous contestons formellement l'existence.

Cette dernière couche fibreuse, qui a évidemment une structure complexe, et que nous appellerons la *couche fibreuse tentaculaire*, n'est qu'un dédoublement de la couche fibreuse interne générale du derme avec laquelle elle est en communication par des brides nombreuses qui traversent un système lacunaire, appelé *le système aquifère*. En pratiquant des coupes horizontales très superficielles, qui effleurent le canal annulaire du système aquifère sans l'ouvrir, on voit que des faisceaux de cette couche dermique passent sur la lumière du canal comme des ponts. Les lacunes du système aquifère se continuent dans des cavités creusées au centre des tentacules et des papilles, qui sont toutes en communication entre elles (fig. 272). Suivant l'état de remplissage de ce système lacunaire et le nombre des brides, réunissant les deux couches fibreuses, dermique et tentaculaire, les lacunes présentent des aspects fort différents. Tantôt on voit, sur les coupes, une cavité unique, qui s'étend sur tout l'espace du sillon tentaculaire et se prolonge directement des deux côtés dans les tentacules, tantôt la cavité est presque méconnaissable par les nombreuses brides qui la traversent et la résolvent dans une quantité de petites lacunes en forme de boutonnières (*e*, fig. 273). Il nous a semblé que, dans nos coupes, les cavités creusées au centre des tentacules paraissaient très distendues, lorsque les cavités du sillon étaient réduites à un minimum et *vice versa;* si ces observations se confirment, il en résulterait que le liquide contenu dans ces cavités serait accumulé alternativement dans les tentacules, et que les espaces occupant la bande médiane du sillon joueraient fonctionnellement, vis-à-vis des tentacules, le rôle des ampoules et des vésicules de Poli, développées chez d'autres Échinodermes.

Quoi qu'il en soit, les cavités se maintiennent de la manière décrite sur toute la longueur des sillons tentaculaires, sauf dans le voisinage de la bouche où se présentent des conformations particulières. Elles sont parfaitement closes partout, enveloppées par les deux couches fibreuses, qui se réunissent sur les pourtours extérieurs des sillons tentaculaires, de manière que, sur les coupes verticales, la couche fibreuse tentaculaire semble faire le bord interne, la couche dermique le bord externe de la cavité circonscrite, et que dans les angles, où se relèvent les tentacules, les deux couches se fusionnent pour n'en former qu'une seule.

La couche dermique limite immédiatement la cavité viscérale et est mise en communication, par de nombreuses brides, avec le mésentère et les tissus spongieux développés autour de la bouche.

En résumé, nous devons considérer le système des cavités aquifères comme une dépendance de l'appareil tégumentaire; les cavités elles-mêmes sont en définitive formées par l'écartement de deux lamelles de la couche dermique interne, qui se séparent seulement dans l'étendue de l'appareil tentaculaire, mais restent unies sur tout le reste du tégument. Ce système lacunaire s'arrête en cercle à une petite distance de la bouche, autour de laquelle confluent les sillons tentaculaïres; et de là il rayonne sur les plafonds des sillons, d'abord confondus, ensuite séparés en dix branches le long des bras, pour se continuer dans les pinnules et pour se relever, sur les bords des sillons, dans les tentacules et leurs dépendances.

Il nous reste à jeter un coup d'œil sur la structure des parois de ces cavités, des tentacules et des papilles.

Les cavités sont tapissées d'une couche simple de cellules épithéliales très plates et qui se détachent facilement. Sur les coupes on n'en voit que par-ci et par-là quelques lambeaux encore adhérents et il faut, pour les voir, des lentilles à immersion. C'est pour cette raison que nous les avons omises dans nos dessins. Les noyaux colorés de cet épithélium donnent, par de faibles grossissements, un aspect granulé.

Vient ensuite la couche fibreuse, qui entoure les cavités sur toute leur circonférence, et qui est plus forte sur la paroi interne des cavités tentaculaires, tout en étant très accentuée aussi sur la paroi externe. Observée avec des grossissements moyens (*o, p*, fig. 272), elle se présente, sur des coupes longitudinales des tentacules, comme deux faisceaux de fibres fortement accusées, qui chevauchent un peu les unes sur les autres, tout en ayant une direction générale parallèle à la paroi. On a pris ces apparences pour des nerfs réels, montant le long des tentacules. Sur des coupes transversales, l'aspect est à peu près le même; mais, si l'on examine de fines coupes avec des lentilles à immersion (fig. 274), on se trouve en présence d'une structure assez compliquée. Au premier aspect, on croit voir un épithélium, dont les

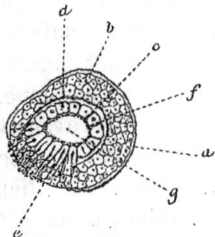

Fig. 274.

Fig. 274. — Coupe transversale d'un tentacule. Zeiss, Oc. 2, Immersion J. Chambre claire. *a*, épithélium externe; *b*, substance; *c*, écartement; *d*, couche de fibres à gaine, coupée transversalement; *e*, la même, coupée obliquement; *f*, épithélium interne; *g*, cavité aquifère.

cellules, un peu plus hautes que larges, seraient placées en cercle et auraient chacune un ou deux noyaux, qui se colorent fortement et tranchent, de cette manière, sur les cellules plus pâles. C'est un aspect trompeur; la vraie structure se révèle sur des endroits où la coupe a passé un peu obliquement (*e*, fig. 274), ce qui ne manque presque jamais, les tentacules étant courbés en arc. On peut se convaincre alors que ce que l'on prenait pour des cellules était en réalité des coupes de cylindres homogènes, renfermant dans leur intérieur une, deux, et quelquefois même trois fibres minces, un peu noueuses, et courant dans la même direction que le cylindre qui les renferme. Suivant la direction des coupes transversales, ces fibres, fortement colorées, se présentent comme des noyaux, ronds, ovalaires ou allongés. En reprenant l'étude sur de fines coupes longitudinales, avec de très forts grossissements, on voit la même structure : des cylindres pâles, allongés, renfermant de fines fibres noueuses et colorées.

La charpente des tentacules autour des cavités centrales est donc formée par ces cylindres fibreux, qui constituent aussi la couche interne du derme, et qui paraissent ici réduits à des canaux ou vaisseaux renfermant des fibres nerveuses.

Sur cette charpente est placée la substance tégumentaire (*b*) du tentacule, composée de cellules arrondies ou un peu allongées, suivant les places, granuleuses et renfermant des petits noyaux arrondis. Une cuticule très fine (*a*) recouvre le tout.

Les *papilles*, placées irrégulièrement sur les bras, sont des organes cylindriques dans leur plus grande extension, mamelonnés à l'état de contraction, et doivent être définitivement considérées, suivant les observations de MM. Perrier et Jikeli, comme des organes des sens. Leur coupole terminale est un peu gonflée en bouton et porte, sur son pourtour, trois ou quatre soies fines et raides, qui sont en rapport, suivant Jickeli, avec des cellules allongées dont les noyaux sont placés à la base de la papille, tandis que leur protoplasma se continue, le long de la papille, jusque dans ces soies raides. Nous avons vu cette structure très distinctement sur les préparations de M. Perrier, qui était arrivé, de son côté, aux mêmes résultats que M. Jickeli. Au centre de la coupole est placé, suivant M. Jickeli, un cil à fouet, qui vibre lentement, n'est visible que sur des animaux bien vivants, par de forts grossissements et avec un bon éclairage, et se continue en une forte fibre brillante, placée dans l'axe de la papille, signalée déjà par M. Perrier. Il nous a semblé qu'outre ces conformations, décrites par l'un ou l'autre des auteurs cités, il y avait encore, dans les parois de la papille, des spicules calcaires excessivement fins. Des spicules plus gros se trouvent, en assez grande abondance, dispersés dans les masses tégumentaires des tentacules.

Revenant vers le système aquifère, nous constatons, sur des coupes horizontales et superficielles du disque, que ce système forme un anneau complet, mais traversé par de nombreuses brides, autour de la bouche, et que depuis cette lacune annulaire partent les canaux aquifères des sillons tentaculaires. Des coupes un peu plus profondes (fig. 266) mettent à découvert des organes tubulaires de communication entre le système aquifère et le système vasculaire, que nous nommerons, avec M. Perrier, les *tubes hydrophores*. Ces tubes hydrophores se voient également bien sur des coupes verticales (m, fig. 272, q, 267) et suivant que le rasoir a tranché le canal annulaire, soit au milieu, soit aux angles de la coupe.

Ces tubes sont placés en très grand nombre, cent cinquante ou plus en tout, d'après M. Ludwig, sur le pourtour extérieur du canal aquifère annulaire, de manière que sur les endroits où le canal se recourbe pour se porter dans les tentacules, leurs orifices se trouvent placés justement sur l'angle même du relèvement (fig. 275). Ils traversent la couche fibreuse interne du derme, dont les faisceaux s'écartent pour les laisser passer. Cette couche prend, sur des coupes horizontales qui la sectionnent à l'endroit propice, l'aspect d'un crible. Les tubes traversent un peu obliquement et sont constitués, sur cette partie de leur parcours, seulement par une mince membrane, avec un épithélium très fin (k, fig. 275). Arrivés vers la surface interne de la couche dermique, ils plongent dans un système de cavités irrégulières, en communication avec la cavité péritonéale, qui forme ici un espace creux annulaire, correspondant à l'anneau aquifère. Ils sont longs, cylindriques, toujours courbés de différentes manières, et sur toute la longueur comprise dans ces lacunes du tissu spongieux, leur paroi est revêtue intérieurement d'un épithélium à cellules hautes, à noyaux allongés, qui sont placées en cercle et laissent au centre une lumière plus ou moins spacieuse, dans laquelle jouent, suivant Greeff, des cils vibratiles. Vers l'extrémité du tube, la lumière interne se rétrécit considérablement, de sorte que l'orifice offre un diamètre fort exigu. Il faut déjà des grossissements assez considérables pour apercevoir cet orifice comme un petit cercle, tandis que, sur des coupes pratiquées au milieu des tubes, la lumière est assez considérable.

La terminaison interne ou supérieure de ces canaux hydrophores a été assez controversée. L'épithélium vibratile, du reste identique avec celui des entonnoirs vibratiles, se termine toujours brusquement, et comme cette partie est ordinairement courbée en hameçon (k^2; fig. 275) elle est presque toujours tranchée, quelle que soit la direction des coupes. Mais, en examinant soigneusement, on trouve aussi des

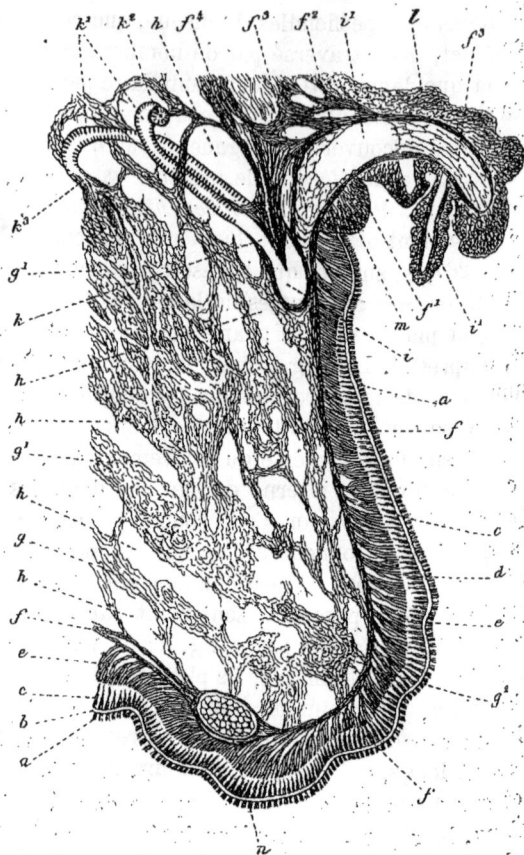

Fig. 275.

Fig. 275. — Coupe verticale passant par un tentacule et par la lèvre buccale, qui se recourbe dans la cavité buccale. Verick, Oc. 1, Obj. 4. Chambre claire. *a*, cils vibratiles; *b*, cuticule; *c*, cellules de la couche épithéliale bucco-sillonnaire en voie d'exfoliation; *d*, cuticule (?); *e*, cellules de la nouvelle couche; *f*, couche fibreuse du tégument, fournissant, en *f¹*, l'enveloppe interne, en *f²*, l'enveloppe externe de la cavité tentaculaire; *f³*, couche fibreuse effleurée seulement et couvrant encore le canal tentaculaire; *f⁴*, continuation de la couche fibreuse dans le tégument du disque; *g*, tissu spongieux à vaisseaux très serrés; *g¹*, à vaisseaux réticulés très visibles; *g²*, à vaisseaux et fibres musculaires et nerveux très serrés, formant cercle autour de la bouche; *h*, lacunes dépendantes de la cavité péritonéale; *i*, coupe du canal aquifère annulaire; *i¹*, continuation de l'anneau aquifère dans les tentacules; *k*, partie membraneuse du canal hydrophore; *k¹*, partie à gros épithélium; *k²*, extrémité supérieure recourbée et coupée d'un canal hydrophore; *k³*, continuation directe d'un autre canal hydrophore dans les vaisseaux du tissu spongieux; *l*, téguments du tentacule; *m*, idem, à aspect rayonné; *n*, zooxanthelle parasite.

canaux hydrophores, tels que nous en avons dessiné un (k^3, fig. 275), qui se continuent manifestement dans les vaisseaux ramifiés du tissu spongieux, et finalement on arrive à la conclusion que cette terminaison est la règle et s'observe toujours lorsque les tubes ne sont pas coupés ou que leur continuation n'a pas été arrachée par un retrait trop brusque du tissu spongieux, retrait qui s'effectue très souvent sous l'influence des réactifs.

L'examen de la genèse et du développement du système aquifère confirme ces résultats. On sait, par les recherches de M. Perrier, que nous avons pu vérifier dans tous leurs détails sur ses préparations, qu'il n'existe d'abord, dans la larve toute jeune, qu'un seul canal hydrophore représentant tout le système aquifère, ayant un seul orifice externe, un entonnoir vibratile primitif, un sac avec un tube hydrophore comme continuation et une partie terminale, le système aquifère interne. Les entonnoirs vibratiles et les tubes hydrophores se multiplient considérablement; la partie interne, en s'étendant, forme l'anneau aquifère qui pousse ses continuations dans les bras, les pinnules et les tentacules, tandis qu'aux parties intermédiaires, aux sacs primitifs qui s'étirent, viennent s'appliquer des bourgeons vasculaires provenant de l'organe dorsal, qui y débouchent à la fin et constituent chez l'adulte un réseau intermédiaire, auquel prennent part le mésentère, le tissu spongieux, et l'organe dorsal avec ses dépendances. Nous avons donc, chez la Comatule adulte, une quantité d'orifices qui introduisent l'eau marine ambiante dans le système vasculaire; ce sont les entonnoirs vibratiles; après avoir circulé partout où le système vasculaire existe, le liquide en est pompé par les tubes hydrophores pour être porté dans le système aquifère. Ainsi se trouve établie une communication entre l'eau de mer ambiante et le système aquifère interne, mais qui ne se fait pas, comme l'ont prétendu MM. Ludwig, H. Carpenter et autres, pour ainsi dire directement par le seul intermédiaire de la cavité générale ou péritonéale du corps. Bien au contraire, la communication s'établit au moyen du système vasculaire dépendant de l'organe dorsal et cloisonné, du mésentère et du tissu spongieux. Ce système vasculaire étant en communication ouverte avec la cavité péritonéale, c'est de lui que cette dernière reçoit le liquide qui la remplit.

Du canal intestinal (fig. 265-268). — Nous avons déjà dit que la bouche (a, fig. 263; p, fig. 268) est située sur le point de rencontre des cinq sillons tentaculaires, mais pas tout à fait au centre du disque. Le sillon antérieur est, en effet, avant sa bifurcation, un peu plus court que les autres, surtout que les deux sillons postérieurs qui embrassent le tube anal. La réunion des cinq sillons présente un pentagone, au dedans duquel on aperçoit la paroi circulaire de la bouche. Dans les cas ordinaires, l'ouverture buccale avec la lèvre qui l'entoure, est un peu enfoncée, de manière que les contours du pentagone des sillons présentent un petit rebord; mais nous avons vu aussi la bouche poussée au dehors au sommet d'un petit mamelon, formé par les parois retroussées de l'œsophage.

En plaçant la Comatule dans sa position anatomique normale, le disque en bas, la coupole avec les cirrhes en haut, on peut décrire le parcours général du canal intestinal comme suit.

L'œsophage (*p*, fig. 268), large et distingué par un épithélium très haut, a la forme d'un entonnoir qui remonte dans la cavité générale en se dirigeant obliquement, en haut et en arrière, vers l'espace interradial anal. L'entonnoir s'ouvre dans un large *sac stomacal* (*h*, fig. 265 et 267), lequel continue le mouvement tournant, et envoie un petit cæcum (*i³*, fig. 265), dirigé vers le bas dans l'espace entre le tube anal et la bouche. En contournant la cavité générale, ce sac stomacal, très large d'abord, se rétrécit (*k¹*, fig. 265) considérablement et s'ouvre dans un large *intestin* (*i*), lequel suit presque toute la périphérie du calice et envoie, à son commencement, et de sa paroi interne, de nombreux petits cæcums dirigés vers l'axe de la cavité générale (*i¹*, fig. 265 et 267). Après avoir contourné ainsi le corps, l'intestin se rétrécit de nouveau, et le *rectum* (*r*, fig. 267, 268) se replie pour descendre vers le disque, où il se termine dans l'espace intertentaculaire opposé au bras antérieur par un vaste tube pyriforme à parois épaisses munies de bourrelets longitudinaux, le *tube anal* (*b*, fig. 263; *r²*, fig. 268). Ce dernier est, pendant la vie de l'animal, dans un mouvement continuel; il s'allonge, se raccourcit et se retire même entièrement dans le rectum assez large; il se boursoufle et se ferme alternativement, en expulsant de l'eau. Les animaux tenus dans de l'eau non aérée allongent le tube anal outre mesure et meurent dans cet état. Il n'y a pas de doute qu'il y a des courants d'eau continuels dans le tube anal et le rectum, motivés par ces mouvements alternatifs; on en a conclu à une respiration anale. Lorsque le tube anal se retire, il s'aplatit dans l'intérieur de son enveloppe cutanée et ferme même complètement sa lumière, de manière à apparaître comme un croissant (*r*, fig, 266).

Nulle part les parois intestinales ne s'appliquent directement aux parois du corps, ni ne se touchent dans leurs circonvolutions. L'intestin, de son commencement jusqu'à sa fin, est suspendu librement dans la cavité générale, mais retenu partout par des brides et des mailles d'un tissu compliqué que nous appellerons tout simplement le *mésentère;* ses rapports topographiques avec les parois de l'intestin, du corps, et la cavité qui les sépare, étant les mêmes que ceux du mésentère contenu dans la cavité péritonéale des vertébrés. Les mailles de ce tissu s'engagent partout, dans tous les espaces que l'intestin laisse libres; elles forment autour des cæcums des gaines réticulées, autour de l'intestin des expansions plus ou moins continues. C'est surtout dans l'axe du calice, autour duquel tourne l'intestin, que ce tissu mésentérique est serré, et là il se continue directement vers les parois de l'œsophage jusqu'aux confins de la bouche. Ce tissu péri-buccal apparaît, dans des coupes horizontales superficielles, sous forme de cercles concentriques autour de la bouche; il forme en réa-lité un cône creux, dont la base se trouve à la bouche, le sommet dans la coupole du calice, et dont les parois sont percées par les mailles que laissent les éléments constitutifs du tissu. Au centre de ce cône descend, depuis la coupole, l'organe dorsal dont nous nous occuperons plus loin. Nous ne pouvons mieux faire comprendre la disposition générale du tissu mésentérique qu'en le comparant avec ces feutres, à fibres plus ou moins serrées, que l'on trouve autour de certains fruits, les noix de coco par exemple. Cela forme bien dans son ensemble une enveloppe, mais non pas un sac continu, comme le veulent certains auteurs. La partie centrale du mésentère étant beau-coup plus serrée et plus richement vascularisée que le reste du mésen-tère périviscéral, nous appellerons cette partie, avec M. Perrier, le *tissu spongieux* (*k*, fig. 267; *g*, fig. 275).

Par suite de cette organisation, ainsi que de l'enroulement de l'intestin, on peut bien distinguer, dans la cavité générale, deux portions : la cavité axiale, remplie par le tissu spongieux, autour de laquelle s'enroule l'intestin, et qui se termine dans les environs de la bouche, et la cavité péritonéale périphérique, dont le contenu baigne les parois internes du corps. Mais nous ne sommes pas d'accord avec M. Ludwig, lorsqu'il veut que la cavité axiale soit fermée sur tout son pourtour, sauf vers sa terminaison dorsale dans la coupole du calice où elle communiquerait, et seulement là, avec les mailles des autres parties de la cavité générale; nous voyons, au contraire, par-tout des communications entre les mailles du tissu. Nous ne sommes pas d'accord non plus sur un second point, touchant la portion péri-phérique de la cavité générale. M. Ludwig considère cette partie comme divisée en deux par un sac concentrique, qu'il appelle sac viscéral, et qui serait établi entre la paroi du corps d'un côté et la paroi de l'intestin de l'autre. La cavité péritonéale périphérique serait ainsi divisée en deux parties concentriques, en une cavité inter-viscérale, baignant l'intestin, et une cavité circumviscérale, bai-gnant les parois du corps. Ces deux cavités seraient en communica-

35

tion entre elles sur le pourtour de la bouche et encore avec la cavité axiale dans le sommet de la coupole du calice.

Nous avouons que les nombreuses coupes, tant verticales qu'horizontales, que nous avons pratiquées, ainsi que les préparations au scalpel n'ont pu nous déterminer à adopter cette opinion de M. Ludwig, à l'appui de laquelle il ne cite, du reste, qu'un dessin schématique. Nous voyons la cavité périphérique parcourue par de nombreuses brides mésentériques (*l*, fig. 266 et 268) qui s'attachent tantôt à la paroi du corps, tantôt à celle de l'intestin, et partent d'un lacis de canaux et de fibres à mailles nombreuses, qui occupe le milieu de la cavité et s'approche tantôt de l'une, tantôt de l'autre des parois entre lesquelles il est établi. Nous apercevons le prétendu sac viscéral composé d'un lacis de fibres, de canaux, dont on rencontre souvent les lumières coupées (*o*, fig. 271), et qui s'écartent et se rapprochent pour laisser entre eux des mailles souvent assez spacieuses. Que l'on examine ce lacis sur des coupes horizontales ou verticales, tangentielles ou plus rapprochées de l'axe, on lui trouvera toujours le même aspect, — preuve évidente qu'il ne s'agit pas d'un sac semblable à un péritoine continu, mais seulement de la concentration d'un feutre lâche à nombreuses mailles, dont les éléments constituants sont croisés en différents sens. Histologiquement, ce tissu ne nous semble en aucune manière différent du tissu spongieux, à mailles bien plus serrées et à vaisseaux plus nombreux, qui remplit la cavité axiale, et comme celui-ci forme de la même manière autour des cæcums et de l'intestin buccal des apparences d'enveloppes à distance, il faudrait, pour être conséquent avec la façon de voir de M. Ludwig, dédoubler aussi la cavité axiale et y distinguer une partie centrale, limitée par un sac prodigieusement plissé et une partie périphérique entourant les cæcums.

La cavité générale tapissée sur toutes les faces par un épithélium très fin, qui se maintient aussi sur les brides et les lacis des fibres, se continue dans les bras. Nous parlerons de cette continuation plus tard et nous retournons maintenant à l'intestin.

Les parois de l'intestin sont construites partout d'après le même plan, un peu varié suivant les localités. On trouve sur toutes les coupes, à l'extérieur, tapissant la face tournée vers la cavité générale, une couche fine épithéliale, à noyaux extrêmement petits, qui n'est que la continuation de l'épithélium général de la cavité périviscérale.

En dedans de cette couche se trouve une forte couche fibreuse (*p*, fig. 271; *f*, fig. 275), qui se colore avec intensité, et n'est que la continuation directe de la couche interne des téguments, dont elle montre tous les caractères. Cette couche, assez accusée sur tous les contours de l'intestin proprement dit, devient cependant fort mince sur les cæcums, où elle s'amincit à tel point, que sur beaucoup de nos coupes nous n'avons pu la constater avec certitude. Elle se détache quelquefois de l'épithélium sous la pression du rasoir, et l'on voit alors que des fibres fines la relient avec la couche épithéliale.

Celle-ci (*g*, fig. 271; *e*, fig. 275) peut être considérée à bon droit comme la continuation directe de l'épithélium vibratile des sillons tentaculaires. On la voit sur des coupes verticales dirigées par la bouche et un sillon tentaculaire (fig. 275) se continuer sans interruption du sillon dans la cavité buccale, montrant la même disposition de cellules allongées, placées comme des palissades, à noyaux également étirés et distribués sur des niveaux différents, et munies, sur leur face libre, de cils vibratiles qui sont très accusés dans la cavité buccale, mais très fins dans le reste de l'intestin. Ces cellules sont groupées, comme celles des sillons tentaculaires, en faisceaux réunis par leur base à des fibres provenant de la couche fibreuse. La seule différence que l'on puisse signaler, c'est que les cellules intestinales paraissent plus délicates et plus pressées les unes contre les autres. Elles sont très hautes dans la cavité buccale, dans l'estomac et dans les cæcums centraux, à tel point qu'elles laissent à peine, dans ces dernières, une lumière médiane; elles deviennent, au contraire, moins hautes dans l'intestin proprement dit, dont le liséré épithélial n'a que la moitié d'épaisseur de celui de l'estomac. Dans ce dernier organe, la couche épithéliale se relève pour former de véritables villosités, au centre desquelles se remarquent fort bien les fibres provenant de la couche fibreuse qui n'entre pas dans les villosités. Dans l'intestin anal, la couche épithéliale forme, de la même manière, des bourrelets épais longitudinaux, lesquels donnent à cette partie, sur des coupes transversales, l'aspect d'une roue à engrenages internes. Des bourrelets semblables, mais dirigés plutôt circulairement, se font remarquer dans la cavité buccale.

Nous avons observé, sur quelques individus, une structure particulière de l'épithélium buccal, qui semble indiquer une exfoliation ou régénération. On remarque, en effet, sur la coupe verticale du pourtour buccal, que nous avons dessinée figure 275, deux couches épithéliales très distinctes. Dans la couche extérieure (*c*), les cellules, allongées et très granuleuses, montrent la forme de cônes sveltes, dont la base touche la cuticule, tandis que le sommet effilé est tourné du côté de la couche interne (*e*), conformée de la manière normale. Les cils vibratiles, disposés en houppes correspondantes aux cellules plus isolées de la couche externe, étaient plus accusés que d'ordinaire, et toute cette couche était limitée par un halo (d) de couleur brunâtre, formé par un pigment disséminé. Comme toute cette structure ne se remarquait que sur quelques individus, débités en coupes, tandis que d'autres n'en montraient aucune trace, nous croyons qu'elle résulte d'une exfoliation, peut-être périodique, de l'épithélium buccal, qui se régénère de temps en temps.

On rencontre souvent dans l'intestin du sable mêlé à des squelettes de Radiolaires, de Foraminifères, des carapaces de Bacillaires, etc. Les Comatules se nourrissent donc de ces organismes qui sont entraînés dans la bouche par les courants des sillons tentaculaires. Nous n'avons jamais trouvé de ces corps dans les cæcums; il est donc probable que la fonction de ces derniers est plutôt celle de fournir des sucs digestifs. Mais on ne peut guère voir des différences dans les éléments constitutifs des cæcums; sauf les élargissements et l'élévation différente des cellules épithéliales, la structure de l'intestin est absolument la même depuis la bouche jusqu'à l'anus.

Du *système nerveux* (fig. 264, 267, 276). — Les opinions des auteurs sont extrêmement divergentes quant à ce système. Nous nous rangeons du côté de MM. Carpenter, Semper, Perrier et Jickeli, qui considèrent comme organes nerveux ce que M. Ludwig appelle les masses et cordons fibreux de la coupole et des bras (*Fasermasse der Scheibe und Faserstränge der Arme*). Nous appellerons ces organes le système nerveux central de la coupole et les cordons nerveux rayonnants des bras et des cirrhes.

La *partie centrale du système nerveux* (e, fig. 264; g, fig. 276) est en effet située dans le sommet de la coupole au-dessous de la rosette, dont elle est séparée par un mince plafond calcaire, percé au centre par de nombreuses lacunes qui sont en relation avec l'organe cloisonné.

En étudiant le centre nerveux sur des séries de coupes horizontales partant de la coupole, on le voit d'abord sous la forme d'un disque pentagonal à angles arrondis, percé au centre d'une petite rosette pentagonale aussi, et parcourue par des cloisons membraneuses étoilées, qui se réunissent au centre. Les membranes qui constituent cette rosette centrale ne sont autre chose que des continuations des enveloppes de l'organe dorsal, dont nous parlerons plus tard, et la rosette elle-même présente sans doute un rudiment fermé des cavités, tapissées de nerfs et de vaisseaux, qui remontaient dans la tige de la larve pentacrinide lorsque celle-ci était encore fixée, et qui se sont oblitérées lors du détachement de la Comatule, devenue libre.

A mesure que les coupes descendent vers le calice, elles montrent une forme toujours plus accusée d'anneau pentagonal à angles émoussés (fig. 264), dont le centre, plus largement ouvert, est occupé par des cavités nombreuses, creusées dans la substance calcaire, ordonnées d'après les rayons pentagonaux, et qui recèlent le commencement de l'organe dorsal, en constituant des séries d'espaces débouchant les uns dans les autres et dans la cavité générale. Ce sont ces espaces (*f*, fig. 264; *c*, fig. 276) qu'on est convenu d'appeler, fort improprement, l'organe cloisonné. On aperçoit maintenant les angles arrondis plus saillants du pentagone nerveux, comme des intumescences, lesquelles sont réunies par des commissures plus minces, où l'on distingue des fibres parallèles aux contours du pentagone. Les angles montrent à leur périphérie des entailles, qui s'approfondissent toujours davantage, tandis que les commissures deviennent plus minces, et lorsque les coupes sont arrivées au niveau des seconds radiaux, on aperçoit, comme résultat définitif du travail de division accompli dans l'épaisseur des premiers radiaux, dix masses arrondies, circulaires ou ovales, suivant que la coupe a passé à travers, et qui correspondent aux nerfs des dix bras, logés dans l'épaisseur des pièces squelettaires qui constituent les bras.

Des coupes verticales, menées par l'axe de la coupole, complètent les renseignements fournis par les coupes horizontales (fig. 267; *g*, fig. 276). On voit sur ces coupes la masse nerveuse comme un gâteau à face dorsale un peu bombée, tandis que la face ventrale est un peu creuse, et lorsque la coupe a bien rencontré, comme sur notre figure à droite, l'axe d'un radial, on peut suivre la continuation immédiate et sans interruption, sous forme de nerf, de l'un des angles du gâteau dans le bras naissant (*e'*, fig. 267; *i*, fig. 276).

Mais ces continuations en nerfs brachiaux ne sont pas les seules particularités que l'on remarque sur la partie centrale. Les gaines de l'organe dorsal (nous les nommons ainsi avec M. Ludwig, pour ne rien préjuger sur leur nature) forment une espèce de pilier central, une colonne (*l*, fig. 276) qui s'attache en haut au centre du gâteau et descend d'abord en droite ligne vers la cavité générale. De cette colonne creuse et plissée longitudinalement à l'intérieur, se détachent de nombreux vaisseaux (*m*) rayonnant dans toutes les directions, s'anastomosant souvent à leur origine entre eux; arrivés sur la face concave du gâteau nerveux, ils s'infléchissent pour le traverser de part en part et pour se continuer, à travers la pièce basale du calice, dans les cirrhes, au centre desquels ils continuent leur trajet jusque vers la pointe (*h*, fig. 276). Quelques-uns de ces vaisseaux montrent des élargissements en ampoules au moment d'entrer dans la masse nerveuse (*h'*) ou se rendent vers des points où étaient articulés des cirrhes perdus, et dans ce cas ils se terminent en cul-de-sac; mais tous sont accompagnés, sur toute leur longueur, par une gaine qui leur est fournie par la substance nerveuse lors de leur traversée. Ils sont donc de véritables *vaisseaux-nerfs*.

On voit, en outre, la substance de l'organe central se relever (*k*, fig. 276) dans les intervalles entre les nerfs brachiaux, vers les parois des cavernes qui entourent la colonne axiale, constituée par les gaines de l'organe dorsal, pour fournir des traînées qui se mêlent aux enveloppes de ces cavernes et à la gaine même.

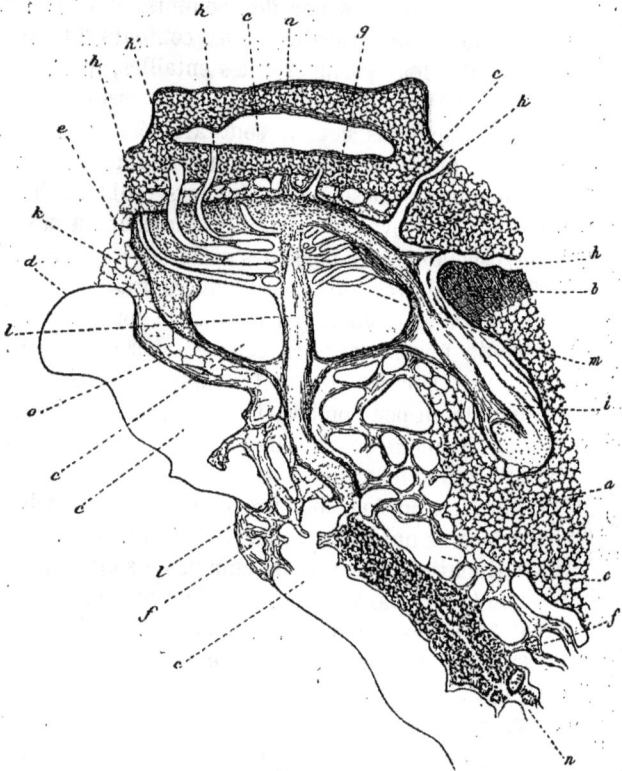

Fig. 276.

Fig. 276. — Partie supérieure d'une coupe verticale correspondant à celle représentée dans son ensemble dans la figure 267, pour montrer la disposition du système nerveux central et des organes dorsal et cloisonné. Zeiss, Oc. 1, Obj. E. Chambre claire. *a*, parties décalcifiées du squelette; *b*, muscles entre le premier et le second radial; *c*, *c*, cavités dépendantes de la cavité générale et constituant, dans leur ensemble, l'organe dit cloisonné; *d*, membrane limitante de ces cavités; *e*, mésentère; *f*, brides entre le mésentère et l'organe dorsal, en partie revêtues intérieurement de cellules glandaires; *g*, anneau central du système nerveux; *h*, vaisseaux-nerfs se rendant aux cirrhes; *i*, nerf d'un bras, se continuant le long d'une cavité de l'organe cloisonné; *k*, nerf se rendant à l'organe dorsal; *l*, colonne de l'organe dorsal; *m*, vaisseaux se rendant aux cirrhes; *n*, partie glandulaire de l'organe dorsal.

On peut donc, en combinant toutes ces données, fournies par de nombreuses séries de coupes horizontales et verticales, décrire l'organe nerveux central comme un gâteau ou un bouclier pentagonal, bombé sur la face dorsale, appliqué étroitement au plafond du calice, percé au centre par les conformations des organes dorsal et cloisonné, rayonnant dans les dix bras, comme dans les cirrhes, et fournissant encore des prolongements vers les membranes qui tapissent les cavités centrales de la coupole, membranes qui se continuent dans le mésentère et dans le tissu spongieux.

Vaisseaux-nerfs des cirrhes et des bras. — Les cirrhes n'ayant pas d'appendices latéraux, le vaisseau-nerf fourni par le système central se continue, dans l'axe du cirrhe, jusqu'à la pointe où il prend fin, au milieu de la pièce terminale, par un bout arrondi (d, fig. 269). Sur tout ce trajet, il fournit de nombreuses ramifications fines aux muscles ainsi qu'aux pièces calcaires du cirrhe et se comporte, du reste, absolument de la même manière que les vaisseaux-nerfs des bras.

Ces nerfs des bras, au contraire, rayonnent dans toutes les pinnules sans exception, y compris les pinnules orales (fig. 280 et 282). On les retrouve sur toutes les coupes, transversales ou longitudinales, comme sur les bras mêmes, dans l'axe des pièces constitutives calcaires et au milieu des muscles qui remplissent les articulations. On les distingue des muscles le plus souvent par la couleur jaunâtre ou brunâtre que leur communique le picrocarminate, tandis que les muscles se colorent d'un rouge vif. Ils prennent fin, comme dans les cirrhes, par des bouts arrondis dans les pièces terminales des pinnules et des bras. Il va sans dire que chaque émission d'une branche latérale amincit le tronc du nerf brachial, qui s'infléchit ordinairement en passant par les articulations et par les syzygies des bras.

La structure intime de ces conformations nerveuses est fort difficile à débrouiller. En général, les coupes montrent, même sous des grossissements de 300 diamètres environ, une apparence presque homogène, semblable à celle que présente le système nerveux du Ténia. Des coupes horizontales de la masse centrale font voir, surtout au centre, une très fine striation un peu ondulée, tandis que des coupes dans une direction opposée montrent un pointillé velouté. De fortes lentilles à immersion permettent seules de distinguer de fines fibres, sans double contour, qui composent la substance et qui, dans les parties centrales, forment une masse compacte. Autour de ces fibres, et par-ci par-là dans leurs interstices, se montrent des accumulations de corpuscules grenus, arrondis, qui paraissent être des noyaux de cellules ganglionnaires, mais nous avons vainement cherché à apercevoir avec netteté les contours de ces cellules qui ont été vues, par d'autres, sous forme de cellules multipolaires.

Cette structure, mélangée de fibrilles très fines, parsemées de cellules ganglionnaires très délicates à petits noyaux, se maintient partout sur le système nerveux dans toutes ses ramifications. Il faut dire aussi que nulle part les fibres ne se groupent en faisceaux composés de fibres parallèles sans anastomoses; ce sont toujours des lacis à anastomoses nombreuses, souvent étalés en couches. La relation avec les vaisseaux fournis par l'organe dorsal subsiste aussi partout, mais subit de nombreuses variations.

Nous avons décrit plus haut la manière dont les vaisseaux sortant de la colonne s'entourent, en perçant l'anneau nerveux central,

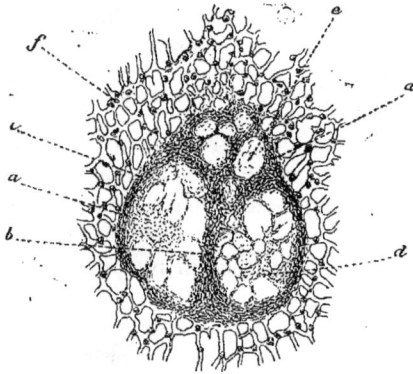

Fig. 277.

de gaines nerveuses. La structure primitive d'un vaisseau-nerf est donc celle d'un tube creux, dont la paroi est formée par le tissu nerveux; mais, par suite du détachement de branches, du dédoublement plus ou moins profond dans les ramifications, ces rapports subissent des modifications profondes. Nous avons représenté sous un fort grossissement (fig. 277) l'aspect que présentent souvent ces parties dans les bras ou les cirrhes. Le canal central vasculaire, rempli de liquide coagulé (sang?), est divisé par une cloison nerveuse verticale (*b*); des canaux accessoires (*e*) se montrent sur la face dorsale, et de toutes parts on voit des rayonnements vers le tissu qui forme les mailles de la substance calcaire.

Fig. 277. — Coupe transversale d'un vaisseau-nerf d'un bras. Verick, Oc. 1, Obj. 6. Chambre claire. *a*, partie corticale; *b*, cloison médiane formée par la substance nerveuse; *c*, ramification vers le tissu constituant les mailles de la substance calcaire; *d*, cavités principales, remplies de liquide coagulé, ayant pris une forme rayonnée; *e*, cavités accessoires; *f*, tissu interstitiel.

Mais si les éléments constitutifs sont souvent ordonnés de cette manière, ils ne le sont pas toujours. Souvent on ne voit qu'un seul canal central; dans d'autres cas, on ne trouve point de cavité centrale, mais des espaces vasculaires sur les côtés ou sur le pourtour d'une masse solide, de laquelle rayonnent manifestement des vaisseaux-nerfs dans toutes les directions. La même inconstance des rapports règne dans les continuations qui se rendent vers le mésentère et le tissu spongieux; on voit souvent des vaisseaux qui paraissent accompagnés de substances nerveuses, ou des lacis de fibres fines avec noyaux isolés plus ou moins, sans qu'on puisse constater des relations constantes. Que ces lacis nerveux se trouvent accumulés davantage et avec les vaisseaux, autour de la bouche dans le tissu spongieux, on ne pourra guère en douter, mais il y a loin de là jusqu'à la démonstration d'un simple ou double anneau nerveux autour de la bouche, qui enverrait des nerfs aux bras et aux téguments. Des éléments nerveux se laissent sans doute apercevoir, mais on n'a pas encore pu faire la démonstration de ces anneaux, pas plus que des nerfs qui devaient constituer le plafond du sillon tentaculaire des bras et des pinnules.

Nous nous occuperons plus tard de la ramification des vaisseaux-nerfs dans les bras et les pinnules, en parlant de l'organisation de ces organes.

Il résulte de ce que nous venons de dire qu'il y a une intime relation entre le système nerveux et entre ce que nous venons d'appeler le système vasculaire. En employant ce terme, nous sommes loin de vouloir prétendre que le liquide contenu dans ces vaisseaux ait une composition différente de celui que renferment les autres cavités du corps, ou que l'on puisse parler d'une circulation comparable à celle que l'on voit chez d'autres animaux. Les vaisseaux comuniquent avec les cavités péritonéales d'un côté et avec le système aquifère de l'autre, il ne peut donc y avoir de grandes différences entre les liquides contenus dans ces différentes parties. On ne peut non plus parler d'un cœur, organe central de la circulation, qui lui donnerait une certaine impulsion par ses contractions; — un tel organe moteur n'existe pas, et l'impulsion donnée aux liquides ne peut provenir que des contractions des muscles du corps, des bras, des mésentères et de l'action des cils vibratiles établis dans différentes parties des cavités. Ce n'est qu'en faisant ces réserves que nous pouvons parler du *système vasculaire*, de l'organe dorsal et des vaisseaux.

L'*organe dorsal*, auquel nous conserverons ce nom donné par M. Ludwig, pour ne rien préjuger quant à sa signification, se trouve au centre de la coupole du calice sous forme d'une masse glandulaire allongée et assez mince (*g*, fig. 267). Il fait la continuation du tube central vasculaire, qui perce l'anneau nerveux de la coupole et ressemble, sous de faibles grossissements, à un cordon noueux, facilement reconnaissable par sa structure, lequel descend au milieu du calice, mais en obliquant vers le flanc gauche et le côté antérieur, de manière à arriver vers le fond de la cavité buccale. Des coupes verticales frisant le sac stomacal et l'intestin anal, sans ouvrir la bouche

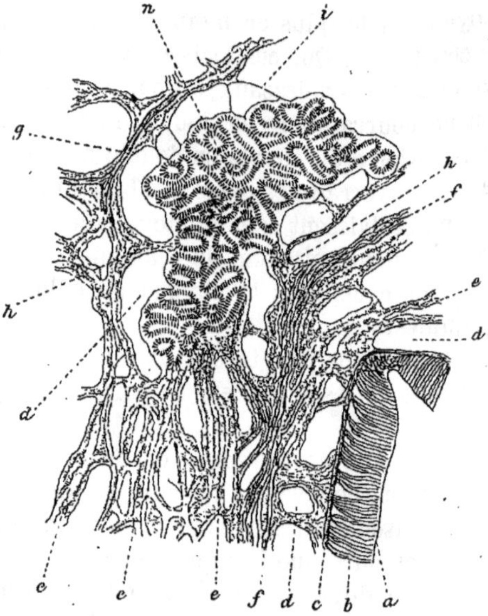

Fig. 278.

et l'anus, telles que nous en avons figuré une (fig. 267), montrent l'organe dorsal dans toute son étendue longitudinale. Arrivé sur le flanc de la cavité buccale, le cordon se divise souvent en deux branches, qui se terminent peu de temps après la bifurcation.

Sur toute sa longueur, l'organe dorsal a une structure manifestement glandulaire. Il se compose (*n*, fig. 276 et fig. 278) de courts boyaux tortueux ou plutôt d'anfractuosités, fermées vers la périphérie, dirigées vers l'axe de l'organe où ils laissent un espace libre, et tapissées sur tout leur parcours par des cellules à gros noyaux gra-

Fig. 278. — Terminaison ventrale de l'organe dorsal sur une coupe verticale. Verick, Oc. 1, Obj. 6. Chambre claire. *a*, cuticule; *b*, épithélium; *c*, couche fibreuse de la muqueuse buccale; *d*, lacunes péritonéales dans le tissu spongieux vasculaire; *e*, vaisseaux formant des réseaux; *f*, lacis fibreux (nerveux et musculaire?) entourant la cavité buccale; *g*, lacis semblable plus distant; *h*, branches à cellules glandaires, reliant l'organe dorsal; *i*, fines brides connectives; *n*, partie glandaire de l'organe dorsal.

nuleux qui se colorent fortement par les réactifs. La membrane propre, sur la face interne de laquelle sont placées les cellules, est plissée et ridée à l'intérieur, et, si les bords des plis s'unissent, il y a apparence de boyaux, ou seulement de rigoles plus ou moins longues. Ces rigoles et boyaux étant flexueux et disposés en rayons obliques autour de l'axe vide de l'organe, on les voit, sur les coupes, sous différentes formes, tantôt comme cercles, tantôt comme boyaux. L'organe est entouré, sur tout son parcours, d'une membrane propre hyaline laissant voir, à l'extérieur, le fin pointillage de l'épithélium qui recouvre les expansions de la cavité générale.

Cette membrane se continue directement dans le tube colonnaire que nous avons appelé la colonne (l, fig. 276) et qui, dans le centre de la coupole, envoie des vaisseaux perçant le système nerveux central pour se rendre aux cirrhes, et se termine, de la manière décrite plus haut, dans la rosette. Ce n'est pas un simple tube : des replis intérieurs, qui se joignent dans l'axe de la colonne, forment cette élégante rosette centrale que nous avons dessinée figure 264 sur une coupe un peu oblique et qui, sur des coupes parfaitement horizontales, forme cinq élargissements externes autour d'une étoile pentagonale interne.

Les cellules de l'organe dorsal ne paraissent pas constituer, au début et dans la rosette centrale même, des boyaux complets; elles se montrent comme un tapissement irrégulier de la face interne du tube, comme des taches épithéliales dispersées par-ci par-là, et ce n'est qu'à quelque distance de ce commencement qu'on voit le groupement plus régulier en boyaux.

Une disposition semblable se fait observer sur les parois et sur l'extrémité buccale de l'organe (fig. 278).

Celui-ci est en effet rattaché sur tout son parcours aux revêtements et lacis mésentériques de la cavité générale par de nombreuses brides, dont les unes, très minces et transparentes, ne paraissent composées que de tissu conjonctif (i, fig. 278). D'autres, au contraire, sont plus grosses, manifestement creuses (h), et dans celles-là les cellules glandulaires se continuent encore à une certaine distance de leur trajet, qui s'accomplit sous forme de vaisseaux anastomosés. Cette disposition est surtout très évidente sur l'extrémité buccale de l'organe, d'où sortent des paquets de vaisseaux se rendant dans le tissu spongieux du péristome, et dans l'intérieur desquels on remarque d'abord quelques cellules éparses glandulaires, remplacées ensuite par des corpuscules grenus accumulés souvent au centre des vaisseaux, et formés par la coagulation des liquides contenus sous l'influence des réactifs.

Nous concluons, en résumant toutes ces observations, que l'organe dorsal fait partie, dans la Comatule adulte, du système vasculaire, qu'il constitue un tube central et presque axial, dont la direction est un peu déviée par le développement de l'intestin, et que ce tube est tapissé, sur une grande partie de son trajet, par des cellules épithéliales internes de nature glanduleuse. Mais la structure de ce tube est compliquée ; il est plissé, dans son intérieur, de mille manières, et les plis, en se rapprochant et se soudant par leurs bords, forment des rigoles et des tubes tortueux entrelacés. Ce qui nous confirme dans cette manière de voir, c'est que la partie glanduleuse offre absolument le même aspect, tant sur les coupes longitudinales que sur celles transversales, et que là où l'épithélium glandulaire cesse, on trouve toujours des replis membraneux internes, qui séparent plus ou moins la lumière interne du tube, de manière à simuler, sur les coupes transversales, des chambres et des espaces étoilés, disposés d'après les cinq rayons dominants du corps.

Mais il y a plus. Nous avons démontré, en parlant du système nerveux central, que les vaisseaux des cirrhes qui les traversent entraînent avec eux, pour ainsi dire, des gaines nerveuses qui se continuent dans les nerfs des cirrhes. Nous avons également constaté, dans les nerfs des bras, cette singulière pénétration mutuelle des faisceaux nerveux et des vaisseaux. Enfin, nous avons constaté (k, fig. 276) que des faisceaux nerveux importants s'appliquent, en se détachant du gâteau nerveux central, aux parois du tube vasculaire, où l'on peut les suivre jusqu'à la partie glandulaire. Nous ne mettons donc pas en doute que les vaisseaux sortant de l'organe central sont en même temps les véhicules des fibrilles nerveuses, qui se continuent, avec eux, dans les lacis de la substance spongieuse et arrivent ainsi au péristome, et de là dans les sillons tentaculaires. Là, ces faisceaux peuvent se compliquer pour former des plexus semblables à ceux que nous avons dessinés (f et g, fig. 278).

Nous pouvons faire ici un retour vers les tissus mésentériques et leur constitution intime. Vaisseaux et fibres nerveuses rayonnent dans tous les sens depuis l'organe dorsal, et on les retrouve, comme nous l'avons dit plus haut, autant dans le tissu spongieux que dans les lacis du mésentère ou dans les couches superficielles des téguments, formant des trames nombreuses entre les mailles de ces conformations criblées et renforcées par des fibres musculaires et conjonctives. D'un côté, vaisseaux et nerfs arrivent ainsi, par les mésentères, vers les téguments périphériques du calice, de l'autre, par le tissu spongieux, vers le péristome. Ici, les lacis se renforcent par des conformations musculaires et conjonctives, et prennent sur des coupes l'apparence de plexus ou de cordons nerveux, mais constituent, en réalité, des couches qui s'étalent au-dessus de l'épithélium en palissades des sillons tentaculaires et de l'intestin, ainsi qu'autour des canaux aquifères.

On a appelé les couches étalées au-dessus de l'épithélium tentaculaire les nerfs ambulacraires ; nous avons expliqué plus haut les raisons qui nous empêchent d'adopter cette manière de voir, et un observateur récent, M. Jikeli, la conteste également, ainsi que la conception qui en découlait et suivant laquelle les cinq nerfs ambulacraires devaient confluer en un anneau entourant la bouche. Mais nous ne sommes pas d'accord avec M. Jikeli, quand il dit « qu'il se trouve, autour de l'orifice buccal, un cordon nerveux pentagonal situé dans le tissu conjonctif au niveau de l'anneau aquifère. Dans les coins de ce pentagone, continue M. Jikeli, les cordons des côtés qui se touchent sont en communication par des branches qui se rencontrent au-dessous du canal aquifère et continuent leur trajet le long de ce dernier, en fournissant un cordon de chaque côté. Chacun de ces cordons émet, dans des intervalles réguliers, des branches latérales, lesquelles innervent le système aquifère et les papilles des tentacules. De ce troisième système nerveux partent aussi de fortes branches qui entrent dans la peau ventrale du corps et s'y résolvent en fins plexus nerveux. »

Jusqu'à plus ample information, nous soutenons, fondés sur nos observations exposées plus haut, qu'il en est de ce troisième centre nerveux, qu'on pourrait désigner sous le nom d'aquifère, comme du nerf ambulacraire ; qu'il s'agit, non de cordons, mais de couches formées de fibres entrelacées, qui sont en rapport, d'un côté avec la couche profonde de la peau, de l'autre avec celle étendue sous les sillons, et qui entourent les cavités et canaux aquifères de tous côtés, en envoyant de fines fibrilles nerveuses aux cellules de l'épithélium tentaculaire, stomacal et intestinal, à la peau et à l'entourage des canaux aquifères, dans les couches superficielles des tentacules et jusque dans les papilles de ces derniers. Nous considérons donc toutes ces différentes parties, qu'on a voulu distinguer les unes des autres, comme un seul plexus vasculo-nerveux qui se renforce dans certains endroits, autour de la bouche, autour des canaux aquifères, sous l'épithélium tentaculaire et dans la couche profonde de la peau, et fournit ainsi à tous les tissus, sauf ceux des cirrhes, des bras et des pièces calcaires du squelette, des fibres nerveuses accompagnées de vaisseaux sanguins.

Des bras. — En parlant des téguments, des nerfs et des sillons tentaculaires, nous avons déjà donné des détails sur quelques conformations visibles aux bras, que nous devons compléter ici pour décrire l'ensemble.

Outre l'inspection du vivant, qui a fourni à M. Ed. Perrier tout ce qu'elle peut donner, on étudiera aussi les bras avec les pinnules y attachées sur des coupes transversales et longitudinales, tant verticales qu'horizontales. Ces dernières sont difficiles à obtenir sur une certaine longueur, les bras s'incurvant toujours en arc vers le sillon tentaculaire. Nous avons représenté, pour rendre compte de cette

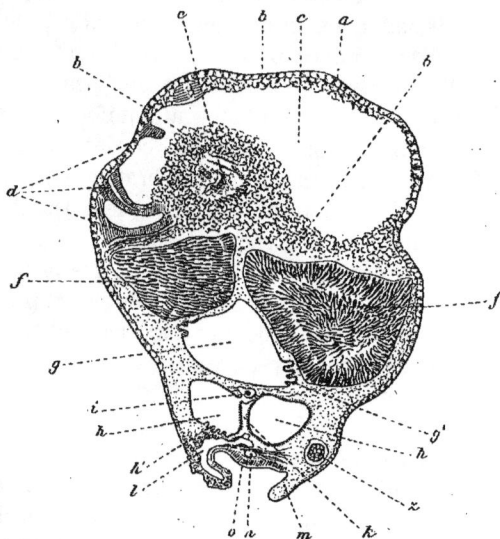

Fig. 279.

structure, une coupe transversale (fig. 279), et une portion d'une coupe longitudinale et verticale, dirigée par l'axe du bras (fig. 280).

Il importe avant tout de distinguer entre les syzygies et les autres parties. Les aspects des coupes transversales sont très différents suivant qu'elles s'appliquent ou non à ces conformations dont l'importance a été révélée par M. Perrier.

Les pièces calcaires sont percées, dans leur axe, par le vaisseau-nerf (*e*, fig. 279 et 280) dont nous avons déjà décrit les allures variées. Sur des coupes transversales, on peut constater que des

Fig. 279. — Coupe transversale d'un bras, frisant une syzygie. Zeiss, Oc. 2. Obj. A. *a*, tégument; *b*, substance calcaire; *c*, cavité de la syzygie; *d*, ligaments rayonnants de la syzygie; *e*, vaisseau-nerf du bras; *f*, muscles ventraux; *g*, canal dorsal; *g¹*, rides vibrantes de ce canal; *h, h*, canaux latéraux; *h¹*, rides vibrantes; *i*, tube génital; *k*, cloison verticale; *l*, canal aquifère; *m*, tentacule; *n*, écartement, dit vaisseau nerveux; *o*, épithélium du sillon tentaculaire; *z*, zooxanthelle parasite.

faisceaux partant du tronc nerveux se rendent vers la périphérie en rayonnant dans tous les sens; que certains de ces faisceaux passent dans les muscles, auxquels ils donnent des fibrilles distribuées à angle droit sur les fibres musculaires; que d'autres faisceaux contournent les canaux pour arriver jusque sur le sillon tentaculaire. Tous ces derniers faisceaux se mêlent intimement avec ceux de la couche pro-

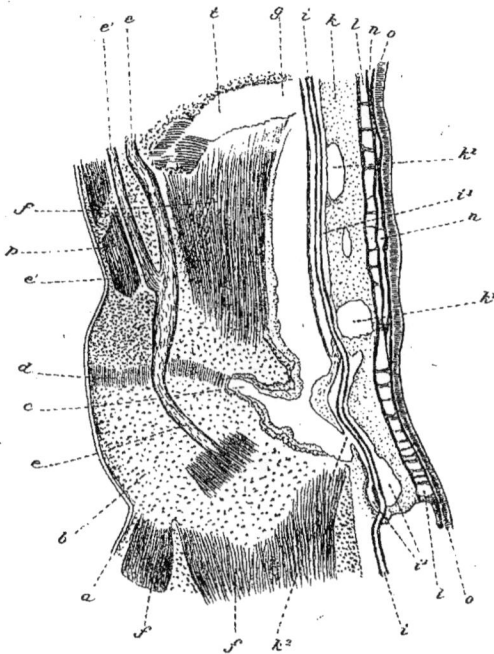

Fig. 280.

fonde des téguments aux points où le tégument s'infléchit sur le bras, en se détachant du disque (fig. 281).

Les grands muscles (f, fig. 279 et 280) montrent sur les coupes transversales une tranche triangulaire et embrassent, avec leurs faces internes, la partie supérieure du canal musculaire, dorsal ou

Fig. 280. — Portion d'une coupe longitudinale d'un bras, passant par un plan vertical et médian. Même grossissement et mêmes lettres que la figure précédente. a, téguments; b, substance calcaire; c, c, cavités de syzygies; d, ligaments de la syzygie; e, vaisseau-nerf du bras; e', ramification vers une pinnule; f, muscles ventraux; g, canal dorsal; i, tube génital; i¹, canal génital; k, cloison verticale des canaux latéraux; k¹, lacune de communication à travers la cloison; k², lacune de communication entre les canaux dorsal et génital; l, canal aquifère; n, couche sous-épithéliale fibreuse à écartements (vaisseaux nerveux); o, épithélium du sillon tentaculaire; p, muscles dorsaux du bras.

cœliaque (*g*), car toutes ces dénominations ont été employées par les auteurs. Nous adopterons celle de *canal dorsal*.

Sur les pièces calcaires, et là où elles sont revêtues de leurs muscles, le canal dorsal conserve à peu près la même coupe et la même largeur; mais aux *syzygies* il change d'allures et envoie, vers le côté dorsal, des prolongements (*c*, fig. 280) qui s'élargissent, vers la syzygie même, en une cavité arrondie, plate (*c*, fig. 279), laquelle entoure le vaisseau-nerf central et est traversée par des canaux disposés en rayons et formés d'un tissu fibreux en apparence élastique (*d*, fig. 279, 280) ou musculaire, dont les insertions sur les téguments donnent

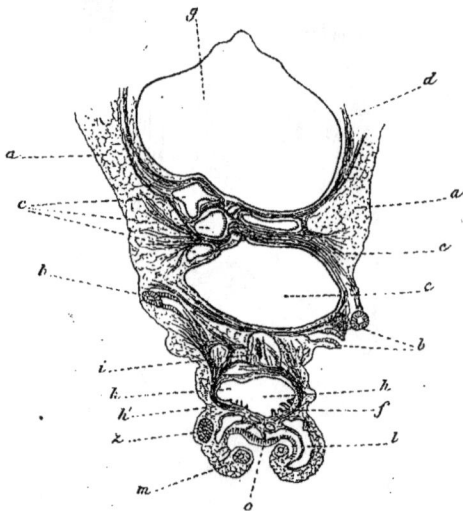

Fig. 281.

à des coupes bien dirigées un aspect de roue. Le liquide remplissant le canal musculaire circule ainsi dans ces canaux rayonnés et musculaires des syzygies et autour du vaisseau-nerf central du bras. Les fibres très fines du tissu élastique se colorent très fortement par le picrocarminate; elles sont isolées et ne se réunissent pas en faisceaux comme celles des muscles.

Fig. 281. — Portion d'une coupe, passant au travers d'un bras à l'endroit où il se détache du disque, de manière que les téguments du disque sont encore entamés. On n'a figuré que les parties ventrales de la coupe avec le sillon tentaculaire. Zeiss, Oc. 1, Obj. C. Chambre claire. *a*, téguments; *b*, entonnoirs vibratiles, coupés en différents sens; *c*, diverses lacunes, dépendantes de la cavité générale; *d*, faisceau contournant le canal dorsal *g*, se mêlant, en *e*, aux faisceaux de la couche profonde des téguments et arrivant, en *f*, sur le sillon tentaculaire; *g*, canal dorsal du bras; *h*, canal ventral, non encore partagé en deux canaux latéraux; *h¹*, languettes vibrantes; *i*, tube génital; *l*, système aquifère; *m*, tentacule; *o*, épithélium du sillon tentaculaire.

Suivant des observations récentes de M. Perrier, « il y a des pores tout autour de la suture des deux pièces qui constituent la syzygie; à ces pores aboutissent les canaux à parois musculaires qui rayonnent autour de l'axe nerveux. L'orifice de communication entre ces poches et le canal dorsal de Ludwig peut se fermer et les canaux des bras sont entourés, dans cette région, de muscles puissants, propres à les contracter, qu'on ne voit pas ailleurs. » M. Perrier ajoute que ces pores placés dans les syzygies lui paraissent avoir la fonction de dégorger l'eau introduite par les pores calycaires dans l'intérieur du corps de l'animal.

Revenons au canal dorsal des bras proprement dit.

L'épithélium fin, qui couvre le haut et le plancher du canal, se relève souvent en plis longitudinaux dans les angles inférieurs du canal qui paraissent alors dentelés sur les coupes transversales. On remarque sur ces dentelures un épithélium plus haut, à gros noyaux grenus, qui se colorent avec intensité. Cet épithélium ressemble entièrement à celui qui se remarque dans les fossettes vibrantes des pinnules, et nous ne mettons pas en doute qu'il soit de même nature et muni de cils vibratiles. L'occasion nous a manqué pour constater ces cils chez des individus vivants.

Le plancher horizontal, qui limite le canal dorsal du côté inférieur, est en continuation directe avec les revêtements de deux canaux juxtaposés, séparés au milieu par une cloison verticale qui descend vers le sillon tentaculaire. Les deux canaux ainsi séparés, et que nous nommerons les deux *canaux latéraux* (*h*, fig. 279 et 281), correspondent, du reste, par leur ampleur, au canal dorsal; ils ont le même épithélium, et l'on y remarque aussi, mais plus rarement, les plis dentelés que nous supposons vibratiles. Le plancher, la cloison, les parois des canaux en dehors de l'épithélium, sont formés par le tissu tégumentaire conjonctif, dans lequel on remarque des noyaux et des faisceaux de fibres musculaires et névro-vasculaires, courant en général dans la direction des parois. On voit souvent, sur des coupes longitudinales, des lacunes dans la cloison (*k'*, fig. 280) par lesquelles les deux canaux latéraux communiquent ensemble.

Au point de rencontre de la cloison avec le plancher horizontal s'observent des conformations particulières, faisant partie du *système génital*. Voici comment nous avons vu ces parties :

Le triangle formé par la réunion de la cloison avec le plancher, et qui constitue par conséquent dans son ensemble un épaississement longitudinal et prismatique s'étendant sur toute la longueur du bras, est parcouru par un système lacunaire constituant un canal longitudinal (*i'*) avec de nombreuses lacunes secondaires, qui s'ouvrent

36

par places soit dans le canal dorsal, soit dans les deux canaux latéraux. Les lacunes de communication se voient aussi bien sur les coupes longitudinales (i', k', fig. 280), que sur des coupes transversales. Dans certains cas, il y apparaît comme la lumière d'un canal entièrement fermé (fig. 282); dans d'autres cas, la coupe a rencontré les lacunes s'ouvrant à droite, à gauche ou en haut dans les canaux respectifs (h', fig. 283). Ces lacunes sont revêtues par le même épithélium que les canaux, elles n'en sont que des dépendances. Il n'y a donc pas un vaisseau entourant le tube génital, comme on l'a prétendu.

Au milieu de ce système lacunaire longitudinal, qui est loin de constituer un vaisseau ou canal indépendant, court un tube, formé

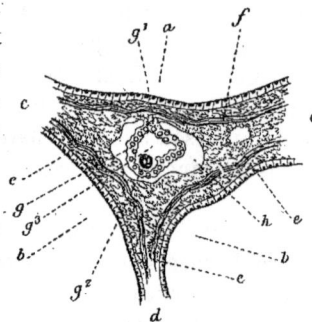

Fig. 282.

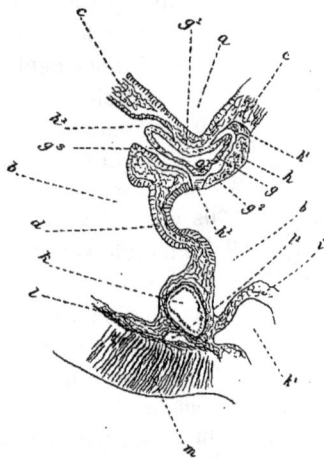

Fig. 283.

de grosses cellules à noyaux et nucléoles, que nous appelons le *tube génital* (g). Nous n'avons jamais trouvé ce tube indépendant; il était toujours attaché, par un point quelconque de sa périphérie, aux parois des lacunes et de préférence au plafond en haut (g', fig. 282 et 283). Il offre, sur des coupes transversales, des formes variées,

Fig. 282. — Portion de la cloison intercanalaire, renfermant le tube génital. Coupe transversale du bras. Zeiss, Immersion I. Chambre claire. a, cavité du canal dorsal; b, b, cavités des canaux latéraux; c, c, continuation du plancher horizontal de séparation entre les canaux; d, cloison verticale; e, faisceaux fibreux courant dans la cloison; f, idem, courant dans la paroi supérieure du plancher; g, tube génital; g', point d'attache au plancher; g^2, épaississement prolifère; g^3, lumière interne du tube; h, lacune génitale.

Fig. 283. — Coupe transversale du bras, montrant la cloison depuis le plancher jusqu'à l'épithélium du sillon. Zeiss, Oc. 2, Obj. E. Chambre claire, a, cavité du canal dorsal; b, b, cavités des canaux latéraux; c, c, plafond horizontal; d, cloison verticale; g, tube génital; g', large attache au plancher; g^2, épaississement prolifère; g^3, lumière du tube génital; h, lacune génitale; h', orifices de communication avec les canaux latéraux; i, paroi du tentacule; k, canal aquifère; k', sa continuation dans le tentacule; l, couche fibreuse; l', lacune (vaisseau nerveux); m, épithélium du sillon.

tantôt circulaires (fig. 282), tantôt plus écrasées (fig. 283). Les grosses cellules qui, évidemment, forment, par leur évolution ultérieure dans les pinnules, soit des œufs, soit des cellules spermatiques, font saillie dans la lumière. Au fond du tube, vers la cloison, nous avons toujours remarqué un paquet de cellules plus grosses ; il semble donc que depuis là part l'évolution des cellules génésiques, et nous l'appelons, pour cette raison, l'*épaississement prolifère* (g^2).

Nous n'avons pas pu trouver, entre la paroi externe du tube et les parois du système lacunaire, les traces d'un second canal vasculaire, indiqué par M. Ludwig, lequel entourerait complètement le tube génital à distance, en se rattachant, par des cellules fusiformes espacées, à ce tube ou, par des brides conjonctives, aux parois des lacunes. Ni sur des coupes longitudinales (fig. 280) qui laissaient très bien voir le tube et les lacunes qui l'entourent, ni sur des coupes transversales, nous n'avons pu nous convaincre de l'existence d'un pareil vaisseau dans lequel le tube génital serait enfermé comme dans une gaine.

Du côté ventral des canaux latéraux, se trouvent les conformations tégumentaires que nous avons déjà décrites plus haut ; les canaux aquifères, se portant dans les tentacules, la couche névro-vasculaire et musculaire avec ses écartements, simulant souvent une bande nerveuse et un vaisseau particulier ; et enfin, entre les tentacules recourbés, la couche épithéliale particulière des sillons tentaculaires.

Arrivés à ce point de notre description, nous devons tâcher de rattacher les conformations du bras à celles du calice dont elles ne sont que la continuation. Pour quelques-unes de ces conformations, le rattachement se fait pour ainsi dire de lui-même ; on ne peut douter de la continuation directe des pièces du squelette, des téguments et du système névro-vasculaire. La continuation des sillons tentaculaires, manifeste, offre déjà quelque chose d'étrange ; il est évident que leur épithélium est la continuation directe de celui de la bouche et de l'intestin, leur système aquifère celle de l'anneau péristomique, la couche dite nerveuse avec ses écartements celle de la couche profonde dermique. La couche épithéliale des sillons est, comme le prouve aussi l'embryogénie, d'origine entodermique, et, cette origine étant démontrée d'une façon irréfutable, il n'y a pas de doute qu'on ne peut la considérer comme une couche purement-sensitive. Peut-on l'homologuer avec la couche épithéliale des bras des Astéries ? Pour prouver cette homologie, il faudrait démontrer l'origine entodermique de cette couche aussi chez les Astéries, ce qui n'a pas encore été fait jusqu'à présent. Mais, la structure des Comatules étant donnée, il est évident qu'on ne peut considérer les bras que comme des supports d'un vaste entonnoir buccal, découpé jusqu'à la racine des bras, sur lesquels l'épithélium entodermique a été conservé. M. Goette a démontré, par l'étude des larves, que les sillons et les premiers tentacules se forment, en effet, dans l'intérieur d'une coupole buccale, primitivement fermée, qui ne s'ouvre que plus tard.

Nous avons dans les bras deux canaux superposés, le canal dorsal simple, séparé par un plancher des deux canaux latéraux ou ventraux divisés par une cloison verticale, et au point de rencontre le tube génital entouré de sa lacune. Dans le calice, nous n'avons, chez l'adulte, qu'une seule cavité péritonéale, incomplètement séparée en deux cavités concentriques par un lacis mésentérique. Nous ne pouvons douter que ce lacis ne fournisse, en se condensant, le plancher qui sépare les deux sortes de canaux. En dressant les bras verticalement, le plancher occupe la même position que le lacis mésentérique; il est seulement une condensation de ce lacis. La cloison, au contraire, est une formation nouvelle; elle ne se développe que là où le tube génital prend de l'extension; elle semble jouer le rôle d'un suspensoir de ce tube et manque dans les pinnules et les extrémités stériles des bras. Cloison et plancher sont, du reste, comme nous l'avons démontré, percés d'orifices et de lacunes de communication, ce qui prouve leur nature mésentérique. Toutes ces formations sont couvertes par l'épithélium caractéristique qui fournit le revêtement de la cavité péritonéale. Ce qui distingue ces canaux de la cavité péritonéale dont ils ne sont que la continuation, c'est le développement d'un épithélium vibratile, soit sous forme de cupules dans les parties pinnulaires du canal dorsal, soit sous forme de plis longitudinaux dans les deux canaux. Il nous a semblé que ces derniers plis étaient surtout développés dans le voisinage des syzygies et des articulations, tandis que les cupules se trouvent exclusivement sur les pinnules fertiles.

Des pinnules. — Les conformations ci-dessus énumérées se continuent dans les pinnules : complètement dans les pinnules fécondes, incomplètement dans les pinnules orales, qui restent toujours stériles.

En pratiquant des séries de coupes horizontales, on obtient toujours, dans le voisinage du disque oral, des coupes des pinnules orales dirigées dans divers sens par suite du recourbement de ces pinnules sur le disque. Dans le voisinage de ce dernier, on obtient souvent des coupes telles que nous en avons représenté une (fig. 284), où le corps de la pinnule est coupé transversalement, tandis que la liaison avec le disque est tranchée horizontalement. On voit alors que les pièces calcaires constituantes (*a*), les muscles (*b*) et le vaisseau-nerf (*c*) y sont disposés absolument comme dans les bras et les autres pinnules, mais que la distribution des autres parties est fort différente. Le canal dorsal (e) s'y trouve muni par places, comme nous le verrons plus loin, de cupules vibratiles; il est séparé par une cloison, souvent traversée de lacunes, d'un second canal unique (f) qui correspond aux deux canaux latéraux du bras. En dedans de ce canal unique, qui présente souvent des brides, on remarque un troisième et quatrième canal (g), appartenant à la cavité péritonéale, entourés par la continuation des téguments qui se relient à ceux du disque et qui sont parcourus par des vaisseaux dans lesquels s'ouvre un pore calycaire (h). La cloison verticale, le tube génital avec ses dépen-

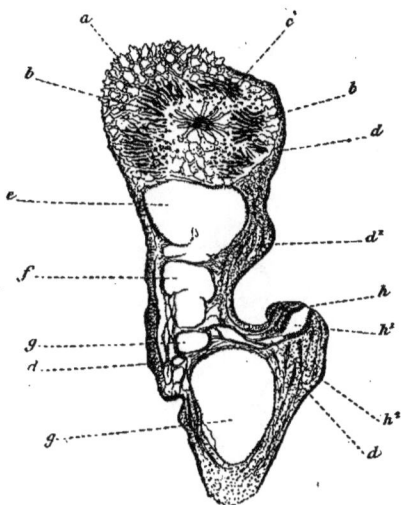

Fig. 284.

dances, les conformations épithéliales du sillon tentaculaire et les tentacules manquent absolument sur ces pinnules orales. La couche profonde des téguments s'y comporte comme dans le reste des téguments.

Pinnules fertiles et organes génitaux. — Les pinnules fertiles ne sont que des bras en miniature; toutes les dispositions des organes s'y trouvent en diminuant de taille jusqu'à leur extrémité distale. Aussi longtemps que les organes génitaux ne sont pas en activité, il n'y a qu'une seule différence à noter, savoir : que dans le canal dorsal se trouvent, appliquées à sa face dorsale, des *cupules vibratiles*, des

Fig. 284. — Coupe d'une pinnule orale au point de son insertion sur le disque. Zeiss, Oc. 1, Obj. C. Chambre claire. *a*, squelette calcaire; *b*, muscles; *c*, vaisseau-nerf central; *d*, téguments; *d'*, téguments avec vaisseaux; *e*, canal dorsal; *f*, canal ventral; *g*, cavités dépendantes de la cavité péritonéale; *h*, orifice; *h¹*, ampoule; *h²*, canal vasculaire d'un entonnoir vibratile.

fossettes rondes, largement ouvertes du côté du canal, se rétrécissant au centre, de manière qu'on croirait souvent y apercevoir un tout petit orifice circulaire menant vers les tissus. Vues de champ, ces cupules se montrent exactement comme les orifices des pores calycaires ou des tubes hydrophores; c'est le même épithélium à cellules rangées en cercle, munies de gros noyaux granuleux allongés et pourvues de cils vibratiles. On pourrait les considérer comme des canaux hydrophores avortés. Elles se trouvent, quant à leur position vis-à-vis de la pinnule, de préférence en petits amas d'une douzaine

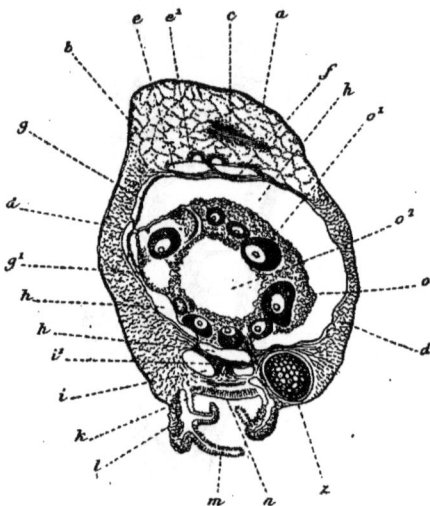

Fig. 285.

au plus, rangées en plusieurs lignes longitudinales sur les places où le tube génital commence à s'élargir en temps d'activité.

Les sexes sont distincts, mais ne se laissent reconnaître qu'en temps d'activité. Il nous a semblé que les cellules internes du tube génital en repos étaient un peu plus petites chez les Comatules mâles; mais, faute d'observations comparatives nombreuses, nous ne pouvons certifier le fait.

Quoi qu'il en soit, la portion du tube génital renfermée dans la

Fig. 285. — Coupe transversale d'une pinnule femelle (ovaire). Zeiss, Oc. 2. Obj. C. Chambre claire. *a*, épiderme; *b*, substance calcaire; *c*, vaisseau-nerf central; *d*, téguments; *e*, canal dorsal; *e¹*, cupules vibratiles; *f*, double plancher, renfermant une partie du canal latéral *g*; *g¹*, point d'attache du tube génital; *h*, lacune génitale; *i*, système aquifère; *i¹*, brides formant cloison; *k*, couche fibreuse sous-épithéliale; *l*, tentacule; *m*, papille; *n*, épithélium du sillon; *o*, substance du tube génital; *o¹*, œufs à divers états de développement; *o²*, lumière interne du tube génital; *z*, zooxanthelle.

pinnule se gonfle considérablement à l'époque du rut, sa cavité centrale augmente en diamètre et se montre entourée de parois épaissies, dans lesquelles les cellules se sont développées et laissent voir une paroi propre, du protoplasma, un noyau et un nucléole transparents. Ce n'est qu'à cette époque que les produits commencent à se différencier. Dans les ovules (fig. 285), le protoplasme devient granuleux et se constitue comme vitellus, le noyau ou vésicule germinative et le nucléole ou tache germinative restent encore transparents. Mais, vers l'époque de la maturité, la membrane de l'œuf devient plus épaisse, de manière à présenter un double contour; dans la vésicule germinative se montrent des traînées de trabécules protoplasmiques rayonnants et aréolaires et dans le nucléole de petits

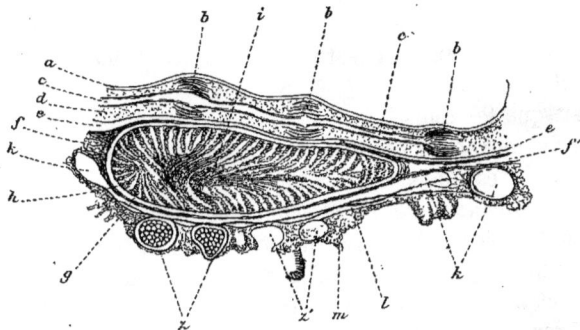

Fig. 286.

corpuscules très réfringents, semblables à des gouttelettes d'huile. C'est dans cet état que l'œuf pousse de plus en plus vers la surface pour sortir enfin, à ce qu'il paraît, par déhiscence, mais il reste encore attaché à la peau par les enveloppes qu'il a entraînées. On observe, après la sortie des œufs, des trous arrondis à bords relevés et comme cicatrisés; il est douteux s'ils sont préformés ou non.

Nous n'avons pu suivre complètement l'évolution des cellules spermatogènes. Elles restent plus petites, et, vers la maturité du produit, on trouve, dans l'intumescence formée par le gonflement du tube génital, dont les parois se sont amincies, un véritable sac (fig. 286), sur l'enveloppe duquel on voit, à l'intérieur, des rangées rayonnantes, dues à des plissements intérieurs de la paroi propre et

Fig. 286. — Coupe longitudinale d'une pinnule mâle (testicule). Zeiss, Oc. 1, Obj. A. Chambre claire. a, épiderme; b, muscles; c, vaisseau-nerf; d, substance calcaire; e, canal dorsal; f, tube génital, continuation distale; f¹, idem, continuation proximale vers le disque; g, enveloppe propre du sac spermatique; h, plis rayonnants internes du sac; i, masses de sperme dans la cavité; k, système aquifère; l, couche fibreuse à écartements; m, tentacules frisés; z, zooxanthelles; z¹, cavités occupées par des zooxanthelles.

tapissées de granules, qui deviennent évidemment les têtes des zoospermes et sont sans doute les noyaux des cellules spermatogènes dont les parois ont conflué ensemble. Au centre de ce sac mâle, on trouve des masses entortillées de sperme, semblables à une colle épaisse et formées de zoospermes ayant la forme d'une épingle. Le sperme sort par des orifices préformés, placés sur le côté de la pinnule qui regarde l'extrémité du bras et consistant en ouvertures circulaires, un peu relevées en mamelons et revêtues d'un épithélium en pavé. Nous possédons des préparations où le sperme sort par ces orifices.

M. Jickeli a observé, chez des Comatules à produits mûrs, des enlacements qu'il croit pouvoir comparer à une sorte de copulation. Les individus, émettant des œufs et du sperme, restèrent enlacés pendant au moins vingt-quatre heures. Après la séparation, bras et pinnules se détachèrent, ce qui, du reste, arrive souvent chez des Comatules en captivité.

On sait que les œufs mûrs se transforment d'abord en une larve nageante au moyen de couronnes ciliaires, laquelle se fixe plus tard par une tige. C'est dans cette seconde forme larvaire, appelée *Pentacrinus europæus*, qu'elle a été connue en premier lieu. Plus tard, la Comatule devient libre en se détachant de sa tige.

Une dernière question est celle de l'origine des tubes génitaux. Où prennent naissance ces dix tubes avec leurs accessoires, qui longent les bras et se ramifient dans les pinnules fertiles pour y former des ovaires et des testicules par la tuméfaction de leurs produits? Sur les Comatules adultes, on ne pourra arriver à une solution. Nous avons pu suivre ces tubes, qui deviennent très minces et délicats, jusque dans le voisinage du tissu spongieux, autant sur des coupes horizontales (*w*, fig. 266) que sur des coupes verticales, mais nous les perdions régulièrement dans ce dédale de vaisseaux et de fibres de toutes sortes.

Les recherches de M. Edm. Perrier ont complètement élucidé cette question, et, grâce à l'obligeance de notre collègue, nous avons pu vérifier tous les faits énoncés d'une manière complète. L'organe dorsal apparaît, avec tous ses caractères et relations, déjà à une époque très précoce, chez les jeunes Comatules, où il montre la même position que dans l'adulte, arrive jusqu'aux environs de la bouche et se termine ici en s'incurvant par un crochet, dans lequel se montrent de petites cellules à noyaux et nucléoles entièrement semblables à des ovules très exigus. Ce crochet ovigère nous a paru séparé de la tige axiale, à cellules glandulaires, par un court canal dépourvu de cellules à structure particulière. A mesure que la jeune Comatule pousse ses bras, la partie ovigère y pousse comme un bourgeon, tout en se divisant en dix branches. Le canal vasculaire qui relie ces branches se divise aussi ; les vaisseaux s'étirent et ne peuvent plus être distingués des vaisseaux qui parcourent le tissu spongieux. Nous répétons que nous avons vu, ce qu'on appelle vu, sur les préparations de M. Perrier, et l'organe dorsal avec son bourgeon génital simple courbé en hameçon, et d'autres préparations où plusieurs branches étaient formées qui ne pénétraient que dans le commencement des bras. Il y a donc ici un procédé semblable comme pour le système aquifère, où les vaisseaux du tissu spongieux s'intercalent aussi entre les pores calycaires et les tubes hydrophores, comme ici entre les tubes génitaux et l'organe dorsal.

Tels sont les faits que nous avons constatés. Nous devons faire des réserves quant à la signification que M. Perrier leur donne. Il considère l'organe dorsal comme le stolon d'un individu central stérile, qui ne deviendrait fertile que dans les pinnules des bras, considérés comme individus prolifères. Il nous semble qu'il n'y aurait rien d'insolite dans une autre manière de voir qui consisterait à considérer les produits génésiques des Comatules comme se formant à l'intérieur des canaux vasculaires, lesquels se trouvent en relation directe avec l'organe dorsal comme centre d'une spécialisation particulière du système vasculaire. Ce qui est indiscutable, en tout cas, suivant notre avis, c'est la communication immédiate des tubes génitaux naissants avec l'organe dorsal par l'intermédiaire d'un court tube vasculaire.

Il nous reste à parler des parasites de la Comatule, les parasites végétaux ayant été considérés bien à tort, suivant nous, comme les parties intégrantes du corps de ces animaux.

On trouve, en premier lieu, et presque toujours placés sur le disque un ou plusieurs *Myzostomes,* qui ne paraissent pas autrement gêner l'animal. Ces parasites tombent et se détachent facilement ; ils sont seulement cramponnés aux téguments, qui paraissent un peu blanchis et ramollis aux places de fixation.

Nous avons trouvé, en second lieu, sur nos coupes faites sur des individus provenant de Naples, mais non sur ceux envoyés de Marseille, des restes de parasites qui s'étaient enfoncés dans les tissus et qui appartenaient évidemment à un *Crustacé,* probablement un *Copépode.* Nous les avons trouvés jusque dans les interstices des pièces basales du calice, dans le voisinage de l'origine de l'organe dorsal, profondément encaissés dans le tissu conjonctif, dans les téguments des flancs et du disque ; quelquefois le tégument était soulevé en mamelon, et rarement dans les bras entre les corps jaunes.

N'en ayant vu que des coupes, nous ne pouvons en faire une description et devons laisser la recherche de ces Copépodes perforants à des observateurs futurs.

Enfin, on trouve sur les Comatules de toute provenance, sans exception, enfoncés dans les tissus mous des téguments et jusque dans les parois de l'intestin et dans les mailles du mésentère et du tissu spongieux, des corps ronds, sphériques, corps jaunes et sur la signification desquels ont été émises les opinions les plus diverses. Nous ne mettons pas en doute que ce sont des parasites, ou plutôt des symbiontes, qui doivent être rangés parmi ces algues vivant en symbiose avec une quantité d'animaux marins et que l'on peut comprendre sous le nom de *Zooxanthelles*.

Les spores amœboïdes de ces Zooxanthelles immigrent dans les larves, pendant que celles-ci nagent encore dans la mer. M. Goette les a décrites à cette époque comme des cellules contractiles, colorées en jaune, munies de noyaux et ayant la forme de massues, dont le bout épaissi fait souvent encore saillie au-dessus de l'épiderme, où on les trouve constamment. Ces cellules entrent plus profondément dans les tissus, elles deviennent rondes, développent dans l'intérieur des masses colorées, une ou deux, qui se divisent en granules collés ensemble. Les paquets de granules réunis ont, suivant M. Perrier, des queues très longues et déliées, ce sont donc de véritables zoospores. Arrivées à cet état, les Zooxanthelles ont encore le mouvement amœboïde dû à leur protoplasme incolore, et sont entourées, outre leur contour propre, d'une sorte de capsule formée par les tissus. On les trouve en cet état, comme nous l'avons dit, surtout dans les tissus mous des sillons tentaculaires, des environs de la bouche et de l'anus, mais encore disséminées dans tout le disque, dans le tissu spongieux, dans les parois de l'estomac et de la cavité buccale. Souvent on observe dans ces tissus seulement quelques granules épars, qui ne sont pas encore entourés d'une capsule et qui paraissent être des rejetons des Zooxanthelles en train de s'enfoncer dans les tissus.

Le nombre de ces corps jaunes est éminemment variable. Nous avons rencontré quelques Comatules qui n'en montraient que fort peu; d'ordinaire, les sphères sont placées le long des sillons tentaculaires en deux rangées, et, comme elles pénètrent toujours dans les tissus, entre les canaux aquifères se rendant aux tentacules, elles forment deux séries alternantes comme ceux-ci. Dans d'autres cas, enfin, les corps jaunes sont accumulés au point de provoquer l'altération et la résorption des tissus environnants.

M. Perrier avait déjà contesté la nature glandulaire de ces corps, ne leur ayant jamais trouvé des orifices excrétoires; M. Ludwig avait appuyé sur leur présence dans l'intérieur du tissu spongieux et des parois intestinales, pour nier leur fonction comme glandes cutanées. En attendant, la lumière s'étant faite sur les cas de symbiose d'algues avec les animaux, et M. Brandt ayant découvert des algues semblables chez d'autres Échinodermes (*Echinocardium, Holothuries*), nous avons soumis nos vues à M. Brandt, qui s'est déclaré partisan de notre opinion, tout en réservant quelques expériences par l'iode et des bactéries, qui ne lui ont pas encore donné des résultats entièrement satisfaisants.

Les Comatulides libres (*Antedon, Actinometra*) offrent fort peu de différences anatomiques, et, sauf quelques détails insignifiants, sont construites absolument sur le même plan que notre espèce type. Nous pourrions tout au plus signaler le fait, que dans une espèce des îles Philippines le tube génital porte, suivant Semper, des élargissements ovigères déjà dans les bras, vers la naissance des pinnules, tandis que dans les autres espèces ces élargissements sont bornés exclusivement aux pinnules mêmes.

Il en est autrement des Crinoïdes fixés, qui ont pullulé dans les mers anciennes et existent encore aujourd'hui dans les grandes profondeurs. Il est vrai que leur anatomie est fort peu approfondie, sauf l'étude du squelette, qui offre des modifications nombreuses et très importantes, mais dont nous ne pouvons nous occuper ici. Les seuls travaux détaillés sur l'anatomie sont: celui déjà ancien de J. Müller sur le *Pentacrinus caput Medusae* de la mer des Antilles, et celui plus moderne de M. H. Ludwig sur la *Rhizocrinus lofotensis*, d'abord découvert dans les mers de la Norvège et depuis dans d'autres mers. Il résulte de ces travaux que les organes du disque, des bras et des pinnules sont disposés, en général, sur le type des Comatules. L'intestin, l'épithélium des sillons tentaculaires, les cavités des bras avec le tube génital se rendant dans les pinnules où se forment les élargissements génésiques, le système des canaux aquifères se distribuant dans les tentacules, pourraient être transportés sur une Comatule. En revanche, il y a des conformations conservées qui ne sont que passagères dans la larve. pentacrinoïde des Comatules. Il n'y a qu'un seul pore calycaire, réuni par un sac à un seul tube hydrophore; on ne voit que des brides traversant la cavité générale pour fixer l'intestin aux parois du corps et n'offrant nulle apparence d'un sac péritonéal. L'organe dorsal descend dans la tige, entouré des cavités allongées en tubes de l'organe cloisonné qui, à leur tour, sont accompagnés de traînées formant gaine de substance nerveuse, provenant de l'organe central nerveux disposé comme dans la Comatule. C'est un des plus beaux exemples de la conservation de caractères embryonnaires dans des animaux adultes.

Littérature.

C. F. Heusinger, *Anatomische Untersuchung der Comatula mediterranea.* Zeitschr. f. organische Physik, t. III, 1828. — F. Dujardin, *Recherches sur la Comatule de la Méditerranée.* L'Institut, t. III, 1835. — Joh. Müller, *Ueber den Bau des Pentacrinus caput Medusae.* Abhandl. Akad., Berlin, 1841. — Idem, *Ueber den Bau der Echinodermen,* ibid., 1853. — Wyville Thomson, *On the embryogeny of Antedon rosaceus.* Philosoph. Transact., t. CLIII, 1865. — William B. Carpenter, *Researches on the structure, physiology and development of Antedon rosaceus.* Philosoph. Transact., t. CLVI, 1866. — Idem, *Addendum.* Ann. and Magaz. Nat. hist., 1876. — Idem, *On the structure, phy-*

572

ÉCHINODERMES.

siology and development of Antedon rosaceus. Proceed. Royal Soc., n° 16
169, 1876. — Idem, *On the nervous system of the Crinoidea,* ibid., 188
M. Sars, *Mémoire pour servir à l'histoire des Crinoïdes vivants,* Christi
1868. — R. Greeff, *Ueber den Bau der Echinodermen. Sitzungsberichte*
Gesellschaft zu Marburg, t. I, 1871, II et III, 1872. — Idem, *Ueber den Bau*
Crinoiden, ibid., 1876. — Idem, *Ueber das Herz der Crinoïden,* ibid., 187
Metschnikoff, *Entwicklung von Comatula. Bullet. Acad., Saint-Péters*bo
t. XV, 1871. — Idem, *Studien über die Entwicklung der Echinodermen,*
t. XIV, 1869. — Edmond Perrier, *Recherches sur l'anatomie et la régénéra*
des bras de la Comatula rosacea. Archiv. zool. expériment., t. II, 1872. — Id
Sur un nouveau Crinoïde fixé, le Democrinus Parfaiti. Comptes rendus, 188
Idem, *Sur le développement des Comatules,* ibid., février 1884. — Idem, *Anat*
des Echinodermes; sur l'organisation des Comatules adultes, ibid., juin, 188
Idem, *Sur le développement de l'appareil vasculaire et de l'appareil génit*
Comatules, ibid., t. VI, n° 7, 1885. — C. Semper, *Kurze anatomische Bem*
kungen über Comatula. Arbeit. zool. Instit., Würzburg, t. I, 1874. — P. Her
Carpenter, *Remarks on the anatomy of the arms of the Crinoïds. Journ. Anat*
and Physiol., t. X, 1876, et t. XI, 1876. — Idem, *On the genus Actino*
Transact. Linnean Soc., 2° série, Zool., t. II. — Idem, *On the Comatulae of*
Challenger Expedition. Proc. Roy. Soc., 1879. — Idem, *The minute anatomy*
the brachiate Echinoderms. Quart. Journ. Microscop. Soc., t. XXI et XXIII
Alex. Goette, *Vergleichende Entwicklungsgeschichte der Comatula mediterr*
Arch. mikrosk. Anatomie, t. XII, 1876. — Hubert Ludwig, *Zur Anatomie*
Crinoideen. Zeitschr. wissensch. Zoologie, t. XXVI, 1877. — Idem, *Beiträge*
Anatomie der Crinoideen, ibid., t. XXVIII, 1877. — Idem, *Zur Anatomie*
Rhizocrinus lofotensis, ibid., t. XXIX, 1877. — Idem, *Ueber den prim*
Steinkanal der Crinoideen nebst vergleichend-anatomischen Bemerku
ibid., t. XXXIV, 1880. — Reinhold Teuscher, *Beiträge zur Anatomie der E*
dermen. I, Comatula mediterranea. Jenaische Zeitschr., t. X, 1876. —
Jickeli, *Vorläufige Mittheilungen über den Bau der Echinodermen. Zool*
Anzeiger. VII, Jahrg., 1884. — Idem, *Ueber einen der Begattung ähnlich*
Vorgang bei Comatula mediterranea, ibid.

CLASSE DES ASTÉRIDES

Le squelette de ces Échinodermes aplatis dans le sens de l'
buccal se distingue par des pièces articulées ensemble et form
des anneaux juxtaposés, dans la direction des rayons, sur la
inférieure, tandis que la face dorsale est recouverte par de pe
pièces calcaires de formes très diverses, constituant des brosses,
piquants, des crochets, des papilles, etc. Les anneaux articul
laissent entre eux, dans la ligne médiane, un espace en forme
sillon par lequel sortent les ambulacres, reliés à des vésicu
internes très nombreuses qui sont des dépendances du systèm
aquifère. Chez les Stellérides ou Étoiles de mer, ce sillon est lar
ment ouvert et se continue, en diminuant de largeur, jusqu'à l'e
trémité des bras; il est fermé seulement par le tégument, le
montre ici un épithélium particulier. Nous trouvons donc chez
Stellérides de véritables sillons ambulacraires qui se continu

sur le disque jusqu'aux angles de la bouche centrale et pentagonale dans la plupart des cas. Chez les Ophiurides se développent dans les téguments des plaques calcaires, dites subambulacraires, réunies solidement entre elles, de manière que les ambulacres sortent latéralement par des lacunes laissées entre les anneaux. Il n'y a donc point de sillon ambulacraire visible à l'extérieur chez ces animaux. La bouche est chez tous située à la face ventrale au point de réunion des sillons ; elle est souvent entourée de pièces squelettaires particulières et conduit dans un estomac spacieux, formé de parois propres et remplissant, lorsqu'il est plein, presque toute la cavité générale du corps. Celle-ci se continue dans les rayons, qui sont ordinairement au nombre de cinq, mais peuvent aussi se multiplier et même se diviser dans des cas rares (Euryalides). Chez les Stellérides, des cæcums intestinaux sont logés dans la cavité générale des rayons, tandis que chez les Ophiurides le système digestif est borné au disque seul. Un anus, toujours dorsal, ne se trouve que chez la majorité des Stellérides; il fait défaut à une section des Stellérides et aux Ophiurides. Il est placé sur un rectum court, partant directement de l'estomac. Si le système aquifère est conformé sur le même plan général chez tous, quant à sa combinaison avec les organes ambulacraires, on remarque cependant des différences nombreuses dans ses arrangements. Les plaques madréporiques, toujours multiples chez les Ophiurides, sont situées chez ces animaux près de la bouche sur la face ventrale, tandis que chez les Stellérides la plaque, ordinairement simple, occupe la face dorsale. Chez les Étoiles de mer, les sachets vésiculaires internes, qui se trouvent en rapport avec les pieds ambulacraires, sont très nombreux, tandis que chez les Ophiurides ils font entièrement défaut, comme aussi les tubes tégumentaires répandus en grande quantité sur la face dorsale des Stellérides. Le système aquifère ainsi que le système nerveux sont à peu près conformes, mais les Stellérides seules ont des yeux aux bouts des rayons. Les organes génitaux sont toujours composés de boyaux plus ou moins ramifiés ; chez les Stellérides ils s'ouvrent presque toujours directement sur la face dorsale dans les espaces interradiaux, tandis que chez les Ophiurides ils débouchent dans des poches en forme de fentes situées à la face ventrale de la racine des bras. Le développement offre des variations nombreuses et des différences profondes. Dans les deux sections, il y a des espèces qui présentent un développement raccourci, lequel se fait ordinairement dans une poche incubatrice et produit finalement des petits vivants semblables à la mère ; mais, dans la plupart des cas, il y a production de larves bilatérales nageant librement dans l'eau et dans l'intérieur desquelles s'organise la forme définitive. Or, dans les formes larvaires des Stellérides appelées *Brachiolaria* et *Bipinnaria,* l'ébauche de l'Étoile, représentée en premier lieu par une rosette aquifère, n'a aucun rapport primitif avec l'œsophage de la larve, tandis que, dans les larves des Ophiurides appelées *Pluteus,* la rosette se forme en anneau autour de l'œsophage de la larve.

Nous distinguons deux ordres dans cette classe :

1° Les *Stellérides* à rayons non distincts du disque central, présentant des sillons ambulacraires sur la face ventrale. Exemples : *Asterias, Solaster, Asterina, Culcita, Goniaster, Astropecten, Brisinga.*

2° Les *Ophiurides* à bras flexibles, quelquefois ramifiés, dépourvus de sillons ambulacraires et nettement distincts du disque. Exemples : *Astrophyton, Astronyx, Ophioderma, Ophiolepis, Amphiura, Ophiocoma, Ophiothrix.*

Type : **Astropecten aurantiacus.** (L.) — L'espèce, remarquable par sa belle couleur orangée, se trouve dans toutes les mers d'Europe. On peut se la procurer facilement presque dans toutes les stations zoologiques. C'est cette espèce qui a fourni la monographie classique de Tiedemann (voir *Littérature*) sous le nom d'*Asterias aurantiaca.* Les exemplaires qui ont servi à nos recherches proviennent de Naples, Marseille et Cette.

Orientation. — Pour la description anatomique nous orientons l'Astérie de la manière suivante. La face ventrale, au centre de laquelle se trouve la bouche, sera la face inférieure, la face opposée à la face dorsale ou supérieure. Cette position est du reste conforme à la station normale de l'Étoile ; elle rampe sur cette face au moyen des ambulacres et, si on la renverse, elle fait tous ses efforts pour se remettre dans sa position normale.

L'Étoile de mer avance et progresse indistinctement dans la direction de l'un de ses cinq bras, qu'elle porte relevés au bout. Il n'y a pour elle ni avant ni arrière. Mais nous distinguons, en examinant la face dorsale, dans un des espaces compris entre deux bras une plaque arrondie, sillonnée de rainures tortueuses, criblée de pores et dépourvue des aspérités qui couvrent le reste de la face dorsale, c'est la plaque madréporique. Nous adoptons une ligne, dirigée par les centres de cette plaque et du disque et par le milieu du bras opposé comme la ligne antéropostérieure ; un plan vertical placé suivant cette ligne diviserait l'Étoile en deux moitiés, composées chacune de deux bras latéraux et d'une moitié du bras impair ou antérieur, opposé à la plaque madréporique. Le flanc droit et le flanc gauche sont ainsi déterminés. On peut numéroter les bras en désignant le bras impair comme le premier, les deux bras de droite comme second et troisième, d'avant en arrière, et ceux de gauche comme quatrième et cinquième.

Nous répétons ce que nous avons dit à propos de la Comatule; cette orientation est purement anatomique.

Préparation. — Après avoir tué ou au moins assoupi l'animal par le chloroforme, l'alcool étendu, l'acide nitrique ou un autre moyen quelconque, on l'attaque par la face dorsale en enfonçant une lame de ciseaux dans un des bras, à quelque distance de son origine, pour couper les téguments le long des bords internes des plaques latérales qui portent les piquants. On suit, avec les ciseaux, les bords de ces plaques, toutefois à quelque distance, lorsque la coupe se rapproche du disque, pour ne pas blesser les insertions des boyaux génitaux. On continue la coupe à travers un bras et sur l'autre côté, de manière à pouvoir soulever et renverser le tégument assez dur et résistant, qui est relié par des brides nombreuses aux organes sous-jacents et notamment à l'intestin. On coupe ces brides en conduisant le scalpel de manière à racler presque la surface interne du tégument. La plus grande résistance est offerte au milieu des espaces interradiaires, où des cloisons tendineuses très fortes, verticales et rayonnantes, réunissent les faces dorsale et ventrale des téguments. En détachant et soulevant les téguments tout autour du disque et à la racine des bras, on arrive vers la plaque madréporique qu'on laisse intacte en l'entourant, à la distance de deux millimètres environ, d'une coupe semi-circulaire. On parvient ainsi à détacher en entier le tégument dorsal du disque et des bras jusqu'à leur extrémité. Les cæcums de l'intestin étant très étroitement fixés par leur ligament médian au tégument dorsal, il faut ici faire attention pour ne pas entamer le cæcum même. Après avoir enlevé ainsi le tégument, on n'a plus besoin que de déployer un peu les organes sous l'eau pour avoir une préparation semblable à celle figurée (fig. 287). Pour suivre le canal pierreux avec les autres organes qui lui sont annexés, il faut enlever l'intestin par une coupe circulaire qui le détache de la bouche. Ce n'est qu'à cette condition, qui donne une préparation semblable à celle figurée (fig. 290), que l'on peut avoir une vue complète du système aquifère et des autres parties qui lui sont attachées.

On peut injecter, quoique avec quelque difficulté, le système aquifère par la méthode décrite page 211. Nous devons à un de nos élèves, M. Jaquet, de belles injections faites de cette manière sur des animaux frais, à la station de Naples. Il faut enfoncer la canule très bas à l'endroit où le canal pierreux s'infléchit sur le plancher de la cavité générale. Tout le système étant rempli de liquide, les difficultés résultent de ce qu'on ne peut guère dégorger ce liquide, lequel, chassé devant la masse colorée, distend les vésicules internes à l'excès et les fait crever facilement. Nous n'avons pas réussi à injecter d'autres organes, par exemple les canaux qui entourent l'organe dorsal, et nous nous sommes bien gardés d'user, pour ces injections, du mercure employé jadis par Tiedemann, le métal liquide faisant trop facilement crever les canaux.

On ne pourra guère se dispenser de la décalcification pour des recherches microscopiques. On usera de ce moyen suivant la méthode décrite à propos de la Comatule, et l'on emploiera toujours de l'alcool ordinaire mélangé d'une petite quantité d'acide nitrique. Les pièces calcaires étant épaisses, il faut changer plusieurs fois le mélange et avoir de la patience. Le même procédé peut servir pour beaucoup de préparations microscopiques, où l'on veut suivre des parties molles engagées entre les pièces calcaires, par exemple, pour dégager les rapports entre les ambulacres et les vésicules internes. La décalcification, combinée avec une coloration ultérieure au picrocarminate, facilite beaucoup les recherches de ce genre. Lorsqu'il s'agit de faire des coupes sur les organes durcis, on tuera les animaux en injectant, dans la cavité d'un bras, du sublimé ou de l'acide chromique à 1 °/₀ dans le but de fixer les tissus avant la décalcification.

Téguments et squelette. — L'organisation de ces parties est en tout point semblable à celle que nous avons rencontrée chez la Comatule. Les pièces calcaires présentent les mêmes treillis à mailles, traversés par les fibres et les vaisseaux du tégument et recouverts, à l'extérieur, par l'épiderme composé de cellules aplaties sur la face dorsale, plus grandes sur la face ventrale et se trouvant en rapport avec une couche fibreuse plus interne qu'on peut considérer comme étant de nature nerveuse. Quant aux pièces calcaires elles-mêmes, il n'y a que des différences secondaires dans la disposition des mailles, irrégulières dans les grosses pièces, plus ou moins alignées dans les piquants, les aiguilles des paxilles, etc. Nous voyons aussi le derme composé de fibres, ordinairement ondulées, présentant de nombreuses lacunes tantôt larges, tantôt resserrées, pour former des vaisseaux tapissés par les continuations du revêtement de la cavité génitale, distingué par de petits noyaux, qui s'aperçoivent très bien dans des vues de champ de morceaux de la peau colorés par le picrocarminate et éclaircis par la glycérine. La couche interne du derme est composée de fibres plus denses, en continuation directe avec le mésentère. Nous n'aurions donc qu'à répéter ici ce que nous avons dit en parlant de la Comatule.

La surface du dos est recouverte par des *paxilles* (fig. 287),

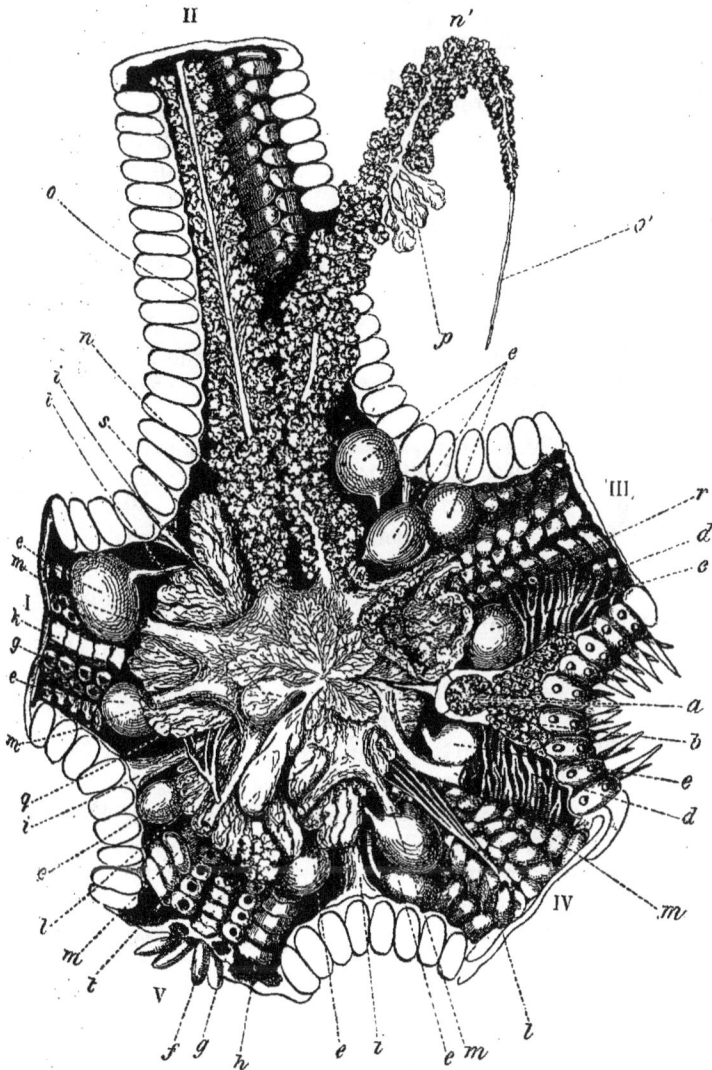

Fig. 287. — Cette figure, comme toutes les suivantes, se rapporte à l'espèce type : *Astropecten aurantiacus.* L'Étoile est ouverte du côté dorsal, où les téguments ont été enlevés partout, sauf sur une petite partie de l'espace interambulacraire impair postérieur, entre la plaque madréporique et les plaques latérales. Quatre bras sont coupés près de leur naissance ; le second a été conservé sur une longueur plus considérable pour montrer la disposition des cæcums intestinaux coupés sur les autres bras, à leurs racines. Tous les organes sont en place ; on a ouvert une poche stomacale correspondant au quatrième bras, pour montrer l'épaisseur des parois et la cavité interne. Les touffes des organes génitaux ne sont conservées que dans le voisinage de la plaque madréporique, où l'on a

conformations calcaires qui sont fixées, par un élargissement arrondi, dans l'épaisseur du derme, au-dessus duquel elles s'élèvent par une tige solide, courte et arrondie, qui s'épanouit dans un disque terminal garni de nombreux petits piquants en forme de colonnes sveltes. Ces piquants sont fixés sur le disque par une lamelle du tégument et sont, par conséquent, un peu mobiles. Les paxilles se touchent en général par leurs disques élargis, laissant peu d'espace entre eux à la surface; mais autour des tiges les espaces sont plus grands et là se trouvent, protégés par les expansions discoïdes des paxilles, les *tubules* dont nous parlerons plus tard.

Sauf la plaque madréporique, la surface dorsale du disque ainsi que celle des bras ne montrent pas d'autres conformations saillantes calcaires. Les Astropecten sont entièrement dépourvus de pédicellaires, communs chez d'autres Stellérides.

Les bras sont protégés, sur les côtés, par deux séries de pièces calcaires superposées et articulées ensemble, les *pièces marginales* supérieures et inférieures. Chez de très grands sujets, ces pièces peuvent acquérir, au commencement des bras, 5 millimètres en longueur et en hauteur; elles sont dirigées verticalement dans les espaces interbrachiaux, un peu obliquement sur les bords des bras, et diminuent de volume vers l'extrémité distale. Elles sont articulées entre elles, les supérieures avec les inférieures, de manière à former ensemble, sur la coupe du bras, un tiers de cercle entourant les côtés. Les pièces marginales supérieures portent, sur leur face dorsale, chacune deux courts piquants solides et espacés; les pièces marginales inférieures sont hérissées, sur toutes leurs surfaces libres, de fins piquants formant brosse et articulés, à la pièce, comme les piquants des paxilles; elles portent en outre une série de gros piquants, quatre ou cinq, dont les supérieurs sont les plus grands et marquent le plan horizontal médian du bras, tandis que les piquants de la face ventrale deviennent plus petits à mesure qu'ils se rapprochent de la ligne médiane.

Les séries de plaques marginales correspondantes d'un bras forment ainsi, sur la coupe, les deux piliers d'une voûte fermée, du

aussi achevé le dessin des plaques latérales et des piquants. Grandeur naturelle. I-V, les bras numérotés. *a*, plaque madréporique; *b*, lambeau de la peau dorsale, couverte de paxilles; *c*, plaques latérales avec leurs piquants; *d*, organes génitaux; *ee*, vésicules de Poli; *f*, ambulacres; *g*, sachets ambulacraires internes ouverts; *h*, les mêmes, intacts; *i*, cloisons interambulacraires; *k*, série médiane des osselets du bras; *l*, attaches tendineuses de l'estomac dans les bras; *m*, cæcums coupés à leurs racines; *n*, cæcum brachial dans sa position; *n'*, cæcum correspondant détaché et replié; *o*, attache fibreuse longitudinale du cæcum à la peau dorsale; *o'*, continuation de l'attache dépourvue de cæcums dans la pointe du bras; *p*, follicules vides et transparents; *q*, poches stomacales; *r*, poche stomacale ouverte; *s*, rosette stomacale; *t*, cæcums rectaux.

côté dorsal, par le tégument portant les paxilles et les tubules. La voûte n'est point complète du côté ventral, où elle est plutôt doublée par une voûte interne incomplète. Le bord ventral de la pièce inférieure marginale se recourbe en effet un peu en dedans et supporte ici, de chaque côté, une pièce de forme allongée, mais très compliquée, large à la base, étroite en haut, qui se dirige obliquement en haut et en dedans. Ces pièces, *adambulacraires* ou *interambulacraires*, supportent à leur tour deux pièces plus grandes fouillées sur toutes

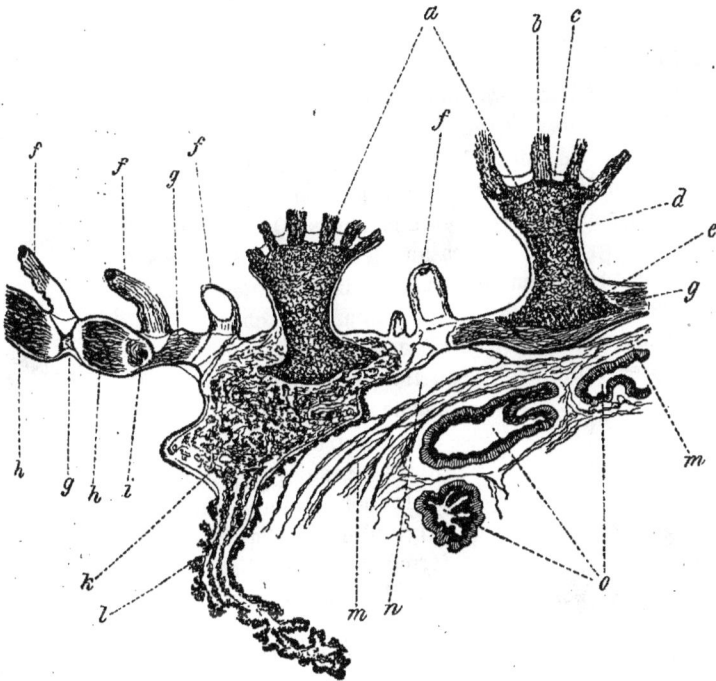

Fig. 288.

leurs surfaces, qui se touchent dans la ligne médiane, les *pièces ambulacraires*. Ces pièces forment le sommet de la voûte interne, qui possède encore, du côté ventral, des *soutiens* spéciaux.

Les deux voûtes, encastrées l'une dans l'autre, enferment la

Fig. 288. — Coupe verticale de la peau dorsale à la racine d'un bras. Verick, obj. 0. Chambre claire. *a*, deux paxilles; *b*, piquant; *c*, derme entre les piquants des paxilles; *d*, tige; *e*, racine de la paxille; *ff*, tubules plus ou moins coupés en long; *g*, orifice interne du tubule, revêtu d'une membrane en forme de sablier; *g*, derme fibreux; *h*, faisceaux musculaires; *i*, coin coupé d'une racine paxillaire; *k*, prolongement du derme dans l'attache du cæcum; *l*, épithélium; *m*, mésentère; *n*, lacune; *o*, follicules du cæcum coupés.

cavité viscérale avec les cæcums intestinaux, les vésicules ambulacraires internes, etc. Leur creux ventral forme le sillon ambulacraire, dans lequel se trouvent les deux séries d'ambulacres et les autres conformations qui s'y rapportent.

Les faces fouillées des pièces latérales inférieures et des pièces calcaires ambulacraires laissent entre elles de nombreuses lacunes ou canaux où leurs surfaces articulaires ne se touchent pas et qui sont remplis, soit par des muscles, soit par les vaisseaux et canaux des systèmes aquifères et autres.

Il y a des modifications particulières dans les différentes pièces autour de la bouche et à l'extrémité distale des bras, dont nous parlerons à l'occasion de ces organes.

Les *tubules* (*f*, fig. 288) sont placés, en nombre très considérable, sur les bords de la face dorsale des bras et du disque. Le centre du disque ainsi qu'un espace le long de la ligne médiane des bras en sont entièrement dépourvus. On peut les constater sur le frais en grattant ou rasant les paxilles sur un morceau de peau détaché ou bien sur des coupes horizontales et verticales des téguments. On constate, en examinant de champ, que les faisceaux fibreux épais du derme s'écartent par places pour former des boutonnières, au milieu desquelles sont placés les tubules, retenus aux parois de la boutonnière par quelques brides fibreuses très minces. Des lacunes considérables restent entre le tubule et les parois de la boutonnière. En faisant des coupes longitudinales (fig. 288) on voit que l'épiderme passe sans discontinuité sur le tubule, dont il forme la couche la plus externe, très amincie sur l'extrémité du tubule. Celui-ci a la forme d'un boyau conique, lequel, dans sa plus grande extension, peut égaler en hauteur les paxilles. Une seconde couche, plus épaisse, forme le corps du tubule et se continue directement avec la couche externe du derme. Cette couche du tubule est composée de grosses cellules grenues (fig. 289) à noyaux nombreux, disposées par chapelets longitudinaux et ondulés le long du tubule. Ces chapelets ou bourrelets ressemblent, sous de petits grossissements, à des bandes musculaires longitudinales plissées par la con-

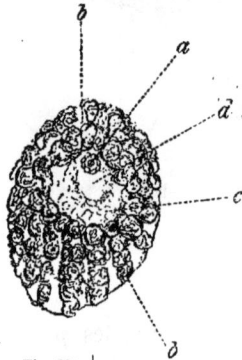

Fig. 289.

Fig. 289. — Coupe d'un tubule à son extrémité. Verick, obj. 6. Chambre claire. *a*, amas cellulaire obturateur; *b*, membrane cellulaire externe; *c*, membrane interne; *d*, cavité du tubule.

traction. Elles convergent de tous côtés vers le sommet du tubule pour y former une espèce de capuchon épaissi. A l'intérieur, la cavité du tubule est tapissée par une fine membrane cellulaire, à noyaux minimes et très nombreux, qui se continue dans la boutonnière jusque vers la couche mésentérique du derme, avec laquelle elle conflue de tous côtés en formant un orifice qui s'ouvre directement dans la cavité générale. On peut donc se représenter chaque tubule comme constitué de deux doigts de gant emboîtés l'un dans l'autre. Le doigt de gant extérieur se continue avec l'épiderme et la couche externe du derme, tandis que le doigt intérieur est une évagination du mésentère périphérique.

Nous avouons que, malgré l'examen de coupes fort nombreuses tant longitudinales que transversales, nous n'avons pu nous convaincre de l'existence d'un orifice terminal au sommet des tubules, que les auteurs modernes contestent formellement. Tiedemann affirme cette ouverture et dit même avoir vu en sortir de fines gouttelettes de liquide sur des Astéries bien vivantes. Nous n'avons pu répéter cette observation sur des exemplaires vivants reçus de Marseille; il est vrai qu'ils étaient bien affaiblis. Mais sur les coupes nous avons toujours vu au sommet des tubules un amas sphérique de petites cellules agglomérées, formant bouchon, pour ainsi dire, qui ne se coloraient pas comme les autres tissus du tubule par le picrocarminate et présentaient une couleur jaune et un aspect cireux. Ces amas pourraient résulter de la coagulation des liquides contenus dans les tubules; mais leur constance, leur structure cellulaire, parlent plutôt contre cette manière de voir; il est probable qu'elles présentent un épaississement considérable de l'épithélium interne du tubule.

Des tissus conjonctif et musculaire.— Nous avouons que, malgré les travaux de nos devanciers et surtout de M. Hamann, nous ne saurions établir une limite tranchée et absolue entre ces tissus. Les formes des cellules, des noyaux et des fibrilles qui les composent présentent des aspects si variés et passent si bien les unes dans les autres, que dans la plupart des cas on sera incertain sur la place que l'on doit assigner aux conformations que l'on a sous les yeux.

Le tissu conjonctif typique se rencontre surtout dans les téguments et dans les mésentères. Dans une masse homogène et fondamentale se trouvent des fibrilles excessivement minces, qui se colorent à peine, forment souvent des feutrages ou des faisceaux et sont en rapport avec des cellules fusiformes ou étoilées, lesquelles contiennent des noyaux ronds ou ovalaires. La masse fibrillaire est souvent si serrée, que les cellules semblent comme enfermées dans des lacunes. Souvent on rencontre aussi des cellules sans expansions fibrillaires, qu'on a appelées des cellules migrantes (*Wanderzellen*). Leurs contours sont irréguliers, comme si elles poussaient des pseudopodes amœboïdes ; mais nous ne leur avons jamais vu des changements de forme dans des tissus dilacérés et pris sur les animaux vivants. Nous croyons que ce sont des cellules conjonctives en voie de formation.

On voit d'autres formations fibrillaires dans les parois du système aquifère, lesquelles sont à peine plus épaisses, qui se divisent souvent aux extrémités en plusieurs fibrilles encore plus fines, se colorent un peu mieux et forment des faisceaux fins, des lacis et des feutrages en couches. Des cellules qui leur étaient adhérentes il ne reste qu'un peu de protoplasma mal défini et les noyaux. M. Hamann les désigne comme cellules musculo-épithéliales et dit que dans les jeunes individus les fibres adhèrent à la base des cellules épithéliales. Ce n'est pas le cas chez les animaux adultes et, en tout cas, on trouve toujours, étendus par-dessus, des épithéliums en pavé ou même vibratiles qui en sont parfaitement distincts.

Enfin on trouve, dans les téguments, dans les ambulacres, comme surtout entre les différentes pièces, des muscles qui ne sont pas méconnaissables, qui se colorent fortement et présentent des faisceaux et des couches feutrées distinctes. Les fibres de ces muscles sont plus grosses, très longues, et l'on y trouve attachés encore des noyaux, souvent défigurés, tandis que le protoplasme a complètement disparu. Les muscles entre les pièces squelettaires montrent des faisceaux parallèles ; nous avons décrit aux places correspondantes le décours de ceux qui se trouvent dans les téguments et dans les ambulacres.

Nous considérons toutes ces conformations comme dérivées du tissu conjonctif, dont les unes ont conservé le caractère primitif, tandis que les autres se sont rapprochées davantage de la fibre musculaire proprement dite, sans doute en raison du développement de leur contractilité.

Nous ne pouvons entrer dans la description détaillée des muscles, qui réunissent entre elles les différentes pièces du squelette. Il suffit de dire que tous les creux laissés entre ces pièces sont remplis de faisceaux musculaires qui par leur contraction peuvent rapprocher ces pièces, et que parmi ces muscles se distinguent surtout des faisceaux établis entre les pièces composant la voûte interne ambulacraire, qui par leurs contractions et leurs relâchements peuvent plus ou moins fermer ou ouvrir le sillon ambulacraire. D'autres faisceaux assurent les faibles déviations latérales, et quant au relèvement des bras, il paraît surtout dû aux fortes couches musculaires des téguments du dos.

Du système intestinal. — La bouche, circulaire dans sa délimitation interne, se trouve au centre du disque du côté ventral. Elle est presque entièrement recouverte, de ce côté, par de petits piquants interambulacraires, qui s'avancent en paquets, de manière qu'elle se présente sur une Étoile de mer vivante, renversée sur le dos, comme une fente pentagonale étroite dont les cinq coins se continuent dans les sillons ambulacraires. Cette bouche est éminemment extensible, car on trouve fréquemment, dans l'estomac d'exemplaires de moyenne taille, des coquilles univalves et bivalves, ayant plus de 2 centimètres de longueur, qui sont parfaitement intactes, tandis que l'animal qu'elles contenaient est digéré.

Les piquants qui se dressent le long des sillons ambulacraires se rapprochent, par la réunion des sillons dans la bouche, de plus en plus et finissent par se réunir en cinq groupes composés de quatre à cinq piquants horizontaux qui avancent vers le centre buccal. Tiedemann a déjà fort bien fait remarquer que ces piquants, tout en ressemblant à cinq groupes de dents horizontales, ne servent nullement à déchiqueter les aliments, les coquilles même les plus délicates se trouvant toujours entières dans l'estomac; mais, comme de puissants muscles les attachent à la pièce soudée qui les porte, ces piquants peuvent, en se dressant, aider à ouvrir largement la bouche et, par la reprise de leur position, presser l'objet saisi dans la cavité stomacale.

Les piquants dentiformes sont fixés sur le bord interne un peu élargi d'une pièce calcaire ovalaire, portant dans son centre une lacune en boutonnière couverte par une extension fibrineuse épaisse. En dépouillant la face ventrale de ses petits piquants, on voit déjà à l'œil nu que cette pièce est formée par la réunion de deux pièces adambulacraires qui se touchent et sont réunies par une suture verticale. Des coupes horizontales, faites surtout sur de jeunes individus, permettent de déclarer que la boutonnière est remplie par des faisceaux musculaires exactement semblables à ceux qui sont étendus entre les pièces adambulacraires.

Pour étudier convenablement ces pièces depuis la face interne, on enlèvera les téguments et l'intestin. On verra alors que la pièce soudée, que nous pouvons appeler *porte-piquants*, est recouverte, dans sa partie périphérique, par une pièce calcaire plate, en forme de cœur, dont la pointe sert d'attache à la cloison interbrachiale qui s'y attache fortement. Cette pièce, qui est réunie à la pièce porte-piquants par de fortes expansions tendineuses et musculaires, nous paraît résulter de la fusion de deux processus internes ambulacraires, auxquels s'attachent aussi de fortes brides tendineuses provenant de la cloison. C'est cette pièce qu'on a appelée aussi l'*odontophore;* chez notre espèce type, elle n'a rien à faire ni avec des dents ni avec l'appareil digestif, étant placée entièrement en dehors et de celui-ci. Le sillon que porte cette pièce sur sa face dorsale et le creux profond, rempli de muscles, dont elle est fouillée sur la face appliquée au porte-piquants, ainsi que l'absence de pièces ultérieures intermédiaires chez notre espèce type, nous paraissent parler pour l'opinion de Meckel, à laquelle nous nous rattachons.

Canal intestinal (fig. 287). — Pour préparer les parties digestives dans leur ensemble, on enlèvera soigneusement le tégument dorsal du disque ainsi que des bras, en suivant au moins un de ces derniers jusqu'à son extrémité distale. On coupe les téguments sur les bords internes des plaques marginales et on les replie en suivant, avec le scalpel, la face interne du tégument.

On aura d'abord à couper un grand nombre de brides tendineuses blanches, fines mais fermes, qui rattachent les parois de l'intestin au tégument et ne sont, comme le prouvent des coupes, qu'une continuation de la couche interne fibreuse du tégument, lequel passe ainsi, sans interruption, à la surface de l'intestin pour former la couche externe fibreuse de celui-ci. Ces brides, disposées sur toutes les faces de l'intestin en séries rayonnantes plus ou moins nettes, se multiplient vers le centre du disque où elles forment, comme s'exprime Tiedemann, une membrane réticulée, par laquelle est suspendu le centre de l'estomac. Cette réticulation forme, par ses attaches, une sorte de rosette (*o*, fig. 287) qui semble produite par des vaisseaux.

La résistance est plus forte sur les cinq cloisons verticales, très solides (*i*, fig. 287), qui partent de chaque centre d'un espace inter-radiaire, se dirigent vers la bouche et finissent, à quelque distance de la bouche, par un bord sinueux et tranchant. Ces cinq cloisons séparent le sac stomacal en cinq compartiments. Les cloisons envoient latéralement, depuis leurs racines ventrales, de nombreuses brides à l'intestin et au système aquifère. L'une d'elles contient le canal madréporique.

Ce système de brides se continue dans les bras. Chacun des deux cæcums logés dans les bras est fixé, sur toute sa longueur, par une bande tendineuse médiane (*o*, fig. 287) qui l'attache au tégument dorsal du bras et n'en est que la continuation. Chacune de ces bandes se prolonge jusqu'à l'extrémité distale du bras, tandis que les cæcums s'arrêtent à quelque distance de cette extrémité. Des coupes verticales (*l*, fig. 288) et transversales montrent la structure compliquée de ces bandes et brides, qui traversent la cavité générale, en constituant, sur les bras surtout, un mésentère semblable à celui de la Comatule.

Outre les brides mentionnées, les poches stomacales sont encore attachées, par des tendons assez forts, à la face ventrale interne des bras. Ces attaches (*l*, fig. 287) partent, par une base longitudinale, de la membrane tendineuse qui recouvre les séries des pièces ambulacraires du bras entre le dixième et le treizième anneau, se dirigent vers le centre du disque et s'attachent, en se divisant en filaments plus fins, aux poches stomacales sur leurs faces inférieures et latérales.

La bouche est circulaire (*n*, fig. 293). Son bord est formé par un repli de la couche fibreuse du tégument, fortement attaché, au-dessus des piquants, aux bords des pièces porte-piquants soudées. Ici, se forme un court entonnoir œsophagique, plissé longitudinalement et presque effacé lorsque l'estomac est rempli. L'entonnoir s'épanouit immédiatement dans le large sac stomacal (*g*, fig. 287) qui remplit presque entièrement le disque et est séparé, sur les deux tiers de son pourtour, par les cloisons mentionnées. Le sac dans son entier présente les aspects les plus variés suivant son remplissage. Lorsqu'il est plein de coquillages, l'estomac soulève même le tégument dorsal en le bosselant; ses membranes sont alors distendues au point de paraître translucides et les poches entrent même dans les cavités des bras. Dans l'état vide, au contraire, les parois sont contractées en mille plis sinueux et paraissent très épaisses, comme floconneuses sur leur face interne. La partie centrale de l'estomac peut être poussée au dehors par la bouche pour prendre les coquilles, sur lesquelles glisse l'Étoile. C'est en effet la manière ordinaire de prendre les aliments; l'estomac, projeté au dehors, englobe les coquilles en les enduisant d'un liquide glaireux qui paraît avoir des propriétés venimeuses.

Les parois de l'estomac sont composées d'une couche externe fibreuse fournie par le tégument, comme nous l'avons décrit, d'une couche moyenne musculaire, contenant aussi des plexus nerveux, très fortement développée sur la partie centrale et disposée généralement en rayonnant depuis la bouche comme centre, et enfin, à l'intérieur, d'un épithélium constituant une muqueuse épaisse et composé de cellules vibrantes assez hautes, munies de noyaux granuleux et remplies, suivant l'état d'alimentation, de granules opaques. Les faisceaux aplatis de la couche musculaire présentent de nombreuses anastomoses et des trabécules se croisant en différents sens. Dans l'épaisseur des parois stomacales sont encastrées de grandes cellules glandulaires en forme de bouteilles allongées, qui s'ouvrent par un goulot un peu plus étroit à la surface interne et paraissent fournir le liquide glaireux et venimeux dont nous avons parlé. Ces cellules, ainsi que leurs grands noyaux clairs, ne se colorent qu'avec peine; elles deviennent plus petites et cupuliformes dans les cæcums.

Au centre de la face dorsale de l'estomac se trouvent, entourés par de nombreuses brides formant presque une enveloppe membraneuse, quelques appendices cæcaux (*t*, fig. 287), aplatis, tortueux, à parois minces, dans lesquels on ne rencontre jamais d'aliments solides. Ordinairement ils sont au nombre de deux, réunis à la base où ils s'ouvrent dans l'estomac par un orifice assez fin. Dans d'autres cas, nous en avons vu trois, un lobe central étant plus développé que d'ordinaire. Nous croyons avoir remarqué que l'appendice postérieur gauche est ordinairement un peu plus long que l'autre et fixé plus fortement au tégument dorsal. Ces petits cæcums correspondent évidemment au rectum des Astérides à anus, autant par leur position que par leur structure. Il est fort probable que chez de très jeunes Astropecten il existe un anus, qui s'oblitère plus tard. Nous appellerons donc ces cæcums les *cæcums rectaux*. La structure des parois de ces cæcums est au fond la même que celle des parois stomacales; les cils vibratiles y sont plus longs et les cellules elles-mêmes plus hautes.

Chaque grande poche stomacale, délimitée par les cloisons interradiaires, se subdivise encore par un pli rentrant, plus ou moins profond suivant le remplissage de l'estomac, en deux poches secondaires. De la face dorsale et latérale de chacune de ces poches secondaires part un court tube à parois minces, qui entre dans le bras et le parcourt à peu près sur les trois quarts de sa longueur en détachant à droite et à gauche des cæcums en grappes, placés alternativement sur le parcours du tube. Ce sont là les *cæcums brachiaux* (*m*, *n*, fig. 287); leur présence est un des caractères distinctifs entre les Stellérides et les Ophiurides.

A la base de chacun de ces tubes cæcaux et du côté ventral se trouve un petit élargissement en forme de sac allongé que Tiedemann a déjà signalé, et qui montre des parois plus épaisses, semblables à celles de l'estomac. Nous avons vu quelquefois des aliments solides dans ces petits sacs; mais, comme tous les autres observateurs, nous n'en avons jamais vu dans les cæcums brachiaux qui se trouvent ordinairement remplis d'un liquide grisâtre, jaunâtre ou brunâtre, gorgé de grandes cellules rondes, remplies de granules d'apparence graisseuse, dans lesquelles on distingue difficilement un noyau. Les grappes cæcales sont plus ou moins distendues par ce liquide; lorsqu'elles sont vides et dans l'état où nous les avons dessinées (*p*, fig. 287), les grappes paraissent transparentes.

Malgré l'extrême finesse des parois, on distingue, sur des coupes, encore les trois couches qui constituent les parois stomacales ; mais la couche fibreuse est excessivement mince et la couche musculaire réduite à quelques faisceaux aplatis et entrelacés. La couche épithéliale seule conserve une certaine épaisseur ; ses cellules sont cylindriques, serrées les unes contre les autres, portant un noyau ovalaire. Cette couche épithéliale se détache assez facilement des autres sur les coupes ; les cellules qui nagent dans le liquide sont peut-être de ces cellules détachées et modifiées. Peut-être proviennent-elles aussi de glandes monocellulaires, car on observe dans l'épithélium des cellules pyriformes hyalines, dispersées irrégulièrement et possédant de gros noyaux granulés qui se colorent fortement par les réactifs.

Chaque cæcum est attaché, le long de son tube médian, par une forte bride au tégument dorsal. Cette bride constitue un véritable ligament qui descend sur le tube médian, fournit la couche fibreuse du cæcum et se continue, sous forme de filament, au delà des grappes cæcales jusqu'à l'extrémité distale du bras (o, fig. 287). Nous avons donné (l, fig. 288) un dessin d'une coupe de ce ligament, composé en grande partie de fibres conjonctives.

Il y a, en outre, de nombreux fins filaments qui rattachent les cæcums au tégument, surtout du côté dorsal et qui forment, sur de jeunes individus, un lacis semblable au mésentère des Comatules.

Les cæcums brachiaux semblent avoir une fonction de sécrétion ou même de digestion ultérieure. Nous avons déjà dit que les aliments n'y entrent pas. La substance animale des proies avalées se dissout peu à peu dans l'estomac ; les coquilles se vident entièrement en restant intactes et sont ensuite rejetées par la bouche. Le chyle préparé ainsi entre sans doute dans les cæcums pour s'y mélanger avec le liquide sécrété par les cellules mentionnées.

Du système nerveux. — En faisant des coupes verticales et transversales des bras, on trouve sur la ligne médiane, du côté ventral, étendue entre les bases des ambulacres alternants, une bande ou coussinet assez épais, lequel fait saillie dans la ligne médiane et dont les bords passent aux ambulacres mêmes. Sur les coupes, cette conformation constitue tantôt un cône à sommet arrondi (l, fig. 290), tantôt un coussinet (i, fig. 291) à peine élevé, suivant que la coupe a passé entre les bases ou dans les interstices des ambulacres. C'est donc une bande longitudinale relevée plus ou moins en carène médiane qui se laisse poursuivre jusqu'à l'extrémité du bras où elle se termine sur le tentacule médian.

Cette bandelette est séparée, sur sa face dorsale, des autres conformations, par une lacune qui imite sa forme et qui est limitée, en haut, par un plafond épithélial et horizontal au-dessus duquel se trouve établie, dans les interstices des pièces ambulacraires formant voûte, une puissante masse musculaire dont les contractions doivent rapprocher les pièces calcaires de la voûte dans le sens transversal. Entre les ambulacres, où la bandelette fait saillie, la lacune (i', fig. 290) est séparée en deux moitiés par une cloison verticale qui s'attache d'un côté à la bande, de l'autre au plafond, et qui, par places,

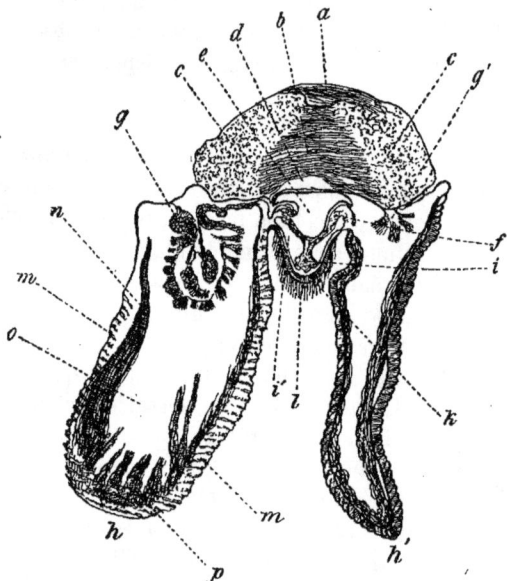

Fig. 290.

est pleine, sur d'autres creusée d'une ou plusieurs lacunes, offrant des coupes irrégulières, mais constituant, en somme, des canaux longitudinaux ou des amas vasculaires (i, fig. 290, 291) qui parcourrent la cloison. Au-dessous du muscle adducteur et quelquefois entourée par lui dans sa face supérieure, on voit la lumière ronde du canal aquifère (e, fig. 290, 291) qui parcourt le bras jusque dans

Fig. 290. — Coupe verticale et transversale de la partie ventrale d'un bras, montrant la disposition des parties ambulacraires. Verick, obj. 2. Chambre claire. a, muscle transversal abducteur des pièces ambulacraires c; b, muscle transversal adducteur; d, canal dorsal, séparé par une cloison horizontale du canal aquifère e; f, couche fibreuse en fer à cheval; g, appareil obturateur entre les ambulacres et les vésicules internes; g', le même, à peine entamé; h, ambulacre coupé superficiellement; h', ambulacre coupé par son plan médian; i, amas vasculaire au bout de la cloison verticale, séparant la lacune i'; k, épithélium vibratile; l, ses cils vibratiles; m, couche externe de l'ambulacre; n, couche musculaire interne; o, cavité; p, bout fermé.

le tentacule impair et qui est tapissé, dans son intérieur, par son épithélium particulier. Il est fixé dans sa position par du tissu conjonctif et envoie des branches latérales fines qui débouchent dans les ambulacres.

Le canal aquifère et l'amas vasculaire sont les seules conformations constantes au-dessus de la bandelette. Les lacunes et la cloison disparaissent en effet entièrement dans les nœuds interambulacraires (fig. 291), où le muscle adducteur, très puissant, touche presque immédiatement la bandelette.

On voit, dans cette disposition générale des parties, une étroite analogie avec celle offerte par la Comatule (p. 558, fig. 279), avec

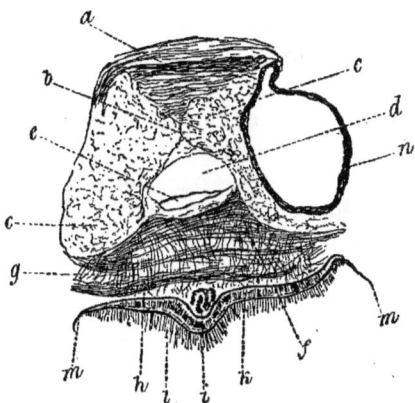

Fig. 291.

cette différence, cependant, que le cordon génital, visible chez cette dernière, manque dans la cloison, et que le canal aquifère est rejeté en haut vers les muscles.

Nous trouvons, dans cette bandelette médiane et ventrale des bras, absolument les mêmes éléments que chez la Comatule (p. 537 et suiv.), savoir, un haut épithélium à cellules juxtaposées, revêtu au dehors par une cuticule percée de cils vibratiles assez allongés. Ces cellules sont en rapport, par leurs bases internes, avec de fines fibrilles nerveuses qui se détachent d'une couche assez accusée de fibres courant en général en sens longitudinal, de manière que leurs

Fig. 291. — Région interambulacraire d'une coupe verticale et transversale du bras. Verick, oc. 2; obj. 2. Chambre claire. *a*, muscle abducteur des pièces ambulacraires *c*; *b*, articulation entre les deux pièces; *d*, canal dorsal; *e*, canal aquifère; *f*, couche musculaire montrant trois faisceaux parallèles, séparés par des espaces *g* où l'on voit des fibres descendant vers l'épithélium vibratile; *h*, couche intérieure nerveuse (?); *i*, amas vasculaire; *k*, épithélium; *l*, cils vibratiles; *m*, limites de l'épithélium contre les ambulacres; *n*, sachet ambulacraire interne ouvert, montrant ses parois et sa cavité.

coupes se présentent comme de fins cercles. Mais, dans les interstices interambulacraires (fig. 291), on aperçoit de nombreuses fibrilles verticales qui se rendent dans le muscle adducteur. Cette couche fibrillaire se continue sur les ambulacres, et de là vers les téguments où on la retrouve, très amincie, à la base de l'épiderme. Les cellules vibratiles cessent au contraire brusquement à la base des ambulacres (*m*, fig. 291).

C'est donc probablement une couche de fibres nerveuses et qui est en rapport direct dans le sillon ambulacraire avec les cellules qui constituent la bandelette.

Nous devons mentionner qu'à l'extrémité des ambulacres se montre une couche de cellules semblables à celles de la bandelette, et dans laquelle sont placées aussi des cellules sensitives.

Les sillons ambulacraires confluant vers la bouche dont ils forment les cinq coins, les bandelettes confluent également et forment de cette manière un anneau autour de la bouche que l'on a appelé l'anneau nerveux central, mais dont la conformation ne se distingue en rien de celle des bandelettes. Comme chez les Comatules, l'épithélium vibratile se continue dans celui de la bouche.

On ne trouve rien dans l'Astérie qui ressemble au système nerveux central et dorsal de la Comatule.

Du tentacule terminal des bras (*m*, fig. 292). — Les pièces ambulacraires terminales des bras (*c*, fig. 292) se relèvent, chez notre espèce, en se soudant ensemble et se replient même sur la face dorsale du bras, de manière que leur surface ventrale est tournée en avant. A la base de cette pièce réfléchie et soudée est attaché un tentacule unique (*m*) qui est évidemment un ambulacre modifié par des conformations particulières. En faisant des coupes longitudinales qui frisent ou ouvrent le tentacule dans toute sa longueur, on voit que le coelôme (*e*) se continue, comme cavité, jusqu'à la base de la pièce terminale retroussée, où le tentacule est fixé par sa paroi dorsale, mais que le canal aquifère (*o*) le parcourt dans toute sa longueur. Le tentacule ressemble donc à un doigt de gant levé en l'air.

Sur toute sa face ventrale le tentacule terminal est recouvert par l'épithélium de la bandelette qui se continue jusqu'au sommet et est particulièrement épaissi à la base sur le point opposé au point d'attache de la paroi dorsale. Dans cet endroit, l'épithélium forme un mamelon arrondi (*n*) qui se distingue, à la loupe, par des taches annulaires d'un rouge éclatant, au centre desquelles on voit des espaces clairs, presque transparents.

Ces taches sont les *fossettes oculaires*. On doit, en effet, les nommer ainsi, car on voit sur des coupes, et avec un grossissement plus fort, les taches sous forme d'enfoncements coniques, quelquefois même presque globulaires et présentant un orifice circulaire, par-dessus lequel passe la cuticule qui le ferme. La cavité conique est remplie d'un liquide gélatineux qui se coagule sous l'influence des réactifs. Les parois de la cavité sont formées par de longues cellules rayonnantes dont le bout, tourné vers la cavité, est seul transparent et porte un cil raide très fin qui plonge dans le liquide gélati-

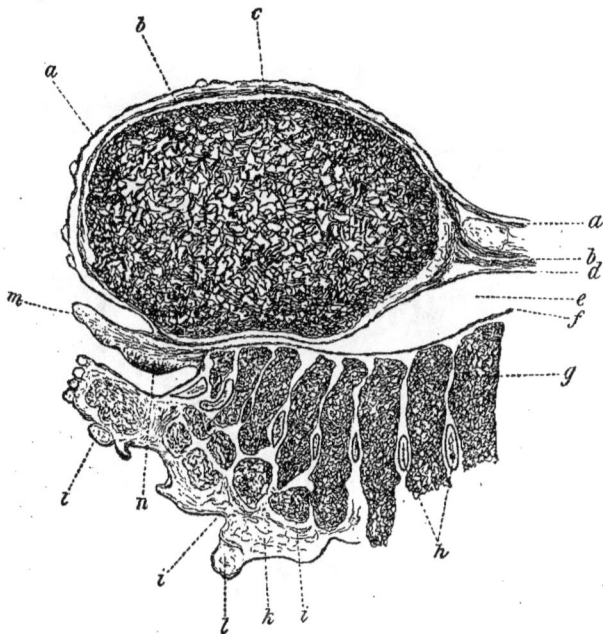

Fig. 292.

neux. La cellule très longue s'amincit un peu vers son extrémité interne, où l'on remarque souvent un noyau. Elle est remplie, entre le noyau et son extrémité porte-cil, d'un pigment vivement coloré, formant des granules et des gouttelettes. Au delà du noyau, se remarque un long filament très fin que l'on peut poursuivre jusque dans la couche nerveuse sous-jacente, laquelle renferme ici beaucoup

Fig. 292. — Coupe sagittale par l'extrémité d'un bras. Verick, obj. 0. Chambre claire. a, couche épidermoïdale de la peau; b, couche fibreuse profonde; c, pièce calcaire terminale, placée sur la face dorsale du bras; d, couche épithéliale, formant le plafond du canal e (continuation de la cavité générale); f, couche épithéliale formant plancher; g, pièces calcaires ambulacraires; h, vésicules ambulacraires internes; i, pièces adambulacraires; k, peau de la face ventrale; l, piquants fixés dans le derme; m, tentacule creux, à parois musculaires; n, coussinet oculaire à la base du tentacule; o, canal aquifère.

de cellules ganglionnaires, souvent multipolaires, qui sont très rares dans la couche correspondante, plutôt fibrillaire de la bandelette. Entre ces cellules pigmentées qui se pressent les unes contre les autres, M. Hamann a trouvé encore des cellules sensitives non pigmentées.

Les fossettes oculaires se multiplient avec l'âge. Leur structure présente une certaine analogie avec les yeux des sangsues.

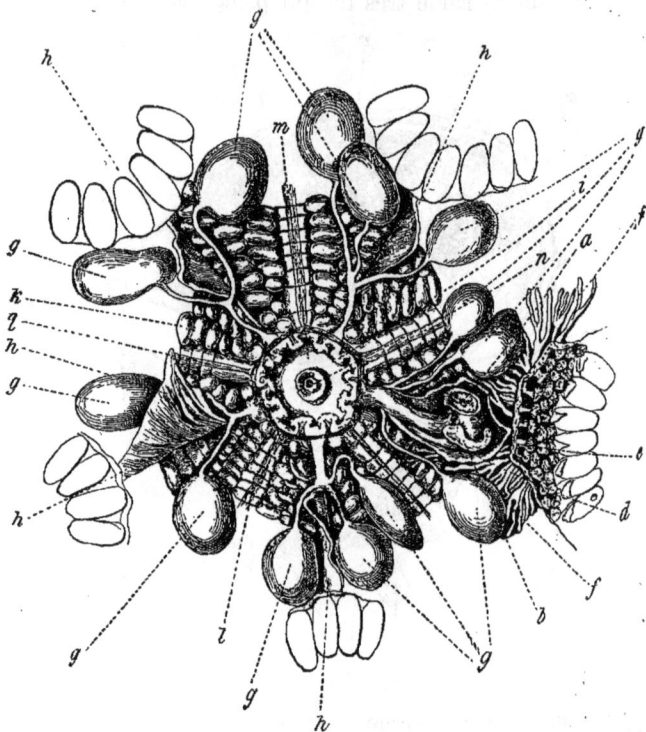

Fig. 293.

Du système aquifère (fig. 293). — Ce système se compose de la plaque madréporique et de son canal, appelé aussi canal pierreux, aboutissant à un canal buccal circulaire, avec lequel sont en rapport

Fig. 293. — La préparation de la figure 287 poussée plus loin. Le système intestinal est complètement enlevé, ainsi que la plaque madréporique, pour mettre à nu la bouche du côté interne et le système aquifère du disque dans son ensemble. Grandeur naturelle. *a*, canal madréporique coupé à sa naissance sur la plaque. La poche de la cloison (canal en forme de boyau) est ouverte; *b*, organe dorsal; *d*, bords de la cloison ouverte écartés; *e*, paxilles de la peau; *f*, organes génitaux; *g*, vésicules pyriformes; *h*, cloisons; *i*, cor- puscules de Tiedemann; *k*, sachets ambulacraires internes; *l*, série médiane des osselets du bras; *m*, membrane de la bouche *n*.

les corpuscules de Tiedemann, les vésicules pyriformes du disque et l'appareil ambulacraire des bras avec ses canaux et les ambulacres tant externes qu'internes.

La *plaque madréporique* (*a*, fig. 287) est une pièce calcaire discoïde, placée au centre d'un espace interbrachial, à petite distance du bord interne des plaques marginales. Elle est entourée sur toute sa périphérie de paxilles qui s'appliquent étroitement sur ses bords et offre à l'œil nu une surface fouillée par des rigoles et veloutée par de nombreux petits trous percés au centre. Sur les bords de la plaque, on remarque de fins sillons tortueux et rayonnants. Elle est enchâssée solidement dans la masse fibreuse du tégument qui s'épaissit à l'intérieur sous forme de bourrelet circulaire et elle passe, sans interruption, sur la face externe du canal pierreux, à l'égard duquel la plaque se comporte à peu près comme le crible d'un arrosoir vis-à-vis du tube.

Pour étudier la structure intime de la plaque madréporique, il faut combiner deux méthodes : faire avec une scie très fine des coupes horizontales et verticales de la plaque séchée et les user jusqu'à transparence sur une pierre à aiguiser; ces coupes montreront la disposition du squelette calcaire; en second lieu, il faut faire des coupes semblables sur des échantillons décalcifiés, ce qui permettra d'étudier les canaux, leur épithélium et leurs relations avec les tubes du canal pierreux. De jeunes individus, dont le disque n'excède pas 2 centimètres de diamètre, peuvent encore être débités en coupes fines sans décalcification préalable et laissent ainsi fort bien voir tout ce que les deux méthodes indiquées montrent ensemble; il faut cependant faire observer que la complication interne du canal pierreux est bien moins développée chez les jeunes.

On observe, chez de jeunes individus de cette taille, que la plaque madréporique est sillonnée, sur son pourtour seulement, de rigoles profondes, revêtues d'un haut épithélium vibrant. Les sillons se dirigent, en se réunissant, vers le centre de la plaque, en s'enfonçant graduellement dans la substance calcaire et en s'ouvrant finalement dans une grande cavité centrale ovoïde, laquelle n'est revêtue que d'un épithélium plat en pavé. Cette partie forme une espèce d'ampoule et se dédouble bientôt dans les coupes suivantes, plus profondes. On voit alors trois cavités : une située du côté aboral plus grande, une autre ovale plus petite et entre les deux une troisième dont les parois sinueuses portent de nouveau un épithélium vibratile en palissades, semblable à celui des rigoles et des tubules extérieurs.

Cette disposition explique la conformation de la plaque madréporique chez les adultes. Ici les tubes se sont multipliés sur toute la surface; au centre ils descendent directement, tandis qu'ils présentent une direction de plus en plus oblique vers la périphérie, où leurs orifices sont placés dans les rigoles, qui restent revêtues, comme les commencements des tubes, de l'épithélium en palissades, lequel cesse vers l'intérieur pour faire place à l'épithélium en pavé. De la cavité ampulliforme il n'est resté qu'une petite ampoule, entourée par le bord interne, relevé en bourrelet, de la plaque madréporique et qui se trouve du côté aboral du canal pierreux. La grande partie de cette cavité primitivement simple a été envahie sans doute par la calcification et convertie en tubes continuant ceux de la surface, mais tapissés seulement par un épithélium en pavé.

La continuation du *canal pierreux* (*a*, fig. 293 et 294) se présente sous forme d'un gros cylindre flexueux qui descend, courbé en

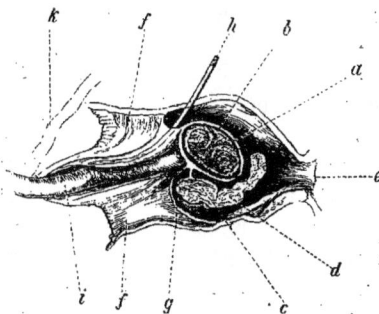

Fig. 294.

S, depuis la plaque madréporique vers le plancher ventral du corps, en s'appliquant à la paroi externe et en se dirigeant ensuite horizontalement vers la bouche. Sur tout ce trajet le cylindre est enveloppé d'une forte couche fibreuse luisante fournie par les pourtours de la plaque madréporique. On le distingue facilement par sa couleur rougeâtre ou jaunâtre et par sa consistance solide. Dans sa partie supérieure, le tube est entièrement entouré par les expansions de la cloison (*f*, fig. 294); dans sa partie inférieure, il est flanqué de ces expansions qui lui composent, pour ainsi dire, une porte de sortie ogivale. Le cylindre diminue de volume du haut vers le bas; sa

Fig. 294. — Le canal madréporique a été coupé à son insertion sur la plaque, et la poche de la cloison qui le contient, fendue pour faire voir ses relations avec les enveloppes, le canal en boyau et l'organe dorsal. Grandeur naturelle. *a*, centre pierreux du canal madréporique; *b*, son enveloppe propre; *c*, attache de cette enveloppe avec celle de l'organe dorsal *d*; *e*, cavité de la cloison, ouverte en détachant la peau dorsale; *f*, parois de la cloison, coupées et écartées, avec leur terminaison interne en forme de faux; *g*, bord de la paroi vers l'organe dorsal; *h*, sonde introduite dans le canal en boyau; *i*, continuation du canal madréporique; *k*, tige d'une vésicule pyriforme.

partie horizontale devient plus blanche à mesure qu'elle approche de la bouche, et, dans le voisinage de celle-ci, le canal se perd, en apparence, dans l'épais tissu fibreux qui entoure la bouche.

La structure interne du canal pierreux (fig. 295) est très compliquée. On peut dire qu'il consiste en une quantité de tubes longitudinaux, suivant en général la direction du canal entier, lesquels sont soutenus par un squelette calcaire spongieux, formant cloisons et

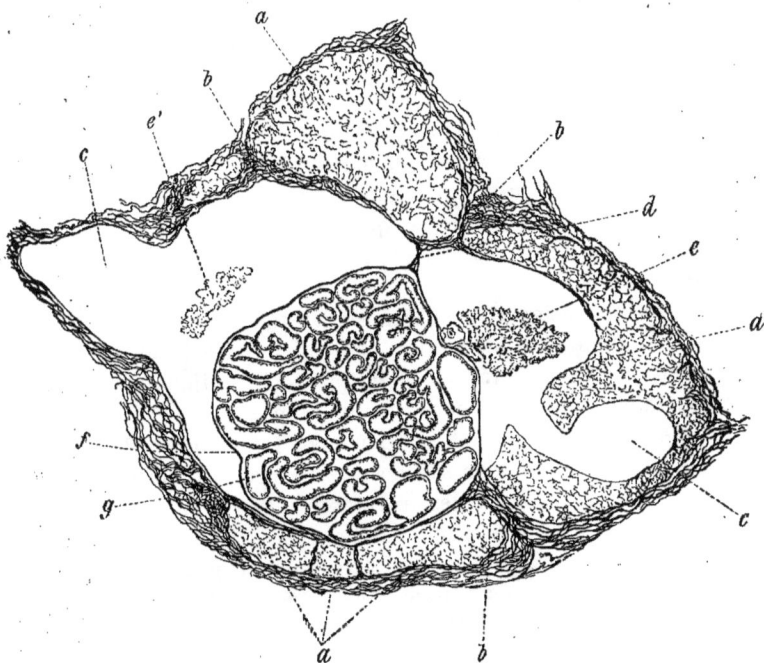

Fig. 295.

saillies très nombreuses transversales et longitudinales, courbées en hameçon ou en ancre sur les coupes. Tout ce squelette est en relation intime avec l'enveloppe propre du canal, laquelle est aussi incrustée de calcaire. A l'œil nu, le canal présente un aspect spongieux et l'on aperçoit des groupes plus ou moins arrondis des tubes, le plus souvent deux, quelquefois même trois ou quatre.

Fig. 295. — Coupe transversale du canal madréporique et de son entourage, environ au milieu de sa longueur. Verick, obj. 0. Chambre claire. *a a*, pièces du squelette décalcifié; *b*, tissu fibro-musculaire qui les entoure et les réunit; *c*, lacune du canal en boyau; *d*, bride réunissant l'enveloppe du canal madréporique à celle du canal en boyau; *e*, organe dorsal; *e'*, sa pointe, passée de l'autre côté; *f*, enveloppe du canal madréporique; *g*, trames internes du même canal.

Ce système extrêmement compliqué, dont notre figure 295 donne une idée, se maintient sur toute la partie descendante du canal pierreux. Il se raréfie sur la partie horizontale. Les branches transversales courbes du squelette disparaissent peu à peu, et il ne reste, à la fin, que quelques saillies longitudinales, envoyant par-ci par-là quelques trabécules courbés de façon à présenter, sur les coupes, la figure d'une ancre. En faisant des séries de coupes horizontales sur le disque d'une Astérie, on obtient facilement des coupes où l'on peut voir le passage de la partie verticale à la partie horizontale du canal pierreux.

Le squelette calcaire spongieux est pénétré de trabécules formés de faisceaux de fibres conjonctives qui enveloppent aussi le squelette, en constituant une couche sur ses surfaces. Ces surfaces sont, en outre, revêtues d'un épithélium vibratile en palissades, à longs cils vibratiles, mais qui ne s'étend que sur les parois des pièces squelettaires faisant saillie, et non sur les parois dans lesquelles elles sont enfermées.

La complication des saillies et des tubes augmente avec l'âge. Elle est infinie chez les adultes, telle qu'on la voit sur notre dessin (fig. 295); chez des individus larges de 2 centimètres, les coupes présentaient seulement deux ancres réunies par une lamelle transversale et sur des individus fort jeunes, larges de 4 millimètres, le canal pierreux était sans saillies internes, constituant seulement un tube unique à parois rondes, revêtues de l'épithélium vibratile très développé. Sur ce très jeune exemplaire, nous avons pu constater un entonnoir vibratile d'entrée, une ampoule plus large, à épithélium en pavé, et se constituant dans le canal pierreux simple, à l'état thélium vibratile, donc une organisation en tout identique avec l'état primitif du système aquifère chez les Comatules. La différence entre les conformations de ces deux types d'Échinodermes consiste donc dans le fait que, chez les Astérides, les tubes d'entrée, tout en se multipliant, restent emprisonnés dans la plaque madréporique, au lieu qu'ils se dispersent sur tout le corps chez les Comatules; que l'ampoule primitive se subdivise en tubes, également emprisonnés dans la plaque madréporique, chez les Astérides, tandis qu'elle se complique, chez les Comatules, par l'intercession des vaisseaux, et que les tubes vibrants internes restent également emprisonnés chez les Astérides dans un seul cylindre, alors qu'ils se multiplient, chez les Comatules, autour de la bouche tout en restant libres.

Arrivé aux confins du cercle buccal, le canal devenu un simple tube membraneux à épithélium interne vibrant en pavé s'ouvre dans un canal assez étroit, profondément enchâssé dans la lèvre circulaire fibreuse de la bouche. La place où l'on peut le plus facilement injecter le canal pierreux et ses dépendances se trouve justement près de son embouchure dans le canal circumbuccal.

Celui-ci entoure la bouche, mais, comme il contourne les pièces porte-piquants du côté interne, il forme des serpentations et ne se trouve jamais sur le même niveau dans les coupes horizontales. Pour le voir en entier, il faut l'injecter et le préparer avec beaucoup de soins, car l'enveloppe fibreuse très forte de ces parties forme corps avec ses parois.

Le canal circulaire est en communication directe avec les corpuscules de Tiedemann, les vésicules pyriformes du disque et les vaisseaux ambulacraires des bras. L'injection, poussée habilement, fait pénétrer dans tous ces organes les masses colorées.

Les *corpuscules de Tiedemann* (*i*, fig. 293) sont, comme cet auteur s'exprime, dix corpuscules bruns d'aspect glandulaire, composés de petits saccules creux, lesquels aboutissent, par un petit orifice arrondi, au canal circulaire. Il y a, en effet, deux de ces corpuscules pour chaque bras. On les voit très bien après avoir enlevé l'œsophage; leur bord libre, indistinctement plissé et digitiforme, est tourné du côté de la bouche. La trame de ces corpuscules est formée par les mêmes fibres conjonctives, mais plus déliées, qui constituent l'enveloppe du canal circulaire. Mais dans les mailles de ce tissu lâche se trouvent des cellules jaunes, granuleuses, qui semblent passer de là dans le liquide remplissant les canaux aquifères. L'épithélium qui tapisse leurs cavités intérieures est une couche simple en pavé, muni de cils vibratiles; la surface externe est recouverte d'un épithélium vibratile très fin, continuation de celui de la cavité générale.

Les *vésicules pyriformes* ou *vésicules de Poli* (*e*, fig. 287; *g*, fig. 293) se montrent déjà, lorsqu'on a enlevé le tégument dorsal du disque. Elles font saillie, avec leurs bouts arrondis, des deux côtés de chaque cloison, entre celle-ci, les boyaux génitaux et les sacs stomacaux. Mais, pour étudier leurs relations, il faut enlever l'appareil intestinal en le coupant circulairement autour de la bouche.

Ce sont des vésicules, en général, un peu allongées, à parois minces, lesquelles pompent volontiers de l'air lorsqu'on fait la préparation sous l'eau et flottent alors sur leurs tiges creuses. Elles sont complètement libres sur toutes leurs surfaces, sans brides de fixation comme les autres organes, retenues seulement par leurs tiges creuses, qui correspondent toujours exactement au bord libre et sinueux de chaque cloison et s'insèrent, vis-à-vis de celle-ci, sur la face externe et ventrale du canal circulaire. Il y a donc cinq tiges correspondant aux cinq cloisons des espaces interbrachiaux. Chaque tige porte une ou plusieurs (jusqu'à quatre) vésicules en se dichotomisant. Dans de grands exemplaires, les vésicules peuvent atteindre jusqu'à 8 millimètres de longueur sur 5 de largeur. Leur nombre est assez variable, et, comme elles flottent librement dans le coelôme sur leurs tiges, retenues dans leurs positions seulement par les poches stomacales d'extension si variable, on en voit souvent chez un exemplaire d'un côté d'une cloison, qui, dans un autre exemplaire, sont placées du côté opposé. Nous en avons compté de treize à dix-huit. Dans un exemplaire à treize vésicules, voici quelle était leur position : deux de chaque côté de la cloison madréporique, à la cloison droite suivante une de chaque côté, à celle de droite du rayon antérieur une à droite, point à gauche; à la cloison de gauche du même rayon, deux à droite, une à gauche, et enfin à la cloison entre le quatrième et cinquième rayon, trois à droite, point à gauche.

Ces vésicules pyriformes ont une enveloppe mince, fibreuse, qui s'épaissit davantage sur la tige de communication avec le canal circulaire, revêtue à l'extérieur par l'épithélium vibratile général du coelôme. A l'intérieur de cette enveloppe se trouve une couche musculaire à faisceaux aplatis, généralement circulaires, mais fournissant aussi des lacets s'anastomosant, et enfin un épithélium interne en pavé. Tiedemann a observé que ces vésicules se contractent lorsqu'on les irrite et chassent le liquide qu'elles contiennent vers la tige et le canal circulaire.

Système ambulacraire des bras (fig. 290). — Le canal circulaire détache, à chaque angle formé par la pièce porte-piquants, une branche rayonnante qui parcourt le bras dans toute sa longueur en diminuant de volume vers l'extrémité distale, où elle se termine par un bout fermé dans le tentacule terminal. Le *canal brachial* s'applique à la face ventrale des pièces ambulacraires, dont il n'est séparé que par les enveloppes des pièces calcaires et par sa propre paroi, et passe sur la face ventrale des muscles transversaux qui remplissent les cavités laissées entre les pièces ambulacraires. Il présente des inflexions en correspondance avec la conformation des pièces squelettaires et s'élargit entre les muscles, où il se met en communication avec les organes ambulacraires.

Ceux-ci sont de deux sortes : il y a des sachets internes et des ambulacres externes, communiquant ensemble.

On voit dans les bras, après avoir enlevé le tégument dorsal et les cæcums intestinaux, de chaque côté de la ligne médiane, une double série de vésicules mamelonnées, disposées transversalement et réunies par une partie étranglée. Ce sont les *sachets ambula-craires internes* (*g*, *h*, fig. 287 ; *n*, fig. 291 ; *k*, fig. 293). Ils rem-plissent les espaces entre les pièces ambulacraires et adambula-craires. Lorsqu'ils sont bien remplis, leurs extrémités se présentent comme deux vésicules séparées, mais en réalité ils sont simples, allongés transversalement et susceptibles de se gonfler aux deux bouts externe et interne.

Chacun de ces sachets, qui, par leur position, alternent avec les ambulacres externes, est en communication ouverte avec le canal médian et avec l'ambulacre externe, en même temps et pour ainsi dire par le même orifice, dans lequel vient se placer un appareil valvulaire très compliqué.

La composition de ces sachets est assez simple. Leur enveloppe fibreuse externe, revêtue par l'épithélium vibratile de la cavité géné-rale, est fournie par la paroi du canal médian et par le tégument des pièces calcaires entre lesquelles elles sont engagées. A l'inté-rieur se trouve une épaisse couche musculaire, dont les fibres parais-sent en général disposées circulairement, mais où l'on trouve de nombreux enlacements et feutrages. Cette couche est souvent, sur les coupes, tellement contractée, qu'elle paraît plissée de façon à obstruer entièrement la cavité. L'épithélium interne est une simple couche pavimenteuse.

Les *ambulacres externes* (fig. 290) placés dans les rainures lon-gitudinales des bras, en double série, sont des tubes de forme conique, fermés au bout pointu. Ce sont, chez les Astropecten, les seuls organes de tact et de locomotion. Ils sont composés, du dehors au dedans, des couches suivantes : une couche épithéliale, mince et en pavé à la base de l'ambulacre et passant ici à l'épithélium général du corps. Vers la pointe, la couche épithéliale devient plus puissante, par l'allongement des cellules, auxquelles se mêlent, sui-vant M. Hamann, des cellules sensitives fusiformes terminées à la périphérie par un fin fil plus court et à la base par un autre plus long, qui établit une communication avec une couche feutrée de fibres déliées, très mince à la base de l'ambulacre, plus épaisse vers sa pointe, où elle semble former une sorte de capuchon. Cette couche est très probablement de nature nerveuse et en relation avec la couche nerveuse du tégument. En dedans de cette couche se trouve du tissu conjonctif composé de fibrilles fines, longitudinales et trans-versales et de cellules peu apparentes. Cette masse conjonctive est plus accumulée vers la pointe de l'ambulacre et séparée, par une membrane hyaline, d'une couche de fibres musculaires longitudi-nales, très puissante à la base, qui s'amincit graduellement vers l'extrémité de l'ambulacre. Enfin, du côté de la cavité interne, cette couche musculaire est tapissée par un épithélium en pavé.

Sachets et ambulacres communiquent ensemble par un réduit qui s'ouvre dans le canal longitudinal. Sur ce point se trouve appliqué le système de valvules découvert par Lange. Deux poches coniques, dont l'orifice étroit est tourné du côté de l'ambulacre, l'orifice large du côté du canal brachial, laissent entre elles une fente de communication entre l'ambulacre et le sachet. Il y a donc ici un système de valvules permettant un jeu alternatif entre l'ambulacre, le sachet et le canal. Ce jeu est encore perfectionné, comme nous nous en sommes assurés, par l'arrangement des masses musculaires qui sont développées, en ce point de rencontre, outre mesure, et forment des bourrelets plissés de différentes manières, tels que nous les avons figurés dans nos dessins.

Nous avons parlé, à propos du système nerveux, de la modification particulière qu'éprouve le dernier ambulacre impair du bras.

Système d'irrigation. — Nous choisissons cette dénomination, parce qu'elle ne préjuge rien. Nous sommes, en effet, très loin d'une conception vraie de la circulation, chaque observateur ayant d'autres idées sur les questions pendantes.

Nous avons déjà dit, en parlant du système aquifère, que le canal pierreux était enfermé dans un dédoublement de la cloison impaire, qui lui constitue ainsi une enveloppe à distance et forme un espace creux que quelques auteurs ont appelé le *canal en boyau* (*schlauchförmiger Kanal*) (*d*, fig. 296). Cet espace n'est, au fond, qu'une continuation des lacunes creusées entre les couches du tégument; il s'y continue, ainsi que dans les lacunes, autour des boyaux digitiformes des organes génitaux, comme nous l'avons constaté par des injections. Il est fermé du côté inférieur contre l'anneau aquifère buccal; mais ici, au point où le canal pierreux débouche dans l'anneau, se trouvent de nombreux petits trous dans l'enveloppe fibreuse du canal pierreux, de manière que les cavités de ce dernier communiquent avec l'espace en boyau. Dans toutes les injections que nous avons poussées, soit par le canal pierreux, soit par celui en boyau, nous avons toujours vu la matière colorante passer, en fort petite quantité il est vrai, d'un de ces canaux à l'autre. Il peut donc y avoir échange entre le liquide remplissant les lacunes tégumentaires et l'eau introduite dans le canal pierreux au moyen de ces trous ou pores de communication.

Dans l'espace en boyau se trouve logé un organe mou, aplati, de couleur bleuâtre ou violacée, qui occupe surtout le côté droit, mais contourne en un demi-tour le canal pierreux, contre lequel il s'applique étroitement. Nous conservons à cet organe, appelé cœur, organe chromatogène, etc., par les auteurs, le nom d'*organe dorsal* (*b*, fig. 293; *d*, fig. 294; *e*, *e'*, fig. 295) sous lequel nous avons désigné son analogue probable chez la Comatule.

L'espace en boyau se terminant du côté de la bouche vers l'anneau aquifère, dans lequel débouche le canal pierreux, l'organe dorsal y finit aussi en entourant presque complètement ce dernier. Depuis la courbure en genou que subit le canal pierreux, l'organe dorsal est attaché à ce dernier et à la paroi du canal en boyau qui l'entoure par une sorte de mésentère assez fort, entre les fibres duquel se trouvent de fins faisceaux musculaires, et qui se continue, vers le haut, sur toute la face postérieure du canal pierreux pour finir vers la plaque madréporique. Ici, l'organe dorsal s'amincit considérablement et prend fin en apparence par la continuation de ce même mésentère, qui conflue avec la couche fibreuse interne du derme.

En examinant, soit sur le frais, soit sur des séries de coupes longitudinales et transversales, la structure de l'organe dorsal, nous lui avons trouvé une conformation assez semblable à celle décrite chez la Comatule. La trame de l'organe est composée de fibres assez épaisses sans doute contractiles, se colorant facilement par les réactifs, qui ne se distinguent en rien des fibres concourant à la gaine du canal pierreux, au derme ou aux cloisons interbrachiales. Ces fibres sont la continuation manifeste de celles de la gaine; elles constituent, avec des fibrilles conjonctives, le mésentère qui relie l'organe dorsal au canal pierreux. Dans l'organe même elles forment des lacis, des trames, des circonvolutions ogivales, laissant entre elles des espaces vides et des mailles, qui ressemblent à des lumières de canaux coupés transversalement ou obliquement. Les réseaux fibreux constituant, sur les bords de l'organe, des saillies ogivales, ces bords paraissent comme découpés en festons. Une fine membrane, qui nous a paru homogène comme une cuticule, limite l'organe en suivant ces festons. Les cavités de l'organe sont tapissées et souvent entièrement remplies de cellules particulières dont nous parlerons dans la suite.

On a soutenu que ces cavités constituaient dans leur ensemble un système de canaux longitudinaux réunis par des anastomoses et se terminant dans des vaisseaux sanguins. Nous croyons qu'il n'en est pas ainsi. Pas plus que pour l'organe de la Comatule, on ne peut parler de canaux fermés et anastomosés. Les aspects des coupes de l'organe sont absolument les mêmes, qu'elles soient faites dans le sens longitudinal ou transversal. Ce sont des mailles et des interstices tantôt circulaires, tantôt confluant ensemble ; l'organe est donc, suivant nous, un tissu réticulé en longueur, en largeur et en épaisseur, dont les mailles et les vacuoles sont en communication ouverte entre elles et finalement avec le canal pierreux d'un côté et les espaces creux des téguments de l'autre.

On peut en effet se convaincre sur des coupes, comme par des injections poussées dans le canal pierreux, que les lacunes qui existent entre les faisceaux du mésentère, par lequel l'organe dorsal est attaché au tube pierreux, débouchent directement dans les canaux de ce dernier autour de l'angle que forme le tube en devenant horizontal. Sur tout le trajet vertical du tube pierreux on ne voit pas de communications ; les fibres de l'organe dorsal se continuent directement dans les faisceaux de l'enveloppe pierreuse, contre laquelle les interstices sont fermés ; mais, à l'endroit indiqué, on voit les fibres de l'enveloppe s'écarter et les parois propres des canaux aquifères présenter des solutions de continuité.

On observe des rapports semblables à l'extrémité supérieure et dorsale de l'organe. Les faisceaux de fibres constituantes diminuent en nombre et avancent à la fin, sous forme d'un cordon, dans l'ampoule située vers la plaque madréporique. Depuis ce point, le cordon terminal se laisse poursuivre difficilement, même à la loupe.

Malgré de nombreux essais, nous n'avons jamais réussi à injecter l'organe dorsal lui-même. Les liquides injectés passaient immédiatement par les parois, en rompant la fine cuticule qui les ferme.

A l'extérieur, l'organe est couvert par un épithélium à cils vibratiles ; nous y avons vu aussi quelquefois, sur le vivant, comme de grandes cellules parfaitement homogènes et transparentes qui ne se coloraient pas par le carmin de Beale. C'étaient probablement des boursouflures de la cuticule.

Un épithélium en pavé recouvre, à l'intérieur, les parois des cavités, que l'on trouve en outre plus ou moins remplies par de grandes cellules à granulations pigmentaires et noyaux sphériques contenant un nucléole. Ces cellules colorées proviennent évidemment de l'épithélium. M. Hamann a appelé, pour cette raison, organe chromatogène l'organe dorsal. Ces cellules, de couleur violacée ou bleuâtre, se détachent assez facilement et paraissent glisser entre les mailles de l'organe dorsal pour se répandre dans les cordons terminaux.

Nous avons dit, en effet, que l'organe se résolvait en un cordon terminal qui s'applique, dans l'ampoule du canal pierreux, au tégument dorsal même.

Or, en examinant plus attentivement et aussi en faisant des coupes, on voit que le cordon n'est pas solide, mais constitue un canal, revêtu à l'intérieur des mêmes cellules pigmentées qui se trouvent aussi dans l'organe même. M. Hamann, qui a décrit cette conformation, trouve deux canaux dans le cordon; nous n'en avons vu qu'un seul, qui se bifurque presque immédiatement pour former un anneau entourant le pôle aboral et accompagné de lacunes considérables, mais irrégulières, qui sont creusées dans les téguments. Ce canal annulaire se fait remarquer, lorsqu'on examine la face interne des téguments dorsaux du disque, par sa teinte bleuâtre ou violacée, moins vive cependant que celle de l'organe dorsal, le canal étant disposé dans l'épaisseur du tégument.

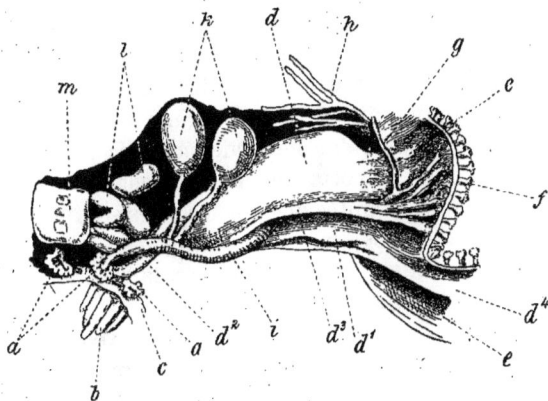

Fig. 296.

De ce canal annulaire, vu déjà par Tiedemann et les autres auteurs, partent, de chaque côté d'une cloison interradiale, des canaux secondaires, au nombre de dix, qui se rendent vers les houppes des organes génitaux (g, fig. 296). On les perd ici et nous n'avons pas mieux réussi que M. Hamann, qui dit : « Il est facile de les suivre jusqu'aux organes génitaux. Mais entrent-ils dans les parois de ces organes ou débouchent-ils dans leurs tubes efférents? Je n'ai pas réussi à m'en rendre compte chez *Asterias rubens* que j'ai examiné. Si je dis que ces canaux passent dans les tubes efférents des organes génitaux, je ne puis m'appuyer que sur une seule

Fig. 296. — La peau du dos et l'intestin ont été enlevés après avoir injecté le canal en boyau qu'on a mis à découvert, ainsi que le canal madréporique, jusqu'à la bouche. Double de grandeur naturelle. *a*, corpuscules de Tiedemann; *b*, piquants simulant un râtelier vu de dedans; *c*, membrane buccale coupée; *d*, canal en boyau injecté entourant le canal madréporique; *d¹*, sa partie inférieure; *d²*, sa terminaison vers la bouche; *d³*, pli saillant de la paroi de la cloison; *d⁴*, le même opposé; *e*, peau dorsale, face interne; *f*, paxilles; *g*, vaisseau sortant du canal en boyau; *h*, organes génitaux; *i*, canal madréporique; *k*, vésicules pyriformes; *l*, sachets ambulacraires; *m*, pièce terminale de la série médiane des ossicules du bras.

série de coupes, où j'ai eu des préparations qui montraient qu'ils
débouchent dans le canal efférent des organes génitaux, à l'endroit
où ce dernier se dresse verticalement pour passer à travers le tégument dorsal. J'ai trouvé aussi dans la lumière d'un spermiducte les
mêmes grandes cellules qui servent de revêtement aux canaux. »

Nous n'avons pas réussi à voir, sur nos préparations, ces communications, mais nous sommes loin de les contester; nous croyons
que M. Hamann a bien vu. Ce que nous devons contester, c'est la
signification que M. Hamann attache à ces conformations, qu'il appelle
un « système de canaux excrétoires ». Or, si nous réfléchissons à ce
que nous avons dit à propos de la Comatule, nous ne mettons pas
en doute que ces canaux, qui sont en relation avec l'organe dorsal
par l'intermédiaire de l'anneau décrit, sont les analogues des tubes
génitaux stériles qui parcourent les bras des Comatules et qui sont
d'un côté en relation directe avec l'organe dorsal, appelé stolon par
M. E. Perrier, tandis qu'ils ne deviennent féconds qu'à leurs extrémités distales. Les rapports sont exactement les mêmes, avec cette
différence que les extrémités distales fécondes se trouvent suspendues
tout le long des bras sur les cirrhes chez les Comatules, tandis que
chez les Astéries elles sont accumulées à la base des bras, réfléchies
en dedans et suspendues dans le coelôme.

Nous voyons donc que l'organe dorsal, avec les cordons creux
qui s'en détachent vers sa terminaison dorsale, est logé dans un
espace lacunaire constitué par la cloison impaire (le canal en boyau),
et que cet espace est en communication avec le canal pierreux. Il
est facile de constater que cette grande lacune se continue, sur le
tégument dorsal, dans des lacunes secondaires, creusées dans l'épaisseur du tégument et qui sont en communication entre elles, établissant ainsi un système de creux reliés ensemble et remplis par le
même liquide qui se trouve aussi dans la lacune centrale. On peut
établir en fait que, partout où les tissus acquièrent une certaine
épaisseur, des lacunes de cette nature se forment qui sont en communication entre elles. Tantôt ces lacunes sont aplaties entre les
couches de tissu et se présentent, par conséquent, sur les coupes,
sous forme de fentes, de fissures ou de boutonnières; tantôt elles
se présentent, autour des tubes et des boyaux, sous forme d'espaces
annulaires (*espaces périhœmaux de Ludwig*) ou même de vaisseaux
à coupe arrondie. C'est ainsi que nous les trouvons dans l'épaisseur
des parois des boyaux génitaux, autour des canaux aquifères ou
dans les cloisons qui s'établissent au-dessus des coussinets nerveux
des bras. Toutes ces lacunes ne s'établissent qu'à mesure que les
tissus deviennent plus épais; le derme, ainsi que toutes les autres

conformations mentionnées, sont solides et contigus dans le jeune âge, où l'on ne voit aucune trace de lacunes ni dans les téguments ni ailleurs. La lacune centrale se forme d'assez bonne heure dans les larves des Astéries sous forme d'une fente étroite, et c'est en partant de cette fente primitive que s'établissent successivement les autres lacunes.

Nous ne pouvons donc parler, chez les Astéries, d'un système vasculaire sanguin; il est remplacé par ce système lacunaire qui, par places, prend l'aspect de vaisseaux.

Ces lacunes sont-elles en communication avec le coelôme? Nous devons laisser la réponse définitive à cette question aux investigations futures; nous croyons que oui, mais nous n'avons aucune preuve certaine pour cette croyance.

Des organes génitaux (*d*, fig. 287; *f*, fig. 293). — Ces organes, de forme identique chez les deux sexes, sont constitués par des boyaux allongés et ramifiés qui se trouvent réunis en dix paquets, un de chaque côté d'une cloison interbrachiale. Les bouts arrondis de ces boyaux pendent dans le coelôme des bras et du disque. Lorsqu'ils sont bien développés, ces boyaux prennent un aspect noueux comme un rosaire. Les tiges des grappes sont attachées à la face interne du tégument dorsal, et, lorsqu'on examine ce dernier attentivement, on trouve dans la courbure de l'espace interbrachial et de chaque côté de la cloison un nombre variable (jusqu'à six) de fins orifices, situés dans le voisinage des plaques marginales et qui correspondent aux points de fixation, à l'intérieur, des tiges des grappes. C'est par ces orifices que les produits génitaux, œufs et sperme, sont expulsés. La fécondation se fait dans l'eau ambiante, pendant que les animaux se placent de manière à rapprocher les régions où sont situés les orifices mentionnés.

La structure des boyaux génitaux est assez simple. On constate sur la face externe, le revêtement général du coelôme, cils vibratiles, cuticule, cellules épithéliales, ensuite une couche, souvent assez épaisse, de tissu conjonctif, séparée en deux par un écartement, lequel est souvent traversé par des brides de fibres fines. Cette lacune forme donc un sinus qui contourne le boyau. Elle est en rapport ouvert avec les lacunes creusées dans les téguments, et la genèse du boyau génital montre en effet que toutes ces différentes couches, y compris la lacune, ne sont qu'une continuation du tégument dont le boyau génital n'est, pour ainsi dire, qu'une invagination vers l'intérieur. Sur la face interne de la couche conjonctive et remplissant souvent en entier la lumière du boyau, se trouvent des cellules, primitivement épithéliales, aux dépens desquelles se développent les œufs et le sperme. Les cellules génitales sont au commencement entièrement conformes; ce n'est que par la suite qu'elles se différencient. Les œufs mûrs montrent une enveloppe folliculaire, fournie par les cellules épithéliales non modifiées, au-dessous de laquelle se trouve une couche albumineuse collante (zone radiée), ensuite les éléments ordinaires de l'œuf, vitellus, vésicule et tache germinatives. Le développement des cellules spermatogènes n'a pas encore été suivi; on a remarqué, dans les tubes mâles, des conformations analogues à celles qui se trouvent chez les Crinoïdes. Nous avons parlé, à propos de l'organe dorsal, des communications qui existent vraisemblablement entre cet organe et le canal de sortie des boyaux génitaux par l'intermédiaire des cordons génitaux stériles.

On sait que le développement des Astéries se fait dans la plupart des cas par des formes larvaires, appelées *Bipinnaria* et qui sont adaptées à la vie pélagique. Ces larves présentent une double direction dans leur développement ultérieur; dans les unes, l'Étoile de mer se constitue directement, tandis que les autres passent par une seconde forme encore pélagique, appelée *Brachiolaria*, et distinguée par des organes d'attachement qui se perdent lors du développement de l'animal définitif. Enfin, on a trouvé un certain nombre d'Astérides, où la vie pélagique de la larve est supprimée et où les œufs sont collés à des corps sous-marins, gardés sous la mère qui leur fait une coupole incubatrice avec son corps. Quelquefois même se développe une cavité incubatrice creusée dans le corps de la mère. Dans tous ces cas, il y a un appareil fixateur larvaire, qui est rejeté plus tard. Les axes et plans de l'Astéride en voie de formation ne coïncident jamais avec ceux de la larve. Nous renvoyons, pour le développement même, aux nombreux travaux ayant trait à l'embryogénie des Échinodermes.

Sauf des variations peu considérables, la structure anatomique des Stellérides proprement dites offre peu de différences, tandis que la forme du corps, depuis celle d'un pentagone (*Palmipes, Asterina*) jusqu'à celle à bras presque indépendants du disque (*Brisinga*), la constitution des téguments et de leurs appendices varient énormément. Nous ne signalerons que des différences essentielles.

La plupart des Stellérides possèdent des *pédicellaires*. Ce sont des pinces à deux grosses branches crochues, comme des tenailles, qui sont presque immédiatement fixées sur le tégument. Chaque branche est soutenue par une pièce calcaire et les deux mâchoires sont articulées ensemble à leur base où se trouvent des fibres musculaires peu considérables. Les pinces sont entourées de toutes parts par l'épiderme général; on remarque dans la courte tige du pédicellaire, lorsqu'elle existe, la même structure que dans le tégument. Les pédicellaires manquent entièrement dans le groupe zoologique auquel appartient le genre Astropecten. Un court rectum existe primitivement chez toutes les Stellérides à la face dorsale, où l'anus occupe une place centrale ou un peu excentrique. Il persiste le plus souvent (*Asteracanthion, Solaster, Brisinga*), mais chez quelques genres, dont notre espèce typique fait partie, l'anus se ferme sans laisser de trace, tandis qu'un rudiment du rectum se laisse encore distinguer, comme nous l'avons dit. La distance jusqu'à laquelle les cæcums s'étendent dans le coelôme des bras est assez variable; on peut admettre, en général, que le quart distal du bras ne contient plus de cæcums. Par la brièveté de ces appendices de l'intestin, qui n'arrivent que jusqu'au tiers des bras très longs et déliés, le genre *Brisinga* se distingue des autres Stellérides pour se rapprocher, sous ce point de vue, comme sous celui de la forme générale du corps, des Ophiurides. Dans la plupart des genres, on ne trouve qu'une seule plaque madréporique et un seul canal pierreux, toujours placés dans un espace interradial. Mais il y a aussi des genres, tels que *Ophidiaster*, chez lesquels existent plusieurs plaques madréporiques et canaux pierreux. Nous ne possédons encore aucune anatomie détaillée de ces types et nous manquons surtout de notions exactes sur les rapports de l'organe dorsal ou des organes dorsaux avec ces canaux pierreux multipliés. Le canal madréporique est, du reste, souvent beaucoup moins compliqué dans son intérieur que chez notre espèce. Chez *Echinaster*, par exemple, la complication se borne à deux lames saillantes internes. La conformation des systèmes nerveux, d'irrigation et lacunaire est sensiblement la même comme dans notre espèce, aussi celle du système aquifère, à cette différence près que plusieurs genres (*Asteracanthion, Solaster*) possèdent quatre rangées d'ambulacres externes dans chaque sillon au lieu de deux. Chez *Luidia, Brisinga* et autres, les ambulacres sont coniques comme dans notre espèce, tandis que chez la grande majorité (*Asterias, Solaster, Palmipes, Asteracanthion*) ils sont élargis au bout et constituent un disque à centre enfoncé servant de ventouse. L'épithélium est très épaissi sur ces ventouses, ainsi que la couche conjonctive, tandis que la couche nerveuse est assez mince. De nombreuses glandes monocellulaires, sécrétant une glaire collante, sont répandues dans l'épithélium de la ventouse, qui est encore soutenue par des pièces calcaires minces et réticulées. Les ambulacres coniques servent plutôt à tâtonner, tandis que ceux à ventouses soutiennent mieux la marche rampante. Les organes génitaux sont construits partout sur le même type, mais il y a des différences pour l'emplacement et l'arrangement des pores excréteurs. Chez quelques genres (*Echinaster*) les touffes génitales se continuent presque sur toute la longueur des bras; chez *Brisinga* elles sont, au contraire, concentrées sur une région un peu renflée des bras à quelque distance de son insertion. Enfin, l'*Asterina gibbosa* de la Méditerranée a les orifices génitaux sur la face ventrale du disque, deux dans chaque espace interradial, sous forme de boutonnière conduisant dans un canal plissé longitudinalement qui remonte le long des parois externes pour se rendre aux touffes fixées à la face dorsale. Cette exception est d'autant plus remarquable que d'autres espèces du même genre ont les pores génitaux sur la face dorsale. Chez le *Pteraster miliaris* se forme, sur la face dorsale de l'animal, une vaste cavité, due probablement à un dédoublement des téguments et qui communique avec l'anus central relevé en forme de goulot. C'est dans cette cavité que se développent les larves jusqu'à ce qu'elles aient acquis leur forme définitive. On trouve, chez d'autres espèces exotiques, des adaptations semblables.

Les *Ophiurides* se distinguent des Stellérides autant par la forme du corps que par des particularités de leur organisation, de manière que l'on pourrait bien les considérer comme une classe distincte. Les bras, divisés et transformés en cirrhes terminaux chez les *Euryalides* pélagiques, sont nettement distingués du corps discoïde et leur charpente se continue, du côté ventral du disque, jusqu'à la bouche même qui se trouve au centre du disque et présente autant de coins en fente qu'il y a de bras. De chaque côté des bras se trouve, sur la face ventrale du disque, un orifice en forme de fente qui conduit dans une vaste poche génitale. Il y a donc, chez les espèces à cinq bras, dix de ces fentes. Les bras ne présentent point de sillon ambulacraire; de petits ambulacres, ne servant que pour recevoir des impressions tactiles, sortent sur les flancs des bras par des trous établis entre les pièces calcaires. Les écailles, piquants, etc., établis sur les téguments, sont extrêmement variés, mais se trouvent dans les mêmes rapports avec les téguments comme chez les Astéries. Nous renvoyons, pour la description et la parallélisation des pièces du squelette, aux travaux de Ludwig. La bouche conduit par un court œsophage dans un vaste sac stomacal à autant de poches qu'il y a de bras. Ces poches sont encore subdivisées par des plis, mais il ne se trouve aucun prolongement dans les bras; les cæcums des Stellérides font absolument défaut. On ne trouve, dans les bras, que le coelôme très réduit, les muscles et les conformations qui correspondent aux autres parties développées chez les Stellérides, mais considérablement modifiées. Les pièces ambulacraires se touchent dans la ligne médiane; immédiatement au-dessous d'elles se trouve le canal aquifère du bras qui donne, à droite et à gauche, des branches traversant les pièces interambulacraires qui s'élargissent, après avoir constitué un appareil valvulaire dans les ambulacres tentaculaires. Le canal aquifère est séparé, par une lacune centrale formant canal longitudinal et non divisé par une cloison verticale, de la bandelette nerveuse, qui montre le même épithélium vibratile en palissades comme celle des Astéries. Chez quelques espèces (*Ophiura texturata* suivant Lange), la couche fibrillaire nerveuse est épaissie latéralement par des accumulations de cellules, considérées par Lange comme nerveuses, qui simulent des ganglions allongés, réunis par des commissures transversales. Sur la bandelette, faisant saillie dans la lacune dorsale, se remarque un cordon ou canal en coupe ronde qui est considéré comme un vaisseau par les auteurs, mais dont les relations ne sont pas encore élucidées. Nous croyons, jusqu'à plus ample informé, que c'est le cordon génital stérile. Enfin, du côté ventral, la bandelette n'est point libre, mais elle est couverte par une série de pièces calcaires médianes, parfaitement soudées au milieu, lesquelles s'étendent entre les trous de sortie des ambulacres. Mais ces pièces de clôture sont creusées en gouttière sur la face dorsale, et, comme cette gouttière a la largeur de la bandelette, celle-ci se trouve avoir sa face ventrale libre dans cette gouttière qui communique, par les trous de sortie des ambulacres, avec le milieu ambiant. La surface ventrale de la bandelette avec ses cils vibratiles est donc baignée, comme chez les Stellérides, par le milieu ambiant, mais elle est protégée par les pièces de clôture formant voûte. Les bandelettes des bras se réunissent dans un anneau autour de la bouche, comme aussi les canaux aquifères, et avec ce dernier canal circulaire communiquent aussi, par des tiges creuses, des ampoules ou vésicules de Poli flottant, en nombre variable, dans le coelôme du disque. Mais une différence profonde avec les Stellérides est établie par le fait qu'il y a des plaques madréporiques multiples situées sur la face ventrale du disque dans le voisinage immédiat de la bouche. Le canal tortueux ou porique de chacune de ces plaques aboutit, par l'intermédiaire d'une ampoule, à épithélium en pavé, en un canal pierreux simple, sans complication interne, mais revêtu par l'épithélium particulier connu. Ces canaux pierreux débouchent dans l'anneau circulaire et sont entourés, à distance, d'enveloppes formant boyaux, sur les parois desquelles se trouvent des conformations glandulaires correspondant sans doute à l'organe dorsal. Les relations de ces conformations avec les organes génitaux ne sont pas encore suffisamment élucidées. Les organes génitaux eux-mêmes consistent en des boyaux peu allongés, souvent pyriformes, qui sont attachés, suivant des lignes déterminées, aux parois très minces des poches assez spacieuses, dont la terminaison se recourbe sur la face dorsale de l'estomac, tandis qu'elles sont ouvertes, du côté ventral, par les fentes mentionnées plus haut. Ces poches deviennent de véritables poches d'incubation chez les espèces d'Ophiurides qui produisent des petits vivants n'ayant plus la forme larvaire. Les larves pélagiques des Ophiurides ont, comme on sait, la forme *Pluteus* et sont bien plus semblables à celles des Oursins qu'aux larves des Stellérides.

Toutes les Astérides régénèrent assez facilement des bras cassés ou endommagés. Les parties régénérées montrent cependant des irrégularités et un moindre développement des pièces constituantes. On a observé, en outre, chez certaines espèces des genres *Linckia* et *Ophidiaster*, non seulement le bourgeonnement de nouveaux bras sur le disque, mais aussi sur un bras séparé, de manière que celui-ci présentait une forme de comète. Enfin, certaines espèces, telles que *Asteracanthion Sexuispinus* et *Ophiactis virens*, se multiplient normalement par division spontanée. L'*Ophiactis,* commune à Naples, a été observée en détail par Simroth. Cette espèce a, dans la règle, six bras et se divise en deux moitiés ayant chacune trois bras. Nous renvoyons pour les détails au travail de Simroth.

Littérature.

Tiedemann, *Anatomie der Röhrenholothurie, des pomeranzenfarbigen See- sternes und Steinseeigels,* Landshut, 1816, fol. — Von Siebold, *Zur Anatomie der Seesterne. Müller's Archiv,* 1866. — Joh. Müller, *Ueber den Bau der Echino- dermen. Mitth. Akad.,* Berlin, 1853. — J. Müller und Troschel, *System der Aste- riden,* Braunschweig, 1842. — E. Haeckel, *Ueber die Augen und Nerven der See- sterne. Zeitschr. f. wissensch. Zoologie,* t. X, 1860. — H. S. Wilson, *The nervous system of the Asteridae. Transact. Linnean Society,* t. XXIII, 1860. — C. Metten- heimer, *Ueber die Gesichtsorgane des violetten Seesternes. Müller's Archiv,* 1862. — L. Jourdain, *Sur les yeux de l'Asteracanthion rubens. Comptes rendus,* t. LX, 1865. — Idem, *Recherches sur l'appareil circulatoire de l'Étoile de mer commune,* ibid., t. LXV, 1867. — Idem, *Sur les voies par lesquelles le liquide séminal et les œufs sont évacués chez l'Astérie commune,* ibid., t. XCIV, 1882. — Owsjan- nikow, *Ueber das Nervensystem der Seesterne. Bullet. Acad.,* Saint-Pétersbourg, 1870, t. XV. — Greeff, *Ueber den Bau der Echinodermen. Sitsungsberichte der Gesell. für Naturwissenschaften zu Marburg;* cinq mémoires, 1871, 1872, 1876, 1879. — E. Baudelot, *Contributions à l'histoire du système nerveux des Échinodermes. Arch. Zool. expérimentale,* 1872. — C. K. Hoffmann, *Zur Anatomie der Aste- riden. Niederländ. Archiv. f. Zoologie,* t. II, 1874. — Teuscher, *Beiträge zur Anatomie der Echinodermen,* Iena. *Zeitschr. für Naturwissensch.,* t. X, 1875. — W. Lange, *Beitrag zur Anatomie und Histiologie der Asterien und Ophiuren. Gegenbaur', Morphol. Jahrbuch,* t. II, 1876. — Hubert Ludwig, *Beiträge zur Anatomie der Asteriden. Zeitschr. wissenschaft. Zool.,* t. XXX, 1878. — Idem, *Trichaster elegans,* ibid., t. XXXI, 1878. — Idem, *Beiträge zur Anatomie der Ophiuren,* ibid., ibid. — Idem, *Ueber die Genitalorgane der Asterina gibbosa,* ibid., ibid. — Idem, *Zur Kenntniss der Gattung Brisinga,* ibid., ibid. — Idem, *Neue Beiträge zur Anatomie der Ophiuren,* ibid., t. XXXIV, 1880. — Idem, *Zur Entwicklung des Ophiurenskelettes,* ibid., t. XXXVI, 1882. — Idem, *Entwiklungs- geschichte der Asterina gibbosa,* ibid., t. XXXVII, 1882. — H. Simroth, *Anatomie und Schizogonie der Ophiactis virens. Zeitschr. wissensch. Zool.,* t. XXVII, XXVIII, 1877. — E. Perrier, *Recherches sur les pédicellaires et les ambulacres des Astéries et des Oursins.* — Idem et J. Poirier, *Sur l'appareil circulatoire des Étoiles de mer. Comptes rendus,* t. XCIV, 1882. — O. Hamann, *Beiträge zur Histologie der Echinodermen. Heft 2. Die Asteriden.* Iéna, 1885.

CLASSE DES ÉCHINIDES OU OURSINS *(ECHINIDA)*

Le squelette de ces Échinodermes est composé de plaques cal- caires réunies, dans la plupart des cas, solidement entre elles par des sutures, dans lesquelles se trouve du reste toujours une très minime quantité de substance conjonctive fibrillaire servant de lien. Il y a néanmoins un fort petit nombre d'espèces vivantes dans les grandes profondeurs (*Calveria, Phormosoma*), chez lesquelles ces ligaments sont élargis de telle manière, que les plaques plus ou moins imbriquées du test deviennent mobiles entre elles. Chez tous les autres Oursins, nous trouvons les plaques, ordinairement penta-gonales, solidement réunies sur tout le corps, sauf autour de la bouche, au péristome, et autour de l'anus, au périprocte, où, dans la plupart des cas, de petites plaques sont enchâssées dans un tégu-ment assez épais et ayant l'apparence de cuir.

La forme du corps varie considérablement; elle est souvent presque sphérique, d'autres fois ovoïde; tantôt élevée, mais plus souvent déprimée de manière à former un disque, lequel, dans certains cas, peut porter, sur le bord, des perforations ou des incisures (*Lobo-phora*, *Encope*, *Rotula*).

Chez les Oursins réguliers, on peut distinguer un axe vertical qui passe par la bouche centrale, située sur la face ventrale, et par le centre d'un pentagone, placé au sommet de la face dorsale, vers lequel convergent les zones ambulacraires et où est situé l'anus, qui ne se trouve jamais exactement au centre de ce pôle apical, mais toujours un peu de côté. Autour de cet axe apicobuccal se rangent les cinq rayons, qui se dessinent sur le test. Dans les Oursins vivants, le pôle apical est toujours rigoureusement central et unique; il y a cependant des Oursins fossiles (*Dysastérides*), où deux zones ambu-lacraires, le bivium, confluent sur un point distant du point de réu-nion des trois autres zones qui constituent le trivium. On pourra donc toujours, chez les Oursins vivants, déterminer exactement l'axe en faisant passer une ligne verticale par le sommet apical.

Cette détermination a son importance parce que, chez les Oursins irréguliers, les deux orifices, anal et buccal, se déplacent dans un sens opposé. Chez les uns (*Clypéastroïdes*), la bouche est encore centrale, tandis que l'anus glisse pour ainsi dire vers le bord du corps, dans l'interradius impair, de manière à arriver, dans quelques cas, sur le bord ou même sur la face ventrale près du bord; chez les autres (*Spatangoïdes*), la bouche se déplace aussi dans le sens de l'ambulacre antérieur. Par ces déplacements, un plan médian et vertical s'accuse, qui passe par le milieu du rayon impair et par celui de l'espace interradial opposé. Ce plan médian, qui divise le corps de l'Oursin en deux moitiés symétriques, se fait encore sentir, quoique d'une manière assez obscure, chez les Oursins réguliers.

On distingue toujours cinq rayons rangés autour de l'axe cen-tral, mais différemment développés chez les Oursins irréguliers, tandis qu'ils se présentent d'une manière assez semblable chez les réguliers. Chacun de ces rayons, disposés suivant des méridiens, peut être envisagé comme composé d'une zone ambulacraire, marquée par une double série de trous, par lesquels passent les ambulacres, et par deux moitiés de zones interambulacraires, qui flanquent la zone ambulacraire des deux côtés. Il y a donc cinq zones ambulacraires et autant d'interambulacraires, et, comme chacune de ces zones est composée de deux séries de plaques, on compte vingt séries en tout. Toutes ces plaques sont pentagonales chez les Oursins actuels; les plaques appartenant à une même zone se touchent par des pointes, formant des lignes en zigzag, tandis que les plaques appartenant à des zones différentes sont réunies par des lignes droites.

Chez les Oursins réguliers, les bandes ambulacraires, tantôt droites, tantôt ondulées, mais toujours semblables, s'étendent sur toute la longueur du méridien du périprocte au péristome; chez les Oursins irréguliers, au contraire, elles sont toujours dissemblables et souvent bornées à la face dorsale, formant par écartement une rosette dont les pétales peuvent être fermés ou ouverts vers la face ventrale. Chez les Spatangoïdes la rosette n'est formée, le plus souvent, que de quatre pétales, la cinquième bande présentant une conformation différente. Les trous par lesquels passent les ambulacres sont disposés de manières très diverses; ils sont tantôt isolés, tantôt réunis, dans les pétales surtout, par des lignes transversales.

Le test porte toujours des piquants ou radioles mobiles, très variables de grosseur et de longueur; des pédicellaires, souvent des sphéridies, et, chez les Spantagoïdes, des clavules ciliées, placées sur des espaces déterminés, qu'on appelle fascioles ou sémites.

Tous les Oursins à bouche centrale ont un appareil dentaire interne plus ou moins compliqué, dont les Oursins à bouche excentrique sont entièrement dépourvus. Ce caractère nous paraît le plus important pour la classification, que nous établirons comme suit :

Ordre des Oursins dentés. — La bouche est centrale, pourvue d'un appareil masticateur. Cinq glandes génitales.

Sous-ordre des Réguliers. — Bandes ambulacraires semblables, occupant des méridiens entiers. Anus subcentral au pôle apical. **Échinothurides** à plaques mobiles. Exemples : *Calveria, Phormosoma.* **Cidarides,** à bandes ambulacraires ondulées très étroites; à radioles grandes et épaisses. Exemples : *Cidaris, Salenia.* **Échinides** à bandes ambulacraires larges, à radioles minces. Exemples : *Diadema, Echinus, Strongylocentrotus, Echinometra.*

Sous-ordre des Irréguliers. — Forme généralement déprimée; rosette ambulacraire à cinq pétales; anus excentrique. Exemples : *Clypeaster, Laganum, Lobophora, Mellita, Rotula.*

Ordre des Oursins édentés. — Bouche et anus excentriques. Point d'appareil masticateur. Rosette ambulacraire formée le plus souvent de quatre pétales. Quatre glandes génitales.

Sous-ordre des **Cassidulides.** — Bouche subcentrale, rosette à cinq pétales ou ambulacres rubanés. Exemples : *Echinoneus, Echinolampas.*

Sous-ordre des **Spatangoïdes.** — Bouche excentrique et transversale à labre saillant. Exemples : *Pourtalesia, Spatangus, Brissus, Schizaster.*

Type : **Strongylocentrotus lividus** (Brdt.) (*Toxopneustes* l.; *Echinus lividus* L.).—L'Oursin commun, répandu sur presque toutes les côtes européennes. Il se trouve jusqu'à la limite des marées à de faibles profondeurs, caché sous les herbes et dans les anfractuosités des rochers. On mange les glandes génitales, partout sur les bords de la Méditerranée, où l'on peut se le procurer facilement aux marchés. Nous nous sommes aidés, pour notre travail, surtout des excellentes recherches de M. Koehler sur les Oursins des côtes de Provence. (Voir *Littérature.*)

Orientation. — En examinant le pôle apical de l'Oursin, on voit une rosette composée de cinq plaques principales dites génitales, dont chacune porte sur son coin, dirigé en dehors, un trou bien visible à l'œil nu et qui est l'orifice génital. La rosette, complétée par cinq autres petites plaques intermédiaires, dites ocellaires, entoure un espace circulaire, dans lequel se trouve l'orifice anal un peu excentrique, entouré de petites plaquettes mobiles. Une des plaques génitales se distingue par sa grosseur et par l'aspect velouté de sa surface. C'est la plaque madréporique, dont les tubules conduisent dans le canal pierreux. Comme chez l'Astérie, cette plaque madréporique se trouve, ainsi que les autres plaques génitales, dans une zone interambulacraire et vis-à-vis d'une bandelette ambulacraire. Nous admettons donc, comme chez l'Astérie, un axe central passant par les deux pôles apical et buccal et un plan vertical passant par l'axe, la plaque madréporique et la zone ambulacraire qui est opposée à cette dernière. Ce plan vertical divise donc l'Oursin en deux moitiés égales, composée chacune de deux zones ambulacraires avec leurs intervalles et d'une moitié d'une zone ambulacraire et interambulacraire. Nous appelons la zone ambulacraire divisée ainsi le rayon antérieur, la plaque madréporique occupant le côté postérieur. En plaçant l'Oursin sur sa face buccale, la plaque madréporique tournée vers le spectateur, nous aurons une moitié droite et une moitié gauche. Nous répétons que cette orientation est purement anatomique, comme celle analogue de l'Astérie.

Préparation. — Pour étudier en détail les tubes ambulacraires étendus, on fera mourir l'Oursin par du chloroforme ajouté à l'eau de mer, ou aussi en couvrant soigneusement la surface de l'eau d'une mince couche d'alcool, qui surnage, mais se répand lentement par diffusion. Les ambulacres restent alors souvent dans l'extension qu'ils prennent pendant la vie. Pour les autres travaux anatomiques, on fera mourir l'animal dans une solution de sublimé, en perforant d'abord le test en deux endroits opposés pour laisser écouler l'eau contenue dans le coelôme et pour faire pénétrer le sublimé dans l'intérieur. Après un séjour d'une demi-heure au plus dans le sublimé, qui fixe les tissus très délicats, on lave à l'eau et on plonge l'Oursin, pendant douze heures à peu près, dans une solution très diluée de picrocarminate. Les tissus organiques sont colorés en rouge et se distinguent ainsi très facilement des pièces calcaires, qui restent incolores, ce qui facilite grandement la dissection. On peut durcir après dans l'alcool les tissus mous, destinés à être débités en coupes. Il faut décalcifier, suivant les procédés indiqués à propos des Comatules et des Astéries, dans tous les cas où les coupes intéressent aussi des parties calcaires. On étudie la structure des pièces calcaires sur des coupes sèches, usées jusqu'à transparence. Les injections, que l'on peut pousser par le canal pierreux et l'organe dorsal, doivent être faites avec des masses froides, par exemple à la gomme arabique, ou à l'essence de térébenthine colorée. Les tissus, très délicats, se rompent facilement par la moindre pression. Nous avons trouvé que les injections se faisaient plus aisément après avoir fixé les tissus par une immersion dans du sublimé pendant quelques minutes seulement. Il va sans dire que certaines recherches, comme sur les épithéliums vibratiles, ne peuvent être faites que sur le vivant. Pour couper le test dans une direction voulue, par exemple circulairement, on dessinera d'abord la coupe avec un trait de scie fine, qui doit pénétrer assez profondément. En employant seulement des ciseaux, on risque de produire des fendillements en divers sens.

Téguments et squelette. — Les téguments peuvent s'étudier le plus facilement sur les membranes mobiles qui couvrent les espaces buccal et anal et surtout la membrane buccale. Dans ces deux expansions, des concrétions calcaires discoïdes se trouvent bien disposées dans l'épaisseur des téguments, mais ces concrétions ne sont pas assez compactes pour empêcher de faire des coupes dans tous les sens.

La base des téguments est formée par du tissu conjonctif fibrillaire, dans lequel sont disséminées des cellules, en partie amoeboïdes, et des masses pigmentaires brunes, rouges et jaunes. Les couches externes du tissu sont plus lâches et contiennent probablement des fibrilles nerveuses; les couches internes, plus serrées, sont mélangées dans certains endroits avec des fibres musculaires. A l'extérieur, le derme ainsi constitué est recouvert d'un épithélium en pavé, qui porte des cils vibratiles extrêmement fins et délicats.

Le derme avec son épithélium se continue sur toute la surface externe de l'Oursin, sur les radioles, les pédicellaires, ce qui se voit très facilement sur des exemplaires plongés en entier dans du picro-carminate, lequel colore fortement toute la substance organique. Partout la couche profonde entre dans les mailles et les interstices des pièces calcaires, pour s'étaler ensuite en couche mince sur la face interne des plaques du test. Tout le squelette se trouve donc dans l'épaisseur du derme, dont la face interne, limitant le coelôme, est de nouveau tapissée d'un épithélium vibratile en pavé. Les fibres conjonctives du derme se continuent aussi dans les nombreuses brides, tendons, rubans et mésentères, qui retiennent en place les organes intérieurs, tels que l'intestin et les organes génitaux. Toutes ces conformations, ainsi que les enveloppes fibreuses des organes, sont tapissées du même épithélium vibratile.

La structure des pièces calcaires est partout la même au fond, savoir: des masses réticulées formées par de petites pièces enchevêtrées et dont les mailles sont remplies par les tissus du derme. Ces mailles sont tantôt plus lâches, tantôt serrées à tel point, que la substance devient presque homogène, comme c'est le cas vers la base des radioles ou à la surface des tubercules, sur lesquels s'articulent les piquants.

La surface interne des plaques composant le test est entièrement lisse, sauf aux alentours des deux pôles. Autour de l'aire buccale se montre, en effet, un anneau saillant vers l'intérieur, dressé verticalement, qui s'élève à chacun des cinq angles, correspondant aux bandes ambulacraires, en deux arcs-boutants, lesquels circonscrivent un orifice ogival, par lequel passent les muscles, vaisseaux et nerfs, qui se rendent à l'appareil masticateur. Dans les intervalles entre ces *auricules* sont placées les dix entailles que l'on remarque aussi à l'extérieur sur les bords du péristome. Le pôle apical est entouré également d'un anneau peu saillant à l'intérieur, qui s'épaissit sous la plaque madréporique en se dédoublant.

La surface extérieure du test est en revanche ornée de tubercules nombreux, circulaires, arrondis, relevés en bouton au centre et de différentes grandeurs. Les gros tubercules sont disposés en rangées méridiennes; ces rangées diminuent en nombre vers les deux pôles.

A l'équateur, il y a quatre rangées dans chaque zone ambulacraire et six dans chaque zone interambulacraire. Les gros tubercules portent les grands piquants. Entre leurs rangées se trouvent de petits tubercules, conformés de la même manière, sur lesquels sont articulés de petits piquants et les pédicellaires.

Au sommet apical se trouve une rosette composée de dix plaques, qui constituent un cercle autour du périprocte. La rosette est formée par cinq *plaques génitales* (*c*, fig. 297), de forme pentagonale, dont les bases réunies ferment le cercle et qui se touchent par

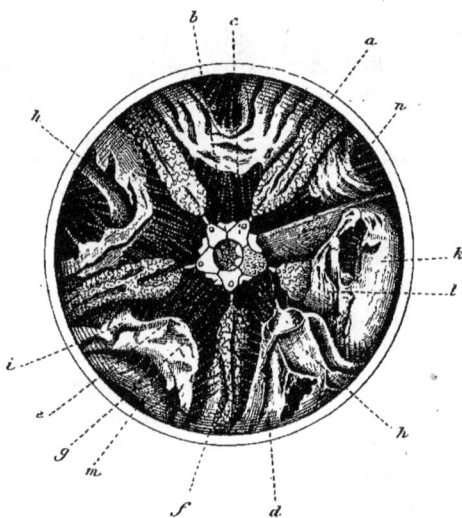

Fig. 297.

leurs bords correspondants. Ces plaques ont un coin libre, tourné au dehors, lequel est percé, à son sommet, d'un trou livrant passage aux produits génitaux. Une de ces plaques, plus grande et plus bombée que les autres, d'un aspect velouté, est la *plaque madré-*

Fig. 297. — Cette figure, comme toutes les suivantes, se rapporte à notre espèce type, le *Strongylocentrotus lividus*. On a ouvert l'Oursin d'en haut et enlevé la partie supérieure du test en le coupant circulairement. On a laissé le périprocte en place de manière que les organes se montrent dans leur position normale. Grandeur naturelle. *a*, épaisseur du test coupé; *b*, anus, situé un peu excentriquement entre de petites plaques mobiles; *c*, plaques génitales; *d*, plaque madréporique formant, avec les quatre autres plaques génitales, la rosette apicale; *e*, plaques intercalées et échancrées, dites plaques ocellaires; *f*, glandes génitales occupant les cinq espaces interambulacraires; *g*, leurs conduits efférents, se rendant aux trous des plaques génitales; *h*, ogives; *i*, arcs inférieurs de la seconde ou supérieure circonvolution de l'intestin, vides, plissés et attachés par de nombreuses brides mésentériques au test; *k*, premier tour de la circonvolution inférieure *l*; *m*, circonvolution inférieure, visible dans une ogive; *n*, cloison mésentérique, dans laquelle court le rectum.

porique (*d*, fig. 297). Les intervalles entre ces coins sont remplis par cinq petites plaques, dites *ocellaires* (*e*, fig. 297), qui portent une petite échancrure à leur base tournée au dehors.

Les plaques des zones ambulacraires sont percées, sur leurs bords extérieurs, de pores assez fins, rangés par paires, et qui livrent passage aux ambulacres. Le nombre de ces pores est variable; il y en a au moins quatre paires par plaque; Valentin en a compté 3,200 en tout sur un Oursin de moyenne taille.

Les appendices mobiles, articulés sur des tubercules, sont de deux sortes, les piquants ou radioles et les pédicellaires, lesquels sont évidemment les formes primitives des piquants, vu qu'ils apparaissent en premier lieu chez les jeunes Oursins. On peut considérer les piquants comme des pédicellaires, dont la tige seule s'est développée, tandis que la pince terminale s'est perdue.

Les *piquants* ou *radioles* de notre espèce sont des baguettes, s'amincissant graduellement vers le bout et montrant des carènes longitudinales au nombre d'une vingtaine. Le bout fixé est formé en manchon; son creux s'adapte sur le mamelon du tubercule de manière que le piquant est mobile dans tous les sens; une collerette entoure le manchon et sur cette collerette se fixe un ligament articulaire composé de fibres conjonctives circulaires. Sur cette capsule articulaire s'étendent des fibres musculaires rayonnantes, homogènes, à noyaux très apparents, lesquelles s'attachent au bord circulaire du tubercule, entouré de petites crénelures. Le tout est recouvert par la couche conjonctive du test avec son épithélium et se colore très vivement par le picrocarminate. La structure interne du piquant est telle qu'une coupe transversale présente l'aspect d'une roue dont les rayons sont formés par une substance calcaire très serrée, tandis que les intervalles et le pourtour sont constitués par des réticulations assez lâches.

Des pédicellaires (fig. 298). — Ces organes se trouvent partout disséminés entre les piquants, mais on peut se les procurer le plus facilement en raclant profondément, avec un scalpel bien aiguisé, le péristome qu'on a détaché préalablement. Toutes les différentes espèces de pédicellaires se trouvant sur la membrane buccale, on en rencontrera toujours, parmi les raclures, qui sont encore attachés à la membrane et aux petites écailles calcaires, qui les portent ici. Pour étudier le squelette des pédicellaires, on les traitera par la potasse caustique, qui dissout les parties molles.

On peut dire, en général, que les pédicellaires sont composés d'une hampe plus ou moins allongée, articulée, comme les piquants, sur un très petit tubercule, et d'une pince tridactyle portée sur le bout libre.

La hampe, formée à l'extérieur par une continuation du tégument, où sont dispersés des spicules calcaires, contient une tigelle calcaire articulée sur le mamelon du test et se continue sur la pince par une partie plus ou moins longue dépourvue de tigelle à l'intérieur. L'extrémité de la tigelle est un peu renflée en massue et sur cette partie s'insèrent les muscles abducteurs, fort minces du reste, des branches de la pince. Celles-ci montrent, sur leur face interne et à leur base, une apophyse calcaire qui sert d'insertion aux muscles adducteurs. On

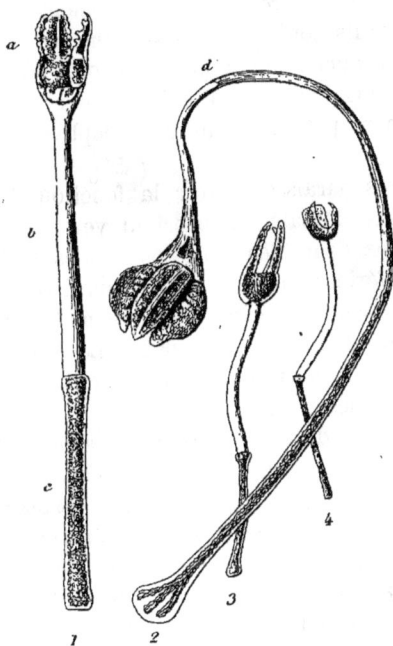

Fig. 298.

distingue, chez notre espèce et en général chez les Échinides, quatre sortes de pédicellaires. Chez les pédicellaires *tridactyles* (3, fig. 298) la pince est renflée à sa base; les trois branches, minces et grêles, un peu élargies en cuillerons, ne portent jamais sur la face interne des dents longues et aiguës. Les pédicellaires *gemmiformes*, au contraire (2, fig. 298), ont trois grosses valves charnues, dans la masse

Fig. 298. — Pédicellaires. Ils sont tous pris sur la membrane buccale et dessinés sous le même grossissement (Zeiss. A.) à la chambre claire. 1, pédicellaire ophicéphale ou buccal; 2, gemmiforme; 3, tridactyle; 4, trifolié. *a*, tête ou pince à trois branches; *b*, partie molle; *c*, hampe à squelette calcaire ou tigelle; *d*, point où finit la massue du pédicellaire gemmiforme.

desquelles se trouve un squelette à branches très longues, grêles, dont chacune est armée de deux paires de dents longues, une supérieure et une inférieure; la tigelle calcaire se perd insensiblement en spicules vers la tête, à la base de laquelle se trouve un amas isolé. Les petits pédicellaires *trifoliés* (4, fig. 298) ont les pinces larges, en forme de feuilles arrondies ou échancrées, et la hampe très longue et grêle. Ils sont beaucoup plus rares que les deux autres sortes, mais se trouvent disséminés, comme ceux-ci, partout entre les tubercules du test. En revanche, les pédicellaires *ophicéphales* (1, fig. 298) sont presque exclusivement implantés sur la membrane buccale; ils sont plus massifs que les autres, à hampe forte, et les trois branches de la pince en forme de cuillerons élargis sont élégamment fouillés à l'intérieur par des excavations et terminés, à leur bout proximal, par des apophyses en forme d'arcs semi-circulaires.

Les pédicellaires paraissent avoir la fonction de nettoyage du test. Ceux de la face dorsale transportent vers l'équateur, pour les laisser tomber dans l'eau, les matières fécales sortant de l'anus; ceux de la face inférieure nous semblent aussi transporter les matières non mangées vers la périphérie. Nous ne les avons jamais vus transporter des aliments vers la bouche. Le transport de la face inférieure vers la périphérie doit être surtout très actif chez les Oursins qui creusent les roches.

Les *sphéridies* sont de très petits corps sphériques, formés par une substance vitreuse très dure et déposée, comme dans un otolithe, par couches concentriques. Ces globules sont portés sur un pédicule massif et court, dont la substance calcaire réticulée se continue dans le centre du corps globuleux et qui est articulé sur un mamelon. Ils se trouvent par paires alternantes près des sutures des premières plaques ambulacraires au pourtour de la bouche. M. Lovén les envisage comme des organes sensitifs.

Outre les organes décrits, on trouve encore, sur les bords externes du péristome, des organes en houppes unisériales, que Valentin a nommés les *branchies externes* (a, fig. 299). Ces organes sont placés, au nombre de dix, sur les entailles péristomiennes du test et, par conséquent, aux bords externes des aires interambulacraires. Ce sont des évolvures creuses et branchues du tégument, et leur cavité correspond, par un orifice assez large occupant l'entaille, avec le coelôme. Sur le tronc creux, qui est tourné du côté de l'aire interambulacraire, sont placées des branches creuses aussi, qui se subdivisent et se terminent en courts cæcums ampulliformes. La structure de ces organes est absolument celle des téguments, l'épithélium vibratile et les amas pigmentaires y sont assez développés, et ils contiennent, dans l'épaisseur de leurs parois, des réseaux calcaires assez fins. Ces organes ne peuvent avoir des fonctions respiratoires plus développées que le tégument buccal lui-même ; ils nous paraissent morphologiquement comparables aux tubules des Astérides.

Appareil digestif. — La *bouche* (*b,* fig. 299), faiblement pentagonale, se trouve au centre de la membrane horizontale du *péristome,* entourée par une lèvre tuberculeuse dont les éminences sont placées en rayonnant. On voit sortir ordinairement de la bouche les pointes de quelques dents, croisées les unes sur les autres. L'épithélium vibratile des téguments cesse sur la face interne du pli formant lèvre, pour faire place à l'épithélium particulier du canal intestinal.

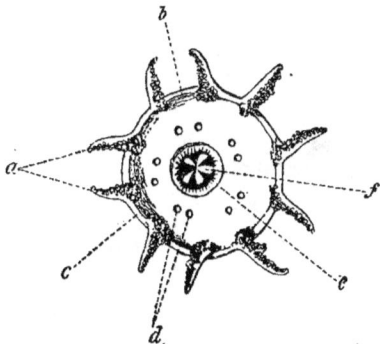

Fig. 299.

Pour bien préparer l'intestin dans toute son étendue, il faut se servir d'individus qui ont jeûné aussi longtemps que possible dans un aquarium. Autrement, l'intestin est ordinairement tellement rempli, surtout dans sa partie inférieure, de boulettes ayant environ deux millimètres de diamètre, que ses parois très délicates se rompent avec la plus grande facilité. On détachera le périprocte aux contours de la rosette apicale et on enlèvera soigneusement le test jusqu'à l'équateur, en détachant avec précaution les nombreux filaments mésentériques qui retiennent les organes vers les parois du test. On obtiendra ainsi, en allant depuis le périprocte, une préparation telle que nous l'avons figurée (fig. 297). Une préparation sem-

Fig. 299. — Le péristome, un peu grossi, vu de dessous. On a entièrement dépouillé la membrane buccale des piquants, pédicellaires et ambulacres buccaux. *a,* branchies externes, au nombre de dix; *b,* abord d'une zone ambulacraire; *c,* d'une zone interambulacraire; *d,* emplacements des ambulacres buccaux, groupés par paires en face des zones ambulacraires; *e,* lèvre de la bouche, crénelée à l'intérieur; *f,* dents montrant leurs pointes.

blable peut être faite depuis le péristome ; on réussira cependant mieux en laissant un bout du test allant vers la périphérie, de manière à soutenir la lanterne dans sa position.

La disposition générale du canal intestinal est la suivante : le *pharynx* étroit, à coupe pentagonale, monte droit en haut par le centre de l'appareil masticateur, appelé la *lanterne d'Aristote* (fig. 300). Arrivé au plan supérieur de la lanterne, il se continue par l'*œsophage* (*k*, fig. 300) à parois assez épaisses, blanchâtres, un peu tordu par des bourrelets transverses et marqué par des stries longitudinales, qui correspondent à des épaississements internes des couches conjonctive et épithéliale. L'œsophage continue l'ascension jusque vers la plaque madréporique, à droite de laquelle se

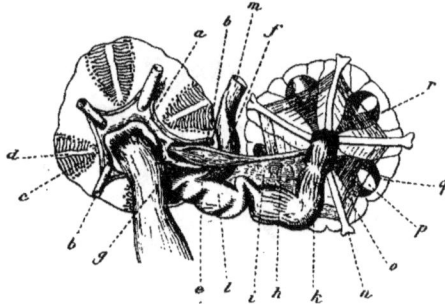

Fig. 300.

trouve une cloison verticale qui mène le rectum. Ici, l'œsophage s'infléchit, forme une anse descendante et débouche dans l'intestin. Sur ce point (*m*, fig. 300), les parois épaisses de l'œsophage finissent, pour faire place aux parois très minces et translucides de

Fig. 300. — Le périprocte à gauche a été détaché par une coupe circulaire à quelque distance et renversé de manière qu'on voit sa face interne avec le rectum coupé et tous les organes qui s'y insèrent. On voit à droite la lanterne d'en haut, avec l'œsophage montant que l'on a coupé après son anse. On a conservé l'organe dorsal dans toute son étendue, depuis sa naissance sous la plaque madréporique jusqu'à son insertion sur la lanterne. *a*, insertion du rectum, entourée par un rebord saillant du test ; *b*, *b*, oviductes, le cinquième est caché par le rectum ; *c*, anneau pentagonal, réunissant les cinq oviductes ; *d*, zone ambulacraire, montrant les vésicules intérieures et les trous de communication vers les ambulacres ; *e*, organe dorsal, et *f*, canal pierreux, prenant naissance en ? l'ampoule de la plaque madréporique, et se rendant, par le canal combiné *h*, vers la naissance de l'œsophage (on ne peut distinguer dans cette partie et à l'œil nu les deux canaux qui cheminent ensemble) ; *i*, lamelle mésentérique qui attache les organes à l'œsophage ; *k*, œsophage montant ; *l*, anse descendante de l'œsophage ; *m*, sa terminaison coupée ; *n*, les compas de la lanterne ; *o*, bandes musculaires qui les réunissent en formant un écran pentagonal ; *p*, plume dentaire saillant dans le creux de la pyramide ? mâchoire *q* ; *r*, creux central de la lanterne, dans lequel plonge l'œsophage. (Pour ne pas embrouiller la figure, on n'a dessiné ni les cercles périœsophagiens, ni les vésicules de Poli.)

l'*intestin* proprement dit, sur lesquelles on voit toujours les brides mésentériques mentionnées, dont l'œsophage est dépourvu. Mais si les brides manquent, l'œsophage est longé, sur la face interne de son anse, par une lame du mésentère, dans laquelle sont enfermés le canal pierreux et l'organe dorsal (*i*, fig. 300). L'intestin fait un tour et présente ici une petite poche élargie ou cæcum. En plongeant vers le bas, il s'applique à la paroi interne du test, dont il fait le tour jusque vers la face droite de la cloison mentionnée, où il se retourne de nouveau pour suivre, dans une direction opposée, la face interne du test dans sa partie supérieure. Arrivé de nouveau vers la cloison mentionnée, il se recourbe dans celle-ci vers le haut pour former le *rectum* (*a*, fig. 300) lequel, emprisonné dans la cloison, monte obliquement vers l'orifice anal, situé un peu excentriquement dans le périprocte à droite de la plaque madréporique.

Sur toute la longueur de ce contour double autour du test, l'intestin forme des replis en ogives (*h*, fig. 297), dont les sommets correspondent aux aires ambulacraires, les dépressions (*i*) aux aires interambulacraires. C'est dans ces dépressions que sont logés les cinq organes génitaux, et, suivant que ces organes (*f*, fig. 297) sont plus ou moins développés, les ogives sont plus larges ou plus étroites. L'ovaire postérieur, correspondant à la plaque madréporique, est seul presque entièrement couvert par le retour de l'intestin.

Le premier contour ou contour inférieur de l'intestin présente une couleur foncée, brune ou lie de vin, tandis que le second tour est d'une teinte jaunâtre claire. Sur le premier contour, le bord interne de l'intestin est longé par le *siphon intestinal* (*l*, fig. 302; *z*, fig. 303), un canal ouvert, d'une part, dans la dernière portion de l'œsophage où le siphon est plus élargi et, de l'autre part, dans l'extrémité du contour inférieur de l'intestin.

Pour étudier la structure histologique de l'intestin on doit, suivant Koehler, employer l'acide osmique. On trouve alors les parois composées des couches suivantes : 1° épithélium externe vibratile en pavé, le même qui tapisse toutes les surfaces du coelôme; 2° couche conjonctive externe très mince, formée de fibres très fines; 3° couche musculaire, principalement circulaire, avec de rares fibres longitudinales, qui sont plus considérables dans l'œsophage; 4° couche conjonctive interne, épaisse et dédoublée dans l'œsophage, où elle forme des bourrelets longitudinaux. Cette couche contient, dans la première courbure, de nombreuses lacunes vasculaires dont le contenu coagulé forme des îlots jaunâtres et granuleux; 5° couche épithéliale interne, formée de cellules allongées, granulées et très minces, limitées par une cuticule fine, qui porte des cils vibratiles fort délicats. Ces cellules sont hyalines dans l'œsophage, chargées de nombreuses et grosses granulations dans la courbure inférieure, mais qui deviennent plus rares dans la courbure supérieure, pour disparaître entièrement dans le rectum.

Le siphon présente au fond la même structure que l'intestin, mais les parois sont plus épaisses et l'épithélium interne moins haut.

Il nous reste à décrire l'appareil masticateur, appelé *lanterne d'Aristote* (fig. 300, 302, 303). C'est, dans son ensemble, une pyramide à cinq pans, un peu convexes, dont la pointe, tournée en bas, est formée par les cinq dents, tandis que la base est tournée en haut et percée, au centre, par l'œsophage qui s'en échappe. Cette pyramide est creusée, au centre, par un canal à coupe pentagonale, occupé par le pharynx, qui est pentagonal aussi en bas et devient circulaire vers sa partie supérieure, où il passe à l'œsophage par un étranglement. Les cinq coins du pharynx sont formés par cinq paires de faisceaux fibreux, qui se réunissent en bas pour s'insérer sur l'extrémité inférieure des mâchoires.

Le squelette de la lanterne est composé de cinq parties semblables, construites chacune par plusieurs pièces. La pièce la plus considérable d'une partie constituante est la *mâchoire* appelée *pyramide* par Valentin (*g*, fig. 300). Ce sont des pièces à coupe triangulaire, à face externe solide et lisse, sillonnée au milieu. Le sillon s'écarte en haut entre deux branches, entourant une fossette perforante. A l'intérieur il y a deux pans triangulaires, finement sillonnés dans le sens transversal, qui se réunissent en coin et embrassent une cavité longitudinale, ou plutôt un sillon profondément creusé, qui renferme *la dent*. Celle-ci est longue, courbée en forme de sabre et coupée à l'extrémité libre en bec de plume. Elle se termine, en haut, par une substance plus molle, *la plume*, laquelle est couronnée par une vésicule remplie de liquide, qui évidemment fournit la substance formatrice de la dent. Les dents avancent par l'accroissement à mesure que leurs pointes s'usent. Elles sont enveloppées par une membrane en apparence homogène, qui montre des noyaux et envoie des réseaux de substance entre les écailles, dont la dent se compose primitivement et qui se réunissent intimement par de petites plaquettes calcaires interposées. Nous renvoyons, pour la structure intime des dents, au travail de Giesbrecht. (Voir *Littérature*.) Dans les intervalles entre les pyramides se placent de petites pièces allongées, aplaties, à bords internes échancrés en croissant, que Valentin a appelées les *faux*. Enfin, sur la base supérieure de la lanterne sont placées, en rayonnant depuis le creux pharyngien central vers la périphérie, cinq pièces allongées, cylindriques, qui couvrent les lignes où les mâchoires se touchent et se recourbent avec deux branches terminales courtes sur les faces latérales de la lanterne en haut. Ces pièces en Y (*n*, fig. 300) ont été appelées, assez impropre- ment, les *compas* par Valentin. C'est entre ces pièces que se fixe, à quelque distance de leur terminaison périphérique, par des bandes musculaires plates, l'écran membraneux pentagonal qui contient les anneaux vasculaires.

La lanterne est fixée dans sa position par des ligaments allant des extrémités bifurquées des compas vers les auricules correspondantes du test. Il y a en outre des muscles très considérables, qui s'attachent par paires, d'un côté au sommet de l'anneau auriculaire, de l'autre aux mâchoires en haut, et qui, par conséquent, rapprochent les dents fixées aux bouts des mâchoires. Leurs antagonistes s'attachent également aux auricules, mais aux bords internes de l'anneau auri- culaire et de l'autre côté à l'extrémité inférieure de la mâchoire; ils tirent les dents en dehors. Enfin, on trouve des masses musculaires remplissant les intervalles entre les mâchoires et d'autres étalées en ruban et formant le bord de l'écran membraneux de la lanterne (*o*, fig. 300).

On sait que l'action de tous ces muscles est très puissante, quoi- que très bornée. Les Oursins se nourrissent surtout de végétaux qu'ils rongent, mais ils ne craignent pas de s'attaquer même à des rochers, et l'on trouve presque toujours dans leur intestin des bou- lettes composées en grande partie de substances minérales finement triturées.

Du système nerveux. — La disposition générale de ce système est assez simple, mais l'étude des terminaisons nerveuses est très difficile. Pour préparer les grosses parties, on fera macérer dans l'acide azotique au cinquième; les préparations faites sur des ani- maux frais donneront toujours des résultats négatifs ou artificiels.

Un anneau nerveux pentagonal, immédiatement appliqué à la face interne de la membrane buccale, entoure l'origine du pharynx et envoie cinq bandelettes nerveuses aux zones ambulacraires. Ces nerfs traversent le trou des auricules, suivent, en augmentant un peu de largeur après cette traversée, le milieu de la zone ambulacraire, diminuent après avoir dépassé l'équateur du test à mesure de leur avance vers le pôle apical et s'éteignent en arrivant vers l'échancrure d'une plaque ocellaire. Il n'y a pas d'anneau apical, comme beaucoup d'auteurs l'ont prétendu. La structure de l'anneau buccal comme des nerfs ambulacraires est absolument la même; on trouve partout de très fines fibrilles mêlées à des cellules nerveuses à plusieurs prolonge- ments; on doit dire cependant que la couche externe des bandelettes est de préférence formée par des cellules, la couche interne par des fibres.

Outre les nerfs ambulacraires, l'anneau envoie, de chaque angle, une paire de nerfs excessivement fins, qui montent dans les faisceaux angulaires du pharynx et fournissent sans doute des filets aux muscles de la lanterne.

Au niveau du point, dit M. Koehler, où les vaisseaux ambulacraires envoient leurs branches à la vésicule correspondante, la bandelette nerveuse abandonne un rameau qui suit le bord externe de la vésicule et arrive au tentacule par celui des deux pores correspondant au tentacule qui est le plus rapproché de la ligne médiane, ainsi que l'a montré Frédéricq. Ce nerf (c, fig. 301) pénètre dans l'épaisseur des parois du tentacule, qu'il suit sur toute sa longueur pour se terminer immédiatement au-dessous de la ventouse en un petit renflement. Sur le vivant, le nerf ambulacraire paraît brunâtre; il se fait distinguer par sa pâleur sur des coupes colorées au picro-carminate. Le renflement terminal (d, fig. 301) présente de nombreuses cellules, dont les prolongements sont sans doute en rapport avec les cellules épithéliales. On a trouvé dernièrement, chez les Oursins, des réseaux de fibres nerveuses dans le derme, semblables à ceux qu'on avait pu constater chez les Spatangues.

Les tentacules ambulacraires sont sans doute aussi des organes de tact. Ce sens est, du reste, très développé aussi dans toutes les parties des téguments. Il n'y a pas d'autres organes de sens; les taches pigmentaires, d'après lesquelles on a nommé les plaques ocellaires, ne diffèrent pas des autres taches pigmentaires répandues dans les téguments.

Du système aquifère (fig. 300, 301, 303). — Ce système commence par la *plaque madréporique* (d, fig. 297), laquelle fait partie de la rosette apicale et est, comme nous l'avons dit, une des plaques génitales, sensiblement plus grosse que les autres. La plaque porte, sur son coin tourné vers l'extérieur, l'orifice du canal génital correspondant. En pratiquant des coupes horizontales et verticales, on peut se convaincre que la plaque est conformée comme celle des Astérides; qu'elle montre des rigoles tortueuses vers sa périphérie en qui plongent petit à petit vers l'intérieur en se transformant en canaux et qu'au centre de la plaque les canaux sont presque verticaux. Ces canaux, assez étroits du reste, sont tapissés du même épithélium vibratile haut et en palissades, comme chez les Astérides.

Les canaux aboutissent, à la face interne de la plaque, à une petite ampoule à parois très minces et délicates, revêtues intérieurement d'un épithélium en pavé. Vers cette ampoule se termine aussi, comme nous le verrons plus tard, l'organe dorsal. L'ampoule se continue en un canal assez fin, qui longe, en descendant, de concert avec l'organe dorsal, la branche remontante de l'anse œsophagienne jusqu'au point où celle-ci sort du creux central de la lanterne. Le canal et l'organe dorsal sont attachés à l'œsophage par un mésentère transparent (*i*, fig. 300).

Le *canal pierreux* ou canal de sable (*f*, fig. 300) ne mérite guère ce nom chez l'Oursin. Il est tout droit, simple, de même calibre sur toute sa longueur, ne présente ni complications intérieures, ni squelette de soutien. Il se montre composé d'un tube conjonctif, recouvert à l'extérieur par une fine membrane mésentérique et tapissé à l'intérieur de cellules allongées, minces, vibratiles et placées en palissades. Dans les parois se trouvent quelques amas pigmentaires et des spicules calcaires courbés, comme on en rencontre partout.

Le canal pierreux aboutit à un anneau pentagonal, placé sur le plan supérieur de la lanterne, autour de l'œsophage. Cet *anneau périœsophagien aquifère* (*e*, fig. 303) est placé, suivant Koehler, à l'extérieur et au-dessus d'un second anneau, dont nous parlerons à propos de l'organe dorsal. Les deux anneaux ont des communications avec cinq pochettes, improprement appelées *vésicules de Poli* (*s*, fig. 303) et dont nous nous occuperons aussi à propos de l'organe dorsal.

Vis-à-vis de chacune des cinq lignes dans lesquelles les mâchoires se touchent, naît de l'anneau aquifère un canal en forme de vaisseau qui court horizontalement vers la périphérie, s'engage sous la faux de l'appareil dentaire, où il s'élargit de manière à en occuper toute la surface interne, se rétrécit de nouveau et passe par l'échancrure du compas (*c*, fig. 303) pour paraître à la face externe de la lanterne, sur laquelle il descend directement vers la membrane du péristome, qu'il atteint en dedans de l'extrémité buccale d'une bande ambulacraire. Parvenu sur ce plan, le canal se bifurque; une branche fine s'avance vers la bouche, mais se divise bientôt en deux fins rameaux qui se rendent aux tentacules buccaux, tandis que la branche principale se recourbe en suivant la face interne du test pour arriver à la bande ambulacraire correspondante (*f*, fig. 303) qu'elle suit, sur toute sa longueur, jusqu'au pôle apical où elle finit par un léger évasement vésiculaire en cæcum, placé dans l'échancrure d'une plaque ocellaire.

Sur tout ce trajet le long des zones ambulacraires, le canal fournit, à droite comme à gauche, autant de branches secondaires qu'il y a de vésicules ambulacraires internes, qui ne sont, comme

40

les ambulacres mêmes, que des élargissements de leur branche correspondante.

La plupart des auteurs, et surtout Perrier, soutiennent que les cinq troncs ambulacraires sont simples depuis leur naissance sur l'anneau périœsophagien jusqu'à leur extrémité en cæcum vers le pôle apical ; Koehler, au contraire, cherche à démontrer que sur le trajet ambulacraire le tronc comme les canaux latéraux qui se rendent aux vésicules internes sont doubles, qu'il y a un canal superficiel et étroit et un autre plus large situé dessous et séparé du test par une lacune et la bande nerveuse. Ces deux canaux se dédoubleraient au moment où le canal simple, descendant sur la lanterne, arrive sur la surface interne du test, et s'ouvriraient ensemble dans la vésicule interne. Nous avouons que nous n'avons pu nous convaincre de ce dédoublement. Il nous paraît que le canal plus large n'est qu'une lacune, remplie lors des injections par des déchirements.

Quoi qu'il en soit, le canal aquifère aboutit dans les *vésicules ambulacraires internes* (*h*, fig. 303), qui sont aplaties, allongées transversalement à l'axe de la zone ambulacraire, et ressemblent, lorsqu'elles ne sont pas remplies de liquide, à des lamelles imbriquées, fixées d'un côté au test et tournant leur bord libre et convexe vers le coelôme. Ces vésicules montrent, sous l'épithélium du coelôme qui les couvre, d'abord une couche conjonctive et ensuite une forte couche de fibres musculaires transversales, qui envoie de nombreuses brides et cloisons vers l'intérieur, par lesquelles la cavité de la vésicule est disposée en petites alvéoles communiquant entre elles.

Chaque vésicule communique avec un *tube ambulacraire* (fig. 301) correspondant au moyen de deux fins canaux qui traversent une couple de pores du test et s'ouvrent dans la cavité du tube.

En tant qu'ils appartiennent aux aires ambulacraires, les tubes sont longs, grêles, susceptibles de s'allonger et de se raccourcir considérablement et terminés par un disque concave, un peu renflé au bord, formant ventouse. Cette ventouse, par laquelle les Oursins peuvent s'attacher solidement à des surfaces lisses, est soutenue par un grillage calcaire plat à mailles assez lâches et composé de plusieurs pièces, qui forment une rosette creuse au centre. Ordinairement, ces pièces sont au nombre de cinq, mais on trouve aussi fréquemment quatre et plus rarement six pièces.

Il faut distinguer, quant à la structure, le corps des tubes et la ventouse.

Le corps du tube montre une couche épithéliale externe formée de cellules filiformes, avec des noyaux granuleux apparents, et limitée par une mince cuticule traversée par des cils vibratiles. En dedans de cet épithélium, dans lequel on voit aussi des noyaux plus grands entourés de protoplasme, se trouvent deux couches conjonctives, l'externe constituée par des fibres transversales, l'interne par des fibres longitudinales. Entre ces deux couches on rencontre souvent la coupe du nerf qui longe le tube, sous forme d'un amas granuleux à coloration jaunâtre, contenant, entre les fibrilles coupées par-ci et par-là, des cellules nerveuses. La masse conjonctive est limitée, en dedans, par une frêle membrane élastique, ordinairement plissée en zigzag par la contraction. Sur cette membrane s'attachent de puissantes fibres musculaires longitudinales (*b*, fig. 301) qui se terminent à la rosette calcaire. Enfin, la cavité interne du tube est tapissée d'un épithélium vibratile en pavé.

Dans la ventouse les couches conjonctives se réunissent en une zone hyaline discoïde, dans laquelle est déposée la rosette calcaire. L'épithélium externe se continue jusqu'au bord de la ventouse; mais, dans le creux de celle-ci, l'épithélium est composé de très longues cellules, présentant un léger renflement autour des noyaux. Ces noyaux sont disposés en séries dans les groupes que les cellules

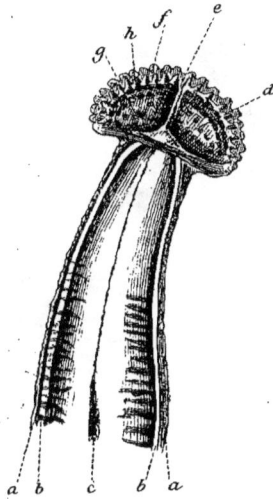

Fig. 301.

forment; la cuticule est beaucoup plus forte. Les terminaisons inférieures de ces cellules se continuent dans un plexus de fibrilles nerveuses très fines, feutrées dans tous les sens, plongées dans une matrice granuleuse contenant des noyaux dispersés. On rencontre aussi des coupes de nerfs semblables à ceux que l'on trouve dans le corps du tube. On aperçoit aussi, dans cet épanouissement feutré du nerf tentaculaire, des cellules à prolongements hyalins simples et doubles. Le creux de la ventouse est donc, sans doute, le principal siège des perceptions tactiles.

Les tubes ambulacraires buccaux, placés au nombre de dix, à peu près au milieu du péristome, sont plus gros et plus courts que les autres et terminés par un léger renflement, qui ne forme pas

Fig. 301. — Tube ambulacraire, extrémité terminale en profil. Zeiss. A. Chambre claire. *a*, couches épithéliale et conjonctive; *b*, couche musculaire interne; *c*, nerf; *d*, plexus nerveux terminal; *e*, espace entre deux plaques squelettaires; *f*, bord frangé des parties molles; *g*, plaque squelettaire; *h*, ses pointes.

ventouse, mais est séparé en deux lobes par un léger sillon. Ils n'ont point de rosette calcaire, mais la structure des tubes est en tout semblable au creux de la ventouse. On y trouve le même épithélium et le même feutre nerveux. Ce sont des organes de tact; ils ne peuvent pas se fixer.

Le système aquifère est donc parfaitement indépendant dans tout son trajet périphérique depuis l'anneau périœsophagien, mais il communique avec le système d'irrigation sur deux points, dans les vésicules dites de Poli et dans l'ampoule située sur la face interne de la plaque madréporique.

Du système d'irrigation (fig. 302, 303). — De concert avec le canal de sable et bien plus volumineux que ce dernier, s'étend, entre

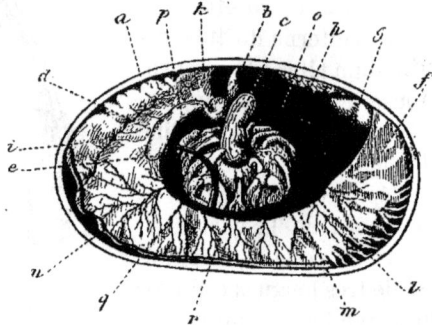

Fig. 302.

la plaque madréporique et la lanterne, un organe fusiforme que MM. Perrier et Koehler appellent la glande ovoïde et auquel nous donnerons le nom d'*organe dorsal*, car il nous paraît absolument homologue au même organe que nous avons déjà trouvé chez les autres Échinodermes.

La fine membrane conjonctive, qui constitue l'ampoule sous-

Fig. 302. — L'Oursin, injecté par le canal glandulaire, a été ouvert de manière à faire voir la première moitié de la circonvolution intestinale inférieure. On a un peu penché la préparation pour montrer toute la moitié de la circonvolution injectée, attachée par ses brides mésentériques, l'œsophage, la lanterne et l'organe dorsal en place. Grandeur naturelle. *a*, coupe du test; *b*, organe dorsal; *c*, œsophage montant depuis la lanterne; *d*, anse descendante de l'œsophage, s'ouvrant, en *e*, dans l'intestin; *f*, lame mésentérique cachant la continuation de l'intestin; *g*, partie de la circonvolution supérieure de l'intestin, enlevée; *h*, bord d'une glande; *i*, glande génitale du côté opposé, vue à travers la lame mésentérique qui attache l'anse de l'œsophage et finit en *h*; *l*, siphon intestinal; *m*, vaisseau marginal interne de l'intestin; *n*, vaisseau marginal externe; *o*, continuation du vaisseau marginal interne autour de la circonvolution dans le fond; *p*, commencement de ce vaisseau, courant le long de l'anse œsophagienne descendante; *q*, vaisseau collatéral, réunissant ce tronc au vaisseau marginal interne; *r*, compas de la lanterne, d'où s'échappe un canal ambulacraire.

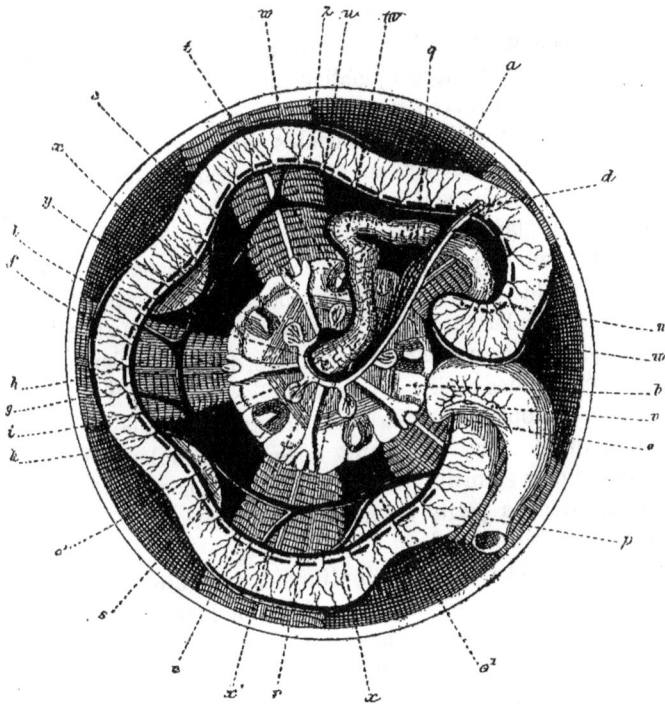

Fig. 303.

Fig. 303. — Injection en rouge du système d'irrigation par le canal glandulaire. Le test a été ouvert par une coupe circulaire suivant l'équateur et la moitié supérieure avec les glandes génitales et la circonvolution supérieure de l'intestin enlevée après avoir détaché le canal pierreux et l'organe dorsal à leur insertion sur la plaque madréporique. On voit d'en haut la lanterne et toute la circonvolution inférieure de l'intestin avec l'œsophage et le commencement de la circonvolution supérieure. Grandeur naturelle. (Figure combinée d'après Perrier, Koehler et nos propres observations.) *a*, test; *b*, lanterne; *c*, compas de la lanterne, d'où s'échappent les cinq canaux aquifères des ambulacres; *d*, canal pierreux, coupé à son insertion à la plaque madréporique et se continuant dans l'anneau œsophagien aquifère *e*; *f*, sortie du canal ambulacraire de la fourche du compas; *g*, canal aquifère radial, longeant une zone ambulacraire; *h*, canaux secondaires se portant aux vésicules internes *i*; *k*, anneau musculaire entre les compas; *l*, œsophage montant du trou central de la lanterne; *m*, anse de l'œsophage; *n*, entrée de l'œsophage dans la première (inférieure) circonvolution de l'intestin; *o*, passage de la première circonvolution à la seconde, *p*, coupée; *o'*, ogives renversées de la première circonvolution, entourées, comme les ogives montantes, par le vaisseau marginal externe *w* de l'intestin; *q*, organe dorsal et canal glandulaire, se rendant dans l'anneau *r* périœsophagien interne; *s*, vésicules dites de Poli; *t*, commencement du vaisseau marginal interne, sortant de l'anneau *r* et longeant l'œsophage pour se replier, en *n*, sur la première circonvolution; *u*, continuation de ce vaisseau sur le bord interne de l'intestin; *v*, sa terminaison sur le commencement de la seconde circonvolution intestinale; *w*, vaisseau externe de l'intestin, naissant en *n*; *x*, vaisseau collatéral, indiqué sur l'*Echinus sphaera* par M. Perrier, naissant de branches, *x'*, du vaisseau intestinal interne; *y*, plume dentaire; *z*, siphon intestinal, longeant la première circonvolution en dehors du vaisseau interne.

madréporique, se continue en bas en enveloppant le canal de sable et en formant un second boyau, qui lui est accolé et prend, jusque dans le voisinage de la lanterne, un aspect glandulaire (*e*, fig. 300; *g*, fig. 303). La trame conjonctive interne forme des alvéoles, des mailles, des canaux aboutissant à un espace central simulant un canal d'excrétion. Ces travées et trabécules deviennent assez saillants vers l'intérieur sur tout l'espace où l'organe paraît gonflé et ventru; elles commencent avec des saillies peu hautes vers l'ampoule et diminuent aussi vers la lanterne sans disparaître complètement. Le boyau formé par l'enveloppe conjonctive paraît transparent et simple à l'approche de la lanterne, mais des coupes démontrent encore l'existence de trabécules intérieurs, circonscrivant des mailles à peu près de la même façon que dans la colonne des Comatules. On trouve, dans l'intérieur des mailles et les remplissant souvent en entier, des cytodes à protoplasme irrégulier émettant de fins prolongements et contenant des noyaux, tantôt finement granuleux, tantôt à gros granules colorés en brun. On y trouve aussi des cellules claires, nettement limitées, à petits noyaux, et enfin des masses pigmentaires brunes qui paraissent résulter des cytodes.

Ces cytodes et cellules se continuent, irrégulièrement dispersés, jusque sur l'ampoule sous-madréporique, de laquelle partent des cordons conjonctifs qui se portent vers les canaux efférents des glandes génitales (oviductes et spermiductes) et simulent un anneau pentagonal périanal, tel que nous l'avons dessiné (*c*, fig. 300). Ces cordons sont de nature conjonctive, formés de fibres réunies en faisceaux, mais montrant des lacunes où l'on trouve encore, quoique rarement, les mêmes conformations cellulaires que dans la glande. Nous n'avons pu constater que les cordons, qui forment cet anneau, fussent creux et tubulaires; ils nous paraissent néanmoins homologues aux cordons génitaux des Comatules. Ils se confondent avec l'enveloppe conjonctive des oviductes et spermiductes.

Arrivé sur la lanterne, le canal glandulaire, toujours muni de trabécules internes avec cytodes pigmentaires, s'ouvre dans un canal annulaire périœsophagien (*r*, fig. 303), situé en dedans et au-dessous de l'anneau aquifère (*e*, fig. 303). Il forme d'abord cinq élargissements vésiculaires mal définis sur leurs pourtours, situés dans les espaces entre les compas et qui présentent dans leur intérieur absolument la même structure que l'organe dorsal, les mêmes trabécules internes disposés en rayonnant depuis la tige de ces vésicules, laquelle communique aussi avec l'anneau aquifère. Des injections poussées soit dans le canal de sable, soit dans le canal glandulaire, remplissent régulièrement ces vésicules en simulant un réseau capillaire. Ce sont

ces élargissements de communication que l'on a nommés très improprement les *vésicules de Poli* (*s*, fig. 303); ils n'ont rien de commun
avec ces vésicules qui servent de réservoirs au liquide contenu dans
le système aquifère, ne possèdent point de fibres musculaires contractiles et montrent, au contraire, tous les caractères de l'organe
dorsal lui-même.

On peut donc, en résumé, dire que l'organe dorsal commence par
les cordons annulaires des conduits génitaux, se continue, en s'épaississant dans sa gaine tubuliforme, le long de l'œsophage montant et
finit par cinq élargissements vésiculaires sur la lanterne, où la gaine
forme l'anneau vasculaire périœsophagien interne.

A partir de cet anneau commence un riche système canaliculaire
qui a toutes les apparences d'un système vasculaire circulatoire,
mais qui cependant nous paraît en réalité lacunaire. On y trouve
des troncs se divisant en branches, en rameaux, se résolvant à la fin
en réseaux capillaires, et les injections donnent absolument l'aspect
tel qu'on le voit au système circulatoire d'autres animaux. Mais nous
avons cherché en vain sur des coupes traitées de différentes manières
les caractères histologiques de vaisseaux sanguins, savoir des parois
propres tapissées d'endothélium; ce sont uniquement les tissus des
organes, du mésentère, par exemple, qui forment les parois de ces
canaux, dont une partie, en outre, n'a pour ainsi dire ni commencement ni fin, puisqu'ils n'aboutissent qu'à des capillaires. La disposition de ces vaisseaux a été décrite d'une manière complète par
Perrier, dont nous pouvons confirmer les résultats comme l'a fait
déjà Koehler.

De l'anneau périœsophagien interne se détache un seul vaisseau
qui longe, contenu dans le mésentère, l'œsophage du côté opposé au
canal de sable. Il est étroitement appliqué à l'œsophage. Arrivé au
point où l'œsophage s'ouvre dans l'intestin, il passe sur celui-ci en
longeant tout le bord interne de la première circonvolution et finit
avec celle-ci, en donnant, sur tout son trajet, de nombreuses branches
à l'intestin, lesquelles constituent, sur les parois de ce dernier, un riche
réseau capillaire. Sur tout ce trajet, le vaisseau, appelé le *vaisseau
marginal interne* (*m*, fig. 302; *x'*, fig. 303), est contenu dans un
écartement des lames mésentériques, en dehors du siphon intestinal,
sur lequel passent des deux côtés les branches qui se rendent à l'intestin. Le vaisseau, ainsi que les réseaux capillaires qui en dépendent,
finit avec la circonvolution; le tour supérieur de l'intestin et le rectum
ne montrent aucune trace de vaisseaux ni de capillaires.

Des réseaux capillaires naît, sur le bord externe de la circonvolution intestinale, un second vaisseau, le *vaisseau marginal externe*

(n, fig. 302; w, fig. 303), qui longe ce bord sur tout son développement et finit avec lui. On voit souvent des branches plus grosses qui se rendent d'un vaisseau à l'autre et établissent ainsi des communications plus directes que par les capillaires.

Tout ce système est entièrement borné à l'intestin; les nombreuses brides mésentériques, qui fixent l'intestin au test, ne montrent aucune trace de vaisseaux; elles sont solides et composées seulement de faisceaux conjonctifs fibrillaires.

M. Perrier a constaté, chez l'*Echinus sphaera*, l'existence d'un *vaisseau collatéral* (x, fig. 303), qui fait le tour presque complet du test à quelque distance entre la lanterne et l'intestin, au-dessous de ce dernier, et naît d'une dizaine de branches sortant du vaisseau marginal externe à des distances régulières. Ces branches se tournent d'abord vers le test, sans y donner des rameaux, et se réunissent dans ce vaisseau collatéral, qui flotte librement dans le liquide du coelôme. Ce vaisseau est comme les vaisseaux marginaux très contractile, se resserre au moindre attouchement et ne peut être injecté qu'après la mort. Nous avons très bien vu ce vaisseau chez l'espèce citée, mais nous n'avons pu constater son existence sur notre espèce type, chez laquelle nous avons vu, en revanche, un tronc vasculaire (p, fig. 302) qui se détache du vaisseau marginal de l'œsophage et se rend directement, en passant sur la lanterne, au vaisseau marginal interne à quelque distance du commencement de la circonvolution interne.

Nous n'avons pas vu non plus, chez notre espèce, une conformation décrite par Perrier chez l'*Echinus sphaera* : « Dans la région du mésentère, dit Perrier, qui correspond au point de réflexion de l'intestin, le vaisseau marginal interne se gonfle considérablement, de manière à former une ampoule irrégulière, allongée, envoyant à l'intestin des branches beaucoup plus grosses et plus nombreuses que celles qui naissent du vaisseau lui-même sur le reste de son trajet. Cette ampoule se réfléchit comme le mésentère qui accompagne la seconde courbure de l'intestin; mais elle se rétrécit bien vite, et, avant d'atteindre le sommet du premier feston intestinal de la seconde courbure, elle a déjà disparu. Une injection au chromate de plomb la gonfle à la faire éclater, sans jamais passer au delà; mais, en injectant de la térébenthine colorée, on reconnaît que les dernières ramifications qui en naissent se prolongent dans le mésentère, de manière à constituer une sorte de réseau qui en occupe toute la longueur. L'apparence de ce réseau n'a rien de régulier; il semble que l'injection s'insinue dans les interstices des tissus bien plutôt que dans un réseau vasculaire proprement dit. » M. Perrier dit, en outre, qu'il a des raisons de croire que c'est un réseau lacunaire. Nous partageons son opinion, mais nous croyons qu'il faut étendre cette manière de voir sur tout le système circulatoire décrit de l'intestin et n'y voir qu'un système lacunaire d'irrigation de forme vasculaire.

Le liquide, qui se trouve dans ce système, n'est pas différent, quant aux éléments formés qu'il contient, de celui du coelôme.

Des organes génitaux. — Les Oursins ont les sexes séparés, mais les organes des deux sexes ont absolument les mêmes forme et structure extérieures. On peut, à la rigueur, les distinguer par la couleur; les testicules sont roses, les ovaires jaunes ou oranges. Chez notre espèce, les organes se gonflent et entrent en activité pendant l'hiver, de septembre en avril. C'est à cette époque qu'on apporte les Oursins au marché et que l'on mange les organes.

Ils forment cinq grappes serrées et allongées, qui, à l'époque de la maturité, occupent les zones interambulacraires presque sur toute leur largeur et descendent jusque vers le plancher péribuccal en comprimant les ogives intestinales qui les séparent. En été, les grappes sont beaucoup moins larges et présentent les proportions que montre notre dessin (*f*, fig. 297). Elles sont suspendues par des canaux efférents assez courts (*g*, fig. 297) aux cinq trous des plaques génitales. Leur surface externe se moule sur la face interne du test, qui présente, au milieu des aires interambulacraires, une légère carène à laquelle correspond une rainure longitudinale de la grappe. C'est dans cette rainure que s'insère le mésentère qui enveloppe la grappe et se continue, des deux côtés, sur le test dont il constitue le revêtement interne. Une coupe transversale d'une grappe forme un triangle saillant vers le coelôme; ici aussi, on remarque souvent une dépression médiane.

Les grappes ont un canal longitudinal et médian, qui se continue directement dans le canal efférent, lequel a des parois conjonctives et musculaires assez épaisses, revêtues à l'extérieur par le mésentère formant gaine et à l'intérieur par un épithélium vibratile. Du canal médian naissent des branches en grand nombre, de préférence des deux côtés, qui se subdivisent pour se terminer en petits cæcums globuleux, de manière que la glande semble composée, à l'œil nu et à la loupe, de petits grains globuleux d'égale grandeur. La disposition arborescente s'observe très bien sur de petits grappillons isolés, insérés quelquefois sur le canal efférent en avant de la glande plus compacte.

Les cæcums ont des parois assez minces, revêtues, à l'extérieur, par l'épithélium vibratile du coelôme et formées par deux couches imparfaitement séparées de fibres conjonctives, dont les externes sont transversales, les internes longitudinales, et dans lesquelles sont déposés des granules pigmentaires. Cette couche est suivie d'une couche musculaire assez forte, tapissée de l'épithélium interne.

Le contenu ne peut guère être distingué chez les deux sexes à l'époque de la stérilité; les cellules sont petites, arrondies, et présentent un noyau distinct. Les sexes ne se distinguent que lorsque ces cellules augmentent au temps de la reproduction. Les ovules femelles deviennent plus grands, se dégagent, tombent dans la cavité du cæcum et montrent alors un protoplasme vitellaire très granuleux, presque opaque sous le microscope, jaunâtre à la lumière réfléchie, avec un noyau (vésicule germinative) très transparent, renfermant un nucléole très granuleux, qui se colore avec intensité. La membrane vitellaire est très fine. A l'époque de la maturité, le protoplasme vitellaire est devenu transparent, ce qui facilite beaucoup les recherches sur la fécondation.

Les cellules épithéliales du testicule se développent d'une autre manière. Elles prolifèrent et forment des globules finement granuleux, dans lesquels s'accuse bientôt une séparation en petits sphérules, de manière que la masse ressemble à une framboise. Ces sphérules formeront la tête des zoospermes qui se séparent bientôt sous forme d'épingles à queue très fine et assez courte.

A l'époque de la maturité, on voit s'échapper des pores génitaux les produits en jet continu et souvent en telle abondance qu'ils forment une couche sur les pourtours du pôle apical. Le sperme est alors d'un blanc crayeux, les œufs d'une couleur orangée.

La fécondation se fait par la rencontre fortuite des produits dans les eaux de la mer. On sait que la forme des larves ressemble à un chevalet (*Pluteus*). Il y a quelques petits Oursins rares des mers exotiques, qui ont une cavité incubatrice au pôle apical; mais ni les relations de cette cavité, ni le développement des œufs y contenus, n'ont pu être examinés en détail.

L'organisation anatomique varie peu chez les Oursins réguliers. Les différences qu'on rencontre se montrent plutôt dans les caractères zoologiques, tels que la disposition des ornements et appendices du test, les piquants, les pédicellaires, etc., que dans la structure des organes internes. Les zones ambulacraires constituent la différence la plus saillante; chez les *Latistellés*, auxquels appartient notre espèce type, les zones sont presque aussi larges que les zones interambulacraires, et les pores nombreux disposés par paires accouplées en deux ou trois groupes. La membrane buccale est nue, le péristome porte des entailles, sur lesquelles sont placées les branchies externes, et la lanterne est, comme nous avons vu, très compliquée. Les pédicellaires gemmiformes de quelques espèces présentent sur la tige (*Sphaerechinus granularis*) ou dans leurs valves (*Echinus melo, accutus*) des glandes particulières, remplies par des cellules déliquescentes. Chez les *Angustistellés* ou *Cidarides* les zones interambulacraires sont très larges et portent de gros tubercules et souvent des radioles énormes, tandis que les zones ambulacraires sont très étroites, disposées en lignes onduleuses et percées seulement de pores simples ou pairs non accouplés. La lanterne est moins compliquée, à mâchoires non percées, et recouverte d'une membrane très ferme sur laquelle se montrent des appendices semblables, quant à la forme et à la structure, aux branchies externes des Échinides qui font défaut, ainsi que les échancrures du bord du péristome. Les auricules ne sont pas fermées et le péristome est recouvert ordinairement de petites plaques calcaires imbriquées. Les organes génitaux varient beaucoup, chez tous les Réguliers, quant au volume et à la forme, tandis que la disposition est toujours la même. Chez les *Dorocidaris, Arbacia* et *Strongylocentrotus,* ils sont gros et descendent le long du test au delà du méridien ; chez les *Echinus,* ils sont presque globuleux et confinés à la moitié supérieure du test ; chez les *Psammechinus* et *Sphaerechinus,* ils sont fort minces et se réunissent, chez les premiers, en un anneau épais qui entoure le rectum sur presque toute la circonférence.

La disposition des parties molles des *Clypéastroïdes,* qui sont encore dentés, mais forment le passage vers les Oursins édentés, n'est connue qu'en tant qu'elle se laisse deviner par les parties dures. On a pu suivre, en partie du moins, les circonvolutions de l'intestin, différentes à cause du déplacement de l'anus, en se servant de la disposition de piliers et murailles calcaires qui traversent, chez beaucoup de genres, le coelôme pour réunir plus ou moins solidement les parois supérieure et inférieure du test aplati. L'appareil dentaire est beaucoup simplifié. On ne peut parler de lanterne ; l'appareil est composé de cinq mâchoires triangulaires, semblables au soc d'une charrue, placées horizontalement et fendues en long pour recevoir la dent peu considérable qui peut être dirigée horizontalement ou verticalement. Les radioles sont fort minces, les pédicellaires peu variés ; les zones ambulacraires très larges en forme de pétales et disposées souvent en bivium et en trivium différenciés. La plaque madréporique est quelquefois très petite, en forme de bouton ; dans d'autres cas, les pores aquifères se répandent sur toutes les plaques de la rosette apicale.

Certains *Spatangues* étant communs sur les côtes de l'Europe, l'anatomie de ces Oursins édentés a été beaucoup étudiée, en dernier lieu, par Koehler, dont nous résumons les résultats en grande partie. Le test est toujours marqué, à l'extérieur, par des bandes sans piquants, appelées fascioles ou sémites, sur lesquelles sont implantées, en très grand nombre, de petites massues à tiges calcaires, revêtues d'un épithélium vibratile très fin. Ces fascioles, dont l'usage est inconnu, sont très caractéristiques pour les genres par leurs arrangements divers autour de l'anus, des pétales, etc. Les pédicellaires sont aussi variés que chez les Réguliers. Chez les Spatangoïdes proprement dits, la rosette apicale ne porte que quatre trous génitaux, correspondants à quatre organes internes, et les zones ambulacraires ne forment aussi que quatre pétales. La bouche est transversale, déplacée vers le radius antérieur et protégée, en avant, par une lèvre garnie de petites plaquettes calcaires. Elle est soutenue, en arrière et en dedans, par une plaque calcaire proéminente, à laquelle s'attache le mésentère. L'œsophage, assez étroit et aplati, s'étend en arrière dans la direction du radius impair, puis se recourbe pour se continuer, en se dilatant, dans l'intestin qui se porte en avant, envoie un large cul-de-sac en haut et s'engage dans l'espace entre la bouche et le test, pour faire, depuis ce point, le tour complet du test. On ne voit, en ouvrant le Spatangue depuis la face ventrale, que l'œsophage et toute cette courbure inférieure de l'intestin. Arrivé de rechef près de la bouche, l'intestin s'infléchit de nouveau vers le haut, décrit une seconde circonvolution supérieure en dedans de l'inférieure et s'infléchit sous la plaque madréporique, pour former le rectum plus étroit qui court en droite ligne, en suivant le rayon impair, vers l'anus. En ouvrant le Spatangue depuis la face dorsale, on voit le rectum, la circonvolution incomplète supérieure, qui couvre en partie l'inférieure, et le cæcum puissant qui s'engage en avant entre les deux tours de l'intestin. Celui-ci est toujours rempli de sable et de corps organiques, dont les squelettes sont entièrements dégagés des substances molles digérées. On peut faire, en triant ce contenu intestinal, de jolies collections de squelettes calcaires et sili ceux de Foraminifères, Radiolaires, etc. Le siphon intestinal varie beaucoup chez les différents genres; il est souvent indépendant, sur une partie de son trajet où il passe transversalement sur l'œsophage, mais s'ouvre toujours par ses deux orifices dans la courbure inférieure de l'intestin, qu'il accompagne pendant une partie de son trajet. Les parois de l'intestin se distinguent surtout par leur épaisseur et par le développement de glandes de plusieurs sortes. Le cæcum se montre tapissé à l'inté rieur par des assises de cellules épithéliales, qui tombent en dégénérescence et fournissent un mucus brun se déversant dans l'intestin. Le système nerveux ne présente guère de différences. Le pentagone buccal ainsi que ses branches vers les zones ambulacraires peuvent être plus facilement disséqués que chez les Régu liers. Les systèmes aquifère et d'irrigation sont, chez les Spatangoïdes, beaucoup plus enchevêtrés que chez les Échinides, où ils ne communiquent ensemble que par l'ampoule de la plaque mésentérique et par les vésicules dites de Poli, qui font complètement défaut chez les Spatangoïdes. Ici, on voit près de la plaque deux canaux qui se dirigent vers l'extrémité du cæcum et dans le cours desquels est intercalé l'organe dorsal, fusiforme, mais conformé absolument comme chez les Réguliers. Le canal renfermant l'organe dorsal est formé par l'enveloppe mésen térique et se continue, par des lacunes vasculaires, dans la lame mésentérique qui enveloppe les oviductes. L'organe dorsal forme bientôt l'unique contenu du canal descendant le long du cæcum sur son bord interne, en dehors du vaisseau marginal. Arrivé vers l'extrémité intestinale de l'œsophage, le canal descend sur le bord de celui-ci vers la bouche en se dédoublant en deux canaux, dont l'extérieur, sinueux et pigmenté à l'intérieur par des cellules caractéristiques, nous semblé la conti nuation appauvrie de l'organe dorsal, tandis que l'intérieur à parois lisses, plus fortes et sans cellules pigmentaires, représente probablement la continuation du canal pierreux. Arrivés vers la bouche, les deux canaux forment deux anneaux péri buccaux, lesquels envoient les cinq troncs ambulacraires et les branches secon daires aux vésicules ambulacraires internes. Dans chacune de ces vésicules déboucheraient donc deux branches dont le contenu liquide se mêlerait dans la vésicule pour passer ensuite à l'ambulacre même. Nous parlerons de la structure de ces vésicules et tubes ambulacraires plus tard, en faisant remarquer que la confluence des deux systèmes aurait lieu, suivant cet exposé de M. Koehler, sur tout le trajet des systèmes depuis la plaque madréporique d'un côté, le long du cæcum et d'une partie de l'intestin, et de l'autre côté dans les vésicules et tubes ambulacraires même, tandis que sur une partie intermédiaire du trajet, le long de l'œsophage et dans l'étendue des anneaux péribuccaux avec leurs branches, les systèmes seraient séparés.

Outre les branches ambulacraires, naît de chaque anneau péribuccal une branche particulière de réunion, qui confluent bientôt ensemble pour constituer ce qu'on a appelé le vaisseau de communication. Celui-ci se porte vers le siphon dans sa partie indépendante et se partage en deux branches, dont l'une se rend au cæcum, l'autre à l'intestin, pour former dans leur ensemble le vaisseau marginal interne de l'intestin. Ce vaisseau est disposé comme chez l'Oursin, avec cette diffé rence qu'il ne forme des capillaires que sur une grande partie de la circonvolution inférieure et de préférence sur la face dorsale, et qu'il laisse sans branches une partie de la circonvolution à gauche. Des capillaires du vaisseau marginal interne se compose, comme chez l'Oursin, le vaisseau marginal externe qui longe, sans interruption, toute la circonvolution inférieure et se termine aux bouts de cette circonvolution et du cæcum sans autre communication que par les capillaires. L'irrigation intestinale par les deux vaisseaux marginaux présente donc les mêmes traits généraux que chez les Réguliers, et la différence principale qui existe, quant aux rapports entre les deux systèmes, nous paraît due au développement de l'appareil masticateur. Les deux anneaux périœsophagiens de l'Oursin, situés sur la lanterne, communiquent, en effet, entre eux au moyen des vésicules dites de Poli et le tronc intestinal prend naissance sur l'anneau interne d'irrigation. La lanterne n'existant pas chez les Spatangues, les anneaux périœsophagiens ont disparu également, les canaux descendent isolés vers la bouche et les anneaux péribuccaux, encore doubles chez les Spatangues, fournissent la branche intestinale, tandis que le rôle des vésicules de Poli, comme réservoirs pour le mélange des deux liquides, s'est transporté, chez les Spatangues, aux vésicules ambulacraires internes.

Les tubes et vésicules ambulacraires, tous égaux entre eux chez les Réguliers, présentent des différences notables chez les Spatangoïdes. On trouve des tubes ambulacraires très considérables, terminés par une touffe de petites branches secondaires renflées à leur extrémité libre (*Spatangus*) ou même par un disque en forme de ventouse (*Brissopsis*) sur le péristome et en outre deux paires (*Spatangus*) ou trois paires (*Brissopsis*) sur l'extrémité postérieure du corps, lesquels servent à ramper, suivant Lovén. Ces tubes, appelés péristomiens, communiquent par un canal simple avec des vésicules internes lisses, arrondies· ou pyriformes, à fibres musculaires transversales disposées en groupes. Sur les ambulacres pétaloïdes se trouvent des tentacules en forme de houppes branchiformes unisériales, qui communiquent par deux canaux avec des vésicules internes aplaties, imbriquées, cloisonnées à l'intérieur et semblables à celles des Oursins. Sur les autres plaques se voient des tentacules rudimentaires, terminés par quelques courtes digitations fermées en cul-de-sac; ils communiquent avec les vésicules de la même manière que les précédents et ne sont, comme ceux-ci, que des organes du tact.

Les organes génitaux, construits sur le même plan que ceux des Réguliers, sont ordinairement plus ou moins globulaires et au nombre de deux paires; la place de la cinquième glande absente est occupée par le rectum. Mais de la paire antérieure la glande à droite est ordinairement plus petite que l'autre (*Spatangus, Brissopsis*); elle disparaît chez les *Brissus*, et enfin, chez les *Schizaster,* la paire antérieure a complètement disparu et il ne reste que deux glandes génitales, symétriquement placées des deux côtés en arrière. On sait que les larves *Pluteus* des Spatangoïdes se distinguent par un bâtonnet calcaire apical de celles des Réguliers, lesquelles en sont dépourvues, mais portent, en revanche, des épaulettes ciliées.

Littérature.

Outre les travaux déjà cités de Tiedemann, J. Muller, Greeff, Baudelot, Teuscher, nous mentionnerons surtout les suivants, qui s'occupent spécialement de l'anatomie des Oursins : G. Valentin, *Anatomie du genre Echinus.* Neuchâtel, 1841. (*Monographies d'Échinodermes,* par L. Agassiz.) — Meyer, *Ueber die Laterne des Aristoteles. Archiv. f. Anat. u. Physiologie,* 1849. — Herapath, *On the pedicellariae of the Echinodermata. Quart. Journ. Microscop. Soc.,* 1864. — Ed. Perrier, *Recherches sur les pédicellaires et les ambulacres des Astéries et des Oursins. Ann. Scienc. natur.,* 5e série, t. XII et XIII, 1869-70. — Idem, *Observations sur les relations qui existent entre les dispositions des pores ambulacraires à l'extérieur et à l'intérieur du test des Échinides réguliers. Nouv. Arch. Muséum,* t. V, 1869. — Idem, *Recherches sur l'appareil circulatoire des Oursins. Arch. de Zool. expérim.,* t. IV, 1875. — Hoffmann, *Zur Anatomie der Echinen und Spatangen. Niederl. Arch. Zoolog.,* t. I, 1871. — Stewart, *On the spicula of the regula Echinoïdea. Transact. Linnean Soc.,* t. XXV. — Idem, *On the minute structure of Cidaris. Quart. Journ. Microscop. Soc.,* 1872. — Idem, *On certain organs of Cidarida. Transact. Linnean Soc.,* 1877. — A. Agassiz, *Revision of the Echini. Mus. compar. Analom. Harward coll.,* t. VII, 1872. — Lovén, *Études sur les Echinoïdées. Soensk Vetensk. Akad.,* t. XI. 1874. — Frédéricq, *Contributions à l'étude des Échinides. Arch. de Zoolog. expériment.,* t. V, 1876. — Carpenter, *On the oral and apical systems of the Echinoderms.*

Quart. Journ. Microsc. Soc., t. XVIII, 1878. — Geddes, *Observations sur le fluide périviscéral des Oursins. Arch. de Zool. expérim.*, t. VIII, 1878. — Idem et Beddard, *Sur l'histologie des pédicellaires et des muscles des Oursins. Arch. de Zool. expérim.*, t. X, 1882. — Ludwig, *Ueber bewegliche Schalenplatten bei Echinoïdeen, Zeitsch. wissensch. Zool.*, t. XXVIII, 1877. — Idem, *Ueber Astheno-soma und ein neues Organ bei den Cidariden.* Ibid, t. XXXIV, 1880. — W. Giessbrecht, *Der feinere Bau der Seeigelzähne. Morphol. Jahrbuch.*, t. VI, 1880. — Sladen, *On a remarkable form of pedicellariae. Ann. and Magaz. natur. hist.,* t. VII, 1880. — Foettinger, *Structure des pédicellaires gemmiformes du Sphaerechinus. Arch. Biolog.*, t. II, 1881. — Romanes and Ewart, *Observations on the locomotor system of Echinodermata. Proc. Royal Soc.*, 1881. — R. Koehler, *Recherches sur les Échinides des côtes de Provence. Ann. Mus. hist. natur.* Marseille, t. I, 1883.

CLASSE DES HOLOTHURIDES (*HOLOTHURIDA*)

La forme allongée et dans la plupart des cas cylindrique, les téguments coriacés, la bouche placée à l'une des extrémités du corps, entourée d'une couronne de tentacules, et l'anus opposé à la bouche rendent la distinction de ces Échinodermes généralement facile. Mais il y a des déviations qui méritent d'être signalées.

On pourrait distinguer des **Holothurides** régulières et irrégulières. Chez les premières, nous apercevons facilement, par la bouche et l'anus, l'existence d'un axe à pôles buccal et anal, autour duquel sont rangés cinq rayons qui courent longitudinalement, à distance égale d'un pôle à l'autre, et sont déterminés, soit par des rangées de tubes ambulacraires, soit par des organisations intérieures dont nous parlerons plus tard. On remarque cependant, chez beaucoup d'Holothurides régulières, une certaine tendance à la distinction d'un côté ventral, ordinairement de couleur plus claire, et d'un côté dorsal plus foncé, et on trouvera qu'au dernier correspondent deux rayons, le bivium, tandis que le côté ventral comprend trois rayons, le trivium. Cette tendance vers une disposition symétrique par rapport à un plan vertical qui passerait par la ligne médiane du bivium et par le rayon impair du trivium, s'accentue davantage chez certains genres (*Psolus, Cuvieria*) où le trivium est élargi et aplati en forme de semelle et possède seul des ambulacres sur ses bords, tandis que les ambulacres ont disparu sur la face dorsale voûtée, qui est couverte d'écailles imbriquées. Une autre déviation de la forme cylindrique consiste en un raccourcissement de la face dorsale, correspondante à un bombement du côté ventral, de manière que l'animal est courbé en demi-cercle, dont les deux pôles sont amincis. Ces formes de passage, découvertes dernièrement dans les grandes profondeurs, conduisent au genre *Rhopalodina*, qui a la forme d'une bouteille, sur le cou étroit et allongé de laquelle sont situés les deux orifices, buccal et anal, avec le pore génital entre les deux.

Les téguments, de consistance fort diverse, ordinairement coriacés, quelquefois déliquescents ou transparents, contiennent toujours des conformations calcaires, disques réticulés, spicules, en forme d'ancres ou de roues, etc. Il y a dans tous les cas des tentacules autour de la bouche, dépendants du système aquifère et appuyés sur un anneau calcaire interne, percé par l'œsophage. Le système aquifère ne manque jamais, mais la plaque madréporique flotte dans la cavité intérieure, et le canal pierreux, peu considérable, conduit dans un anneau aquifère qui rayonne dans les tentacules et les zones ambulacraires. L'intestin, retenu par des mésentères très développés, flotte dans le coelôme et présente ordinairement des anses ascendante et descendante; chez quelques genres, il s'étend en droite ligne de la bouche à l'anus. Les sexes sont ordinairement séparés, mais il y a aussi des genres hermaphrodites. D'autres organes sont inconstants, tels que les poumons aquatiques et les ambulacres. Ces derniers organes, si caractéristiques pour tous les autres Échinodermes, disparaissent, en effet, complètement chez un certain nombre de familles, où l'on n'en voit aucune trace. C'est ce caractère, de première importance, qui domine la classification telle qu'elle est adoptée par la plupart des auteurs.

Ordre des **Pédiés** (*Pedata*). Des ambulacres et des poumons aquatiques; sexes séparés. On y distingue les *Aspidochirotes* à tentacules scutiformes, munis d'ampoules faisant saillie dans le coelôme (*Stichopus*, *Holothuria*) et les *Dendrochirotes* à tentacules, en forme d'arbres ramifiés, dont les uns, dits *Sporadipodes* (*Thyone*, *Phyllophorus*) ont les ambulacres disposés sur tout le corps, tandis que les autres, les *Stichopodes* (*Cucumaria*, *Psolus*) les ont disposés par séries. Le genre *Rhopolodina* forme une section à part.

Ordre des **Apodes**. Point d'ambulacres, probablement tous hermaphrodites. Une section, les *Pneumonophores*, possède encore des poumons aquatiques (*Molpadia*, *Haplodactylus*), tandis que les *Apneumones* (*Synapta*, *Chirodota*) en sont dépourvus.

Type : **Cucumaria Planci** (*C. doliolum*, Marenzeller). — Espèce très commune dans la Méditerranée, à cinq rangées d'ambulacres simples et égaux, à dix tentacules, dont deux plus petits que les autres. Nos exemplaires proviennent de Cette, Marseille et Naples.

Orientation. — L'axe autour duquel se rangent les séries ambulacraires est parfaitement déterminé par la position terminale de la bouche et de l'anus. Cet axe correspond donc à l'axe vertical des autres Échinodermes, et, pour avoir une conformité rigoureuse, il faudrait décrire l'Holothurie comme placée debout sur la bouche et le cercle tentaculaire, l'anus tourné en haut. Dans cette position, le bulbe tentaculaire occuperait, dans le corps de l'Holothurie, la même place que la lanterne d'Aristote occupe dans le corps d'un Oursin. Mais les Holothuries rampent sur le sol, la bouche avec les tentacules en avant, l'anus en arrière, et en conséquence de cette station normale, nous acceptons, pour nos descriptions, l'axe désigné comme axe antéro-postérieur.

La *Cucumerina* ayant les cinq séries ambulacraires complètes sur tout le corps, il est difficile de distinguer des faces ventrales et dorsales. Cette distinction, d'où découle la détermination d'un côté gauche et droit, est cependant nécessaire pour les descriptions. Voici comment nous avons cherché à tourner cette difficulté :

Sur tous les exemplaires examinés par nous, il ne s'est pas trouvé un seul à tentacules développés d'une manière égale. Tous nous ont montré huit grands tentacules, placés en cercle, et deux tentacules beaucoup plus petits, serrés l'un contre l'autre et occupant une place déterminée, savoir : opposée à l'orifice génital, qui se trouve dans le vestibule buccal (fig. 304).

Or, Johannes Muller a déjà dit que cet orifice génital marque le côté dorsal. Les deux tentacules rudimentaires désignent donc le côté ventral et on pourra toujours se guider dans les dissections sur ce caractère, lorsque l'on dispose d'animaux à tentacules déployés. Chez les animaux à tentacules rétirés, on aura comme guide le mésoaire, qui se prolonge en arrière, depuis l'orifice génital, en emprisonnant le canal génésique, et qui se fixe, d'un côté, aux téguments, de l'autre, au bulbe ambulacraire sur un plan vertical, correspondant à un espace interambulacraire.

Les deux tentacules rudimentaires sont alimentés par un seul canal ambulacraire bifurqué, de la même manière que les grands tentacules, accouplés aussi. Le canal qui se rend aux petits tentacules est donc le rayon ventral impair, correspondant au rayon que nous avons appelé antérieur chez les Astéries. Les quatre autres rayons se groupent par deux à droite et à gauche, et le mésoaire, contenant aussi le canal madréporique, occupe la ligne dorsale. On pourra trouver, de cette manière, une certaine analogie entre les dispositions des organes chez les différentes classes des Échinodermes.

En adoptant les plans déterminants que nous venons d'exposer, on trouvera la vésicule de Poli entourant, dans son état de contraction, le côté gauche du bulbe ambulacraire, le canal madréporique et le canal génital au-dessus de l'œsophage du côté dorsal et le premier un peu à droite, les tubes génitaux séparés en deux masses latérales, le poumon intestinal avec les circonvolutions de l'intestin auquel il s'attache, sur le flanc gauche de la cavité générale, tandis que le poumon cutané occupe le flanc droit. Un animal, ouvert du côté droit, montrera ses organes dans la situation telle que nous l'avons dessinée figure 305.

Préparation. — On tue les animaux par les moyens ordinaires, en les plongeant dans l'eau douce ou en laissant diffuser, dans l'eau de mer qui les contient, de l'alcool, de l'acide chromique ou du

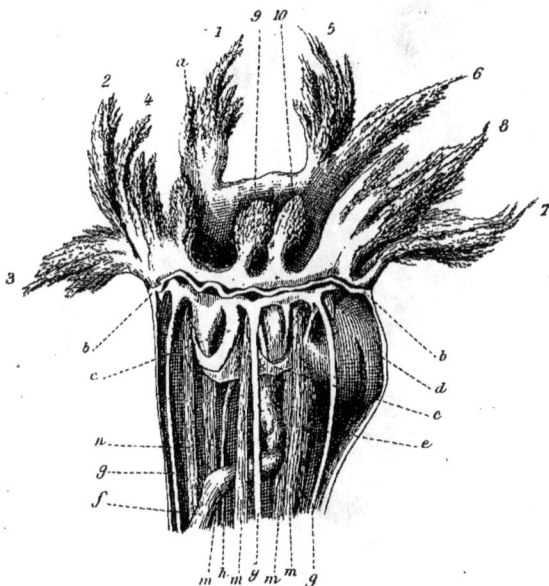

Fig. 304.

bichlorure de mercure, suivant l'usage qu'on veut en faire. Comme on ne les obtient ordinairement sur les côtes que par des pêcheurs, qui travaillent au moyen de filets traînants, à une certaine profondeur, les animaux sont déjà assez exténués lors de leur arrivée au laboratoire. On ne peut cependant guère profiter de cet état pour les disséquer vivants, les contractions étant trop violentes. Nous avons choisi cette espèce au lieu d'autres plus grandes (*Holothuria tubu-*

Fig. 304. — Cette figure se rapporte, comme toutes les suivantes, à notre espèce type: *Cucumaria Planci* (MARENZELLER). Extrémité antérieure d'un exemplaire à tentacules étalés, ouvert du côté ventral. Les tentacules ont été numérotés à partir de la ligne dorsale médiane. 1-4, les quatre grands tentacules du côté droit; 5-8, les quatre grands tentacules du côté gauche; 9 et 10, les deux petits tentacules ventraux. *a,* vestibule; *b,* téguments coupés; *c,* foulcres du bulbe; *d,* vésicule de Poli; *e,* œsophage; *f,* intestin buccal; *g,* vaisseaux ambulacraires; *h,* canal génital; *m,* muscles rétracteurs du bulbe.

losa) et plus accessibles dans de très faibles profondeurs, parce qu'elle n'a pas la détestable habitude d'expulser par l'anus ses intestins peu de temps après la capture, ce qui crée bien des déceptions à

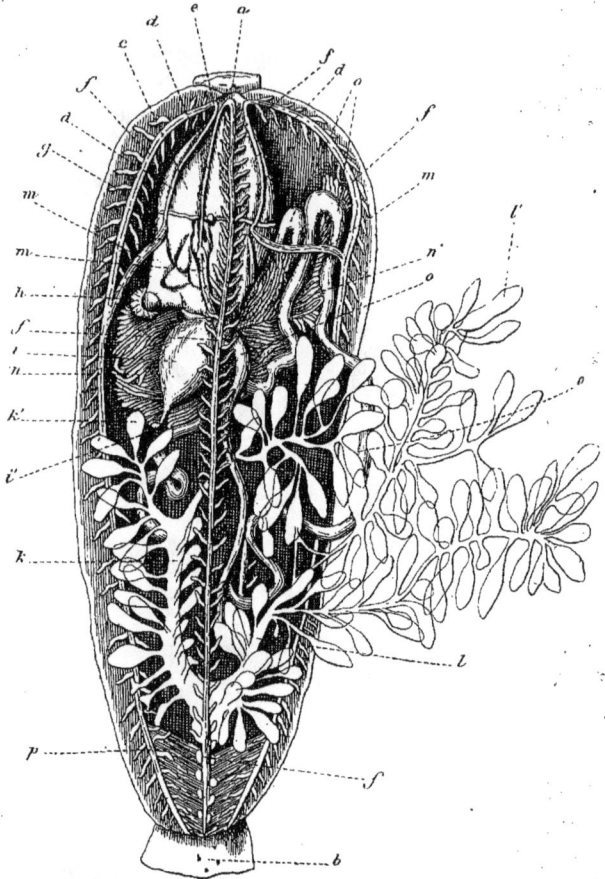

Fig. 305.

Fig. 305. — L'animal fraîchement tué a été fendu du côté droit, le long de la seconde ligne ambulacraire droite. On a rejeté les téguments des deux côtés et préparé le mésentère de manière que la ligne ambulacraire a été détachée des téguments et conservée en entier. Sauf les poumons aquatiques et une partie de l'intestin, que l'on a déployés un peu, tous les organes sont en situation normale. On a négligé les mésentères, entièrement transparents pendant la vie. *a*, tégument de la partie antérieure; *b*, tégument de l'extrémité postérieure; *c*, vestibule dans lequel sont retirés les tentacules; *d*, partie des lignes ambulacraires courant sur le vestibule; *e*, point d'attache sur la peau; *ff*, lignes ambulacraires dermiques; *g*, vésicules ambulacraires; *h*, canal pierreux; *i*, vésicule de Poli; *i'*, son crochet terminal; *k*, tronc du poumon aquatique dermique; *k'*, vésicule terminale; *l*, tronc du poumon intestinal; *l'*, vésicule terminale; *m*, muscles rétracteurs du bulbe; *n*, tubes génitaux, paquet de droite; *n'*, idem, paquet gauche; *o*, intestin; *p*, fibres d'attache rayonnantes du cloaque.

l'anatomiste. Il faut, chez ces espèces crachantes, se hâter d'introduire un bouchon dans l'anus et y établir une forte ligature, si l'on ne veut voir sortir intestins, poumons, etc., arrachés à leurs insertions. Les Cucumaria n'ont pas cette habitude; mais si on les tue brusquement, en les plongeant, par exemple, subitement dans l'alcool, elles se contractent souvent si violemment, que les téguments se rompent derrière l'insertion des tentacules, de manière à laisser échapper les boyaux génitaux.

On dissèque sous l'eau, en ouvrant l'animal par une incision longitudinale pratiquée dans une zone interambulacraire. On peut débiter en coupes fines toutes les parties de l'animal sans décalcification préalable. On trouvera cependant presque toujours du sable dans l'intestin, dont on pourra le débarrasser au moyen du jeûne, comme nous l'avons dit pour le Siponcle et l'Arénicole. Mais on ne réussit que rarement; les animaux meurent avant d'avoir dégorgé l'intestin complètement. Les injections réussissent plus facilement que chez d'autres Échinodermes, la vésicule de Poli étant fort grande et accessible. Il n'est pas difficile non plus d'introduire une fine canule dans un des vaisseaux marginaux de l'intestin. Enfin, pour étudier isolément les pièces calcaires de la peau et du bulbe ambulacraire, on fera bouillir les parties dans de la potasse caustique qui détruit facilement la substance organique en laissant le calcaire intact.

Le *tégument* est d'une teinte sale jaunâtre ou brunâtre, assez coriace et uniforme sur toutes les faces du corps, à l'exception des tentacules et des ambulacres où il s'amincit considérablement. Le couteau grince lorsqu'on pratique une incision, à cause des nombreux disques calcaires disséminés dans la peau. La surface interne est lisse, marquée de taches pigmentaires distinctes, portant les muscles et les différentes conformations autour des zones ambulacraires. Le tégument externe se continue, en s'amincissant, sur les tubes ambulacraires. En macérant le tégument dans de l'alcool dilué, on peut très facilement séparer la couche interne avec les muscles, nerfs et vaisseaux qu'elle contient, sous forme d'une membrane continue, qui adhère à la couche externe par de nombreuses brides fines, entre lesquelles s'étend un système lacunaire, très prononcé surtout dans les ambulacres. En traitant le tégument comme nous venons de le dire, on peut séparer cette couche interne tout autour du corps et la retirer, par une faible traction, des tubes ambulacraires comme un doigt de gant.

L'*épiderme* est composé d'une cuticule transparente, mince, sans structure apparente, au-dessous de laquelle se trouve une simple couche de cellules rondes, qui émettent de nombreux filaments très déliés, lesquels se rendent vers la cuticule à travers une zone finement granuleuse, dans laquelle on ne peut distinguer d'autres éléments formés.

Au-dessous, s'étend une couche puissante de tissu conjonctif fibrillaire, qui constitue le *derme* et dans laquelle on peut remarquer plusieurs zones consécutives. La zone externe paraît, sur des coupes décalcifiées, extrêmement aréolaire, formant un réseau de faisceaux minces entre des mailles arrondies. En réalité, ces mailles sont occupées par les corpuscules calcaires du derme, dont on peut distinguer deux sortes. Les uns, les plus communs, sont des disques ronds et très épais, traversés par des trous; les internœuds, dans lesquels se rencontrent les trabécules calcaires, s'élèvent sous forme de mamelons. Une seconde espèce de corpuscules calcaires se trouve seulement dans les ambulacres et les tentacules; ils sont courbés, ont à peu près la forme d'un boumerang et portent quelques trous alignés. On les voit, sur des coupes transverses des tentacules, en plusieurs couches concentriques autour de la cavité. C'est dans cette même couche superficielle que se rencontrent aussi de préférence des amas pigmentaires bruns, souvent disposés en chapelet. La zone profonde se compose de faisceaux fibrillaires très serrés, prenant l'apparence de fibres musculaires finement striées en long, entre lesquelles se voient des cellules amœboïdes, des noyaux souvent entourés de protoplasme, des cellules à ramifications prolongées et des éléments nerveux, constitués de fibres sur lesquelles se trouvent des noyaux de cellules, difficiles à distinguer. Ces fibres nerveuses proviennent des nerfs tentaculaires; elles montent, en se ramifiant et accompagnées souvent de traînées pigmentaires, vers l'épiderme, à la base duquel elles forment des feutrages. Nous croyons avoir vu sur plusieurs coupes des fibrilles extrêmement fines, hyalines, qui se rendaient à la base des cellules épithéliales, que l'on doit considérer, si cette observation se confirme, comme des cellules tactiles à cause des prolongements qu'elles envoient vers la cuticule.

Nous avons déjà dit que la *couche musculaire générale et circulaire* est plus ou moins séparée du derme conjonctif par un système de lacunes (*d*, fig. 311), qui communiquent avec le coelôme et contiennent les mêmes amas pigmentaires et corpuscules que celui-ci. La couche elle-même est assez puissante et forme, dans son ensemble, une enveloppe complète autour du corps. Elle est renforcée, dans la partie antérieure du corps, par des faisceaux transverses et saillants qui s'étendent d'une zone ambulacraire à l'autre.

Les *muscles longitudinaux* ne se trouvent que dans les zones ambulacraires. Les faisceaux naissent (*c*, fig. 306) sur les cinq pans du bulbe tentaculaire, à l'endroit où les canaux aquifères sortent de l'intérieur du bulbe. En s'appliquant étroitement des deux côtés du nerf et du canal ambulacraire, ils les suivent, attachés à la peau, jusqu'à leur terminaison en arrière. Ils sont renforcés, à peu près au second tiers de la longueur du corps, par les cinq muscles rétracteurs du bulbe (*m*, fig. 306), qui se confondent ici avec eux. Les fibres qui composent ces muscles longitudinaux sont très longues, effilées aux deux bouts, et portent plusieurs noyaux accolés à leurs bords.

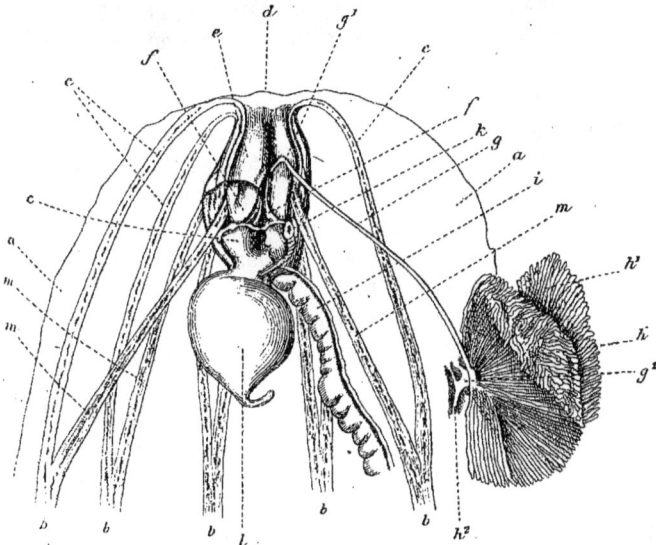

Fig. 306.

La couche musculaire est tapissée, à l'intérieur, par le même épithélium en pavé à cils vibratiles extrêmement délicats, qui couvre toutes les faces du coelôme.

Nous devons mentionner ici des corps, appelés par Semper et Jourdan *cellules muqueuses*. Ces corpuscules se trouvent presque partout, dans tous les tissus, en nombre variable; quelquefois ils manquent, en d'autres cas ils sont abondants. Ils sont sphériques, surtout

Fig. 306. — Extrémité antérieure, ouverte du côté gauche. *a*, contours des téguments étalés; *b b*, lignes ambulacraires réunies; *c*, vaisseaux et muscles ambulacraires; *d*, entrée du vestibule; *e*, vestibule; *f*, foulcres du bulbe; *g*, canal génital; *g¹*, son insertion au vestibule; *g²*, réunion des tubes génitaux au canal excréteur; *h*, paquet gauche des tubes génitaux; *h¹*, paquet droit; *h²*, attache du mésoaire à la peau (le reste du mésoaire a été enlevé); *i*, intestin buccal; *k*, canal pierreux; *l*, vésicule de Poli; *m*, muscles rétracteurs du bulbe.

sur l'intestin, ou à contours irréguliers, ont une enveloppe distincte et contiennent, outre un noyau qui se colore vivement par le picro-carmin, de petits globules sphériques, de même grandeur, qui restent incolores par le picrocarmin, mais qui se colorent, d'après Jourdan, par l'hémotoxyline, l'iode et le vert de méthyle. Nous croyons que ces corps, quoique incolores, sont des conformations parasitaires.

Du canal digestif. — Le bulbe tentaculaire forme, dans sa partie antérieure, un vaste entonnoir, le *vestibule* (*a*, fig. 304), autour duquel sont placés les tentacules, dont la face interne passe immé-diatement aux parois de l'entonnoir. Celles-ci ont un aspect velouté, sont fortement colorées en brun foncé ou en noir et présentent, sur la face dorsale, un orifice en forme de fente semilunaire, dans lequel débouche le canal excréteur des organes génitaux. La couleur noire se continue sur toute la longueur de l'œsophage. Le pigment est situé dans les couches épithéliales profondes. Dans leur retraite, les tentacules sont repliés dans ce vestibule, qui se présente alors, sur des animaux disséqués, sous forme d'une coupole à reflets bleuâtres et divisé profondément par cinq sillons, correspondant aux inters-tices entre les tentacules (fig. 306, 307). Le tégument est très mince à l'origine du vestibule et forme ici une sorte de col, sur lequel les corpuscules calcaires manquent entièrement. Ce col se fend facile-ment par les contractions du corps.

Au fond du vestibule s'ouvre la *bouche* circulaire, entourée par un petit rebord de la muqueuse et conduisant dans l'*œsophage*, tube court, infundibuliforme, à parois musculaires épaisses tissées de fibres circulaires, et distingué, dans sa face interne, par de forts plis longitudinaux. Ces plis finissent, vers l'extrémité distale de l'entonnoir, dans une valvule circulaire, qui sépare nettement l'œso-phage de l'intestin buccal. Sur sa face externe, le commencement plus élargi de l'œsophage est fixé, par de nombreuses brides tendi-neuses très fortes, à un anneau tendineux, lequel sert aussi à l'at-tachement du canal aquifère collecteur. Il y est marqué, en outre, par de petites excroissances en forme de verrues, constituées par des épaississements de la couche conjonctive, dans chacun desquels se trouve une lacune (*n*, fig. 307).

L'œsophage se porte obliquement vers la face dorsale et se con-tinue dans l'*intestin buccal* (*o*, fig. 307), qui se courbe à gauche et vers la face ventrale, décrivant ainsi avec l'œsophage un lacet en forme d'hameçon. Le premier bras de cet hameçon, ou l'œsophage proprement dit, est attaché au mésoaire, qui lui forme un liséré sur toute son étendue, sauf un intervalle assez étroit entre lui et le bulbe.

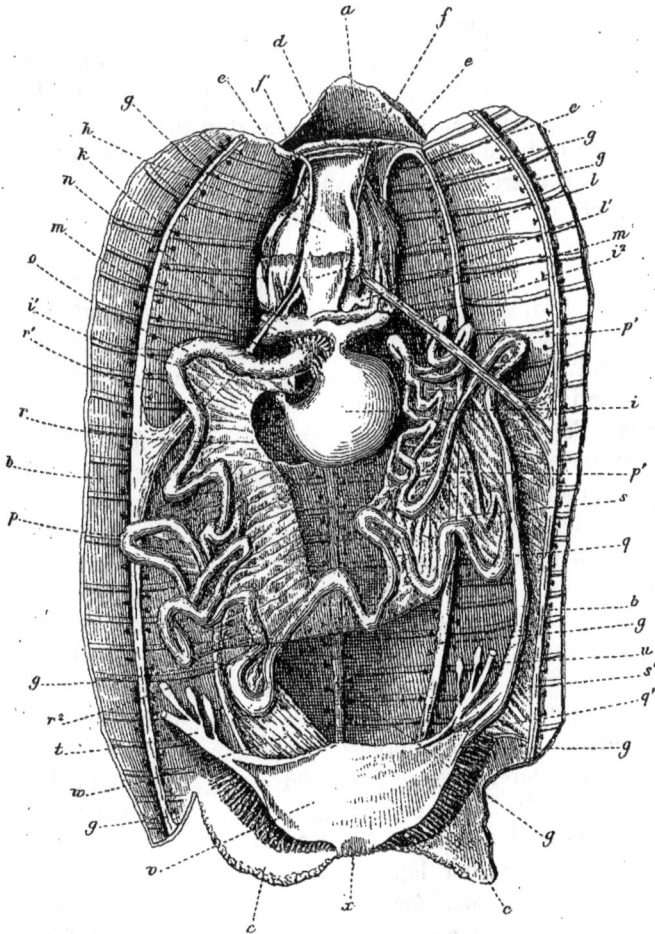

Fig. 307.

Fig. 307. — L'animal a été fendu du côté droit, les téguments étalés des deux côtés, les poumons et les tubes génitaux enlevés pour montrer l'intestin avec les mésentères, le bulbe ambulacraire avec ses annexes et le cloaque fendu en travers. Les tentacules sont retirés dans le vestibule. *a*, téguments vers le vestibule; *b*, téguments des côtés, vus par la face interne; *c*, téguments autour du cloaque; *d*, pli contenant l'anneau nerveux; *e e*, vaisseaux ambulacraires courant sur le vestibule en s'enfonçant dans ses plis; *f*, coupes de ces vaisseaux aux points de leur inflexion vers la peau; *g*, lignes ambulacraires dermiques; *h*, vestibule tentaculaire; *i*, vésicule de Poli; *i¹*, son crochet terminal; *i²*, son col; *k*, canal collecteur circulaire qui envoie des branches aux tentacules; *l*, bulbe tentaculaire; *l'*, foulcres calcaires de soutien; *m*, muscles rétracteurs du bulbe; *n*, œsophage avec ses attaches; *o*, intestin buccal; *p*, intestin; *p'*, anses gauches de l'intestin; *q*, rectum; *q'*, son orifice dans le cloaque; *r*, mésentère (droit); *r¹*, lacune pour le passage des tubes génitaux; *r²*, bord postérieur du mésentère; *s*, mésentère (gauche); *s'*, mésentère rectal; *t*, tronc du poumon dermique; *u*, tronc du poumon intestinal; *v*, le cloaque ouvert, montrant les orifices des troncs pulmonaires et du rectum; *w*, attaches fibreuses du cloaque; *x*, anus.

le canal pierreux passe par ce trou, dans lequel on trouve aussi souvent engagés quelques tubes génitaux.

Par le retour de la courbe en hameçon, l'intestin buccal se rapproche du col de la vessie de Poli, à laquelle il est joint par quelques brides fibreuses. La face dorsale du tube reste attachée à la continuation du mésoaire par le mésentère. Le tube en lui-même présente un autre aspect; il s'élargit, ses parois deviennent plus minces et se plissent transversalement en gros plis, comme un côlon.

L'*intestin* (*p*, fig. 307) ainsi constitué décrit trois festons (k^1, k^2, k^3, fig. 308) successifs, qui pendent dans la cavité générale, toujours attachés par le mésentère et accompagnés par le poumon aquatique. Le troisième feston remonte du côté gauche de la vésicule de Poli et arrive ainsi vers le col de cette dernière, sous l'attache qui le relie à l'œsophage. Arrivé à ce point, l'intestin forme (k^4, fig. 308) d'abord une anse et remonte sur le col de la vessie pour l'entourer assez étroitement et se porter vers le côté ventral gauche, où il suit, avec quelques contournements, le trajet de la ligne ambulacraire du tronc du poumon aquatique. Il s'ouvre dans le cloaque en arrière de ce tronc par un rectum très mince. L'orifice est séparé de celui du tronc pulmonaire par un pli saillant (q', fig. 307).

Le *cloaque* (*p*, fig. 308; *v*, fig. 307; *r*, fig. 308) se présente, lorsqu'on a fendu la peau jusqu'à l'anus, sous forme d'un entonnoir dont on ne peut voir exactement les contours. Il est, en effet, tellement hérissé de brides fibreuses rayonnantes qui l'attachent sur toute sa circonférence aux parois du corps, qu'on ne peut voir sa paroi propre. L'anus est circulaire, entouré de rugosités qui se dessinent par la contraction (*a*, fig. 307). On fend le cloaque en introduisant dans l'anus une lame de ciseaux boutonnée, et on le voit alors (*v*, fig. 307) sous forme d'une vaste poche dont la surface interne présente un aspect nacré, et dans laquelle débouchent, en avant, les troncs pulmonaires et le rectum.

Les parois de l'appareil digestif sont organisées sur le même plan dans toute sa longueur. On trouve d'abord le revêtement épithélial en pavé à cils vibratiles qui s'étend sur tout le coelôme; ensuite une membrane musculaire, divisée en deux couches, l'une à fibres circulaires, l'autre à fibres longitudinales. Les rapports de ces couches varient sur les différentes régions de l'appareil; sur l'œsophage, les faisceaux longitudinaux très puissants forment la couche interne, tandis qu'ils se trouvent considérablement diminués et à l'extérieur sur tout l'intestin antérieur et moyen jusqu'au rectum. Une couche conjonctive sépare la musculaire de l'épithélium interne; elle con-

tient de nombreuses lacunes vasculaires du côté de l'épithélium,
tandis qu'elle est plus serrée en dehors, montrant cependant des
corps granuleux jaunâtres, qui paraissent formés par la confluence
de plusieurs cellules. L'épithélium interne est différemment constitué. Dans l'œsophage, il est formé de cellules très longues, coniques, dont la base est tournée vers la lumière du canal. Ces cel-

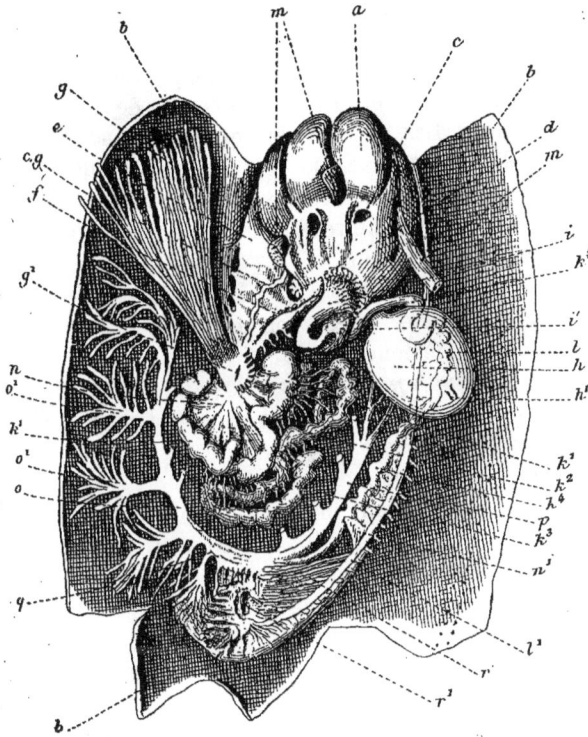

Fig. 308.

Fig. 308. — L'animal est ouvert du côté droit et les téguments étalés. On a tiré le bulbe
et ses annexes de côté, en renversant un peu le premier pour montrer les rapports du
mésoaire. On a conservé une partie des tubes génitaux et les principales branches du
poumon intestinal. On a conservé aussi une partie des mésentères. *a*, vestibule tentaculaire;
b, téguments étalés; *c*, lacunes fenêtrées entre les foulcres du bulbe; *d*, plaque madréporique; *e*, mésoaire; *f*, canal problématique; *g*, tubes génitaux; *g'*, centre de réunion,
entouré de tubes coupés; *c g*, canal génital excréteur; *h*, vésicule de Poli; *h'*, son crochet
terminal; *i*, œsophage; *i'*, intestin buccal; *k¹*, première; *k²*, seconde; *k³*, troisième circonvolution de l'intestin; *k⁴*, anse de l'intestin passant sur la vésicule de Poli; *l*, intestin
terminal, vu par transparence sous la vésicule de Poli; *l'*, rectum; *m*, muscles rétracteurs
du bulbe coupés; *n*, mésentère; *n'*, mésentère rectal; *o*, poumon aquifère dermique;
o', branches latérales entières; *p*, poumon aquifère intestinal, les branches sont coupées;
q, réunion des troncs pulmonaires dans le cloaque; *r*, attaches fibreuses du cloaque;
r', idem, coupées.

lules sont entremêlées d'autres ovalaires à protoplasme finement granuleux. Les cellules épithéliales deviennent moins hautes à la terminaison de l'œsophage et passent à celles de l'intestin, qui deviennent de nouveau très longues, filiformes, et portent à leur extrémité libre un plateau hyalin constituant une cuticule. Entre ces cellules caractéristiques se trouvent disséminées des cellules glandulaires; les unes sont semblables à celles de l'œsophage, d'autres sont en forme de massue, contiennent des globules hyalins et se rencontrent surtout dans l'intestin moyen. Celles-ci se distinguent des cellules parasitaires, dites muqueuses, qui existent aussi en grand nombre dans les parois de l'intestin, par la propriété qu'elles ont de se colorer en rose par le picrocarmin. Les noyaux de ces cellules se trouvent dans leur tige basale. Enfin, dans le rectum, les cellules épithéliales deviennent très courtes, en couches superposées, et les surfaces libres de la dernière couche présentent le même revêtement hyalin, que dans le reste de l'intestin.

Nous parlerons du mésentère, par lequel le canal intestinal est suspendu dans le coelôme, après avoir décrit les autres organes auxquels il s'attache également.

Des poumons aquatiques (*k, l*, fig. 305; *o, p*, fig. 308; *d, e*, fig. 311). — Ce nom, absolument impropre, est adopté et nous le préférons à celui d'organes arborescents employé par M. Jourdan, uniquement parce que le mot « poumon » est plus maniable.

Ces organes se présentent immédiatement dès que l'on a incisé un animal vivant; ils sont poussés au dehors par les contractions du corps et sont animés de mouvements vermiculaires. Ils forment, chez le vivant, des rameaux qui portent, à leurs extrémités, des vésicules allongées, transparentes, pyriformes ou ovalaires (*l'*, fig. 305). Examinés de plus près, on trouve qu'ils naissent de deux troncs creux (*t, u*, fig. 307) sur la partie antérieure du cloaque. L'un de ces troncs, situé à droite, s'applique immédiatement à la surface interne de la peau; c'est le *poumon dermique* (*k*, fig. 305; *o*, fig. 308; *d*, fig. 311); l'autre tronc, qui est plus puissant chez la Cucumaria, s'attache au contraire par un pli du mésentère à l'intestin; c'est le *poumon intestinal* (*l*, fig. 305; *p*, fig. 308; *e*, fig. 311).

Au commencement, naissent de chaque tronc quelques vésicules isolées, portées sur de courtes tiges, mais bientôt se montrent les branches secondaires sur lesquelles sont implantées, par des tiges plus ou moins longues, les vésicules. Tout, tronc, branches et vésicules, est éminemment contractile; on pourrait dire que les poumons sont constamment occupés à se loger dans le coelôme entre les autres organes; leurs extrémités antérieures avancent jusque sur les côtés du bulbe en remplissant tous les interstices. Aussi leur aspect est-il très différent dans les animaux conservés, suivant l'état de contraction où ces organes se trouvaient au moment de la mort; nous les avons représentés d'après le vivant dans la figure 305, et sur des animaux conservés (fig. 308 et fig. 311). Nous appuyons sur ce point, parce que l'on a décrit, dans les vésicules terminales, des parois épaisses, des bourrelets saillants, etc. Toutes ces conformations ne sont que des résultats de la contraction; pendant la vie et à l'état plein, les vésicules ont une paroi tout aussi mince et transparente que les branches et les troncs.

Les poumons sont couverts, à l'extérieur, par l'épithélium vibratile du coelôme; l'épithélium interne est également vibratile, pavimenteux dans les troncs, plus cylindrique dans les vésicules terminales. Les deux épithéliums sont réunis par une couche hyaline qui renferme de fines fibres musculaires croisées dans tous les sens et des cellules granuleuses jaunes. Les fibres musculaires s'épaississent et prennent une direction plus franchement circulaire à l'extrémité de la vésicule, de manière à lui faire une sorte de capuchon plus épais.

M. Semper a soutenu l'existence d'une fine ouverture, d'un canal même, au bout des vésicules des poumons des Aspidochirotes. Nous avons vainement cherché à nous convaincre de l'existence de cette ouverture chez notre espèce et chez d'autres Holothurides qui, toutes, inspirent et expirent l'eau à grand courant par l'anus et remplissent et vident alternativement leurs poumons. En mêlant des couleurs finement triturées à l'eau (carmin, chromate de plomb), on ne verra jamais ces substances passer dans le coelôme, tandis que des couleurs réellement dissoutes dans l'eau passent bien. Ni l'observation sur le vivant, ni d'autres recherches au moyen de coupes ne nous ont révélé ces orifices. Nous maintenons donc que les vésicules pulmonaires sont absolument closes et que l'eau inspirée par elles ne peut entrer en échange avec le liquide contenu dans le coelôme que par osmose, laquelle, sans doute, est éminemment facilitée par la grande ténuité des parois. La fonction de ces poumons peut donc être comparée en quelque sorte à celle des trachées des insectes; comme celles-ci, elles conduisent, en étant parfaitement fermées, le milieu respirable dans l'intérieur du corps, avec ces différences toutefois qu'ils conduisent de l'eau et qu'ils ne se ramifient pas sur les organes, mais s'épanouissent dans le coelôme rempli de liquide.

Des organes génitaux (*n* et *n'*, fig. 305; *h* et *h¹*, fig. 306; *g*, *g'* et *cg*, fig. 308). — Ces organes montrent, chez les deux sexes, absolument la même disposition. Il faut avoir recours à la loupe ou au microscope pour pouvoir distinguer les organes femelles des organes mâles. Ce sont de simples tubes, quelquefois bifurqués, dont l'extrémité fermée flotte librement dans le coelôme, et qui se réunissent en deux paquets, situés l'un à droite, l'autre à gauche du mésoaire, lequel est attaché ici à la paroi du corps par un ligament fibreux (h^2, fig. 306). Les tubes sont, suivant les époques, très variables quant à leur développement; tantôt ils sont assez courts (fig. 306), en d'autres cas bien plus longs (g, fig. 308), de manière à remplir tous les interstices entre les organes situés dans la moitié antérieure du corps. En convergeant vers le mésoaire, ils se réunissent dans une sorte d'ampoule (g', fig. 308), laquelle n'est autre chose que l'extrémité renflée du canal excréteur. Celui-ci se rend, en serpentant un peu et toujours encastré dans le mésoaire, vers la face dorsale du bulbe, et perce le vestibule vis-à-vis des petits tentacules ventraux avec une ouverture assez large en demi-lune, qui est tapissée par l'épithélium noir du vestibule.

La structure des tubes génitaux est assez simple. La couche externe vibrante montre des cellules assez hautes, cylindriques et claires. Au-dessous de ce revêtement péritonéal se trouvent une mince couche musculaire, divisée en fibres, longitudinales au dehors, circulaires en dedans, ensuite une couche conjonctive et fibrillaire présentant des lacunes et enfin un épithélium interne, différent chez les deux sexes. L'épithélium mâle présente des cellules confluentes à nombreux noyaux, qui deviennent les têtes des zoospermes à longue queue filiforme; l'épithélium femelle montre des cellules à noyaux isolés, dont quelques-unes deviennent des ovules, tandis que les autres leur forment des follicules.

Du mésentère (fig. 307, 308, 309). — Les rapports de cette expansion membraneuse, assez compliquée à cause de son origine par la fusion de deux sacs primitifs latéraux, ne se laissent que difficilement débrouiller sur des animaux frais, vu sa grande transparence dans certaines parties.

On peut dire que le mésentère ne forme qu'une continuation directe du péritoine, qui tapisse toute la surface interne de la peau et en constitue la couche intérieure. Mais, outre les parties réfléchies sous forme de membranes, nous trouvons encore, surtout autour de la naissance de l'œsophage et sur le cloaque, des brides nombreuses, qui retiennent le péritoine à ces organes et laissent des vides entre elles. Outre les faisceaux, souvent réticulés, du tissu conjonctif fibrillaire, qui en constituent la masse principale, on trouve encore dans le mésentère des fibres musculaires et des lacunes vasculaires en quantité.

Quant à la duplicature réfléchie sur elle-même, elle se manifeste d'abord par une partie presque triangulaire (*e*, fig. 308), qui s'attache sur le bulbe suivant une ligne, marquée sur le côté ventral par les insertions du conduit excréteur génital, du canal problématique et par le col de la vessie de Poli. Sur l'insertion bulbaire de ce côté du triangle se remarquent deux petits trous, l'un servant au passage d'un muscle rétracteur (*m*), l'autre pour la plaque madréporique (*d*) dont le canal passe autour du bulbe. Nous appelons cette lamelle, qui est attachée par son autre côté à la paroi du corps et par la troisième à l'œsophage, le *mésoaire*, sa destination étant surtout de maintenir le canal excréteur et les origines des tubes génitaux

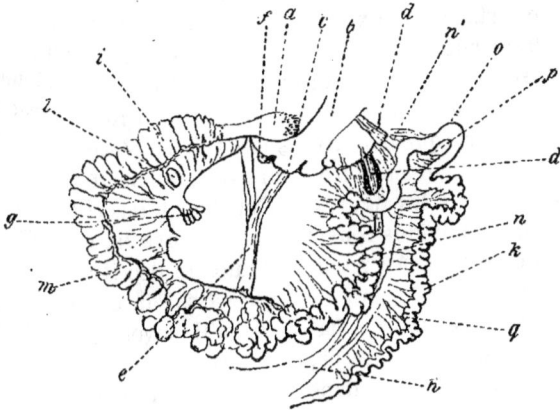

Fig. 309.

dans leur position. Le sommet du triangle correspond, en effet, au point de réunion des tubes, et il est maintenu ici par de fortes brides qui le fixent à la paroi du corps (*g*, fig. 309). Vers cet endroit le mésoaire présente un orifice (*l*, fig. 309), dans lequel s'engage l'un des paquets des tubes génitaux.

Nous devons mentionner, à propos du mésoaire, un canal problématique (*f*, fig. 313) qui court entre le point de réunion des tubes génitaux et l'origine de l'œsophage. Il est composé de parois boursouflées en vésicules entortillées, dans lesquelles se trouvent des

Fig. 309. — Esquisse au trait pour montrer la disposition des mésentères. *a*, œsophage; *b*, col de la vésicule de Poli, repliée et coupée; *c*, bord du bulbe; *d*, muscle rétracteur; *e*, ligne ambulacraire; *f*, canal pierreux; *g*, attache des tubes génitaux retranchés; *h*, tronc du poumon intestinal; *i*, intestin; *k*, rectum; *l*, trou de passage pour des tubes génitaux; *m*, bord cutané du mésentère (droit); *n*, mésentère (gauche); *n'*, partie de ce mésentère, séparé par une lacune autour du muscle rétracteur: *o*, feuillet mésentérique attachant cette partie de l'intestin au bulbe; *p*, lacune pour le passage du col de la vésicule de Poli; *q*, mésentère rectal.

amas de matières granulées, des noyaux assez larges, mais qui, du reste, sont transparents et ne laissent qu'une petite lumière médiane. Ce canal problématique est fermé aux deux bouts; nous ne lui avons trouvé aucun orifice, ni vers le canal génital, ni dans l'œsophage. Nous le considérons comme un organe en régression et cela d'autant plus qu'il montre des états de développement très différents. Souvent on a de la peine à le découvrir, tandis que dans d'autres cas il est bien visible, ses cellules étant remplies de matières granulées, blanchâtres. L'espace du mésoaire compris entre ce canal et le conduit génital se distingue par une structure réticulée des plus manifestes.

Le *mésentère* proprement dit quitte le bulbe en suivant l'œsophage, descend sur l'espace interambulacraire dorsal, s'y attache en envoyant de forts faisceaux à droite et à gauche et décrit ensuite une ligne circulaire autour du corps, à peu près à la hauteur de la réunion des muscles rétracteurs du bulbe avec les zones ambulacraires. S'attachant avec son autre bord à l'intestin, il forme avec celui-ci une double draperie que nous avons montrée en place, sur un intestin fortement contracté, dans notre figure 308, tandis qu'elle est plus ou moins déployée dans les figures 307 et 309. L'insertion paraît ainsi décrire, sur des individus convenablement ouverts, un cercle autour de la vésicule de Poli. Au point où l'intestin décrit sa dernière anse antérieure (*p'*, fig. 307), le mésentère passe, après avoir enveloppé l'intestin, vers le rectum (*p*, fig. 309) qu'il enveloppe de manière à l'attacher, avec son bord interne, à l'intestin et au poumon intestinal, et de l'autre au tégument dans l'espace interambulacraire ventral (*s'*, fig. 307). En suivant cet espace, le mésentère arrive vers le cloaque, où ne se trouvent plus que des brides.

Sur tout le trajet, depuis la première courbure de l'intestin jusqu'à sa dernière, le mésentère est richement vascularisé, et le réseau vasculaire, dont nous parlerons plus tard, s'étend aussi dans le repli qui fixe le poumon à l'intestin.

Du système nerveux (*n*, fig. 310). — Les éléments constitutifs de ce système sont absolument les mêmes que chez les autres Échinodermes déjà traités; on trouve partout, jusque dans les fines ramifications, des cellules associées aux fibres nerveuses. Le plan général de la disposition est aussi la même : un anneau péribuccal, duquel rayonnent les nerfs ambulacraires et ici, chez les Holothurides, aussi les nerfs tentaculaires. C'est surtout par des coupes successives et par des dissociations au moyen de l'acide nitrique dilué que l'on peut étudier le système; les dissections par le scalpel ne fournissent que des préparations artificielles, les éléments nerveux étant trop enchevêtrés avec les gaines et les tissus qui les entourent. L'anneau désigné par *n* dans notre figure est dans le même cas; il contient les éléments nerveux, mais encore entourés de tissu conjonctif.

Cet anneau entoure largement le vestibule à la naissance des tentacules. Sur des coupes on peut constater qu'il est surtout composé de fibrilles, sur lesquelles sont dispersés, à la circonférence, de petits noyaux qui se colorent fortement. Nous n'avons pas réussi à voir les parois des cellules qui contiennent sans doute ces noyaux, accumulés en nombre plus considérable au milieu des espaces ambulacraires. De l'anneau partent seize troncs nerveux : cinq pour les zones ambulacraires, dix pour les tentacules et un pour l'œsophage.

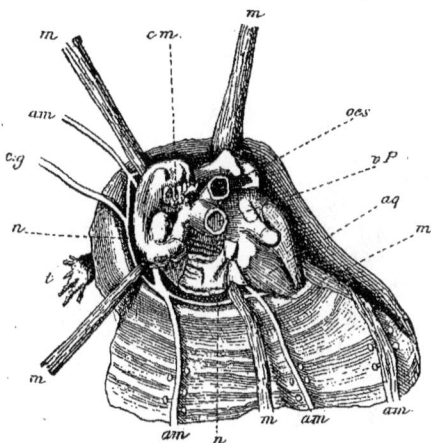

Fig. 310.

Les nerfs ambulacraires et tentaculaires ont absolument la même structure et les mêmes dispositions. On les voit sur des coupes transversales (*h*, *v*, fig. 311) des téguments et du vestibule comme des bandes étirées, fusiformes ou même d'égale épaisseur et toujours au milieu d'espaces lacunaires ovalaires, aux deux bouts desquelles ils sont attachés par la continuation d'une gaine conjonctive très mince qui les enveloppe. Sur la face externe du bulbe, qui est tournée vers le coelôme, les nerfs sortent avec les muscles longitudinaux dont ils sont séparés par la moitié de la lacune, qui n'est autre chose que le canal aquifère, et suivent ces muscles en s'infléchissant sur le tégument. Les nerfs tentaculaires se tournent, dans l'épaisseur des

Fig. 310. — Vue de la face postérieure du bulbe. L'animal a été coupé transversalement à ras du bulbe et celui-ci renversé sur l'entrée du bulbe après avoir retroussé une partie des téguments. La vésicule de Poli est coupée au col; l'œsophage à sa sortie. *am*, lignes ambulacraires; *cm*, canal pierreux; *cg*, canal génital; *n*, anneau nerveux; *œs*, œsophage coupé; *vP*, col coupé de la vésicule de Poli; *t*, tentacule; *aq*, canal aquifère.

enveloppes fibreuses du bulbe, vers la face interne du vestibule, et s'appliquent sur la face ventrale du grand canal aquifère tentaculaire, entourés et suspendus comme les nerfs ambulacraires. Mais

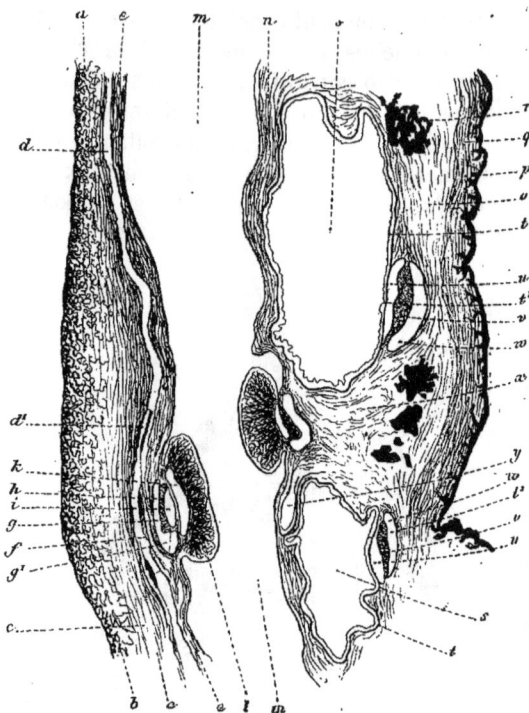

Fig. 311.

Fig. 311. — Portion d'une coupe transversale de la partie antérieure du corps, à la base des tentacules, au-dessus de la bouche et à travers le vestibule. L'individu avait les tentacules étalés. On y voit deux nerfs tentaculaires avec leur entourage coupé, ainsi qu'un seul nerf ambulacraire coupé deux fois sur son trajet, d'un côté sur le vestibule, de l'autre sur la peau. Verick, Oc. 2, Obj. 2. Chambre claire. a, épiderme; b, couche sous-jacente fibreuse de la peau, traversée par des réticulations de pigment brun (il n'y a pas de corpuscules calcaires dans cette partie amincie du tégument); c, couche conjonctive externe du derme; d, lacune traversée par des brides qui sépare cette couche de la suivante; d', amas pigmentaires dans cette lacune; e, couche musculaire circulaire de la peau; f, continuation de cette couche sur une lacune secondaire, séparée, par la couche fibreuse g, de la lacune sous-nervieuse g'; h, nerf ambulacraire; i, lacune secondaire; k, canal aquifère séparé par un pont fibreux intermédiaire de la lacune i; l, coupe transversale du muscle longitudinal. Vis-à-vis se trouve, accolée au bulbe, la contre-partie de ce muscle avec ses parties sous-jacentes; on remarquera que les lacunes secondaires y manquent; m, portion du coelôme séparant les parties du bulbe à droite, du derme à gauche; n, couche conjonctive externe fibreuse du vestibule; o, couche conjonctive moyenne; p, couche interne plus dense; q, épithélium noir qui couvre toute la surface interne du vestibule; r, amas pigmentaires; ss, cavités aquifères des deux tentacules; t, leur membrane et épithélium interne; t', continuation passant sur la lacune sous-nervienne; u, canal aquifère; v, nerf tentaculaire; w, lacune sous-nervienne; x, lacune entamée de la couche conjonctive; y, idem, ouverte par la coupe.

bientôt le canal aquifère étroit (*u*, fig. 311) qui les accompagne s'ouvre dans le grand canal aquifère du tentacule (*s*, fig. 311) et alors le nerf est accolé directement à l'enveloppe de celui-ci, du côté interne, et le suit, en formant des plexus, jusque dans les branches terminales.

Les nerfs ambulacraires accompagnent leurs zones respectives jusqu'au bout vers l'anus, en s'amincissant successivement et émettant, à angle droit, sur tout leur trajet, des branches secondaires allant aux tubes ambulacraires et à la peau. Les premiers sont, à leur naissance, conformés et disposés dans des lacunes comme les troncs dont ils prennent naissance. Ils s'appliquent, en arrivant vers le tube ambulacraire, au côté externe du canal aquifère, qui en constitue la cavité, mais en restent toujours séparés par la continuation des lacunes creusées dans la couche conjonctive. Ils émettent, en outre, les branches pour la peau.

Enfin, part de l'anneau nerveux un seizième nerf aplati, paraissant sur les coupes sous forme d'un ruban, qui naît à la base des petits tentacules ventraux, et passe directement à l'œsophage où il s'applique à la couche musculaire circulaire. Ses fibrilles très minces ne se laissent bientôt plus distinguer des fibrilles conjonctives de l'intestin.

On trouve, dans tous ces nerfs, les mêmes fibrilles et cellules uni- et multipolaires comme dans l'anneau périœsophagien; on ne peut donc parler d'une distinction morphologique ou fonctionnelle entre l'anneau central et les nerfs périphériques.

Du bulbe céphalique. — Nous appelons ainsi, dans son ensemble, l'organe considérable situé dans la partie antérieure du corps et que les auteurs ont nommé ordinairement l'anneau calcaire. Cette dénomination est juste en ce sens qu'il y a bien une charpente calcaire formant un anneau autour de la bouche; mais ce squelette interne constitue, en somme, la plus minime partie de l'organe. Celui-ci présente deux aspects différents, suivant que les tentacules sont étalés (fig. 304, 314) ou retirés dans le vestibule (les autres figures). L'anatomiste trouvera, dans la plupart des cas, les animaux dans ce dernier état; nous le décrirons en premier lieu.

Le bulbe se présente, chez les animaux à tentacules retirés (fig. 306, 307, 308), comme un organe de forme ovalaire, ventru au milieu. Un large orifice en entonnoir (*d*, fig. 306; *a*, fig. 307) conduit dans une partie à cinq pans bombés, séparés par des plis rentrants assez profonds, d'une couleur bleuâtre foncée, à reflets nacrés. Cette partie passe aux téguments par un goulot assez étroit; elle est formée uniquement par les téguments infléchis en dedans, qui

42

en cet endroit sont privés de corpuscules calcaires, mais dont la couche conjonctive est fortement développée (*c*, fig. 311). Les reflets bleu foncé sont dus aux tentacules noirâtres, dont on voit la couleur à travers la peau peu translucide. Au fond des cinq plis naissent les cinq nerfs ambulacraires (*e*, fig. 307), lesquels, accompagnés de leurs muscles, forment des ogives pour s'appliquer aux téguments. Cette première partie n'est donc que le vestibule infléchi vers la bouche et dans lequel sont reployés les tentacules contractés; elle s'égalise complètement et disparaît sur les animaux à tentacules déployés.

Les sillons se continuent sur la surface de la seconde partie du bulbe, qui ressemble à un turban renversé ou à un cylindre, suivant son état de remplissage. Au fond des sillons naissent, sur les pièces calcaires même, les cinq muscles rétracteurs du bulbe (*m*, fig. 306, 307) qui traversent obliquement le coelôme et se réunissent, au commencement du second tiers de la longueur totale, aux muscles longitudinaux ambulacraires, dont ils ont la structure. En agissant d'accord, ils retirent puissamment le bulbe en arrière et replient aussi les tentacules vers l'intérieur. Les pièces calcaires, qui composent l'anneau squelettique, se distinguent aisément sur les bulbes collabés (*b*, fig. 310) sans autre préparation par leur teinte crayeuse; elles forment ensemble un anneau mince à dix pointes tournées en avant et dix tournées en arrière. Elles sont formées par un tissu calcaire réticulé peu consistant; on peut aisément faire des coupes assez fines sur des bulbes convenablement durcis et non décalcifiés, sans ébrécher le rasoir. La masse de cette partie est constituée par du tissu conjonctif tendineux, blanc à la surface externe. Le turban est percé dans son centre par la bouche et le pharynx cylindrique, tapissés d'un épithélium noir derrière lequel s'étale une large zone fibro-musculaire. Dans le tissu conjonctif sont creusés les grands réservoirs tentaculaires et les lacunes entourant les nerfs ambulacraires et tentaculaires.

Une troisième partie du bulbe est formée par l'anneau aquifère qui entoure la naissance de l'œsophage, le col de la vésicule de Poli et l'insertion du canal pierreux. L'aspect de cette partie varie énormément suivant le remplissage des canaux. La seule partie invariable est l'œsophage (*n*, fig. 307; *i*, fig. 308 et 312; *œs*, fig. 310) qui occupe toujours le centre du turban et est attaché tout autour par de courtes brides rayonnantes.

Somme toute, le bulbe est une dépendance du système aquifère, qui réunit plusieurs caractères de la lanterne des Oursins, mais en diffère beaucoup sous d'autres rapports; la lanterne, tout en collectant les canaux aquifères et émettant ceux des ambulacres, est en effet affectée en première ligne à la réduction des aliments.

Du système aquifère. — Ce système consiste en une partie centrale, confinée au bulbe et composée du canal pierreux avec sa plaque madréporique, du réservoir annulaire et d'une grande vésicule de Poli, puis en une partie périphérique, comprenant les tentacules et les ambulacres. Ce qui distingue ce système de celui de tous les autres Échinodermes, c'est qu'il n'établit aucune communication avec le milieu ambiant, la plaque madréporique flottant, chez les

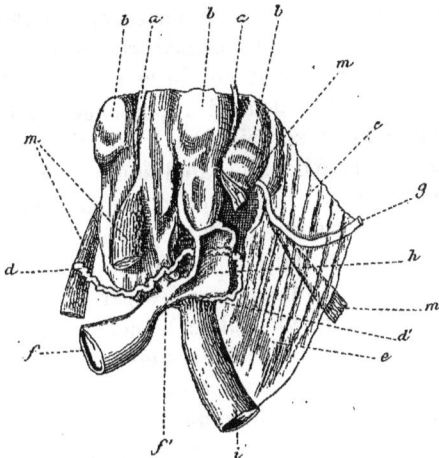

Fig. 312.

Holothurides adultes, dans le liquide du coelôme. On sait que chez les larves il y a un orifice externe, mais que chez les adultes la plaque madréporique s'est entièrement détachée de la peau.

Du canal pierreux. — On trouve ce canal tortueux (*c m*, fig. 310; *d*, fig. 312; *e*, fig. 313), distingué par sa blancheur crayeuse, sur la face postérieure du bulbe, se déployant sur le côté gauche et inséré, à sa partie terminale, dans le mésoaire (*d*, fig. 312). C'est un canal allongé, dont la partie centrale est entièrement opaque sous le microscope, tandis qu'à la lumière réfléchie il est d'un blanc un peu jaunâtre. Nous l'avons vu, dans certains cas, presque entièrement déployé, comme nous l'avons dessiné figure 312;

Fig. 312. — Le bulbe tentaculaire isolé et vu du côté gauche. *a*, vaisseaux ambulacraires; *b*, vestibule; *c*, mésoaire détaché; *d*, canal pierreux; *d'*, son insertion dans le canal circulaire; *e*, canal problématique; *f*, vésicule de Poli, coupée; *f'*, col de la vésicule; *g*, canal génital; *h*, branche du canal circulaire, montant vers les tentacules; *i*, œsophage coupé; *m*, muscles rétracteurs du bulbe.

mais ordinairement on le voit pelotonné sur lui-même dans l'anfra-
tuosité du bulbe correspondant à l'espace entre le col de la vessie
de Poli et l'œsophage (*cm*, fig. 310). Déployé autant que possible,
montre une longueur égale au diamètre du bulbe ambulacraire. Tout
en étant retenue par quelques brides conjonctives fournies par le
mésoaire, son extrémité distale flotte librement dans la cavité générale. A l'état déployé, le canal entoure le flanc gauche du bulbe,
s'enfonce sous la branche tentaculaire du système aquifère la plus
rapprochée du mésoaire et reparaît de l'autre côté, enchâssé complètement dans le mésoaire. Ici, ses plis deviennent moins tortueux
et forment, dans leur ensemble, un arc qui se porte vers l'endroit
où l'œsophage est relié, par de fortes brides, au canal aquifère
circulaire. Il s'insère, par un orifice très mince, sur ce canal près
de sa communication avec le col de la vessie de Poli (*d'*, fig. 312).
Cette terminaison est tellement rapprochée de l'œsophage qu'on
pourrait croire qu'elle se fait dans l'intestin même, tandis qu'en
réalité, le canal s'ouvre dans le canal aquifère circulaire en perdant
l'aspect crayeux. La préparation de cette partie est très difficile.

Pour étudier la structure du tube pierreux, on le détachera avec
soin et on le plongera dans une solution étendue de picrocarmin
ou de carmin de Beale, qui colorera les parties conjonctives en laissant à la partie calcaire sa couleur blanche. Pour faire des coupes,
on doit décalcifier avec de l'acide très étendu.

Il commence par une petite *plaque madréporique* (*e'*, fig. 312),
qui a la forme d'une fève ou d'un rein et se place un peu obliquement sur le canal pierreux, lequel débute par une petite courbure. La plaque madréporique est sillonnée sur son pourtour
externe; les sillons convergent vers la concavité de la fève, où ils
deviennent des tubes qui traversent vers le canal. Plaques et sillons
portent le haut épithélium vibratile que nous connaissons déjà chez
les autres Échinodermes et qui s'enfonce encore dans les tubes
transversaux à leur embouchure. Le reste des tubes poriques est
revêtu d'un épithélium en pavé, qui se continue sur toute la longueur du canal pierreux, mais seulement d'un côté. Le canal montre,
sous ce rapport, une organisation semblable à celle que M. Hamann
a décrite chez la Synapte. Les parois sont, en effet, parsemées de
spicules calcaires, mais celles-ci s'accumulent alternativement pour
former des espèces de plaques, ce qui produit les ondulations ser-
pentantes du trajet. C'est vis-à-vis de ces plaques calcaires que l'épithélium cylindrique est développé, tandis que sur la face opposée il
y a un épithélium en pavé. L'épithélium cylindrique fait le tour du
canal près de son embouchure décrite dans l'anneau aquifère.

Cet *anneau central* (*h*, fig. 312; *d*, fig. 313; *k*, fig. 314) ne porte qu'improprement cette désignation. C'est plutôt un rosaire creux composé de dix poches plus hautes que larges, dont les bouts en mamelon (*a q*, fig. 310) font saillie vers le coelôme sur la face

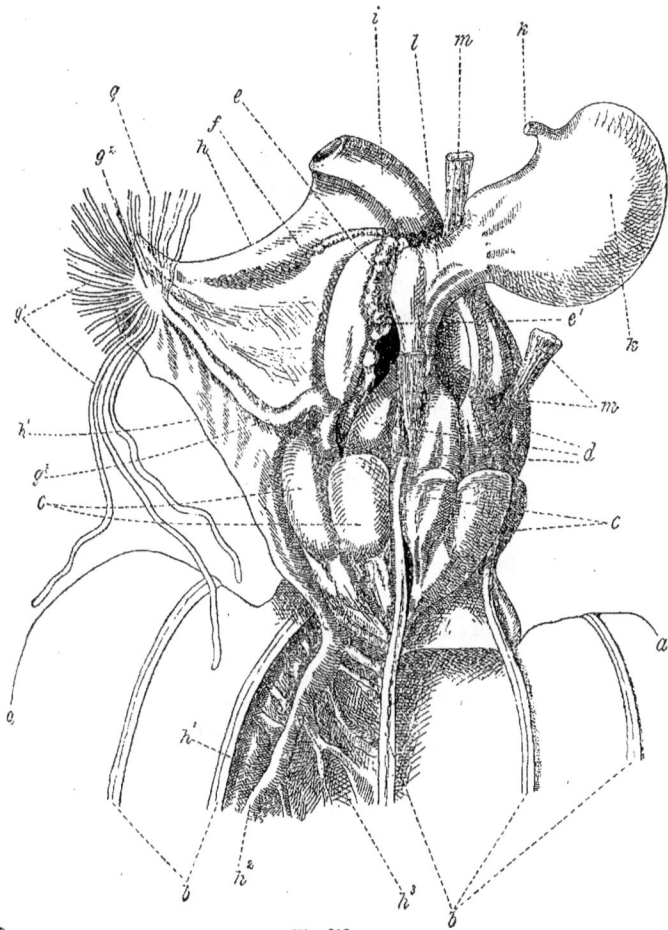

Fig. 313.

Fig. 313. — Les attaches du bulbe ont été séparées et celui-ci tiré en avant et renversé de manière à montrer les rapports des organes. Double de grandeur naturelle. *a*, contours du tégument étalé; *b*, lignes ambulacraires; *c*, poches du vestibule, dans lesquelles sont retirés les tentacules; *d*, branches montant du canal circulaire aux tentacules; *e*, canal pierreux; *e'*, plaque madréporique; *f*, canal problématique; *g*, paquet gauche de tubes génitaux; *g¹*, paquet droit où l'on a conservé quelques tubes pour montrer leur longueur; *g²*, point de réunion pour constituer le canal génital *g³*; *h*, bord du mésoaire s'appliquant au bulbe; *h¹*, bords incisés du mésoaire sur sa ligne d'attache à la peau; *h²*, lambeau reste attaché à la peau et fournissant les rayonnements *h¹*; *i*, œsophage coupé; *k*, vésicule de Poli; *k'*, son crochet terminal; *l*, col de la vessie, étiré; *m*, muscles rétracteurs du bulbe.

postérieure du bulbe et qui communiquent ensemble par des commissures assez étroites. Ces poches se continuent en avant, après avoir subi un resserrement considérable, dans les canaux des tentacules. Nous n'avons pu nous convaincre, chez notre espèce, de l'existence de valvules à l'endroit de ce resserrement, comme il doit s'en trouver, suivant Hamann, chez les Synaptes. Les poches sont associées par paires, une paire correspondant toujours à l'intervalle entre deux sillons. Suivant l'état de remplissage, les parois fibreuses et très résistantes qui entourent les poches paraissent plus ou moins bombées.

Une annexe très considérable de l'anneau central est la *vésicule de Poli* (*i*, fig. 305; *l*, fig. 306; *i*, fig. 307; *k*, fig. 313), unique chez les Cucumaria. Elle se présente ordinairement, dans la plaie, avec quelques boyaux génitaux et une anse de l'intestin, lorsqu'on fait une incision sur la partie antérieure du corps d'un individu mourant. C'est une grande vésicule à parois translucides et qui, suivant l'état de remplissage avec un liquide un peu jaunâtre, prend les formes les plus diverses, d'un bouteillon, d'une outre, d'un estomac humain (fig. 313). Près de son extrémité libre se trouve un petit mamelon de couleur brune, de consistance cornée (*k'*, fig. 313), complètement fermé, placé sur un petit col courbé en hameçon, vers lequel aboutissent les tours en spirales des fibres musculaires des parois dont il semble être le point d'appui. Les dessins que nous donnons rendent mieux compte des différents aspects que peut prendre la vessie avec son mamelon terminal que de longues descriptions.

La vésicule flotte librement dans le coelôme, suspendue au bulbe par son col plus étroit (*P*, fig. 310; *f'*, fig. 312; *l*, fig. 313) qui débouche sur le côté gauche de l'œsophage dans le canal annulaire central par une large ouverture. Le canal pierreux entoure ce col en passant entre lui et l'œsophage et s'ouvre, par un orifice fin, dans la même poche à laquelle aboutit le col de la vessie.

Le liquide contenu dans la vésicule de Poli, comme dans tous les canaux avec lesquels elle est directement ou indirectement en rapport, est opalescent, légèrement jaunâtre et contient, comme le liquide du coelôme, des cytodes à mouvements amœboïdes, et des cellules granuleuses jaunâtres. On trouve, en outre, dans la vésicule de Poli des amas, souvent fort considérables, libres ou constituant un disque adhérent à la membrane, d'une couleur foncée brun rougeâtre. Ces masses coagulées paraissent être des débris de l'épithélium interne; elles sont constituées par de petits granules assez réfringents et ressemblent beaucoup aux masses qui flottent dans les canaux tentaculaires des Siponcles.

La vésicule de Poli est couverte, à l'extérieur, par l'épithélium en pavé du coelôme. Au-dessous de cet épithélium se trouve une forte couche de tissu conjonctif fibrillaire, contenant, entre les fibrilles, des cytodes amœboïdes à plusieurs prolongements. Vers l'intérieur de cette couche existe une zone musculaire mince, formée de fibres musculaires très allongées, portant des noyaux accolés et courant, en spirales basses, autour de la vésicule, de manière à simuler des fibres circulaires. A l'intérieur on aperçoit l'épithélium avec de nombreux noyaux, autour desquels le protoplasme forme des accumulations plus ou moins considérables. Les mêmes couches se continuent dans l'anneau circulaire et ses dépendances.

La *partie périphérique du système aquifère* se compose des tentacules et des ambulacres.

On choisira de préférence la vessie de Poli pour faire des injections. Elle se laisse facilement mettre à nu, sur une partie de sa circonférence, par une petite incision des téguments qui ne blesse aucun organe ; son volume est assez grand pour permettre l'emploi de canules d'une certaine force, et, comme elle flotte librement dans le coelôme, il est aisé de placer des ligatures. On peut injecter, depuis la vessie, tout le système circulatoire ; mais nous prévenons que malgré beaucoup d'essais, nous n'avons jamais réussi d'injecter le tout sur un seul et même individu ; ce qui est dû, suivant notre pensée, à des états spasmodiques des différentes parties qui subsistent après la mort. Il se pourrait aussi que certaines parties de l'intestin ne fussent point vascularisées, comme chez les Oursins ; mais nos injections ne sont pas assez nombreuses, pour que nous puissions établir ce fait avec certitude.

Les *tentacules* dendritiques (*a*, fig. 314) se constituent par des tiges entourant le vestibule (fig. 304), lesquelles se subdivisent bientôt et finissent par des ramifications terminées par de petites intumescences en forme de boutons peu marqués. Coupés, ils présentent à l'œil nu une cavité considérable, entourée par la peau comme un doigt de gant ; cet aspect se continue jusque dans les plus petits rameaux. La constitution de l'enveloppe est exactement celle de la peau ; on y trouve le même épiderme avec ramifications pigmentaires, les mêmes zones de la couche fibreuse, l'externe lâche et remplie de corpuscules calcaires, tous sous forme de boumerang, la lacune ici circulaire et remplie du liquide du coelôme, ensuite une couche musculaire épaisse, composée uniquement de fibres longitudinales, et, à l'intérieur, un épithélium particulier, formé de cellules à gros noyaux, qui offre une certaine ressemblance avec celui de l'anneau circulaire. Cette structure est cause que l'on peut retirer, sur des individus qui ont un peu macéré dans de l'alcool faible, toute l'enveloppe musculaire avec l'épithélium interne ; les brides qui tra-

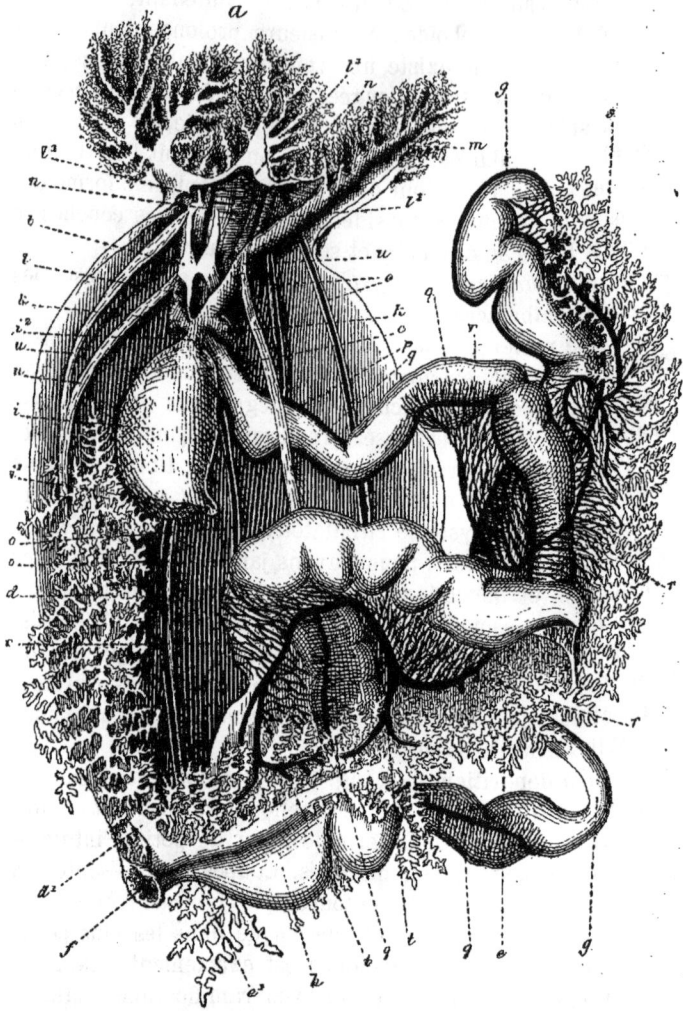

Fig. 314.

Fig. 314. — Préparation faite pour montrer la circulation. Injection de M. Jaquet. Les poumons ont été injectés en jaune par le cloaque, le système vasculaire par la vésicule de Poli. Les tentacules sont étalés, l'intestin avec les mésentères déployé autant que possible. On n'a représenté les vaisseaux intestinaux proprement dits que sur quelques places, pour ne pas embrouiller la figure. *a*, tentacules étalés ; *b*, foulcres calcaires du bulbe ; *c*, œsophage ; *d*, poumon dermique ; *d'*, son tronc ; *e*, poumon intestinal ; *e'*, son tronc ; *f*, anus ; *g*, intestin ; *h*, rectum ; *i*, vésicule de Poli ; *i¹*, son crochet terminal ;

versent les lacunes se détachent en se rompant, et l'on peut ainsi avoir un moulage de la cavité intérieure, répétant la forme du tentacule. Toute cette partie se remplit facilement par les injections, comme nous l'avons représenté figure 314.

Nous avons déjà dit que les canaux tentaculaires naissent, sur l'anneau central, par un isthme étranglé. Creusés dans les masses fibreuses du bulbe, ils se dirigent obliquement en dehors et en avant, pour arriver sur le bord du vestibule, où ils entrent dans les téguments qui les enveloppent de la manière décrite. Sur tout ce trajet dans le bulbe, les couches tégumentaires manquent complètement, les canaux sont simplement creusés dans le tissu conjonctif et tapissés par l'épithélium, soutenu, à ce qu'il paraît, par une mince lame élastique, comme le démontrent les coupes (s, t, fig. 311). Mais sur ce trajet s'appliquent, du côté interne, les nerfs tentaculaires entourés de leurs lacunes (n, o, fig. 311). Nous n'avons pu suivre ces nerfs, sur les coupes, que jusqu'à la base des tentacules, où ils se résolvent bientôt en des plexus qui se confondent avec les fibrilles de la couche conjonctive. Mais ces plexus montent évidemment jusqu'aux boutons terminaux des branchilles des tentacules, où l'épithélium est modifié et présente des cellules allongées et minces, entremêlées avec des cellules sphériques, à gros noyaux arrondis et à protoplasme finement granuleux, qui émettent des filaments vers la surface et paraissent être des cellules sensitives. Ces cellules, appelées par Jourdan cellules basales, ne se trouvent que dans le petit bouton terminal des branchilles.

La conformation des *ambulacres* est calquée sur celle des tentacules. Nous y trouvons les mêmes couches tégumentaires, la lacune, la couche musculaire et l'épithélium interne et, grâce à la lacune, on peut aussi retirer facilement l'enveloppe musculaire et épithéliale de la cavité du boyau tégumentaire qui les inclut. Chaque ambulacre a aussi un disque terminal un peu renflé sur la circonférence, mais enfoncé au centre; on y trouve les mêmes cellules allongées, au-dessous desquelles sont établies des cellules probablement nerveuses, mais qui ont une forme différente de celle des tentacules, et un plexus intermédiaire entre ces cellules et l'épithélium proprement dit se manifeste plus clairement. Le nerf ambulacraire se comporte comme

i, son col; k, canal circulaire collecteur; l, branches montant vers les tentacules; l', leur continuation; m, canal tentaculaire mis à découvert depuis son origine jusqu'aux branches terminales; n, vaisseaux montant du canal circulaire vers les lignes ambulacraires; o, vaisseaux ambulacraires; p, vaisseau intestinal dorsal; q, vaisseau ventral (ces deux vaisseaux naissent sur le canal aquifère collecteur circulaire); r, réseaux mésentériques; s, vaisseau collecteur pulmonaire; t, cercle de réunion; u, muscles rétracteurs du bulbe.

le nerf tentaculaire; très manifeste à la base des ambulacres (fig. 113), il se dissocie aussi bientôt.

Nous sommes donc en droit de conclure que les tentacules ne sont que des ambulacres modifiés et ramifiés, et que ces deux sortes d'organes, si différents d'aspect, sont homologues au fond.

Les canaux des ambulacres partent de l'anneau central au nombre de cinq, entre les paires des canaux tentaculaires; ils percent le bulbe pour se porter vers les sillons d'où sortent les nerfs et muscles ambulacraires (fig. 113), qu'ils accompagnent sur tout leur trajet en donnant des branches à droite et à gauche, étroites à leur naissance, mais qui s'élargissent immédiatement en entrant dans les ambulacres mêmes.

Circulation intestinale. — Nous insistons, avant d'entrer en matière, sur le fait qu'ici, comme chez les Oursins, cette circulation, tout en ayant l'apparence d'un système vasculaire richement développé, est cependant purement lacunaire et que les vaisseaux n'ont pas de parois propres. D'un autre côté, ce système lacunaire est en communication manifeste avec le système aquifère. Le liquide contenu dans ces lacunes est identique avec celui du système aquifère; on ne peut donc pas parler, chez les Holothurides, d'une circulation sanguine en opposition avec le système aquifère.

Sur la face interne et postérieure de l'anneau aquifère central naissent deux minces vaisseaux, qui s'appliquent immédiatement aux deux faces, ventrale et dorsale, de l'œsophage (*p* et *q*, fig. 314) et continuent leur trajet, sans donner des ramifications, jusqu'à la première courbure de l'intestin, où le mésentère s'attache à l'intestin. Arrivé sur ce point, le vaisseau ventral ou interne (*q*) commence à envoyer des fines ramifications sur l'intestin, qui partent à angle droit et se portent, des deux côtés, jusque sur la moitié de la circonférence de l'intestin, sans que la moitié dorsale en soit pourvue. Ce n'est qu'à la seconde circonvolution de l'intestin que le vaisseau dorsal (*p*) envoie aussi des branches droites sur l'intestin, lesquelles, sur des injections faites avec des couleurs liquides et bien réussies, s'anastomosent avec les rameaux partis du vaisseau ventral. Ces rameaux ne se remplissent pas par des injections faites avec des substances solides finement triturées (carmin, chromate de plomb, etc.), et ordinairement on ne réussit à remplir, par l'anneau aquifère, le vaisseau dorsal que sur une partie de son trajet, sans qu'on puisse y constater des branches. Nous avons préféré dessiner une injection faite de cette manière. Les deux vaisseaux suivent le canal intestinal jusqu'à sa dernière courbure comme deux lisérés, et finissent sur le commencement du rectum en s'amincissant successivement.

Outre ce système, il y en a un autre, collatéral et mésentérique. C'est le vaisseau ventral qui le fournit. Dès l'attache du mésentère sur l'intestin, on y voit un riche réseau capillaire (r, fig. 314), dont les branches initiales sont envoyées par le vaisseau ventral qui se développe sur toute la largeur du mésentère jusqu'au rectum, et se recueille dans un tronc assez considérable longeant les bords libres des guirlandes mésentériques. Ce vaisseau collecteur forme, vers le point où le mésentère attache le commencement du tronc du poumon intestinal à l'intestin, un cercle de réunion (t, fig. 314) d'où partent plusieurs branches, parmi lesquelles une très considérable (s, fig. 314) qui remonte, sur la lisière du mésentère, jusqu'à la pointe du poumon intestinal. Sur tout ce trajet, le tronc envoie dans le mésentère de nombreuses branches qui produisent un riche réseau dans cette membrane. On peut suivre ce réseau capillaire jusqu'au bord par lequel le mésentère est attaché au poumon, mais nous n'avons jamais pu constater que les capillaires se continuassent sur le poumon même, dont le tronc, les branches et les vésicules ne sont jamais vasculaires.

Il nous semble que ce dernier vaisseau offre quelque ressemblance avec le vaisseau collecteur des Oursins tel que l'a décrit M. Perrier.

Les Holothurides offrent bien plus de variations anatomiques que les autres classes des Échinodermes, tout en montrant une grande similitude des formes extérieures. Nous n'avons à enregistrer, sous ce dernier point de vue, que les déviations des Psolus et des Rhopalodina dont nous avons déjà fait mention dans l'introduction.

Les téguments montrent partout la même structure fondamentale, mais le développement des couches qui les composent est très différent. Il y a des espèces à peau très dure et ferme (Psolus), tandis que certains Stichopus ont la peau très épaisse, mais tellement lâche qu'elle diffue à l'air. Nous n'entrerons pas dans la description des corpuscules calcaires de formes très variées, en renvoyant, pour ce sujet, aux monographies zoologiques, surtout à l'ouvrage de Semper. Ils paraissent faire défaut chez Anapta et une variété de l'Haplodactyle molpadoïdes. Chez les Synaptes se trouvent, disséminées sur la peau, de petites papilles tactiles, décrites par M. Hamann. La bouche, toujours inerme et entourée des tentacules, se déplace quelquefois un peu vers la face ventrale, de même que l'anus émigre sur la face dorsale (Psolus) pour se placer enfin, chez Rhopalodina, sur le bout antérieur du corps, à côté de la bouche. Mais, dans la grande majorité des cas, les deux orifices sont placés aux deux bouts de l'axe longitudinal, et l'anus, presque toujours très vaste, porte souvent des papilles sur son pourtour. L'œsophage passe toujours par l'axe du bulbe, auquel manquent quelquefois les supports calcaires (Embolus). L'intestin est rarement droit; il décrit ordinairement une double anse avant de descendre vers l'anus. On distingue chez quelques espèces une part antérieure, plus fortement musculeuse, comme estomac (Synaptides); la vascularisation ne commence qu'après cette partie. Le cloaque, bien marqué chez les Holothurides pulmonées, devient moins apparent chez les Synaptides. Celles-ci n'ont point de poumons aquatiques du tout; chez les autres il y en a toujours deux, dermique et intestinal; mais chez quelques genres (Echinocucumis, Ocnus) ils deviennent presque rudimentaires, et chez quelques *Molpadides* ils se dédoublent, de manière qu'on en trouve quatre ou même cinq. Des conformations particulières, appelées *organes de Cuvier*, se trouvent chez plusieurs espèces des genres *Holothuria*, *Bohadschia* et *Mulleria*. Parmi les espèces européennes, l'*Holothuria impatiens* est la seule qui possède ces tubes groupés en amas volumineux et fixés à la base du poumon près du cloaque. M. Jourdan, qui a très bien étudié ces organes, leur donne une couche épithéliale externe hyaline à noyaux rares, au-dessous de laquelle se trouve une seconde couche, formée de lamelles minces, pliées en deux suivant une ligne passant par un noyau granuleux. Lorsque l'organe est contracté dans le coelôme où le tube flotte, ces lamelles sont dressées les unes contre les autres; lorsqu'il est étalé, les lamelles s'appliquent à plat sur la surface. C'est à ce revêtement, qui rappelle un peu celui de la trompe des Némertiens, que M. Jourdan attribue la nature collante des organes de Cuvier. En dedans de cette couche se trouvent des fibres musculaires longitudinales, d'autres circulaires, et enfin un noyau fibreux épais, au milieu duquel est creusé un canal axial irrégulier. Ces tubes blancs sont lancés par l'anus, souvent en grand nombre; ils collent fortement même à des lamelles de verre et sont évidemment des armes particulières de défense. Le mésentère présente, chez les *Synaptides*, des cupules vibratiles, placées isolément ou en groupes arborescents, sur des tiges solides et dont la cupule élargie est munie de longs cils qui jouent dans le liquide du coelôme. Le système nerveux est établi partout sur le même type. Les vésicules auditives, que Baur croyait avoir découvertes chez les Synaptes, ne sont pas plus des organes des sens que les yeux dont parle J. Muller chez le même genre. Les cinq nerfs ambulacraires se trouvent partout avec les muscles longitudinaux qui les accompagnent; mais les muscles rétracteurs du bulbe ne se trouvent que chez les Dendrochirotes. Le système aquifère subit les réductions les plus variées. La partie centrale, composée de l'anneau, des vésicules de Poli et de l'appareil pierreux, se trouve partout dans les mêmes conditions. Au lieu d'une vésicule de Poli, on en rencontre souvent plusieurs; les canaux pierreux, avec leurs plaques terminales madréporiques, peuvent se multiplier aussi. Ces dernières enveloppent (*Holothuria tubulosa*) comme un sac la partie terminale du canal pierreux. La cavité du sac communique avec le coelôme par de fins canaux poriques. Du système périphérique, les ambulacres disparaissent en premier lieu. Ils font défaut chez les *Molpadides* et les *Synaptides*; mais chez ces premiers existent encore les canaux radiaires qui manquent aux seconds. Les ambulacres sont construits partout sur le même plan, mais leurs dispositions varient. Le bivium dorsal devient d'abord uniquement sensitif, sans participer à la locomotion, et disparaît à la fin totalement. Chez plusieurs genres, les ambulacres sont dispersés sur le corps sans ordre apparent. Les tentacules existent partout et leur structure est sensiblement celle que nous avons décrite; mais leur nombre et leurs formes varient beaucoup. Chez les Dendrochirotes ils sont ramifiés, comme dans notre espèce type, ne communiquent avec l'anneau central que par un isthme et n'ont pas d'ampoules internes, comme c'est le cas chez les autres Holothurides. Chez les Aspidochirotes ils sont scutiformes, portés souvent sur des pédoncules, communiquent largement avec l'anneau central et ont des ampoules faisant saillie dans le coelôme. Chez d'autres ils sont digités, pennés ou lobés. Ils sont même réduits à des moignons chez *Echinosoma* et *Embolus*, où le bulbe est simplement membraneux sans pièces calcaires. Chez les Synaptides se trouvent, sur la face interne des tentacules, des organes cupuliformes, composés de cellules allongées à longs cils vibratiles, qui offrent une grande ressemblance avec les organes décrits par nous chez le Siponcle (p. 307), que les auteurs ont pris pour des ventouses, mais que M. Hamann appelle avec plus de raison, ce nous semble, des boutons sensitifs. Un rameau nerveux se rend à chacune de ces cupules. La circulation intestinale se simplifie beaucoup chez les familles sans poumons.

Les organes génitaux montrent une différence capitale en ce que les Holothurides pédiées sont unisexuées, tandis que les apodes sont hermaphrodites. Ce sont toujours des tubes de formes très variées, simples, dendritiques, en un ou deux paquets et à orifice très variable : dans le vestibule, comme chez notre espèce type et tous les Dendrochirotes, ou sur la face dorsale externe, mais dans le voisinage de la couronne tentaculaire chez les autres. Le canal excréteur a toujours son mésoaire. Suivant M. Hamann, les boyaux génitaux des jeunes Synaptes ont à l'intérieur un épithélium composé de grandes cellules cubiques à gros noyaux sphériques, d'où dérivent, par division, les spermatoblastes et, par augmentation, les œufs. Cet épithélium repose sur du tissu conjonctif cellulaire. Chez les Synaptes presque mûres, on trouve les œufs rangés suivant des lignes longitudinales, enfoncés dans la couche conjonctive, enfermés dans un follicule très mince, attachés par une tige à la couche conjonctive et entourés par les spermatoblastes, qui engendrent les zoospermes. Chez beaucoup d'Holothurides se trouve une enveloppe semblable à la zone pellucide des mammifères, finement striée par de fins canaux poriques rayonnants et traversée par un micropyle, lequel, suivant Semper, se trouve à l'opposé de la tige chez Stichopus variegatus et Holothuria impatiens.

On sait que les Holothurides se développent, dans la plupart des cas, par des larves symétriques, nageant librement dans la mer et qu'on a appelées Auricularia. Mais on a découvert aussi quelques espèces de Chirodota et de Phyllophorus où les jeunes se développent dans la cavité générale. On n'a que des observations incomplètes sur ce dernier sujet.

La classe des Échinodermes offre un ensemble dont les relations ne se laissent guère encore déchiffrer. Ils appartiennent au nombre des organismes les plus anciennement connus; les Crinoïdes se trouvent dans les couches les plus anciennes, les Astérides apparaissent bientôt après. Ni l'anatomie ni l'ontogénie n'ont pu nous renseigner jusqu'à présent sur les rapports entre les différentes classes. Les larves des Ophiurides ressemblent beaucoup à celles des Échinides et s'éloignent considérablement de celles des Stellérides, avec lesquelles les Ophiurides semblent avoir le plus d'affinités sous les points de vue zoologique et anatomique. D'un autre côté, les Holothurides paraissent se rapprocher, par une foule de traits de leur organisation, des Échinides dont elles sont si différentes sous d'autres rapports. Il faut encore beaucoup de recherches approfondies et faites sans arrière-pensée pour éclaircir ces points aujourd'hui encore si obscurs. En tout cas, il faut se défaire de cette idée, absolument sans fondement, suivant laquelle l'Échinoderme devait être formé par la coalescence d'autant de vers, fusionnés par la tête, que l'animal a de rayons. L'ancienne philosophie de la nature n'a jamais produit une fantasmagorie mieux réussie.

Littérature.

Outre les ouvrages généraux de J. Muller, Tiedemann, etc. : G. F. Jaeger, De Holothuriis. Diss. inaug., Zurich, 1833. — A. de Quatrefages, Mémoire sur la Synapte de Duvernoy. Ann. Sc. natur., 2ᵉ série, t. XVII, 1842. — J. Muller, Ueber Synapta digitata, Berlin, 1852. — Leydig, Anatomische Notizen über Synapta. Müller's Archiv., 1852. — Alb. Baur, Beiträge zur Naturgeschichte des Synapta digitata. Acta Acad. Leop. Carol. nat. curios., 1864. — Kowalevsky, Beiträge zur Entwicklungsgeschichte der Holothurien, Saint-Pétersbourg, 1867.— Selenka, Beiträge zur Anatomie und Systematik der Holothurien. Zeitschr. wissenschaftl. Zool., t. XVII, 1867, et XVIII, 1868. — C. Semper, Reisen im Archipel der Philippinen. Zweiter Theil. Erster Band. Holothurien, 1868. — H. Ludwig, Beiträge zur Kenntniss der Holothurien. Zool. Instit., Wurzbourg, t. II, 1874. — Idem, Ueber Rhopalodina lageniformis, Leipzig, 1877. — R. Teuscher, Beiträge zur Anatomie der Echinodermen, Iéna. Zeitschr. f. Naturwissensch., t. X, 1876. — Théel, Report on the Holothuridea. Scientif. results, Challenger

Zoology, t. IV, part. XIII, 1881. — E. Jourdan, *Recherches sur l'histologie des Holo-thurides. Annal. Mus. d'hist. natur.*, Marseille, t. I, 1883. — Semon, *Das Nerven-system der Holothurien.* Iéna. *Zeitschr.*, t. XVI, 1883. — O. Hamann, *Beiträge zur Histologie der Echinodermen*, t. I. *Die Holothurien*, Iéna, 1884.

CLASSE DES BRYOZOAIRES (*BRYOZOA, POLYZOA*)

Animaux sessiles, bilatéraux et symétriques, sans métamères, ayant une couronne de tentacules ciliés, un intestin indépendant, recourbé en anse et pourvu d'une bouche et d'un anus, un ganglion nerveux central, ni cœur, ni vaisseaux, ni organes des sens spécialisés et se reproduisant toujours de deux manières, par bourgeons et par produits génésiques.

La classification actuelle, assez généralement adoptée, divise cette classe de la manière suivante :

Sous-classe des **Entoproctes**. Anus placé en dedans de la couronne tentaculaire, sans gaine générale à polypier (ectocystes), à couronne tentaculaire non rétractile dans une gaine. Marins, peu nombreux. *Pedicellina, Loxosoma.*

Sous-classe des **Ectoproctes**. Anus placé en dehors de la couronne tentaculaire, qui peut être retirée dans une gaine. Tous pourvus d'ectocystes de nature variable (calcaires, cornés, gélatineux). Marins et d'eau douce.

On y distingue deux ordres : les **Gymnolémates** ou **Stelmato-podes**, sans épistome, à couronne tentaculaire circulaire placée sur un lophophore discoïde. Sauf le genre *Paludicella*, tous marins. *Crista, Tubulipora, Alcyonidium, Serialaria, Bugula, Flustra, Eschara, Retepora.*

L'ordre des **Phylactolémates** ou **Lophopodes** est entièrement d'eau douce. Les animaux ont un épistome mobile et les tentacules nombreux sont portés sur un lophophore en fer à cheval. *Cristatella, Alcyonella, Plumatella.*

Type : **Plumatella repens** (L.). — Polypier formé de matière cornée flexible, le plus souvent arborescent, à loges latérales allongées, communiquant entre elles. Statoblastes elliptiques nus. L'espèce se trouve très communément dans les eaux douces, fixée à des plantes submergées, de préférence sur la face inférieure des feuilles de *Nymphæa*. Nos exemplaires proviennent du jardin botanique de Genève.

Préparation. — On étudie la Plumatelle surtout par transparence. A cet effet, il faut détacher les polypiers dendritiques de la feuille à laquelle ils sont attachés, en grattant avec un scalpel entre le polypier et la surface de la feuille. Une légère traction exercée sur la racine du polypier, au moyen d'une pincette, enlève alors le petit arbre en entier jusqu'aux derniers ramuscules. Les tubes étant toujours couverts d'une foule d'animaux et de plantes microscopiques, on fera bien de les nettoyer autant que possible, et avant le détachement, avec un pinceau mou. On peut répéter cette opération après avoir placé le polypier détaché dans une petite cupule ou un verre de montre, avec de l'eau du bassin où l'on a pris la feuille de Nymphæa. Ordinairement, les animaux restent retirés pendant plusieurs heures, mais à la fin ils épanouissent leur couronne tentaculaire, ce que l'on peut très bien voir avec une faible loupe. On les place alors sous le microscope, dans une petite cellule à bords un peu épais. Ils s'épanouissent derechef facilement et l'on peut les observer pendant des heures entières. Les branches terminales et les jeunes loges sont très transparentes, à teinte légèrement jaunâtre, tandis que le tronc et les anciennes branches sont brunes et seulement translucides. Nous avons essayé sans beaucoup de succès différents réactifs pour paralyser les animaux à l'état d'extension. Pour examiner des détails sous de forts grossissements, on divise les branches avec le scalpel. En exerçant une légère pression, on réussit alors souvent à faire sortir des animaux entiers des tronçons coupés. Nous sommes arrivés à pratiquer de bonnes coupes, transversales et longitudinales, en tuant et en fixant les animaux par le sublimé corrosif et en les traitant de la manière ordinaire après les avoir colorés au picrocarmin.

Téguments. — La base des téguments est constituée par l'*ectocyste* (*b*, fig. 315), membrane probablement chitineuse et sans structure apparente, qui forme les tubes, tiges et loges, dans lesquels sont enfermés les *polypides*, les animaux avec leurs différents organes. L'ectocyste est plus épais et brunâtre sur la tige et les vieilles loges, plus mince et transparent sur les branches et les jeunes loges. Dans ces dernières parties, il jouit d'une certaine flexibilité élastique, de manière que le polypide peut courber le tube terminal par ses contractions musculaires. On trouve de temps en temps, dans le tube principal et à la racine des loges qui en partent sous un angle aigu, des cloisons incomplètes (*z*, fig. 315) qui consistent plutôt en épaississements saillants vers l'intérieur, et ne ferment pas complètement la lumière des tubes.

L'*ectocyste* est entouré, sur les branches terminales, d'une gaine gélatineuse transparente (*a*, fig. 315), d'une épaisseur souvent assez considérable, qui se replie en bourrelets lors de la rétraction et n'offre aucune structure appréciable. Cette gaine extérieure diminue à me-

sure qu'elle se rapproche du tube principal de la colonie et finit en
se confondant avec le contour extérieur de l'ectocyste.

L'*endocyste* (*c*, fig. 315) est composé de deux couches. L'externe,

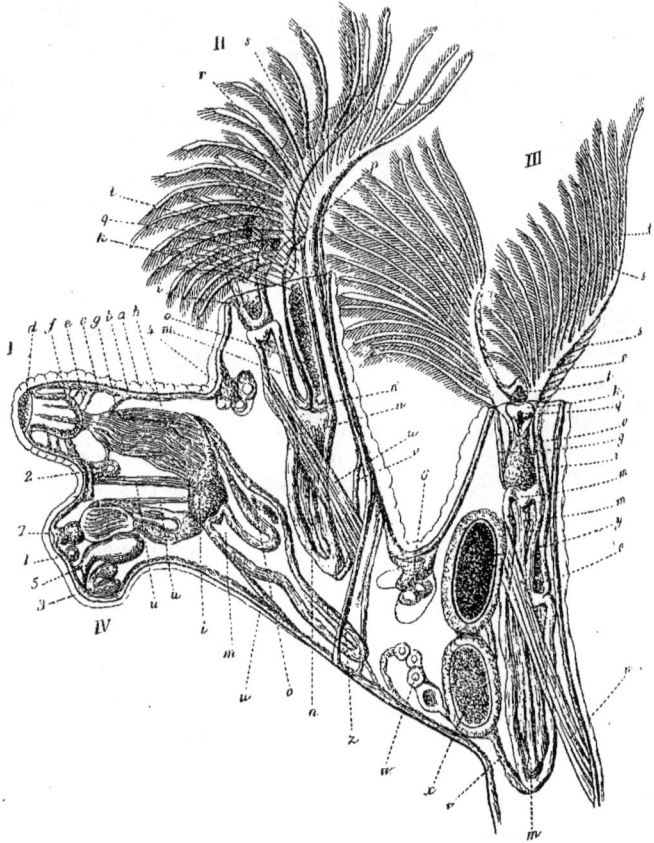

Fig. 315.

Fig. 315. — Une branche terminale de *Plumatella repens*. Gundlach, Oc. 0; Obj. 2.
Chambre claire. Il y a trois loges avec animaux adultes : I, individu retiré; II, individu
vu de profil, démesurément étendu; III, un autre, vu de face. La branche IV contient des
bourgeons de différents âges, mais dont l'aîné, 7, n'a pas encore construit une loge
propre. On voit sept bourgeons, placés dans les encoignures des cellules et numérotés
suivant leur développement, 1 désignant le bourgeon le plus jeune et 7 le bourgeon le
plus âgé, qui peut déjà s'étaler et montre les principaux organes, tentacules et intestin.
a, gaine gélatineuse des loges ; *b*, ectocyste ; *c*, endocyste ; *d*, orifice de la loge ;
e, muscles rétracteurs du godet tentaculaire *f*; *g*, muscles rétracteurs de la gaine tentaculaire ; *h*, couronne tentaculaire retirée dans sa gaine ; *i*, pharynx; *k*, bouche; *l*, épistome; *m*, proventricule; *m'*, valvule du proventricule; *n*, estomac; *n'*, valvule vers le
rectum *o*; *p*, anus; *q*, ganglion nerveux; *q'*, bouton buccal; *r*, branches du lophophore;
s, membrane connective; *t*, tentacules; *u*, grand muscle rétracteur; *v*, funicule; *w*, œufs;
x, statoblaste en voie de formation; *y*, statoblaste presque mûr; *z*, cloison cellulaire.

de beaucoup plus épaisse que l'autre, est immédiatement appliquée à l'ectocyste chitineux et formée d'un tissu conjonctif aréolaire et fibreux. Les fibres sont très fines et forment des réseaux, dont les mailles simulent des cellules, tout en présentant des diamètres très variés. Cette couche fibreuse s'infléchit en dedans aux orifices des loges, pour constituer le *godet tentaculaire* (I, *f*, fig. 315), dans les parois duquel elle s'épaissit considérablement. Aux fibres conjonctives se mêlent, dans les parois du godet, des fibres musculaires plus épaisses, dont des faisceaux minces se détachent obliquement vers les parois de la loge où elles se fixent. Ces fibres (I, *e*, fig. 315) jouent le rôle de muscles rétracteurs du godet. Celui-ci s'évagine, en effet, totalement lors de l'exsertion de la couronne tentaculaire et forme alors une gaine autour de la partie du corps poussée en dehors, en se confondant avec le tégument lui-même du corps. Dans l'état invaginé du godet, les fibres musculaires forment des bourrelets longitudinaux. Le godet est percé, dans son centre interne, d'un orifice assez étroit, dont la paroi se continue, par un col infundibuliforme (fig. 315), sur la couronne tentaculaire, à laquelle elle constitue une large gaine. Sur le col et sur la gaine tentaculaire, la paroi fibreuse est excessivement mince. Mais ici aussi des faisceaux musculaires forment des brides entre la partie antérieure de la gaine tentaculaire et les parois de la loge, en constituant des muscles rétracteurs (I, *g*, fig. 315).

La couche fibreuse est tapissée, à l'intérieur, d'un endothélium en pavé, formé par des cellules très petites ayant des noyaux tellement exigus, qu'ils échapperaient à l'observation, s'ils ne se coloraient pas d'une manière très intense par le picrocarmin. Cette couche endothéliale tapisse toutes les surfaces des parois tubulaires, comme des organes qui sont suspendus dans la cavité générale très vaste. Sur les parois du corps des polypides, elle est en simple couche très mince, mais elle prolifère considérablement surtout là où doivent se former des bourgeons. C'est aussi dans ces endroits qu'on peut apercevoir les parois des cellules constituantes qui, ailleurs, échappent même aux lentilles d'immersion.

Nous devons mentionner ici deux particularités que nous n'avons rencontrées que chez quelques individus rares. En premier lieu, tout l'endothélium était parsemé de petits points noirs, lesquels, sous de forts grossissements, ressemblaient, par leurs bords épais, noirs et irréguliers, à des concrétions minérales, peut-être de carbonate de calcaire. En second lieu, nous avons quelquefois vu le liquide, contenu dans la cavité générale, dans un mouvement rotatoire continu, entraînant de petits corps suspendus et même des statoblastes, comme si des cils vibratiles s'étaient développés sur l'endothélium. Mais nous n'avons pu constater la présence des cils, et, dans l'immense majorité des cas, on ne voit d'autres fluctuations dans ce liquide que celles causées par les mouvements du corps de l'animal qui y est plongé.

La *cavité générale*, tapissée partout par l'épithélium de l'endocyste, contient tous les organes et est fermée, en avant, par l'involvure de l'endocyste même, formant une sorte de plancher, au travers duquel passent la bouche et l'anus et sur lequel est placée la couronne tentaculaire. Elle communique, comme nous le verrons bientôt, avec les tentacules, dans lesquels elle se continue jusque vers le bout par des trous creusés dans le susdit plancher. Elle contient souvent de petits corpuscules, débris de cellules, etc., en suspension, qui rendent visibles les mouvements du liquide, dans la plupart des cas occasionnés par les contractions et expansions du corps. Nous avons vu des statoblastes flottant de cette manière dans le liquide. En automne, nous avons presque constamment rencontré dans le coelôme, et surtout dans le voisinage des bourgeons, des corps probablement parasitaires, primitivement globulaires, mais qui s'allongeaient en croissant et finissaient par prendre la forme de Grégarines. Mais ces corps ne montraient point la structure des Grégarines; nous n'avons pu y voir ni noyaux ni enveloppe; ils semblaient formés d'un protoplasme entièrement homogène et transparent.

La *couronne tentaculaire* (fig. 315) peut être retirée complètement dans sa gaine (I, *h*) ou épanouie au devant de l'orifice cellulaire (II et III). Elle se montre composée de deux parties : du *lophophore* en fer à cheval (*r*, fig. 315) et des *tentacules* vibrants posés sur le lophophore.

On peut se représenter le lophophore comme un entonnoir très mince et membraneux vers sa circonférence distale, épaissi vers sa base et découpé en face de la bouche par une entaille profonde. Il forme ainsi deux branches latérales, élégamment courbées, qui se réunissent entre la bouche et l'anus, lequel débouche en dehors du demi-cercle formé par les branches réunies. On peut très bien se rendre compte de cette disposition sur des coupes transversales, passant près de la base de la couronne tentaculaire invaginée (fig. 317). On voit alors les tiges recourbées des deux branches qui se rejoignent autour d'une involvure, dont l'ouverture est placée en face de l'épistome.

En observant les lophophores étendus sur des animaux vivants, on distingue une fine membrane qui s'étend entre les tentacules et les réunit jusqu'au quart de leur longueur environ (*s*, II et III, fig. 315). C'est là le commencement du lophophore. Cette membrane est, vers son bord distal, excessivement mince et sans structure apparente chez la Plumatelle. On y remarque seulement par-ci et par-là, au moyen de très forts grossissements, des restes de noyaux défigurés et faisant de légères saillies. Mais elle s'épaissit vers sa base, où elle montre des fibrilles et des noyaux assez apparents, surtout là où elle entoure les orifices de communication des canaux tentaculaires avec la cavité générale (*g*, fig. 317).

Pour étudier en détail la structure du lophophore et des tentacules, on aura recours à des coupes longitudinales et surtout transversales,

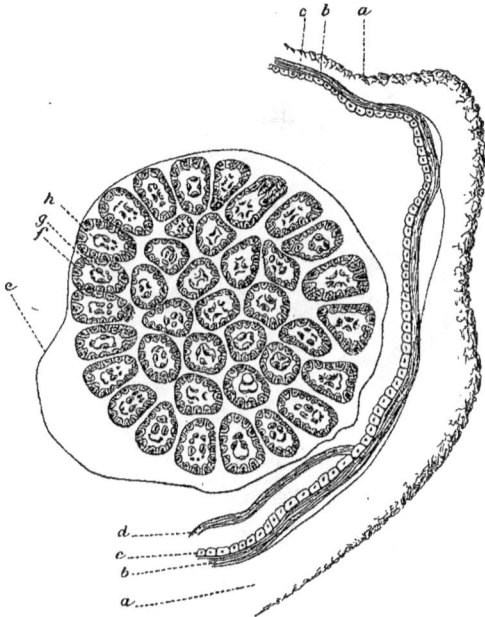

Fig. 316.

lesquelles, il est vrai, ne laissent voir que des organes rétractés. Une coupe transversale, faite vers le sommet de la couronne tentaculaire (fig. 316), montre les bras formés par de grandes cellules grenues, rangées en cercle, dont les bases plus pointues plongent dans un tissu amorphe. Les noyaux sont un peu allongés, fortement grenus. Au centre se trouve une cavité bizarrement défigurée par la contraction due aux réactifs, mais qui est limitée par une membrane forte,

Fig. 316. — Coupe transversale de la couronne tentaculaire rétractée près du sommet. On a conservé, sur la droite de la figure, une partie de la loge, pour montrer les couches dont elle se compose. Gundlach, Oc. 1; Obj. 4. Chambre claire. *a*, ectocyste; *b*, couche fibreuse de l'endocyste; *c*, épithélium interne de l'endocyste; *d*, fibres musculaires allant de l'endocyste vers la gaine tentaculaire; *e*, gaine tentaculaire; *f*, cellules extérieures; *g*, cavité d'un tentacule coupé; *h*, conformations des parois de la cavité.

résistante, sans doute élastique, qui ressemble souvent à un trait très noir et présente des renflements. Des coupes longitudinales prouvent que cette membrane de soutien continue forme, en effet, le canal interne du tentacule. Cette membrane est épaulée, à l'extérieur, par des nodules arrondis ou allongés, qui se colorent bien et ne sont que des coupes de fibres longitudinales montantes entre la membrane limitante du canal et les cellules externes. Les plus grosses fibres nous ont paru être de nature musculaire; les plus fines sont peut-être des fibrilles nerveuses.

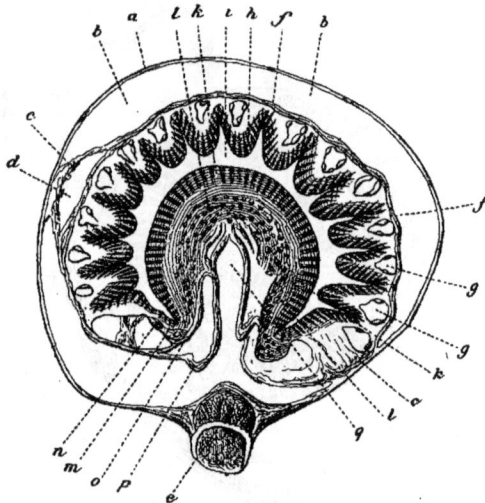

Fig. 317.

L'aspect change lorsque la coupe passe à la base du lophophore (fig. 317). Les tentacules ne sont plus indépendants; ils sont réunis par la membrane épaissie du lophophore en dehors et les couronnes de grosses cellules sont incomplètes. Les cellules ne sont développées qu'à la face interne en une série continue de festons dont chaque saillie représente un tentacule. Les orifices des canaux

Fig. 317. — Coupe transversale de la même couronne tentaculaire près du plancher. Même grossissement. Chambre claire. *a*, gaine tentaculaire; *b*, espace entre elle et la membrane du lophophore *f*; *c, c*, attaches musculaires du lophophore à la gaine; *d*, espace entre ces attaches; *e*, bouton buccal; *f*, membrane externe du lophophore; *g, g*, orifices de communication vers la cavité générale; *h*, festons cellulaires formés par les bases des bras; *i*, espace entre ces festons et l'épistome; *k*, cellules vibratiles de l'épistome, rangées en fer à cheval; *l*, noyau de l'épistome, formé par des fibres musculaires coupées; *m*, continuation des cellules de l'épistome vers les festons tentaculaires; *n*, fibres musculaires accompagnant cette bride; *o, p*, muscles des bras du lophophore; *q*, espace formé par l'invagination du lophophore.

sont rejetés au dehors; ils sont seulement entourés par la membrane limitante mentionnée et par les fibres qui l'épaulent. Ces orifices montrent un diamètre plus considérable que les canaux des tentacules, et sont toujours placés en face de la courbure en fer à cheval de chaque feston. A l'intérieur du ruban festonné se montre le plancher du lophophore occupé par la base de l'épistome. Celui-ci est formé par un cercle, complet aux trois quarts, de cellules vibratiles semblables à celles de la base des tentacules, mais moins grandes, et ce cercle entoure un centre où l'on remarque les coupes de nombreux faisceaux musculaires. On y voit, en outre, une grosse membrane musculaire repliée, qui s'insère aux extrémités du fer à cheval formé par les festons dans leur ensemble. C'est la partie épaissie des bras du lophophore et l'inflexion de cette partie s'ouvre en face de la bouche. Enfin, les bords du feston sont attachés à la gaine tentaculaire par de forts faisceaux musculaires.

Chaque tentacule porte, sur sa face interne, deux rangées de cils vibratiles très longs, qui partent de deux cellules un peu plus grandes que les autres, et n'ont, du reste, rien de particulier. Nous n'avons pas dessiné les cils vibratiles pour ne pas embrouiller les figures des coupes.

Organes de digestion. — Ces organes se composent de l'épistome, de la bouche, du pharynx, du proventricule, de l'estomac et du rectum. Ils constituent, dans leur ensemble, une sorte de fourchette creuse à deux branches dont l'estomac formerait le manche, tandis que le rectum constitue à lui seul la branche dorsale et les autres parties la branche ventrale.

L'*épistome* (*l*, ii et iii, fig. 315) est un organe essentiellement musculaire et vibratile. Dans son état étendu et vu de profil (ii, fig. 315) il a la forme d'un index courbé et attaché, par une large base, au plancher de la couronne tentaculaire, du côté dorsal de la bouche. Pendant la vie et alors que les tentacules sont étalés, l'épistome fait des mouvements nictitans continuels, comme s'il voulait toucher de son bout l'orifice buccal, ou plutôt un bouton musculaire, placé au-devant de la bouche (*e*, fig. 317), sur lequel se joint la circonférence de la gaine tentaculaire. On remarque sur l'épistome un mouvement vibratile très prononcé, produisant un courant qui va vers la bouche. C'est évidemment un organe de préhension. Dans des positions favorables, on voit, à la base de l'épistome, des fibres musculaires qui montent jusque vers son sommet et qui se fixent, en rayonnant, sur le centre du plancher tentaculaire. Les coupes transversales (*h*, *l*, fig. 317) montrent la base de l'épistome en fer à cheval, dont les branches latérales sont séparées par l'échancrure correspondante à l'invagination du lophophore. Le pourtour est occupé par des cellules vibratiles grenues, en forme de cône allongé, et à l'intérieur de ce cercle se voient les faisceaux des muscles ascendants, coupés transversalement.

La *bouche* (*h*, ii et iii, fig. 315) est en forme de cœur, ses lèvres vibratiles étant attachées, dans la ligne ventrale et médiane, au bouton déjà mentionné (*e*, fig. 317), qui se confond, dans la vue de face (*g'*, iii, fig. 315), avec le ganglion nerveux placé sur la face dorsale. Ce bouton est entouré par un repli de l'ectocyste et contient de courts fuseaux, en apparence musculaires.

La bouche conduit immédiatement dans le *pharynx* (*i*, i, ii et iii, fig. 315), large sac à contours très variables, mais qui est toujours

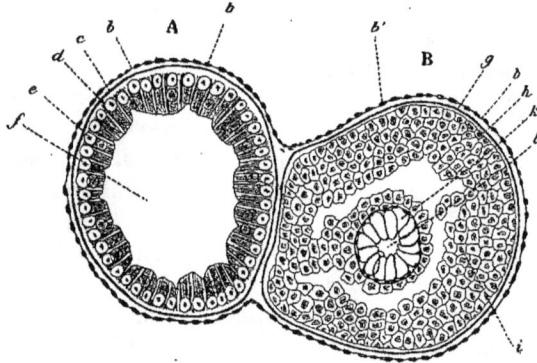

Fig. 318.

séparé du proventricule par un isthme valvulaire. Le pharynx se distingue des autres parties par une apparence grenue ou alvéolaire de ses parois. Il se rétrécit considérablement en arrière vers l'isthme où ses parois se replient en formant un plancher autour de l'étroite entrée vers le proventricule. La coupe que nous avons dessinée (B, fig. 318) passe par ce plancher. On y voit que le pharynx est entouré, comme du reste toutes les autres parties de l'intestin, par une membrane mince, à noyaux saillants très nombreux, qui est la continuation directe de l'endocyste et passe sur les parties adjacentes, le rectum, par exemple, sans interruption. Un espace rempli de substance amorphe sépare cette enveloppe mésentérique d'une seconde mem-

Fig. 318. — Coupe transversale du pharynx et du rectum montrant l'isthme pharyngien vers le proventicule. Même grossissement. Chambre claire. A, rectum; B, pharynx. *b*, enveloppe mésentérique commune; *b'*, noyaux de cette enveloppe; *c*, membrane propre du rectum; *d*, substance amorphe; *e*, épithélium cellulaire du rectum; *f*, sa cavité; *g*, membrane propre du pharynx; *h*, substance amorphe; *i*, épithélium interne du pharynx; *k*, cellules de l'isthme; *l*, lumière de l'isthme.

brane propre, très accusée, qui semble être de nature élastique ou musculaire. Cette paroi propre est séparée encore par une couche amorphe de l'épithélium interne, formé par des cellules polygonales ou arrondies, contenant de gros noyaux grenus. Ce sont ces cellules qui tapissent toute la circonférence en couches multiples et donnent au pharynx son aspect particulier.

L'entrée du proventricule (*l*, fig. 318) est, comme nous venons de le dire, très étroite et entourée d'une rosette de cellules claires dont nous parlerons dans la suite. Cette entrée se voit, sur des individus vivants (I, II, III, fig. 315), comme un mamelon saillant vers la lumière du proventricule, lequel, du reste, a la forme d'un cylindre et se continue directement dans le sac stomacal.

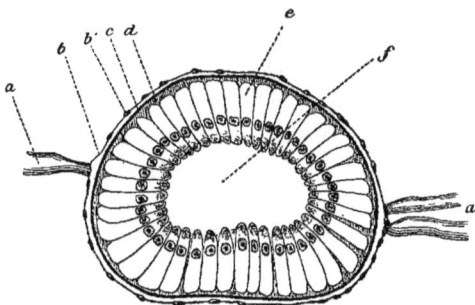

Fig. 319.

Celui-ci, l'*estomac* proprement dit (*n*, fig. 315), se termine en cul-de-sac en arrière. Il est très contractile, et le cul-de-sac terminal surtout change de forme et d'aspect à tout moment. Cette terminaison peut même s'invaginer, en partie, dans la lumière du sac. On y remarque souvent des bourrelets longitudinaux, dus à la contraction. Vers le haut et au niveau de la réunion du proventricule avec l'estomac, ce dernier s'ouvre, sur le côté dorsal, dans le rectum.

Proventricule et estomac ont exactement la même structure, sauf la couche musculaire développée à l'estomac. Leurs parois semblent très épaisses sur le vivant. Elles sont formées, outre les deux enveloppes mentionnées à propos du pharynx, par de longues cellules très claires, à parois accusées, disposées en rayonnant sur des coupes transversales (*e*, fig. 319) et renfermant un gros noyau très grenu, placé près de leurs pointes internes. Les bouts pointus des

Fig. 319. — Coupe transversale du proventricule avec quelques fibres du muscle rétracteur qui y adhèrent. Même grossissement. Chambre claire. *a*, fibres musculaires; *b*, enveloppe mésentérique; *b'*, noyaux de cette enveloppe; *c*, membrane propre; *d*, substance amorphe; *e*, cellules épithéliales internes; *f*, lumière du proventricule.

cellules qui font saillie vers la lumière de l'organe, sont très finement granulés et ces granules, ainsi que les noyaux, ont une couleur jaune. Les cellules qui garnissent l'isthme (*k*, fig. 318) ressemblent par la transparence et l'ordonnance générale à celles des parois de l'estomac, mais nous n'avons pu y voir ni les noyaux ni les bouts granulés. La quantité de granules dépend, du reste, de la nutrition. Dans l'estomac proprement dit, s'intercale, entre la couche mésentérique et les cellules internes, une couche musculaire disposée par bourrelets longitudinaux, qui devient de plus en plus forte vers le fond en cæcum de l'estomac (*e*, fig. 321).

Le *rectum* (*o*, fig. 315) prend naissance sur la face dorsale de l'estomac, au niveau où se détache le proventricule. On trouve ici aussi un isthme (*n'*, II, fig. 315), mais, en général, moins prononcé que celui du pharynx, dans lequel les cellules épithéliales de l'estomac finissent sur une limite tranchée, pour faire place à l'épithélium rectal interne, lequel déborde encore sur les parois infléchies de l'estomac en dehors. Le rectum est un canal droit, souvent en forme de massue ou de poire, qui remonte vers le plancher tentaculaire, s'infléchit un peu au dehors et finit par un orifice anal, placé en dehors du lophophore. Cet orifice est entouré d'un mince sphincter circulaire et de fines fibres musculaires rayonnant en tous sens dans le plancher du lophophore. L'épithélium (*e*, fig. 318, A) interne du rectum est très différent de celui des autres parties de l'intestin. Il se compose de cellules allongées, à parois très fines, serrées les unes contre les autres, qui sont remplies de granulations très menues et portent un noyau clair à nucléole central vers la base, où les cellules s'attachent aux enveloppes du tube, qui se comportent comme celles de l'estomac. Ces cellules sécrètent sans doute une substance agglutinante, qui réunit les restes des substances alimentaires non digérées en une masse fusiforme, laquelle est expulsée en entier. Dans l'estomac, ces substances sont encore séparées les unes des autres; on y voit des diatomées, des débris d'algues et des infusoires, qui deviennent tout de suite méconnaissables.

L'estomac est attaché aux parois de la loge par deux *muscles rétracteurs* obliques puissants (*u*, fig. 315), appelés aussi *muscles pariétaux*, qui s'insèrent sur les parois du proventricule vers la limite entre celui-ci et le pharynx. Ils servent aussi comme rétracteurs du corps tout entier.

Au bout postérieur de l'estomac est fixé le *funicule*, organe de reproduction. Il n'a aucune communication avec la cavité de l'estomac et est attaché à l'enveloppe externe de celui-ci, comme les fibres du muscle rétracteur.

Système nerveux. — Ce système (*g*, fig. 315, II) est représenté par un seul petit ganglion sphérique, placé dans le plancher du lophophore et à la base de l'épistome, entre la bouche et l'anus. Il est en partie enchâssé dans la paroi supérieure ou dorsale du pharynx, et ne se voit bien, sur le vivant, que lorsque l'animal est bien étendu et se présente de profil. Nous avons constaté sur des coupes qu'il est entouré d'une membrane propre très mince et qu'il contient, dans un substratum finement ponctué, de très petites cellules, ayant un noyau granuleux qui se colore fortement. Nous avons vu, sur quelques coupes, des fibrilles très fines qui paraissent se rendre à l'épistome, à la couronne tentaculaire et à l'anus, mais nous n'avons pu suivre ces fibrilles plus loin. En tout cas, deux filaments nerveux plus considérables que les autres se rendent aux deux branches du lophophore.

Il n'y a pas d'organes des sens spécialisés.

Reproduction. — Les Plumatelles se reproduisent de trois manières différentes : 1° par œufs fécondés; 2° par bourgeons oviformes, appelés statoblastes; 3° par bourgeons polypoïdes.

Les œufs, les zoospermes et les statoblastes sont engendrés, chez des individus différents, sur le même organe, appelé le funicule; les bourgeons polypoïdes se développent, au contraire, dans l'endocyste et indistinctement chez tous les individus.

Le *funicule* (*o*, fig. 315) est un cordon plus ou moins allongé, qui part du bout en cæcum de l'estomac et s'attache à l'endocyste, après avoir subi quelques contorsions, à un niveau antérieur à ce bout. Il obéit passivement aux contractions du corps, est étiré lorsque celui-ci s'épanouit et refoulé lorsqu'il se retire dans sa loge. Ce cordon n'a pas de cavité interne; son centre paraît formé par un protoplasme transparent, dans lequel nous n'avons pu voir des traces de noyaux ou de cellules; il est revêtu, à l'extérieur, par l'épithélium de la cavité générale, qui s'y continue directement depuis le bout de l'estomac et prolifère autour des produits en leur constituant des follicules. Tous les produits du funicule, œufs, spermatocystes et statoblastes, se développent toujours en partant de son bout stomacal; les produits sont d'autant plus jeunes, qu'ils sont plus rapprochés du point où le funicule s'attache à l'endocyste.

Nous avons trouvé des *produits sexuels* en voie de développement au commencement de juillet. Les *œufs* très jeunes (fig. 320) se présentaient sur le bord du funicule, enchâssés dans une seule couche de cellules épithéliales qui contenaient de petites gouttelettes graisseuses. Ces œufs étaient sphériques, parfaitement transparents, et laissaient voir, dans l'intérieur, la vésicule germinative très transparente aussi. Les ovules un peu plus grands montraient le protoplasme vitellaire nuageux vers la circonférence. C'est le commencement de la granulation qui envahira le vitellus, et rendra à la fin la vésicule germinative invisible. M. Allman a suivi déjà la segmentation de l'œuf, de laquelle résulte une planule couverte de cils vibratiles et présentant une cavité interne parfaitement close de toute part. C'est dans cet état que l'embryon s'échappe du corme et nage dans l'eau. Il se fixera quelque part pour subir des transformations ultérieures dont nous n'avons pas à nous occuper.

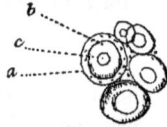

Fig. 320.

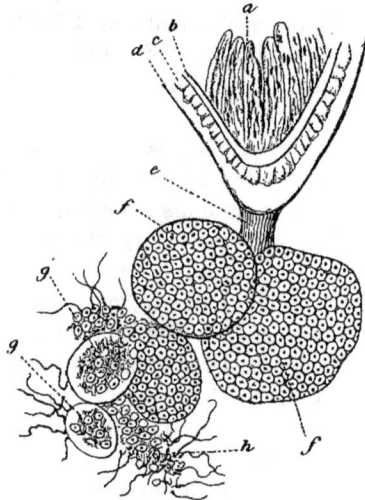

Fig. 321.

On doit à M. Metschnikoff la découverte de la manière dont les œufs se dégagent. Suivant cet auteur, les œufs se détachent du funicule munis encore de la vésicule germinative, nagent dans la cavité de la loge et entrent ensuite en communication avec un bourgeon particulier, lequel enferme l'œuf mûr en lui constituant une gaine et en subissant, suivant Nitsche, une métamorphose régressive. C'est dans ce bourgeon, devenu sac marsupial (*Oœcium*), que l'œuf subit ses transformations ultérieures, fractionnement, etc.

Fig. 320. — Groupe de jeunes ovules, détachés du funicule. Gundlach, Oc. 1; Obj. 5. Chambre claire. *a*, enveloppe épithéliale, formant follicule; *b*, vitellus; *c*, vésicule germinative.

Fig. 321. — Spermosacs, attachés à l'extrémité de l'estomac par le funicule. Zeiss, Oc. 1; Obj. E. Chambre claire. *a*, cellules épithéliales internes; *b*, substance amorphe; *c*, couche musculaire; *d*, enveloppe mésentérique de l'estomac; *e*, funicule; *f*, spermosacs à cellules; *g*, spermosacs en train de se vider; *h*, amas de zoospermes et de cellules sorties.

Il quitte le sac lorsque la larve est constituée, comme nous venons de le dire. Ces observations ont été faites sur des Alcyonelles. Il est probable que chez les Plumatelles, ce genre si voisin des Alcyonelles, les choses se passent de la même manière.

On rencontre, à la même époque, des individus sur le funicule desquels se développent des produits mâles. Ils sont beaucoup plus rares que les individus à œufs. On peut suivre, sur le même funicule, le développement des spermatocystes (fig. 321). Dans le voisinage de l'endocyste on trouve de petits sacs arrondis, à paroi nettement accusée, à contenu clair, un peu nuageux. Nous n'avons vu dans ces sacs aucune trace de noyau. Mais ils se remplissent, tout en s'agrandissant, de petites cellules rondes, claires, à noyaux très visibles, qui grandissent à leur tour, de manière que les sacs prennent une circonférence mamelonnée. A la fin, les parois des sacs s'ouvrent et laissent s'échapper les cellules, d'où procèdent immédiatement des zoospermes, à queues longues et assez épaisses, qui s'agitent vivement et se nouent par l'influence de l'eau. Le noyau de la petite cellule forme la tête du zoosperme. Nous n'avons pu voir par où pourraient s'échapper les zoospermes.

Suivant nous, *Plumatella repens* a les sexes séparés, par individus et par colonies. Nous n'avons jamais trouvé des individus mâles et femelles réunis sur le même corme et nous n'avons non plus rencontré des produits mâles et femelles sur le funicule d'un même individu.

Les *statoblastes* naissent et se développent, comme les produits sexuels, sur le funicule et aussi d'une manière exclusive, en ce sens que le funicule sur lequel se forment des statoblastes ne produira, pendant ce temps, ni œufs ni zoospermes. En revanche, les statoblastes se développent pendant toute la saison; on les trouve au printemps comme en automne, et il peut y avoir, sur le même corme, des individus sexuels et d'autres à statoblastes.

Nous avons vu les statoblastes apparaître (fig. 322) comme des intumescences aplaties des funicules, recouvertes par l'épithélium. C'est évidemment une accumulation protoplasmique un peu nuageuse, mais non pas cellulaire, comme dit Allman. La masse devient granuleuse et légèrement mamelonnée à la surface. On distingue des granules plus foncés pendant que la masse, en forme de gâteau, se détache un peu plus du funicule, dont l'épithélium l'entoure de tous côtés. C'est à ce moment que l'on voit se former, autour du gâteau central, un halo clair dans lequel on distingue des séparations, d'abord indécises, qui correspondent aux cellules de l'épithélium entourant le gâteau. Ce halo est donc une exsudation de ces cellules, qui s'applique sur la masse protoplasmique et devient la coque du statoblaste. Cette coque prend de la consistance, elle devient jaunâtre, puis brunâtre, et les divisions, correspondantes aux cellules exsudantes, deviennent des arêtes, circonscrivant des espaces hexagonaux au centre, allongés vers les bords et les bouts du gâteau, devenu elliptique. La coque montre une solution de continuité sur tout son pourtour périphérique, où les deux lamelles épithéliales qui entourent le gâteau se touchent. La coque est donc formée de deux moitiés de forme identique, réunies à la périphérie par une sorte de suture. Chaque moitié est bombée au centre, où elle contient la masse protoplasmique, un peu aplatie sur le bord, comme un bassin peu profond. Les bords se renforcent en partant du centre, qui reste brun, et deviennent noirs,

C'est dans cet état que les statoblastes se détachent du funicule, en entraînant souvent avec eux toute l'enveloppe cellulaire. Nous

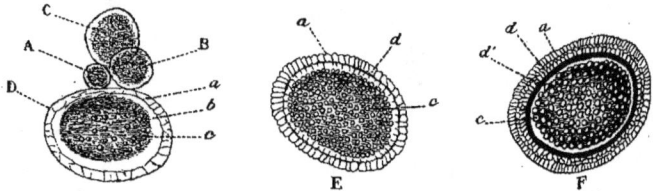

Fig. 322.

avons dessiné une coupe sagittale, frisant le bord d'un statoblaste mûr (fig. 323). On voit l'enveloppe épithéliale, composée de cellules claires, contenant un noyau circulaire; la coque montre sa ligne de séparation et ses lignes d'arêtes diversement disposées, et enfin, dans l'intérieur, la masse protoplasmique granuleuse et non divisée.

Les statoblastes devenus libres s'attachent à la paroi de la loge habitée par le polypide qui les a engendrés. Nous en avons vu tourbillonner dans l'intérieur de la loge comme si l'endocyste portait des cils vibratiles, que nous n'avons pas réussi à voir.

On sait que dans les statoblastes des Plumatelles ne se développe qu'un seul polypide. Les deux valves du statoblaste s'écartent et laissent voir un polypide à grosse enveloppe gélatineuse, par laquelle les deux valves restent attachées au bout du polypide et à la loge qu'il s'est formée. M. Allman a insisté sur le fait que les statoblastes des

Fig. 322. — Statoblastes en voie de développement. Les stades successifs sont désignés par les lettres A-F, A étant le plus jeune. Zeiss, Oc. 1; Obj. C. Chambre claire. a, enveloppe épithéliale; b, halo clair; c, contenu protoplasmique; d, coquille en voie de formation; d', coquille épaissie formant cercle autour du contenu.

Plumatelles ne développent qu'un seul polypide. C'est parfaitement vrai, mais nous devons ajouter que sur ce polypide se montre déjà, lors de son apparition au dehors, le bourgeon d'un second individu, qui croît rapidement, mais paraît devoir rester en retard sur le premier. On voit, en effet, que les jeunes cormes des Plumatelles, dont on trouve souvent des spécimens vers l'automne et qui portent toujours à leur base les deux valves du statoblaste dont ils sont issus, on voit, disons-nous, que ces cormes sont toujours bifurqués à la base, mais que l'une des branches reste ordinairement courte et joue, vis-à-vis de l'autre branche, qui devient le tronc de l'arbuscule, le rôle d'une branche secondaire.

Une question reste encore à résoudre. Comment les statoblastes sortent-ils de la loge aux parois de laquelle on les trouve souvent

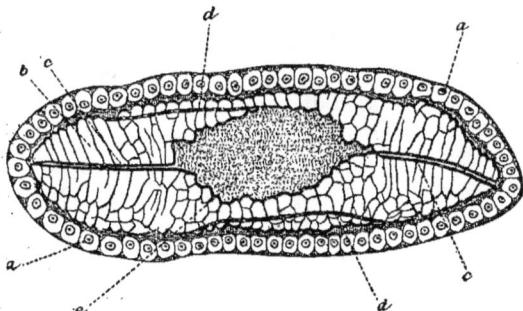

Fig. 323.

accolés? Des orifices pouvant leur livrer passage n'existent pas. Il nous paraît probable qu'ils sortent soit par résorption de la place où ils sont attachés, soit par des ruptures fortuites ou par la mort de la partie du corme où ils se trouvent.

Des bourgeons (1-7, fig. 315). — Les œufs et les statoblastes sont destinés à la formation de nouvelles colonies; ce sont donc des produits pour l'exportation. Les bourgeons, au contraire, restent toujours attachés au corme sur lequel ils naissent; ils sont destinés à l'augmentation des colonies.

Allman a déjà établi le fait, que les bourgeons naissent dans l'endocyste. Nous pouvons confirmer entièrement ses observations. Le bourgeon avec tous ses organes sans exception se forme aux dépens de l'endocyste, comme c'est le cas aussi chez les Anthozoaires.

Fig. 323. — Coupe sagittale d'un statoblaste mûr. Gundlach, Oc. 1; Obj. 4. *a*, cellules épithéliales formatrices de la coque; *b*, coquille coupée, montrant la disposition des arêtes; *c*, ligne de séparation des deux valves; *d*, limite du relèvement central des valves; *e*, contenu protoplasmique coagulé par les réactifs.

Mais nous devons faire nos réserves quant à une autre assertion d'Allman, savoir : que les bourgeons naissent sans aucun ordre régulier dans le voisinage de l'orifice de la loge. Nous les avons vus, au contraire, toujours naître dans un ordre déterminé, de manière qu'ils sont placés, lors de l'allongement de la loge mère, dans l'aisselle entre celle-ci et la loge voisine (2, 4, 6, fig. 315) et, lorsque le bourgeonnement est très actif, comme dans la branche IV de notre figure, on voit les bourgeons en alternance suivant leur âge, en sorte que les jeunes se placent entre deux plus âgés pour devenir axillaires lorsque ces bourgeons, plus avancés, se seront allongés et se seront formé une loge à eux.

Dès que l'on aperçoit une intumescence à l'endroit où doit naître un bourgeon, on trouvera cette intumescence formée de cellules agrandies de l'endocyste, qui se dédoublent bientôt et constituent deux couches entourant une petite cavité centrale parfaitement close. Le bourgeon forme donc un petit sachet à double paroi. Les cellules des deux couches sont parfaitement identiques quant à leur structure; les intérieures sont seulement au commencement un peu plus petites que les extérieures dont elles dérivent. C'est sur ce point que nous n'avons pu nous mettre d'accord avec MM. Metschnikoff et Nitsche (voir le mémoire de ce dernier : *Zeitschr. f. wissensch. Zool.*, tome XXV, supplément 1875), qui voient dans ce sachet une invagination de deux couches cellulaires, composant, avec la lamelle de soutien intermédiaire, l'endocyste. Chez la Plumatelle, nous n'avons pu constater ces différentes couches de l'endocyste, et la couche interne du sachet du bourgeon nous paraît résulter d'une prolifération.

Nous ne pouvons entrer ici dans les évolutions ultérieures du bourgeon, qui ont été très bien exposées par Allman, quant aux formes, et par Nitsche, quant aux allures des deux couches constituantes. Le bourgeon s'allonge sous forme de flacon; la cavité ainsi allongée se divise par une cloison incomplète en deux compartiments dont l'antérieur sera la gaine tentaculaire, tandis que le postérieur deviendra le tractus intestinal. Les tentacules bourgeonnent, pour ainsi dire, sur la face antérieure de la cloison, en augmentant successivement en nombre et en longueur. La gaine est fermée, au début, par un bouchon cellulaire qui fait saillie vers les tentacules et constituera, suivant nos observations, le bouton buccal de l'animal adulte. La gaine s'ouvre au dehors, à ce qu'il paraît, par écartement et résorption des couches de la loge du polypide. Les jeunes bourgeons n'ont que dix tentacules, lorsqu'ils peuvent déjà les pousser au dehors et attirer la nourriture. Au niveau inférieur de la cloison mentionnée, se produit une invagination bientôt fermée et remplie de cellules fort petites; elle constitue le ganglion nerveux. Les diverses parties de l'intestin se dessinent par des inflexions de la cavité primitivement simple et par la spécialisation de leurs cellules. C'est le pharynx qui se montre en dernier lieu, on dirait par élévation des parties; chez les jeunes bourgeons, on n'en voit encore aucune trace, et le proventricule paraît immédiatement attaché à la bouche. Il nous a semblé que le bourgeon adhérait, lors de sa formation, par deux points à l'endocyste : en avant, par le bout antérieur de la gaine tentaculaire et, en arrière, par un point correspondant à la limite entre le proventricule et l'estomac au niveau du rectum naissant. Sur quelques coupes, nous avons vu fort distinctement un court cordon cellulaire établissant cette attache entre le bourgeon et l'endocyste, et nous ne doutons pas que ce soit là l'origine du funicule qui s'allonge et arrive à l'extrémité en cæcum de l'estomac par l'allongement de ce dernier.

S'il y a des différences considérables dans la constitution du corme chez les Lophopodes, les uns ayant un ectocyste gélatineux (Lophopus), les autres chitineux et Cristatella un corme rampant sur une semelle aplatie, il n'y a, en revanche, que très peu de variations quant à la structure anatomique. Les deux branches du lophophore deviennent rudimentaires chez les Fredericella, et un seul genre d'eau douce (Paludicella) se place parmi les Stelmatopodes, tous du reste marins, par un disque tentaculaire entièrement circulaire. Les principaux traits de l'organisation interne sont les mêmes que chez notre espèce type; nous n'avons à noter, en fin de compte, chez quelques espèces (Alcyonella fungosa), que l'hermaphrodisme et le développement d'ovaires sur la paroi de l'endocyste, tandis que sur le funicule se trouvent les spermocystes et les statoblastes. Ces derniers font défaut non seulement chez tous les Bryozoaires marins, mais aussi chez Paludicella. Ils sont constitués partout de la même manière, sauf chez Cristatella, où ils sont garnis de longues ancres. Ils donnent naissance, dans la plupart des cas, à un double bourgeon.

Ce qui frappe en premier lieu chez les Stelmatopodes, c'est le polymorphisme des individus composant une colonie ou corme. Les loges jouent souvent, sous ce rapport, un rôle indépendant en prenant d'autres formes, suivant qu'elles sont placées au sommet ou à la base des cormes, et, dans ces derniers cas, elles sont souvent dépourvues de polypides, ne montrent que l'endocyste très développé et servent de racines ou de stolons fixateurs. Les larves et les bourgeons réguliers, si nous pouvons nous exprimer ainsi, sont toujours pourvus d'une gaine et d'une couronne tentaculaire, cette dernière en disque ou entonnoir complet portant, au centre, la bouche. Les différentes parties de l'intestin, le système nerveux, les muscles sont partout construits sur le même plan que chez les Lophopodes; il n'y a de différences notables que sous le rapport des organes sexuels, lesquels sont représentés le plus souvent par un étalement membraneux (lame funiculaire) ou des ramifications simulant des plexus nerveux, au lieu d'un cordon simple. Les polypides entiers et complets subissent souvent une métamorphose régressive, par laquelle la couronne tentaculaire avec sa gaine est résorbée, tandis que l'intestin se transforme en un corps brun, entouré de parois résistantes, peut-être chitineuses et contenant des amas granuleux, au milieu desquels on distingue souvent encore des restes de la nourriture non digérés, carapaces de Diatomées, de Foraminifères, etc. Ces corps bruns peuvent être englobés par des bourgeons naissants, dans lesquels ils sont résorbés peu à peu.

Outre les bourgeons réguliers donnant naissance à des polypides complets, il se forme encore des bourgeons particuliers qui suivent deux directions différentes. Les uns deviennent des appendices extérieurs, servant d'organes préhenseurs et protecteurs. Ces appendices sont toujours placés dans le voisinage de l'orifice de la loge et on les a distingués sous le nom d'*aviculaires* et de *vibraculaires*. Les deux formes résultent de bourgeons, d'abord internes, mais retroussés au dehors. Le système musculaire est très développé sur ces appendices très mobiles, qui ont une charpente chitineuse, continuation de l'ectocyste. Les vibraculaires sont formés d'un seul poil très long et pointu; le squelette des aviculaires se compose, au contraire, de deux branches courbées formant une pince, laquelle a l'aspect d'un bec d'oiseau rapace lorsqu'elle est fermée. Ces pinces saisissent de petits animaux et les retiennent jusqu'à la décomposition, où les parties désagrégées sont entraînées par le tourbillon engendré par les tentacules.

D'autres bourgeons, appelés *ovicelles* ou *œcies*, jouent un rôle important dans la reproduction sexuelle. Ils restent à l'état de sacs et reçoivent, dans leur cavité, l'œuf détaché de l'ovaire, à ce qu'il paraît, immédiatement après la fécondation. L'œuf se fractionne et subit, dans l'intérieur de ces ovicelles, toutes les métamorphoses qui le mènent à l'état de larve vibratile et libre.

La forme des cormes et l'arrangement des loges sont déterminés par le bourgeonnement des polypides complets. Les cormes sont souvent calcifiés (*Flustra*), d'autres cas chitineux (*Bugula*), rarement gélatineux (*Alcyonidium*). Les sous-ordres ne diffèrent guère par l'anatomie des organes internes, mais plutôt par la constitution de l'orifice des loges. Les *Cyclostomes* l'ont entièrement ronde, sans pièces mobiles; chez les *Cténostomes*, l'orifice est très étroit, se ferme par les replis de la gaine tentaculaire, lors du retrait du polypide, et est souvent défendu par une couronne de soie raide, et enfin, chez les *Chilostomes* existe une pièce mobile, opercule ou lèvre, enchâssée par sa base dans le pourtour de la loge molle à son sommet. Cet opercule ferme l'orifice lors du retrait.

Les loges de la plupart des Stelmatopodes, souvent ornées de pointes, etc., communiquent entre elles par de fins trous faisant crible. Le prétendu système nerveux colonial est formé, comme l'a prouvé Joliet, par la substance funiculaire réticulée.

Les *Entoproctes* diffèrent considérablement des Ectoproctes. Il n'y a pas de loges; les animaux sont fixés, soit par des stolons prolifères (*Pedicellina*), soit par l'élargissement d'une tige (*Loxosoma*) qui porte le polypide et qui, chez ce dernier genre, est souvent munie d'une glande pédale adhésive. Le tégument, composé d'une couche externe résistante et d'un hypoderme celluleux, se continue directement sur le corps et en un capuchon terminal, muni d'un sphincter, dans lequel se replient, en se courbant, les tentacules non rétractiles. Ce capuchon correspond donc à la gaine tentaculaire, avec cette différence qu'il n'est pas invaginé en dedans. Bouche et anus sont placés excentriquement dans l'enceinte de la couronne tentaculaire, sur le plancher de laquelle s'ouvrent encore les poches génitales ou poches incubatrices et deux canaux segmentaires vibrants, dont les villons internes débouchent dans le cœlôme. Les Pédicellines et plusieurs espèces de Loxosomes sont hermaphrodites; les testicules sont attachés aux ovaires. Chez *Loxosoma phascolosomatum*, étudié par l'un de nous, les sexes sont séparés; on trouve chez les mâles deux testicules latéraux, communiquant avec une vésicule séminale centrale dont les zoospermes sont expulsés en paquet. Les ovaires se trouvent à la même place que les testicules; les œufs sont reçus dans des ovisacs incubateurs, qui restent minces chez les Loxosomes, tandis que chez les Pédicellines existe une poche incubatrice ferme, à parois presque chitineuses. Le système nerveux se comporte comme chez les Ectoproctes. On a trouvé des mamelons, portant une soie raide sur les côtés du corps, chez les Loxosomes et les jeunes Pédicellines; ce sont probablement des organes tactiles. Les bourgeons se forment, chez les Pédicellines, sur les stolons en forme de racines; chez les Loxosomes, sur les côtés du corps.

Pour la conformation, le développement et les homologies des larves, que nous pouvons étudier ici, on consultera l'ouvrage classique de M. J. Barrois.

Les Bryozoaires constituent évidemment un type à part, si toutefois ils ne proviennent de souches différentes par convergence; ils se rapprochent le plus des Brachiopodes. Les Entoproctes représentent un état initial, comme le prouvent leurs nombreuses ressemblances avec les bourgeons des Ectoproctes en voie de développement.

Littérature.

Dumortier, *Recherches anat. et physiol. sur les polypiers d'eau douce nommés Lophopodes. Bull. Acad.*, Bruxelles, t. II, 1835. — Dumortier et P. van Beneden, *Histoire naturelle des polypes composés d'eau douce. Mémoires Acad.*, Bruxelles, t. XIV, 1843, et t. XVI, 1848. — P. J. van Beneden, *Recherches sur les Bryozoaires qui habitent la côte d'Ostende*, ibid., t. XVIII, 1845. — Idem, *Recherches sur les Bryozoaires fluviatiles de Belgique*, ibid., t. XXI, 1848. — Idem, *Recherches sur les Bryozoaires de la mer du Nord. Bull. Acad.*, Bruxelles, t. XV, 1848, et t. XVI, 1849. — G. J. Allman, *A Monograph of the freshwater Polyzoa. Ray Society*, 1856. — Hyatt, *Observations on Polyzoa. Proceed. Essex Instit.*, Salem, t. IV et V, 1866 et 1867. — Kowalevsky, *Beiträge zur Anatomie und Entwicklungsgeschichte des Loxosoma napolitanum. Mém. Acad.*, Saint-Pétersbourg, t. X, 1866. — H. Nitsche, *Beiträge zur Kenntniss der Bryozoen. Zeitschr f. wissensch. Zoologie*, t. XX, 1869; XXI, 1871; XXII, 1872; suppl. t. XXV, 1875. — Fritz Müller, *Das Kolonialnervensystem der Moosthiere. Archiv. f. Naturgeschichte*, 1869. — A. Schneider, *Zur Entwicklungsgeschichte und systematischen Stellung der Bryozoen und Gephyreen. Archiv. f. mikrost. Anat.*, t. XV, 1869. — Th. Claparède, *Beiträge zur Kenntniss und Entwicklungsgeschichte der Seebryozoen. Zeitschr. f. wissenschaftl. Zoologie.*, t. XXI, 1871. — E. Metschnikoff, *Beiträge zur Entwicklungsgeschichte einiger niederer Thiere. Bull. Acad.*, Saint-Pétersbourg, t. XV, 1871. — Repiachoff, *Zur Entwicklungsgeschichte der Tendra zostericola. Zeitschr. f. wissensch. Zoologie*, t. XXV, 1875. — Idem, *Zur Naturgeschichte der chilostomen Seebryozoen*, ibid., t. XXVI, 1876. — O. Schmidt, *Die Gattung Loxosoma. Archiv. mikrosk. Anat.*, t. XII, 1876. — C. Vogt, *Sur le Loxosome des Phascolosomes. Arch. zool. expérim.*, t. V, 1876. — J. Barrois, *Recherches sur l'embryologie des Bryozoaires*, Lille, 1877. — Idem, *Sur les métamorphoses des Bryozoaires. Ann. Sc. natur.*, 6e série, 1880. — Idem, *Embryologie des Bryozoaires. Journ. Anat. et Physiol.*, 18e année, 1882. — B. Hatschek, *Embryonalentwicklung und Knospung der Pedicellina echinata. Zeitschr. f. wissensch. Zool.*, t. XXVIII, 1877. — Salensky, *Études sur les Bryozoaires entoproctes. Ann. Sc. natur.*, 6e série, t. V, 1877. — L. Joliet, *Contributions à l'histoire des Bryozoaires des côtes de la France. Arch. Zool. expérim.*, t. V, 1877; t. VI, 1878; t. VIII, 1880. — Th. Hinks, *A history of the British marine Polyzoa*, London, 1880. — W. Reinhard, *Zur Kenntniss der Süsswasser-Bryozoen. Zoolog. Anzeiger*, 3e année, 1880. — J. W. Vigelius, *Zur Entstehung und Entwicklung der Geschlechtsproducte bei chilostomen Bryozoen. Biolog. Centralblatt*, t. II, 1882. — A. C. Haddon, *On Budding in Polyzoa. Quart. Journ. Microsc. Soc.*, t. XXIII, 1881.

CLASSE DES BRACHIOPODES (*BRACHIOPODA*).

Animaux symétriques et sessiles, munis de deux valves, dont l'une ventrale et l'autre dorsale, d'un manteau bilobé et libre, garni de soies et d'un appareil à tentacules vibratiles, porté le plus souvent sur deux bras creux, enroulés en spirale. Point de ligament du test. Fixation par un pédoncule ou par la valve ventrale, ordinairement plus bombée et munie d'un crochet. Système nerveux formé d'un collier œsophagien avec ganglion central situé sous l'œsophage. Sexes séparés. Point de reproduction asexuelle.

Nous admettons trois ordres :

1° **Ecardines.** Valves sans charnières et squelette brachial. Intestin se terminant dans un anus latéral. Exemple : *Lingula, Crania.*

2° **Testicardines.** Test à charnière, bras soutenus par un squelette dépendant de la valve dorsale. Intestin sans anus, terminé en cul-de-sac. Exemples : *Rhynchonella, Waldheimia, Terebratula, Terebratulina.*

3° **Abrachiés.** Comme les précédents, mais dépourvus de bras qui sont remplacés par un disque tentaculifère. Exemples : *Argiope, Megerlea.*

Type : **Terebratula vitrea** (Born.). — C'est la plus grande des espèces européennes; elle se trouve dans la Méditerranée et dans l'océan Atlantique, mais partout assez rarement et pas à moins de soixante brasses de profondeur. On peut s'en procurer des exemplaires par la station zoologique de Naples, d'où nous avons tiré les nôtres. Les autres espèces européennes sont trop petites pour permettre une dissection ordinaire. Nous nous sommes cependant aidés dans notre étude de plusieurs espèces, pêchées par nous sur les bancs de corail en face d'Alghero, en Sardaigne. Ce sont : *Terebratulina caput serpentis, Megerlea truncata* et plusieurs espèces d'Argiope. En général, on ne peut obtenir des Brachiopodes qu'au moyen de dragages.

Orientation. — Le corps des Brachiopodes (fig. 324) est strictement symétrique par rapport à un plan vertical qui passerait par le milieu du crochet et du bord palléal opposé, et diviserait ainsi chacune des deux valves en deux moitiés égales. La plus petite des deux valves est la *valve dorsale;* la plus grande, munie d'un crochet ou fixée directement, est la *valve ventrale;* le crochet se trouve en arrière; le bord palléal, un peu tronqué transversalement, constitue la face antérieure. Les deux bras sont placés, dans l'intérieur de la coquille, à droite et à gauche; la bouche, l'intestin, le foie, etc., se trouvent derrière les bras. Des deux feuillets du manteau, l'un est dorsal, l'autre ventral.

Cette orientation est des plus importantes, car elle est opposée à celle des Lamellibranches, où il y a une valve droite et une valve gauche, et où le plan, divisant le corps en deux moitiés symétriques, passe par la charnière entre les deux valves.

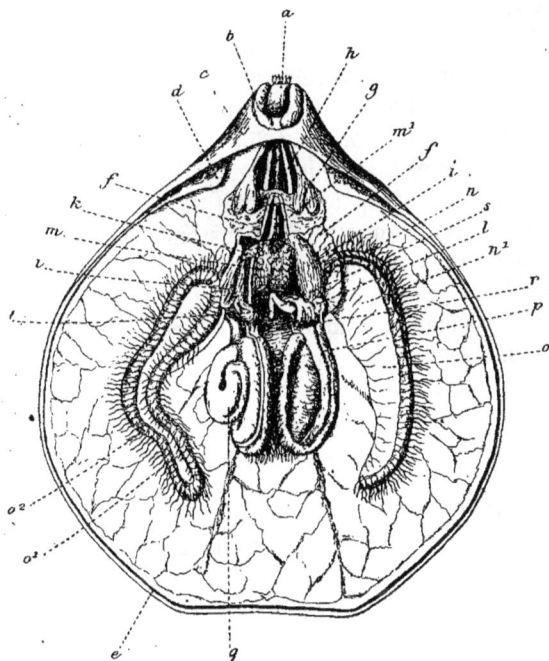

Fig. 324.

Fig. 324. — Cette figure, comme toutes les autres, sauf une, de ce chapitre, se rapporte à l'espèce type, *Terebratula vitrea*. La petite valve dorsale a été enlevée avec le feuillet du manteau qui la revêt intérieurement et dont on n'a gardé qu'une très petite portion autour des muscles. On voit donc la face interne de la grande valve ventrale, indiquée seulement au trait, et les organes dans leur position normale depuis leur face dorsale. Double de grandeur naturelle. *a*, pédoncule; *b*, bord calleux autour de l'orifice du bec; *d*, dent de la charnière; *e*, bord épaissi du feuillet palléal ventral, étroitement appliqué au bord de la valve; *f*, lambeau conservé du feuillet palléal dorsal; *g*, muscles adjusteurs dorsaux; *h*, tendons des muscles occluseurs; *i*, partie latérale des muscles occluseurs; *k*, partie médiane recourbée en *l*; *m*, foie; *m'*, ligament gastro-pariétal; *n*, grand bras droit, vu de profil; *n'*, partie membraneuse (grand canal) de ce bras; *o*, grand bras gauche vu de face; *o¹*, *o²*, les deux rigoles cirrhifères du bras gauche, tourné de manière à être vu sur sa face externe; *p*, grande circonvolution du petit bras; *q*, petite circonvolution; *r*, emplacement de la bouche, cachée sous les cirrhes des bras; *s*, cæcum intestinal; *t*, intestin buccal.

Préparation. — *Terebratula vitrea* est assez grande pour pouvoir être disséquée de la manière ordinaire. Nous devons cependant faire observer que la partie du corps contenant les principaux organes n'occupe guère que le tiers du volume de la coquille et que les deux tiers au moins de l'espace sont remplis par les bras avec leurs franges. En outre, on ne réussira pas à détacher les valves intactes après avoir coupé, à l'intérieur, les muscles qui s'y attachent, comme on peut le faire pour les Lamellibranches; chez notre espèce, comme chez la plupart des autres Testicardines, il faut sacrifier une des valves pour mettre le corps à nu. On y parviendra plus aisément, chez notre espèce, en coupant, avec une forte pince, le bec de la valve ventrale, tout en ménageant le pédoncule qui y est enchâssé. On se trouve alors en face d'un espace où le manteau n'est pas attaché et par lequel on peut introduire un petit scalpel pour détacher les muscles et ensuite le manteau, en raclant la face interne de la valve. Il est, en effet, fort difficile de détacher les feuillets du manteau des valves, auxquelles ils adhèrent par des conformations pénétrantes particulières, dont nous parlerons plus tard. La grande transparence des tissus est aussi un obstacle; on facilitera beaucoup la dissection par l'emploi d'un liquide colorant, tel que le picrocarmin ou le carmin boracique. Pour pouvoir suivre les ramifications nerveuses, on se servira de l'acide osmique. Il faut, en général, décalcifier lorsqu'on veut faire des coupes. N'ayant à notre disposition que des animaux conservés à l'esprit-de-vin, nous n'avons pas essayé des injections.

De la coquille. — La grande valve ventrale de *Terebratula vitrea* peut atteindre 50 millimètres de longueur, y compris le crochet, et 42 millimètres de largeur. Mais des exemplaires de cette taille sont très rares; ordinairement, on en rencontre de 40 millimètres de longueur sur 33-35 millimètres de largeur. Cette valve est très bombée, mais le pourtour palléal sur lequel s'appuie la petite valve dorsale est entièrement horizontal. Sur des valves de 40 millimètres, le crochet avance de 6 millimètres au delà de la charnière; il est percé d'un trou circulaire de 3 millimètres de diamètre, à bords un peu relevés et calleux (*b*, fig. 324), par lequel passe le pédoncule de fixation. En somme, la grande valve présente la forme d'une cuiller assez élégante, considérablement rétrécie vers le crochet, et dont le pédoncule (*a*, fig. 324) constituerait le manche. On remarque, sur la courbe extérieure de la valve, deux arêtes très effacées qui partent du crochet et vont, en s'écartant légèrement, vers le bord palléal, un peu tronqué transversalement.

La petite valve dorsale s'applique partout sur les bords de la grande, et est articulée avec elle au moyen d'une charnière placée en avant du trou du crochet. Elle est assez plane et fait voir, comme la grande valve, des stries d'accroissement successives et concentriques, et, en outre, deux espaces elliptiques, scabreux, des deux côtés de la ligne médiane, qui descendent sur environ un tiers de la longueur des valves et indiquent l'insertion des grands muscles.

Sans être très compliquée, la *charnière* des deux valves est cependant construite de manière qu'elle ne permet à celles-ci qu'un jeu fort restreint. Une grande Térébratule ne peut ouvrir les valves que de 5 millimètres au plus, et, après la mort, la coquille reste fermée, particularité qui distingue tout de suite les coquilles des Brachiopodes de celles des Lamellibranches, chez lesquelles les valves s'écartent après la mort, par l'action du tégument élastique dont les Brachiopodes sont dépourvus.

La charnière est conformée de la manière suivante. Sur la grande valve se trouve, en avant du cercle fermant l'ouverture du crochet, une rainure horizontale en forme de demi-lune, dans laquelle s'engage le bord postérieur presque tranchant de la petite valve. La rainure se continue sur la grande valve en avant, jusque sur une dent en forme de lamelle (*d*, fig. 324), recourbée vers le haut dans le milieu de sa longueur. Cette dent, un peu épaissie, dépasse le niveau du plan par lequel les bords des deux valves se touchent. Dans la rainure de la grande valve s'engrène une dent de la petite valve en forme de bouton allongé, tandis qu'une lamelle transverse, triangulaire et horizontale, étirée en avant en une pointe acérée, s'applique en outre sur la face inférieure de la dent de la grande valve, de manière que cette dernière est prise étroitement entre les deux avances de la petite valve. Cette seconde partie triangulaire et pointue est en même temps le rudiment de l'échafaudage qui, dans d'autres espèces, soutient les bras. Ici cette partie n'arrive pas jusqu'à ces derniers. Il y a, dans toutes les rainures, une minime quantité de tissu conjonctif fibreux, mais l'engrenage des parties est tel, que les valves restent réunies, même lorsqu'on a détruit ce tissu par la potasse caustique.

La *structure de la coquille* est assez compliquée. Elle se compose de trois couches. La couche extérieure est une cuticule homogène, très mince, assez semblable à l'épiderme des coquilles des Lamellibranches. Elle se continue sur toute la surface externe sans éprouver de modifications, se colore facilement et paraît contenir fort peu de calcaire. La seconde couche, peu épaisse, ne se colore en revanche pas du tout; elle est constituée presque exclusivement de petits granules de calcaire et disparaît presque complètement quand on la traite par les acides. Il en résulte que la cuticule se détache aisément sur des coquilles décalcifiées. Enfin, la couche interne, qui fait presque à elle seule l'épaisseur de la coquille, se compose de prismes calcaires polygonaux dont la base se dessine même, par pression, sur la surface du manteau et qui sont dirigés verticalement à l'épaisseur dans la plus grande partie des valves, tandis qu'ils prennent une position oblique sur les bords en croissance des valves. Les prismes ne se correspondent pas dans les lamelles de croissance superposées, dont les bords forment des stries concentriques sur la surface extérieure des valves.

La couche prismatique est traversée par des canaux assez fins, qui montent, depuis la surface du manteau, directement par l'épaisseur de la coquille en traversant, sans discontinuité, les lamelles d'accroissement, et finissent, à la seconde couche calcaire, par un petit évasement infundibuliforme. De cet évasement partent en rayonnant de très fines lignes, que l'on peut suivre jusqu'à la limite interne de la cuticule; ces lignes paraissent être des prolongements protoplasmiques, car elles se colorent vivement. Les canaux sont remplis, suivant les auteurs, par des tubes constitués de parois très fines, en apparence homogènes, sur lesquelles font saillie, vers l'intérieur, de petits corpuscules arrondis, qui se colorent fortement et paraissent être des noyaux. La membrane qui tapisse les tubes serait donc une continuation de la lamelle extérieure du manteau, ce qui expliquerait la forte adhérence de cette dernière aux valves. Nous avouons que nous n'avons pu nous convaincre, chez notre espèce, de l'existence de ces tubes remplis. Nous y voyons des excroissances, des verrues allongées, entièrement pleines, formées d'une substance granulée protoplasmique, mais non des tubes (*k*, fig. 327). On peut se convaincre, sur des coupes planes de la coquille sèche et usées à transparence, que les canaux sont disposés très régulièrement suivant des lignes arquées qui se croisent. La fonction de ces verrues protoplasmiques qui remplissent les canaux creusés dans l'épaisseur de la coquille, est d'autant plus inconnue, qu'il y a des Brachiopodes, tels que les Lingules et les Rhynchonelles, dont le test est entièrement solide et dépourvu de canaux ou de tubes quelconques.

Du manteau. — La masse du corps, située dans la partie postérieure de la coquille, est entourée, jusqu'aux limites des insertions des muscles valvaires, d'un tégument assez simple, composé d'une couche épithéliale externe, d'une couche intermédiaire conjonctive, et tapissé, du côté du coelôme, d'une simple couche épithéliale en pavé. Sur la couche externe, dont les cellules à gros noyaux ne forment qu'une seule couche, se montrent les verrues décrites qui traversent la coquille, et l'on voit à la surface de cette couche les impressions des prismes calcaires. Elle est étroitement appliquée à la face interne de la coquille, dont on ne peut la détacher sans la déchirer en partie.

La couche conjonctive médiane est assez homogène, tout en montrant, vers l'insertion des muscles et vers les bords, où se touchent les deux valves, une structure fibrillaire très fine. Ces fibrilles, en tout semblables à celles qu'on rencontre si souvent dans le tissu conjonctif d'autres animaux, se montrent partout où le tissu conjonctif acquiert une certaine épaisseur, par exemple, sur les confins des sinus génésiques et sur le bord épaissi du manteau.

On trouve, dans cette couche conjonctive médiane, deux sortes de

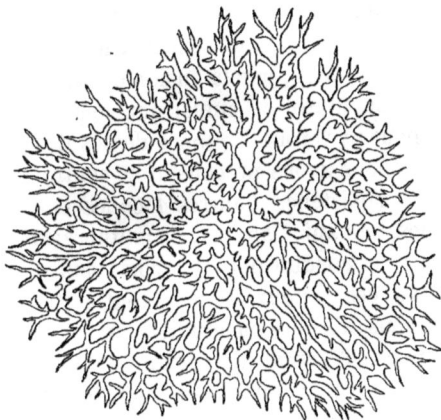

Fig. 325.

conformations particulières. En premier lieu, des cellules étoilées formant, par leurs prolongements assez gros et anastomosants, un réseau qui ressemble quelque peu à un plexus ganglionnaire. Ce sont, sans doute, les cellules formatrices du tissu homogène dans lequel elles sont enfoncées.

En second lieu, le tissu conjonctif est parcouru, surtout dans le voisinage des muscles et des bras, par des concrétions calcaires qui forment, chez notre espèce, des étalements ressemblant à des arbrisseaux épineux sans feuilles. Ces dendrites calcaires (fig. 325) s'étendent presque immédiatement sous l'épithélium externe et frappent, par leurs dispositions, l'observateur bien plus que les autres éléments du tégument. Ils sont entourés d'une fine membrane homogène, qui se conserve après la décalcification et nous

Fig. 325. — Dendrites calcaires du manteau dans le voisinage des grands bras. Gundl. Oc. 1. Obj. 2. Chambre claire.

paraît résulter d'un renforcement de la couche conjonctive. Sur cette membrane, on rencontre des corps grenus qui ressemblent à des cellules et qui pourraient bien être, comme le suppose van Bemmelen, les générateurs de ces dendrites calcaires.

Les deux expansions palléales, appliquées à la face interne des valves et qui constituent le manteau libre, ne sont que des duplicatures du tégument décrit, dans lesquelles la couche conjonctive s'est fusionnée. La structure fondamentale du manteau est absolument celle du tégument, avec cette différence que l'épithélium interne se réfléchit sur les bords libres du manteau pour passer sur la face interne et de là sur les bras. Les deux expansions palléales étant formées évidemment par duplicature du tégument, il devrait y avoir, dans leur milieu, une continuation du coelôme, séparant les deux lamelles constituantes. Cette continuation du coelôme existe en effet, mais elle est limitée, par la fusion du tissu conjonctif, à un système de canaux ou plutôt de sinus, qui contiennent les organes génitaux et dont nous parlerons à propos de ces derniers. Mais nous devons dire ici que nous avons pu constater, contrairement à ce que dit van Bemmelen, l'existence d'autres lacunes dans l'épaisseur du manteau, lesquelles, suivant Hancock, constitueraient un réseau de canaux circulatoires et conduiraient des corpuscules sanguins. Nous avons très bien vu ces canaux-lacunes tout aussi bien sur notre espèce type, que nous n'avons pu étudier que sur des exemplaires conservés, que sur des Térébratulines examinées vivantes.

On aperçoit très bien les troncs et les principales branches de ces canaux déjà à l'œil nu, sur des exemplaires colorés au picrocarmin. Ils partent des bords du coelôme sur les limites où le manteau devient libre et se dirigent, en rayonnant, vers la périphérie, en s'anastomosant à droite et à gauche pour former un réseau à mailles très élargies. On distingue surtout, dans chaque feuille du manteau, deux paires de troncs principaux, dont ceux placés à quelque distance de la ligne médiane sont les plus considérables. Arrivés vers les bords du manteau, les canaux se subdivisent davantage, forment des mailles plus serrées et finissent par déboucher dans un canal qui longe les bords libres du manteau, immédiatement appliqué au liséré épaissi qui porte les soies (c, d, fig. 326, et l, n, fig. 327). Les parois de ces canaux nous ont souvent présenté une fine striation, résultant du développement de fibres en apparence musculaires; elles sont tapissées, à l'intérieur, par un épithélium à fins noyaux granulés qui se colorent vivement. Nous n'avons vu, dans la lumière de ces canaux, aucun élément figuré, non plus que des masses coagulées; nous signalons leur disposition, déjà aperçue par Hancock, sans vouloir exprimer une opinion sur leur fonction. Il nous a semblé qu'ils étaient beaucoup plus apparents dans des individus jeunes que dans des exemplaires plus âgés.

Les bords du manteau méritent une attention particulière. La couche externe s'étend jusqu'aux limites de la coquille, toujours exactement appliquée à celle-ci et montrant, sur son bord même, des cellules plus allongées en palissades, qui atteignent jusqu'à l'épiderme de la coquille. La couche interne s'épaissit un peu à petite distance du bord et forme ainsi un pli saillant, duquel sortent les soies dont le manteau est garni. Dans ce pli, les cellules épithéliales sont allongées en cylindres et forment, dans leur ensemble, une couche très serrée qui, dans la vue de profil (c, fig. 327), s'étend en festons

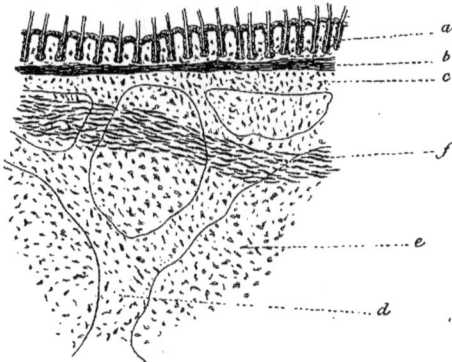

Fig. 326.

entre les soies et s'enfonce dans les orifices des follicules qui contiennent les soies. La substance conjonctive est épaissie et soutenue par des fibrilles qui se courbent autour du bord comme des cercles incomplets. On trouve, en outre, dans ce pli, des cellules conjonctives en grand nombre et des accumulations (f, fig. 327) de corpuscules graisseux, colorées en jaune ou en rouge et disposées surtout autour des follicules à soies.

Ces follicules (b) sont très allongés, droits, avec un petit évasement au fond, de manière qu'ils ressemblent à un tube de thermomètre. Ce fond est occupé par des globules jaunes à apparence cireuse, qui semblent constituer la substance formatrice des soies; la paroi des follicules est mince, homogène et tapissée d'un épithélium en

Fig. 326. — Portion du bord du manteau. Gundl. Oc. 1. Obj. 1. Chambre claire. a, liséré sétifère; b, bande cellulaire et musculaire parallèles; c, canal collecteur circulaire; d, branche afférente du canal, formant des mailles; e, feuillet du manteau avec les prolongements protoplasmiques; f, bande de prismes calcaires.

pavé très fin, qui fait suite à celui à palissades établi dans le goulot du follicule. Les soies (*a*, fig. 327) sont droites, très abondantes dans notre espèce, peu longues, très fines et formées évidemment d'une matière chitineuse. Elles sont finement cannelées et ne montrent pas, dans notre espèce, des cercles transverses, qui leur donnent un aspect articulé chez d'autres. On aperçoit souvent deux soies sortant du même follicule. Nous avons vu aussi des follicules de remplacement qui débouchaient latéralement, par un goulot plus étroit, dans un follicule contenant une soie cassée, et qui étaient remplis entièrement de granules jaunes, comme ceux du fond des autres follicules. Il nous

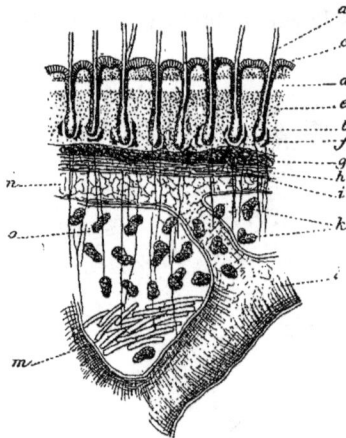

Fig. 327.

paraît que cette substance devait constituer une soie nouvelle à la place de celle qui était cassée et hors d'usage.

Les follicules sétifères touchent par leurs bases à une couche assez épaisse (*g*, fig. 327), composée de cellules fusiformes grenues, à laquelle s'appliquent d'abord une bande musculaire à fibres assez fines (*h*, fig. 327) et enfin le canal circulaire (*i*, fig. 327) dans lequel débouchent les canaux mentionnés plus haut. Toutes ces conformations complètent le liséré sétifère et le suivent parallèlement sur toute son étendue. Enfin, de très fines fibres transversales (*o*, fig. 327) partent des fonds des follicules sétifères pour se porter

Fig. 327. — Une partie de la préparation précédente plus fortement grossie. Gundl. Oc. 1. Obj. 4. Chambre claire. *a*, soies; *b*, follicules des soies; *c*, épithélium en festons; *d*, bande claire; *e*, feuillet du manteau avec nombreux noyaux cellulaires; *f*, amas de pigment; *g*, bande cellulaire; *h*, bande musculaire; *i*, canal circulaire; *k*, prolongements protoplasmiques vers le test; *l*, canal afférent; *m*, prismes calcaires; *n*, canal circulaire; *o*, fibres perpendiculaires.

dans le manteau, où elles paraissent s'attacher aux feuillets membraneux. Nous n'avons pu constater leur connexion avec les troncs nerveux du manteau, mais il nous semble probable qu'elles s'y rallient. Nous avons encore remarqué, dans quelques-unes de nos préparations, une bande plus claire (d, fig. 327), parallèle au liséré et qui se voit à peu de distance des festons de l'épithélium ; nous n'avons pu nous convaincre avec certitude de la nature de cette bande qui est peut-être un canal.

Le manteau, sur toute sa partie libre, est dépourvu de dendrites calcaires ; mais on voit, à quelque distance du liséré, une bande un peu irrégulière (f, fig. 326) qui, sous un grossissement plus fort (m, fig. 327), se montre composée de prismes pointus, allongés et cristallins, formés de calcaire. Ces prismes serviraient-ils à la construction de la coquille ?. En tout cas, ils se détachent assez facilement.

Du pédoncule (a, fig. 324 ; k, fig. 330). — C'est un organe en forme de massue, qui remplit tout le trou de la grande valve, en le dépassant de quelques millimètres avec son bord frangé. A l'intérieur, sa base est un peu renflée et courbée en avant. La partie essentielle du pédoncule est une gaine épaisse, finement striée et stratifiée, de couleur un peu jaunâtre, qui s'épaissit vers l'extrémité distale et se termine en un bouquet de gros fils courts qui s'attachent aux corps sous-marins. Ces fils terminaux paraissent quelquefois comme des tubes creux, mais ils sont parfaitement solides. La gaine est remplie intérieurement par une masse conjonctive, dans laquelle on voit beaucoup de cellules étoilées à noyaux grenus, qui se colorent avec intensité, et des cytodes finement granuleux. Cette masse semble divisée en outre par des fibres longitudinales, qui dessinent des prismes, surtout dans l'intérieur.

Le pédoncule est encore enveloppé, dans sa partie cachée entre les valves, par deux expansions membraneuses. La première part du manteau, dont elle n'est qu'une partie réfléchie ; elle forme un sac fixé, par son bord, au trou de la grande valve sur toute sa circonférence. La seconde enveloppe entoure la base de la massue pédonculaire plus étroitement ; c'est à elle que s'attachent les muscles qui vont des valves vers le pédoncule. Ces muscles tirent les valves vers le point d'insertion, tout en contribuant peut-être à fermer les valves.

Des muscles. — Un ligament de la charnière qui, par son élasticité, joue le rôle d'un antagoniste aux muscles occluseurs, tel qu'il existe chez les Lamellibranches, ne se trouvant pas chez les Brachiopodes, il est nécessaire que deux groupes de muscles soient constitués, l'un pour ouvrir, l'autre pour fermer les valves. Les dents de la charnière forment les pivots pour les mouvements, du reste très bornés, des valves, lesquelles ne peuvent qu'entre-bâiller. Enfin, un troisième groupe de muscles tire les valves dans leur ensemble du côté du pédoncule, dont les parois élastiques servent d'antagoniste.

Nous préférons, pour la compréhension des élèves, décrire les muscles suivant leurs attaches aux valves, attaches qui sont déjà visibles au dehors et qu'il faut toujours couper en raclant la face interne de la valve destinée à être enlevée.

Hancock a déjà fait remarquer que les muscles des Testicardines ont en général des extrémités charnues, de couleur jaunâtre, séparées en faisceaux rayonnants, et des parties intermédiaires tendineuses, de couleur blanche, à fibres très fines, raides et fermes, qui ne se distinguent en rien des fibrilles tendineuses, telles qu'on les trouve sur les animaux supérieurs. Les fibres musculaires sont, suivant van Bemmelen, dont nous pouvons confirmer les observations, droites, cylindriques, très finement striées en long et pourvues, de place en place, de petites accumulations protoplasmiques dans lesquelles on peut souvent distinguer un noyau en voie de régression. Ce sont sans doute des restes des cellules qui ont engendré les fibres elles-mêmes. Les muscles nommés occluseurs postérieurs par Hancock font seuls exception, ainsi que le dit cet auteur, et comme van Bemmelen le confirme; ils présentent une striation transversale manifeste, dont on ne voit aucune trace dans les autres muscles.

Muscles attachés à la valve ventrale. — Après avoir soigneusement enlevé la grande valve, de façon à laisser tous les organes dans leur position naturelle et à conserver autant que possible le feuillet du manteau appliqué à la valve, on obtient une préparation telle que nous l'avons dessinée figure 328. On voit alors dans la ligne médiane et entre les organes génitaux un espace ovalaire, occupé par les muscles qui s'attachent à la valve au nombre de deux paires et un impair, composé de deux moitiés symétriques, inclinées l'une contre l'autre comme les côtés d'un toit. Sur la valve dorsale, préparée de la même manière, on distingue aussi une aire d'attachement ovalaire, mais dont le centre est occupé par le foie.

Pour la dénomination des muscles, nous emploierons les termes introduits par Hancock.

Muscles divaricateurs principaux (a, fig. 328, 329 et 330). — Chacun de ces muscles puissants s'attache à la valve ventrale par un feuillet aplati, triangulaire et tendineux dans sa partie postérieure. En avant, les deux muscles se touchent sur la ligne médiane, mais ils s'écartent bientôt pour faire place à l'insertion de la carène du muscle occluseur (*b*, fig. 328). Les feuilles s'amincissent en arrière en deux tendons, qui entourent par une courbe élégante (*f*, fig. 330) la base du pédoncule où ils s'attachent dans une rainure, en commun avec les tendons des *muscles divaricateurs accessoires* et des muscles adjusteurs ventraux. Les premiers (*c*, fig. 328) sont deux petits muscles, à étalement d'attache triangulaire ou un peu incisé; ils fournissent deux minces tendons, qui vont directement s'insérer sur la rainure mentionnée de la base du pédoncule. L'attache à la valve se trouve en arrière des grands muscles.

Ces deux paires de muscles ouvrent les valves.

Le *muscle occluseur* est d'une ordonnance assez compliquée et appartient aux deux valves. En laissant les organes dans leur position

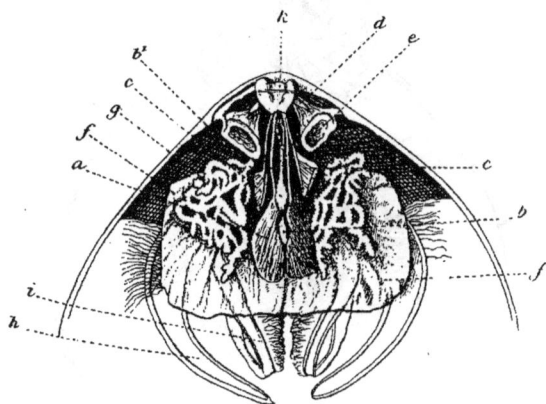

Fig. 328.

normale après l'enlèvement de la grande valve (fig. 328), on voit seulement, entre les deux divaricateurs, une carène médiane, longitudinale et tendineuse (*b*), par laquelle les deux moitiés symétriques du muscle s'attachent à la valve. En renversant le manteau dans cette partie, on voit un peu plus des deux feuilles charnues du muscle (*b*, fig. 329) ainsi que le tendon médian (*b'*), mais ce n'est qu'en disséquant cette partie après avoir enlevé le manteau (fig. 330) qu'on

Fig. 328. — La valve ventrale a été enlevée après avoir coupé le bec avec le prédoncule d'un coup de pince et détaché le feuillet du manteau, ainsi que les attaches musculaires. Tout est laissé dans sa position normale. On n'a fini le dessin que sur la partie voisine de la charnière et indiqué seulement au trait les contours de la valve dorsale et des bras. Double de grandeur naturelle. *a*, muscle divaricateur principal; *b*, muscle occluseur; *c*, muscle divaricateur accessoire; *d*, muscle adjusteur ventral; *e*, parties musculaires et palléales attachées aux dents de la charnière; *f*, partie du feuillet palléal ventral conservée; *g*, organes génitaux attachés à ce feuillet; *h*, grands bras; *i*, petits bras; *h*, pédoncule coupé; *l*, ligament gastro-pariétal.

peut se rendre compte de la disposition entière. On voit alors que la partie ventrale du muscle (*b*, fig. 330) est composée, de chaque côté, d'une feuille élargie, ovoïde, formant avec celle de l'autre côté un toit à carène médiane et que ces feuilles se terminent sur une bande tendineuse transversale, étendue de droite à gauche entre les dents de la charnière. Sur cette bande, qui forme une sorte de collerette

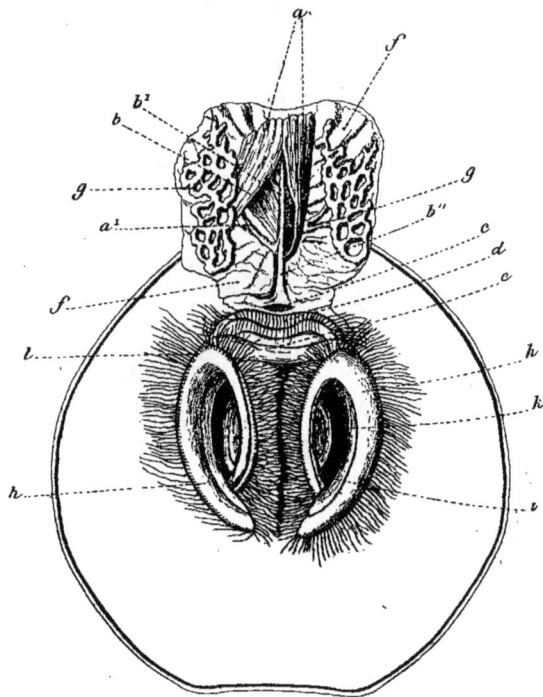

Fig. 329.

autour du sac viscéral, s'attachent les parties dorsales du muscle, composées de deux paires de faisceaux parallèles (*d*, fig. 330; *c, d*, fig. 331), lesquelles sont en même temps digastriques, en présentant une partie élargie et charnue aux points d'attache, à la bande tendineuse transversale, d'un côté, et à la valve dorsale (*i*, fig. 334), de

Fig. 329. — La même préparation sous le même grossissement. On a relevé le feuillet palléal contenant les organes génitaux pour découvrir les parties cachées sous lui. *a*, muscle divaricateur principal; *b*, muscle occluseur; *b'*, sa carène médiane se continuant dans le tendon *b''*; *c*, la bouche; *d*, arc cirrhifère des grands bras, passant devant la bouche; *e*, ligament transversal des bras; *f*, feuillet du manteau rejeté; *g*, organes génitaux; *h*, grands bras; *i*, premier tour ventral des petits bras; *k*, partie enroulée *l*, passage de la rainure cirrhifère ventrale du grand bras vers le petit bras.

l'autre. Au milieu, où les faisceaux contournent des deux côtés la base du pédoncule et plongent sous le hausse-col brachial (fig. 331), elles deviennent tendineuses.

La bande transversale étant fortement attachée aux valves au niveau du pivot formé par la charnière, la contraction de ces faisceaux doit fermer les valves.

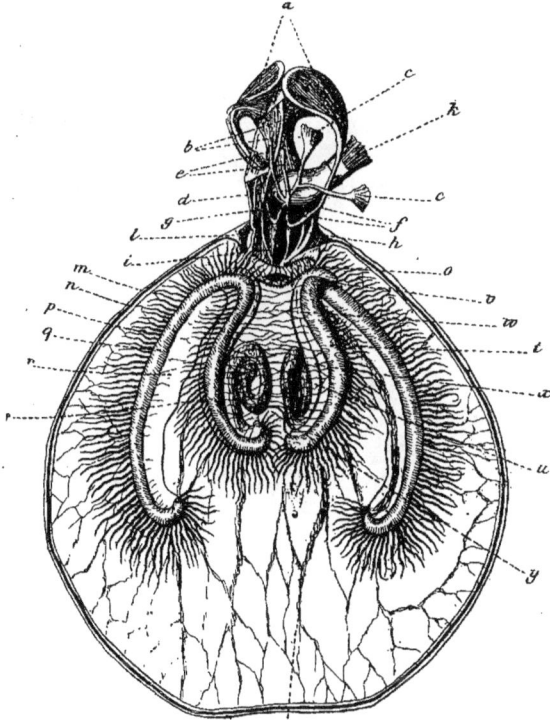

Fig. 330.

Fig. 330. — Préparation analogue, double de grandeur naturelle. On a enlevé le feuillet palléal avec les organes génitaux, disséqué complètement les muscles rejetés, comme dans la figure précédente, isolé leurs insertions et écarté les bras autant que possible. *a*, muscles divaricateurs principaux avec leurs tendons *f*, qui se réunissent à la base du pédoncule *h*, écarté vers le côté; *b*, partie ventrale du muscle occluseur; *c*, muscles divaricateurs accessoires; *d*, point de réunion des tendons de ces muscles; *e*, tendons d'attache des muscles adjusteurs ventraux coupés; *f*, tendons des muscles divaricateurs principaux *g*, partie dorsale du muscle occluseur; *h*, muscle adjusteur dorsal; *i*, pli du péritoine; *h*, pédoncule; *l*, dent de la charnière; *m*, bord de la valve dorsale; *n*, liséré épaissi sétifère du manteau; *o*, arc buccal cirrhifère du grand bras; *p*, cirrhes; *q*, bourrelet cirrhifère; *r*, grand canal du grand bras; *s*, arc ventral du petit bras; *t*, grand canal du même; *u*, partie du petit bras enroulée vers la valve dorsale; *v*, point de passage du bourrelet cirrhifère du grand bras sur le petit bras; *w*, membrane de réunion des petits bras; *x*, pli interne de cette membrane; *y*, sa terminaison; *z*, réseau vasculaire sur le feuillet palléal, appliqué contre la valve dorsale.

En dernier lieu, nous devons mentionner deux paires de petits muscles, appelés *adjusteurs* par Hancock. Les adjusteurs ventraux, dont nous n'avons conservé que les tendons (*e*, fig. 330), s'attachent aux dents de la charnière de la valve ventrale d'un côté, à la base du pédoncule de l'autre ; les adjusteurs dorsaux (*g*, fig. 324) s'attachent aux longues dents pointues de la valve dorsale et se portent sur la face dorsale de la base du pédoncule. Les contractions de ces muscles peuvent peut-être faire glisser un peu latéralement une valve sur l'autre ; mais leur jeu est certainement très restreint.

Outre ces muscles bien définis et caractérisés, nous trouvons encore une quantité de fibres musculaires, souvent moins caractérisées

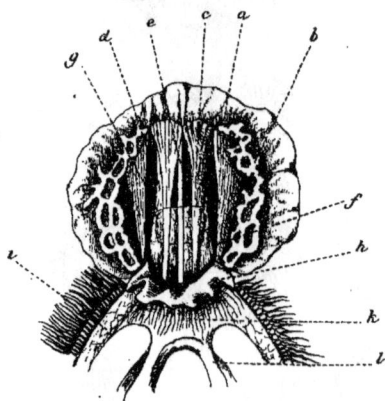

Fig. 331.

et rapprochées, par leur structure, des fibres conjonctives, dans les feuillets du manteau et dans les bras. Nous les mentionnerons à propos de ces organes.

De l'appareil brachial (fig. 324, 329, 330, 332-334). — Cet appareil forme la plus grande masse du corps et remplit, pendant la vie, l'espace compris entre les valves au moins pour les quatre cinquièmes, occupant à lui seul toute la partie opposée à la charnière. Les tentacules qui garnissent les bras s'étendent alors jusqu'aux bords des valves. C'est ainsi que nous avons vu l'appareil sur des Térébratulines vivantes ; chez les exemplaires conservés à l'esprit-de-vin, l'appareil est beaucoup réduit par la contraction.

Fig. 331. — Préparation analogue à celle de la figure 329, mais exécutée sur la valve ventrale après enlèvement de la valve dorsale. *a*, feuillet palléal couvrant la valve dorsale, relevé de manière à montrer sa face interne ; *b*, organes génitaux ; *c*, portion médiane du muscle occluseur ; *d*, portion latérale du même muscle ; *f*, péritoine ; *g*, foie vu par transparence dans la chambre péritonéale ; *h*, hausse-col brachial ; *i*, grand bras ; *k*, cirrhes fixés aux bords du hausse-col et reliant les deux bras ; *l*, petits bras.

A première vue, les bras semblent composés d'un tube rigide, sur le bord convexe duquel sont placés, en double série et sur des bourrelets longitudinaux un peu saillants, de longs tentacules assez contractiles et minces. A l'opposé des bourrelets tentaculifères se remarque la face libre et transparente du tube, qui ressemble à une membrane rigide. Nous garderons cette manière de considérer les bras pour la description générale, sous réserve de l'examen ultérieur.

On peut distinguer deux masses principales dans cet appareil : les grands bras externes, simplement courbés en arcs, et les petits bras internes, contournés en spirale.

Les *grands bras* (*o*, fig. 324; *o-r*, fig. 330) correspondent en général, par leur courbure, à celle du bord des valves. Ils sont situés des deux côtés du plan médian et se rapprochent de celui-ci dans le voisinage de la bouche. Les deux bourrelets tentaculifères (*o*[1], *o*[2], fig. 324) occupent exactement la convexité de la courbure et se réunissent dans le voisinage de la bouche, tout en envoyant des continuations transversales autour de la bouche et vers les petits bras. Sur la bouche même, les deux bras sont réunis par une expansion membraneuse, continuation de la lamelle du manteau qui enveloppe le reste du corps et forme le sac périviscéral. Au-devant de la bouche, chaque bras fait une brusque inflexion vers la face ventrale, se courbe en cercle pour reparaître sur la face dorsale et s'enroule en faisant encore une circonvolution. Vu un peu de côté, le *petit bras* enroulé de cette manière présente exactement la figure qu'on donne souvent aux poignets des fauteuils. Les deux petits bras sont réunis ensemble sur toute leur longueur par une forte membrane (*a*, fig. 330), continuation du sac périviscéral.

L'ordonnance des bras dans les environs de la bouche mérite une attention toute particulière. L'examen de la face ventrale, après relèvement du manteau (fig. 329), nous fait voir qu'au-devant de la bouche (*c*) s'étend un ligament transversal fibreux très fort (*e*), lequel réunit les deux grands bras et se continue dans la membrane de réunion, beaucoup plus mince (*w*, fig. 330), des petits bras. Entre ce ligament et la bouche se fait remarquer un arc cirrhifère (*d*, fig. 329), qui résulte d'un dédoublement du bourrelet cirrhifère ventral des grands bras, qu'il réunit de cette manière par un pont transversal. L'autre branche du bourrelet ventral passe directement (*l*, fig. 329) sur la circonférence du petit bras.

Les rapports sont très différents du côté dorsal (fig. 331). On ne voit pas ici la bouche, après avoir fait la même préparation correspondante; elle est cachée par une pièce (*h*, fig. 331) solide, d'appa-

45

rence nacrée, dont le bord concave tourné en arrière est lisse, tandis que le bord convexe, tourné vers l'ouverture des valves, est élégamment découpé en festons ondulés. Nous appelons cette pièce le *hausse-col*, à cause de sa ressemblance avec la marque distinctive des officiers autrefois en usage. Elle est solidement enchâssée dans la paroi même des bras et composée de fibres raides, calcifiées et entre-croisées. La matière cornée de ces fibres entoure si bien les parties calcaires, que les acides n'attaquent la pièce qu'à la longue et encore incomplètement. Au-devant du bord convexe du hausse-col passe la continuation du bourrelet dorsal cirrhifère d'un bras à l'autre.

Cette pièce représente évidemment en partie l'échafaudage calcaire que possèdent d'autres Testicardines. Mais elle n'est pas attachée à la valve dorsale comme chez ces derniers; elle est entièrement libre et indépendante.

Telle est la disposition générale; mais il faut dire de suite que, si nous avons distingué les grands et les petits bras, ces deux ne forment pourtant qu'un seul tout; il y a deux tubes brachiaux, symétriques, situés des deux côtés de la bouche et enroulés d'une manière différente à leurs deux bouts.

Le grand tube brachial est constitué par une double lamelle de soutien, homogène et transparente. Les lamelles sont confondues sur le pourtour interne surtout, où l'on ne trouve intercalées entre elles que les conformations calcaires, musculaires et nerveuses, dont nous aurons à parler; mais, dans le voisinage des bourrelets cirrhifères, elles s'épaississent tout en s'écartant pour former des canaux particuliers.

A l'intérieur comme à l'extérieur, les parois du bras sont revêtues d'un mince épithélium en pavé. L'épithélium extérieur se continue dans celui du manteau; l'intérieur tapisse la cavité du grand tube, close de toutes parts. Le bras de droite ne communique pas, en effet, avec celui de gauche; la cavité de chacun se termine vers la ligne médiane, du côté de la bouche, par un petit évasement en cæcum.

On trouve dans la paroi du bras, en premier lieu, des spicules calcaires, en général droits, peu ramifiés et avec de rares pointes latérales. Plus épars dans la paroi du tube même, ces spicules augmentent considérablement dans les bourrelets cirrhifères, où ils constituent un véritable squelette de soutien pour les racines des cirrhes.

On voit en outre des étalements de fibres musculaires, qui se réunissent en faisceaux plus épais vers la base des tentacules et envoient des fibres qui montent dans les cirrhes jusqu'à l'extrémité distale. C'est à ces fibres qu'il faut attribuer la grande mobilité des cirrhes qu'on observe pendant la vie.

Enfin on voit des nerfs et des plexus probablement ganglionnaires, dont nous parlerons à propos du système nerveux.

On étudiera l'organisation ultérieure des bras sur des coupes transversales (fig. 332), que l'on compare avec des vues des faces externes (fig. 333) et internes des bras, obtenues par une prépara-

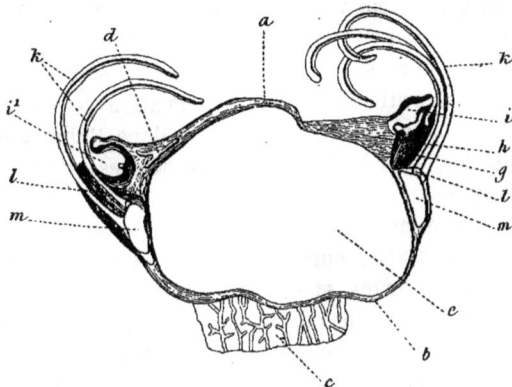

Fig. 332.

tion très simple. On fend un morceau du bras dans toute sa longueur sur la lisière opposée aux tentacules et on étale l'objet sur une lamelle de verre, en le comprimant légèrement. On fera bien de colorer d'abord avec un réactif quelconque et d'éclaircir autant que possible la préparation en la plongeant dans de la glycérine.

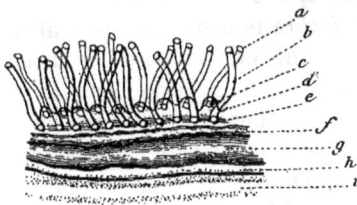

Fig. 333.

Fig. 332. — Coupe transversale d'un grand bras. Gundl. Oc. 1. Obj. 0. Chambre claire. a, paroi entre les bourrelets cirrhifères (côté convexe); b, paroi du côté concave ou interne du bras; c, une partie de cette paroi étalée, pour montrer les spicules calcaires qui y sont contenus; d, épaississement latéral de la paroi avec spicule; e, grand canal du bras; g, épaississement de la paroi; h, continuation du canal brachial superficiel i, coupé obliquement; i', le canal superficiel de l'autre côté, coupé droit; k, cirrhes; l, leurs ouvertures dans le canal périviscéral m.

Fig. 333. — Le bourrelet cirrhifère vu de sa face externe. Gundl. Oc. 1. Obj. 0. Chambre claire. a, cirrhes de la rangée interne; b, de la rangée externe; c, boutonnières de la rangée interne; d, bord festonné de la même rangée; e, canal périviscéral; f et h, parois du canal superficiel; g, lumière du même canal; i, membrane du bras.

Les coupes nous font voir que les tentacules ou cirrhes sont implantés dans des parties latérales épaissies de la paroi du tube, qui ont un aspect corné ou chitineux. En dedans de chaque bourrelet cirrhifère, cette partie cornée forme une rainure profonde ou plutôt un canal, ouvert dans toute sa longueur vers le dehors. Quelquefois (*i*, fig. 332) on pourrait croire ce canal complètement fermé ; on peut se convaincre toutefois qu'il est ouvert (*i'*), mais recouvert par une sorte de lèvre chitineuse qui, sur les coupes, présente des formes assez variées. Il nous semble que ce *canal brachial superficiel* soit revêtu de cils vibratiles. Si cette observation se vérifie, on pourra attribuer à ce canal un rôle important dans l'alimentation ; il doit en effet charrier, vers la bouche, les particules attirées par le tourbillon des cirrhes.

On peut suivre, en dehors de ce canal, les racines des cirrhes, qui traversent la substance chitineuse pour se rendre vers un second canal entièrement fermé et creusé dans la paroi même du bras (*m*, fig. 332). Nous appellerons ces canaux les *canaux périviscéraux des bras,* car, en se continuant vers la bouche, ils finissent par déboucher dans la cavité périviscérale par deux orifices situés dans le voisinage immédiat de la bouche du côté dorsal (*d*, fig. 336). Le liquide qui remplit le coelôme pénètre donc dans ces canaux et par ceux-ci dans les cirrhes qui s'ouvrent manifestement dans ces canaux (*l*, fig. 332).

Ce dernier fait est rendu évident par l'examen des préparations étalées dont nous avons parlé plus haut. On y voit le canal superficiel avec ses parois épaisses, peu transparentes, brunâtres, et sa rainure médiane, et à côté le canal périviscéral à parois moins consistantes, présentant une double série de boutonnières alternantes (*c, e*, fig. 333) dans lesquelles débouchent les cirrhes. En employant des grossissements plus forts, on découvre aisément des fibres, assez fines en partie, qui se rendent vers ces boutonnières et montent dans le canal même du cirrhe, qu'elles parcourent dans toute sa longueur.

Le canal périviscéral du bras montre toujours, dans l'intérieur, un épithélium composé de cellules rondes, à protoplasme granuleux, qui ne se colore que difficilement et garde une teinte jaunâtre. Des masses grenues jaunâtres remplissent en partie la lumière du canal ; elles paraissent être des cellules épithéliales défoliées et modifiées.

Les *cirrhes* ou *tentacules* (*a, c*, fig. 333) sont des tubes allongés, placés, comme nous l'avons dit, en double série alternante sur chaque bourrelet cirrhifère et débouchant, par un orifice un peu évasé en trompette, dans le canal périviscéral du bras. Nous avons pu les examiner sur des exemplaires vivants de *Terebratulina caput ser-*

pentis; ils ont des mouvements très énergiques, en se courbant et en se redressant ensuite. La coupe optique (fig. 334) laisse voir, sur ces cirrhes vivants, les couches suivantes. En premier lieu un épithélium vibratile très serré et très actif, à cils assez longs et fort délicats (*a*), séparés par une cuticule (*b*) des cellules vibratiles (*c*) dont les parois propres se laissent à peine apercevoir sur le vivant. Nous n'avons pu y voir des noyaux, mais un fin pointillage, expression des cils vibratiles vus d'en haut. Tout cet épithélium vibratile se perd ordinairement sur les préparations débitées en coupes; les cellules se conservent encore, mais à peine connaissables, sur les emplacements entre les racines des cirrhes, où l'épithélium devient très haut et où paraissent s'y mêler encore des cellules tactiles.

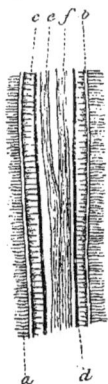

Fig. 334.

Le corps du cirrhe est formé par une gaine en apparence chitineuse, assez épaisse, un peu brunâtre (*d*), laquelle constitue un tube complet, fermé au bout distal et s'ouvrant dans le canal périviscéral. Cette gaine de soutien ne nous a pas présenté une structure appréciable; mais elle est parsemée, dans toute sa longueur, de spicules calcaires droits, presque sans processus latéraux et présentant des solutions de continuité dans leur longueur. Chez notre espèce type, ces spicules se trouvent jusqu'au bout du tentacule, tandis que dans *Terebratulina caput serpentis,* nous ne les avons trouvés qu'à la base des cirrhes.

Dans l'intérieur du tube des cirrhes courent longitudinalement des faisceaux longitudinaux à striation fine. Nous en avons vu deux parfaitement séparés; ce sont probablement des faisceaux musculaires chargés des mouvements des cirrhes.

L'étude des coupes confirme les résultats que nous venons de signaler; il faut seulement se mettre en garde contre les erreurs qu'on pourrait commettre en oubliant le fait, que l'épithélium vibratile s'est perdu dans la plupart des cas.

Nous ne mettons pas en doute que tout cet appareil considérable des bras avec leurs cirrhes ciliés remplissent seulement la fonction de provoquer des courants considérables, par lesquels l'eau, chariant de petits organismes microscopiques et chargée d'oxygène, est introduite entre les valves, pour soutenir ainsi la respiration, exer-

Fig. 334. — Coupe optique d'un cirrhe, prise sur une *Terebratulina caput serpentis* vivante. Verick. Oc. 1. Obj. 7. Chambre claire. *a,* cils vibratiles; *b,* cuticule; *c,* épithélium de cellules vibratiles; *d,* lamelle de soutien; *e, f,* faisceaux de fibres dans l'intérieur de la cavité.

cée surtout par les feuillets du manteau et pour alimenter l'intestin. On ne trouve, en effet, dans celui-ci que des Algues monocellulaires, des Foraminifères et des Radiolaires, dont les squelettes non digérés sont aisément reconnaissables.

Du canal intestinal (fig. 324, 335). — La *bouche* se trouve à la naissance des bras, tournée un peu vers la valve ventrale et recouverte, du côté dorsal, par toute la charpente des petits bras qui se touchent, tandis que du côté ventral elle est cachée par la membrane de réunion des bras. Elle présente la forme d'une fente étroite et transversale, entourée de deux lèvres peu épaisses et fortement vibrantes. Les coins des lèvres sont tenus par la continuation du tégument vers les bras, de manière que sur des coupes horizontales la bouche paraît fixée par deux brides s'étendant à droite et à gauche. Les canaux brachiaux superficiels se réunissent vers elle, en formant une rainure profonde.

La bouche se continue dans un *œsophage* assez massif, situé exactement dans la ligne médiane du côté ventral. C'est un tube uniforme, d'égale épaisseur sur toute sa longueur, mais susceptible sans doute de s'élargir considérablement, car on voit sa lumière interne même par de faibles grossissements. Arrivé entre les deux grands muscles occluseurs, l'œsophage se cache sous un paquet considérable de cæcums ramifiés que nous appellerons, avec les auteurs, le *foie* (*m*, fig. 324 ; *b*, fig. 335).

Cette glande considérable touche, avec les extrémités de ses cæcums, la valve dorsale dans la ligne médiane et n'est recouverte ici que par un feuillet très mince de l'enveloppe périviscérale, soudé au manteau et qui se déchire presque infailliblement lorsqu'on enlève la valve dorsale. Elle est composée de deux houppes latérales, un peu enchevêtrées et prenant naissance des deux côtés sur un élargissement central, ayant une forme globulaire ou de tonnelet à bouts arrondis, que nous appellerons l'*estomac* (*c*, fig. 335). Quelques cæcums prennent naissance isolément sur cet estomac arrondi, les autres se détachent de deux troncs volumineux, qui sont implantés sur les deux flancs de l'estomac, mais se subdivisent immédiatement.

L'estomac se distingue aisément par sa couleur ordinairement noirâtre, mais il est tellement entouré, de toutes parts, par les houppes des cæcums du foie, qu'il faut enlever ces derniers en partie pour constater que l'œsophage y débouche du côté ventral, tandis que du côté dorsal s'en détache le *cæcum terminal* (*d*, fig. 335).

Cette partie est constituée, dans notre espèce type, d'une façon remarquable et différente de la manière dont elle se présente chez les autres espèces examinées jusqu'à présent. C'est un tube aussi

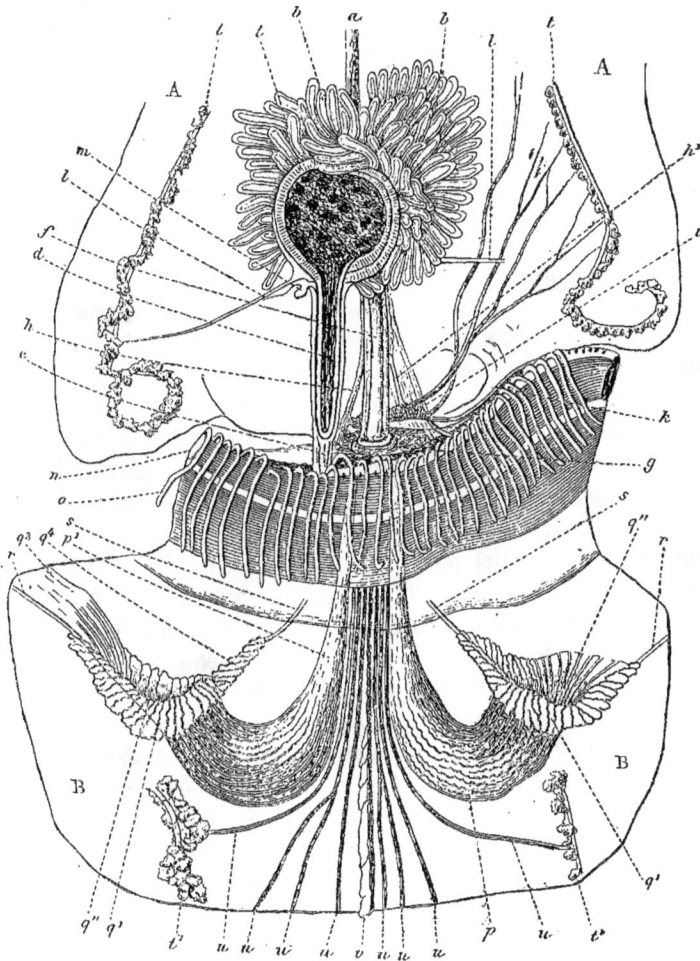

Fig. 335.

Fig. 335. — Les bras, sauf l'arc de communication, ont été enlevés et les deux feuillets du manteau périviscéral étalés de manière qu'on voit leur face interne jusqu'à l'insertion de la bouche. Gundlach. Oc. 1. Obj. 00. Chambre claire. A, feuillet dorsal du manteau; B, feuillet ventral. a, ligament gastro-pariétal; b, cæcums du foie en deux groupes; c, paroi de l'estomac; d, cæcum intestinal terminal; e, son ligament d'attache; f, œsophage; g, épaississement épithélial autour de la bouche; h, ligaments mésentériques autour de l'œsophage, contenant les commissures nerveuses; i, ganglion sous-œsophagien avec les nerfs qui se rendent aux muscles et au manteau libre; k, grand nerf brachial; l, ligaments iléo-pariétaux; m, cœur (?); n, grand tube brachial; o, cirrhes; p, entonnoirs génitaux; p¹, les tubes infléchis; q¹, lèvre interne libre du pavillon; q², lèvre externe attachée; q³, rides de cette lèvre; q⁴, feuille s'attachant au ligament interne s; r, ligament externe; t, organes génitaux (mâles) du feuillet palléal dorsal; t', idem, du feuillet ventral; u, nerfs courant sur ce feuillet; v, cloison médiane mésentérique du coelôme.

long et aussi volumineux que l'œsophage, qui s'étend en ligne droite du foie vers l'arc brachial passant devant la bouche et finit en pointe émoussée un peu avant cet arc. Le tube est situé exactement dans la ligne médiane et cache par conséquent l'œsophage entièrement à la vue depuis la face dorsale; nous avons dû, dans notre dessin, écarter un peu les deux tubes pour pouvoir les montrer sur une seule planche. Le cæcum a des parois très épaisses, raides; il est enveloppé d'une forte gaine fibreuse, qui se continue jusque sur l'arc brachial pour s'y fixer en face de la bouche du côté dorsal. On voit dans cette gaine des fibres musculaires. Les parois du cæcum terminal, tout en étant assez épaisses et élastiques de manière à ne pas collaber, comme celles de l'œsophage, se rompent cependant assez facilement à petite distance de la terminaison.

Toute la partie de l'intestin, depuis le foie jusqu'au cæcum terminal, est suspendue pour ainsi dire au ligament gastro-pariétal (*a*, fig. 335), cloison membraneuse médiane, qui part de la base du pédoncule et sépare tout le cœlôme en deux moitiés suivant le sens de la longueur. Sur des coupes horizontales, cette cloison se présente comme un fil auquel serait attaché l'intestin. Il y a en outre deux ligaments horizontaux (*l*, fig. 335), dirigés à angle droit sur le précédent et se portant, à droite et à gauche, vers la membrane périviscérale. On les a nommés les ligaments iléo-pariétaux.

On distingue aisément, sur tout le cours de l'intestin, comme des cæcums hépatiques, une enveloppe externe fibreuse, continuation du revêtement de la cavité générale, et une couche conjonctive et musculaire très déliée et mince. Autour de la bouche et de l'intestin buccal, l'enveloppe fibreuse envoie de nombreuses brides, par lesquelles ces parties sont attachées aux environs (*h*, fig. 335), mais les cæcums hépatiques flottent librement dans la cavité générale; l'intestin terminal et l'œsophage étant seuls retenus par le pli mésentérial déjà mentionné.

L'épithélium interne est le même dans toute la longueur de l'œsophage, depuis la bouche jusque vers l'estomac. Ce sont de longues cellules filiformes, très minces et déliées, à petits noyaux granuleux, réunis ensemble en groupes qui paraissent se ranger autour de plis longitudinaux de la membrane conjonctive faisant saillie vers l'intérieur. Au premier aspect, on dirait que ce n'est pas un épithélium, mais une masse fibreuse dont les fibres, un peu ondulées et grenues, se dirigent de la périphérie vers le centre en ne laissant, au milieu, qu'une lumière assez restreinte. Il se pourrait bien que des fibres, même nerveuses, se distribuassent entre ces cellules très allongées, lesquelles, suivant l'état d'alimentation, contiennent plus ou moins de granules de couleur jaunâtre. Dans l'estomac, ces cellules deviennent plus courtes; les apparences de villosités disparaissent et la surface interne semble plus uniforme. Une cuticule assez épaisse recouvre la surface interne de l'épithélium, portant des cils vibratiles, dont le mouvement se fait assez bien observer sur des individus vivants. On trouve assez communément, dans la cavité de l'intestin, des carapaces vides de Diatomées et de Foraminifères, entourées d'une masse glaireuse coagulée par les réactifs.

L'épithélium qui revêt la surface interne des cæcums hépatiques est très différent. Les cellules sont plus courtes et plus massives, les noyaux gros et difficiles à distinguer au milieu des grains jaunes ou brunâtres dont les cellules sont remplies. Cet épithélium forme, dans l'intérieur des cæcums, des bourrelets saillants longitudinaux, dans lesquels entrent des avances de la couche conjonctive, de sorte que des coupes transversales présentent l'aspect de roues dentées vers l'intérieur. Quoique les cæcums du foie soient assez spacieux, nous n'avons jamais vu dans leur intérieur des résidus de la digestion, comme dans l'intestin.

Le cæcum terminal présente une disposition analogue de l'épithélium interne, mais la couche conjonctive y est assez épaisse et compacte.

Organes de reproduction (fig. 328, 329, 331, 335). — Ces organes sont composés de deux parties entièrement indépendantes : des organes germinateurs (ovaires ou testicules) et des conduits excréteurs ou entonnoirs génitaux (oviductes ou spermiductes). Les sexes sont séparés ; nous avons trouvé des individus mâles et des individus femelles non seulement chez notre espèce type, mais aussi chez des Térébratulines, des Argiopes et des Megerleas observées vivantes, et nous n'avons jamais rencontré des individus hermaphrodites. Mais les organes sont absolument semblables, quant à leur diposition, chez les deux sexes, et cette identité des formes s'étend même aux conduits excréteurs. Il faut un examen microscopique pour distinguer, par leurs produits, les ovaires et les testicules; quant aux entonnoirs génitaux, nous leur avons toujours trouvé la même structure chez les deux sexes, ce qui apporte, à notre avis, une preuve de plus en faveur de l'opinion qui considère ces organes comme des organes segmentaires servant de canaux efférents aux organes de reproduction.

Les *organes préparateurs* (*g*, fig. 328, 329 ; *b*, fig. 331) sont situés dans les deux feuillets du manteau, couvrant la cavité viscérale du côté ventral comme du côté dorsal, à quelque distance de la ligne médiane, en dehors de l'espace occupé par les muscles atta chés aux valves et par le paquet du foie. Ils s'étendent sur ces feuillets depuis le bord cardinal jusque dans le voisinage des bras et offrent des aspects fort différents suivant leur état de remplissage. Tout en étant construits sur le même plan, ils ne sont pas non plus entièrement symétriques des deux côtés, comme le montrent nos figures copiées exactement sur nature. Dans l'état le moins développé (*t*, fig. 335), ils se présentent sous forme d'un cordon ondulé, commençant sur le point où le feuillet palléal s'infléchit entre les dents de la charnière et courant vers la naissance des bras, où ils se recourbent en cercle. Dans l'état mûr, au contraire (fig. 328, 329, 331), ces organes forment un réseau de grosses branches tortueuses, anastomosant ensemble et ne laissant que de petits intervalles sous forme de mailles. Dans la vie les organes, et surtout les mâles, sont vivement colorés en rouge par de petits points pigmentaires qui disparaissent dans l'alcool en ne laissant qu'une couleur jaune sale.

Suivant la description de van Bemmelen, avec qui nous sommes ici d'accord, les ovaires sont des boyaux ramifiés, formés par l'écartement des lamelles palléales et revêtus, dans leur intérieur, des mêmes cellules épithéliales qui se trouvent sur toutes les surfaces internes de la cavité périviscérale. Mais ces boyaux tortueux se divisent, pour ainsi dire, en deux parties lors du développement des œufs. Une partie reste uniforme et constitue, à la fin, un canal ou plutôt une rigole ayant l'apparence d'un vaisseau, et cette partie, à cellules épithéliales stériles, a été prise par Hancock pour un vaisseau sanguin. Vis-à-vis de cette rigole se forment, sur toute la longueur du boyau, des sinuosités qui prennent, avec le développement successif des œufs, des formes de cæcums. Les cellules revêtant ces cæcums se développent dans deux directions différentes. Les unes grossissent, et on voit bientôt les éléments caractéristiques des œufs, une fine membrane vitellaire, un vitellus grenu, opaque, souvent d'un blanc crayeux ou jaunâtre; une vésicule germinative très grande, claire, contenant toujours au moins un nucléole, souvent même deux. Ces œufs sont, au commencement, entourés d'une masse floconneuse, formée par les autres cellules épithéliales, lesquelles, à mesure que l'œuf grandit, se rangent et s'aplatissent de manière à former des follicules autour des œufs. Nous avons constaté l'existence de ces follicules sur des œufs retirés d'Argiopes et de Térébratulines vivantes. Les œufs deviennent relativement très considérables, de manière à faire paraître l'ovaire comme bosselé.

Les *testicules* se développent d'une manière analogue, avec cette différence cependant que la rigole devient un véritable canal, fermé par un pli dans lequel s'engage de la substance conjonctive. Nous

avons vu sur des testicules réduits à leur plus simple expression
(*t*, fig. 335) ce canal sur un des côtés, vis-à-vis de petites sinuosités
ou cæcums, exactement comme sur les ovaires ; mais bientôt les
cæcums se plissent davantage, entourent le canal de tous côtés
et font apparaître, sur des coupes, comme van Bemmelen l'a fort
bien vu et dessiné, un canal central d'où partent des plis, séparant
les cæcums comme dans une glande excrétoire normale. Les cæcums
sont remplis de petites cellules qui paraissent engendrées par prolifération des cellules épithéliales. Il se fait aussi, dans ces petites
cellules, une différenciation et on voit alors dans les cæcums deux
couches de substances : la couche externe, le long des parois, composée de zoospermes en forme d'épingles, de noyaux ayant la grosseur des têtes des zoospermes et de quelques petites cellules contenant
ces noyaux ; la couche interne, au contraire, est composée de cellules
plus grandes, qui paraissent produire les éléments composant la
couche externe.

Nous avons pu examiner des zoospermes vivants d'Argiope, qui
n'étaient pas affectés par l'eau de mer dans laquelle ils nageaient ;
ce qui semble indiquer que la fécondation se fait par l'intermédiaire
de l'eau.

Les œufs mûrs se détachent et tombent dans la cavité viscérale,
d'où ils sont évacués par les entonnoirs génitaux. Hancock a vu des
œufs mûrs dispersés dans la cavité générale et engagés dans les entonnoirs. En est-il de même des zoospermes ? Quelques préparations
nous ont suggéré des doutes ; il nous a semblé que le canal central
du testicule se continuait jusque sur l'entonnoir du spermiducte ;
mais nous ne sommes pas sûrs du fait et devons laisser la réponse à
cette question à des observateurs futurs.

Les *entonnoirs génitaux* (fig. 335, 336) sont deux grands tubes
courbés à ouverture en trompette, qui sont appliqués à la face interne
de la feuille ventrale du manteau périviscéral, dans le voisinage de
l'attache des bras. On ne les voit pas après avoir enlevé la valve ventrale ; il faut rabattre le feuillet palléal pour les voir dans toute leur
étendue, comme nous les avons dessinés dans la figure 335.

L'orifice interne (*g*, fig. 335) est un large entonnoir élégamment
lobé et plissé, étiré transversalement et fixé, par sa paroi externe,
sur le feuillet palléal tandis que la paroi interne est libre. Les deux
coins de l'entonnoir se prolongent dans les ligaments dits iléo-pariétaux. Sur toute sa surface interne, l'orifice de l'entonnoir porte des
plis disposés en rayonnant, qui sont presque droits ou peu ondulés
sur la face attachée, mais très saillants et disposés comme les côtes
ondulées d'une feuille dentelée sur la partie libre. Ces plis conver-

gent vers l'entrée du tube et se continuent, ondulés et tortueux, dans sa partie élargie. Celle-ci se recourbe en arc vers la ligne médiane et se continue, en s'amincissant, parallèlement à la ligne médiane, vers la bouche pour s'ouvrir, des deux côtés, par deux fins orifices qui percent l'épaississement épithélial péribuccal. On distingue aisément ces tubes, aussi loin qu'ils courent dans le feuillet palléal libre, par leur couleur jaunâtre et les traces, de plus en plus effacées, des plis internes ; mais il est très difficile de les suivre dans le voisinage de la bouche, où l'arc transversal cirrhifère des bras les dérobe à la vue.

Des coupes démontrent que ces tubes sont très aplatis, formés par une paroi mince conjonctive et sans doute aussi musculaire, couverte à l'intérieur d'un épithélium vibratile différencié. Les cellules vibratiles sont en effet très hautes et garnies de longs cils sur les plis et les bourrelets internes, tandis que sur les intervalles elles sont en pavé avec des cils très fins. Nous nous sommes convaincus, par l'examen microscopique de Térébratulines vivantes, que le mouvement vibratile est très intense, autant dans les orifices que dans toute la longueur des tubes.

Du système nerveux (fig. 335, 336). — On prépare ce système, suivant van Bemmelen, à la description duquel nous n'avons rien à ajouter, en coupant les bras et l'intestin au ras de la bouche et en étendant les deux feuillets périviscéraux de manière que la face interne soit en vue. C'est suivant cette méthode qu'a été faite la préparation dont nous donnons une figure semischématique d'après van Bemmelen (fig. 336).

Le *ganglion sous-œsophagien* (*i*, fig. 335 ; *r*, fig. 336) est composé de deux accumulations latérales de cellules nerveuses réunies ensemble, d'une manière continue, par des fibres qui s'accumulent dans un nœud médian, lequel contient encore quelques cellules nerveuses.

De chaque côté sort de ce ganglion, sur sa face ventrale, un gros nerf qui se bifurque immédiatement en une branche plus épaisse (*w*, fig. 336), destinée au feuillet dorsal du manteau, et en une autre plus mince (*x*) qui forme la commissure œsophagienne. Celle-ci se courbe autour de l'œsophage vers le haut et émet, sur son trajet, un rameau qui se rend vers la paroi ventrale du bras (*v*). La commissure est encore en communication avec ce rameau vers son extrémité antérieure.

Une fine branche (*w'*) se détache encore du ganglion à la même place que la commissure. Elle se rend vers la paroi voisine du bras en longeant la base des cirrhes et en donnant des filaments à ces cirrhes mêmes.

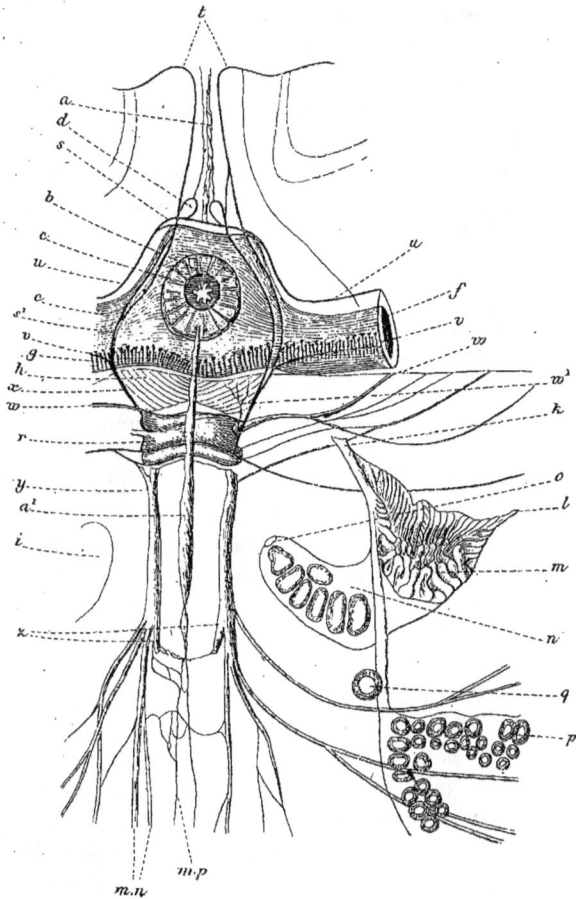

Fig. 336.

Fig. 336. — La paroi viscérale d'une Térébratule vitrée femelle a été décalcifiée et étendue sur le porte-objet après avoir enlevé l'appareil brachial, l'intestin et les muscles qui y sont attachés. Le tout est vu du côté interne par un faible grossissement correspondant à peu près à celui de la figure précédente. *a*, cloison verticale de la cavité périviscérale coupée à son insertion sur le lambeau supérieur; *a′*, la même sur le lambeau inférieur; *b*, cercle de brides rayonnantes autour de l'œsophage; *c*, œsophage coupé; *d*, trous de communication des canaux périviscéraux des bras; *e*, bourrelet cirrhifère des bras; *f*, canal brachial superficiel; *g*, trous d'insertion des cirrhes coupés; *h*, hausse-col brachial; *i*, contour du tube génital; *k*, ligament suspenseur interne de l'entonnoir génital *m* (ligament iléo-pariétal coupé); *l*, ligament externe du même; *n*, tube génital coupé en o et rempli d'œufs mûrs; *p*, extrémité de l'ovaire; *q*, vésicule considérée par Hancock comme cœur accessoire; *r*, grand ganglion sous-œsophagien; *s*, ganglion sus-œsophagien; *s′*, commissures; *t*, nerfs brachiaux antérieurs; *u*, nerfs brachiaux supérieurs; *v*, nerfs brachiaux inférieurs; *w*, nerfs palléaux dorsaux; *x*, commissures à la sortie du ganglion sous-œsophagien; *y*, nerfs palléaux ventraux; *z*, nerfs des muscles occluseurs coupés; *mn*, branches des nerfs ventraux du manteau; *mp*, plexus mésentérique. (Figure empruntée à van Bemmelen.)

Sur la face postérieure ou dorsale du ganglion se détachent latéralement plusieurs nerfs. Le plus volumineux (*z*) se rend vers les muscles occluseurs au point où ceux-ci sont appliqués à la paroi viscérale. Le nerf se continue sur la valve ventrale jusqu'au pédoncule, dans lequel il se termine.

Les autres nerfs (*m n*) se distribuent dans le feuillet ventral du manteau, tout en donnant quelques rameaux qui forment, dans le mésentère ventral, un plexus (*m p*), comme aussi les nerfs des deux feuillets du manteau communiquent ensemble par les branches latérales. En formant ainsi des bifurcations et des plexus à mailles assez lâches, les nerfs palléaux s'approchent du bord pour donner des fibrilles aux follicules sétigères et probablement aussi à l'épithélium sensitif du bord.

Les nerfs du manteau et des muscles que nous venons de mentionner, ont une structure semblable. Ce sont des rubans plutôt aplatis, constitués de fibres très fines légèrement ondulées, entre lesquelles restent, par places, des accumulations granulées de protoplasme, qui sont peut-être des restes de cellules ganglionnaires.

Il en est autrement des nerfs des bras. Un de ces nerfs naît encore de la commissure dans le voisinage du ganglion sous-œsophagien, c'est le nerf brachial inférieur (*v*, fig. 336); les deux autres, le nerf brachial antérieur (*t*) et le nerf supérieur (*s*), naissent du ganglion sus-œsophagien (*s*), qui ressemble plutôt à une commissure transversale épaissie qu'à un ganglion distinct. A tous ces nerfs brachiaux se rattachent, suivant van Bemmelen, de grosses cellules nerveuses à noyau circonscrit, à protoplasme finement grenu, qui communiquent par des prolongements entre elles et avec les nerfs. Ceux-ci donnent de nombreuses branches à l'épithélium de la rainure superficielle du bras, et les prolongements des cellules ganglionnaires forment, sur la paroi du bras, avec ces branches des plexus dont les mailles deviennent plus lâches à mesure qu'on s'éloigne du bourrelet cirrhifère. Le nerf brachial inférieur se dissout même presque entièrement dans un plexus semblable allongé, dans lequel on ne distingue plus un tronc nerveux proprement dit. Ces plexus ne sont pourtant pas toujours très distincts et ressemblent beaucoup à des plexus de cellules conjonctives ramifiées.

De la circulation. — Suivant Hancock, à la description duquel les observateurs venus après lui n'ont guère apporté de modifications, le cœur est situé sur la ligne médiane près de l'estomac, immédiatement derrière le ligament transverse, faisant saillie dans la cavité périviscérale et montrant, dans son état d'extension, des parois minces, mais fermes et opaques, composées d'une couche externe transparente et homogène, et d'une couche interne distinctement musculaire. La cavité interne uniloculaire est parcourue par de nombreuses colonnes charnues. Dans l'état contracté, le volume de l'organe est considérablement diminué.

Ce cœur reçoit en avant un large canal sanguin, lequel court le long de la ride dorsale de l'estomac dans le mésentère, et communique, de chaque côté, par plusieurs fines ouvertures avec le coelôme. L'extrémité antérieure de ce canal court sur l'œsophage en avant et se divise en deux troncs latéraux qui s'ouvrent dans un système de larges lacunes placées autour de la naissance de l'intestin. Ce canal est le canal afférent au cœur, la grande veine.

Un peu en arrière du point où le cœur reçoit ce canal, deux vaisseaux latéraux, réunis à leur origine à travers la ligne médiane, en sortent sur les côtés. Les orifices de ces vaisseaux sont munis de valvules en sphincters. Ces deux troncs artériels adhèrent aux parois de l'estomac, se dirigent en bas et se partagent chacun en deux branches. L'une de ces branches se dirige en avant vers le bord inférieur du ligament gastro-pariétal, qu'elle longe pour se porter vers l'extrémité dorsale des muscles occluseurs postérieurs où elle atteint la paroi interne du sinus palléal externe près de son origine ; elle entre ici dans la rainure des bandes génitales sur le fond du pli de suspension et suit ce pli jusque dans les dernières ramifications du sinus. Un peu en avant du point où cette artère génitale quitte le ligament gastro-pariétal, elle semble envoyer un rameau qui longe un pli membraneux courant le long de la paroi interne des sinus palléaux internes ; mais cette branche n'a pu être déterminée suffisamment.

L'autre artère passe en arrière au bord latéral du ligament iléo-pariétal et, courant à travers la partie feuillée de l'oviducte, se bifurque en deux rameaux, dont l'un passe en dedans, l'autre en dehors. Le premier, se réunissant à son congénère de l'autre côté, se continue le long du bord libre du pli mésentérique, étendu sur la face dorsale de l'intestin, et parvient à la base du pédoncule où il paraît se ramifier. Le rameau externe reste adhérent à l'entonnoir génital et atteint ainsi la paroi antérieure de la cavité périviscérale. Il plonge en bas et arrive au bord du ligament génital, où il se redivise en deux branches qui longent les sinus externes et internes du feuillet palléal, et se distribue de la même manière aux organes génitaux comme la branche dorsale ci-dessus décrite.

On trouve, au point où ces artères génitales se divisent, une vésicule pyriforme formée apparemment par épaississement des parois de l'artère génitale ; il y en a de semblables à l'origine de chaque artère génitale dorsale. Ces quatre vésicules semblent être contractiles et seraient des cœurs accessoires plus petits que le cœur et à parois très minces.

Nous avons mieux aimé donner presque textuellement cette description faite par Hancock, et nous n'insisterons pas sur celle que fait cet auteur du système lacunaire, lequel, suivant lui, doit constituer la partie périphérique du système circulatoire, soit dans les bras, soit dans le manteau. Quant aux lacunes en forme de canaux qui se trouvent entre les feuillets du manteau, nous sommes d'accord avec Hancock, et nous les avons représentées figures 326 et 327. Tout en les soutenant vis-à-vis de van Bemmelen, qui les nie, nous sommes loin d'être fixés sur l'origine de ces lacunes très irrégulières qui se réunissent, au bord du manteau, dans un canal collecteur longeant ce bord. Nous ne savons pas exactement si elles prennent naissance dans la cavité périviscérale ; mais nous supposons que cette communication se fait sur les bords de cette cavité, où les feuillets du manteau se détachent pour s'appliquer aux valves.

En revanche, nous sommes parfaitement d'accord avec van Bemmelen, qui nie les vaisseaux courant sur les bras et conteste, aux prétendues artères génitales de Hancock, la structure en tubes, soutenant que ce sont des rigoles ouvertes tout au long vers les sinus dans lesquels se développent les organes génitaux.

A la fin de son mémoire, van Bemmelen s'exprime ainsi : « Ici devait suivre une description des vésicules et des canaux envisagés par Hancock comme organes de circulation. Mais je ne vois pas encore clair dans mes préparations qui concernent ces organes, et je remets mes recherches à plus tard. »

Nous avouons que nous ne sommes pas plus avancés que van Bemmelen. Nous avons bien vu le prétendu cœur, attaché à la face dorsale de l'estomac, à la naissance du cæcum terminal (m, fig. 333), ainsi que les cœurs accessoires dont nous avons donné un dessin suivant van Bemmelen (g, fig. 336) ; mais, ni nos coupes, ni l'observation de Térébratulines vivantes, n'ont pu nous convaincre de l'existence d'artères ou de veines, ni de la nature contractile de ces vésicules. Nous avons vainement cherché dans leurs parois des fibres musculaires, nous n'y avons vu qu'un feutrage épaissi des fibres conjonctives qui constituent les ligaments et plis mésentériques auxquels ces organes sont attachés.

En comparant ces résultats négatifs avec ceux que Semper a obtenus par l'observation et l'injection de Lingules vivantes (voir Littérature), nous concluons qu'une véritable circulation sanguine, dont le liquide est mis en mouvement par un cœur contractile,

n'existe pas chez les Brachiopodes; que la détermination des vésicules, centrales et latérales, comme cœur central et cœurs accessoires, admise d'après Hancock par les auteurs, est erronée, et qu'il
n'existe, en vérité, qu'une circulation lacunaire dépendante de la
cavité périviscérale comme réservoir central.

Cette cavité, dans laquelle flottent les organes, est formée par les
doubles lamelles du manteau, qui en font les parois extérieures
entre la charnière d'un côté et les bras de l'autre. La lamelle externe,
appliquée aux valves et fixée par les attaches des muscles, se réfléchit
en dedans sur la base du pédoncule, sur les bords entre les valves
et sur la base des bras, pour constituer la lamelle interne. Celle-ci
se réfléchit sur les organes internes en constituant deux cloisons
incomplètes internes, le ligament vertical (gastro-pariétal) et le ligament transversal (iléo-pariétal). Le premier s'attache seulement à
l'intestin, le second aussi aux orifices en entonnoir des conduits
génitaux. L'intestin avec ses appendices est ainsi enveloppé d'une
gaine mésentérique, qui s'épaissit surtout autour de l'estomac, de
l'œsophage et du cæcum terminal de l'intestin. Le sac ainsi formé
est semblable, par sa disposition générale, au péritoine et au mésentère des animaux supérieurs; il n'est percé, comme le dit très bien
Hancock, que par les deux orifices externes des entonnoirs génitaux,
car on ne peut considérer comme un orifice la bouche sur les pourtours internes de laquelle l'enveloppe mésentérique se réfléchit à la
base des bras. En revanche, il se trouve de nombreuses involvures,
formant des sinus, des canaux et des lacunes entre les feuillets,
dont les unes constituent les sinus pour les organes génitaux, les
autres les prétendus cœurs, les canaux vasculaires dans le manteau
et les canaux périviscéraux des bras, qui s'ouvrent par deux orifices
dans la cavité périviscérale et se continuent dans les cirrhes.

Sur toute cette étendue, le liquide est mis en circulation, suivant Semper, par un épithélium vibratile qui couvre toute la surface
interne autant de la cavité périviscérale que de ses dépendances.
Semper n'a pas vu, plus que nous, des contractions; mais il a constaté
que le mouvement circulatoire continuait même dans des lambeaux
coupés du manteau, où se trouvaient, dans les grands canaux, des
cellules vibratiles. En revanche, cet auteur n'a pu voir avec certitude les cils qui sont, sans doute, excessivement fins.

Le mouvement circulatoire irait donc, suivant ces observations,
de la cavité périviscérale dans les différents appendices mentionnés
et retournerait vers la cavité de la même manière.

Les *Testicardines*, auxquels appartient notre espèce type, varient fort peu quant aux traits généraux de leur organisation. Les dissemblances se rapportent surtout à la coquille, qui n'est point perforée chez les Rhynchonellides; au développement des bras, dont les externes sont seulement développés chez les mêmes et enroulés en spirales verticillées, et aux organes génitaux, assez diversifiés chez les différents genres, mais toujours construits sur le même plan. Il convient cependant d'insister sur le dédoublement des entonnoirs génitaux, dont on compte quatre, deux sur chaque face, chez *Rhynchonella psittacea*. Ce dédoublement présente quelques difficultés lorsqu'on considère les entonnoirs comme des organes segmentaires adaptés à la conduite des produits génitaux, car nous ne connaissons guère d'exemples d'un pareil dédoublement chez d'autres animaux. Ici, il est d'autant plus difficile à expliquer, que l'une de ces paires est ventrale, l'autre dorsale. Les larves connues des Brachiopodes étant composées de plusieurs segments, on pourrait concevoir à la rigueur cet arrangement comme le résultat d'un glissement ou d'une invagination des segments les uns dans les autres; mais dans ce cas on ne saurait dire comment il se fait que pareille organisation se soit produite chez les Rhynchonelles et non pas chez les Térébratulides.

Les *Abrachiés* s'accordent avec les Testicardines par la présence d'une charnière et de muscles disposés d'après le même plan, ainsi que par la terminaison de l'intestin par un cæcum. Mais ils en diffèrent essentiellement par l'absence de soies dans l'âge adulte (les larves en ont) et par la disparition totale des bras, les cirrhes étant placés sur des replis saillants du manteau même. Les entonnoirs génitaux sont transformés, dans leur partie moyenne, en poches incubatrices, qui reçoivent les œufs tombés dans la cavité générale d'un ovaire en forme de sac, non pas ramifié et aplati entre les lamelles du manteau. L'œuf s'attache par des filaments conjonctifs aux parois de la poche incubatrice et parcourt là les phases qui le conduisent à la forme d'une larve segmentée et nageante. L'ovaire est seulement développé sur la face dorsale du manteau, tandis que les entonnoirs et les poches incubatrices se trouvent du côté ventral. Quelques observateurs récents, MM. Schulgin et Shipley, n'ayant pas rencontré des Argiopes mâles, nous ajoutons que nous pouvons confirmer les observations de M. Kovalewsky à cet égard et que nous avons rencontré les testicules à la même place que les ovaires, constituant une grappe volumineuse, d'où s'échappaient des zoospermes en forme d'épingles, et qui était fortement colorée en rouge par des amas pigmentaires isolés.

Il est vrai que l'on peut constater des formes de passage entre les Abrachiés et les Testicardines. C'est ainsi que *Thecidea*, étudiée par M. Lacaze-Duthiers, est dépourvue de soies, que les bras fixés à la coquille sont considérablement réduits et que les organes génitaux sont conformés sur le type de ceux de l'Argiope.

Les *Écardines* offrent les dissemblances les plus considérables. Les valves, sans charnières, sont formées de couches alternantes cornées et calcaires, les premières étant plus considérables chez *Lingula*, les dernières chez *Crania* et *Discina*. Le pédoncule présente dans l'intérieur un tube musculaire, très développé chez les Lingules libres qui fouillent le sable au moyen de cet organe, faible chez les autres, attaché solidement. Par suite de cette disposition, les muscles offrent un arrangement très différent, sur les détails duquel on consultera les auteurs. Le manteau présente des soies très fortes et serrées les unes contre les autres; les lacunes y sont énormément développées et boursouflées. Les bras ne montrent ni squelette ni spicules calcaires; ils sont composés de deux tubes s'ouvrant séparément dans la chambre viscérale. L'intestin est très long, presque tout d'une venue, replié en plusieurs anses et terminé par un rectum qui s'ouvre au dehors par un anus situé sur le bord droit, entre les valves. On peut à la rigueur distinguer un élargissement stomacal de forme lenticulaire. Les cæcums du foie sont petits et réunis en lobules, de telle sorte que cet organe a plutôt la forme d'une glande qui débouche par un canal dans le commencement de l'estomac. Les organes génitaux ne se trouvent point dans le manteau, comme chez les autres, mais sont placés dans la cavité périviscérale même, entourant le foie et présentant l'aspect d'une glande serrée. Les entonnoirs génitaux s'étendent le long des parois latérales de la chambre viscérale, légèrement courbés, et s'ouvrent, dans le coelôme, par deux larges pavillons plissés.

On sait que les Brachiopodes se développent de larves ciliées, nageantes, pourvues de soies et de taches oculaires, qui offrent une grande ressemblance avec les larves de certaines Annélides. Nous renvoyons sur ce point aux travaux de Lacaze-Duthiers, Kovalewsky, Morse et Brooks. (Voir *Littérature*.)

Il nous semble que, jusqu'à plus ample informé, on doit considérer les Brachiopodes comme une souche à part, ayant des affinités avec les Bryozoaires, les Chétognathes et les Chétopodes, mais qui toutes ne suffisent pas pour les rattacher définitivement à l'un ou à l'autre de ces types. Nous sommes donc d'accord avec M. Shipley, qui les considère comme un phylum à part, des plus anciens et des plus invariables, puisque certains genres, tels que *Lingula*, apparaissent déjà dans les couches fossilifères les plus anciennes du système cambrien. Nous devons ajouter que les Lingules montrent aussi les plus grands rapprochements, parmi les membres de cette classe, vers les Bryozoaires et les Annélides, et que les Abrachiés nous semblent indiquer des étapes de dégénérescence.

Littérature.

G. Cuvier, *Mémoire sur l'anatomie de la Lingule. Bullet. Soc. philomathique* I, 1797. *Mémoires pour servir à l'hist. des Mollusques*, n° 21. — R. Owen, *On the anatomy of the Brachiopoda. Transact. Zoolog. Soc.*, Londres, t. I, 1835. *Ann. Scienc. natur.*, t. III, 1835. — Idem, *Lettre sur l'appareil de circulation chez les Mollusques de la classe des Brachiopodes. Ann. Sc. nat.*, 3° série, t. III, 1845. — C. Vogt, *Anatomie der Lingula anatina. Neue Denksch. d. schweizer. Gesellsch. f. Naturwissenschaften*, t. VII, 1845. — F. Davidson, W. Carpenter and R. Owen, *Introduct. to the classif. of Brachiopodo. British palaeontol. Soc.*, 1853. — P. Gratiolet, *Recherches sur l'anatomie de la Térébratule australe. Comptes rendus*, 1853. — Idem, *Mémoire étendu sur le même sujet. Journal de Conchyliologie*, 2° série, t. II, 1857. — Idem, *Études anatom. sur la Lingule anatine*, ibid., 3° série, t. IV, 1860. — F. H. Huxley, *Contributions to the anatomy of the Brachiopoda. Annal. and Magaz. of Nat. Hist.*, 2° série, t. XIV, 1854. — Idem, *Note to a paper entitled*, etc., ibid., t. XV, 1855. — A. Hancock, *On the organisation of the Brachiopoda, Ann. and Magaz. Nat. History*, 2° série, t. XX, 1857. — Idem, idem, *Philosoph. Transactions*, t. CXLVII, part. II, 1858. — H. Lacaze-Duthiers, *Histoire de la Thécidie. Ann. Sc. natur*, 4° série, t. XV, 1861. — C. Semper, *Reisebericht. Zeitschr. f. wissensch. Zoologie*, t. XI, 1862. — E. S. Morse, *On the early stages of Terebratulina septentrionalis. Americ. Journ. of Scienc. and Arts*, 2° série, t. XLIX, 1870, 1871. — Idem, *The Brachiopoda a division of Annelida. Proc. Boston Soc. Nat. Hist.* 1870. *Americ. Journ. Scienc. Arts*, 2° série, t. L. — Idem, *On the embryologie of Terebratulina septentrionalis. Mem. Boston Soc. Nat. Hist.*, t. II, 1873. — W. King, *On some characters of Lingula anatina. Ann. Magaz. Nat. Hist.*, 4° série, t. XII, 1873. — E. Ray-Lankester, *Summary of zoological observations made at Naples. Ann. Mag. Nat. Hist.*, 4° série, t. XII. — A. Kovalewsky, *Sur le développement des Brachiopodes* (en russe, Moscou, 1874). Traduction française : *Arch. Zool. expériment.*, 2° série, t. I, 1883. — W. K. Brooks, *On the development of Lingula. Cheasapeake Zool. Laborat. scientif. results*, 1878. *Arch. Zool. experiment.*, I, VIII, 1879-80. — J. F. van Bemmelen, *Untersuchungen über den anatomischen und histologischen Bau der Brachiopoda Testicardinia. Iéna Zeitschr.*, t. XVI, 1883. — A. E. Shipley, *On the structure and development of Argiope. Mittheil. Zool. Station. Neapel*, t. IV, 1883. — M. A. Schulgin, *Argiope Kovalewskii. Zeitschr. wissensch. Zool.*, t. XLI, 1884. — Beyer, *Histology of Lingula. Americ.*

Monthl. Microscop. Journ., t. V, 1884. — Joubin, *Sur les organes digestifs et reproducteurs chez les Brachiopodes du genre Cranie. Comptes rendus*, t. XCIX, 1884.

EMBRANCHEMENT DES MOLLUSQUES

Comme leur nom l'indique, les Mollusques sont des animaux dont les téguments sont ordinairement mous; mais ils sont souvent protégés au moyen d'une enveloppe minérale sécrétée par des glandes situées dans l'épaisseur de la peau. Cette enveloppe, composée en majeure partie de carbonate de chaux, constitue la *coquille*; elle est tantôt d'une seule pièce (univalve), tantôt de deux (bivalve). La coquille est quelquefois interne, cachée dans la peau. Celle-ci se replie autour de l'animal pour lui constituer un manteau.

Tous les Mollusques possèdent primitivement une symétrie bilatérale. On peut leur distinguer une face dorsale, où est placé le cœur, et une face ventrale occupée par la masse musculaire du pied. Ils ne présentent qu'exceptionnellement une apparence de segmentation externe comme dans le genre *Chiton*. Leur système nerveux est représenté par deux ou trois paires de ganglions, donnant naissance à de nombreux nerfs et qui, réunis par des commissures, constituent primitivement un double anneau nerveux. Les organes des sens, peu nombreux et très simples chez les représentants inférieurs du groupe, atteignent, au contraire, à un haut degré de complication chez les types supérieurs. L'œil d'un Céphalopode, par exemple, ne le cède guère à celui d'un Mammifère.

Les Mollusques sont tous pourvus d'un canal intestinal complet, accompagné d'une glande digestive très volumineuse, le foie des auteurs, qui, par ses fonctions, se rapproche beaucoup du pancréas des animaux supérieurs. La bouche est souvent armée de pièces chitineuses ou cornées, destinées à la mastication.

Le système vasculaire est incomplet; il existe toujours des sinus sanguins. Le sang est mis en mouvement par un cœur dorsal qui ne fait que rarement défaut et qui reçoit directement le sang des organes respiratoires. Le cœur est donc artériel. La respiration s'effectue soit par des branchies, replis membraneux de l'enveloppe du corps; soit par des poumons, duplicature du manteau limitant un espace rempli d'air et dont les parois sont richement vascularisées. L'appareil excréteur est représenté par des reins dont la disposition varie beaucoup d'une classe à l'autre. On les désigne souvent par le nom d'*organes de Bojanus*.

La reproduction est toujours sexuelle, les individus sont tantôt hermaphrodites, tantôt unisexués. Le développement des jeunes est fréquemment accompagné de métamorphoses compliquées et les larves sont très généralement caractérisées par un vaste prolongement lamellaire, le *velum*, qui leur sert à nager. Ce voile prend naissance au-dessus de la bouche. Il est parfois divisé en plusieurs lobes et toujours bordé de cils vibratiles.

On distribue aujourd'hui les Mollusques en cinq classes :

1° Les **Lamellibranches** ou **Acéphales**, dont le manteau, divisé en deux lobes, sécrète une coquille composée de deux valves ordinairement réunies par un ligament dorsal qui tend à les écarter, tandis qu'elles se rapprochent sous l'action d'un (*Monomyaires*) ou de deux muscles (*Dimyaires*). Leur nom est dû à ce que leurs branchies s'étendent, sous forme de lamelles, entre le corps et le manteau et à ce que leur tête n'est jamais distincte. L'unisexualité est chez eux la règle.

2° Les **Scaphopodes**, caractérisés par leur coquille cylindrique, ouverte à ses deux extrémités, comme le manteau qui la sécrète; par l'absence de cœur; par leur pied trilobé et l'absence de tête distincte. Ils sont unisexués.

3° Les **Gastéropodes**, dont la coquille simple est en forme de capuchon ou contournée en spirale. Leur tête est distincte, leur manteau n'est pas divisé, leur pied est ordinairement très développé. Ils sont unisexués (Hétéropodes et la plupart des Prosobranches) ou hermaphrodites (Opisthobranches et Pulmonés).

4° Les **Ptéropodes**, dont le pied est développé en deux grands lobes aliformes qui leur ont valu leur nom. La coquille est de formes variées. Ils sont hermaphrodites.

5° Les **Céphalopodes**, dont la coquille, lorsqu'elle existe, est interne (à l'exception des genres *Nautilus* et *Spirula*). Le pied est transformé en un entonnoir servant à la sortie de l'eau qui a passé sur les branchies. La tête distincte porte deux grands yeux et est entourée d'une couronne de bras, le plus souvent armés de ventouses.

CLASSE DES LAMELLIBRANCHES

Les Lamellibranches présentent dans leur ensemble une assez grande uniformité de structure. Ce sont les Mollusques les plus simples. Certains appareils, le système nerveux et les organes des sens en particulier, sont chez eux très peu développés.

Leur corps, enfermé dans une coquille bivalve, est comprimé latéralement. Le manteau bilobé est tantôt complètement libre sur son bord ventral (*intégropalléal*), tantôt soudé sur une plus ou moins grande longueur (*sinupalléal*). Dans ce dernier cas, il porte toujours sur son bord postérieur une double fente destinée à permettre l'entrée et la sortie de l'eau respiratoire, et sur son bord antérieur une fente par laquelle passe le pied. Les fentes postérieures sont souvent placées à l'extrémité d'un prolongement musculaire du manteau, le *siphon*, qui est double ou percé de deux canaux.

Le manteau enveloppe ainsi le corps mou et toujours fort contractile, qui porte presque constamment à sa partie inférieure un pied musculaire au moyen duquel l'animal se déplace. On rencontre quelquefois à la base du pied une glande sécrétant une substance particulière, destinée à fixer l'animal contre les rochers ou à l'envelopper comme d'une sorte de nid. C'est la *glande du byssus*.

Entre la masse du corps et le manteau, se trouvent généralement deux paires de branchies lamellaires, rarement filiformes. Le canal digestif est complet, le système vasculaire conduit toujours le liquide nourricier dans des espaces lacunaires plus ou moins vastes. Tous les Lamellibranches possèdent un organe excréteur dit de Bojanus, du nom de l'anatomiste qui l'a le premier décrit. La plupart sont unisexués et ovipares.

Les zoologistes distinguent parmi eux deux ordres :

1er ordre. Les **Asiphonés.** Comprenant tous les Lamellibranches dont le manteau est libre sur le bord ventral et dépourvu de siphons sur le bord postérieur. Exemples : *Ostrea, Mytilus, Arca, Anodonta*.

2e ordre. Les **Siphonés.** Comprenant ceux dont le manteau est partiellement soudé. L'eau amenée aux branchies circule à travers un ou deux siphons tubulaires. Exemples : *Cardium, Cyclas, Venus, Mya, Solen*.

Type : **Anodonta anatina** (Lin.). — Vulgairement nommée *bernâcle* ou huître d'eau douce. L'Anodonte est un Lamellibranche asiphoné et dimyaire. Sa coquille est *équivalve* et *inéquilatérale*, c'est-à-dire que ses valves sont semblables, mais ne peuvent être divisées en deux moitiés symétriques par un plan perpendiculaire à leur grand axe. Elle est répandue partout en Europe, dans les eaux douces à fond sablonneux. Nous la choisissons comme type à cause même de la facilité que chacun a de se la procurer. D'ailleurs, les espèces et variétés du genre *Anodonta* ne se distinguent que par la taille, la forme et la couleur des coquilles, en sorte que la description anatomique de l'animal que nous allons donner peut s'appliquer à toutes. L'*Anodonta cygnea*, qui vit dans les étangs, atteint parfois jusqu'à 20 centimètres de long sur 12 centimètres de hauteur; l'*Anodonta cellensis*, habitant les fonds vaseux, mesure jusqu'à

16 centimètres de long. L'*Anodonta anatina* est en moyenne moitié plus petite. Les exemplaires qui ont servi à notre étude provenaient du littoral du lac Léman et des ruisseaux avoisinants. L'animal se tient obliquement enfoncé dans le sable, son bord postérieur (fig. 340) étant libre, pour permettre l'entrée et la sortie de l'eau.

La coquille s'entr'ouvre afin de laisser passer le pied en forme de soc de charrue au moyen duquel l'animal se déplace, traçant dans le

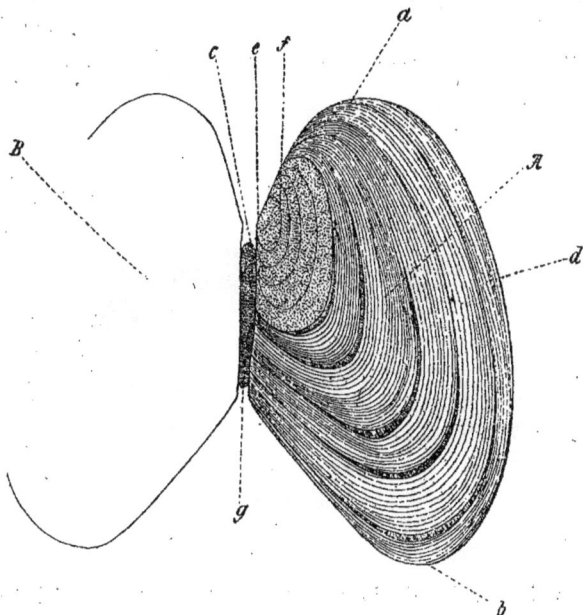

Fig. 337.

sable un sillon. Elle est simple et dépourvue de dents, ce qui permet de la distinguer de la coquille du genre voisin *Unio*.

On distingue, chez elle, un bord antérieur ou buccal (*a*, fig. 337), large et arrondi; un bord postérieur ou anal (*b*), plus allongé que le précédent; un bord supérieur, cardinal ou dorsal (*c*), qui est linéaire, et un bord inférieur palléal ou ventral (*d*), plus ou moins arqué. On donne le nom de sommet (*apex*) au point (*e*) le plus élevé de la petite coquille du jeune âge.

Pour orienter l'animal, on place la bouche en avant, l'anus en

Fig. 337. — *Anodonta anatina*. Coquille vue de l'extérieur, la valve droite a seule été dessinée. A, valve droite. B, valve gauche. *a*, bord antérieur ou buccal ; *b*, bord postérieur ou anal ; *c*, bord supérieur ou cardinal; *d*, bord inférieur ou palléal; *e*, apex ; *f*, bord de la coquille embryonnaire; *g*, ligament. Grandeur naturelle.

arrière, le ligament qui unit les deux valves en haut, l'ouverture du manteau en bas.

Situation générale des organes (fig. 338). — La forme générale du corps de l'Anodonte, vu de côté, est ovalaire. La masse du corps, attachée à la coquille par un puissant muscle (*s*) entouré d'une gaine de tissu ligamenteux, est enveloppée d'une peau et de muscles sous-cutanés. Elle comprend le foie (*i*), les glandes génitales (*n*), entre lesquelles passe l'intestin (*h*), contourné sur lui-même et à sa partie inférieure le pied (*c*) dont l'aspect varie beaucoup. Lorsqu'il est étendu, il ressemble à un soc de charrue. Pour arriver au corps, on

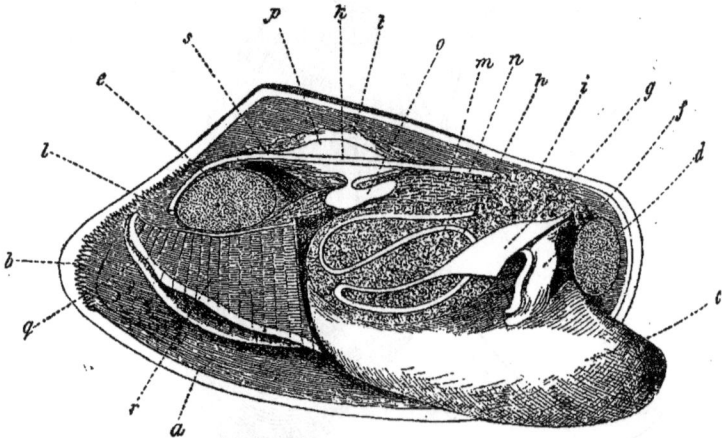

Fig. 338.

enlève la valve droite de la coquille après avoir coupé les muscles adducteurs (*d* et *e*). Immédiatement au-dessous, se trouve la lamelle correspondante du manteau, enlevée dans la figure, puis les deux lamelles branchiales que l'on détache également. En haut, se trouve le cœur (*p*), enveloppé de son péricarde (*t*) et traversé par le rectum (*k*). Entre le cœur et le corps on voit un organe brunâtre (*m*), l'organe excréteur, dit de *Bojanus*. Au-dessous du manteau et adhérentes à lui, on aperçoit deux petites lamelles membraneuses, les

Fig. 338. — *Anodonta anatina*. Vue générale des organes. La valve de la coquille, le lobe palléal et les lamelles branchiales du côté droit ont été enlevés. En outre, on a fendu le péricarde pour montrer le cœur et écorché le corps, pour montrer le parcours de l'intestin. *a*, bord libre du manteau; *b*, bord postérieur du manteau portant les tentacules papilliformes; *c*, le pied; *d*, muscle adducteur antérieur; *e*, muscle postérieur; *f*, lamelles labiales; *g*, estomac; *h*, intestin contourné sur lui-même dans la masse génitale (le dessin de celui-ci est légèrement schématisé); *i*, foie; *k*, rectum traversant le ventricule du cœur; *l*, anus; *m*, organe brun de Bojanus; *n*, glandes génitales; *o*, oreillette droite; *p*, ventricule; *q*, feuillet branchial externe gauche; *r*, branchie interne; *s*, muscle d'attache du corps contre le muscle postérieur; *t*, cavité péricardiaque. Grandeur naturelle.

palpes labiaux (*f*), au-dessus desquels un petit point jaunâtre indique la place du ganglion buccal droit. D'ailleurs l'examen des figures 338 et 355 permettra de s'orienter facilement.

Coquille. — A l'extérieur elle montre une série de lignes parallèles (A, fig. 337), les stries d'accroissement. Sur la face interne de chaque valve, on remarque les impressions des muscles adducteurs situées dans le voisinage des bords correspondants, ainsi que celle du manteau à une petite distance du bord palléal. Les deux valves sont réunies par un ligament (*g*, fig. 337) externe sur le bord cardinal; il a pour fonction d'écarter les valves; ses antagonistes sont les muscles adducteurs.

Pour étudier la structure élémentaire de la coquille, il faut en décalcifier des fragments par un séjour prolongé dans l'acide chro-

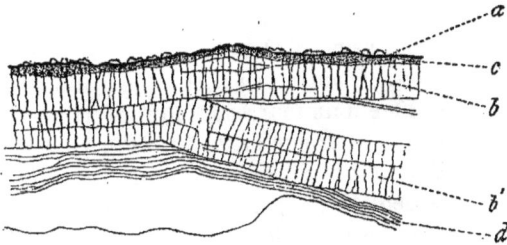

Fig. 339.

mique plusieurs fois renouvelé. Ces fragments sont ensuite colorés au picro-carmin et coupés dans la paraffine.

On distingue alors une cuticule externe, cornée, de couleur brunâtre (*periostracum*), qui se détache parfois sur les vieux individus (*a*, fig. 339). Au-dessous est une couche pigmentaire (*c*); puis une ou plusieurs couches de petits prismes (*Prismenschicht*), placés les uns à côté des autres (*b*); enfin, une couche feuilletée, composée d'un grand nombre de fines lamelles *d*, et qui, vue à l'œil nu, présente un aspect nacré, dû aux stries ondulées très fines qui sillonnent sa surface. Cette dernière couche est en contact avec l'épithélium du manteau.

Nous renvoyons, pour les détails fort complexes de cette structure et pour le mode de formation de la coquille, au mémoire de Félix Müller. (Voir *Littérature.*)

Fig. 339. — *Anodonta anatina*. Coupe verticale de la coquille préalablement décalcifiée dans l'acide azotique faible. Dessinée à la chambre claire. Leitz, Oc. 1, Obj. 1. *a*, cuticule ou périostracum; *b*, *b'*, couches des prismes; *c*, couche pigmentaire granuleuse, située immédiatement au-dessous de la cuticule; *d*, couche lamelleuse contiguë à l'épithélium du manteau placé au-dessous et qui n'a pas été dessiné.

La coquille adhère au manteau en plusieurs endroits dont les principaux sont : le long du ligament, le long d'une ligne parallèle au bord du manteau et au niveau des muscles adducteurs. Pour sortir l'animal, on tient les valves écartées avec le pouce, et au moyen du manche d'un scalpel, on détache soigneusement le manteau de ses adhérences. Puis on coupe les muscles adducteurs aussi près que possible de la coquille. On fixe alors l'animal par des épingles piquées sur le bord de son manteau.

Manteau. — On nomme ainsi l'enveloppe membraneuse demi-transparente qui entoure l'animal immédiatement au-dessous de la coquille. On lui distingue deux lobes (*a*, fig. 338, et *e*, fig. 355) réunis sur le bord dorsal (*a*, fig. 347 et 358), mais complètement libres sur leurs bords ventraux qui sont l'un et l'autre épaissis, particulièrement en arrière où se trouvent les papilles coniques (*b*, fig. 338; *f*, fig. 355) dont nous reparlerons.

Lorsque le pied est rétracté, les deux bourrelets du bord palléal s'appliquent l'un contre l'autre, en sorte que l'animal est entouré comme d'un fourreau, entr'ouvert seulement sur le bord postérieur (*a, b*, fig. 340), pour laisser passer l'eau qui sert à la respiration et dont le mouvement est entretenu par le jeu des cils vibratiles recouvrant les feuillets branchiaux. On aperçoit facilement sur l'animal vivant les fentes par lesquelles passe cette eau; la supérieure ou fente anale sert à la sortie de l'eau, l'inférieure ou fente branchiale à son entrée. Le feuillet palléal se dédouble en avant (*c*, fig. 347) pour loger le bord antérieur des branchies. Il est composé d'un tissu conjonctif lâche, qui montre de grandes cellules dont le noyau se colore vivement au carmin. Ce tissu conjonctif devient spongieux sur le bord cardinal où il est exactement moulé contre le ligament (*a*, fig. 347 et 358).

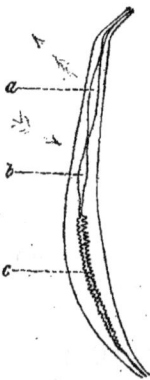

Fig. 340.

La contractilité du manteau, qui se conserve jusqu'à quarante-huit heures après la mort, est due aux nombreux faisceaux de muscles lisses qui le parcourent (*c, d*, fig. 341) dans tous les sens et parallèlement à ses faces. En outre, le manteau est recouvert d'une couche continue de cellules ciliées dont le noyau est très visible (*a*, fig. 341).

Préparation. — La contractilité des tissus de l'Anodonte rend

Fig. 340. — *Anodonta anatina.* Vue du bord postérieur, les valves étant entre-bâillées et montrant les orifices de sortie *a* et d'entrée *b* de l'eau, entre les lobes palléaux; *c*, tentacules papilliformes du manteau.

sa dissection, à l'état frais, extrêmement difficile. D'autre part, les animaux tués dans l'alcool sont également très contractés. C'est pourquoi nous avons cherché à les tuer dans leur plus grand état d'extension. Le procédé qui nous a le mieux réussi consiste à les plonger dans une solution de chloral à 1 ou 2 pour 100. Au bout de vingt-quatre heures ils sont complètement immobilisés, le pied tout à fait dilaté. Nous avons aussi tiré un bon parti de séries de coupes pratiquées dans la paraffine sur l'animal entier, détaché de sa coquille, fixé au bi-chlorure de mercure, durci à l'alcool absolu et coloré *in toto*. Il faut naturellement choisir des individus de petite taille. On peut, d'ailleurs, couper des organes détachés ou seulement le bord dorsal de l'animal, pour l'étude des glandes de Bojanus, par exemple.

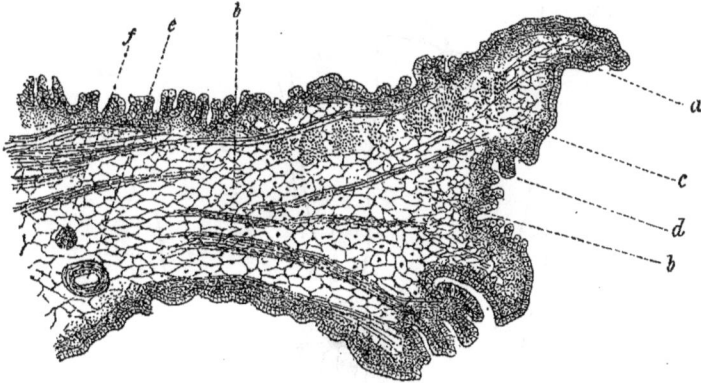

Fig. 341.

Système nerveux. — Le système nerveux central de l'Anodonte est d'une grande simplicité. Il se compose de trois paires de ganglions (*g*, *k*, *m*, fig. 342) réunis par des commissures longues et grêles, dont la dissection totale est assez délicate. Le mieux est de pratiquer celle-ci sur des individus fraîchement tués ou bien fixés dans une grande quantité d'acide chromique à 1 pour 200.

Dès que l'on a enlevé les coquilles, on aperçoit de chaque côté de la bouche, au-dessus et en arrière des palpes labiaux, un petit ganglion superficiel, de forme triangulaire et très reconnaissable à sa couleur jaune. Ce sont les *ganglions buccaux* (*g*), réunis par une courte commissure transversale qui passe au-dessus de la bouche.

Fig. 341. — *Anodonta anatina.* Coupe verticale et transversale du manteau dans sa partie antérieure. Dessinée à la chambre claire. Leitz, Oc. 1, Obj. 5. *a*, épithélium cylindrique; *b*, tissu conjonctif lâche devenant plus serré vers le bord *b'*; *c*, faisceaux musculaires longitudinaux; *d*, faisceaux musculaires transversaux; *e*, vaisseau sanguin; *f*, coupe de la grosse branche du nerf palléal.

De l'angle inférieur de chaque ganglion part un filet qui se dirige en bas et en arrière, pour aboutir au *ganglion pédieux* (*k*), logé sur la face dorsale du pied. L'angle postérieur des ganglions buccaux donne, de chaque côté, naissance à une branche qui court en arrière à travers la masse viscérale et aboutit au *ganglion branchial* ou *postérieur* (*m*), le plus volumineux de tous, qui est exactement appliqué sur la face inférieure du muscle adducteur postérieur.

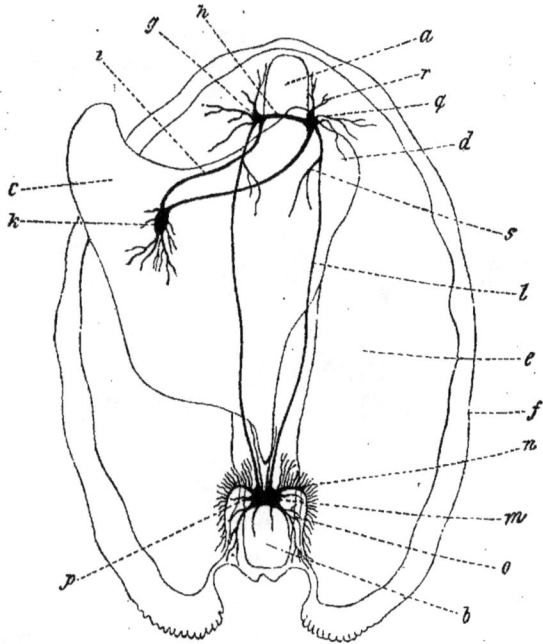

Fig. 342.

De cette manière, les commissures réunissant ces divers ganglions constituent deux colliers nerveux, un *petit collier* ou *collier œsophagien* comprenant les ganglions buccaux et pédieux et un *grand collier* ou *collier viscéral*, réunissant les premiers au ganglion branchial. De chaque ganglion partent de nombreux nerfs dont nous ne mentionnerons que les principaux, renvoyant, pour plus de détails,

Fig. 342. — *Anodonta anatina*. Système nerveux. Les principaux organes sont indiqués au trait par leurs contours. *a*, muscle adducteur antérieur; *b*, muscle adducteur postérieur; *c*, pied; *d*, foie; *e*, branchie; *f*, bord du manteau; *g*, ganglions buccaux ou antérieurs réunis par une commissure transversale *h*; *i*, cordons du petit anneau ou anneau périœsophagien; *k*, ganglions pédieux; *l*, cordons du grand anneau ou anneau périviscéral; *m*, ganglion branchial ou postérieur; *n*, nerfs se rendant aux branchies; *o*, nerfs palléaux postérieurs; *p*, nerfs palléaux latéraux; *q*, *r*, nerfs palléaux antérieurs; *s*, nerf gastrique ou viscéral.

aux monographies anciennes mais fort exactes de Duvernoy et de Keber.

Les *ganglions buccaux* mesurent à peine un millimètre de longueur. Outre les branches dont nous avons parlé, ils émettent de minces filets nerveux (*r*, *q*, fig, 342) qui se rendent aux lèvres et au manteau, ce sont les *nerfs labiaux* (*r*) et *palléaux antérieurs* (*q*). Les ramuscules de ces deux nerfs qui se multiplient à l'infini sur le bord du manteau, s'anastomosent en un réticule compliqué.

Les *ganglions branchiaux* sont en réalité au nombre de deux, mais ils sont réunis en une seule masse par une même lamelle de tissu conjonctif. Leur forme est rectangulaire, et c'est de leur bord antérieur que partent les nerfs du grand collier qui, après avoir passé de chaque côté du muscle par lequel l'animal est attaché à l'adducteur postérieur (*b*, fig. 342), se continuent sur le côté dorsal de l'organe de Bojanus, s'écartent l'un de l'autre à la base des branchies et, longeant la masse viscérale, atteignent, ainsi que nous l'avons dit, l'angle postérieur des ganglions buccaux.

En arrière du point de départ de ces commissures naissent, des ganglions branchiaux, les *nerfs branchiaux* (*n*) qui, dirigés d'abord en avant, ne tardent pas à s'infléchir en arrière pour atteindre la base des branchies, dans le voisinage du muscle adducteur. Ces nerfs fournissent un grand nombre de fines branches secondaires.

Les ganglions branchiaux émettent en outre, de leur angle postérieur, deux gros nerfs qui se dirigent en arrière et en dehors et se ramifient en envoyant des branches au manteau, au muscle postérieur et au rectum, Ce sont les *nerfs palléaux postérieurs* (*o*) qui innervent particulièrement les papilles tactiles du bord du manteau. En se prolongeant en avant, ils rejoignent les nerfs palléaux antérieurs; leurs ramifications s'anastomosent de manière à constituer un réseau compliqué. Enfin, un nerf (*p*) part de chaque côté du ganglion branchial. C'est le *nerf palléal latéral* qui se rend exclusivement au manteau.

Quant aux *ganglions pédieux* (*k*) situés dans la région antérieure de la base du pied, ils sont fusiformes et accolés l'un à l'autre par la portion moyenne de leur face interne, de telle manière qu'on ne peut pas les isoler séparément. Ils émettent en avant les deux nerfs du collier œsophagien qui montent directement à travers le tissu conjonctif des parois du corps jusqu'aux ganglions buccaux. En outre, ils donnent naissance sur leurs faces externe et postérieure à trois paires de *nerfs pédieux* qui se ramifient dans la masse musculaire du pied.

Les commissures du grand collier nerveux émettent au niveau de l'estomac un nerf très fin découvert par Keber et qui, se dirigeant en arrière, va se ramifier dans le foie et les parois de l'estomac. Cette branche a été désignée par Duvernoy sous le nom de *nerf viscéral* ou *gastrique* (*s*, fig. 342). Il est difficile de la mettre en évidence.

Les éléments histologiques sont de petites cellules empâtées dans un tissu conjonctif lâche et des fibres. Les cellules réunies dans les ganglions et à la naissance des nerfs occupent toujours les couches superficielles.

Organes des sens. — Le pourtour entier du manteau et le pied jouissent d'une grande sensibilité tactile, surtout dans le voisinage du bord postérieur de chaque lobe palléal où se trouvent des papilles sous forme de petites éminences coniques (*b*, fig. 338, et *f*, 355). Ces papilles, ordinairement pigmentées, sont légèrement contractiles.

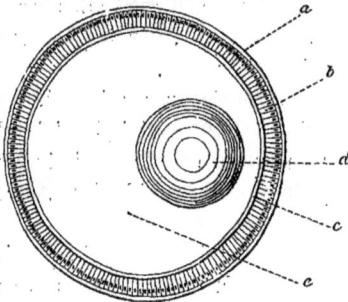

Fig. 343.

Leur position dans le voisinage du siphon par lequel entre l'eau et sur la partie du bord du manteau qui est toujours maintenu au-dessus du niveau du sable, fait penser qu'elles renseignent l'animal sur la nature des corps en suspension dans l'eau. Il est probable qu'il s'y rencontre des cellules tactiles, analogues à celles décrites par Flemming chez d'autres Mollusques, mais nous n'avons pas procédé à la recherche spéciale que leur constatation nécessite.

L'Anodonte possède en outre à la base du pied un seul ou deux *otocystes*. La position de cet organe ne paraît pas fixe chez tous les individus; nous l'avons rencontré en arrière du ganglion pédieux, perdu dans la masse du tissu conjonctif chez plusieurs individus adultes, tandis que chez de très jeunes individus de 2 à 3 centimètres de longueur, les coupes montrent avec la dernière évidence les deux otocystes placés directement sur le ganglion. La recherche en est très difficile à l'état frais, à cause de leur extrême délicatesse; la moindre pression détruit la vésicule et on la déchire aisément. C'est pourquoi il est avantageux, pour découvrir ces organes, d'injecter préalable-

Fig. 343. — *Anodonta anatina*. Un otocyste dessiné à la chambre claire. Leitz, Oc. 1, Obj. 7. *a*, cuticule; *b*, endothélium cylindrique; *c*, couches de cils vibratiles qui, penchés les uns sur les autres dans la préparation dessinée, se confondent en une couche opaque continue; *d*, otolithe montrant ses couches concentriques; *e*, cavité de l'otocyste normalement remplie d'un liquide réfringent.

ment de l'acide osmique dans la base du pied; celui-ci fixe et durcit l'otocyste en même temps que les tissus environnants.

Une fois isolé, on constate que chaque otocyste est composé d'une capsule sphérique (fig. 343) à paroi conjonctive externe très mince (a) et recouverte d'une couche de cellules cylindriques tapissées de cils vibratiles (b c). Chaque cellule possède un noyau ovalaire qui se colore parfaitement au carmin. Les cils, visibles à l'état frais, s'accolent les uns aux autres par les réactifs, en sorte qu'il n'est pas aussi facile de les distinguer. La capsule, dont le diamètre est de 210 micromillimètres, contient un liquide réfringent dans lequel nage un otolithe rond et composé de plusieurs couches concentriques qui mesure 60 micromillimètres de diamètre (d, fig. 343).

Intestin. — Le *canal digestif* de l'Anodonte est complet, ses parois sont minces et sa dissection sur l'animal frais est difficile. On réussit mieux sur des individus conservés à l'alcool ou sur ceux dont on a préalablement rempli l'intestin d'une masse solide. Pour cela il s'agit de les laisser se débarrasser du contenu intestinal par un séjour de quelques jours dans de l'eau claire, puis de leur injecter à chaud par le rectum une solution colorée de gélatine. Si l'Anodonte a été convenablement chauffée et en ne poussant pas trop fort l'injection, on réussit à faire pénétrer la masse dans la presque totalité de l'intestin, après quoi on plonge l'animal dans de l'eau froide.

La *bouche*, située sur le bord interne et inférieur du muscle adducteur antérieur, a la forme d'une fente transversale dépourvue de tout organe masticateur. Elle conduit, à travers un œsophage très court, dans un vaste *estomac* (g, fig. 338) dont la forme générale est ovalaire; son grand axe est dirigé d'avant en arrière, mais sa cavité est divisée par des replis, de forts bourrelets de la muqueuse permettant de lui distinguer différentes régions. L'estomac est enveloppé par le foie qui y déverse le produit de sa sécrétion par quatre canaux excréteurs au moins, dont on découvre facilement les orifices sur la paroi de l'organe. Nous savons que le foie est la glande digestive par excellence; le liquide qu'il sécrète possédant des propriétés analogues à celles du suc pancréatique des animaux supérieurs, il est donc probable que c'est surtout dans l'estomac que la digestion s'effectue.

En arrière de cet organe l'*intestin* se rétrécit considérablement et conserve à peu près le même diamètre sur tout son parcours. Après s'être infléchi du côté du pied à travers la masse générale, il se contourne en avant et remonte vers le foie pour retourner en arrière et revenir encore une fois en avant. Il est donc deux fois recourbé sur lui-même avant de sortir de la masse du corps et ordinairement les deux courbes postérieures s'embrassent l'une l'autre; toutefois nous les avons aussi rencontrées l'une au-dessus de l'autre, ainsi que nous l'avons représenté à la figure 338. Parvenu de nouveau à la hauteur du foie, l'intestin se recourbe définitivement en arrière et opère sa sortie de cet organe. Sa dernière portion ou *rectum* pénètre dans la cavité péricardiaque, traverse obliquement le ventricule du cœur (*h*, fig. 338) et, après avoir passé au-dessus du muscle adducteur postérieur, il se termine par un orifice anal (*l*) sur une petite papille proéminente à la face postérieure de ce muscle. Les parois de l'intestin renferment des fibrilles musculaires dont les externes sont lon-

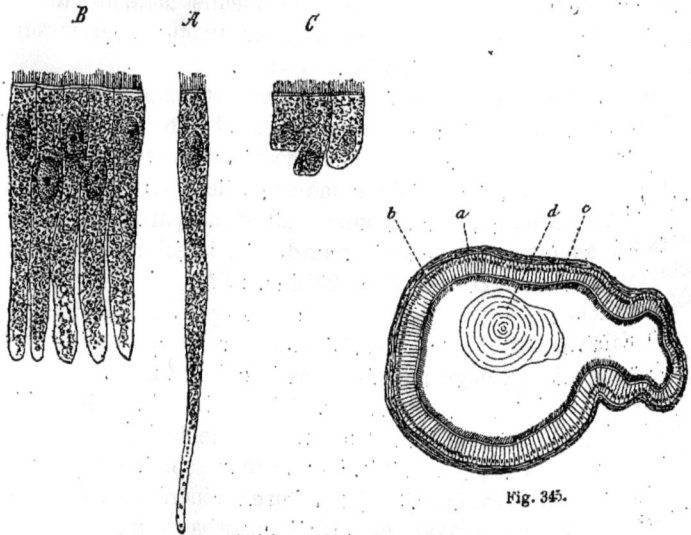

Fig. 344.

Fig. 345.

gitudinales et les internes transversales. Elles sont visibles surtout dans la région œsophagienne et à la terminaison du rectum; ailleurs, elles sont à peine perceptibles. L'enveloppe extérieure conjonctive se confond avec le parenchyme du corps.

La face interne de l'intestin est entièrement tapissée par un épithélium à cils vibratiles dont les cellules cylindriques varient beaucoup de longueur, selon les régions. Dans la cavité buccale et à l'œsophage elles sont petites; le mouvement de leurs cils vibratiles est dirigé d'avant en arrière, de manière à pousser les particules alimentaires

Fig. 344. — *Anodonta anatina*. Différentes formes de cellules de l'épithélium intestinal après fixation à l'acide osmique et macération dans l'alcool au tiers. A, cellule du sommet des replis stomacaux; B et C, cellules intestinales. Verick, Oc. 2, Obj. 8.

Fig. 345. — *Anodonta anatina*. Coupe d'une anse intestinale renfermant la tige cristalline. *a*, couche musculo-conjonctive avec de nombreux noyaux; *b*, couche endothéliale; *c*, cils vibratiles; *d*, coupe de la tige cristalline.

(diatomées, infusoires, etc.) vers l'estomac. Contre les parois de ce dernier, on rencontre de grandes et de petites cellules (fig. 344) dont on peut faire de magnifiques préparations après macération dans l'alcool au tiers ou fixation à l'acide osmique. Le protoplasma de ces cellules est finement granuleux, elles renferment un noyau ovalaire qui se colore très bien dans les solutions carminées.

La muqueuse de l'intestin proprement dit est souvent plissée et forme sur sa face ventrale un bourrelet, une sorte de typhlosolis destiné, sans doute, à augmenter sa surface d'absorption. Au niveau de

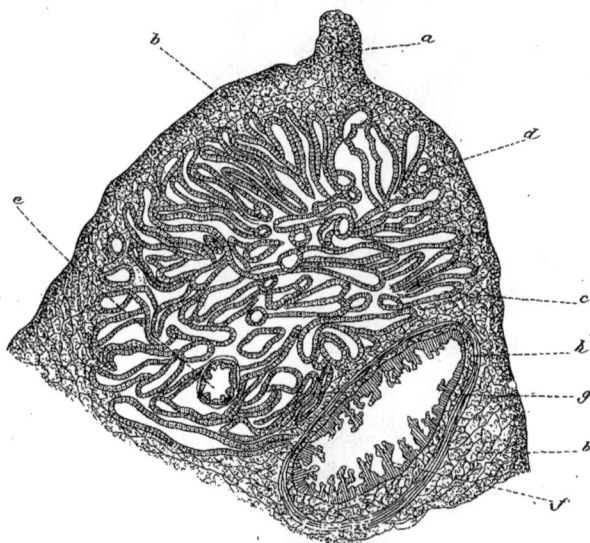

Fig. 346.

la première courbure postérieure, l'intestin renferme une masse gélatineuse, cylindrique et transparente, la *tige cristalline,* dont la longueur varie beaucoup selon les saisons et selon les individus. Son rôle est énigmatique; on admet qu'elle sert, en rétrécissant la lumière de l'intestin, à faciliter l'absorption des produits digestifs. Sur les coupes, on constate que la tige cristalline est composée d'une substance amorphe, disposée par couches concentriques (*d*, fig. 345).

Le *foie* se distingue à l'œil nu de la masse des glandes génitales, à laquelle il est contigu par sa situation plus dorsale et sa coloration

Fig. 346. — *Anodonta anatina.* Portion dorsale d'une coupe transversale passant par le foie. Leitz, Oc. 1, Obj. 5. *a*, bourrelet dorsal du manteau; *b*, mailles du tissu conjonctif du manteau; *c*, acini des lobules du foie coupés en long; *d*, les mêmes coupés transversalement; *e*, lumière d'un canalicule excréteur; *f*, muqueuse de l'intestin en coupe légèrement oblique; *g*, tissu conjonctif de la paroi de l'intestin; *h*, couche musculaire.

brunâtre. Il est placé autour de l'estomac (*i*, fig. 338) et de l'anse terminale de l'intestin (fig. 346); à la partie supérieure et antérieure du corps, il s'étend en arrière jusqu'à l'organe de Bojanus et en bas, quelques-uns de ses lobules pénètrent jusqu'entre les grappes de la glande génitale. Il est composé sur le type des glandes acineuses. Chacun de ses lobules comprend un certain nombre de tubes fermés

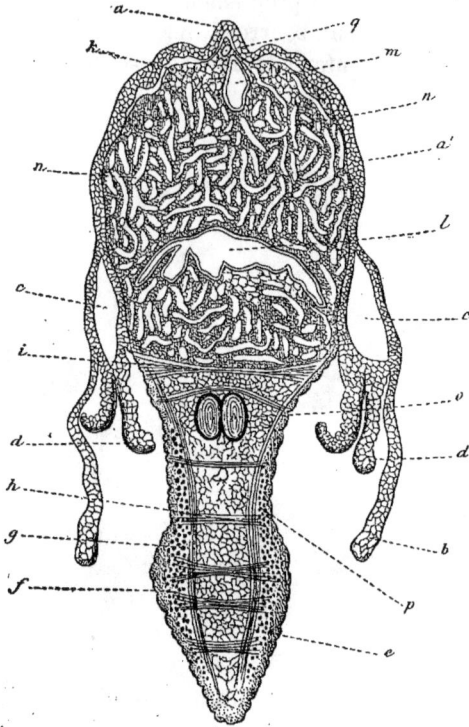

Fig. 347.

en cæcum, quelquefois ramifiés et accolés les uns aux autres, dont le produit de sécrétion se déverse dans un canalicule excréteur tapissé d'un épithélium cylindrique (*e*, fig. 346 et *n*, fig. 347). Tous les

Fig. 347. — *Anodonta anatina*. Coupe transversale passant au niveau du ganglion pédieux. *a*, bord dorsal du manteau montrant que les deux lobes sont en continuité l'un avec l'autre; *a'*, lobes palléaux; *b*, bords libres du manteau; *c*, dédoublement du manteau qui limite une cavité où se logent les bords antérieurs des feuillets branchiaux. (Ceux-ci sont tombés sur nos coupes, aussi ne les avons-nous pas dessinés.) *d*, replis labiaux; *e*, tissu conjonctif du pied; *f*, coupes des faisceaux musculaires longitudinaux du pied; *g*, faisceaux musculaires verticaux; *h*, faisceaux musculaires transversaux; *i*, faisceau musculaire situé entre le corps et le pied; *k*, tissu conjonctif lâche enveloppant le foie; *l*, lumière de l'estomac; *m*, lumière de l'intestin; *n*, tubes hépatiques; *o*, ganglion pédieux; *p*, coupe de l'artère pédieuse; *q*, coupe de l'aorte antérieure.

canalicules se réunissent dans un petit nombre de conduits collecteurs qui débouchent dans l'estomac, ainsi que nous l'avons dit.

Les acini (fig. 348) sont constitués par une fine cuticule extérieure (a), recouverte par un endothélium et renfermant de grosses cellules de différentes sortes (c, d), les unes réfringentes remplies de corpuscules calcaires, les autres contenant des gouttelettes de graisse et des granulations pigmentaires colorées. D'autres encore sont plus ou moins étalées et paraissent dépourvues d'enveloppe. La figure 349 représenté ces divers éléments.

Sang. — Le sang de l'Anodonte est un liquide albuminoïde incolore, qui devient opalescent au contact de l'eau. Il tient en suspen-

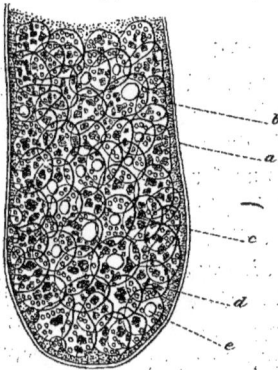
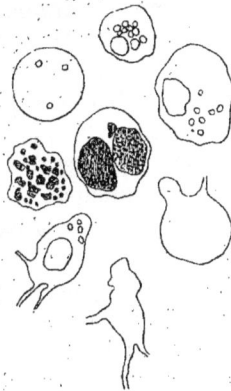

Fig. 348.   Fig. 349.

sion des corpuscules doués de mouvements amoeboïdes et pourvus de pseudopodes pointus qui leur donnent un aspect étoilé. Le microscope y découvre, en outre, des débris informes qui proviennent probablement des cellules endothéliales, détachées des vaisseaux.

Système vasculaire. — Ce système n'est pas plus complet chez les Lamellibranches que chez les autres Mollusques. L'Anodonte, l'un des genres les mieux dotés de toute la classe sous ce rapport et celui qui a servi de base aux recherches de Langer sur le soi-disant système capillaire, en est la preuve, car chez elle le sang se répand en partie dans des espaces lacunaires (sinus sanguins) creusés dans le tissu conjonctif de plusieurs organes. Sans que nous puissions entrer

Fig. 348. — *Anodonta anatina.* Un tubule de la glande hépatique. Schieck, Oc. 1, Obj. 8. *a,* cuticule; *b,* endothélium; *c,* cellules calcaires renfermant de nombreux corpuscules réfringents; *d,* cellules contenant des granulations pigmentaires; *e,* noyaux des cellules.

Fig. 349. — *Anodonta anatina.* Quelques éléments du foie dilacéré. Schieck, Oc. 2, Obj. 8.

dans des détails histologiques qui sortiraient du cadre de cet ouvrage, nous conviendrons tout de suite cependant que la plupart de ces espaces lacunaires sont tapissés d'un endothélium, qui manque totalement sur d'autres.

Nous commençons l'étude du système par le *cœur*, situé sur la ligne médiane et dorsale du corps (*p*, fig. 338 et *c*, fig. 350). Ses pulsations sont visibles à travers le péricarde qui l'enveloppe de toutes parts. Elles continuent longtemps après qu'on a enlevé l'une des valves et on peut les accélérer en plongeant l'animal dans l'eau chauffée à 20 ou 30 degrés, propriété que l'on utilisera pour l'étude des battements cardiaques.

Pour mieux voir l'organe central de la circulation, nous fendons le péricarde, pendant la systole.

Le cœur, composé d'un tissu musculaire lâche, dont les cellules fusiformes sont faciles à isoler, comprend un ventricule médian (*c*, fig. 350, et *i*, fig. 356) et deux oreillettes latérales (*d*, *k*). Ces dernières, dont la systole précède celle du ventricule, ont des parois minces et transparentes. Elles ont une forme triangulaire et sont largement ouvertes par la base du triangle sur la veine branchiale, située à la naissance des branchies, d'où elles reçoivent du sang artériel. Celui-ci est poussé par elles, à travers une petite fente longitudinale, *l'orifice auriculo-ventriculaire*, dans le ventricule.

Le mouvement rétrograde du sang est empêché par la fermeture de cet orifice, au moment de la systole du ventricule qui envoie son contenu dans les aortes.

Le *ventricule*, obliquement traversé par le rectum, ainsi que nous le savons déjà, a une forme rhomboïdale (*i*, fig. 356) et des parois plus fortes et plus épaisses que les oreillettes. Il fournit en avant et en arrière un tronc artériel dont on ne peut suivre les ramifications qu'à la suite d'injections.

Pour injecter le système artériel de l'Anodonte, opération qui est rendue difficile par la délicatesse des tissus, nous conseillons d'utiliser des individus préalablement endormis dans la solution de chloral.

On peut réussir l'injection sur des animaux dont on a enlevé l'une des valves, toutefois les vaisseaux des muscles coupés laissent, dans ce cas, échapper une partie de la masse; aussi est-il préférable d'opérer de la manière suivante:

Laissant l'animal dans sa coquille, on le place verticalement, appuyé sur son bord ventral; puis, au moyen de fortes pinces, on détache le ligament et les portions voisines de chaque valve, en prenant soin de ne pas blesser le manteau. On fend alors celui-ci et le plafond du péricarde, avec des ciseaux, de manière à découvrir le ventricule.

L'animal, ainsi fixé et préparé, est placé dans l'eau tiède jusqu'à 30 degrés, température au delà de laquelle les tissus deviennent si fragiles qu'ils se déchirent sous la moindre pression. Encore faut-il, dans tous les cas, opérer avec précaution et ne pas pousser l'injection trop fort. On plonge la canule dans le ventricule et on injecte une masse de gélatine colorée au carmin ou au bleu soluble. Il est rare d'obtenir de la sorte une injection totale, de remplir sur un même individu les rameaux ultimes des deux troncs artériels et les espaces lacunaires plus ou moins vastes dans lesquels ils aboutissent. Ajoutons que la contractilité des tissus est telle, que lorsque la pression a cessé, il faut se hâter de plonger l'animal dans l'eau froide pour coaguler la masse. Quelle que soit la rapidité avec laquelle on opère, une partie de la masse est toujours rejetée, ce qui est inévitable, puisque le tissu du ventricule est trop faible pour supporter une ligature permettant de fixer une canule à demeure; on est obligé de retirer celle-ci après l'opération. Quoi qu'il en soit, les injections partielles nous permettront toujours de constater les traits principaux du parcours vasculaire.

L'aorte antérieure (e, fig. 350) court sur la ligne médiane de la face dorsale au-dessus du rectum. Au niveau du bord interne du muscle adducteur antérieur, elle s'infléchit vers le bas et se bifurque en un tronc (artère viscérale) (h, fig. 350) qui se ramifie dans la masse viscérale, l'intestin, le foie et la glande génitale; les ramuscules sont abondants surtout sur les diverses portions de l'intestin, où ils constituent un réseau capillaire assez riche. Un second grand tronc, qui ne tarde pas à se diviser lui-même pour envoyer une branche au pied, est l'artère pédieuse (i, fig. 350) et une troisième se rend à chaque lobe du manteau (artère palléale antérieure). Notons tout de suite que de celui-ci part un rameau qui arrose les palpes labiaux (artère labiale) (g, fig. 350), sur la face interne desquels il se résout en ramuscules capillaires. Nous ne pouvons entrer dans le détail du parcours des dépendances de chacune de ces branches. Cela exigerait une monographie spéciale. Remarquons seulement que les ramifications capillaires sont abondantes surtout dans les parois intestinales où elles sont destinées à faciliter l'absorption des produits utilisables de la digestion. Un réseau capillaire du même genre existe aussi, quoique moins serré, dans le pied et sur le bord du manteau; mais il nous faut convenir que les artérioles auxquelles nous conservons, après Langer, le nom de capillaires, n'ont qu'une ressemblance très lointaine avec les vaisseaux du même nom chez les Vertébrés ou chez

47.

certains Vers, tels que la sangsue. Leur diamètre est beaucoup plus considérable et ils ne constituent jamais de réseaux aussi bien définis. Par place, on les voit dilatés dans des sortes d'ampoules assez vastes, et la question de savoir si ces ampoules, dans lesquelles se déverse la masse à injection comme dans des lacunes, possèdent des parois propres, n'est pas résolue. La masse injectée les traverse facilement et dévie dans les interstices du tissu conjonctif environnant dès que la pression est un peu forte. En tout cas, il existe bien réellement des sinus proprements dits, simplement creusés dans le parenchyme, de véritables *espaces lacunaires*, dont toutes les coupes démontrent

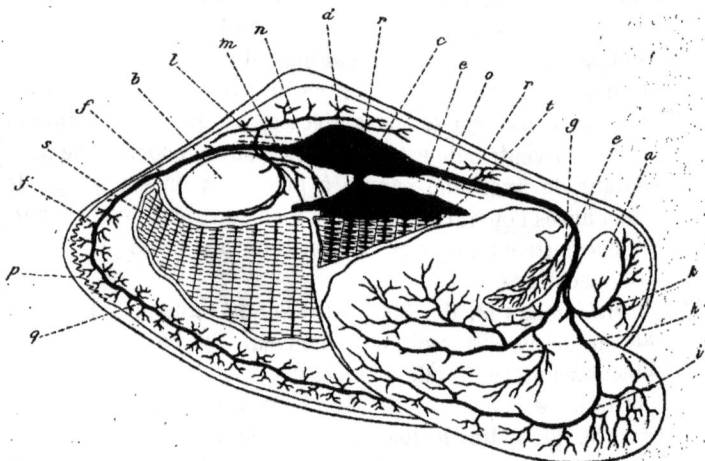

Fig. 350.

l'existence dans la plupart des organes et en particulier dans le pied et la masse viscérale.

L'*aorte postérieure* (*f*, fig. 350) prend naissance à l'extrémité postérieure du ventricule, d'où elle s'éloigne au-dessous du rectum. Elle ne demeure simple que sur une très petite longueur, car presque à son début, elle se bifurque en deux troncs qui contournent le bord postérieur de chaque feuillet palléal et s'infléchissent sur son bord

Fig. 350. — *Anodonta anatina.* Système vasculaire artériel, après injection au carmin (figure légèrement schématisée). *a*, muscle adducteur antérieur; *b*, muscle postérieur; *c*, ventricule du cœur; *d*, oreillette; *e*, aorte antérieure; *f*, aorte postérieure; *g*, artère se ramifiant dans les palpes labiaux; *h*, artère viscérale; *i*, artère pédieuse; *k*, artère contournant le muscle antérieur; *l*, artère péricardiaque; *m*, artère se rendant au muscle d'attache du corps; *n*, vaisseaux branchiaux; *o*, veine branchiale ramenant à l'oreillette du sang artérialisé; *p*, bord du manteau; *q*, artère coronaire; *r*, rectum traversant obliquement le ventricule du cœur; *s*, feuillet branchial gauche; *t*, fragment du feuillet branchial de droite, laissé pour montrer la disposition de ses vaisseaux capillaires.

ventral. Ces deux branches doivent être considérées comme *artères palléales postérieures* (*q*, fig. 350). Chacune d'elles se réunit sur le bord ventral du manteau à l'artère correspondante, née de l'aorte antérieure, de telle sorte qu'il existe un arc artériel faisant le tour du manteau vers son bord inférieur, au niveau où celui-ci est adhérent à la coquille (*artère coronaire* de quelques auteurs).

De même qu'en avant, les artères palléales se divisent en ramuscules très fins, anastomosés les uns aux autres en un réseau qui se montre très riche à la suite d'injections bien réussies et qui sont abondants surtout dans le voisinage des papilles du bord postérieur. Mais ici encore nous doutons de l'existence d'un trajet capillaire continu, car vient-on à augmenter la pression de la masse injectée, on voit celle-ci s'infiltrer dans le tissu conjonctif du manteau et colorer de plus ou moins grands espaces de ce dernier.

Des divers rameaux qui naissent des artères palléales postérieures, nous ne mentionnerons que les trois suivants dont les points de départ sont très rapprochés:

Une artère qui contourne, en s'abaissant, le muscle adducteur postérieur et se ramifie dans la masse même de ce muscle;

Une artère (*l*, fig. 350), qu'on pourrait nommer *péricardiaque* parce qu'elle se rend en partie dans la paroi du péricarde, mais qui se ramifie aussi dans la portion terminale du rectum. Et enfin une artère qui s'infléchit en avant et pénètre dans le muscle d'attache du corps (*m*, fig. 350).

Système veineux. — Des ampoules du système capillaire et des différents espaces lacunaires du parenchyme, le sang, poussé toujours par la systole ventriculaire, pénètre dans des vaisseaux veineux, d'abord très fins, anastomosés à des vaisseaux de plus en plus gros, aboutissant pour la plupart dans un tronc veineux impair qui est le canal collecteur de la plus grande portion du sang qui se rend aux branchies.

Ce tronc veineux principal, à parois minces et transparentes (*g*, fig. 357), est situé sur la ligne médiane du dos, immédiatement au-dessous du péricarde, à travers le plancher duquel on l'aperçoit. Il s'étend du muscle adducteur postérieur jusqu'au bord antérieur de la cavité péricardiaque. C'est de là qu'on réussit le mieux à injecter la majeure partie du système veineux. Après avoir coupé le bourrelet dorsal du manteau d'un individu débarrassé de sa coquille et après avoir éloigné le rectum et le ventricule du cœur, le sinus veineux se présente assez large pour qu'on puisse y introduire une forte canule.

La masse d'injection, poussée depuis là, remplit en même temps les vaisseaux afférents et efférents de ce vaste réservoir. En effet, on la voit se répandre par des orifices situés à son bord antérieur, dans le péricarde et la masse viscérale, particulièrement dans trois grosses veines qui débouchent, apportant le sang du corps et du pied, dans le voisinage du point où l'intestin, sortant du foie, entre dans l'espace péricardiaque. Jamais nous n'avons réussi de la sorte à injecter des réseaux capillaires jusqu'aux artères, ce qui nous paraît prouver, ainsi que Kollmann l'a justement observé, que de tels réseaux continus n'existent pas.

Par contre, la substance injectée remplit le *rete mirabile*, réseau capillaire extrêmement compliqué de la paroi de l'organe de Bojanus, qu'elle franchit complètement, lorsqu'on a soin de ménager la pression afin d'éviter les déchirures. De là elle passe dans le vaisseau afférent situé à la base de chaque feuillet branchial et connu sous le nom d'*artère branchiale*. Ces grandes artères conduisent dans le système capillaire des branchies, constitué principalement de canaux longitudinaux (canaux en forme de peigne) et de canalicules transversaux établissant des communications entre les premiers. L'injection de ce système capillaire est rendue difficile par les mucosités qui remplissent çà et là les canalicules jusqu'à les obstruer complètement. Nous renvoyons d'ailleurs, pour tout ce qui concerne cette circulation branchiale, au travail détaillé de R. Bonnet (voir *Littérature*). Les capillaires afférents courent principalement sur la face interne de chaque lamelle branchiale et débouchent dans un canal impair situé parallèlement au bord libre des branchies. De ce canal naissent les canalicules efférents qui remontent sur la face externe des lamelles branchiales et dont le contenu se centralise dans un vaisseau collecteur (la *veine branchiale*) (o, fig. 350), à la base des branchies, parallèlement aux artères du même nom et s'ouvrant dans l'oreillette. Les veines branchiales sont doubles aux extrémités des feuillets branchiaux, mais elles se réunissent dans leur région centrale, ainsi qu'on peut le constater sur des coupes transversales, de telle sorte qu'il existe là un grand réservoir de sang artériel s'ouvrant dans l'oreillette du cœur.

Langer affirme qu'une partie seulement du sang venant du corps (la plus considérable) se déverse dans le tronc veineux situé sous le péricarde, tandis qu'une autre portion se déverserait directement dans l'oreillette sans passer par les branchies. Nos injections ne nous ont pas permis de vérifier ce fait, qui ne nous paraît pas d'ailleurs impossible; mais les relations que contractent les vaisseaux dans la région péricardiaque du manteau sont si complexes, qu'elles sont loin encore d'être parfaitement élucidées.

Système aquifère. — Quant à la communication du sang de l'Anodonte avec l'eau ambiante, elle a provoqué des discussions interminables. Plusieurs naturalistes ont, en effet, constaté, chez différents Lamellibranches mis à sec, la présence de globules sanguins dans l'eau qui sort de leur pied. De là est née la conjecture qu'il existe dans le pied de ces animaux un système de vaisseaux aquifères pouvant aspirer de l'eau par des ouvertures, qui ont été alternativement affirmées puis niées, et contractant des alliances directes soit avec les vaisseaux sanguins, soit avec les espaces lacunaires.

Une telle disposition permettrait d'expliquer comment le pied de ces animaux peut varier énormément de volume en un espace de temps relativement court. On sait, en effet, qu'à l'état d'extension, pendant que l'Anodonte marche dans le sable, par exemple, son pied est dix ou quinze fois plus volumineux qu'à l'état de contraction, lorsqu'il est retiré dans la coquille. Or, si on plonge l'Anodonte dans un vase gradué, on constate que le niveau du liquide dans le vase demeure constant, que le pied de l'animal soit contracté ou qu'il soit dilaté, et comme, dans cette dernière alternative, son volume est beaucoup plus grand, la fixité du niveau du liquide paraît, au premier abord, ne pouvoir être expliquée qu'en admettant que l'eau déplacée par le pied a été absorbée par celui-ci. Du moins c'est ainsi qu'en ont jugé des observateurs tels qu'Agassiz, Hanitsch, etc.

Enfin, lorsqu'on vient à retirer brusquement de l'eau certaines Anodontes dont le pied est à son maximum d'extension, on voit celui-ci se contracter avec force et un ou plusieurs jets d'eau sortir par son bord libre; ce qui semble démontrer l'existence d'orifices, de *pores aquifères* dans cette région. Mais, outre que ce dernier phénomène ne se présente pas sur tous les individus et que chez *Anodonta anatina* il est beaucoup moins fréquent que chez *Anodonta cellensis*, par exemple, nous devons convenir que l'examen minutieux de plusieurs séries de coupes, soit du pied chez des individus de grande taille, soit du corps tout entier chez des individus jeunes mesurant jusqu'à 3 centimètres de longueur, ne nous a jamais montré de discontinuité constante dans les contours. Il y a bien, ci et là, des places où l'épithélium fait défaut, mais son absence est évidemment le résultat d'éraflures ou de déchirures. Lorsque le bord du pied est plissé (quelques-unes de nos coupes montrent l'existence de pareils plissements), l'épithélium se prolonge à l'intérieur de ces plis, en sorte que nous pourrions bien avoir affaire ici à des vestiges de canaux excréteurs de glandes byssogènes dégénérées, ainsi que Carrière et Barrois en ont constaté chez plusieurs genres de Lamellibranches. Encore ces plis ne sont-ils pas constants chez *Anodonta* et, chez la plupart des individus où on les rencontre, ils peuvent s'expliquer par le simple froissement du pied pendant sa préparation. Mais nous n'avons pas trouvé chez notre espèce les larges ouvertures dont parle Griessbach (voir *Littérature*), et l'un de nos élèves, M. Jaquet, exercé dans la pratique des coupes, est également arrivé aux mêmes résultats négatifs que Carrière, Cattie, Barrois et autres.

Nous ne pouvons donc admettre l'existence de pores aquifères sur le bord du pied de l'Anodonte, et nous pensons que lorsque du liquide jaillit hors de lui pendant sa contraction, il passe à travers des déchirures causées par sa propre pression à l'intérieur. Le tissu du pied est délicat, les espaces lacunaires s'étendent jusque près de sa périphérie et lorsqu'on retire subitement l'animal de l'eau, les valves qui se rapprochent par la contraction des muscles adducteurs, serrent parfois si bien le pied à sa base, que le liquide qu'il contient ne pouvant refluer en dedans est poussé au dehors, en rompant le tissu mince qui l'en sépare.

Normalement, le liquide qui remplit le pied étendu, se rend dans les réservoirs lacunaires du manteau au moment de sa contraction, et ce déplacement nécessite un certain temps. Lorsque le pied est contracté, les feuillets palléaux sont gonflés, l'inverse a lieu pendant son extension, et nous devons à ce propos appeler l'attention sur certaine région du manteau, connue sous le nom d'*organe de Keber*.

Cet organe, désigné aussi comme *organe rouge brun* à cause de sa couleur, est situé de chaque côté au niveau et en avant du péricarde, dans la continuation du feuillet palléal, qui entre dans la constitution de la paroi péricardiaque (*m*, fig. 356, et *l*, fig. 357). Ses contours sont mal définis; en avant, il se prolonge jusqu'au foie et en arrière jusqu'à la base de la cavité du péricarde, où sa coloration se confond avec celle de l'organe de Bojanus. Il est constitué par un tissu conjonctif très lâche, qui ne se distingue, sur les coupes, de celui du reste du manteau, que par son épaisseur et par ses cellules renfermant du pigment brun. Son aspect et son volume varient selon les individus. On y rencontre des éléments musculaires qui expliquent sa contractilité.

Quant à ses relations avec le système vasculaire, elles ont donné lieu à des interprétations très diverses, qui nous paraissent solliciter de nouvelles recherches. Lorsqu'on pousse une injection dans l'organe de Keber, on voit la masse pénétrer tantôt dans l'oreillette, tantôt dans les espaces lacunaires des organes voisins, tantôt enfin dans la cavité péricardiaque. Toutefois nous ne saurions affirmer l'existence de communications régulières entre les espaces lacunaires de cet organe et les cavités avoisinantes, car ici, plus qu'ailleurs peut-être, on est exposé à des déchirures. A ce point de vue, l'insufflation d'air utilisée par quelques auteurs nous semble devoir être condamnée. Chez deux individus, nous avons observé de petites ouvertures circulaires dans la face de l'organe de Keber tournée vers la cavité péricardiaque, mais nous n'avons pas réussi à les démontrer d'une manière constante. Dans le cas où elles existeraient, nous y verrions un point de rencontre possible entre le sang et l'eau; nous saurons bientôt, en effet, qu'il existe une communication entre la cavité du péricarde et le milieu ambiant à travers l'organe de Bojanus. Cependant nous doutons très fort qu'un tel mélange s'effectue en cet endroit, car le courant du liquide contenu dans la cavité de l'organe de Bojanus est dans la règle dirigé du dedans au dehors, et nous n'avons constaté aucun fait qui parle en faveur d'une absorption d'eau par l'organe de Bojanus, organe essentiellement excréteur.

Quoi qu'il en soit de ce point important de l'anatomie de l'Anodonte, il demeure constant que l'organe de Keber est remarquablement dilaté au moment de l'ouverture des individus chez lesquels le pied est contracté, tandis qu'il est affaissé lorsque le pied est dilaté. Nous admettrons, par conséquent, pour expliquer les mouvements du pied, de simples déplacements de liquide sanguin à travers les espaces lacunaires des différents organes et en particulier à travers ceux du pied et du manteau. En poussant une injection dans le pied, on obtient une dispersion de la masse colorée dans les différents organes lacunaires et le système veineux; ce qui témoigne, selon nous, de l'existence de larges communications entre les diverses régions du corps qui renferment le sang. Nous ne nions pas la possibilité du mélange de l'eau avec le sang, mais ce mélange ne nous est pas démontré et son existence n'est pas nécessaire pour expliquer les conditions mécaniques de l'animal, ainsi que Fleischmann l'a très bien fait voir. Lors de l'érection du pied, le volume total de l'animal ne change pas, il ne s'effectue que des variations dans le volume de certains organes, et ces variations se compensent exactement, en sorte que le niveau du liquide, dans un vase où est placée une Anodonte, demeure constant quels que soient ses mouvements, ainsi que le montre l'expérience citée plus haut.

En résumé, l'étude du soi-disant appareil aquifère de l'Anodonte nous conduit à des résultats négatifs, mais la diversité d'opinions des auteurs qui s'en sont occupés, témoigne hautement de la difficulté d'une telle recherche. C'est pourquoi nous ne saurions trop insister en terminant sur l'utilité de nouvelles investigations, relativement surtout aux relations de l'organe de Keber, encore bien énigmatiques, avec l'organe Bojanus et le système vasculaire. D'ailleurs, notre connaissance de la circulation tout entière chez les Lamellibranches est encore bien imparfaite. Il serait bon que cette étude fût reprise par un observateur exercé.

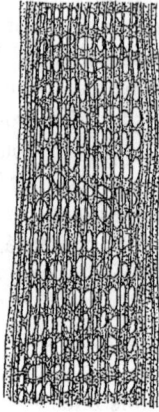

Fig. 351.

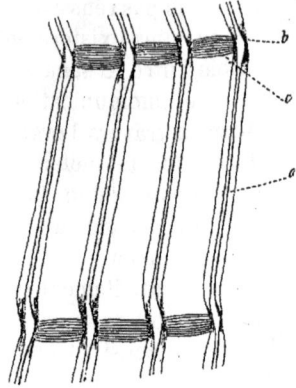

Fig. 352.

Branchies. — Les organes respiratoires sont représentés par dex feuillets branchiaux situés de chaque côté du corps parallèlement aux lobes du manteau (*r*, fig. 338, et *e*, fig. 358). Le feuillet

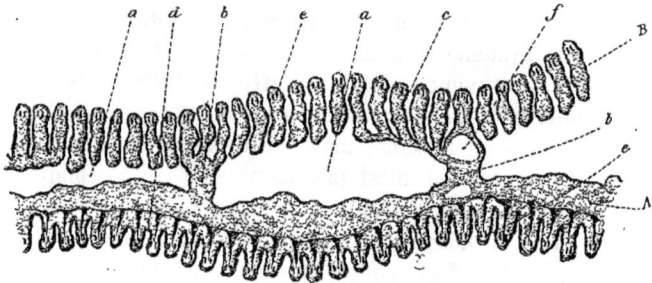

Fig. 353.

Fig. 351. — *Anodonta anatina*. Aspect d'une lamelle branchiale fixée par l'acide osmique et dessinée sous un faible grossissement. Leitz, Oc. 1, Obj. 1. On aperçoit les baguettes longitudinales et les ouvertures du tissu de la branchie.

Fig. 352. — *Anodonta anatina*. Squelette chitineux de la lamelle branchiale externe après traitement par la potasse. Leitz, Oc. 1, Obj. 7. *a*, couples de baguettes chitineuses réunis entre eux en *b*, par des filaments de tissu ligamenteux; *c*, fibrilles transversales d'apparence musculaire réunissant les couples de baguettes les uns aux autres.

Fig. 353. — *Anodonta anatina*. Coupe transversale d'un feuillet branchial préalablement fixé par l'acide osmique. Leitz, Oc. 1, Obj. 5. A, lamelle externe; B, lamelle interne. *a*, chambre interbranchiale; *b*, septa ou cloisons; *c*, piliers de tissu conjonctif de la lamelle interne; *d*, les mêmes de la lamelle externe; *e*, baguettes chitineuses; *f*, espaces lacunaires.

externe, un peu plus grand que l'interne, cache ordinairement ce dernier. Pendant l'hiver et au printemps, on le rencontre chez les femelles, rempli d'œufs, pour lesquels il sert d'organe incubateur. Les mucosités qui enveloppent ceux-ci rendent alors son étude difficile.

Chaque feuillet est composé de deux lamelles (A et B, fig. 353) soudées sur leur bord inférieur. On réussit à les isoler en les écartant avec les pinces et en coupant avec les petits ciseaux les cloisons qui les réunissent. Les deux lamelles externes sont unies au manteau par leur bord supérieur, tandis que les lamelles internes se fusionnent sur le même bord pour constituer une cloison de séparation dans l'espace épibranchial où l'eau a accès et qui est limité par les lamelles externes.

Les lamelles d'un même feuillet s'écartant vers le haut, elles constituent deux conduits branchiaux courant parallèlement aux vaisseaux sanguins du même nom et débouchant en arrière dans la chambre cloacale. L'eau qui pénètre dans celle-ci par le siphon inférieur passe de là dans les conduits branchiaux, puis dans les espaces ménagés entre les lamelles de chaque branchie.

Pour étudier les branchies, nous conseillons l'observation à l'état frais, montrant le jeu très vif et persistant des cils vibratiles qui tapissent l'épithélium. Cet épithélium s'infléchit dans les cavités intérieures, en sorte que l'eau qui baigne la branchie est dans un état continuel d'agitation. Puis on pratiquera des coupes dans différentes directions sur des fragments préalablement fixés par l'acide osmique à 1 %, colorés et inclus dans la paraffine.

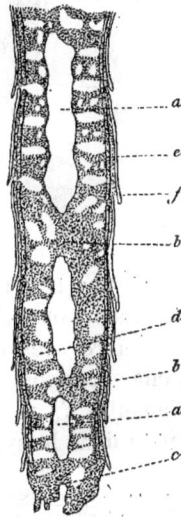

Fig. 354.

Vu de champ (fig. 351), chaque feuillet branchial se montre strié dans le sens perpendiculaire à sa longueur. Ces stries sont dues à une série de baguettes placées à la suite les unes des autres comme les dents d'un peigne. Elles sont de nature chitineuse et on peut les isoler en traitant la branchie par une solution de potasse. Les baguettes (fig. 352 et e, fig. 354) s'amincissent vers leurs extrémités, où elles sont réunies entre elles par un filament de tissu ligamenteux. Elles sont en outre reliées dans le sens traversal par des fais-

Fig. 354. — *Anodonta anatina*. Coupe longitudinale du bord inférieur d'un feuillet branchial fixé dans l'acide osmique. Leitz, Oc. 1, Obj. 5. *a*, chambre interbranchiale; *b*, cloisons transversales; *c*, bord inférieur du feuillet; *d*, espaces lacunaires du tissu conjonctif; *e*, baguettes chitineuses; *f*, recouvrement épithélial.

ceaux fibrillaires (c, fig. 352) que l'on a décrits comme des muscles, mais qui ne sont que difficilement attaqués par la potasse. Autour de cette sorte de squelette chitineux est groupé le tissu conjonctif branchial (c, d, fig. 353, et b, fig. 354) de consistance molle et creusé de nombreux espaces lacunaires (f, fig. 353, et d, fig. 354). Ce tissu n'est pas continu; il est entrecoupé, particulièrement sur la lamelle interne, par de nombreuses fentes en forme de boutonnières (fig. 351 et 353) qui permettent le passage de l'eau dans les espaces interbranchiaux.

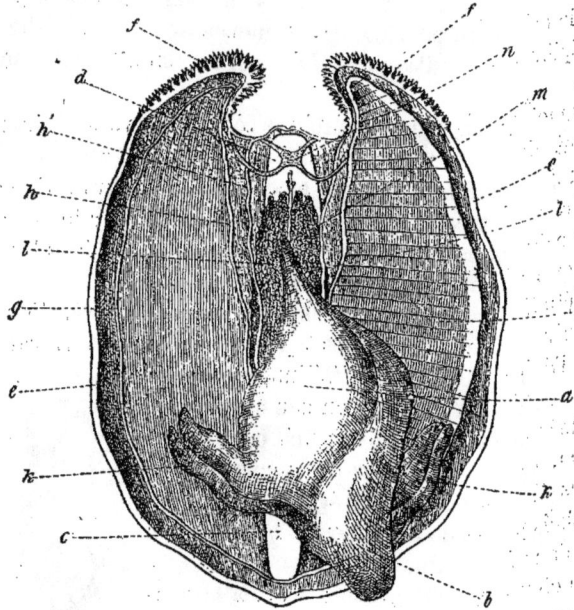

Fig. 355.

Entre les lamelles se rencontrent, en effet, des cavités divisées, par des septa ou cloisons (b) de tissu conjonctif, en un grand nombre de chambres, les *chambres interbranchiales* (a, fig. 353 et 354). Ces chambres sont disposées de sorte que l'eau qui a pénétré entre les lamelles s'y répartit et se trouve en contact médiat avec le sang répandu dans le système capillaire et lacunaire de la branchie. Sur

Fig. 355. — *Anodonta anatina.* La coquille a été enlevée et l'animal piqué sur le dos, les lobes du manteau étalés. A gauche, on a détaché les feuillets branchiaux pour montrer la face interne du manteau. Le corps est rabattu sur le côté gauche. *a,* le corps; *b,* pied; *c,* muscle adducteur antérieur; *d,* muscle postérieur; *e,* bourrelet du bord du manteau; *f,* papilles coniques du bord postérieur du manteau; *g,* ligne sur laquelle le manteau adhère à la coquille; *h* et *h',* lignes d'insertion des feuillets branchiaux; *i,* feuillet branchial droit; *k,* lamelles labiales; *l,* muscle d'attache du corps; *m,* organes de Bojanus; *n,* ganglion nerveux postérieur.

les coupes, on peut suivre aisément les communications de ces chambres entre elles et avec l'extérieur à travers les fentes en boutonnières; mais, ainsi que nous l'avons dit déjà, il est plus difficile de se rendre un compte exact de la distribution du sang, et nous devons avouer que les diverses injections que nous avons pratiquées sur les branchies nous ont conduits à des résultats peu concordants, par la

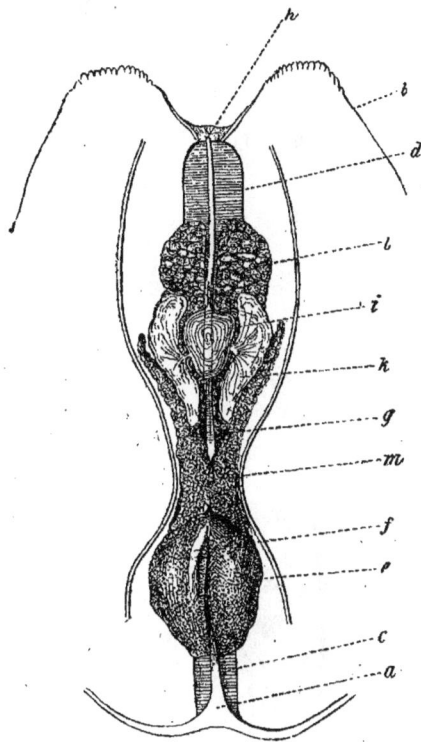

Fig. 356.

raison sans doute qu'il n'est guère possible d'exercer dans tous les cas la même pression et qu'alors les espaces lacunaires se montrent plus ou moins remplis.

D'ailleurs, la consistance du tissu conjonctif branchial varie selon l'âge des individus; chez les jeunes, des ruptures se produisent avec la plus grande facilité.

Fig. 356. — *Anodonta anatina*. Face dorsale. Le pli dorsal du manteau et le plafond du péricarde ont été enlevés: *a*, bord antérieur du manteau; *b*, bord postérieur; *c*, muscle adducteur antérieur; *d*, muscle postérieur; *e*, foie; *f*, anse intestinale, vue par transparence dans le foie; *g*, rectum; *h*, anus; *i*, ventricule traversé par le rectum; *k*, oreillettes; *l*, organe de Bojanus; *m*, région brune du manteau ou organe de Keber.

Organe d'excrétion dit de Bojanus. — On désigne sous ce nom l'organe excréteur des Lamellibranches. Il est bien développé chez notre type, où nous le rencontrons sous la forme de deux sacs, réunis en arrière sur la ligne médiane supérieure et un peu écartés en avant. Ces deux sacs sont situés entre la masse du corps et le cœur, immédiatement au-dessous du péricarde, et ils sont partielle-

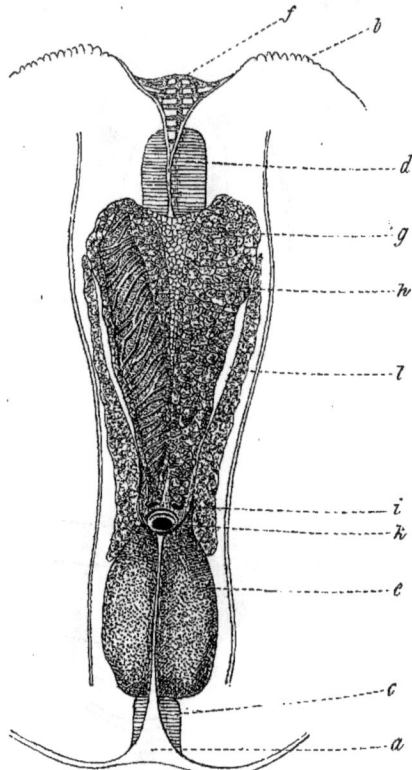

Fig. 357.

ment recouverts sur les côtés par les feuillets branchiaux. Ils sont plus renflés en arrière qu'en avant et leur couleur brun foncé les fait aisément reconnaître (fig. 338, 356, 357, 358).

Fig. 357. — *Anodonta anatina.* Face dorsale vue après incision du manteau; le rectum et le cœur ont été enlevés pour montrer le plancher de la cavité péricardiaque. *a,* bord antérieur du manteau; *b,* bord postérieur; *c,* muscle adducteur antérieur *d,* muscle postérieur; *e,* foie; *f,* branchies; *g,* réservoir veineux sanguin; *h,* organes de Bojanus, celui de gauche a été fendu pour montrer sa cavité et les replis de sa portion glandulaire; *i,* orifices de la cavité de l'organe de Bojanus, débouchant dans la cavité péricardiaque; *k,* coupe de l'intestin à sa sortie du foie; *l,* organe rouge brun du manteau ou organe de Keber.

Pour étudier ces organes, nous détachons complètement l'animal de sa coquille et nous le fixons par des épingles placées sur le bord du manteau, étalé de manière à le voir par sa face cardiaque. Les deux lobes palléaux, réunis sur la ligne médio-dorsale, constituent en cet endroit une sorte de toit mou et épais que nous coupons pour entrer dans la cavité du péricarde dont la paroi adhère intimement au tissu du manteau. Le cœur apparaît alors, traversé par le rectum; nous saisissons celui-ci avec les pinces au point où il sort du foie et, après l'avoir coupé, nous le soulevons pour le détacher avec le cœur jusqu'à l'extrémité anale. Le plancher du péricarde, ainsi complètement mis à découvert, laisse voir par transparence les deux sacs de Bojanus surmontés par le sinus veineux, lequel est reconnaissable à sa couleur plus claire et à l'aspect réticulé de ses parois. Celui-ci occupe la ligne médiane (g, fig. 357).

Nous remarquons sur la face inférieure du péricarde, très près du point où nous avons coupé le rectum vers le foie, l'existence de deux petites fentes transversales qui conduisent dans la cavité des sacs de Bojanus et mettent celle-ci en communication avec la cavité péricardiaque (i, fig. 357). Si nous passons une soie, coiffée d'une gouttelette de cire à cacheter rouge, à travers ces orifices, nous la voyons pénétrer dans la cavité du sac correspondant, cavité relativement vaste qui s'étend en arrière, jusqu'au-dessous du muscle adducteur postérieur. Cette cavité est divisée en deux chambres par une cloison horizontale de tissu conjonctif recouvert d'éléments glandulaires, en sorte qu'on peut distinguer dans chaque sac de Bojanus une chambre inférieure plus spacieuse et une chambre supérieure plus étroite (l, m, fig. 358). Ces deux chambres communiquent en arrière, la cloison qui les sépare ne s'étendant pas jusqu'au fond du sac. La cavité de la chambre inférieure se continue donc dans celle de la chambre supérieure qui, dirigée en avant, se termine à son extrémité antérieure par un très petit orifice situé sur le côté du corps, très près de la ligne d'insertion de la branchie interne. Pour trouver, depuis le dehors, cet orifice qui est la porte de sortie des substances excrétées par l'organe de Bojanus, il faut coucher l'animal sur le côté, enlever le manteau et les lamelles branchiales en ayant soin de ne pas blesser l'organe, et chercher à l'endroit signalé, au moyen de la loupe, deux petites ouvertures tout à fait voisines l'une de l'autre, indiquées par une légère dépression des téguments.

L'ouverture antérieure et inférieure est celle de la glande génitale dont nous aurons à reparler; l'autre, située un peu au-dessus et en arrière, est l'orifice de l'organe excréteur. Une soie très fine, passée au travers de ce dernier orifice, pénètre dans la chambre supérieure de l'organe, ainsi que nous venons de le dire. Cette recherche, fort difficile lorsque les tissus de l'animal sont encore contractiles, devient relativement aisée lorsqu'on a tué l'Anodonte dans la solution de chloral; une légère pression suffit quelquefois pour faire sortir par l'orifice la matière d'excrétion.

On profitera de cette position de l'animal pour fendre l'organe de côté de manière à constater la superposition des deux chambres. D'ailleurs on recourra à des injections pour l'étude des différents rapports. On réussit à remplir l'organe entier en poussant une masse depuis l'orifice débouchant dans la cavité péricardiaque.

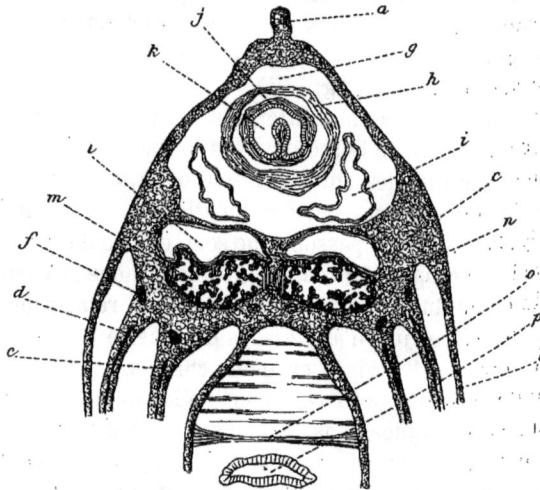

Fig. 358.

Nous devons ajouter que la région postérieure de la chambre inférieure est plus élargie que la région antérieure, sa cavité se prolonge un peu au delà du muscle adducteur postérieur. Chez notre espèce elle est simple, mais Griessbach la décrit chez *A. piscinalis* comme sinueuse et divisée en trois portions par des replis de sa paroi. Chez *A. anatina*, cette paroi porte bien de nombreux replis, mais ils ne sont pas assez développés pour cloisonner la cavité d'une manière distincte.

Fig. 358. — *Anodonta anatina*. Coupe transversale de la région dorsale, montrant les rapports des différentes portions de l'organe de Bojanus. *a*, pli dorsal du manteau; *b*, lobes du manteau; *c*, tissu spongieux du manteau au niveau de l'organe de Keber; *d*, feuillet branchial externe; *e*, feuillet branchial interne; *f*, canaux branchiaux; *g*, cavité péricardiaque; *h*, ventricule; *i*, oreillette; *j*, rectum traversant le ventricule; *k*, cavité intestinale; *l*, chambre supérieure de l'organe de Bojanus; *m*, portion glandulaire du même organe; *n*, nerfs de la commissure viscérale; *o*, brides musculaires transversales de la masse du corps; *p*, intestin.

Nous pouvons considérer la grande chambre ou chambre inférieure (*Höhle* de Griessbach) comme la portion glandulaire de l'organe et la chambre supérieure (*Vorhöhle* de Griessbach) comme un corridor de sortie pour les produits excrétés. Les parois de cette dernière sont lisses, tandis que celles de la chambre glandulaire sont plissées. Les plis sont disposés un peu dans toutes les directions (*m*, fig. 358), le plus souvent transversaux et parallèles; par place ils s'anastomosent entre eux et sont, ainsi que nous venons de le dire, surtout bien développés en arrière, augmentant considérablement la surface d'excrétion.

Les chambres glandulaires droite et gauche ne communiquent pas ensemble, nous avons vainement cherché un orifice dans leur cloison de séparation. Les deux chambres supérieures au contraire communiquent par une fente assez large située en avant. De plus, elles communiquent par leurs parois latérales avec les lacunes des portions rouge-brun du manteau qui les recouvrent.

Le tissu des parois de l'organe de Bojanus est mou, d'apparence spongieuse et se déchire facilement. On ne peut l'étudier que sur des animaux vivants ou tout à fait frais. Nous y distinguerons une substance conjonctive fondamentale, lâche et dans laquelle le microscope montre de nombreuses fibrilles entre-croisées. Elle est imbibée de sang qui lui vient en abondance du sinus veineux et elle est recouverte par plusieurs couches de cellules glandulaires, nombreuses surtout dans les parois plissées de la chambre inférieure. Ces parois glandulaires sont elles-mêmes tapissées par un endothélium cylindrique portant de fort longs cils vibratiles. Chez l'animal ouvert vivant, le mouvement vibratile se reconnaît sur les surfaces internes des deux cavités, dirigeant les granules excrétés vers la chambre supérieure et vers son orifice de sortie. Nous n'avons jamais rencontré de fibres musculaires dans les parois, pas plus d'ailleurs qu'autour de leurs orifices. La diminution du volume de l'organe de Bojanus est le résultat de la contraction du corps entier.

La dilacération de la glande à l'état frais, dans le sang même de l'animal, est le meilleur procédé d'étude de ses éléments. Ce qui frappe tout d'abord dans une telle dilacération, c'est la quantité innombrable de petites cellules dont le diamètre varie beaucoup. Elles sont très transparentes, sphériques, à contours très nets; elles renferment un noyau souvent excentrique et sont parfois emboîtées les unes dans les autres. Leur protoplasma tient en suspension un plus ou moins grand nombre de petits amas irréguliers, de couleur brune, jaune, verdâtre, etc., qui cachent quelquefois le noyau. On y rencontre aussi des gouttelettes de graisse reconnaissables au moyen de l'acide osmique. Ce sont là les cellules glandulaires qui, lorsqu'elles sont chargées de concrétions, tombent dans la cavité de l'organe. Quant à la nature chimique de ces concrétions qui pourrait nous éclairer sur la fonction de l'organe de Bojanus, elle n'est pas complètement élucidée. Certains auteurs y ont reconnu l'existence de faibles proportions d'acide urique (de Babo, Riche), d'autres y ont constaté la guanine ou une substance voisine (Gorup-Besanez, Will). Voït y a cherché en vain les substances caractéristiques de l'urine des animaux supérieurs. Il est certain que de nouvelles recherches expérimentales sont indispensables pour préciser la nature de l'organe, lequel, s'il n'est à proprement parler un rein, est en tout cas un appareil excréteur, ainsi que le témoignent la quantité du sang qui y afflue et les produits qu'il en isole.

Glandes génitales. — La séparation des sexes est la règle chez l'Anodonte. Extérieurement les femelles se distinguent des mâles en ce que les valves de leur coquille sont plus bombées. Toutefois il n'est pas très rare de rencontrer des individus hermaphrodites, ce qui explique comment les anciens auteurs avaient rangé notre type dans cette catégorie de Lamellibranches. D'autre part, les femelles paraissent être beaucoup plus abondantes que les mâles; sur plus de mille individus que nous avons recueillis ces dernières années dans le lac Léman, les femelles se sont rencontrées dans la proportion de 70 pour 100.

Testicules et ovaires se ressemblent à tel point qu'il faut recourir à l'examen microscopique pour les distinguer. Ce sont des glandes en grappes (fig. 359) incluses dans le tissu conjonctif de la masse viscérale, au-dessous du foie et autour de l'intestin. Leur aspect diffère selon leur degré d'activité. En général, elles sont gonflées au printemps et en été et remplies d'œufs ou de cellules spermatiques, tandis qu'en automne elles sont ratatinées, alors que la ponte a eu lieu et que les feuillets branchiaux externes sont chargés d'œufs. Cependant il y a de fréquentes exceptions à cette règle. Il nous est arrivé de rencontrer des femelles pleines de larves dans tous les mois de l'année.

En examinant une série de coupes transversales, on constate que les grappes génitales à l'époque de leur maturité s'étendent jusqu'entre les muscles de la base du pied et d'un autre côté jusqu'entre les lobules du foie. Elles sont plus nombreuses et plus serrées en arrière que dans la région antérieure. Chaque grappe possède un canalicule excréteur qui s'unit aux canalicules des grappes voisines, et leur contenu se déverse dans un canal collecteur qui s'ouvre de chaque côté, très près de l'orifice externe de Bojanus. Les zoospermes, entraînés par le courant de l'eau de sortie, se répandent dans l'eau extérieure, puis pénètrent de nouveau avec celle-ci dans l'espace interpalléal des individus femelles. Mais les œufs pondus et fécondés, conduits par le courant ciliaire jusqu'à la chambre cloacale, n'en sont pas immédiatement expulsés; ils remontent le long du canal branchial externe jusque dans les chambres inter-branchiales qui leur servent de lieux d'incubation.

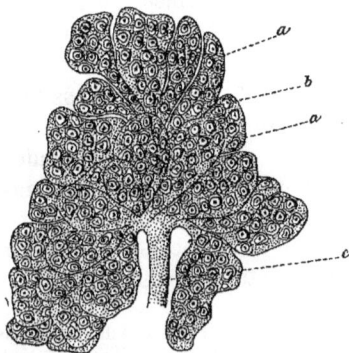

Fig. 359.

La forme et la structure intime des grappes génitales sont aussi à peu près les mêmes dans les deux sexes. Ce sont de petits sacs pyriformes (a, fig. 359) limités par une membrane très mince et sans structure, laquelle est tapissée intérieurement par des cellules épi-

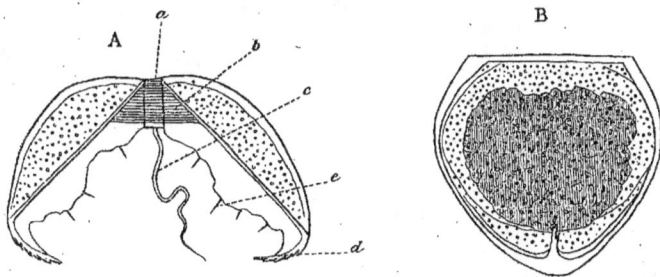

Fig. 360.

théliales dont les unes croissent plus que les autres, se différencient en ovules ou en cellules spermatiques et finissent par tomber dans la cavité du sac pour en être expulsés à travers les conduits excréteurs (c).

Fig. 359. — *Anodonta anatina.* Une grappe de la glande génitale femelle. Leitz, Oc. 1; Obj. 3. *a,* lobules à travers les parois desquels on aperçoit des œufs en voie de formation; *b,* œufs; *c,* canalicule excréteur se réunissant aux canalicules des grappes voisines.
Fig. 360. — *Anodonta anatina.* Larves *Glochidium.* A, les valves entr'ouvertes. *a,* ligament; *b,* muscle adducteur des valves; *c,* byssus; *d,* crochets de la coquille; *e,* soies; B, les valves fermées.

Les œufs sont pourvus d'un micropyle situé au sommet d'une petite saillie qui leur donne une physionomie particulière et par laquelle ils adhèrent à la paroi de l'ovaire. Nous n'avons pas à entrer dans leur mode de développement embryonnaire. Disons seulement que la forme larvaire à laquelle ils donnent naissance possède deux valves triangulaires qui sont fermées au moyen d'un muscle adducteur (A, *b*, fig. 360) et un byssus rudimentaire (*c*) qui, après lui avoir servi à s'attacher aux branchies maternelles, s'atrophie complètement. Les valves de cette larve, connue sous le nom de *Glochidium*, portent sur leurs bords libres un crochet denté. On les rencontre en nombre immense dans les branchies, réunies par une mucosité abondante. Une femelle peut en conserver ainsi durant plusieurs mois à l'intérieur d'un aquarium; mais, vient-on à y placer des poissons, aussitôt l'expulsion commence et les *Glochidium* ne tardent pas à se fixer sur les téguments des poissons.

A l'exception d'un petit nombre de genres tels que *Aspergillum*, *Teredo*, dont le corps devient cylindrique, tous les Lamellibranches ont un air de famille qui permet de les distinguer immédiatement des autres Mollusques. Le manteau qui enveloppe le corps et sécrète la coquille est composé de deux lobes toujours réunis sur leur bord dorsal et, quelquefois aussi, à l'inverse de ce que nous avons constaté chez l'Anodonte, sur leur bord ventral. Dans ce cas, il entoure l'animal comme d'un fourreau communiquant avec l'extérieur en arrière pour livrer passage à l'eau respiratoire et aux aliments, en avant pour laisser sortir le pied, à moins que cet organe ne fasse complètement défaut, comme c'est le cas chez les Apodes (*Ostrea*), ou bien qu'il ne demeure rudimentaire, auquel cas le manteau est aussi soudé sur son bord antérieur. On a désigné sous le nom de *sinupalléaux*, les Lamellibranches dont le manteau est ainsi soudé sur la plus grande partie de son pourtour, ce caractère étant en relation avec l'existence sur le bord postérieur du manteau d'un *siphon* tubulaire et saillant, composé de faisceaux de muscles longitudinaux et circulaires, en sorte que l'animal peut à volonté le distendre ou le contracter. Cet organe, destiné à conduire l'eau dans la cavité interpalléale, est surtout développé chez les genres qui vivent complètement enfouis dans le sable, ne laissant voir à la surface de celui-ci que les deux orifices à travers lesquels passe l'eau (*Mya arenaria*). En effet, le siphon est percé dans tous les cas de deux canaux, séparés par une cloison, l'inférieur parcouru par un courant d'entrée, le supérieur par le courant de sortie de l'eau. Quelquefois le siphon est double sur toute la longueur (*Psammobia*) et alors les fonctions propres à chacun des tubes sont plus faciles à constater.

Chez *Teredo*, la cloison qui sépare les deux siphons se continue à l'intérieur de la cavité palléale. Chez *Venus*, *Mactra*, etc., il existe à la base des siphons des muscles rétracteurs, dépendant du système musculaire du manteau comme chez les autres genres, mais possédant en outre une insertion indépendante contre les valves de la coquille.

Cette dernière, dont la forme et l'aspect extérieur ont surtout attiré l'attention des taxonomistes, est toujours recouverte d'un épiderme corné, auquel la couche pigmentaire donne des couleurs très variées. La coquille atteint parfois une très grande épaisseur, comme chez le Bénitier (*Tridacna*); parfois, au contraire, elle est mince et transparente (*Pholas*). Chez l'*Aspergillum* les valves rudimentaires se confondent avec un tube calcaire sécrété par le manteau.

Lorsque les deux valves sont identiques, on dit que la coquille est *équivalve* (*Anodonta*); elle est *équilatérale* lorsque les valves peuvent se diviser en deux moitiés symétriques par un plan transversal (*Venus, Cardium*). Souvent, l'une des valves est plus grande et plus bombée que l'autre (*Ostrea*), et alors celle-ci recouvre la première comme un couvercle.

La structure de la coquille est presque toujours feuilletée, et la chaleur en détache des lamelles plus ou moins étendues; sa composition chimique (carbonate et phosphate de chaux) varie dans d'étroites limites. La coquille est sécrétée par le manteau et s'accroît avec celui-ci; comme elle ne reçoit pas de vaisseaux nourriciers, elle ne peut augmenter d'une façon indépendante. Sa face interne possède souvent une couche nacrée dont l'aspect irisé est dû aux nombreuses stries ondulées et très fines de la surface.

Les *perles*, dont on peut rencontrer des exemplaires contre la face interne des valves de tous les Acéphales, sont le résultat d'une succession de dépôts calcaires autour d'un corps étranger, tel qu'un grain de sable ou le plus souvent un objet organisé, un parasite, ayant accidentellement pénétré entre le manteau et la coquille. Souvent les perles sont colorées et irrégulières, violettes chez *Arca*, *Anomia*, vertes ou brunâtres chez *Anodonta, Pinna, Mytilus;* elles n'ont pas alors de valeur commerciale. La *Meleagrina margaritifera* parmi les espèces marines et la *Margaritana margaritifera* parmi les espèces d'eau douce sont à peu près seules à fournir les perles blanches employées en bijouterie.

Les valves sont réunies sur leur bord cardinal par un ligament élastique qui tend sans cesse à les écarter; il est tantôt externe (*Anodonta, Arca*), tantôt interne (*Mytilides*). Chez les individus morts, le ligament n'étant plus combattu par le jeu des muscles adducteurs, les valves sont toujours entre-bâillées. En outre, celles-ci portent fréquemment sur leur bord supérieur des saillies dentiformes, quelquefois striées, qui constituent la *charnière* (*Unio, Arca*).

Comme antagonistes du ligament, il existe toujours un (*Ostrea, Pecten*) ou deux (*Anodonta*) muscles adducteurs des valves, insérés contre les faces internes de la coquille. On distingue sous les noms de *Monomyaires* et de *Dimyaires* ces deux catégories de Lamellibranches. Chez *Anomia*, le muscle adducteur unique traverse l'une des valves et sert ainsi à fixer l'animal contre les rochers. Les contractions du muscle sont rythmiques et très rapides chez *Lima, Pecten*, qui s'en servent pour se déplacer. On a vu des Peignes faire des bonds de plus d'un mètre.

Les parois musculaires du corps donnent à celui-ci une grande contractilité. De tous les muscles, c'est le pied qui est le plus puissant. Il ne fait que rarement défaut (*Anomia, Ostrea*); lorsqu'il est très développé (*Solen*), il constitue un excellent organe locomoteur. Sa forme est tantôt cylindrique (*Lucina*), comprimée latéralement comme une lame (*Unio, Venus*), ou recourbée comme une équerre (*Cardium*). Dans ce dernier cas, le pied peut se détendre brusquement et permettre à l'animal de sauter. Chez *Pholas, Lithodomus*, le pied, fort et court, renferme des grains de silice qui jouent vraisemblablement le rôle principal dans le percement des pierres où ces Acéphales aiment à se loger.

Dans un grand nombre de genres (*Pinna, Mytilus, Tridacna*), on rencontre dans un sillon de la base du pied une glande dite du *byssus*, qui sécrète une substance filamenteuse de nature chitineuse, au moyen de laquelle les individus se fixent aux corps sous-marins, contre les rochers, etc., ou bien s'enveloppent complètement comme dans un nid (*Modiola vestita*). Le byssus peut même servir dans une certaine mesure à la locomotion, en ce sens que, après avoir fixé un byssus, l'animal l'abandonne quelquefois pour se servir d'un nouveau byssus qu'il fixe un peu plus loin. P. Fischer cite le cas d'un *Pecten varius* qu'il a observé à Arcachon et qui, dans l'espace de huit jours, avait successivement sécrété soixante byssus et s'était ainsi élevé à une hauteur de 60 centimètres contre la glace d'un aquarium.

On peut considérer la glande calcaire d'*Anomia* qui sert à fixer solidement l'animal contre les rochers, comme homologue de la glande du byssus. D'ailleurs, cette dernière existe chez les embryons des *Naïades* et des *Cyclas*, par exemple, qui en sont complètement dépourvus à l'âge adulte. Selon Barrois, la glande du byssus serait un organe caractéristique des Lamellibranches; cet auteur en a constaté des vestiges dans presque tous les genres, à l'exception de *Solen, Venus*, etc. (voir *Littérature*).

En outre, la plupart des Lamellibranches possèdent à l'extrémité antérieure du pied un nombre plus ou moins considérable de *glandes muqueuses*, qui, chez *Lucina*, par exemple, font saillie à l'extérieur, tandis qu'en général elles sont logées au fond d'une invagination des téguments.

Quant au système nerveux, il est presque constamment disposé sur le modèle que nous avons décrit chez *Anodonta*. Cependant une simplification se manifeste chez les Lamellibranches dont le pied fait défaut; dans ce cas, le ganglion pédieux manque également (*Ostrea*), tandis qu'il n'est que rudimentaire lorsque le pied est peu développé (*Pecten*).

Les ganglions buccaux qui envoient des nerfs à la bouche, aux palpes labiaux et dans la région antérieure du manteau, sont parfois si rapprochés sur la ligne médiane au-dessus de la bouche, qu'ils ne constituent qu'une seule masse apparente dans laquelle l'examen microscopique révèle cependant l'existence de deux ganglions fusionnés (*Cytherea, Mactra*). Ailleurs, au contraire, les ganglions sont distants et réunis par une large commissure arquée au-dessus de l'œsophage.

Les ganglions pédieux, correspondant aux ganglions sous-œsophagiens des autres Mollusques, sont reliés aux ganglions buccaux ou sus-œsophagiens par deux connectifs d'autant plus longs que le pied est plus éloigné de la bouche (*Modiola, Mya*). Ils sont toujours pairs, mais confondus ordinairement en une masse unique. Leur situation à la base du pied est constante, sauf lorsque l'organe locomoteur est très réduit, comme chez *Pecten*, par exemple, où on les rencontre entre les ganglions buccaux et immédiatement au-dessous d'eux.

Les ganglions postérieurs ou branchiaux sont généralement les plus gros et les plus importants par le grand nombre de nerfs auxquels ils donnent naissance. Ils sont doubles, reliés par une courte commissure chez *Lithodomus, Mytilus, Pecten*, etc., tandis que chez *Mactra, Mya*, par exemple, ils sont réunis en une seule masse, ainsi que nous les avons rencontrés chez l'*Anodonte*. De Quatrefages a décrit chez *Teredo*, dont les branchies sont très développées, un ganglion accessoire de chaque côté du ganglion branchial, et Vaillant l'a retrouvé chez *Tridacna*, où il présente un aspect strié particulier. Chez les types dont les siphons sont très développés (*Solen, Mactra, Lutraria*, etc.), il existe un ou plusieurs ganglions supplémentaires sur le trajet du nerf qui se rend au siphon. Les ganglions branchiaux sont toujours reliés aux ganglions buccaux par une double commissure qui constitue l'anneau viscéral ou grand collier. Quant aux nerfs du manteau qui en émanent, ils se réunissent ordinairement aux rameaux nerveux du même nom partant des ganglions antérieurs et leurs ramuscules s'anastomosent entre eux pour constituer un réseau nerveux fort compliqué sur le bord du manteau, comme Duvernoy l'a figuré chez *Anodonta cygnea* en particulier.

Il ne paraît pas exister de ganglions stomato-gastriques proprement dits; les nerfs splanchniques prennent naissance dans les ganglions branchiaux ou sur le trajet des commissures du grand collier. Les Lamellibranches menant tous à l'état adulte une existence fort sédentaire, il n'est pas surprenant que les *organes des sens* soient peu développés chez eux.

La sensibilité tactile paraît être surtout localisée sur les papilles du bord du manteau, sur les tentacules filamenteux qui prennent parfois un grand développement (*Lima*), sur les lobes buccaux, l'extrémité du siphon, le pied, etc. W. Flemming et d'autres ont décrit chez *Mytilus, Cardium*, etc., des pinceaux de poils rigides (poils tactiles), situés entre les cellules ciliées de l'épiderme dans ces régions. Ces poils sont en relation avec les filets nerveux qui courent dans l'épaisseur du derme, ils paraissent donc être sensitifs et peut-être servent-ils, en outre de leur fonction tactile, à percevoir les saveurs.

Les yeux, fréquents chez les larves, ne se conservent pas chez les adultes. Selon B. Sharp, ils sont remplacés dans quelques genres par des cellules épithéliales pigmentées pourvues, à leur extrémité libre, d'une cuticule réfractant la lumière. Ces cellules qui présentent de l'analogie avec celles décrites par Fraisse chez certains Gastéropodes, l'Haliotide, la Patelle, par exemple, sont répandues sur le bord du manteau, dans sa région postérieure, surtout chez les Asiphonés, tandis que chez les Siphonés (*Solen, Mactra*), elles sont spécialisées soit à la base, soit à l'extrémité du siphon.

Par exception, le genre *Pecten* nous offre des ocelles beaucoup plus compliqués. Ils apparaissent comme de petites taches noires très brillantes avec des reflets métalliques bleuâtres, sur le bord libre du manteau, et reçoivent des ramuscules du nerf circumpalléal.

On a reconnu dans ces yeux l'existence d'une sclérotique fibreuse, recouvrant une choroïde relativement épaisse, dans les cellules de laquelle abondent des granulations pigmentaires de diverses couleurs. La choroïde est à son tour tapissée par la rétine, composée d'une couche de bâtonnets et de fibres nerveux. Enfin, au-devant de la rétine existe un cristallin légèrement déprimé et un corps vitré dans lequel on aperçoit de nombreux filaments (Chatin).

Ces yeux complexes sont supportés par de courts pédoncules musculaires à peu près de même longueur que les papilles environnantes. Leur nombre n'est pas constant et n'est pas le même sur les deux lobes du manteau.

On n'a pas encore constaté d'organes auditifs chez tous les Lamellibranches ; il est même vraisemblable que quelques-uns, sinon la plupart, en sont complètement dépourvus. Lorsqu'ils existent, ils ont la forme d'otocystes sphériques, tapissés de cellules vibratiles et ne renfermant qu'un assez gros otolithe. Chez *Cytherea, Chione*, il existe deux otocystes, figurés par Duvernoy et situés à la base du pied sur deux longs nerfs partant du ganglion pédieux. Chez *Cyclas*, au contraire, l'otocyste est directement appliqué sur le ganglion du pied.

Le *canal digestif* présente peu de variations, il est compris chez les Dimyaires entre les deux muscles adducteurs auxquels ses deux extrémités sont appliquées et il est plus ou moins enveloppé par la glande digestive dont le volume est ordinairement considérable. La bouche est inerme; chez *Hinnites, Pecten, Spondylus*, ses deux lèvres sont frangées, disposition qui est peut-être en rapport avec le développement du sens du goût. Les palpes labiaux, très réduits chez *Chama, Psammobia*, sont au contraire si étendus chez *Tellina, Fragilia*, qu'on peut les confondre avec les feuillets branchiaux. L'œsophage très court s'évase tout à coup en un estomac dont les parois sont plus ou moins plissées et dans lequel se déversent les sucs digestifs. La tige cristalline, produit de sécrétion de l'épithélium intestinal, de consistance gélatineuse et dont la transparence est parfois altérée par des dépôts calcaires, fait défaut chez la plupart des Monomyaires. Chez les autres, au lieu d'obstruer en partie l'intestin proprement dit, cette tige cristalline est logée dans un cæcum qui prend naissance à la sortie de l'estomac et atteint, dans quelques genres, une grande longueur (*Pholas, Tellina, Solen*). Ce cæcum peut exister, d'ailleurs, sans contenir de tige cristalline, ainsi que c'est le cas chez *Dreissena*.

L'intestin qui fait suite à l'estomac est assez long pour se recourber plusieurs fois dans la masse viscérale, et le rectum traverse généralement le ventricule du cœur, sauf chez quelques genres, tels que *Ostrea, Anomia, Teredo*.

Nos connaissances sur la disposition du système vasculaire des différents types de Lamellibranches sont très imparfaites. Ce système a surtout été étudié chez les Naïades et chez les Moules. Le *cœur* toujours dorsal est double chez *Arca*, le ventricule étant divisé en deux chambres distinctes par le rectum. Dans la règle, cependant, il n'existe qu'un ventricule auquel le sang artériel est ramené des branchies par deux oreillettes latérales qui s'ouvrent plus ou moins largement sur les grandes veines branchiales. Les vaisseaux aortiques prennent naissance au ventricule par un (*Mytilus*) ou deux troncs comme chez l'Anodonte. Le sang est conduit par eux dans tous les organes où il se déverse dans des organes lacunaires plus ou moins vastes, creusés dans le parenchyme du corps et d'où il est ramené aux branchies, puis au cœur, à travers un réseau veineux encore mal connu. En général on reconnaît l'existence de trois grands troncs veineux, l'un médian situé sous le cœur dans lequel se déverse le sang qui revient des lacunes du pied; les deux autres latéraux, placés à la base des branchies, où le sang aboutit avant de s'engager dans le réseau branchial et après avoir circulé dans les parois de l'organe de Bojanus. Le cœur est enveloppé d'un péricarde qui paraît faire défaut chez *Anomia*, parce qu'il est directement appliqué aux parois du ventricule avec lesquelles il se confond, et qui, chez *Ostrea*, par exemple, n'entoure également que le seul ventricule.

La plupart des Lamellibranches paraissent jouir de la faculté d'injecter leur corps avec l'eau environnante et plusieurs anatomistes ont admis ce fait comme incontestable. Toutefois une communication directe entre le sang et le liquide ambiant, à travers l'organe de Bojanus, les canalicules intercellulaires de l'épithélium ou les espaces lacunaires s'ouvrant dans de soi-disant *pores aquifères*, est encore douteuse. Agassiz, examinant le liquide qui jaillit du pied d'une *Mactra* au sortir de l'eau, y rencontra des globules sanguins et quelques auteurs prétendent même y avoir reconnu des produits génésiques; mais on peut expliquer ces faits par des déchirures accidentelles des sinus sanguins. D'autre part, ainsi que nous l'avons dit plus haut, les pores aquifères qui s'ouvrent à la surface du pied ont été considérés en dernier lieu comme des vestiges de canaux excréteurs de la glande du byssus atrophiée. C'est en particulier la thèse soutenue par Carrière et Barrois qui ont pratiqué de grandes séries de coupes chez de nombreux genres et qui n'ont jamais vu traces de communication entre le système vasculaire et les canalicules rudimentaires de ces glandes. Il faut donc reconnaître que pour le moment on ne peut admettre comme certaine l'existence d'un appareil irrigateur spécial et que les changements brusques du volume de certains organes, tels que le pied, proviennent vraisemblablement du transport rapide de la masse sanguine d'un point à l'autre du corps, ainsi que nous l'avons conclu à propos de l'Anodonte.

Les *branchies* sont réduites à une seule paire chez *Corbis*, *Lucina*, mais elles sont alors composées de plusieurs lamelles superposées qui leur donnent une grande épaisseur. Dans la règle cependant, ces organes sont au nombre de deux paires, tantôt également développées (*Ostrea*, *Pecten*), tantôt l'une plus longue que l'autre. Chez *Petricola*, la branchie externe se prolonge tellement en arrière qu'on pourrait la prendre pour une troisième branchie; elle atteint jusqu'aux siphons chez *Pholas*, *Teredo*. Parfois, les feuillets branchiaux se soudent en arrière, au delà de la masse viscérale (*Lutraria*), d'autres fois ils demeurent entièrement libres (*Arca*, *Pecten*).

Chaque feuillet branchial comprend au moins deux lamelles juxtaposées qui limitent un espace ou chambre interbranchiale, plus ou moins subdivisée en compartiments par des cloisons du tissu conjonctif. Les lamelles sont soutenues par un squelette chitineux, composé de baguettes parallèles qui, chez les jeunes, sont libres et le demeurent pendant toute la vie chez quelques genres (*Arca*), dont la branchie présente alors un aspect filamenteux. Ces baguettes sont le plus souvent réunies transversalement, soit par des faisceaux musculaires, soit par des bâtonnets chitineux, en sorte que l'ensemble constitue une sorte de treillis.

La surface branchiale, quelquefois très plissée, ce qui en augmente l'étendue, est toujours plus ou moins recouverte de cils vibratiles dont le jeu continu assure la circulation de l'eau et paraît en même temps pousser les particules alimentaires dans la direction de la bouche.

Chez les Naïades la branchie externe, outre sa fonction respiratoire, remplit celle de chambre incubatrice, ainsi que nous l'avons mentionné à propos de l'Anodonte.

Constant chez tous les Lamellibranches, l'*organe de Bojanus* ou *excréteur* présente une forme qui dépend de celle de l'animal et un développement en rapport avec sa taille. Dans le principe, cet organe d'apparence spongieuse consiste en deux sacs allongés symétriques, situés à la base des branchies et au-dessous du péricarde. Sa couleur brune permet aisément de le découvrir. Chacun des sacs est divisé en une région glandulaire fortement plissée et complexe et une région non glandulaire à parois lisses, superposée à la première. Chez *Pecten*, la cavité des sacs est simple autour de la portion glandulaire, le sang circule en abondance à travers un très riche réseau capillaire et se débarrasse des produits inutiles qu'il contient, grâce, sans doute, à l'activité des cellules glandulaires ordinairement chargées de concrétions diverses, qui constituent le parenchyme de l'organe.

Chez *Unio, Cardium*, etc., un orifice particulier fait communiquer la cavité de l'organe de Bojanus avec celle du péricarde, comme chez l'Anodonte. Quant à l'expulsion des produits excrétés, elle s'effectue à travers un canal qui débouche au dehors, tantôt à côté des orifices génitaux (*Mactra, Cardium*), tantôt dans l'oviducte lui-même (*Arca, Pinna*).

Sabatier a décrit sous le nom *d'organes godronnés*, de petits organes situés dans l'angle formé par la branchie et le manteau chez *Mytilus* et qui ont été considérés autrefois comme faisant partie de l'organe de Bojanus. Il paraît qu'en réalité leur rôle est principalement respiratoire.

Les *organes génitaux* présentent une grande uniformité dans toute la classe. Ils sont toujours disposés sur le type de glandes en grappes, paires et symétriques, qui atteignent un grand développement à l'époque de leur maturité. Elles sont situées dans le parenchyme du corps entre le pied, le foie et les organes de Bojanus. Chez *Mytilus, Anomia*, elles émigrent, pour la plus grande partie, dans les lobes du manteau.

Les sexes sont généralement distincts, mais la structure des glandes mâles et femelles est en tous points semblable. Chez plusieurs genres les testicules se reconnaissent en ce qu'ils sont plus pâles que les ovaires; ces derniers sont fréquemment colorés en rouge ou orangé au moment de la reproduction. Lorsque la branchie externe fonctionne comme organe incubateur, ainsi que c'est le cas chez les Naïades, et qu'elle est appelée à se dilater énormément après la ponte, la coquille des femelles est plus bombée que celle des mâles.

Mais les cas d'hermaphrodisme sont fréquents (*Ostrea, Janira, Pandora, Pecten*, etc.); peut-être même le sont-ils davantage qu'on ne l'a constaté jusqu'ici, attendu que certains individus produisent des zoospermes ou des ovules à des époques différentes et simulent ainsi aux yeux de l'observateur superficiel l'unisexualité. D'ailleurs, il n'est pas rare que des genres franchement unisexués comme *Unio* ou *Anodonta*, présentent çà et là quelques individus hermaphrodites.

Parmi les hermaphrodites proprement dits, il en est qui possèdent des follicules mâles et femelles mêlés dans une même grappe (*Ostrea*), tandis que d'autres montrent les portions glandulaires de sexe différent, plus distinctes (*Pecten*).

Les canaux excréteurs de chaque groupe de glandes génitales s'anastomosent entre eux et aboutissent finalement dans un canal collecteur qui s'ouvre de chaque côté du corps à côté de l'orifice de l'organe de Bojanus (*Mactra, Ostrea*). Mais quelquefois ce canal excréteur se réunit à celui de l'organe de Bojanus (*Pinna, Arca, Mytilus*) ou débouche dans la cavité même de l'organe excréteur (*Pecten, Lima, Spondylus*) (Lacaze-Duthiers).

Quant à la fécondation, comme il n'existe jamais d'organes copulateurs, elle s'effectue dans la cavité palléale. Chez les Dioïques, le sperme est expulsé dans l'eau où ces animaux vivent ordinairement en troupes nombreuses et, comme les zoospermes jouissent d'une vitalité remarquable, ils ont beaucoup de chances d'être repris par le courant de l'eau respiratoire et portés ainsi dans la cavité palléale des femelles. Les hermaphrodites se fécondent eux-mêmes, lorsque la maturité des cellules spermatiques coïncide avec celle des œufs, ainsi que Lacaze-

Duthiers l'a constaté chez *Cardium serratum.* Chez les Lamellibranches marins, les larves possèdent toujours un organe lamellaire cilié, le *velum,* quil eur sert à nager.

Littérature.

G. Cuvier, *Mémoires pour servir à l'histoire et à l'anatomie des Mollusques,* Paris, 1817. — Bojanus, *Ueber die Athem- und Kreislaufswerkzeuge der zweischaligen Muscheln. Isis,* 1817, 1820, 1827. — A. Müller, *Ueber den Byssus der Acephalen. Arch. für Naturgesch,* t. III, 1838. — Krohn, *Ueber Augenähnliche Organe. Arch. für Anat. und Physiol.,* 1840. — Garner, *On the Anatomy of the Lamellibranchiate Conchifera. Transact. zool. Soc. London,* t. II., 1841. — Siebold, *Ueber das Gehörorgan der Mollusken. Arch. f. Naturgesch,* 1841, t. I. — Milne-Edwards, *Différents mémoires dans les Annales des Sciences naturelles,* 1845, 1848. — De Quatrefages, *Anatomie du Taret. Ann. des Sc. nat.,* 1848, 1849, 1850. — De Lacaze-Duthiers, *Une série de Mémoires et Monographies dans les Annales des Sciences naturelles de 1854 à 1861,* en particulier sur *l'organe de Bojanus, les glandes génitales, les branchies,* etc. — Duvernoy, *Mémoire sur le système nerveux des Mollusques acéphales. Mémoires de l'Acad. des Sc. de Paris,* t. XXIV, 1853. — Keber, *Beiträge zur Anatomie und Physiologie der Weichthiere.* Königsberg, 1851. — Alder et Hancock, *On the branchial currents in Pholas and Mya. Ann. Mag. nat. Hist.,* 1851, 1852, 1853. — J. Williams, *On the Mechanism of aquatic Respiration in invertebrated animals,* ibid., 1854. — C. Langer, *Ueber das Gefässsystem der Teichmuschel. Denkschr. der Wiener Akad.,* t. VIII, 1854, et t. XII, 1856. — O. Schmidt, *Zur Entwickelungsgeschichte der Najaden. Sitzungsber. d. Wiener Akad.,* 1856. — F. Leydig, *Ueber Cyclas cornea. Müller's Archiv.,* 1855. — Von Hessling, *Die Perlmuscheln,* Leipzig, 1859. — V. Hensen, *Ueber das Auge einiger Lamellibranchiaten. Zeitschr. f. w. Zool.,* t. XV, 1865. — L. Vaillant, *Recherches sur la famille des Tridacnides. Ann. des Sc. nat.,* 5e série, t. IV, 1865. — F. A. Forel, *Beiträge zur Entwickelungsgeschichte der Najaden,* Würzburg, 1867. — Flemming, *Untersuchungen über Sinnes-Epithelien der Mollusken. Arch. für mikr. Anat.,* t. VI, 1870. — H. von Ihering, *Ueber die Entwickelungsgeschichte der Najaden. Sitzungsber. d. naturw. Gesellschaft,* Leipzig, 1874. — W. Flemming, *Studien über die Entwickelungsgeschichte der Najaden. Sitzungsber. d. Wiener Akad.,* 1875. — C. Rabl, *Ueber die Entwickelungsgeschichte der Malermuschel. Ien. naturw. Zeitschr.,* t. X, 1876. — C. Posner, *Ueber den Bau der Najadenkieme. Arch. f. mikrosk. Anat.,* t. XI, 1875, t. XII, 1877. — R. Bonnet, *Der Bau und die Circulation d. Acephalenkieme. Morph. Jahrbuch,* t. III, 1877. — R. H. Peck, *Gills of Lamellibranchiate Mollusca. Quart. Journ. of mikrosk. sc.,* t. XVII, 1877. — Griessbach, *Ueber den Bau des Bojanus'chen Organes der Teichmuschel. Arch. f. Naturgesch,* 1877. — Idem, *Ueber das Gefässsystem und die Wasseraufnahme bei den Najaden und Mytiliden. Zeitschr. f. w. Zool.,* t. XXVIII, 1883. — Idem, *Zur Frage : Wasseraufnahme bei den Mollusken. Zool. Anzeiger,* no 163, 1884. — Kollmann, *Der Kreislauf des Blutes bei den Lamellibranchiaten, den Aphysien und den Cephalopoden. Zeitschr. f. w. Zool.,* t. XXVI, 1876. — Idem, *Pori aquiferi und Intercellulargänge im Fusse der Lamellibranchiaten und Gastropoden. Verh. der Naturforschenden Gesellsch. im Basel,* 1883, t. VII, Theil. — Idem, *Die Bindesubstanz der Acephalen. Arch. f. mikrosh. Anat.,* t. XIII, 1877. — Carrière, *Die Fussdrüsen der Prosobranchier und das Wassergefäss-System der Lamellibranchiaten und Gastropoden. Arch. f. mikrok. Anat.,* t. XXI, 1882. — Idem, *Die embryonale Byssusdrüse von Anodonta. Zool. Anzeiger,* 1884, no 168. — Cattie, *Ueber die Wasseraufnahme der Lamellibranchiaten. Zool Anzeiger,* 1883, no 151. — A. Sabatier, *Etudes sur la Moule commune. Extrait des Mém. de l'Acad. des Sc. et Lett. de Montpellier et Annales des Sc. nat.,* t. V., 1877. — H. von Ihering, *Ueber Anomia, etc, Zeitschr. f. w. Zool.,* t. XXX, supp. 1878. —

Schierholz, Zur Entwickelungsgeschichte der Teich- u. Flussmuscheln. Zeitschr. f. w. Zool., t. XXXI, 1879. — J. Chatin, Sur la structure et les rapports de la choroïde et de la rétine chez Pecten, et Recherches histologiques et physiologiques sur le nerf ophthalmique de Pecten. Bulletin de la Société philomathique, 1877. — S. Lovén, Beiträge zur Kenntniss der Entwickelung der Mollusca acephala (traduction d'un mémoire danois paru en 1858), Stockholm, 1879. — W. Flemming, Ueber die Blutzellen d. Acephalen und Bemerkungen über deren Blutbahnen. Arch. f. mikrosk. Anat., t. XV, 1878. — De Lacaze-Duthiers, Morphologie des Acéphales. 1er Mémoire. Anatomie de l'Arrosoir (Aspergillum dichotomum). Arch. de Zool. exp., 2º série, t. I, 1883. — W. Flemming, Bemerkungen hinsichtlich der Blutbahnen und der Bindesubstanz bei Najaden und Mytiliden. Zeitschr. f. w. Zool., t. XXXIX, 1883. — Idem. Ueber Organe vom Bau der Geschmacksknospen an den Tastern verschiedener Mollusken. Arch. f. mikrosk. Anat., t. XXIII, 1884. — Sharp, On the visual organs in Lamellibranchiata. Mitth. zool. Stat. Neapel, t. V, 1884. — Schiemenz, Ueber die Wasseraufnahme bei Lamellibranchiaten und Gastropoden, ibid., t. V, 1884. — Hanitsch, Die Wasseraufnahme bei Cyclas und Anodonta. Inaug. Dissertat., Iéna, 1884. — Th. Barrois, Les glandes du pied et les pores aquifères chez les Lamellibranches, in-4, Lille, 1885. — A. Fleischmann, Die Bewegung des Fusses der Lamellibranchiaten. Zeitschr. f. w. Zool., t. XLII, 1885. — F. Müller, Ueber die Schalenbildung bei Lamellibranchiaten. Zoologische Beiträge von Anton Schneider, t. I, Breslau, 1885.

CLASSE DES SCAPHOPODES

Le genre *Dentalium*, le seul de cette classe, présente un ensemble de caractères qui le désignent comme type de passage entre les Lamellibranches et les Gastéropodes. En effet, le Dentale est dépourvu de tête distincte comme les premiers; son corps, allongé et conique, est enveloppé d'un manteau continu, ouvert à ses deux extrémités, ainsi que la coquille de même forme. L'intestin complet, accompagné d'un foie volumineux, débute par une bouche entourée d'appendices lamellaires et armée d'une langue chitineuse, une radule, comme c'est le cas chez beaucoup de Gastéropodes. Le cœur fait défaut, le système lacunaire est très développé. Enfin les sexes sont séparés et la larve, munie d'un velum bien développé, porte pendant quelque temps une petite coquille bivalve semblable à celle des Lamellibranches. Cet animal a été l'objet d'une belle monographie de M. de Lacaze-Duthiers, dans laquelle on trouvera les détails relatifs à son organisation.

Littérature.

Lacaze-Duthiers, *Histoire du Dentale*, 1 vol. in-4, Paris, 1858, et *Annales des Sciences naturelles*, 4º série, t. VI, VII et VIII.

CLASSE DES GASTÉROPODES.

Les Mollusques réunis dans cette classe présentent des formes extrêmement variées. Ils se distinguent tous des Lamellibranches en ce que l'extrémité antérieure de leur corps est plus ou moins caractérisée comme tête; elle porte les organes des sens. En outre, leur manteau n'est jamais divisé en lobes, il est tout d'une pièce et recouvre la cavité respiratoire. Celle-ci communique avec l'eau ou l'air extérieur par un orifice ou une sorte de siphon.

Le pied, toujours ventral, supporte les viscères dont la symétrie bilatérale primitive est plus ou moins altérée par l'atrophie de certains organes (rein, branchie, etc.) du côté gauche et par le fait que le sac viscéral, faisant hernie au-dessus du pied, est dans la plupart des cas contourné en spirale. Le pied sert à l'animal de point d'appui et d'organe de reptation. Chez les Hétéropodes, mollusques pélagiques, il est transformé en lamelle natatoire.

Le bord du manteau est généralement épaissi en un bourrelet glandulaire qui sécrète la coquille. Cette dernière est composée d'une seule pièce plus ou moins turbinée ou de plusieurs qui se suivent et peuvent se mouvoir les unes sur les autres, ainsi que c'est le cas chez les Placophores.

Le système nerveux est représenté par trois paires de ganglions au moins : les ganglions cérébroïdes, viscéraux et pédieux. Ils sont reliés entre eux par des commissures constituant deux colliers comme chez les Lamellibranches; mais les organes des sens en relation avec une vie plus active, sont beaucoup plus développés que chez ces derniers.

Le canal digestif, presque toujours plus long que le corps, est ordinairement contourné sur lui-même. La bouche est armée de pièces masticatrices, consistantes et chitineuses, mâchoire et radule. L'intestin est accompagné de glandes muqueuses ou salivaires et d'une glande digestive volumineuse, multilobée, improprement appelée le foie.

Il existe toujours chez les Gastéropodes un cœur artériel dorsal d'où naissent des artères qui conduisent le sang dans des espaces lacunaires. Le liquide nourricier est parfois ramené à l'organe respiratoire et ensuite au cœur par des veines qui peuvent cependant faire défaut.

Les organes de la respiration, branchies ou poumons, logés dans la cavité palléale et en rapports plus ou moins intimes avec la paroi du manteau, ne sont que rarement absents. Dans ce cas la respiration est cutanée.

Les Gastéropodes possèdent un rein, homologue de l'organe de Bojanus des Lamellibranches, ainsi que de nombreuses glandes sécrétant du mucus, des acides, des substances colorantes (pourpre) ou phosphorescentes.

Leur appareil génital est souvent fort compliqué. Les uns sont hermaphrodites, les autres unisexués.

Nous admettons dans cette classe les quatre ordres suivants, auxquels se joindra sans doute un jour le groupe des Ptéropodes, que la plupart des zoologistes considèrent encore aujourd'hui comme une classe distincte et que, pour ce motif, nous traiterons à part.

Premier ordre : les **Prosobranches**. — Gastéropodes respirant par des branchies situées en avant du cœur. Ils sont munis d'une coquille et sont dioïques. Exemples : *Chiton, Patella, Haliotis*.

Deuxième ordre : les **Opisthobranches**. — Respirent par des branchies situées en arrière du cœur. La plupart sont dépourvus de coquille (Nudibranches). Ils sont hermaphrodites. Exemples : *Doris, Aeolidia, Aplysia*.

Troisième ordre : les **Pulmonés**. — Respirent par des poumons, situés presque toujours en avant du cœur. Ils possèdent, pour la plupart, une coquille spiraloïde et sont hermaphrodites. Exemples : *Limnaeus, Helix, Limax*.

Quatrième ordre : les **Hétéropodes**. — Leurs téguments sont transparents. Ils respirent par des branchies. Leur pied est transformé en nageoire. Ils sont dioïques. Exemples : *Atlanta, Pterotrachea, Firoloïdes*.

Type : **Helix pomatia** (L.). — Vulgairement appelé colimaçon ou escargot des vignes. Cet animal, très répandu, nous a paru être tout désigné pour servir de type dans une monographie détaillée de la classe des Gastéropodes.

Il en cumule à un haut degré les traits les plus caractéristiques, son système génital en particulier est fort compliqué, et si sa vie terrestre l'a doté d'un appareil respiratoire qui n'est pas celui de la majorité des Gastéropodes, nous verrons qu'il existe chez les animaux de cette classe des formes de passage entre les branchies et les sacs pulmonaires. Pendant l'hiver, l'escargot s'enferme dans sa coquille et sommeille sous terre jusqu'au retour des pluies printanières. Mais on le trouve alors toujours en abondance sur les marchés ; il est donc facile de se le procurer.

La dissection de l'Escargot est facilitée par la consistance relative de ses tissus et l'indépendance de ses différents organes.

Préparation. — La contractilité des tissus de l'escargot ne permet pas sa dissection à l'état frais. Pour le tuer, on le noie dans un vase rempli d'eau bouillie et hermétiquement clos. Il meurt et ne se contracte plus lorsqu'on l'excite, au bout de vingt-quatre à quarante-huit heures, un peu plus tard en hiver qu'en été; il meurt, dans ces conditions, parfaitement étalé, ce qui facilite sa dissection. Dans le cas où l'on désirerait hâter son immobilité, nous recommandons d'ajouter à l'eau dans laquelle on l'asphyxie 2 à 3 pour 100 de chloral. Une fois mort, on le débarrasse de sa coquille en faisant sauter celle-ci fragments par fragments, au moyen de forts ciseaux, dont on dirige la lame sur la ligne de suture des spires. Il est bon de pratiquer cette opération sous un filet d'eau pour éloigner les mucosités qui se produisent; de prendre garde de ne pas déchirer la peau et de couper au ras de la coquille le muscle columellaire par lequel l'animal y est attaché. On procède alors directement à sa dissection macroscopique.

Mais pour l'étude histologique, il s'agit de fixer les éléments des tissus en plongeant l'escargot, bien étalé, dans une solution chaude de sublimé, après avoir pratiqué une ouverture sur la peau de son dos afin de faciliter la pénétration du réactif. On peut aussi l'immerger dans un demi-litre au moins de la solution d'acide chromique à 1 pour 100. Cet acide doit être évité dans l'étude des concrétions calcaires de la peau ou des otolithes, car il les dissout. Enfin, le meilleur fixatif est toujours l'acide osmique à 0,5 ou 1 pour 100, mais il n'est applicable qu'à des portions d'organes de petit volume.

Nous avons obtenu de bonnes séries de coupes sur des individus de petite taille en procédant de la manière suivante : asphyxie par submersion; fixation dans une grande quantité d'acide chromique à 1 pour 100; lavage à l'eau, puis à l'alcool à 70 degrés; division de l'animal en deux ou trois portions que l'on colore *in toto* dans le carmin boracique; décoloration dans l'alcool acidulé (voir page 23); déshydratation dans les alcools forts; séjour dans la térébenthine et, enfin, inclusion dans la paraffine tendre (fondant de 45 à 50 degrés). A l'exception de la mâchoire cornée et du dard calcaire qui n'est pas toujours entièrement dissous par l'acide chromique, le rasoir ne rencontre pas de grandes résistances.

Dissection. — L'animal mort est fixé par son pied contre le liège. On fend alors avec de fins ciseaux la paroi du corps sur la ligne médiane de la face dorsale, d'avant en arrière, en ayant soin de ne pas trop enfoncer la pointe des ciseaux, de crainte de léser les organes internes. Arrivé au *collier* ou bourrelet du manteau (*e*, fig. 361), on le détache d'un coup de ciseaux, ainsi que le repli du manteau qui recouvre la cavité pulmonaire (*g*, fig. 361), puis on rabat celle-ci du côté droit (23, fig. 363). Le plancher de cette cavité est formé par la paroi du corps; on fend celle-ci longitudinalement en suivant toujours le sommet des spires. Il s'agit de procéder lentement et de maintenir toujours soulevée avec les pinces la paroi du corps qui presse sur les viscères; le foie et l'intestin en particulier sont facilement blessés.

Les différents organes, serrés les uns contre les autres, sont enveloppés d'un tissu conjonctif lâche qui n'offre pas une grande résistance; ils sont maintenus en place par des brides musculaires qu'il faut couper pour pouvoir les étaler. L'intestin (*e*, fig 363), reconnaissable à sa couleur brunâtre, l'estomac recouvert par de larges

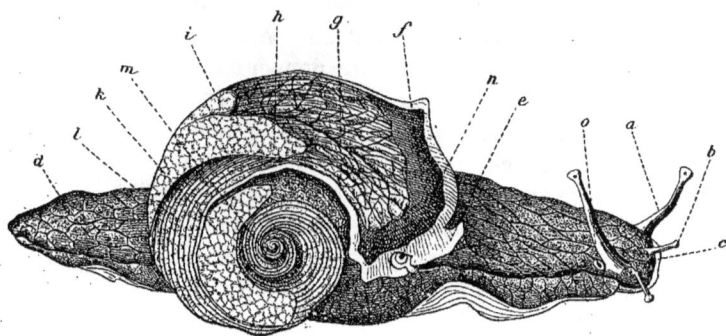

Fig. 361.

glandes muqueuses blanchâtres (*d*, *i*, fig. 363), seront portés sur la gauche et maintenus par des épingles, tandis qu'on étale sur la droite les dépendances de couleur blanche du système génital. Le débutant fera bien de dérouler complètement l'intestin en constatant ses relations avec le foie et en prenant garde de ne pas déchirer le canal hermaphrodite qui relie la glande du même nom (enfouie dans le dernier lobe du foie, sur la face interne du tour de spire appelé tortillon) à la glande de l'albumine et à l'utérus. Il pourra disposer les organes tel que l'a fait Cuvier dans la figure qui accompagne son célèbre *Mémoire sur la Limace et le Colimaçon* (voir *Littérature*). Cette figure est reproduite dans tous les ouvrages élémentaires.

Fig. 361. — *Helix pomatia*. L'animal noyé et débarrassé de sa coquille, vu du côté droit. *a*, grands tentacules ou tentacules oculaires; *b*, petits tentacules; *c*, péristome; *d*, pied; *e*, bourrelet glandulaire du manteau; *f*, portion du manteau adhérente à la paroi du corps; *g*, portion vasculaire du manteau recouvrant le sac pulmonaire; *h*, rein; *i*, le cœur que l'on aperçoit à travers le péricarde; *k*, la glande de l'albumine, vue par transparence; *l*, le foie; *m*, le tortillon; *n*, orifice du sac pulmonaire (pneumostome) et anus; *o*, orifice génital.

Nous jugeons superflu de donner ici une description de la disposition générale des organes. L'étude de nos figures 361 et 363 permettra de s'orienter facilement. La figure 361 représente l'escargot tel qu'il se présente du côté droit lorsqu'on a ôté la coquille; les différents organes indiqués sont faciles à distinguer à cause de leurs colorations diverses, on les aperçoit par transparence à travers les téguments. La forme du pied est celle d'un fuseau aplati sur sa face de reptation. Le cœur est dorsal; la tête se distingue par la double paire de tentacules qu'elle porte (a, b, fig. 361). La masse du foie et des annexes de la glande génitale est logée dans un sac contourné en spirale, le *sac viscéral*, qui fait hernie sur la face dorsale du pied. Sur le côté droit du bord du manteau se voit l'orifice respiratoire (n), qui sert en même temps à l'expulsion des excréments. En arrière du tentacule droit, on aperçoit également une petite ouverture, le pore génital (o). Nous nous sommes efforcés de donner dans notre figure 363 une vue d'ensemble de l'organisation de notre espèce type. On remarquera que nous avons renoncé à dégager l'intestin sur toute sa longueur, de son alliance avec le foie, afin de conserver les relations du cœur avec les principaux troncs artériels. Le dessin a été fait d'après un exemplaire préalablement injecté au carmin. Il va de soi qu'on oriente toujours l'animal dans le sens où il marche, la tête en avant, le pied en bas, le sac viscéral un peu déjeté à droite.

Nous indiquerons plus loin, et au fur et à mesure, les procédés les plus avantageux pour la dissection détaillée des différents organes.

Coquille. — L'enveloppe calcaire dans laquelle le corps tout entier de l'animal peut se retirer, grâce au jeu du muscle columellaire, est sécrétée par le bord du manteau. Elle est essentiellement composée d'une substance organique, la *conchyoline*, que l'on peut isoler par un séjour dans l'acide azotique faible, et de sels minéraux cristallins, parmi lesquels domine le carbonate de chaux. Ces derniers y sont déposés sous forme de lamelles et de petits prismes. La coquille ne comprend qu'une seule pièce avec une seule cavité non chambrée;

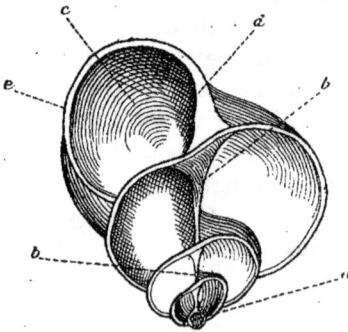

Fig. 362.

Fig. 362. — *Helix pomatia*. La coquille partiellement fendue pour montrer les tours de spire. a, apex; bb, columelle; c, ouverture ou bouche de la coquille; d, lèvre interne; e, lèvre externe.

on lui compte quatre tours de spire, disposés autour d'un axe calcaire, la *columelle* (*b*, fig. 362). Son orientation diffère selon les
systèmes conchyliologiques ; nous renvoyons, pour les détails, au

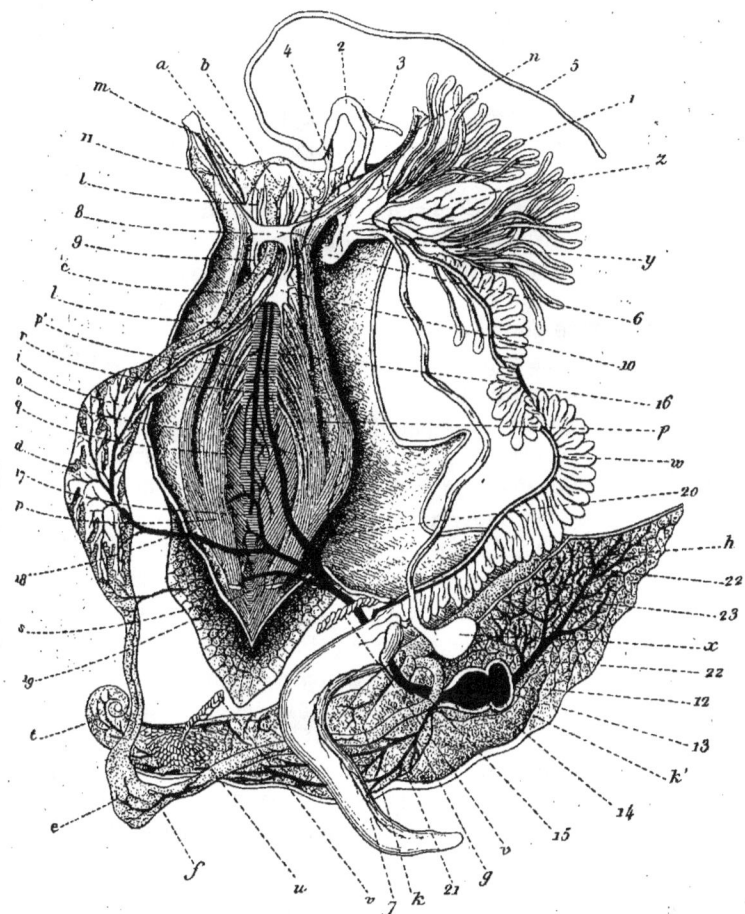

Fig. 363.

Fig. 363. — *Helix pomatia*. L'animal disséqué après injection au carmin du système
artériel et montrant la disposition générale des organes. *a*, pharynx ; *b*, commencement
de l'œsophage ; *c*, œsophage ; *d*, estomac ; *e*, portion cœcale de l'intestin dans laquelle
débouchent en *f* les canaux excréteurs de la glande digestive ou foie ; *g*, intestin qui
s'infléchit dans le foie (il n'a pas été entièrement isolé afin de conserver les rapports du
cœur avec l'aorte) ; *h*, rectum ; *i*, glandes salivaires se dessinant en blanc autour de
l'estomac ; *k*, glande digestive ou foie ; *k′*, canaux excréteurs des glandes salivaires débouchant dans le pharynx de chaque côté de l'œsophage ; *m*, tentacule gauche
partiellement retiré ; *n*, tentacule droit étendu ; *o*, muscles rétracteurs des tentacules ;
p, muscle columellaire (le muscle impair qui recouvre les muscles columellaires et qui

Manuel de Conchyliologie de Fischer (page 443). Nous orientons la coquille, la bouche (c) en avant et le sommet (a) en arrière, ainsi que nous l'avons représentée dans la figure 362. Nous pouvons lui reconnaître une lèvre interne (d) du côté de la columelle et une lèvre externe (e). La coquille est dite *holostome* parce que les bords de sa bouche sont réguliers, sans échancrures et dépourvus d'ornements.

A l'approche de l'hiver, l'escargot sécrète par le bourrelet de son manteau une sorte de couvercle, *l'épiphragme*, qui ferme hermétiquement l'ouverture de la coquille. Ce couvercle, que l'on ne peut pas homologuer à l'opercule des autres Gastéropodes parce qu'il est toujours libre et ne contracte aucune alliance avec le pied, diffère de la coquille par sa composition; il contient une proportion beaucoup plus forte de phosphate de chaux mêlé au carbonate. Au printemps, l'épiphragme tombe pour ne se reformer qu'à l'arrière-automne.

Téguments. — La peau de l'escargot est molle, elle est parsemée à la face supérieure du corps, dans les régions non recouvertes par la coquille, de proéminences papilliformes séparées par des sillons (fig. 361); elle se continue directement avec le tissu dermo-musculaire sous-jacent. Cependant à la face dorsale, elle se soulève facilement, surtout chez les individus tués sous l'eau et fixés dans une solution bouillante de sublimé. C'est dans cette région dorsale que nous en détachons un fragment; après l'avoir fixé dans l'acide osmique à 1 pour 100, ou dans le sublimé, nous le colorons au carmin et le débitons en coupes minces. Pour l'étude des éléments histologiques par la dilacération, une macération prolongée (plusieurs jours) dans une solution faible de bichromate de potasse est très avantageuse.

Le corps tout entier est recouvert par *l'épiderme*, composé d'une seule couche de cellules cylindriques ou aplaties. Cette dernière forme existe surtout dans les portions recouvertes par la coquille.

---

s'insère en avant à la face inférieure du pharynx a été enlevé pour montrer l'artère pédieuse); *q*, muscles obliques du pied; *r*, muscles transverses du pied; *s*, région postérieure du pied non fendu; *t*, tortillon du foie; *u*, glande hermaphrodite; *v*, canal excréteur de la glande hermaphrodite (il a été coupé pour permettre l'étalage des organes); *w*, utérus; *x*, vésicule séminale; *y*, canal de la vésicule séminale détaché de ses adhérences avec l'utérus; *z*, poche du dard; 1, glandes multifides; 2, pénis; 3, extrémité du canal déférent; 4, muscle rétracteur du pénis; 5, flagellum; 6, cloaque génital; 7, glande de l'albumine; 8, cerveau; 9, commissures périœsophagiennes; 10, ganglion viscéro-pédieux; 11, nerf tentaculaire; 12, péricarde ouvert; 13, oreillette; 14, ventricule; 15, aorte; 16, artère céphalique qui, en avant, traverse le ganglion viscéropédieux; 17, artère descendante qui se ramifie entre les muscles du pied; 18, artère salivaire, se ramifiant sur l'estomac et se prolongeant sur les conduits salivaires; 19, artère intestinale; 20, rameau se rendant au pied et au muscle columellaire; 21, artère viscérale (hépato-intestinale de Cuvier); 22, veine pulmonaire ramenant à l'oreillette le sang artérialisé; 23, paroi dorsale du manteau, portant les vaisseaux veineux.

Nous n'y avons pas rencontré de cils vibratiles, ainsi qu'il en existe chez les Gastéropodes aquatiques. Le protoplasma de ces cellules, étudié à l'état frais, est légèrement coloré en jaune et leurs noyaux sont bien apparents (*a*, fig. 364 et 365). Immédiatement au-dessous se rencontre une couche discontinue de cellules pigmentaires, irrégulièrement étoilées. Ces cellules sont abondantes surtout dans la peau qui recouvre le sac pulmonaire (*c*, fig. 366); ailleurs, elles peuvent faire complètement défaut.

Le *derme* est constitué par un tissu conjonctif lâche, renfermant de grandes cellules transparentes de formes variées (*d*, fig. 366), de nombreux noyaux épars ou en amas (*f*, fig. 366) et des fibrilles musculaires entrecroisées dans toutes les directions (*f*, fig. 365, et

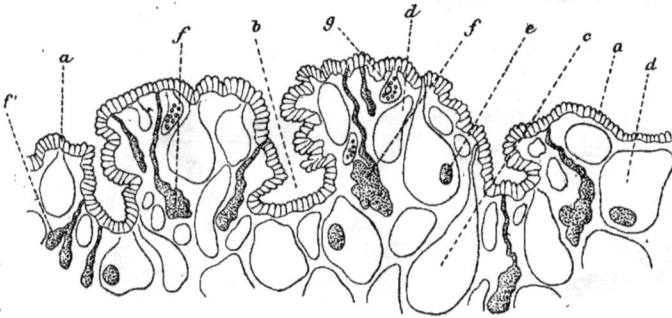

Fig. 364.

e, fig. 366), entre lesquelles on aperçoit çà et là des dépôts calcaires sous forme de concrétions.

La couche superficielle du derme possède d'abondantes glandes monocellulaires, glandes muqueuses et glandes calcaires, abondantes surtout dans la peau du dos, sur les côtés du pied, au niveau des papilles en particulier et dans le bourrelet du manteau. La peau protégée par la coquille en est au contraire dépourvue.

Les *glandes muqueuses* (*c*, fig. 364, et *b*, fig. 365) sont parfois assez volumineuses pour être vues à l'œil nu; elles sont pyriformes, leur contenu est transparent, finement granuleux et montre, dans beaucoup de cas, un noyau qui se colore vivement dans les solutions carminées (*e*, fig. 364, et *c*, fig. 365). Elles débouchent par un orifice (*e*, fig. 365) situé à l'extrémité du col de la glande (*d*), lequel s'insinue

Fig. 364. — *Helix pomatia*. Coupe verticale de la couche glandulaire de la peau du dos, pratiquée dans une région où les bourrelets papilliformes sont très accusés. Leitz, Oc. 1, Obj. 5. *a*, épiderme; *b*, sillon entre deux papilles; *c*, glandes muqueuses coupées en long; *d*, glandes muqueuses coupées dans divers sens, chez quelques-unes le rasoir a rencontré le noyau *e*; *f*, glandes calcaires remplies de substance granuleuse; *f'*, glande calcaire dont le sac est double; *g*, cellules pyriformes renfermant des globules jaunes.

entre les cellules épidermiques. Elles se distinguent des glandes calcaires en ce que leur contenu ne fait pas effervescence par l'action de l'acide acétique. Les coupes verticales de la peau montrent ces glandes tranchées dans différentes directions.

Les *glandes calcaires* ont la forme de petits sacs à contours onduleux; leur nombre paraît moins grand que celui des précédentes; nous possédons des coupes, telles que celle représentée figure 365, qui n'en montrent aucune. Leur contenu est opaque et très granuleux (*f*, fig. 364). Elles sont quelquefois étroites et allongées, leur extrémité aveugle étant à peine renflée. Par contre, il s'en trouve dont le sac est double (*f'*, fig. 364). Leydig les a minutieusement étudiées au point de vue histologique dans son *Mémoire sur la peau et la coquille des Gastéropodes* (voir *Littérature*).

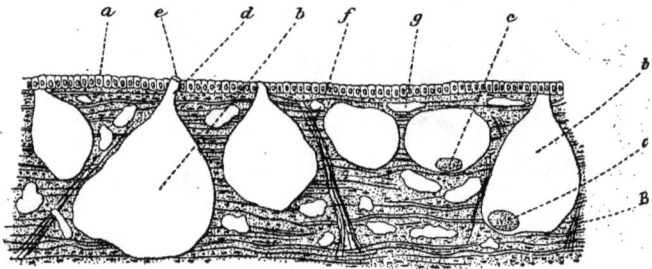

Fig. 365.

Comme les précédentes, les glandes calcaires excrètent leur contenu par un fin canal plus ou moins allongé qui débouche à la surface de la peau par un très petit orifice circulaire. Nous pensons que l'expulsion des produits de sécrétion est provoquée par le jeu des fibres musculaires du derme, qui s'entrecroisent tout autour de ces glandes.

Enfin, les coupes du derme y révèlent la présence de nombreux espaces lacunaires sanguins qu'il est facile d'injecter, ainsi que nous l'indiquerons en traitant de la circulation.

La peau qui recouvre le sac pulmonaire est plus mince que celle qui s'étend sur les portions du corps non recouvertes par la coquille; elle est plus pigmentée, les cellules de son épithélium sont plus aplaties; son tissu conjonctif de consistance spongieuse (*d*, fig. 366) est parcouru par les artères et les veines pulmonaires (*g*, *g'*).

Fig. 365. — *Helix pomatia*. Coupe verticale de la peau du dos, en une région dépourvue de papilles. Leitz, Oc. 1, Obj. 7. *a*, cellules épidermiques; *b*, glandes muqueuses; *d*, canal excréteur de l'une d'elles; *e*, son orifice de sortie; *f*, faisceaux musculaires du derme dispersés dans diverses directions; *g*, espaces lacunaires.

Le feuillet péritonéal, qui tapisse la cavité du corps et s'infléchit à la surface des viscères, ainsi que des lamelles conjonctivo-musculaires qui les relient ensemble, est composé de cellules rondes, renfermant un grand noyau ovalaire, de cellules ovalaires et de cellules étoilées, entre lesquelles flottent de nombreux noyaux libres.

Muscles. — Tous les muscles sont constitués par des cellules fusiformes parfois extrêmement allongées, à noyau bien distinct ou rudimentaire et dont quelques-unes présentent une apparence de striation transversale. On les étudiera sur des portions de muscles ayant macéré pendant quelques jours dans une solution d'acide chromique à 1 pour 1,000. Le muscle du cœur se prête très bien à cette étude. Les fibres musculaires sont fort ténues dans le derme;

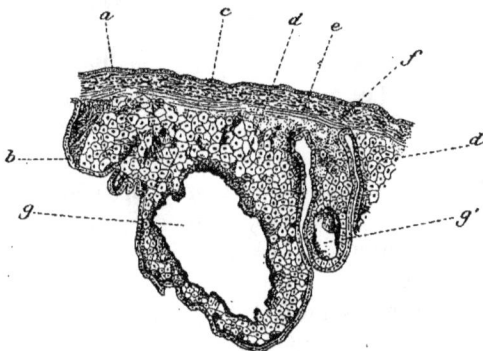

Fig. 366.

On constatera leur entrecroisement sur des fragments détachés du plancher de la cavité pulmonaire ou bien des lamelles conjonctivo-musculaires qui relient les viscères les uns aux autres. Elles sont groupées en faisceaux compacts dans le pied. Cet organe représente la plus puissante masse musculaire, les faisceaux y sont entrecroisés dans tous les sens et imbibés de sang, grâce à l'existence de nombreux espaces lacunaires dont nous parlerons plus loin. Les coupes transversales du pied présentent un aspect semblable à celui des coupes de la langue des Mammifères, avec laquelle Cuvier avait déjà comparé le pied de la Limace et du Colimaçon. On y reconnaît des faisceaux longitudinaux, transversaux, dorso-ventraux et obliques.

Au-dessus du pied et à la base des viscères, se trouve le grand

Fig. 366. — *Helix pomatia.* Coupe verticale à travers la paroi vasculaire du sac pulmonaire. Leitz, Oc. 1, Obj. 3. *a,* épithélium; *b,* endothélium; *c,* cellules pigmentaires éparses dans les couches superficielles du derme; *d,* grandes cellules du tissu conjonctif dermique; *e,* fibres musculaires superficielles; *f,* amas de noyaux; *g,* coupe d'un vaisseau sanguin; *g,* idem, à l'intérieur duquel est un coagulum de sang.

muscle columellaire (*p*, fig. 363), divisé sur la ligne médiane en deux larges bandelettes qui se subdivisent en avant en plusieurs faisceaux pénétrant obliquement dans le pied. Les muscles rétracteurs des tentacules (*o*, fig. 363) se détachent également du muscle columellaire. Ce dernier, dont un faisceau impair traverse le collier œsophagien et va s'insérer à la base de la masse musculaire du pharynx, a pour fonction de retirer dans la coquille toute la partie antérieure du corps. Il s'insère par son extrémité postérieure contre la columelle.

On remarquera, en ouvrant l'animal, le muscle rétracteur du pénis (*4*, fig. 363) inséré d'un côté à la base du pénis et de l'autre contre la paroi opposée du corps. On doit le couper pour étaler l'appareil génital; il en est de même pour quelques autres brides musculaires qui traversent obliquement, par-dessus l'intestin, la cavité du corps d'une paroi à l'autre.

Système nerveux. — Les principaux ganglions de ce système sont groupés près de l'œsophage, autour duquel ils constituent un collier blanchâtre (*8, 9, 10*, fig. 363) qui frappe le regard dès que l'on ouvre l'animal et d'où émanent de nombreux nerfs qui se rendent à la périphérie. Cet anneau nerveux est enveloppé d'une gaine de tissu conjonctif lâche, à laquelle se rattachent de petites brides musculaires qui sont en relation d'autre part avec les parois du corps et la masse pharyngienne.

La faible résistance des nerfs à l'état frais rend leur dissection assez difficile et il n'est pas toujours aisé de les distinguer des muscles voisins. On réussit mieux dans cette opération en la pratiquant sur des individus préalablement noyés et fixés dans une solution bouillante de sublimé ou macérés pendant plusieurs jours dans une solution d'acide azotique à 20 pour 100. Cet acide attaque les muscles qui se désagrègent facilement, tandis que les nerfs y prennent, au contraire, avec une coloration jaunâtre, une plus grande consistance. Pour l'étude histologique du tissu nerveux, on se servira de l'acide osmique à 1 pour 100.

Le ganglion supérieur ou *ganglion cérébroïde* (*8*, fig. 363, et *a*, fig. 367) est plus large que long et légèrement renflé en avant aux points d'émergence des nerfs tentaculaires (*g*, fig. 367). Il est relié au ganglion inférieur ou *ganglion viscéro-pédieux* (*10*, fig. 363, et *b*, fig. 367) par une double commissure (*9*, fig. 363, et *d*, fig. 367) qui contourne l'œsophage immédiatement derrière la masse du pharynx et qui embrasse le grand muscle rétracteur de cette dernière.

Le ganglion inférieur est volumineux, très épais, il est traversé d'arrière en avant par l'aorte céphalique (*t*, fig. 367) qui le divise complètement en deux portions, l'une supérieure à l'aorte, le ganglion pédieux proprement dit, qui porte les otocystes; et l'autre inférieure, le ganglion viscéral. La branche antérieure de la commissure péri-œsophagienne aboutit à la première portion du ganglion inférieur, la branche postérieure se rend à la seconde. Nous avons donc ici pour le moins trois paires de ganglions correspondant à celles que nous avons décrites chez l'Anodonte; mais, contrairement à ce qui est le cas chez ce Lamellibranche, elles sont très rapprochées les unes des autres, les ganglions viscéraux et les ganglions pédieux étant même, chez l'Escargot, par-tiellement fusionnés. D'ailleurs, des séries de coupes pratiquées dans la masse sous-œsophagienne font admettre qu'elle comprend encore des ganglions autres que ceux que nous venons de citer. Ihering estime leur nombre total à 7 et, en effet, on peut voir en cet endroit, sur de très jeunes individus, sept ganglions fort rapprochés.

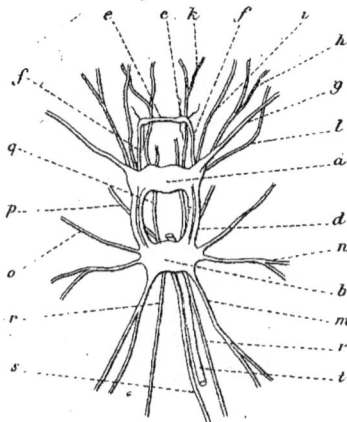

Fig. 367.

Le ganglion cérébroïde est relié par deux commissures à deux petits ganglions situés sy-métriquement de chaque côté du pharynx, dans le voisinage du point où pénètrent les canaux excréteurs des glandes salivaires. Ce sont les *ganglions stomato-gastriques* (c, fig. 367, et *f*, fig. 376); ils donnent naissance à de minces filets nerveux qui se distribuent en avant jusqu'au voisinage de la bouche et en arrière tout le long de l'œsophage. Ces ganglions ovalaires sont reliés l'un à l'autre par une commissure transversale (e, fig. 367).

Quant aux nerfs périphériques, ils sont nombreux et parfois si ténus, qu'il est assez difficile de les poursuivre. Nous ne mentionne-rons que les principaux en faisant usage de quelques-uns des noms

Fig. 367. — *Helix pomatia*. Système nerveux central, au double à peu près de la grandeur naturelle. *a*, ganglion cérébroïde; *b*, ganglion viscéro-pédieux; *c*, ganglions stomato-gastriques; *d*, double commissure périœsophagienne réunissant le ganglion céré-broïde au ganglion viscéro-pédieux; *e*, commissure transverse des ganglions stomato-gastriques; *f*, commissures réunissant les ganglions stomato-gastriques au ganglion cérébroïde; *g*, nerf tentaculaire; *h*, nerf labial externe; *i*, nerf labial interne; *k*, nerf facial; *l*, nerf impair se rendant au pénis; *m*, nerf palléal postérieur; *n*, nerf palléal intermédiaire; *o*, nerf palléal antérieur; *p* et *q*, nerf pédieux se rendant à l'extrémité antérieure du pied; *r*, branches principales des nerfs pédieux se rendant vers la partie postérieure du pied; *s*, nerf génital; *t*, aorte céphalique traversant le ganglion viscéro-pédieux.

dont s'est servi Ihering dans son *Mémoire sur le développement de* *l'Helix* (voir *Littérature*).

Les deux plus gros nerfs émanant du ganglion cérébroïde sont les *nerfs tentaculaires*, nerfs optiques de divers auteurs (*g*, fig. 367). Ce sont des nerfs mixtes, ils renferment des fibres motrices innervant les muscles rétracteurs des tentacules et des fibres sensitives qui s'en détachent pour constituer le rameau optique se rendant à l'œil. En outre, des fibrilles de ces nerfs se dispersent dans une masse ganglionnaire dont nous reparlerons en traitant de l'anatomie du tentacule (voir *Organes des sens*); cette masse est située sous la peau de l'extrémité des tentacules (ramuscules olfactifs).

De chaque côté des nerfs tentaculaires part une paire de nerfs plus fins. Ce sont, en dehors, le *nerf labial externe* (*h*, fig. 367) qui ne tarde pas à se bifurquer en deux branches, dont l'une se rend aux lèvres et l'autre aux parties latérales de la tête; puis le *nerf labial interne* (*i*, fig. 367) qui pénètre dans la masse musculaire du pharynx et se prolonge jusqu'au voisinage de la mâchoire.

Du bord antérieur du ganglion cérébroïde partent deux branches, les *nerfs faciaux* (*k*, fig. 367), qui se ramifient dans la peau des tentacules et de la face antérieure de la tête. Un rameau de ces nerfs pénètre à l'intérieur des petits tentacules.

C'est auprès des nerfs faciaux que prennent naissance les *nerfs auditifs*, deux nerfs très fins que nous n'avons pu représenter dans notre figure parce qu'ils partent de la face inférieure du cerveau et qu'ils s'infléchissent immédiatement vers le ganglion pédieux en suivant les commissures œsophagiennes pour aboutir aux otocystes. Leur dissection n'est possible que sous une forte loupe. Enfin, par son côté droit, le ganglion cérébroïde fournit le *nerf impair du pénis* (*l*, fig. 367), qui se ramifie autour de l'extrémité de l'appareil génital mâle.

Les nerfs émanant du ganglion viscéro-pédieux sont nombreux; plusieurs, parmi ceux qui naissent de sa face inférieure, s'enfoncent tout de suite dans les muscles du pied; or, comme la masse pédieuse est très dense et que ces nerfs sont très minces, leur dissection est difficile. Les nerfs qui partent des côtés et du bord postérieur de ce gros ganglion sont au contraire plus forts, libres sur une portion plus ou moins grande de leur parcours; on réussit aisément à les poursuivre jusqu'aux parois du corps, à l'appareil génital, au muscle columellaire, etc.

Nous distinguerons en premier lieu quatre gros nerfs qui, du bord postérieur du ganglion viscéro-pédieux, se dirigent en arrière. L'un d'eux, le *nerf génital*, suit le parcours de l'aorte céphalique (*s*, fig. 367) jusqu'au voisinage du cœur. Là, il se ramifie; les principales branches pénètrent dans l'utérus, non loin de la glande de l'albumine et dans le rein; des ramuscules plus fins se rendent au péricarde et jusque dans l'oreillette.

Les autres gros nerfs du ganglion sont symétriques; ils remontent de chaque côté du corps, se ramifiant contre les parois de celui-ci et surtout dans l'épaisseur du bourrelet palléal. On peut reconnaître un *nerf palléal antérieur* (*o*, fig. 367) qui passe au-dessus de l'extrémité antérieure de l'utérus et atteint le bourrelet du manteau, où il se divise autour de l'orifice du sac pulmonaire; un *nerf palléal intermédiaire* qui, à droite, s'insinue au-dessous de l'utérus et se ramifie dans la région voisine du manteau et de la paroi du corps (*n*, fig. 367) et un *nerf palléal postérieur* (*m*) qui se rend également dans la paroi du corps.

Mais c'est de la face inférieure du ganglion viscéro-pédieux que partent les nerfs les plus nombreux; ils rayonnent dans tous les sens et pénètrent dans le pied. Nous avons figuré (*p* et *q*, fig. 367) les deux paires de devant qui se rendent à l'extrémité antérieure du pied; quant aux autres, elles descendent presque immédiatement dans la masse charnue de l'organe locomoteur.

Organes des sens. — Les sens inférieurs, tels que le toucher, l'odorat et le goût, sont vraisemblablement desservis chez l'Escargot par des cellules particulières, intercalées entre les cellules cylindriques de l'épithélium cutané. Ces cellules ont été surtout étudiées par Flemming qui les a rencontrées dans la peau d'un grand nombre de Gastéropodes et de Lamellibranches. Cet auteur a su mettre en évidence, au moyen du chlorure d'or, leurs relations avec les filets nerveux qui courent dans la couche dermo-musculaire sous-jacente, et l'union de ces cellules avec les fibres nerveuses permet de concevoir comment elles peuvent transmettre à l'animal l'impression des excitations extérieures. Il faut convenir cependant que la morphologie est impuissante à déterminer quelles sont les sensations spéciales transmises par tel ou tel groupe de ces cellules. L'expérience physiologique doit intervenir dans ce but. Chacun sait, par exemple, que l'Escargot est fort sensible aux odeurs; Moquin-Tandon a montré qu'il se dirige parfaitement vers une fraise enfermée dans un sachet de toile. Mais, comme il cesse de jouir de cette faculté lorsqu'on coupe l'extrémité de ses tentacules, on est autorisé à localiser le sens olfactif dans cette région où abondent, ainsi que nous le verrons bientôt, les cellules sensitives. C'est par des considérations du même ordre qu'on s'accorde à localiser le sens du goût sur les lèvres et dans les portions membraneuses de la cavité buccale (voir le mémoire cité de Simroth), ainsi que le sens du toucher sur toutes les régions de la peau non recouvertes par la coquille et particulièrement sur les bords du pied.

L'étude des cellules sensitives de la peau se fait au moyen de dilacérations et de coupes. Dans ce but, Flemming conseille de laisser macérer des fragments de la peau dans une solution de 4 à 6 pour 100 de bichromate de potasse. L'acide osmique à 1 pour 100 est également un bon fixatif, mais les éléments qu'il s'agit d'isoler y deviennent extrêmement fragiles.

Quant au traitement des tentacules, le plus simple est de les trancher à leur base d'un coup de ciseaux, sur un animal vivant, et de les laisser tomber dans une solution faible d'acide chromique ou

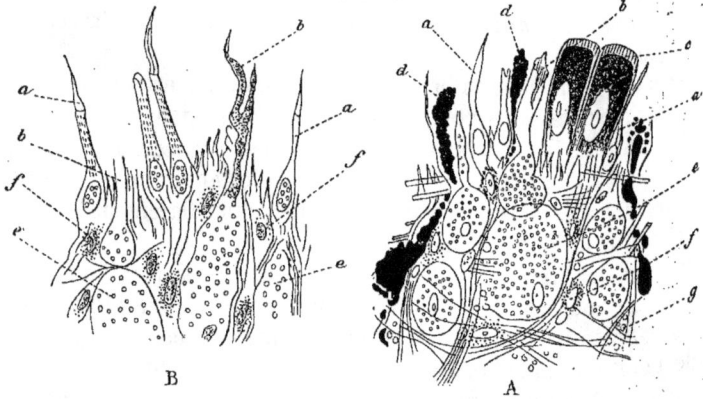

Fig. 368.

de bichromate de potasse. Aussi rapidement que soit faite l'opération, le tentacule s'invagine toujours plus ou moins, mais il arrive quelquefois qu'il s'étale de nouveau spontanément dans le réactif et qu'il est fixé ainsi à l'état d'extension. On choisira naturellement des tentacules étendus pour y pratiquer des coupes qui seront toujours faites après inclusion dans la paraffine.

En examinant sous une très forte lentille des coupes de la peau du dos (fig. 368), on remarquera que les bourrelets papilliformes sont bordés par les grandes cellules cylindriques de l'épithélium (c) dont nous avons parlé en traitant des téguments, puis qu'outre ces cellules

Fig. 368. — *Helix pomatia*. A, coupe verticale de la peau du dos. Hartnack, Oc. 3, Obj. 9 à imm. (D'après FLEMMING.) *a*, cellules fusiformes à prolongement filamenteux (*Haarzellen*); *b*, cellules muqueuses; *c*, cellules cylindriques de l'épithélium; *d*, amas pigmentaires; *e*, grandes cellules du tissu conjonctif; *f*, noyaux épars dans les mailles du tissu conjonctif; *g*, fibres musculaires coupées transversalement. B, fragment d'une coupe de la peau de la même région. Hartnack, Obj. 12 à imm. Les lettres ont la même signification qu'en A.

il s'en trouve de plus petites, fusiformes, dont l'extrémité tournée au dehors est très allongée et se termine parfois par un petit appendice bacilliforme (a, fig. 368, et b, fig. 370). Cette extrémité se casse facilement, en sorte que, dans le produit d'une dilacération, la plupart des cellules en sont dépourvues. Par leur autre extrémité, ces éléments sont reliés à des fibrilles nerveuses qui courent dans le tissu conjonctif du derme et dont on fera la recherche sur des morceaux de peau préalablement traités par le chlorure d'or. Selon Flemming, de telles cellules sont dispersées dans toute la peau, mais elles sont surtout abondantes sur les tentacules, sur les lèvres latérales de la

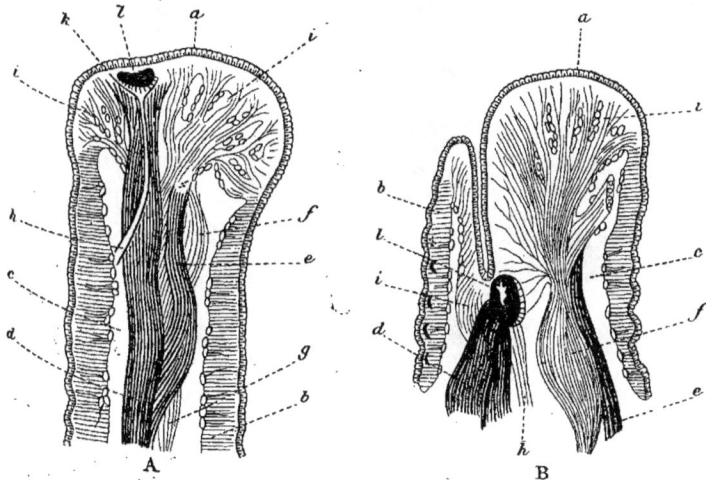

Fig. 369.

bouche et sur les bords du pied. Il y en aurait même à la plante de ce dernier organe, où elles contracteraient la forme de cellules en pinceau, comme on en rencontre dans les téguments des Mollusques aquatiques.

Nous avons représenté à la figure 370, d'après l'auteur cité, un fragment de la peau d'un tentacule, montrant une grande quantité de ces cellules sensitives.

Avant de décrire l'œil, nous devons dire quelques mots de la structure des *tentacules* qui le portent. Nous pouvons les considérer

Fig. 369. — *Helix pomatia.* Coupes longitudinales du tentacule oculaire. (D'après FLEM-MING.) A, tentacule complètement étendu; B, tentacule invaginé jusqu'au tiers à peu près de sa longueur. a, épithélium renfermant des cellules olfactives à l'extrémité même du tentacule; b, parois du tentacule; c, espace lacunaire; d, muscle rétracteur du tentacule; e, portion du muscle rétracteur se rendant à la substance ganglionnaire de l'extrémité du tentacule; f, ganglion du nerf tentaculaire; g, nerf tentaculaire; h, nerf optique; i, substratum ganglionnaire; k, rétine; l, œil.

comme deux évaginations de la peau en forme de tubes cylindriques, terminés par un renflement en bouton. Les parois en sont fortement musculaires et la lumière occupée par un puissant muscle rétracteur, relié lui-même au muscle columellaire et divisé en deux faisceaux, dont l'un se rend à l'œil (*d*, fig. 369) et l'autre à l'extrémité même du tentacule (*e*, fig. 369). A côté de ce muscle et à peu près au centre de la cavité tentaculaire, court le nerf du tentacule (*g*, fig. 369) qui est renflé à son extrémité et dont se détache un rameau beaucoup plus fin, le nerf optique proprement dit (*h*). Pour connaître la situation relative et la structure intime de ces différents éléments, il est indispensable de recourir à des coupes longitudinales

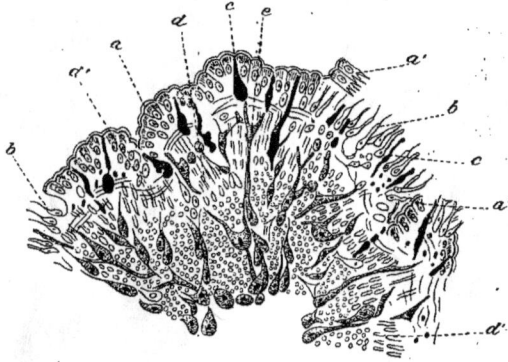

Fig. 370.

de tentacules étendus et fixés de la manière indiquée plus haut. On constatera sur de telles coupes que la disposition des faisceaux musculaires de la peau et le mode d'insertion du muscle tentaculaire, dont les fibres se prolongent jusqu'à l'extrémité même du tentacule, ont pour but de permettre son retrait par invagination, comme un doigt de gant, afin de protéger les importants organes sensitifs, œil et cellules olfactives, que porte cet organe.

Tout en renvoyant aux mémoires de Flemming et de Simroth, pour ce qui concerne la structure histologique des tentacules (fig. 370), nous ajouterons que le nerf tentaculaire présente, dans sa partie terminale renflée, une structure ganglionnaire et qu'il en émane des fibrilles qui rayonnent jusqu'à la base de l'épithélium de la peau. Or,

Fig. 370. — *Helix pomatia*. Fragment d'une coupe transversale d'un des petits tentacules. Hartnack, Oc. 1, Obj. 7. (D'après FLEMMING.) *a*, épithélium cylindrique déchiré en *a'*; *b*, cellules sensitives (*Haarzellen*); *c*, dépôts pigmentaires; *d*, faisceaux musculaires coupés transversalement; *d'*, muscles coupés en divers sens; *e*, grandes cellules à noyaux dont les prolongements s'étendent jusqu'à l'épithélium.

comme nous avons vu que ces fibrilles reçoivent probablement des impressions olfactives, nous pouvons encore considérer les nerfs tentaculaires comme nerfs de l'odorat.

L'*œil* n'occupe pas exactement l'extrémité du tentacule. Il apparaît comme un point noir légèrement rejeté du côté externe. Pour l'isoler, on fend le tentacule sur toute sa longueur, puis on saisit avec les pinces l'extrémité du nerf tentaculaire et, sous la loupe, on détache le globe oculaire de ses adhérences avec celui-ci et les téguments, en ayant soin de ménager le nerf optique. On obtient ainsi une préparation de l'œil telle que nous l'avons représentée (A, fig. 371). Placé dans une

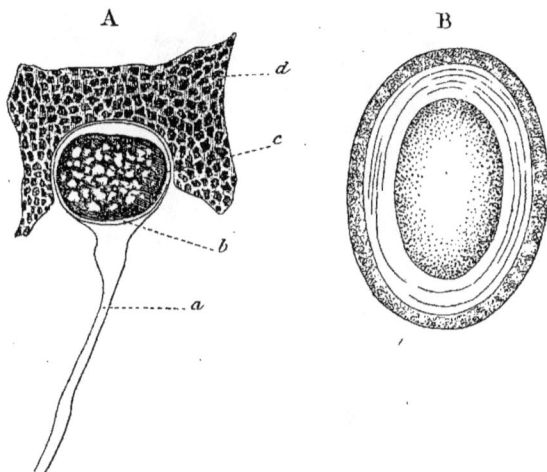

Fig. 371.

goutte d'eau ou de glycérine et recouvert d'un verrelet, on réussit, en exerçant une légère pression sur ce dernier, à déchirer la sclérotique et à faire saillir le cristallin plus ou moins déformé. Mais, pour l'étude des enveloppes de l'œil et de son contenu, on doit recourir à la méthode des coupes sur des tentacules fixés comme il est dit plus haut et à des dilacérations de l'organe après sa fixation par l'acide osmique à 1 pour 100. L'œil est sensiblement sphérique, mais se déforme plus ou moins pendant les préparations, sa coupe est souvent ovoïde (fig. 372). Il est entouré d'une membrane sans structure, mince mais solide, la sclérotique (*d*), qui n'est interrompue qu'au point du pôle postérieur par lequel pénètre le nerf optique (*g*). Au pôle opposé,

Fig. 371. — *Helix pomatia*. A, l'œil isolé du tentacule. Leitz, Oc. 1, Obj. 7. *a*, le nerf optique; *b*, la rétine; *c*, réseau pigmentaire; *d*, fragment de peau adhérant à la cornée. B, le cristallin. Gundlach, Oc. 3, Obj. 7 à imm.

la sclérotique se modifie en une cornée transparente (*c*), dans laquelle on reconnaît l'existence de petites cellules aplaties. La cornée est recouverte elle-même d'une couche de cellules épithéliales plates, simple modification de l'épithélium cylindrique de la peau. La cavité de l'œil est presque entièrement occupée par le cristallin, corpuscule ellipsoïdal, transparent, constitué par des couches concentriques d'une substance albuminoïde durcie (B, fig. 371, et *f*, fig. 372). Nous n'y avons jamais aperçu de structure définie, mais bien de fines granulations plus denses dans son centre, où elles constituent une sorte de noyau. Les couches extérieures du cristallin ont plus de consis-

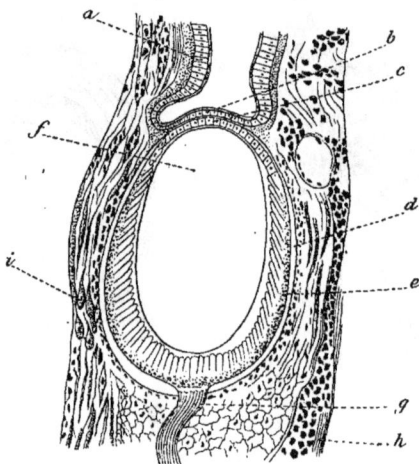

Fig. 372.

tance que l'intérieur, en sorte que, lorsqu'on écrase ce corps sous une lamelle de verre, on en voit jaillir une matière granuleuse semi-liquide. Il est fort difficile de se convaincre de l'existence d'une humeur aqueuse et d'un corps vitré, admis cependant par plusieurs auteurs.

Dans tous les cas, si de tels produits existent, leur quantité doit être très minime, car le cristallin touche presque en avant à la cornée et en arrière à la rétine. La figure 372 montre combien l'espace compris entre cette dernière et le cristallin est limité.

La rétine est assurément la membrane de l'œil dont la structure est la plus complexe. Les histologistes ont beaucoup discuté sur la signification des éléments que l'on y rencontre; il est très difficile de

Fig. 372. — *Helix pomatia*. Coupe de l'œil passant par le nerf optique. Dessin légèrement schématisé d'après une coupe de Simroth. *a*, cellules de l'épithélium cutané; *b*, épithélium passant au-devant de la cornée; *c*, cornée; *d*, sclérotique; *e*, rétine; *f*, cristallin; *g*, nerf optique; *h*, fibrilles du nerf tentaculaire.

la séparer de la couche pigmentaire ou choroïde qui y est pour ainsi dire incluse. Vue de champ par sa face interne, la rétine présente l'aspect d'une mosaïque ; sur une coupe, sa couche intérieure se montre constituée par un grand nombre de petits prismes (e) juxtaposés et entre lesquels est déposé un pigment noir. Nous renvoyons, pour la structure de ces prismes, aux mémoires de Babuchin et de Simroth. Au dehors de cette couche fortement pigmentée, on voit une couche plus mince renfermant des éléments ganglionnaires et des fibrilles nerveuses qui sont en continuité avec les fibres du nerf optique. La consistance de celui-ci est si fa. le, qu'une légère pression exercée sur l'œil y fait pénétrer une partie du pigment de la rétine qui s'infiltre entre les fibrilles du nerf. De là, chez quelques auteurs, la conjecture d'un canal à l'intérieur du nerf optique. Des coupes transversales du tentacule démontrent qu'un tel canal n'existe pas.

Otocystes. — De chaque côté de la face supérieure du ganglion pédieux, repose une capsule auditive englobée dans une masse de tissu conjonctif dont il est fort difficile de l'isoler. On n'y parvient qu'au moyen d'une lente dilacération sous la loupe, après qu'on a reconnu la situation de la capsule et séparé, avec les fins ciseaux, la région ganglionnaire sur laquelle elle repose. La paroi de la vésicule est très mince et se déchire facilement, aussi est-il avantageux de fixer, au préalable, le ganglion tout entier dans la solution de bichromate de potasse ou dans l'acide osmique à 0,5 pour 100. S'il ne s'agit que de démontrer l'existence des otocystes, on se contente de laisser tomber une goutte d'acide acétique sur le ganglion, qui s'éclaircit aussitôt et laisse voir par transparence les deux organes auditifs dont les otolithes se dessinent avec une assez grande netteté. D'ailleurs, nous recommandons aux débutants de s'adresser aux très jeunes individus ; nous n'avons jamais réussi à voir certains détails, les cils vibratiles de l'endothélium, par exemple, chez les adultes. Lorsqu'on est familiarisé avec la situation de ces organes, on les détache avec un lambeau de la substance ganglionnaire et on les examine, à l'état frais, dans une goutte du sang de l'animal, sous le compresseur. (On peut remplacer le sang par une solution de sel marin à 0,75 pour 100.)

L'otocyste est sensiblement sphérique, limité par une fine membrane pellucide (a, fig. 373), à la face externe de laquelle adhèrent de nombreux noyaux conjonctifs et des fibrilles de nature musculaire et dont la face interne est tapissée d'un épithélium cylindrique (b), dans lequel Leydig a constaté l'existence de gros noyaux (g), renfermant eux-mêmes un nucléole fusiforme. L'épithélium ne présente pas partout la même épaisseur, il est renflé vis-à-vis du point d'entrée

50

du nerf acoustique, et c'est en cette région que Leydig l'a représenté couvert de cils vibratiles. Ces derniers sont si fins que leur existence demeure douteuse dans la plupart des cas; nous les avons vus cependant une fois distinctement chez un jeune exemplaire de l'espèce *H. hortensis*.

La cavité de l'otocyste est occupée par un grand nombre d'otolithes (fig. 373 *f*, et 374). Leur forme est ovalaire, elle varie d'ailleurs, ainsi que leur nombre, selon l'âge des individus chez lesquels

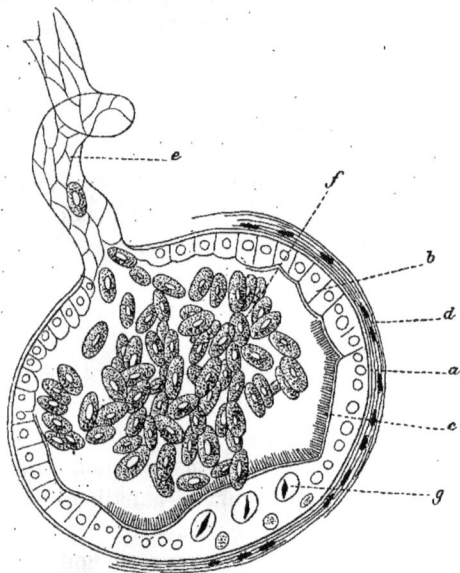

Fig. 373.

Fig. 374.

on les étudie. Sous une lentille d'immersion, on remarque, à leur surface, des striations qui rayonnent de leur centre et qui sont très serrées sur leurs bords. Le centre est nucléolé et plus clair que la périphérie. Les acides dissolvent les otolithes en dégageant de petites bulles d'acide carbonique.

Quant au nerf auditif, il est difficile à suivre à cause de son extrême finesse. Cependant on réussit à l'apercevoir entre les commissures du collier œsophagien, montant vers le cerveau, sur des

Fig. 373. — *Helix pomatia*. Un otocyste isolé et légèrement comprimé. (D'après LEYDIG.) *a*, cuticule; *b*, épithélium portant des cils vibratiles en *c*; *d*, couche musculaire entourant l'otocyste; *e*, nerf auditif; *f*, otolithes; *g*, grands noyaux de l'épithélium renfermant un nucléole fusiforme.

Fig. 374. — *Helix pomatia*. Otolithes. A, vu de profil; B, vu de champ. Gundlach, Oc. 1, Obj. 7 à imm.

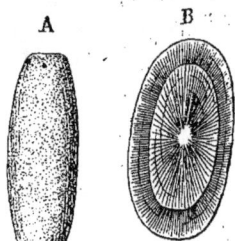

préparations que l'on a débarrassées autant que possible du tissu conjonctif environnant et dont on a coupé, au ras du ganglion, les nerfs qui en émanent. Son mode de terminaison dans la vésicule et l'existence d'un canal à son intérieur sont des questions non encore résolues d'une façon satisfaisante. Une pression exercée sur l'oto-cyste fait pénétrer des otolithes à l'intérieur du nerf, comme le montre la figure 373; mais il est possible que cette pénétration ne soit qu'une conséquence de la fluidité du tissu nerveux en cet en-droit, et ne prouve pas nécessairement l'existence d'un canal auditif admis par quelques auteurs. Par son autre extrémité, le nerf de l'otocyste pénètre dans la substance ganglionnaire du cerveau, selon une règle générale démontrée par Lacaze-Duthiers.

Canal digestif. — Le tube digestif commence par une bouche ventrale située à l'extrémité antérieure du corps et se termine par un anus qui débouche sur le côté droit du bourrelet palléal, dans l'invagination des téguments qui conduit à l'intérieur du sac pulmo-naire (*n*, fig. 361). La *bouche* se présente comme une fente transver-sale, limitée par deux lèvres latérales formées par des replis de la peau, bordant un sillon vertical qui s'efface lorsque la mâchoire fait saillie au dehors (fig. 375). Elle conduit dans la *cavité pharyn-gienne*, creusée dans une masse musculaire ovoïde (*a*, fig. 363 et 376), à parois très épaisses, sur laquelle s'insère un large ruban musculaire (*e*, fig. 376). Sur sa face dorsale débouchent les conduits excréteurs des glandes salivaires (*c*) de chaque côté de l'œsophage. Nous l'avons

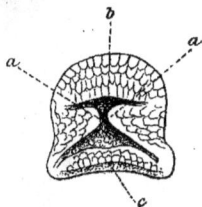

Fig. 375.

représentée en A, figure 376, vue par-dessus, et en B, vue par la face postérieure pour montrer la papille (*b*), l'insertion de son muscle rétracteur (*e*), et les ganglions stomato-gastriques appliqués contre elle, au-dessous du point de naissance de l'œsophage (*f*).

La *masse pharyngienne* porte les organes de la mastication. Pour étudier leurs relations, nous fendons la masse du pharynx de chaque côté et nous y pratiquons des coupes transversales et sagit-tales après l'avoir durcie dans l'alcool.

Immédiatement derrière le bord supérieur de l'orifice buccal se trouve la *mâchoire* (*h*, fig. 376, et *c*, fig. 378), lamelle cornée, de couleur brune, placée transversalement. Elle est légèrement arquée et porte une série de sept côtes verticales (fig. 379). Les bords ondu-lés de la mâchoire adhèrent à la cuticule chitineuse de l'épithélium

Fig. 375. — *Helix pomatia*. Extrémité antérieure montrant la disposition de la bouche. *a, a,* lèvres latérales; *b,* bord supérieur de la bouche; *c,* bord antérieur du pied.

qui tapisse le plafond de la cavité buccale (*d*, fig. 378). Lorsqu'on détache la mâchoire par traction, on enlève en même temps des lambeaux de cette cuticule.

Sur le plancher de la cavité buccale, nous retrouvons en avant une cuticule semblable; mais en arrière il est recouvert d'une lamelle chitineuse, translucide, de couleur jaunâtre, la *radule* (*d*, *e*, fig. 377, et *h*, fig. 378). Celle-ci est sécrétée par les cellules épithéliales sous-jacentes. L'opinion défendue autrefois par Kölliker et Gegenbaur, qui considéraient la couche cornée et les plaques chitineuses de

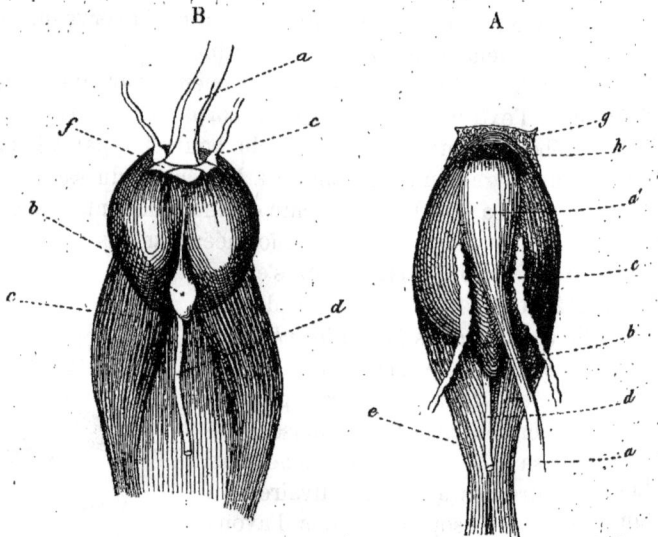

Fig. 376.

l'intestin, qui se rencontrent chez beaucoup de Mollusques comme provenant de la chitinisation des cellules épithéliales elles-mêmes, n'est plus soutenable aujourd'hui. On trouve, en effet, des cellules actives sous ces formations inertes, et la structure lamellaire de celles-ci montre bien qu'elles sont formées par des couches super-posées d'un produit de sécrétion (voir, pour la structure intime de la radule, le mémoire de Rücker).

La radule porte une infinité de petites dents émoussées, en ran-gées transversales et parallèles. Elle repose sur des muscles puis-sants qui s'unissent en arrière à l'intérieur de la papille (*b*, fig. 376),

Fig. 376. — *Helix pomatia*. La masse pharyngienne. A, vue de sa face dorsale; B, vue de sa face postérieure (dessinée sous la loupe). *a*, œsophage; *b*, papille; *c*, conduits sali-vaires; *d*, artère; *e*, muscle rétracteur; *f*, ganglions stomato-gastriques; *g*, lambeau de peau; *h*, la mâchoire vue à travers les téguments.

dont la convexité fait saillie dans la cavité du corps à la face postérieure du pharynx. Ces muscles, ainsi que ceux de toute la paroi du
pharynx, ont pour effet, en se contractant, de déplisser la radule tout
en lui faisant exécuter un mouvement oscillatoire d'arrière en avant.

À l'état de repos, la cavité pharyngienne est divisée en deux
chambres par le repli de la radule, ainsi qu'on peut le voir dans
notre figure 378; mais, lorsque les muscles radulaires sont en activité, ils poussent la radule en avant et, du même coup, abaissent le
plafond de la cavité pharyngienne. Puis, lorsque celui-ci se relève,
la radule se plisse de nouveau et le sommet de son pli (*h*, fig. 378)

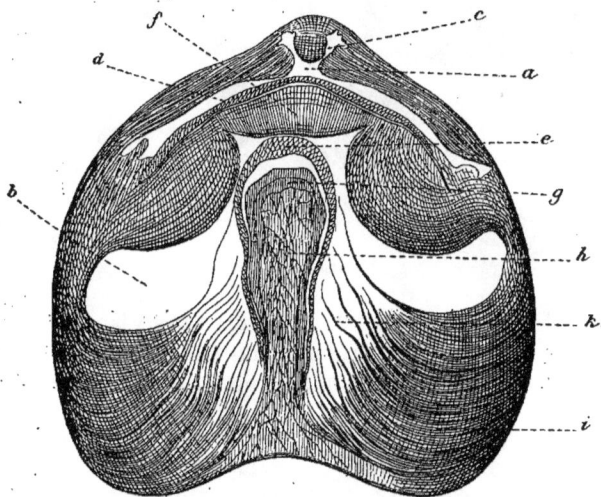

Fig. 377.

atteint au niveau de l'entrée de l'œsophage. Les aliments triturés
par la radule sont, de la sorte, entraînés par elle jusqu'à l'orifice du
tube intestinal dans lequel ils pénètrent. Ce mécanisme, qui fait de
la radule non seulement un organe de mastication, mais aussi, en
quelque sorte, un organe de déglutition, avait déjà été remarqué par
Cuvier.

D'ailleurs, les faisceaux musculaires longitudinaux et circulaires
de la paroi du pharynx impriment à sa masse entière des mouvements coordonnés en vue de la mastication. Ceux de la face supérieure

Fig. 377. — *Helix pomatia.* Coupe transversale de la masse pharyngienne: *a* et *b*, cavité
buccale divisée par le repli de la radule; *c*, bourrelet dorsal; *d* et *e*, radule; *f*, muscles de
la radule; *g*, couche productrice de la radule; *h*, tissu conjonctif; *i*, *k*, muscles de la paroi
du pharynx.

s'insèrent, en particulier, sur la base de la mâchoire et concourent à sa projection en avant pendant qu'elle fonctionne.

Partout où la cuticule qui recouvre la cavité buccale n'est pas chitinisée, on y rencontre par places des cils vibratiles. Ils sont abondants surtout sur la ligne médiane du plafond, au début de

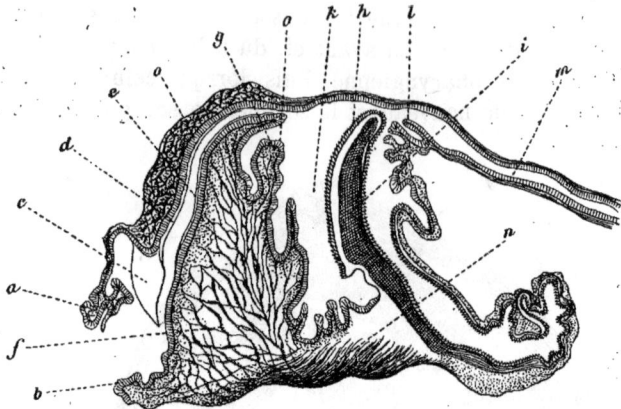

Fig. 378.

l'œsophage et dans le voisinage des orifices des glandes salivaires. On conçoit qu'ils doivent contribuer à la progression des particules alimentaires, leur mouvement étant dirigé d'avant en arrière.

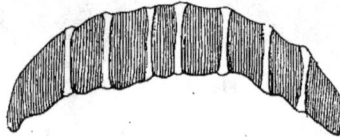

Fig. 379.

L'œsophage (a, fig. 376, et d, e, fig. 380) prend naissance sur la face dorsale de la masse pharyngienne entre les points d'insertion des conduits salivaires. Il a la forme d'un tube légèrement aplati dont les parois sont fortement plissées longitudinalement lorsqu'il

Fig. 378. — *Helix pomatia.* Coupe sagittale de la masse pharyngienne. *a,* bord supérieur de l'orifice buccal; *b,* bord inférieur du même; *c,* mâchoire; *d, e,* cuticule cornée de l'épithélium; *f,* tissu conjonctif de la paroi du pharynx, parcouru par de nombreux faisceaux musculaires; *g,* couche granuleuse sur laquelle repose l'épithélium du plancher de la bouche; *h,* radule plissée; *i,* couche musculaire sur laquelle repose la radule; *k,* cavité buccale; *l,* orifice de l'œsophage *m*; *n,* muscles de la paroi du pharynx; *o,* tissu conjonctif du plafond pharyngien.

Fig. 379. — *Helix pomatia.* Mâchoire cornée, montrant les côtes de sa face libre.

est vidé. Il se continue en arrière dans ce que l'on appelle improprement l'*estomac*, simple dilatation du tube intestinal, complètement
dépourvue de glandes digestives spéciales. En réalité, il est fort
difficile de préciser où commence l'estomac. Lorsqu'on dissèque soigneusement l'intestin d'avant en arrière, afin de l'isoler de toutes
ses adhérences (fig. 380), on constate que la dilatation stomacale

débute au niveau du bourrelet
du manteau, au point où le tube
digestif passe de la face supérieure du pied dans le sac viscéral. C'est également à partir
de cet endroit que l'intestin
s'engage dans le premier tour
de spire pour suivre son mouvement dans les tours suivants,
jusqu'à l'avant-dernier. Au
devant de la glande hermaphrodite qui, en ce point, se
dessine en blanc sur le lobe
foncé du foie, la paroi de l'intestin se soulève en un court
cæcum bosselé (*e*, fig. 363, et
h, fig. 380) sur la concavité
duquel débouche le canal excréteur de la glande digestive
(*f*, fig. 363, et *n*, fig. 380). A
partir de là, l'intestin se recourbe sur lui-même et pénètre
dans le foie, d'où il ressort
pour courir sur le côté du sac

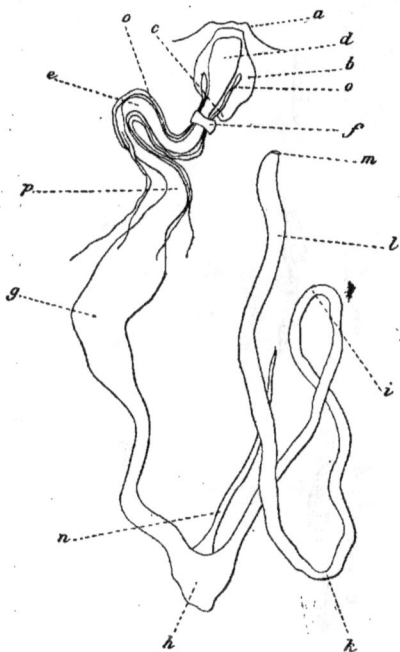

Fig. 380.

pulmonaire jusqu'à l'anus. Dans cette dernière portion ou *rectum*
(*h*, fig. 363, et *l*, fig. 380), l'intestin s'élargit légèrement.

De l'orifice œsophagien jusqu'à l'anus, les parois faiblement musculaires de l'intestin sont recouvertes par un endothélium cylindrique dont les cellules ont des dimensions très diverses. On les
étudiera à l'état frais, puis sur des fragments fixés dans l'acide
osmique à 1 pour 1,000 et qu'on laisse ensuite macérer dans l'alcool

Fig. 380. — *Helix pomatia*. Canal digestif dans sa totalité et isolé du foie. *a*, bord
antérieur du pied; *b*, masse pharyngienne; *c*, sa papille postérieure; *d*, commencement
de l'œsophage; *e*, coude de l'œsophage; *f*, anneau périœsophagien; *g*, estomac; *h*, cæcum
de l'intestin; *i*, *k*, intestin moyen replié dans la glande digestive; *l*, rectum; *m*, anus;
n, canal excréteur de la glande digestive; *o*, canaux excréteurs des glandes salivaires.

au tiers ou simplement pendant quarante-huit heures dans de l'eau additionnée de picro-carmin (fig. 381). Des coupes à travers le tube digestif, fixé dans l'acide chromique ou dans l'acide osmique, puis inclus dans la paraffine, les montrent également fort bien (fig. 382).

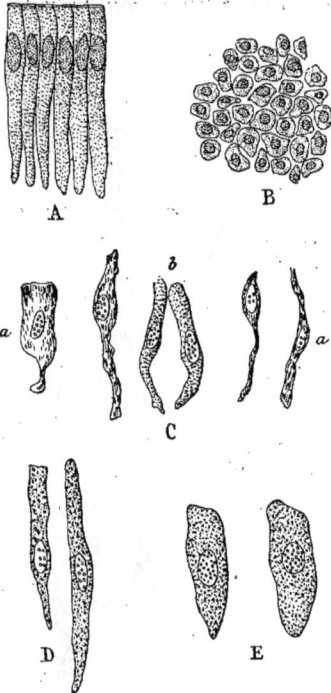

Fig. 381.

Les cellules endothéliales sont élargies à leur extrémité tournée du côté de la cavité intestinale, légèrement renflées au niveau du noyau et se terminent en pointe émoussée à leur autre extrémité (fig. 381). Les plus longues sont situées au sommet des plis de l'intestin, les plus courtes dans les sillons qui les séparent. Leur contenu est granuleux, elles possèdent un beau noyau ovoïde qui se colore parfaitement dans les réactifs. L'endothélium est partout recouvert d'une cuticule transparente et homogène, qui se détache par places pendant l'hivernage.

Au premier printemps, on rencontre dans l'intestin de certains individus des quantités de cellules enveloppées dans des écailles cuticulaires, détachées les unes et les autres de la paroi et qui sont parfois assez abondantes pour constituer des masses translucides qui ressemblent à des morceaux d'une tige cristalline de Lamellibranche.

Nous n'avons réussi à voir des cils vibratiles que dans l'œsophage.

Les parois de l'intestin possèdent en outre des fibres musculaires disposées autour de l'endothélium sur deux couches très minces. Les cellules musculaires sont fusiformes, très allongées et étroitement accolées les unes contre les autres. On les étudiera sur des portions ayant macéré longtemps dans l'alcool au tiers.

Enfin le tube digestif est recouvert extérieurement par le feuillet

Fig. 381. — *Helix pomatia*. Cellules cylindriques de l'endothélium de l'intestin. Leitz., Oc. 1, Obj. 7. A, cellules du pharynx; B, vue de champ de l'endothélium; C, différentes formes de cellules de l'œsophage; D et E, cellules de l'estomac.

péritonéal dans lequel on rencontre de grandes cellules étoilées, reliées les unes aux autres par des prolongements, entre lesquels se voient de nombreux noyaux isolés au milieu d'un réseau de minces fibrilles entrecroisées.

Glandes salivaires. — On connaît sous ce nom de grandes glandes de couleur blanche ou légèrement jaunâtre, que l'on remarque tout d'abord sur les côtés de l'estomac lorsqu'on ouvre un escargot (*i*, fig. 363). Fonctionnellement, elles ne méritent pas ce nom, elles ne sécrètent qu'un mucus ne renfermant aucun ferment digestif. Les glandes salivaires comprennent plusieurs lobes aplatis, profondément échancrés sur leurs bords et enveloppés d'une lame de tissu conjonctif dont les fibrilles se confondent avec celles du feuillet péri-

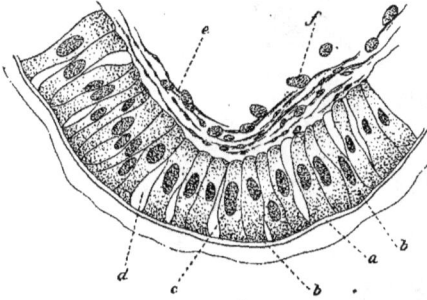

Fig. 382.

tonéal de l'intestin. C'est par ces dernières qu'elles sont attachées aux parois de l'estomac.

De l'extrémité antérieure de ces glandes partent deux canaux excréteurs (*l*, fig. 363), à contours irréguliers, comme s'ils étaient tordus sur eux-mêmes. Ils se dirigent librement en avant, traversent l'anneau nerveux périœsophagien et débouchent, ainsi que nous l'avons déjà dit, sur la face dorsale de la masse du pharynx. Nous n'avons pas vu de cils vibratiles dans leur intérieur, ainsi que plusieurs auteurs en ont constaté chez quelques genres voisins, mais nous pensons que les cellules fusiformes qui se rencontrent dans leurs parois sont de nature musculaire et contribuent à l'expulsion, dans la cavité buccale, du produit de sécrétion.

Nous pouvons envisager les soi-disant glandes salivaires comme des amas de glandes monocellulaires, semblables à celles que l'on rencontre autour du pharynx chez les Hirudinées (voir page 325,

Fig. 382. — *Helix pomatia*. Coupe de la couche endothéliale de l'estomac. *a*, cuticule; *b*, cellules cylindriques de l'endothélium; *c*, leurs noyaux; *d*, lacunes entre les cellules; *e*, couche musculaire; *f*, noyaux conjonctifs.

fig. 149). Chaque cellule, de grande taille, ovoïde ou sphérique (fig. 383), est effectivement entourée d'une enveloppe ferme et élastique de tissu conjonctif. Cette sorte de gaine se prolonge en un canalicule qui, après s'être réuni aux canalicules voisins, déverse son contenu élaboré par le protoplasma glandulaire dans des canaux excréteurs plus importants. L'aspect du protoplasma des cellules salivaires varie selon l'état d'activité de la glande. Il est tantôt d'une parfaite transparence, tantôt parsemé de petites gouttelettes sphériques et brillantes, constituées probablement par de la mucine, tantôt enfin finement granuleux. Les noyaux de ces cellules, ainsi que leurs nucléoles, se colorent fort bien dans les solutions carminées.

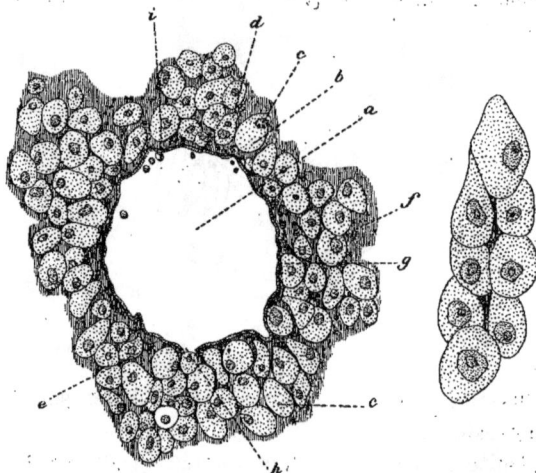

Fig. 383.

Glande digestive. — Cette glande énorme, improprement appelée le *foie*, occupe la plus grande partie du sac viscéral; elle enveloppe, comme nous l'avons vu, l'intestin moyen et y déverse son produit de sécrétion au niveau de la bosselure en cæcum (*k*, fig. 363).

La glande digestive est composée de quatre lobes, divisés en lobules. Sa couleur varie beaucoup selon les saisons et son degré d'activité. Elle est toujours brunâtre, mais parfois très foncée jusqu'au noir ou très claire jusqu'au gris. Sa structure est celle d'une glande folliculaire dont les follicules seraient très ramifiés. Chaque follicule

Fig. 383. — *Helix pomatia.* Coupe à travers la glande salivaire, montrant la disposition de ses cellules. A droite, quelques-unes de ces cellules vues sous un plus fort grossissement. Leitz., Oc. 1, Obj. 7. *a*, lumière du canal excréteur de la glande; *b*, cellule salivaire; *c*, son noyau; *d*, cellule à deux noyaux; *e*, *f*, noyaux épars des cellules conjonctives; *g*, endothélium du canal excréteur; *h*, débouché de canalicules secondaires.

possède un petit canal excréteur et tous les canalicules excréteurs convergent vers un grand canal collecteur commun, si largement ouvert sur l'intestin qu'il n'est pas rare d'y rencontrer des particules alimentaires qui proviennent de ce dernier. Le liquide qui en découle est propre à digérer toutes les catégories d'aliments, c'est le liquide digestif par excellence; il est donc difficile de maintenir le nom de foie, auquel se rattache l'idée de fonctions bien spéciales, à la glande qui élabore un liquide fort différent de la bile.

La glande est enveloppée par une lame de tissu conjonctivo-musculaire qui s'insinue entre les lobules. Cette membrane (*tunica serosa* et *tunica muscularis* de Barfurth) est très mince; on y rencontre de grandes cellules claires et des cellules plus petites, opaques, dont le contenu, évidemment calcaire, fait effervescence dans les acides; puis de nombreuses fibres musculaires entrecroisées.

Les follicules de la glande portent contre leurs parois plusieurs sortes de cellules, parmi lesquelles nous distinguerons avec Barfurth (voir *Littérature*) les types suivants, qui doivent être étudiés en dilacérant le foie à l'état frais ou sur des coupes. Pour obtenir ces dernières, il est indispensable d'opérer sur des fragments aussi petits que possible, de 3 à 4 millimètres de côté, fixés dans l'acide osmique à 1 pour 100 et inclus dans la paraffine. Il faut éviter que la température de celle-ci dépasse 50 degrés, car le tissu y deviendrait extrêmement friable.

a. Cellules-ferment (*Fermentzellen*). — Elles se reconnaissent immédiatement par leur contenu coloré rouge brun, renfermant des boules rondes et des concrétions irrégulières (A, B, fig. 384). Elles sont cylindriques, se déchirent facilement et laissent échapper la ou les vésicules qu'elles renferment. Ces dernières, qu'on rencontre seules à la suite d'une dilacération, sont parfois emboîtées l'une dans l'autre (B), et, lorsqu'elles sont chargées de concrétions de ferment, elles se rapprochent peu à peu de la périphérie de la cellule mère, se fraient un passage à travers la couche de protoplasma épaissi qui entoure celle-ci et finissent par tomber dans la cavité du follicule, où on les rencontre mêlées aux autres produits de sécrétion. Le contenu de ces vésicules est soluble dans l'eau, c'est lui qui colore ce liquide lorsqu'on y agite un morceau de foie d'Escargot. Soluble également dans la glycérine, les cellules-ferment ne peuvent y être conservées.

b. Cellules hépatiques (*Leberzellen*). — Elles ont à peu près la même forme que les précédentes et leur contenu (C, fig. 384) diffère de celui des cellules-ferment en ce qu'il est insoluble dans l'eau et la glycérine; habituellement coloré en jaune ou brun clair, il ne noircit pas dans l'acide osmique. Selon Barfurth, les concrétions renfermées dans ces cellules représenteraient les produits d'excrétion du foie destinés à être expulsés de l'organisme et ne joueraient pas de rôle dans la digestion.

c. *Cellules calcaires* (*Kalkzellen*). — Elles se distinguent grâce aux nombreux corpuscules réfringents qui les remplissent (D, fig. 384) et qui, selon Barfurth, ne seraient pas composés de carbonate de chaux, comme c'est le cas pour les cellules calcaires du tissu conjonctif environnant, mais de phosphate de chaux. D'après cet auteur, le foie accumule ainsi, pendant tout l'été, du phosphate de chaux employé en automne à la confection de l'épiphragme.

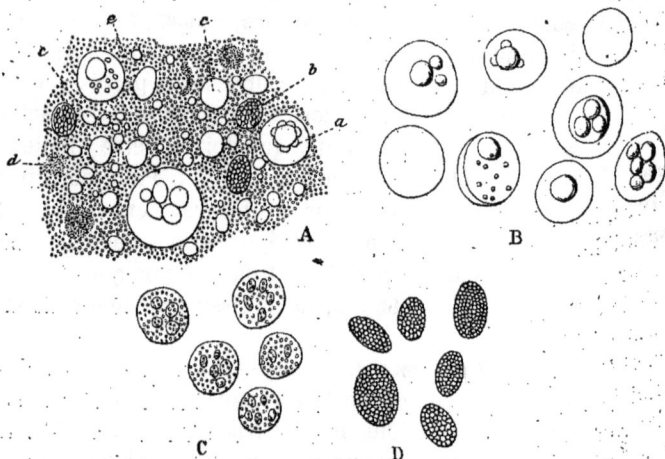

Fig. 384.

Dans la situation normale de l'Escargot pendant la vie, la région de l'intestin dans laquelle débouche le produit de sécrétion de cette glande occupe un niveau supérieur à l'estomac, en sorte que le liquide digestif s'écoule, en partie, du côté de cette dilatation du tube intestinal dans laquelle, par conséquent, la digestion peut commencer.

Système vasculaire. — Le sang de l'Escargot est légèrement teinté de bleu; lorsqu'il s'écoule dans l'eau, il y fait des nuages bleuâtres. Il renferme des globules irréguliers (fig. 385), que l'on étudie en fixant par l'acide osmique une goutte de sang prise dans le cœur.

Fig. 384. — *Helix pomatia*. Éléments de la glande digestive. Leitz., Oc. 1, Obj. 7. A, produit de la dilacération de la glande; *a*, vacuoles des cellules-ferment; *b*, cellules calcaires; *c*, globules de graisse; *d*, noyaux cellulaires; *e*, granulations; B, cellules-ferment; C, cellules hépatiques; D, cellules calcaires.

Le sang circule dans un système vasculaire incomplet comme chez l'Anodonte. Les artères se subdivisent en artérioles très fines, mais il n'existe pas de vaisseaux capillaires proprement dits et, depuis les artérioles, le sang se répand dans des espaces lacunaires interstitiels qui communiquent avec la cavité du corps.

On réussit à injecter l'ensemble, soit depuis le cœur, soit depuis la cavité viscérale ou depuis les espaces lacunaires du pied. La masse d'injection la plus convenable est une solution chaude de gélatine colorée au chromate de plomb ou au bleu soluble. L'animal tué par submersion doit être préalablement chauffé dans de l'eau à 35 degrés environ. On fait sauter la coquille au-dessus du cœur, puis, après

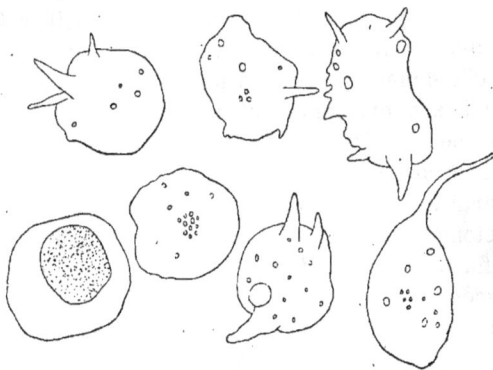

Fig. 385.

avoir fendu le péricarde, on introduit la canule dans le ventricule. Poussant lentement la masse, on obtient aisément de la sorte de fort belles injections du système artériel, ainsi que nous en avons représenté une (fig. 363), injections qui se conservent parfaitement si l'on a soin de plonger l'animal dans l'eau froide aussitôt l'opération achevée.

Le *cœur* renfermant du sang artériel est situé obliquement sur la face dorsale du corps, immédiatement au-dessous de la coquille et sur le côté du sac pulmonaire (*i*, fig. 361), dans le voisinage du rein et du foie. Il comprend une oreillette et un ventricule séparés par un rétrécissement. L'oreillette est inclinée à droite (*13*, fig. 363), tandis que la pointe du ventricule (*14*) est dirigée du côté gauche. Le cœur est enveloppé d'un péricarde translucide à travers lequel on peut compter ses pulsations chez un individu auquel on a enlevé le premier tour de la coquille. L'oreillette a des parois plus minces que le ven-

Fig. 385. — *Helix pomatia*. Diverses formes de globules sanguins dessinés après leur fixation par l'acide osmique. Gundlach, Oc. 1, Obj. 7 à imm.

tricule; celui-ci, plus charnu, porte à sa base des valvules qui s'opposent au retour du sang vers l'oreillette.

A l'extrémité pointue du ventricule prend naissance l'*aorte* qui, en passant au-dessous de l'intestin, se bifurque presque aussitôt; l'une des branches, la plus petite, l'*artère viscérale* (tronc hépato-intestinal de Cuvier), court le long de la masse du foie, émettant de nombreux ramuscules qui pénètrent dans la glande et se prolongent au delà jusque dans les parois de l'intestin moyen, ainsi qu'aux portions voisines des organes de la génération (22, fig. 363). Après s'être infléchie au-dessous de la glande de l'albumine, la branche principale de l'aorte se dirige en avant, rattachée aux autres organes par des lamelles de tissu conjonctif lâche. Son isolement relatif au sein de la cavité du corps permet de la disséquer facilement. Nous la voyons alors fournir une série de branches secondaires.

A droite, elle donne naissance à un rameau qui court le long de l'utérus jusqu'à son extrémité antérieure, où il se subdivise tout autour des glandes multifides, de la poche du dard, etc. Elle émet ensuite à gauche une *artère intestinale* (*19*), qui se ramifie en de nombreuses artérioles très ténues sur la portion de l'intestin qui suit la dilatation stomacale. Nous avons dû couper cette artère dans notre figure 363, afin de pouvoir étaler l'intestin. A peu de distance en avant et du même côté, prend naissance une artère, qui se bifurque peu après en un rameau qui pénètre dans le pied et les muscles voisins, et une *artère salivaire* (*18*) qui se rend aux glandes de ce nom. Les rameaux ultimes de l'artère salivaire dépassent en partie les lobes de la glande pour atteindre aux parois de l'estomac et de l'œsophage. Sur un individu bien injecté, on peut poursuivre un prolongement de cette artère tout le long des conduits salivaires (*l*, fig. 363) jusqu'à leur entrée dans le pharynx. A peu près au même niveau que l'artère salivaire, mais sur le côté droit de l'aorte, naît une artère (*20*) assez importante qui se rend au pied et au muscle columellaire.

Tout en émettant encore, ci et là, d'autres branches pour le pied et les parois du corps, l'aorte se continue directement en avant jusqu'au ganglion viscéro-pédieux qu'elle traverse et au delà duquel elle se divise en plusieurs rameaux. Le principal, parmi ces derniers, se recourbe en arrière et descend sur la face dorsale du pied où l'on peut le poursuivre jusqu'à peu près aux deux tiers de sa longueur (*17*). Il fournit un très grand nombre de fins ramuscules qui s'anastomosent entre eux pour constituer dans l'épaisseur de l'organe de reptation un réticule fort compliqué d'artérioles. Les autres rameaux provenant de l'aorte céphalique se répartissent dans les tentacules, la face antérieure de la tête et les organes terminaux de l'appareil génital.

Milne Edwards a démontré l'absence du système capillaire, intermédiaire des artères aux veines, chez les Gastéropodes. L'Escargot en est un bon exemple. Le sang, après avoir franchi les vaisseaux artériels, se déverse partout dans les espaces lacunaires du pied et des différents organes. Les espaces lacunaires sont eux-mêmes en relations avec la cavité viscérale par des orifices largement ouverts dont on peut facilement constater l'existence, surtout à la face dorsale du pied. La cavité du corps fait donc partie du système lacunaire, les viscères sont baignés par le sang. Une blessure pratiquée sur la paroi du corps laisse, en effet, échapper un liquide opalescent qui ne diffère en rien du sang directement puisé dans le cœur.

D'autre part, nous avons dit qu'une injection poussée dans la masse charnue du pied pénètre dans la cavité du corps et dans les vaisseaux afférents du poumon. Pour mettre en évidence cette relation constante entre les espaces lacunaires et le système vasculaire, nous n'avons rien trouvé de mieux que de suivre le procédé recommandé par Milne Edwards dans son *Mémoire sur la circulation des Mollusques*. Nous renvoyons d'ailleurs aux magnifiques planches qui accompagnent ce travail pour tout ce qui concerne le trajet des veines proprement dites.

Après avoir fixé la canule d'une seringue à injection dans le tentacule oculaire d'un Escargot, mort par asphyxie, nous y poussons lentement une masse de gélatine colorée au bleu soluble. On ne tarde pas alors à voir bleuir la peau du dos et de toute la périphérie du pied; la masse d'injection a donc pénétré dans la profondeur des tissus. Des coupes pratiquées ensuite dans ces organes durcis par l'alcool montrent que la gélatine s'est insinuée entre les faisceaux musculaires et entre les mailles du tissu conjonctif. D'autre part, une telle injection gagne facilement les vaisseaux veineux répartis sur le plafond du sac pulmonaire et atteint jusqu'à l'oreillette du cœur. Il est donc évident que le sang qui emplit le système lacunaire et la cavité viscérale peut passer dans les vaisseaux afférents qui conduisent au poumon et qu'après s'être oxygéné au contact médiat de l'air contenu dans le sac pulmonaire, il retourne à l'oreillette, puis au ventricule pour être de nouveau projeté par les contractions de ce dernier dans le système artériel. Ce passage du sang dans le système veineux s'effectue à travers des orifices situés en différentes régions, notamment à la face dorsale du pied, sur le bord du bourrelet du manteau et sur le trajet de la grande veine sus-intestinale qui suit la spire du sac viscéral. C'est de ces régions que naissent les principaux troncs veineux. L'un d'eux s'aperçoit à travers les téguments d'un individu non disséqué, le long du bord interne et supérieur de la spire du sac viscéral, près de l'intestin. Intimement uni au rectum, il déverse au niveau de cet organe une partie de son contenu dans les rameaux vasculaires du sac pulmonaire et se continue en avant jusque dans la veine qui borde le bourrelet du manteau.

Poumon. — On donne ce nom à un sac triangulaire, situé sur la face dorsale et limité par le manteau et la paroi du corps. L'air y pénètre par un orifice circulaire, le *pneumostome* (*n*, fig. 361), percé dans le bourrelet du manteau et autour duquel sont disposées des fibres musculaires, au moyen desquelles il s'ouvre et se ferme alternativement; les parois du sac sont également contractiles, de sorte que l'animal peut à volonté en renouveler le contenu. Nous l'ouvrons en plongeant la pointe des ciseaux dans le pneumostome et nous détachons la paroi supérieure sur tout son pourtour, afin de constater ses relations avec le rectum qui le borde sur le côté droit, le rein et le cœur, situés près de son angle postérieur.

Pendant que le plancher du sac pulmonaire est parfaitement lisse, constitué par une lamelle musculaire dépourvue de vaisseaux sanguins, son plafond est richement vascularisé et présente une structure particulière (*A*, fig. 386). Il est généralement coloré en gris ou noir par de nombreuses cellules pigmentaires et sa face interne est parsemée de bourrelets arborescents, creusés de vaisseaux sanguins et donnant à cette surface un aspect alvéolaire.

Examiné sous la loupe, nous y reconnaîtrons l'existence de deux sortes de vaisseaux : les uns, très fins et à peine saillants (*f′*, fig. 386), proviennent de la veine circulaire qui court parallèlement au bourrelet du manteau; les autres, plus apparents, sont des rameaux de la grande veine pulmonaire dont la branche principale a une direction sensiblement parallèle au rectum (*e*, fig. 386) et aboutit à l'oreillette du cœur (*c*). Nous avons déjà fait connaître la structure de cette paroi (fig. 366) dont la face interne est tapissée de cils vibratiles, visibles surtout sur le trajet des gros vaisseaux. On conçoit aisément comment l'air sans cesse renouvelé à l'intérieur du poumon, du moins pendant la période active de l'animal, par les contractions de celui-ci, agit immédiatement sur le sang veineux réparti dans le riche réseau vasculaire dont nous venons de parler. Les glandes du bourrelet palléal lubréfient constamment l'orifice pulmonaire, et cette sécrétion retient les poussières qui pourraient y pénétrer.

Rein. — On désigne le plus souvent sous ce nom l'organe excréteur de couleur gris jaunâtre et de forme triangulaire qui est situé à la partie postérieure du sac respiratoire, entre le cœur et le rectum (*k'*, fig. 363, et *g*, fig. 386). Il est enveloppé d'une lamelle conjonctive qui lui fait une sorte de fourreau; sa structure interne la rapproche de l'organe de Bojanus des Lamellibranches dont il est l'homologue. Comme celui-ci, en effet, il est constitué par un sac à parois molles et délicates, plissées en un grand nombre de lamelles dont le bord interne est libre sur la cavité du sac. Cette dernière est fort étroite, remplie ordinairement d'une substance granuleuse grisâtre qui s'échappe en abondance si on vient à blesser le sac et qui, examinée sous une forte lentille, se montre constituée par une multitude de pe-

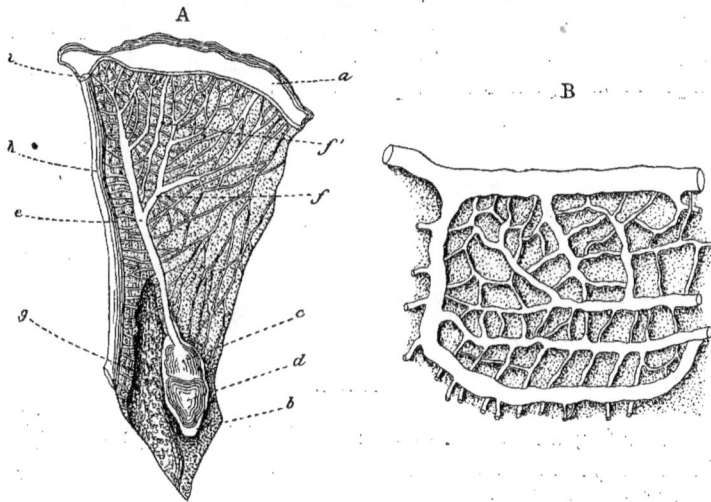

Fig. 386.

tites concrétions irrégulières. Ces concrétions naissent à l'intérieur de cellules irrégulièrement polygonales (fig. 387), qui tapissent les lamelles dont nous avons parlé et qui s'y rencontrent même accumulées sur plusieurs couches. On peut en obtenir de fort belles préparations sur des fragments de rein, préalablement fixés dans l'acide osmique à 1 pour 100 ou dans le sublimé; on les étudiera également à l'état frais sur des fragments dilacérés dans le sang de l'animal. Les plus petites, parmi ces cellules, montrent à leur intérieur une vésicule

Fig. 386. — *Helix pomatia*. A, la paroi dorsale du sac pulmonaire vue de sa face interne, montrant le parcours des vaisseaux sanguins et ses rapports avec le rectum, le cœur et le rein. *a*, bourrelet du manteau; *b*, péricarde; *c*, oreillette du cœur; *d*, ventricule; *e*, grande veine pulmonaire; *f*, rameau de la précédente; *g*, rein; *h*, rectum; *i*, anus. B, fragment du réseau vasculaire du poumon, dessiné sous le microscope. Leitz., Oc. 1, Obj. 3.

parfaitement transparente qui se charge peu à peu, à mesure qu'elle grandit, de concrétions jaunâtres ou verdâtres renfermant de l'acide urique. Lorsque la cellule en est saturée, elle se détache et tombe dans la cavité du sac rénal, son enveloppe se déchire et les concrétions sont mises en liberté; on rencontre cependant, jusque dans l'uretère, des cellules non altérées. L'uretère ou canal excréteur du rein, longe le côté du sac parallèlement au rectum et se termine vers l'orifice respiratoire à côté de l'anus.

Organes génitaux. — L'Escargot est hermaphrodite. Son appareil reproducteur, compliqué d'un grand nombre d'organes accessoires, est très volumineux. Il occupe presque entièrement la partie antérieure de la cavité du corps et sa blancheur frappe le regard lorsqu'on fend la peau du dos pour commencer la dissection de l'animal. Il comprend une glande hermaphrodite (*u*, fig. 363) avec son canal

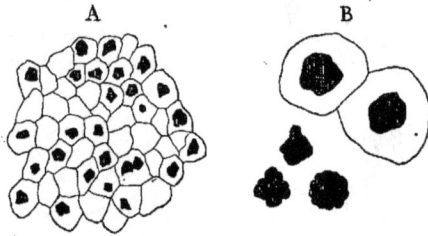

Fig. 387.

excréteur (*v*); un oviducte et un canal déférent (*w*); une vésicule séminale (*x*) munie d'un long pédoncule; une grosse glande de l'albumine (*7*); une poche du dard (*z*); des glandes multiples (*1*); un pénis (*2*) accompagné d'un long appendice, le flagellum (*5*). Le tout débouche dans une portion terminale de l'appareil, le cloaque génital (*6*), dont l'orifice externe est situé à droite, en arrière du tentacule oculaire droit (*o*, fig. 361).

Nous commencerons la description de cet appareil par son extrémité postérieure.

La *glande hermaphrodite* (*q*, fig. 388) est appliquée contre la face concave du dernier lobe de la glande digestive, celui qui constitue le tortillon; sa blancheur la fait immédiatement découvrir sur le fond brunâtre du foie. Elle est composée de plusieurs follicules à peu près cylindriques, légèrement renflés vers leur extrémité fermée en cæcum et dont les parois minces et transparentes laissent apercevoir des

Fig. 387. — *Helix pomatia.* Cellules glandulaires du rein, renfermant des concrétions colorées, destinées à être expulsées de l'organisme. Leitz., Oc. 1, Obj. 7. B, cellules et concrétions vues sur un plus fort grossissement. Gundlach, Oc. 1, Obj. 7 à imm.

ovules ou des cellules spermatiques fixés contre elles à l'intérieur (*a*, *b*, fig. 389 *B*). Ces cellules s'en détachent à leur maturité; c'est pourquoi on rencontre pendant les mois d'été, dans la cavité des follicules et de leurs canaux excréteurs, des œufs libres, des spermatocystes à tous les degrés de développement, des faisceaux de

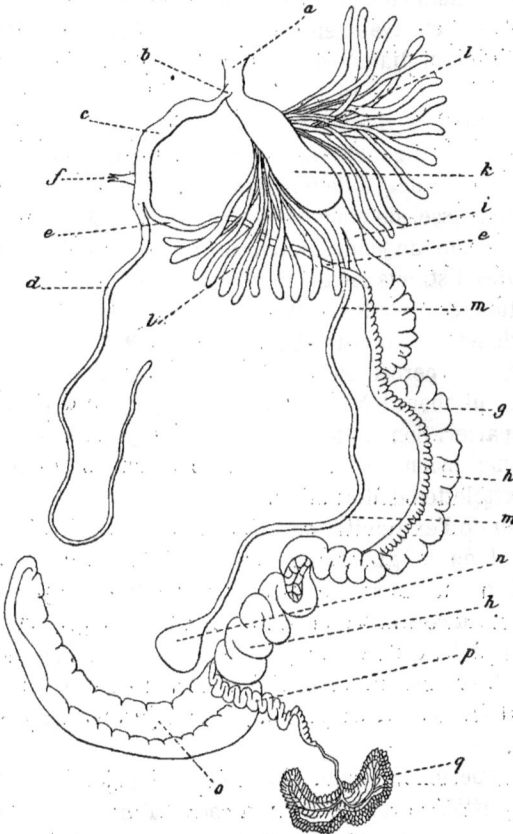

Fig. 388.

zoospermes soudés par leurs têtes (*C*, fig. 389) et des pelotons de zoospermes libres, enchevêtrés par leurs queues filiformes. Les zoospermes sont très fins et très longs, ils sont renflés à l'une de leurs

Fig. 388. — *Helix pomatia*. Vue générale de l'appareil génital disséqué et isolé des autres organes. *a*, orifice du cloaque génital; *b*, point de réunion du pénis avec le cloaque génital; *c*, pénis; *d*, flagellum; *e*, canal déférent; *f*, muscle rétracteur du pénis; *g*, prostate; *h*, oviducte; *i*, portion libre de l'oviducte; *k*, sac du dard s'ouvrant sur le cloaque génital; *l*, glandes multifides; *m*, pédoncule de la vésicule séminale; *n*, vésicule séminale; *o*, glande de l'albumine; *p*, canal hermaphrodite; *q*, glande hermaphrodite.

extrémités en une petite tête ayant la forme d'un ovale irrégulier (*C*, fig. 389). On ne peut les observer vivants que dans le sang même de l'animal, car l'eau les tue immédiatement.

Les follicules de la glande hermaphrodite convergent par pétits groupes vers leurs canalicules excréteurs, qui déversent leur contenu dans un grand canal collecteur, le *canal hermaphrodite* (*p*, fig. 388). Celui-ci se dirige en avant en sortant de la glande et décrit un parcours tortueux. Son diamètre est très étroit à sa sortie de la glande, mais il augmente plus loin pour diminuer de nouveau au point où le canal rencontre la *glande albuminoïde*.

Cette glande (*o*, fig. 388), dont le volume et la consistance varient beaucoup selon son degré de fonctionnement, est linguiforme, à surface extérieure lisse, de couleur blanche ou jaunâtre, d'aspect gélatineux. Étudiée sur de jeunes individus, on voit qu'elle est constituée par des lobules distincts; mais chez les adultes, surtout à l'époque de la reproduction, ces lobules sont si intimement soudés ensemble qu'il est difficile de les reconnaître. La glande paraît alors composée d'une masse homogène, percée en son milieu d'un grand canal excréteur longitudinal qui aboutit à l'extrémité postérieure de l'oviducte dont nous allons parler. Son contenu semi-liquide est finement granuleux, il tient en suspension une multitude de vésicules transparentes qui sont des gouttelettes d'albumine.

Au niveau de l'extrémité antérieure de la glande albuminoïde, le canal efférent de la glande hermaphrodite se bifurque. Il déverse les ovules dans un large canal à parois molles et plissées dont le tissu se gonfle au contact de l'eau (*h*, fig. 388) et présente une apparence semblable à celle de la glande albuminoïde. C'est l'*oviducte*. Il se rétrécit vers son extrémité antérieure, où ses parois sont plus musculaires, et il se prolonge ainsi jusqu'au cloaque génital (*i*, fig. 388).

Quant au sperme, il coule à partir de la glande albuminoïde le long d'une gouttière creusée sur la concavité de l'oviducte et constituée par deux replis qui chevauchent l'un sur l'autre, en sorte que cette rigole enveloppe le sperme comme le ferait un véritable *canal déférent*. Elle est accompagnée de chaque côté, sur la plus grande partie de son parcours, par un ruban glandulaire frangé que l'on considère comme une *prostate* sécrétant le liquide granuleux qui s'ajoute au sperme (*g*, fig. 388). Au devant de cette région prostatique, le canal déférent est indépendant de l'oviducte, son trajet est légèrement onduleux et se termine à l'extrémité postérieure du pénis (*e*, fig. 388).

On considère comme *pénis* un organe cylindrique à parois char-

nues, renfermant un double système de fibres musculaires longitudinales et circulaires, tapissées intérieurement de cellules cylindriques.
Cet organe est lisse à l'extérieur, fortement plissé intérieurement; il
peut se retrousser comme un doigt de gant et, au moment de l'accouplement, faire saillie au dehors de l'orifice du cloaque génital
(c, fig. 388).

A l'extrémité postérieure du pénis, à côté du point où aboutit le
canal déférent, on remarque un long tube très grêle, le *flagellum*,
mesurant jusqu'à 7 ou 8 centimètres et diminuant progressivement
de diamètre jusqu'à son extrémité (d, fig. 388). Sa cavité, visible sur
les coupes, communique avec celle du pénis, ses parois musculeuses

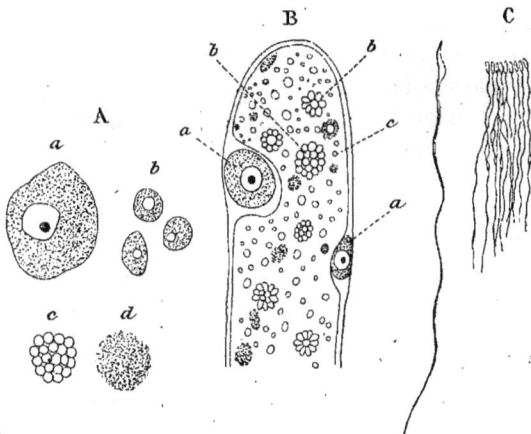

Fig. 389.

renferment des éléments glandulaires, et on s'accorde généralement
à le considérer comme producteur de la substance du spermatophore
dont nous parlerons plus bas.

Le *cloaque génital* (vestibule de quelques auteurs) (a, fig. 388),
vers lequel convergent tous les organes de la reproduction, est un
cylindre creux de 10 à 12 millimètres de long qui débouche, ainsi
que nous le savons déjà, en arrière du tentacule oculaire droit. Il est
plissé sur sa face interne et, outre le pénis, il se trouve en relations
avec plusieurs organes accessoires dont nous devons encore dire
quelques mots.

Fig. 389. — *Helix pomatia*. A, produits génésiques retirés de la glande hermaphrodite. a, ovule; b, noyaux ovulaires; c, cellules spermatiques; d, amas de granulations. B, un follicule de la glande hermaphrodite. Leitz., Oc. 1, Obj. 7. a, ovules;
b, cellules spermatiques; c, granulations et vacuoles flottant dans le follicule. C, zoospermes, libre et réunis par la tête. Gundlach, Oc. 1, Obj. 7 à imm.

La *vésicule séminale* (*n*, fig. 388), ou poche copulatrice, est un organe pyriforme, de couleur brunâtre, situé à côté de la glande albuminoïde et relié au cloaque génital par un long pédoncule creux (*m*). Celui-ci côtoie l'oviducte, auquel il est relié par une lamelle péritonéale. On trouve dans sa cavité, très restreinte d'ailleurs, ainsi que celle de la vésicule, une petite quantité de sperme et souvent des Infusoires parasites.

A quelques millimètres au-devant du point de jonction du canal de la vésicule séminale avec le cloaque génital, se trouvent les deux *glandes multifides* (*l*, fig. 388), comprenant chacune un assez grand nombre de tubes (ce nombre varie d'un individu à l'autre) ramifiés et bien distincts les uns des autres. Elles sont ordinairement blanches, quelquefois teintées de brun. Ces glandes sécrètent un liquide laiteux, chargé de concrétions calcaires et qui joue vraisemblablement un rôle dans la constitution de la coque de l'œuf.

Dans le voisinage immédiat des glandes multifides se rencontre le *sac du dard* (*k*, fig. 388), gros cylindre à extrémité arrondie, dont les parois très épaisses et fortement musculaires limitent une étroite cavité. Celle-ci renferme un stylet calcaire, le *dard*, dont la pointe très aiguë est tournée du côté du cloaque génital, et dont la base renflée est implantée sur une papille spéciale au fond du sac. Pour l'extraire, il suffit de fendre longitudinalement la paroi charnue du sac. Le dard a une longueur de 5 à 6 millimètres, il fait effervescence dans les acides, et il fonctionne comme agent excitateur au moment de l'accouplement. On le trouve, en effet, généralement implanté dans les tissus des individus accouplés, au voisinage de l'orifice génital. Après la copulation, le sac du dard est vide; il nous paraît probable qu'un nouveau dard se forme à l'intérieur, mais nous n'avons pas réussi à nous en convaincre.

On sait que la fécondation est réciproque chez l'Escargot. Les deux individus qui s'accouplent jouent simultanément le rôle de mâle et de femelle. Leur cloaque génital se dilate fortement et le pénis, comme nous l'avons dit, fait saillie au dehors. Il pénètre ainsi jusqu'auprès de l'orifice de la vésicule séminale de l'individu adverse et réciproquement. C'est durant cette opération que l'on constate, en séparant brusquement les individus accouplés, que le sperme de l'un ne s'écoule pas liquide dans la vésicule séminale de l'autre, mais que la matière fécondante y est introduite enfermée dans un sac, le *spermatophore*. Celui-ci est cylindrique, de même diamètre que le canal du flagellum; il est constitué par une substance albuminoïde diaphane et élastique, qui est préparée en partie dans le flagellum et en partie dans la gaine du pénis (Moquin-Tandon, Baudelot).

L'enveloppe du spermatophore se dissoudrait, après son introduction dans la vésicule séminale, et finirait par disparaître complètement le long du pédoncule de celle-ci, y abandonnant le sperme auquel elle a servi de véhicule (Baudelot).

L'Escargot pond ses œufs dans le sol, pendant les mois de juin et de juillet. Le long de l'oviducte, les ovules nés dans la glande hermaphrodite s'entourent d'une couche épaisse d'albumine transparente, enveloppée plus tard d'une coque élastique dans laquelle se rencontrent des concrétions calcaires.

Quant au développement embryonnaire, nous renvoyons aux mémoires cités de Jhering et Fol.

Les Mollusques groupés sous le nom de Gastéropodes diffèrent davantage entre eux que ceux qui constituent la classe des Lamellibranches. Aussi devons-nous entrer dans un peu plus de détails à leur égard.

La disposition générale des organes est partout la même. Une tête distincte ne fait défaut que chez les Placophores (*Chiton*). Le pied musculaire est toujours ventral, tantôt largement étalé, offrant un solide point d'appui discoïdal (*Patella*), allongé (*Limax*), ou étendu en deux lobes latéraux qui peuvent recouvrir la coquille (*Philine*), ou même servir de nageoires (*Gastropteron*); tantôt partiellement transformé en une nageoire lamellaire (*Hétéropodes*). Il est rare que cet organe, éminemment contractile, soit recourbé de manière à permettre à l'animal d'exécuter des sauts, comme c'est le cas chez *Strombus*. Exceptionnellement aussi, il se prolonge en un plateau vésiculeux, emprisonnant des bulles d'eau et jouant le rôle de flotteur (*Janthina*). Il peut d'ailleurs faire complètement défaut (*Phyllirhoë*).

La forme du corps, aplatie et symétrique seulement chez les Chitons, varie selon la disposition du manteau. Celui-ci est toujours simple, dorsal, son bord généralement épaissi est glandulaire; il porte quelquefois des tentacules.

La coquille sécrétée par le manteau est externe ou interne et recouverte par le manteau (*Limax*). Le plus souvent, elle est assez développée pour que l'animal puisse se retirer complètement à son intérieur. Constante chez l'embryon, elle fait quelquefois défaut chez l'adulte (*Pleurobranchus, Pterotrachea*). Elle demeure mince et transparente (*Aplysia, Carinaria*) ou atteint une grande épaisseur (*Cypraea*).

Chez les Placophores, la coquille est composée de plusieurs segments mobiles, en sorte que l'animal peut s'enrouler sur lui-même. Chez tous les autres elle est d'une seule pièce, aplatie et auriforme (*Haliotis*), en forme de capuchon (*Patella*), de tube cylindrique plus ou moins enroulé vers son extrémité (*Vermetus*) ou complètement spiraloïde. Dans ce dernier cas, les tours de spire sont disposés autour d'un axe solide (*columelle*), mais qui peut être représenté par un canal dont l'ouverture porte le nom d'*ombilic* (*Solarium*). On dit alors que la coquille est *ombiliquée*, par opposition aux coquilles *imperforées* qui possèdent une columelle solide.

Le plus souvent, les tours de spire de la coquille se touchent, comme c'est le cas chez *Helix*, mais ils sont quelquefois très peu adhérents (*Cyclostoma*) ou demeurent écartés (*Scalaria*). On distingue toujours sur le pourtour de la bouche, un bord columellaire ou lèvre interne et une lèvre externe. Celle-ci est entière (*holostome*), ou bien elle est échancrée et se prolonge en une sorte de tube ou siphon (*siphonostome*), comme *Fusus* en offre un frappant exemple.

Les tours de spire tournent tantôt à droite, coquille dextre; tantôt à gauche, coquille senestre (*Physa, Clausilia*). Lorsqu'ils sont enroulés sur un même plan, la coquille est discoïde (*Planorbis*); lorsqu'ils sont enroulés sur des plans différents, obliquant plus ou moins sur l'axe de la columelle, la coquille est conique (*Trochus*), cylindrique (*Pupa*), globuleuse (*Dolium*), fusiforme (*Fusus*), etc. Quelquefois la coquille est enveloppée par le dernier tour de spire (*Cypraea*).

Chez plusieurs Gastéropodes (*Cyclostoma, Trochus, Murex*) l'ouverture de la coquille peut être close après le retrait de l'animal, grâce à un couvercle permanent (*operculum*), corné ou calcaire, qui est fixé à l'extrémité postérieure du pied. L'opercule ferme hermétiquement la coquille (*Paludina*) ou reste plus petit que son ouverture (*Nassa, Strombus*).

Nous avons parlé de l'épiphragme de l'Escargot qui remplace l'opercule en hiver, son existence n'est que temporaire; mais, chez *Clausilia*, il existe une singulière disposition qui remplit en tous temps les mêmes fonctions. Il s'agit d'une lamelle cornée attachée à la columelle par un court pédoncule à ressort qui se ferme d'elle-même chaque fois que l'animal se retire dans sa demeure.

La structure intime de la coquille est toujours assez complexe, on y reconnaît l'existence de plusieurs couches de lamelles qui sont décomposables en cellules prismatiques incrustées de sels de chaux.

La peau est généralement recouverte d'un épithélium vibratile chez les genres aquatiques. L'épiderme se replie quelquefois sur la coquille (*Cypraea, Natica*) et peut porter des sortes de poils. Le derme, en continuité avec les couches musculaires sous-jacentes, renferme des glandes muqueuses dispersées dans toute son étendue. Chez quelques Opisthobranches (*Aplysia*), leur produit de sécrétion est fortement coloré en vert ou brun rougeâtre. Chez *Limax*, une *glande pédieuse* s'étend sur toute la longueur du pied; elle est composée d'un grand nombre de petites glandes monocellulaires, dont les fins canalicules excréteurs se déversent dans un canal collecteur qui vient déboucher entre la tête et le pied. Dans le genre *Arion*, il existe en outre une grosse glande à mucus sur la partie postérieure du pied. Houssay a décrit dans ces derniers temps des glandes mucipares suprapédieuses chez plusieurs Gastéropodes. On trouvera dans son mémoire les motifs qui, selon lui, sont favorables à l'établissement d'une homologie des glandes pédieuses avec les glandes byssogènes des Lamellibranches.

Nous devons également mentionner ici les nombreuses glandes monocellulaires qui, chez les *Phyllirhoë*, sécrètent une substance graisseuse jaunâtre à laquelle ces animaux doivent leur phosphorescence.

On rencontre quelquefois dans la peau des concrétions calcaires, sous forme de spicules (*Doris, Pleurobranchus*). Chez *Chiton*, des follicules particuliers sécrètent des soies chitineuses. Enfin, on a constaté chez quelques Nudibranches l'existence de nématocystes semblables à ceux des Coelentérés. Chez *Aeolis*, ces organes de défense sont placés dans de petits sacs à l'extrémité des papilles dorsales, leur forme est ovalaire et le cnidocil en est parfois ramifié.

Les téguments des Hétéropodes, animaux pélagiques, sont transparents et de consistance gélatineuse, mais on y rencontre souvent aussi des concrétions calcaires dispersées. Le derme et la couche musculaire sont plus distincts chez eux que chez les autres Gastéropodes.

Les variations du *système nerveux* résultent de la disposition relative des principaux ganglions : cérébroïde, pédieux et viscéral, et de la multiplication des ganglions supplémentaires qui apparaissent sur le trajet des nerfs émanant des premiers. Chez *Tethys*, les principaux ganglions sont concentrés à tel point qu'ils ne constituent plus qu'une seule grosse masse nerveuse située au-dessus de l'œsophage. Il est vrai qu'il existe chez les animaux de ce même genre un grand nombre de ganglions accessoires qui sont dispersés dans l'épaisseur de l'expansion lamellaire du manteau.

Chez les Prosobranches et les Hétéropodes, au contraire, le système nerveux central est fort différencié; les ganglions sont tous distincts. Les ganglions cérébroïde et pédieux sont toujours situés dans le voisinage de l'œsophage, mais le ganglion viscéral en est plus ou moins distant. Ce dernier est relié au ganglion cérébroïde par des connectifs qui tantôt sont parallèles, tantôt s'entrecroisent. C'est là une différence dont l'importance a été mise en relief par v. Jhering. Cet auteur a désigné, sous le nom de *Chiastoneures* (*Paludina, Cyclostoma*), les Gastéropodes dont les connectifs constituent une sorte de chiasma en s'entrecroisant, et sous le nom d'*Orthoneures* (*Murex, Buccinum*), ceux chez lesquels un tel croisement n'a pas lieu, chaque ganglion viscéral étant directement relié au ganglion cérébroïde correspondant.

Chez *Haliotis* (Lacaze-Duthiers) et *Fissurella* (Jhering), les ganglions pédieux s'allongent énormément en arrière et ils sont réunis le long de leur parcours par plusieurs commissures transversales, en sorte qu'ils simulent dans le pied une double chaîne en échelle, rappelant par sa disposition la double chaîne nerveuse de certains Arthropodes. Il en est de même chez les *Chiton*. Par contre, les ganglions cérébroïdes font défaut dans ce dernier genre, ce qui s'explique par l'absence d'organes des sens chez ces singuliers Gastéropodes.

Parmi les Céphalophores dont les ganglions sont réduits, nous pouvons citer la plupart des Opisthobranches, dont les ganglions viscéraux se rapprochent beaucoup des ganglions pédieux, ainsi que c'est le cas général chez les Pulmonés.

Au nombre des ganglions accessoires les plus constants et les plus remarquables, nous citerons ceux qui se rencontrent sur le trajet des commissures de l'anneau œsophagien, chez un grand nombre de genres (*ganglions commissuraux*); le *ganglion siphonal*, situé à la base du siphon chez les espèces qui possèdent un tel organe; il atteint une assez grande taille chez *Cypraea*, par exemple; les *ganglions olfactifs*, qui renforcent fréquemment les nerfs de ce nom, se rendant aux renflements terminaux des tentacules; le *ganglion génito-branchial* des Aplysies, relié par une double commissure à l'anneau périœsophagien, etc.

Chez les Pulmonés, nous constatons également d'assez grandes différences quant au degré de coalescence des divers ganglions. Tandis qu'ils sont fusionnés en une seule masse chez *Testacella*, nous les rencontrons parfois plus distincts que ce n'est le cas chez notre espèce type. C'est ainsi que chez *Limax, Oncidium,* les ganglions cérébroïdes sont beaucoup plus écartés, tandis que chez *Limnaeus, Zonites,* ce sont les ganglions sous-œsophagiens qui sont le plus distincts. Nous savons d'ailleurs, que les ganglions cérébroïdes donnent toujours naissance aux nerfs qui se rendent aux organes des sens, même à ceux, comme les otocystes, qui sont placés sur les ganglions sous-œsophagiens (Lacaze-Duthiers).

Une paire de ganglions stomato-gastriques, situés dans le voisinage du pharynx, se rencontre fréquemment. Ils sont généralement de petites dimensions et reliés par des connectifs très fins aux ganglions cérébroïdes, ainsi que nous l'avons décrit chez le Colimaçon.

Les *organes des sens* ne font que rarement défaut. Le toucher est vraisemblablement le plus répandu. Les recherches de Flemming, que nous avons citées en traitant de l'*Helix*, ont démontré l'existence d'abondantes ramifications nerveuses dans le pied, les lobes buccaux, les tentacules, de plusieurs genres. Ces ramuscules se rendent à la base de cellules de deux sortes : les unes, qui portent de petits bâtonnets brillants, sont situées sur les parties saillantes de la peau, particulièrement sur les bords du pied; les autres, rencontrées surtout à la surface des tentacules des Gastéropodes aquatiques, sont surmontées de touffes de poils très fins. Il est d'ailleurs fort difficile de distinguer les cellules tactiles proprement dites de celles qui desservent les sens du goût et de l'odorat. On a considéré comme telles, par exemple, des cellules semblables aux précédentes, qui sont situées dans le voisinage de la bouche. Fischer et Crosse désignent aussi comme nerfs gustatifs deux petits filets nerveux provenant de renflements distincts du ganglion cérébroïde et pénétrant dans le pharynx chez les Pulmonés terrestres. De nombreuses expériences physiologiques ne laissent aucun doute sur la localisation du sens olfactif à l'extrémité des grands tentacules, chez les Pulmonés terrestres, et l'on sait que le nerf qui s'y rend après avoir donné naissance au nerf optique, se divise en plusieurs ramuscules extrêmement fins qui aboutissent à la base des cellules épidermiques recouvrant le bout du tentacule. Ces cellules seraient exclusivement olfactives. De Lacaze-Duthiers a découvert chez les Pulmonés aquatiques l'existence d'une petite invagination ciliée du manteau, dans le voisinage immédiat de l'orifice respiratoire, et en relation avec un ganglion nerveux. Chez *Planorbis*, cette invagination a la forme d'un cæcum dont la portion aveugle plonge dans le tissu ganglionnaire même, lequel est en relations avec un filet du nerf palléal; chez *Limnaeus*, le cæcum se bifurque, tout en conservant avec le système nerveux des relations semblables aux précédentes. Il est possible que ce soit là un organe olfactif, c'est du moins l'opinion de Spengel, qui le considère comme homologue de ceux qui existent de chaque côté du corps chez *Haliotis, Fissurella*, où ils sont innervés par le ganglion sus-intestinal. Enfin, au sens de l'olfaction se rattache vraisemblablement l'*organe cilié* des Hétéropodes, situé sur la face antérieure de leur sac viscéral. C'est une fossette reposant sur l'extrémité renflée d'un nerf qui part du ganglion viscéral.

Les *otocystes* ont été constatés à peu près sur tous les Gastéropodes où l'on s'est donné la peine de les chercher, mais leur situation varie beaucoup. A l'exception des Hétéropodes, chez lesquels ils sont placés librement en arrière du cerveau, ces organes sont généralement situés dans le voisinage des ganglions pédieux (*Cyclostoma, Planorbis*), à une distance plus ou moins grande de ceux-ci, ou immédiatement au-dessus, comme c'est le cas chez *Helix, Limax*, etc. Mais de Lacaze-Duthiers a démontré que quelle que soit leur position, les nerfs qui aboutissent aux vésicules auditives ont toujours leur origine dans les ganglions cérébroïdes. En général, le nerf auditif est intercalé de chaque côté entre les commissures périœsophagiennes.

La forme des otocystes est sphérique ou ovoïde; ils sont tapissés par des cellules cylindriques recouvertes de cils vibratiles et par des cellules bacillaires terminées, d'un côté, par de longues soies sensitives (*Hör-Stäbe* de Ranke), abondantes surtout chez les Hétéropodes (*Pterotrachea*); et à l'autre extrémité desquelles aboutissent des ramuscules nerveux. Chaque otocyste renferme un liquide visqueux et transparent dans lequel nagent les otolithes. Ceux-ci sont le plus souvent en grand nombre chez les adultes, tandis qu'il n'en existe qu'un gros, sphérique, chez les embryons; il peut persister solitaire pendant toute la vie (*Cyclostoma, Carinaria*).

Les *yeux* ne font que rarement défaut (*Chiton*). Ils ont disparu chez quelques Gastéropodes vivant dans l'obscurité des cavernes, ainsi qu'on l'a constaté chez *Helix Hauffeni* de la Carniole. A l'exception des *Doris*, chez lesquels ils sont cachés sous la peau, ces organes sont superficiels, situés chez les *Basommatophores* à la base des tentacules (*Voluta, Limnaeus*) et chez les *Stylommatophores* à l'extrémité de ceux-ci (*Helix, Limax*). Chez *Strombus*, l'œil est porté sur une petite tige spéciale, adjacente au tentacule et plus courte que lui. Semper a décrit, chez les espèces d'*Oncidium* des Philippines, des yeux supplémentaires en nombre variable, situés sur la face dorsale et qui, selon cet auteur, présenteraient comme les autres un haut degré d'organisation; mais chez l'espèce européenne (*Oncidium celticum*), ces yeux dorsaux font défaut (Joyeux-Laffuie). Quelques auteurs ont considéré également comme yeux supplémentaires, comparables aux ocelles des Lamellibranches, les taches pigmentaires que l'on rencontre sur le bord du manteau des *Trochus*.

Chez tous les Gastéropodes, l'œil proprement dit, est fort compliqué, comprenant, ainsi que nous l'avons décrit chez l'Escargot, une sclérotique, une cornée, une couche choroïdienne qui se replie quelquefois en avant en un iris et une rétine, dans laquelle on reconnaît l'existence de plusieurs couches d'éléments nerveux. La cavité de l'œil est remplie par le corps vitré et un gros cristallin sphérique formé d'une substance albuminoïde transparente, disposée en couches concentriques. Chez les Hétéropodes, la sclérotique constitue une capsule ferme et élastique laissant saillir le cristallin sur la face antérieure et sur les côtés de laquelle s'insèrent des muscles spéciaux, moteurs de l'œil.

Le *canal intestinal* ne fait jamais défaut chez les Gastéropodes. La bouche, toujours ventrale, est quelquefois placée à l'extrémité d'une trompe protractile (*Mitra, Dolium, Hétéropodes*). Elle est entourée de lèvres plus ou moins plissées qui peuvent être pourvues de palpes sensitifs (*Glandina*), et conduit dans une cavité limitée par les parois épaisses et musculeuses du pharynx. Les pièces masticatrices, de consistance cornée, qui arment cette cavité ne font que rarement défaut (*Tethys, Rhodope*); elles atteignent au contraire un haut degré de développement chez les Hétéropodes. On distingue ordinairement, sous le nom de *mâchoire*, une pièce cornée, placée à la face dorsale du pharynx. Chez *Limnaeus*, cette mâchoire impaire est accompagnée de pièces latérales également cornées. Chez *Cerithium, Triton*, etc., la mâchoire est remplacée par deux plaques latérales dentelées à la manière de la *radule*. Cette dernière repose sur le plancher de la cavité pharyngienne, elle ne tient pas la place d'une mâchoire inférieure qui manque toujours. Les dents, de formes très variées, qui recouvrent la radule, sont ordinairement disposées sur trois rangées, une médiane et deux latérales; ce sont tantôt de simples papilles, tantôt de puissants crochets; elles ne manquent qu'exceptionnellement, la radule est alors lisse (*Eulima* et *Stylifer*, ce dernier vivant en parasite sur les Échinodermes). La forme, le nombre et la disposition des dents de la radule intéressent la zoologie; Troschel et d'autres ont utilisé ces caractères pour subdiviser les Prosobranches. Chez beaucoup de Gastéropodes, la radule peut être retirée dans une sorte de fourreau situé au fond de la cavité pharyngienne. Cette « poche linguale » est en particulier très vaste chez certains carnassiers (*Algira*). Chez *Conus, Pleurotoma*, etc., la radule armée de longs crochets peut être projetée hors de la bouche. Leur piqûre paraît être venimeuse chez *Conus*.

Au pharynx fait suite un œsophage assez long portant quelquefois des cæcums latéraux (*Planorbis, Buccinum*) ou, à son extrémité postérieure, des sortes de poches stomacales (*Aplysia, Pleurobranchus*). L'estomac, ordinairement spacieux, est parfois divisé par un repli transversal en une chambre cardiaque et une chambre pylorique. Il peut être tapissé de plaques ou crochets chitineux (*Aplysia*), ou calcaires (*Bullâ*). L'estomac est entouré d'une ou deux (*Janthina, Littorina*) paires de glandes salivaires. Celles-ci sont tubulaires (*Gasteropteron, Aplysia*) ou en lobules aplatis (*Limax*). Leurs conduits excréteurs débouchent dans le pharynx. Chez *Terebra*, il n'existe qu'une glande salivaire avec un seul canal excréteur. En général, ces organes sécrètent un liquide muqueux; mais chez *Dolium, Cassis*, dont les glandes salivaires sont fort volumineuses, elles produisent une assez forte proportion d'acide sulfurique.

L'intestin est rarement droit. Chez les herbivores il est extrêmement allongé et plusieurs fois recourbé sur lui-même (*Patella*). Chez les Hétéropodes, ses circonvolutions, serrées les unes contre les autres et entourées par le foie, les reins, etc., constituent ce qu'on a décrit sous le nom de *nucléus*, une sorte de gros noyau opaque, très visible grâce à la transparence des parois du corps. Chez *Doris*, on a signalé l'existence d'un petit cæcum qui débouche dans l'intestin en arrière de l'estomac.

Chez les Éolidiens, l'intestin présente une disposition particulière. Il porte de nombreux prolongements latéraux, parfois ramifiés (*Hermaea*) et qui peuvent s'étendre jusqu'à l'intérieur des papilles dorsales. A l'inverse de ce qui se passe chez tous les autres Gastéropodes, dont l'intestin est revêtu d'un endothélium non glandulaire, les prolongements intestinaux des Éolidiens sont tapissés par des cellules digestives qui tiennent lieu de foie. Mais, sauf ce cas, l'intestin est entouré par une glande distincte, la glande digestive ou foie, dont les canaux excréteurs débouchent en arrière de l'estomac. Le foie comprend parfois deux masses symétriques (*Chiton*), mais le plus souvent il n'est composé que d'une seule masse divisée en plusieurs lobes.

L'anus débouche, dans la règle, près de l'appareil respiratoire, cependant il en est quelquefois fort distant, rejeté en arrière sur la face dorsale (*Elysia*, *Aplysia*) et s'ouvrant sur la ligne médiane du corps (*Chiton*, *Doris*). Chez les Hétéropodes, l'orifice anal est sur le côté du nucléus (*Pterotrachea*).

C'est ici que nous devons mentionner la *glande de la pourpre*, située à côté du rectum, chez *Purpura*, *Murex*, etc. Elle sécrète une matière visqueuse blanc jaunâtre à odeur nauséabonde, qui prend une couleur violette intense sous l'action des rayons du soleil et qui n'est autre chose que la pourpre des anciens.

Le *système vasculaire* charriant un sang exceptionnellement coloré en rouge (*Planorbis*) est toujours incomplet. Le liquide nourricier se répand dans des espaces lacunaires en communication avec la cavité du corps. Le cœur est toujours dorsal et artériel, placé sur la ligne médiane (*Chiton*, *Doris*), ou rejeté du côté de l'appareil respiratoire (*Prosobranches*). Il est enveloppé d'un péricarde et comprend un ventricule pyriforme ou globuleux qui n'est que rarement traversé par le rectum (*Nerita*, *Turbo*), comme c'est le cas chez les Lamellibranches. Le ventricule reçoit le sang d'une oreillette à parois beaucoup plus minces que les siennes et qui est parfois représentée par de simples faisceaux musculaires groupés autour de l'orifice veineux (*Phyllirhoë*). L'oreillette est double chez quelques genres (*Chiton*, *Haliotis*). Un système de valvules auriculo-ventriculaires règle la marche du sang dans la direction du ventricule. De ce dernier naît généralement un tronc aortique qui distribue des rameaux artériels à la région céphalique et aux viscères. Ce sont les Pulmonés et les Prosobranches qui sont le mieux dotés à ce point de vue. Il est aisé de suivre le parcours de ces artères lorsque leurs parois sont incrustées de sels calcaires et se détachent en blanc sur un fond foncé, comme c'est le cas chez *Limax* et *Arion*, dont, grâce à cette particularité, on peut étudier les plus fines artérioles sans le secours d'injections, indispensables au contraire chez les autres genres.

On discute chez les Gastéropodes aquatiques, comme chez les Lamellibranches, l'existence de communications entre le sang et l'eau ambiante. On a décrit certaines dispositions qui permettraient à l'eau de se mêler au sang, soit à travers une communication entre le rein ou glande de Bojanus et la cavité péricardiaque, comme ce serait le cas chez les Hétéropodes, soit par des orifices spéciaux communiquant avec le système lacunaire du pied. On rencontre, en effet, dans le pied de plusieurs Cténobranches marins, un système de canaux ramifiés qui communiquent, d'une part, avec la cavité générale renfermant du sang, de l'autre, avec l'extérieur par un pore situé à la face inférieure du pied (*Pyrula*, *Conus*, *Cypraea*) ou par plusieurs orifices rangés sur les bords du même organe (*Haliotis*, *Doris*). Mais la démonstration des rapports entre ces soi-disant orifices pédieux et les sinus sanguins rencontre des difficultés analogues à celles que nous avons signalées à propos des Lamellibranches (voir le mémoire de Schiemenz).

Quoi qu'il en soit, un vaste sinus viscéral, semblable à celui dont nous avons parlé chez l'Escargot, existe chez *Aplysia*, *Arion*, et la plupart des Gastéropodes, en trop petit nombre, dont la circulation a été étudiée. Le sang passe de la cavité viscérale dans les lacunes du pied, aussi bien que dans les cavités des tentacules, par exemple, en sorte que l'organe locomoteur pourrait fort bien être gonflé en peu de temps par un simple déplacement de liquide, sans qu'il soit pour cela nécessaire de puiser de l'eau au dehors.

Parfois des espaces lacunaires se trouvent interposés sur le trajet des artères; ainsi chez *Haliotis*, *Patella*, l'aorte est interrompue par un sinus céphalique entourant le pharynx et d'où prend ensuite naissance l'artère descendante du pied.

Des veines de retour font défaut dans les genres dépourvus de branchies; le sang se rassemble alors directement autour de l'oreillette pour pénétrer dans le cœur. Elles font défaut également chez tous les Hétéropodes. Chez les autres Gastéropodes, le sang revient à l'oreillette à travers des veines qui s'anastomosent les unes aux autres jusqu'à ne constituer qu'une ou trois veines branchiales débouchant dans l'oreillette. Mais encore aucun Prosobranche n'atteint-il le degré de développement veineux que nous avons constaté chez les Pulmonés.

Les *organes de la respiration* ne font complètement défaut que chez un petit nombre de genres (*Pterotrachea*, parmi les Hétéropodes; *Rhodope, Elysia, Phyllirhoë*, parmi les Opisthobranches) qui respirent par la peau. Lorsqu'ils existent, nous savons déjà qu'ils sont tantôt représentés par des branchies, tantôt par des poumons.

Les *branchies* sont des appendices de la peau, en forme de ramuscules, de peignes ou de lamelles foliacées, tantôt librement disposés sur la face dorsale (*Gymnobranches*), tantôt cachés dans une cavité palléale entre le pied et le manteau (*Tectibranches*). Les appendices dorsaux des Éolidiens se détachent avec une grande facilité, sans pour cela gêner d'une façon appréciable la respiration.

Chez les Placophores (*Chiton*) et quelques Opisthobranches (*Phyllidia*), les branchies sont placées symétriquement de chaque côté du corps. Mais le plus souvent, la branchie gauche est plus ou moins complètement atrophiée, la droite seule atteint son complet développement (*Pleurobranches, Anisobranches*) et le rudiment de la branchie gauche affecte fréquemment une forme toute différente de celle de la branchie droite.

En règle générale, l'orifice de la cavité branchiale est plus ou moins intimement lié à celui de l'anus. Lorsque ce dernier se trouve au milieu du dos comme chez les *Doris*, nous voyons les branchies, sous forme de feuilles découpées ou de panaches, l'entourer comme une rosace. Chez la plupart des Prosobranches, au contraire, les deux orifices sont portés vers l'extrémité antérieure du corps. L'ouverture branchiale est tantôt circulaire et contractile, tantôt en forme de fente. Chez plusieurs Prosobranches (*Siphonostomes*), l'appareil respiratoire se complique davantage : il existe, près des lèvres de l'orifice branchial, un grand siphon protractile, au moyen duquel l'animal puise l'eau au dehors sans sortir de sa coquille (*Conus, Buccinum, Fusus*, etc.). Ce siphon peut être envisagé comme un prolongement du bord libre du manteau, replié sur lui-même en forme de gouttière ou de rigole ordinairement tapissée de cils vibratiles qui déterminent l'eau à suivre une direction constante.

Le *poumon* des Gastéropodes adaptés à la respiration aérienne n'est qu'une branchie modifiée en vue de cette nouvelle fonction. L'homologie de ces deux sortes d'organes est incontestable. Nous voyons toujours, en effet, le poumon constitué par un repli du manteau dont la paroi porte un grand nombre des nervures saillantes occupées par des vaisseaux sanguins, au lieu de folioles branchiales. Ces nervures sont anastomosées les unes aux autres et constituent de la sorte sur la voûte de la cavité pulmonaire un réseau vasculaire plus ou moins compliqué. Le repli palléal est ordinairement soudé en avant à la paroi du corps, ne ménageant qu'un orifice, le pneumostome, par lequel l'air entre dans la cavité pulmonaire. Quelquefois (*Testacella*) cet orifice est rejeté en arrière.

D'ailleurs, nous connaissons un certain nombre de formes de passage entre la respiration branchiale proprement dite et la respiration pulmonaire. C'est ainsi que les *Cyclostomes* qui, par l'ensemble de leur organisation, se rattachent aux Prosobranches, respirent l'air en nature, le plafond de leur cavité branchiale étant vascularisé comme chez les Pulmonés. D'autre part, les Pulmonés aquatiques (*Limnaeus, Planorbis*) se servent parfois de leur poumon comme d'une branchie, ainsi qu'on l'a constaté chez quelques espèces qui vivent dans la profondeur des lacs et ne viennent jamais puiser l'air à la surface. Quelquefois, enfin (*Ampullaria*), il existe simultanément un sac pulmonaire et des branchies.

Quant à la situation des branchies par rapport au cœur, nous savons déjà qu'elle a servi aux Zoologistes pour l'établissement de grandes subdivisions parmi les Gastéropodes. Chez les Prosobranches, les branchies sont placées en avant de l'organe central de la circulation, tandis qu'elles sont situées derrière lui chez les Opisthobranches. Cette double disposition coïncide avec un ensemble d'organisation qui a permis à Milne Edwards l'établissement de deux ordres naturels. On peut cependant citer un certain nombre d'exceptions à la règle.

Les genres *Gastropteron* et *Acera*, par exemple, se rattachent aux Opisthobranches par leur structure générale, tout en ayant le cœur placé en arrière de la branchie.

L'*organe excréteur*, généralement décrit sous le nom de *rein*, est assez uniforme chez les Gastéropodes et toujours placé dans le voisinage du cœur, entre celui-ci et les branchies, ainsi que l'organe de Bojanus des Lamellibranches avec lequel nous pouvons l'homologuer.

Le rein n'est pair que dans un petit nombre de genres (*Chiton, Patella, Haliotis, Fissurella*). Dans la règle, le rein gauche est complètement atrophié, et le droit perd plus ou moins sa forme primitive de tube ou de sac. Celle-ci est le mieux conservée chez *Phyllirhoë, Actéon*, dont l'organe excréteur est fort allongé, à parois lisses et transparentes, s'ouvrant d'un côté sur la chambre péricardiaque par un orifice cilié qui ressemble à l'entonnoir vibratile des organes segmentaires chez les Vers, et débouchant au dehors par une ouverture contractile, comme c'est également le cas pour ces derniers organes. Mais, le plus souvent, les parois internes du sac rénal sont plissées, feuilletées, ainsi que nous l'avons vu chez l'Escargot; elles sont tapissées de grandes cellules glandulaires plus ou moins remplies de concrétions urinaires, qui tombent dans la cavité du sac et finissent par être expulsées par son canal excréteur. La disposition de celui-ci varie selon la situation de l'anus, auprès duquel il débouche dans la chambre respiratoire. Parfois il fait défaut, le sac rénal s'ouvre alors par une simple fente au fond de la cavité branchiale (*Littorina, Natica*).

Chez les Hétéropodes, le rein est représenté par un sac contractile situé à côté du cœur. Quant à une pénétration de l'eau dans le rein et à son passage dans le sang à travers des ouvertures percées dans ce but, sur le réseau veineux du tissu spongieux de l'organe excréteur chez quelques Pulmonés, de nouvelles recherches nous paraissent nécessaires avant d'en affirmer l'existence.

Tous les modes de la *reproduction sexuelle* paraissent être représentés chez les Gastéropodes. Les uns sont androgynes (*Opisthobranches, Pulmonés*) et possèdent des organes accessoires de la glande hermaphrodite extrêmement compliqués; les autres sont dioïques (*Prosobranches, Hétéropodes*) et leurs organes reproducteurs sont plus simples. Les premiers sont parfois doués de puissants organes copulateurs, au moyen desquels ils se fécondent mutuellement malgré leur hermaphroditisme; les autres, quoique unisexués, ne présentent chez quelques genres (*Patella, Trochus, Vermetus*) aucun organe copulateur poprement dit.

Chez ces derniers, la glande génitale est très semblable dans les deux sexes; il faut presque toujours recourir à l'examen microscopique pour la définir comme ovaire ou comme testicule. Elle est constamment placée dans le voisinage immédiat du foie, quelquefois complètement incrustée dans le tissu de celui-ci, et son canal excréteur est rarement accompagné de dilatations ou de glandes accessoires. Toutefois l'oviducte s'élargit vers son extrémité en une sorte d'utérus chez plusieurs genres. Il peut atteindre une grande longueur et être enroulé sur lui-même (*Littorina*), ou bien porter dans sa région terminale une poche incubatrice dans laquelle se développent les œufs (*Paludina*), ce qui permet à l'animal de donner naissance à des jeunes entièrement constitués et pourvus d'une coquille (viviparité).

Une glande de l'albumine n'existe qu'exceptionnellement, ainsi qu'une vésicule séminale (*Paludina, Hétéropodes*).

Chez les individus mâles pourvus d'un organe copulateur, le canal déférent se prolonge quelquefois jusqu'à l'extrémité du pénis (*Cyclostoma, Buccinum*), qui est alors tubulaire. Mais, en général, cet appendice n'est qu'un prolongement de l'enveloppe dermo-musculaire faisant saillie au dehors, il est simplement creusé d'une gouttière ciliée à la base de laquelle débouche l'orifice spermatique. Lorsque le pénis est distant de ce dernier (*Murex, Strombus*), un sillon particulier, également recouvert de cils vibratiles, y conduit le sperme. Une telle disposition se rencontre aussi chez les Hétéropodes, au pénis desquels est annexée une glande qui sécrète une substance visqueuse. Le pénis n'est d'ailleurs que rarement exsertile chez les Dioïques (*Paludina*); en général il se replie simplement sous le manteau, comme cela a lieu chez les *Buccins*, dont l'organe copulateur est très volumineux.

Chez les Gastéropodes hermaphrodites, les glandes mâles et femelles sont, à quelques exceptions près (*Acteon, Janus*), intimement réunies en une seule masse, la glande hermaphrodite, située dans les lobes du foie. Elle est lobée dans la plupart des cas, ou en grappe plus ou moins ramifiée (*Gymnobranches*), constituée par un grand nombre de cæcums ou follicules qui débouchent dans le canal excréteur. La glande hermaphrodite est double chez *Phyllirhoë*. Nous savons que chez les Pulmonés terrestres (*Helix*), un même follicule produit des œufs et des cellules spermatiques, la maturité de ces dernières précédant ordinairement celle des ovules. Chez les Dermatobranches, les produits mâles et femelles naissent dans des follicules différents, mais toujours très rapprochés les uns des autres.

Le canal excréteur ou canal hermaphrodite n'est qu'exceptionnellement simple dans toute sa longueur (*Aplysia*). Le plus souvent, il se bifurque et conduit à deux appareils, l'un mâle et l'autre femelle, à un canal déférent et à un oviducte toujours compliqués d'organes accessoires plus constants et plus variés que chez les unisexués.

Le canal déférent est très long, tortueux, plusieurs fois contourné sur lui-même chez les Dermatobranches. Il présente ordinairement une portion antérieure libre et une portion postérieure par laquelle il adhère à l'oviducte. La première se continue dans un cylindre charnu, le pénis, auquel est joint un flagellum plus ou moins développé. On désigne sous le nom de *talon* la région du canal hermaphrodite où celui-ci aboutit à la glande de l'albumine et commence à se diviser par un repli longitudinal en une portion déférente et une portion oviducte. La séparation des œufs et des spermatozoïdes débute dans le canal commun, mais on ignore par quel procédé.

L'oviducte est souvent accompagné d'expansions frangées, et par son extrémité postérieure il est en rapport avec la glande de l'albumine, plus ou moins volumineuse, mais qui grossit toujours au moment de la reproduction. Vers son extrémité antérieure, désignée comme vagin, il est quelquefois pourvu de glandes multifides, connues aussi sous le nom de glandes muqueuses, dont le nombre des rameaux varie beaucoup selon les genres et même les individus. Ces glandes font défaut chez beaucoup de Gastéropodes, et chez *Zonites*, elles paraissent être remplacées par une portion glandulaire, connue sous le nom de prostate du vagin. C'est près de là que débouchent la poche du dard et la vésicule séminale. Le pédoncule de cette dernière est parfois si court que la vésicule est réduite à une simple poche copulatrice; ailleurs (*H. aspersa*) il porte un diverticulum latéral.

Quant à l'orifice génital, il est tantôt unique (*Monotrèmes*), les produits génésiques étant versés dans un cloaque génital commun, tel que nous l'avons décrit chez *Helix* (*Limax, Arion, Glandina*), tantôt il est double (*Ditrèmes*), c'est le cas, par exemple, chez les Pulmonés aquatiques (*Planorbis, Limnaeus*). Chez le Limnée, l'orifice mâle débouche derrière le tentacule droit, tandis que la vulve ou orifice femelle s'ouvre sur le bord du manteau près de l'entrée de la chambre respiratoire.

Les spermatozoïdes sont longs, filiformes, à peine renflés à leur extrémité antérieure (*Doris*), ou portant une tête très distincte (*Patella*). Chez beaucoup de Gastéropodes, ils sont enveloppés, au moment de la fécondation, dans une gaîne albuminoïde dont la forme varie suivant les espèces. C'est ainsi, sous forme de spermatophores, qu'ils sont introduits dans le vagin. Pendant l'accouplement des androgynes, l'un des individus joue le rôle de mâle et l'autre celui de femelle

(*Ancylus*), ou bien les deux individus fonctionnent en même temps comme mâle et comme femelle (*Limax*), s'introduisant réciproquement un spermatophore dans la vésicule séminale.

A l'exception de quelques espèces vivipares (*Paludina, Clausilia*), dont les jeunes se développent dans l'utérus maternel, les Gastéropodes pondent leurs œufs fécondés, tantôt isolément, chaque œuf étant entouré d'une coque calcaire (*Helix, Bulimus*); tantôt en cordons ou en disques, agglomérés en grand nombre dans une masse albuminoïde commune (*Opisthobranches*, Pulmonés d'eau douce). Chez les Prosobranches, les œufs sont logés en nombre plus ou moins considérable dans des capsules cornées (oothèques) que l'animal fixe contre des corps sous-marins.

Les Gastéropodes à branchies subissent des métamorphoses et passent par des formes larvaires ciliées (*Chiton*), ou véligères (la plupart des Prosobranches et des Opisthobranches), c'est-à-dire munies d'un voile lobé, le velum. Les larves des Pulmonés ne montrent que des rudiments de velum et leurs métamorphoses abrégées s'effectuent à l'intérieur de l'œuf.

En terminant, nous devons mentionner le cas extraordinaire d'un Gastéropode absolument dégradé par le parasitisme. Il s'agit de l'*Entoconcha mirabilis*, qui vit dans les Synaptes, sous la forme d'un ver cylindrique à intestin rudimentaire, sans organes locomoteurs et n'ayant conservé que les organes de la reproduction.

Littérature.

G. Cuvier, *Mémoires pour servir à l'histoire et à l'anatomie des Mollusques*, Paris, 1817. — Krohn, *Beitrag zur Kenntniss der Schneckenauges. Müller's Archiv.*, 1839. — Idem, *Ueber zwei eigenthümliche, Crystalle enthaltende Bläschen oder Kapseln an der Schlundringknoten mehrerer Gasteropoden und Pteropoden. Froriep's Notizen*, t. XIV, 1840. — De Quatrefages, *Mémoires sur les Gastéropodes phlébentérés. Ann. des Sc. nat.*, 3e série, t. III, 1844, et t. IV, 1845. De Siebold, *Organe auditif des Mollusques*, ibid., 2e série, t. XIX, 1843. — Alder et Hancock, *A Monography of the British nudibranchiata Mollusca. Londres*, 1845-1855. — W. Carpenter, *On the microsc. structure of Shells. Rep. Meeting Brit. Associat. Londres*, 1846, 1847, 1848. — Karsch, *Ueber Limnaeus, Archiv. f. Naturgesch.*, 1846. — H. Meckel, *Mikrographie einiger Drüsenapparate, etc. Müller's Archiv.*, 1846. — C. Vogt, *Recherches sur l'embryogénie des Mollusques gastéropodes (Acteon viridis). Ann. d. Sc. nat.*, 3e série, t. III, 1846. — H. Milne Edwards, *Observations et expériences sur la circulation chez les Mollusques. Mém. de l'Académie des Sciences de l'Institut de France*, t. XX, 1849. — H. Milne Edwards et Valenciennes, *Nouvelles observations sur la constitution de l'appareil de la circulation chez les Mollusques*, ibid., t. XX, 1849. — Leydig, *Ueber Paludina vivipara. Zeitschr. f. w. Zool.*, t. II, 1850. — Idem, *Anatomische Bemerkungen über Carinaria, Firola*, etc., ibid., t. III, 1851. — Idem, *Zur Anatomie und Physiologie der Lungenschnecken. Arch. f. mikrosk. Anat.*, t. I, 1865. — Idem, *Ueber das Gehörorgan der Gasteropoden*, ibid., t. VII, 1871. — Idem, *Die Hautdecke und Schale der Gasteropoden. Arch. f. Naturgesch.*, t. XLII, 1876. — O. Schmidt, *Ueber Entwickelung von Limax agrestis. Müller's Archiv.*, 1851. — Moquin-Tandon, *Mémoire sur l'organe de l'odorat chez les Gastéropodes terrestres. Ann. des Sc. nat.*, t. XV, 1851. — H. Milne Edwards, *Note sur les organes auditifs des Firoles*, ibid., t. XVII, 1852. — Gegenbaur, *Beiträge zur Entwickelungsgesch. der Landgasteropoden. Zeitschr. f. w. Zool.*, t. III, 1852. — Idem, *Untersuchungen über Pteropoden und Heteropoden*, Leipzig, 1854. — Huxley, *On the Morphology of the cephalous Molluska as illustrated by the Anatomy of certain Heteropoda and Pteropoda. Philos. Transact.*, Londres, 1853. — H. Müller et Gegenbaur, *Ueber Phyllirhoë bucephalum. Zeitschr. f. w. Zool.*, t. V, 1854. — H. Troschel, *Das Gebiss der Schnecken*, Berlin, 1856-1878.

S. Lovén, *Ueber die Entwicklung der Gattung Chiton. Arch. f. Naturgesch*, 1856. — Semper, *Beiträge zur Anat. und Physiol. der Pulmonaten. Zeitschr. f. w. Zool.*, t. VIII, 1857. — Id., *Zum feineren Baue der Molluskenzunge*, ibid, t. IX, 1858. — E. Claparède, *Beitrag zur Anatomie des Cyclostoma elegans. Müller's Archiv.*, t. XXV, 1858. — Keferstein u. Ehlers, *Beiträge zur Kenntniss der Geschlechtsverhältnisse von Helix pomatia. Zeitschr. f. w. Zool.*, t. X, 1859. — H. de Lacaze-Duthiers, *Mémoire sur la Pourpre. Ann. des Sc. nat.*, 4° série, t. XII, 1859. — Idem, *Mémoire sur le système nerveux de l'Haliotide*, ibid., 1859. — Idem, *Histoire et Monographie du Pleurobranche orangé*, ibid., t. XI, 1859. — Idem, *Mémoire sur l'anatomie et l'embryogénie des Vermets*, ibid., t. XIII, 1860. — Idem, *Du système nerveux des Mollusques gastéropodes pulmonés aquatiques. Arch. de Zool. expériment.*, t. I, 1872. — Idem, *Otocystes ou capsules auditives des Mollusques*, ibid., t. I, 1872. — Krohn, *Beiträge zur Entwickelungsgeschichte der Pteropoden und Heteropoden*, Leipzig, 1860. — Lereboullet, *Recherches d'embryologie comparée. Ann. des Sc. nat.*, 4° série, t. XVIII, 1862. — Semper, *Entwickelungsgeschichte der Ampullaria*, Utrecht, 1862. — W. Keferstein, in : *Bronn's Klassen und Ordnungen des Thierreichs*, t. III, Leipzig, 1862-1866. — Baudelot, *Recherches sur l'appareil générateur des Mollusques Gastéropodes. Ann. des Sc. nat.*, 4° série, t. XIX, 1863. — Velten, *Dissertatio de sensu olfactus Gasteropodum.* Bonn, 1865. — Babuchin, *Ueber den Bau der Netzhaut einiger Lungenschnecken, Sitzungsber. der Wiener Akad.*, t. III, 1865. — V. Hensen, *Ueber das Auge einiger Cephalophoren. Zeitschr. f. w. Zool.*, t. XV, 1865. — Idem, *Ueber den Bau des Schneckenauges*, etc. *Arch. f. mikrosk. Anat.*, t. II, 1866. — Panceri, *Gli organi e la secrezione dell'acido solforico nei Gasteropodi*, etc. *Atti della R. Acad. d. Scienze*, Naples, t. IV, 1869, et *Ann. des Sc. nat.*, 5° série, t. X, 1868. — H. Eisig, *Beiträge zur Anat. und Entwickl. der Geschlechtsorgane von Limnaeus, Zeitschr. f. w. Zool.*, t. XIX, 1869. — F. Boll, *Beiträge zur vergl. Histologie d. Molluskentypus. Arch. f. mikrosk. Anat.*, t. V, 1869. — W. Flemming, *Die haartragenden Sinneszellen in der Oberhaut der Mollusken. Arch. f. mikrosk. Anat.*, t. V, 1869. — Idem, *Untersuchungen über Sinnesepithelien der Mollusken*, ibid., t. VI, 1870. — Idem, *Zur Anatomie der Landschneckenfühler und zur Neurologie der Mollusken. Zeitschr. f. w. Zool.*, t. XXII, 1872. — G. Moquin-Tandon, *Recherches anatomiques sur l'Ombrelle de la Méditerranée. Annales des Sc. nat.*, 5° série, t. XIV, 1870. — Huguenin, *Ueber das Auge von Helix pomatia. Zeitschr. f. w. Zool.*, t. XXII, 1872. — W. Salensky, *Beiträge zur Entwickelungsgeschichte der Prosobranchien*, ibid., t. XXIII, 1872. — E. Claparède, *Anatomie und Entwickelungsgeschichte der Neritina fluviatilis. Müller's Archiv.*, 1873. — Langerhans, *Zur Entwicklung der Gastropoda Opisthobranchia. Zeitschr. f. w. Zool.*, t. XXIII, 1873. — Ray-Lankester, *On the development of the Pond-Snail (Limnaeus stagnalis)*, etc. *Quart. Journ. of microsc. Science*, t. XIV, 1874. — C. Rabl, *Die Ontogenie der Süsswasser-Pulmonata. Jenaische Naturw. Zeitschr.*, t. IX, 1875. — J. Ranke, *Der Gehörvorgang und das Gehörorgan bei Pterotrachea. Zeitschr. f. w. Zool.*, t. XXXV. Supplément, 1875. — C. Claus, *Das Gehörorgan der Heteropoden. Arch. f. mikrosk. Anat.*, t. XII, 1875. — P. Fischer et H. Crosse, *Sur la disposition générale du système nerveux chez les Mollusques Gastéropodes. C. R. de l'Acad. des Sciences de Paris*, t. LXXXI, 1875. — A. Stuart, *Ueber die Entwicklung einiger Opisthobranchien. Zeitschr. f. w. Zool.*, t. XV, 1875. — H. von Ihering, *Ueber die Entwickelungsgeschichte von Helix. Jenaische Zeitschr. für Naturw.*, t. IX, 1875. — Idem, *Zur Physiologie und Histologie des Centralnervensystemes von Helix pomatia. Nachrichten v. d. k. Ges. d. Wiss. zu Göttingen*, n° 13, 1876. — Idem, *Die Gehörwerkzeuge der Mollusken*, Erlangen, 1876. — Idem, *Beiträge zur Kenntniss der Anat. von Chiton. Morphol. Jahrbuch*, t. IV, 1878. — Idem, *Vergleichende Anatomie des Nervensystems und Phylogenie der Mollusken*, Leipzig, 1877. — Idem, *Zur Morphologie der Niere der sog. Mollusken. Zeitschr. f. w. Zool.*, t. XXIX, 1877. —

Idem, *Beitr. zur Kenntn. d. Nervensystems der Amphineuren*, etc. *Morph. Jahrb.*, t. III, 1877. — Idem, *Ueber den uropneustichen Apparat der Heliceen. Zeitschr. f. w. Zool.*, t. XLI, 1885. — H. Simroth, *Ueber die Sinneswerkzeuge unserer einheimischen Weichthiere. Zeitschr. f. w. Zool.*, t. XXVI, 1876. — J. Ranke, *Das acustische Organ im Ohre der Pterotrachea. Arch. f. mikrosk. Anat.*, t. XII, 1876. — Bobretzky, *Studien über die embryonale Entwicklung d. Gasteropoden. Arch. f. mikrosk. Anat.*, t. XIII, 1877. — C. Semper, *Ueber Sehorgane vom Typus der Wirbelthieraugen am Rücken von Schnecken*, Wiesbaden, 1877. — A. Pauly, *Ueber die Wasserathmung der Lymnaeiden*, Munich, 1878. — Mathias Duval, *Recherches sur la spermatogenèse étudiée chez quelques Gastéropodes pulmonés. Revue des Sc. nat. de Montpellier*, t. VII, 1878. — Idem, *Études sur la spermatogenèse chez la Paludine vivipare*, ibid., 2ᵉ série, t. I, 1879. — C. Rabl, *Ueber die Entwicklung der Tellerschnecke (Planorbis). Morphol. Jahrb.*, t. V, 1879. — H. Fol, *Études sur le développement des Mollusques. I. Ptéropodes. Arch. de Zool. exp.*, t. IV, 1875. — Idem, II. *Hétéropodes*, ibid., t. V, 1876. — Idem, *Sur le développement des Gastéropodes pulmonés*, ibid., t. VIII, 1880. — P. Fischer, *Manuel de Conchyliologie*, Paris, 1881. — Vayssière, *Recherches anatomiques sur les Mollusques de la famille des Bullidés. Ann. des Sc. nat.*, 6ᵉ série, t. IX, 1880. — Idem, *Recherches zoologiques et anatomiques sur les Mollusques opisthobranches du golfe de Marseille. Ann. Mus. d'hist. nat. de Marseille*, t. II, 1885. — J. W. Spengel, *Die Geruchsorgane und das Nervensystem der Mollusken. Zeitschr. f. w. Zool.*, t. XXXV, 1881. — Sochaczewer, *Das Riechorgan der Landpulmonaten*, ibid., t. XXXV, 1881. — J. E. Bloomfield, *The development of the Spermatozoa (Part. II, Helix and Rana). Quart. Journ. microsc. Sc.*, t. XXI, 1881. — B. Haller, *Die Organisation der Chitonen der Adria. Arbeit aus dem Zool. Instit. in Wien*, t. IV, 1882. — Idem, *Zur Kenntniss der Muriciden (1. Anatomie des Nervensystems)*, ibid., t. IV, 1882. — Joyeux-Laffuie, *Organisation et développement de l'Oncidie. Arch. de Zool. exp.*, t. X, 1882. — Rücker, *Ueber die Bildung der Radula bei Helix pomatia. Ber. Oberh. Gesellsch. Nat. und Hlkde.*, t. XXII, 1883. — Barfurth, *Ueber den Bau und die Thätigkeit der Gasteropodenleber. Arch. f. mikrosk. Anatomie*, t. XXII, 1883. — Schiemenz, *Ueber die Wasseraufnahme bei Lamellibranchiaten und Gastropoden. Mitth. zool. Stat. Neapel*, t. V, 1884. — F. Houssay, *Recherches sur l'opercule et les glandes du pied des Gastéropodes. Arch. de Zool. exp.*, 2ᵉ série, t. II, 1884. — H. Wegmann, *Contributions à l'histoire naturelle des Haliotides*, ibid., 1884. — H. Rouzaud, *Recherches sur le développement des organes génitaux de quelques Gastéropodes hermaphrodites. Travaux du laboratoire zoologique de Montpellier*, 1885. — Hilger, *Beiträge zur Kenntniss des Gasteropodenauges. Morphol. Jahrb.*, t. X, 1885. — J. Brock, *Die Entwicklung des Geschlechtsapparates der Stylommatophoren Pulmonaten*, etc. *Zeitschr. f. w. Zool.*, t. XLIV, 1886. — G. Dutilleul, *Essai comparatif sur les organes copulateurs dans les genres Helix et Zonites. Bulletin scientifique du Nord*, 1886, 2ᵉ série, 9ᵉ année.

CLASSE DES PTÉROPODES

Le caractère principal des formes rentrant dans cette classe est d'avoir sur la région antérieure du corps deux expansions aliformes qui dérivent, comme le démontre l'ontogénie, de l'épipodium du pied des Gastéropodes. La tête des Ptéropodes est peu distincte du reste du corps; elle porte la bouche, le commencement du système digestif, le système nerveux central et des organes des sens assez rudimentaires. Le corps est nu ou entouré d'une coquille univalve, qui varie beaucoup quant à sa forme et à sa structure. Les Ptéropodes sont hermaphrodites.

On les scinde en deux ordres :

1er ordre. Les **Thécosomes**. La tête est souvent indistincte et porte des rudiments de tentacules. Le corps est plus ou moins entouré par le manteau. Le pied n'est représenté que par les nageoires. *Hyalea, Creseis, Limacina, Cymbulia, Tiedemannia*.

2e ordre. Les **Gymnosomes**. La tête est distincte du corps et porte souvent des tentacules et des branchies externes; les nageoires latérales sont séparées par un rudiment médian du pied larvaire. *Clio, Clione, Pneumodermon*.

Type : **Hyalea tridentata** (Lam.) (fig. 390). — Ce petit Thécosome habite dans les mers d'Europe; il est surtout abondant dans le golfe de Messine. Il atteint une longueur de un et demi à deux centimètres sur un centimètre et demi de large. Les exemplaires qui ont servi à notre travail, dans lequel nous avons été aidés d'une manière distinguée par M. le Dr Jaquet, proviennent de la station zoologique de Naples et du laboratoire de Messine, dirigé par M. le professeur Kleinenberg.

Le corps de l'animal est entouré d'une coquille mince, très dure, semi-transparente, formée en partie de carbonate de chaux. La région antérieure du corps présente deux ailes profondément séparées l'une de l'autre et assez transparentes dans leur partie libre (*a*, fig. 390). La coquille montre deux faces : une bombée ou ventrale et une plane ou dorsale; en outre, dans sa région postérieure, la coquille est ornée de trois prolongements en forme de

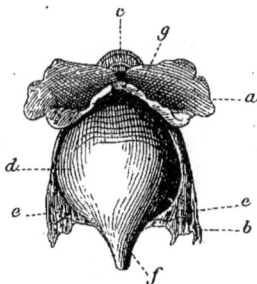

Fig. 390.

pointe, dont deux latéraux et un médian; ce dernier est le plus long (*f*, fig. 390). Le manteau recouvre une partie de la coquille et s'étend en arrière de l'animal sous forme de deux appendices flottants (*b*, fig. 390).

Préparation. — Pour la dissection, on couche l'animal sur sa face plane, en le maintenant solidement fixé sur un liège au moyen d'épingles; puis on enlève la face bombée de la coquille, opération qui se fait assez facilement. Les coupes à la paraffine peuvent être

---

Fig. 390. — *Hyalea tridentata* vue par la face ventrale, grossie environ trois fois. *a*, ailes; *b*, appendice latéral postérieur du manteau; *c*, extrémité antérieure de la face dorsale de la coquille; *d*, face ventrale de la coquille; *e*, appendice latéral de la coquille; *f*, appendice postérieur médian de la coquille; *g*, lobe ventral des ailes.

pratiquées, après décalcification, sur l'individu entier ou sur des organes isolés. Le carmin boracique donne de bons résultats pour la coloration des coupes.

Coquille. — La coquille de *Hyalea* (fig. 390) est unique et fortement aplatie dans le sens vertical. Elle présente deux faces : une plus grande presque plane, considérée comme valve dorsale, et une plus petite fortement bombée, la valve ventrale. Comme l'indique le nom de l'espèce, *tridentata*, nous avons à la région postérieure de la coquille trois appendices coniques creux, dont un médian (*f*, fig. 390, 391) et deux latéraux (*e*, fig. 390, 391). La valve dorsale (*c*, fig. 390, 391) dépasse antérieurement d'un tiers environ la valve ventrale, en se recourbant un peu sur cette dernière. Celle-ci (*d*, fig. 390), fortement bombée, est ornée de replis transversaux régulièrement disposés sur sa région antérieure.

Nous remarquons trois ouvertures entre les deux valves : une large fente antérieure protégée par la courbure de la valve plane; elle laisse passer la base des ailes et la région buccale du système digestif. Puis, il existe de chaque côté de la coquille une longue fente, courant jusqu'aux appendices latéraux postérieurs; c'est par elle que le lobe du manteau, qui tapisse intérieurement la coquille, passe à la duplicature externe. C'est aussi par elle que l'eau entourant l'animal arrive pour baigner la branchie. Les deux fentes latérales ne sont nullement en continuité avec l'ouverture antérieure impaire, mais séparées d'elle par un point de suture réunissant les deux valves de la coquille. La valve bombée émet une petite proéminence, laquelle vient s'engager dans une cavité correspondante de la valve plate.

La surface externe de la coquille est recouverte par une membrane extrêmement fine, ne paraissant avoir aucune relation avec le manteau. Vue à l'aide d'un fort grossissement, elle se montre finement granuleuse et contenant ou supportant des cristaux incolores disposés sans ordre régulier, tantôt séparés les uns des autres, tantôt groupés ensemble pour former des masses variables.

Traitée par l'acide chlorhydrique dilué, la coquille perd toute sa rigidité, ce qui nous prouve que la matière inorganique qui la compose en grande partie est du carbonate de chaux. Il reste, après l'action de l'acide, une mince membrane granuleuse dans laquelle on ne peut découvrir d'éléments histologiques. Quant à la coquille non décalcifiée, elle paraît avoir partout la même constitution; on aperçoit, à l'aide d'un fort grossissement, une grande quantité de fines stries très courtes, serrées les unes contre les autres; elles s'aperçoivent sur toute l'épaisseur de la coquille et paraissent indiquer l'existence de prismes calcaires, disposés à angle droit par rapport à la surface.

Ailes (*a*, fig. 390, 391). — L'*Hyalea* possède deux ailes relativement volumineuses par rapport à la grandeur du corps de l'animal; elles prennent naissance dans l'épaisseur du cou et sortent par l'ouverture antérieure de la coquille. A leur base, où elles sont

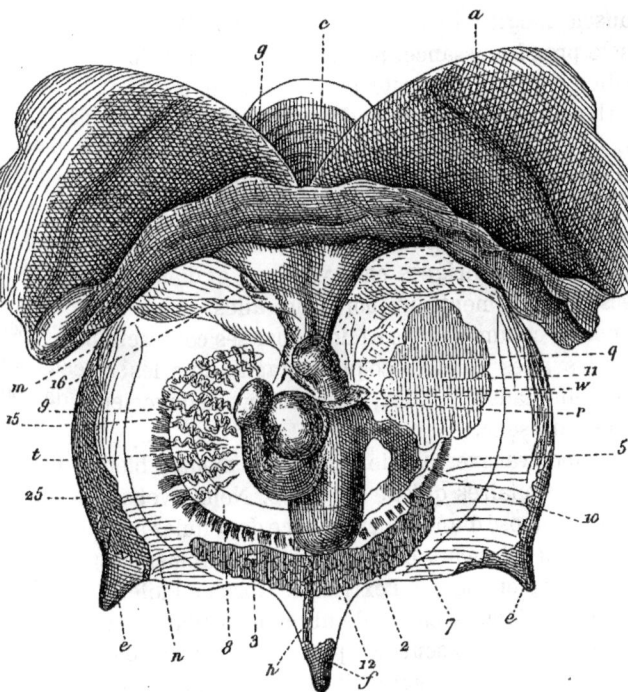

Fig. 391.

réunies et fortement pigmentées, elles sont très épaisses; elles ne tardent pas à se bifurquer, de la sorte qu'on distingue une aile droite et une aile gauche. Elles sont semblables entre elles; à partir de leur

Fig. 391. — Figure représentant l'*Hyalea* fortement grossie et reposant sur la valve plane de la coquille. La valve bombée, ainsi que le lobe ventral du manteau et les glandes palléales, sont enlevés. *a*, ailes; *c*, extrémité antérieure de la face dorsale de la coquille; *e*, appendices latéraux de la coquille; *f*, appendice postérieur médian de la coquille; *g*, lobe ventral des ailes; *h*, muscle columellaire; *m*, lignes de cils vibratiles du bord antérieur du lobe dorsal du manteau; *n*, fibres musculaires du lobe dorsal du manteau; *q*, estomac; *r*, intestin; *t*, foie; *w*, anus. 2, organe d'excrétion; 3, ouverture de l'organe d'excrétion dans la cavité du manteau; 5, cœur; 7, houppes branchiales; 8. veine branchiale; 9, canaux branchiaux; 10, branchies; 11, sac servant probablement à l'introduction de l'eau dans la cavité péribranchiale; 12, glande hermaphrodite; 15, utérus; 16, canal efférent de la glande hermaphrodite; 25, glandes palléales.

point de séparation, elles divergent un peu l'une de l'autre et deviennent de plus en plus minces vers leur bord libre. En outre, les ailes sont réunies à leur base par un lobe ventral unique (*g*, fig. 390, 391) recouvrant le bord antérieur de la coquille bombée et constituant, par ce repli, une sorte de gouttière menant à l'ouverture buccale. Au fond de cette gouttière s'élève encore un repli en relation directe avec les ailes. Ces dernières sont soudées à leur base à un long muscle longitudinal, le *muscle columellaire* (*h*, fig. 391-393). Ce muscle prend naissance, par une grosse masse longitudinale, dans l'appendice médian et postérieur de la coquille, qu'il remplit en entier. Il remonte, le long de la valve dorsale, jusqu'à la hauteur du cou, où il se divise en deux faisceaux se rendant aux deux ailes. Arrivés dans la base des ailes, les faisceaux se divisent en fascicules toujours plus minces et ramifiés, qui forment à la fin, vers les bords libres des ailes, un réseau à mailles, dans lequel on distingue des fibres musculaires dirigées en rayonnant, et d'autres qui sont plutôt disposées parallèlement aux bords des ailes.

Le muscle columellaire sert donc, par ses contractions d'ensemble, à retirer les ailes dans la coquille, tandis que les réseaux musculaires, établis dans les ailes, servent aux mouvements de celles-ci dans différents sens.

Une coupe transversale de l'aile nous montre bien la disposition des fibres musculaires qu'elle renferme. Nous avons à la surface un épithélium composé d'une couche mince de cellules arrondies, laquelle repose sur des faisceaux de muscles régulièrement espacés; ils disparaissent complètement à l'extrémité libre de l'aile. Plus au centre, nous avons une longue bande de fibres musculaires coupées longitudinalement; leur épaisseur est plus considérable dans le voisinage de l'œsophage. A l'extrémité libre de l'aile, cette couche, devenue extrêmement mince, repose directement sur l'épithélium de cellules rondes. Ces trois couches sont symétriques, une se trouvant de chaque côté du plan médian horizontal de l'aile. Celui-ci est occupé par une fine lamelle, qui se présente sur la coupe transversale sous forme de faisceaux discontinus, irrégulièrement distants les uns des autres. Ces différentes couches sont séparées les unes des autres, à l'exception des deux premières, par des mailles très larges de tissu conjonctif, dont les noyaux sont nettement visibles. Le tout rappelle de loin le tissu qui forme la partie extensile du pied des Lamellibranches. Le bord supérieur de la face ventrale est garni de longs cils vibratiles, très serrés les uns contre les autres et facilitant l'arrivée de la nourriture dans l'ouverture buccale.

Manteau. — Le manteau tapisse la face interne de chacune des valves de la coquille. On peut donc lui distinguer deux parties : une dorsale, une ventrale. Les deux sont soudées l'une à l'autre sur toute la longueur de leur bord antérieur au niveau de l'œsophage; elles s'accolent fortement contre les parois du cou, puis sur une partie de leurs bords latéraux, ainsi que sur tout leur pourtour postérieur.

Examinons d'abord la portion du manteau qui recouvre intérieurement la face bombée de la coquille; nous pouvons l'appeler le *lobe ventral* (*i*, fig. 393). C'est une mince membrane transparente présentant à peu près partout la même épaisseur, et formée par de petites cellules rondes. La lame remonte les flancs de l'animal, pour passer sur la face externe de la coquille qu'elle recouvre en partie. On l'aperçoit sur l'animal entier sous forme d'une mince peau blanchâtre. Le *lobe dorsal* du manteau suit exactement les contours de la coquille (*k*, fig. 392, 393), il s'infléchit aussi pour recouvrir la face externe. Ces deux lobes se soudent l'un à l'autre pour former les prolongements qui se remarquent en arrière des appendices latéraux postérieurs de la coquille (*b*, fig. 390); ils y déterminent une gouttière ouverte au dehors, mais ne donnant pas accès à l'eau dans la cavité palléale. Au niveau de l'estomac se trouve latéralement l'orifice d'entrée de l'eau qui va baigner la branchie. Celui-ci est bordé par deux lèvres, lesquelles ne sont que des dépendances du lobe du manteau. La face interne de chacune d'elles porte des houppes de cils vibratiles très longs, ayant pour but d'activer le renouvellement de l'eau dans la cavité du manteau.

Le lobe dorsal du manteau présente près de son extrémité antérieure une zone froncée, courbée en demi-lune et plus large au centre que sur ses bords (*l*, fig. 392). Examinée sous un fort grossissement, cette zone se trouve formée par de très grosses cellules allongées contenant chacune un noyau; le grand axe de chacune de ces cellules est disposé verticalement par rapport à la zone. Antérieurement nous avons un tissu composé de petites cellules dispersées sans ordre apparent. A la suite des grandes cellules se trouve une ligne foncée, composée de petites vésicules rondes serrées les unes contre les autres; en arrière, enfin, on aperçoit des conformations cellulaires, disposées sans ordre et ressemblant beaucoup aux cellules du tissu osseux ou mieux aux cellules plasmatiques de la cornée. Assez petites et rapprochées les unes des autres dans le voisinage de la zone foncée, décrite plus haut, elles deviennent de plus en plus grosses et plus espacées lorsqu'on s'en écarte. Elles sont allongées, émettent de très longs prolongements et présentent dans leur intérieur un noyau.

Au tiers antérieur de la longueur du lobe dorsal du manteau, on remarque des lignes transversales, foncées, disposées en grand

nombre du côté où se trouve la branchie (*m*, fig. 391, 392). Elles
sont formées par des séries de cellules, lesquelles portent des cils
vibratiles très allongés. Tout à fait postérieurement, la face dorsale
du manteau présente des faisceaux de fibres disposés transversalement et assez distants les uns des autres (*n*, fig. 391, 392).

C'est le lobe dorsal du manteau qui fournit le mésentère ou membrane recouvrant les viscères. On observe en effet que sur la ligne

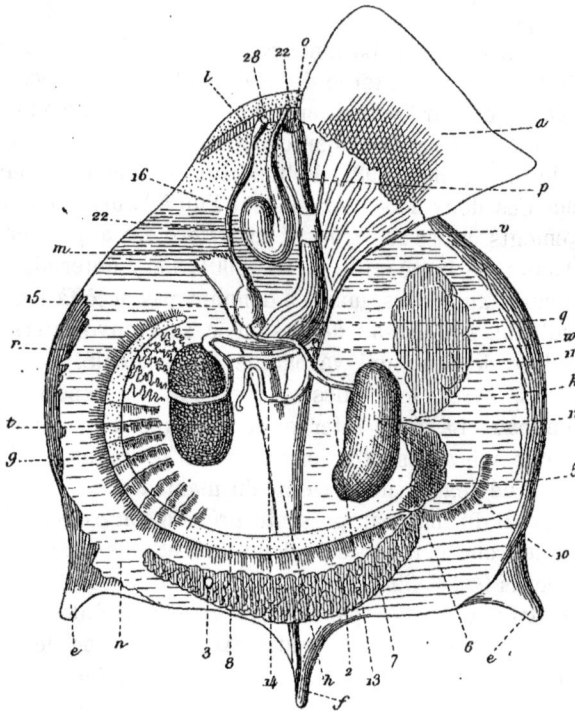

Fig. 392.

Fig. 392. — *Hyalea* couchée sur la face dorsale; la valve ventrale de la coquille est
enlevée ainsi que le lobe sous-jacent du manteau et la glande palléale. Les organes sont
écartés les uns des autres pour permettre de voir leurs relations réciproques. Une des
ailes est enlevée. *a*, aile; *e*, appendices latéraux de la coquille; *f*, appendice postérieur
médian de la coquille; *h*, muscle columellaire; *k*, lobe dorsal du manteau; *l*, zone foncée
antérieure du lobe dorsal du manteau; *m*, lignes de cils vibratiles du lobe dorsal du
manteau; *n*, muscles du lobe dorsal du manteau; *o*, ouverture buccale; *p*, pharynx;
q, estomac; *r*, intestin; *t*, foie; *v*, cerveau; *w*, anus, 2, organe d'excrétion; 3, orifice de
l'organe excrétoire dans la cavité du manteau; 5, ventricule; 6, oreillette; 7, houppes
branchiales; 8, veine branchiale; 9, canaux branchiaux; 10, branchie; 11, sac servant
probablement à l'introduction de l'eau dans la cavité péribranchiale; 12, glande hermaphrodite; 13, canal efférent de la glande hermaphrodite; 14, receptaculum seminis;
15, utérus; 22, pénis; 16, canal efférent de la glande hermaphrodite; 28, cupule terminale
du système génital.

médiane longitudinale, ce lobe se replie en dedans pour entourer le foie et les autres organes groupés en une masse compacte.

Glandes palléales. — Pendant que le lobe dorsal du manteau est tapissé intérieurement par l'organe de la respiration, le lobe ventral l'est par une membrane blanchâtre épaisse composée de cinq zones distinctes, situées les unes à la suite des autres (25, fig. 393). Déjà à

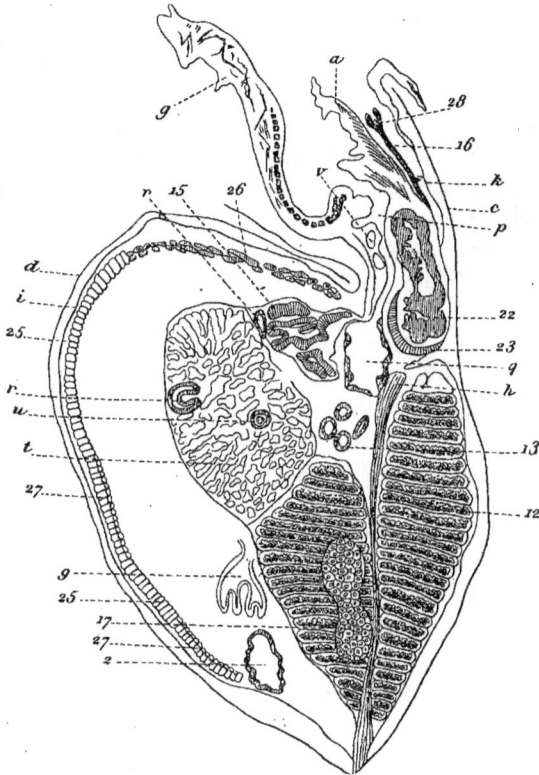

Fig. 393.

l'œil nu, on s'aperçoit que ces bandes ne sont pas histologiquement semblables entre elles. Leur ensemble constitue une sorte de lame libre, recourbée antérieurement et latéralement, n'ayant aucune com-

Fig. 393. — Coupe sagittale de l'*Hyalea* passant par le muscle columellaire. *a*, aile *c*, valve dorsale de la coquille; *d*, valve ventrale de la coquille; *g*, lobe ventral des ailes; *h*, muscle columellaire; *i*, lobe ventral du manteau; *k*, lobe dorsal du manteau; *p*, pharynx; *q*, estomac; *r*, intestin; *t*, foie; *u*, vésicule biliaire; *v*, ganglions sous-œsophagiens. 2, organe d'excrétion; 9, branchies; 12, glande hermaphrodite; 13, receptaculum seminis; 15, utérus; 16, terminaison du canal efférent de la glande hermaphrodite; 17, cavité de la glande hermaphrodite contenant les œufs; 22, pénis; 23, paroi postérieure du pénis; 25, 26, 27, glandes palléales; 28, cupule terminale du système génital.

munication avec d'autres organes, sauf qu'elle tapisse intérieurement le lobe ventral du manteau. La première bande antérieure est formée par trois espèces de cellules (*26*, fig. 393) dont celles du centre sont ou allongées ou rondes, munies de grosses granulations et d'un noyau facilement visible. Les cellules des deux bords de la zone sont plus petites et rondes. Les zones *2* et *4* contiennent des formations cellulaires à peu près semblables, mais rondes, finement granuleuses et visibles à la loupe (*25*, fig. 393). Les plus curieuses de ces cellules sont celles qui constituent les bandes *3* et *5* (*27*, fig. 393). Ce sont de grosses cellules visibles à l'œil nu, de forme allongée, toutes d'égale longueur et disposées très régulièrement les unes à la suite des autres, formant ainsi quinze à vingt rangées successives. Une de ces cellules isolées montre dans son centre un espace rond, très transparent et débouchant au dehors, c'est-à-dire dans l'intérieur de la cavité palléale, par un petit orifice. En dessous de la petite cavité se trouve le noyau. Généralement deux ou même trois de ces cellules sont soudées de manière à constituer un groupe dans lequel on remarque autant de vacuoles que de cellules, mais un seul noyau. Une de ces cellules coupée longitudinalement montre un bord externe composé par une paroi fortement granuleuse. La cavité interne, plus ou moins ovalaire, et débouchant au dehors par un petit orifice, est limitée par une paroi nettement visible et paraissant perforée de petits canaux. En dessous de cette cavité se trouve le noyau; il est très gros, finement granuleux, possède une paroi propre et renferme plusieurs corpuscules de différentes dimensions. Le protoplasme de la cellule se colore très fortement par le carmin boracique. Dans le voisinage de la cavité la masse protoplasmique présente des traînées se dirigeant toutes vers la paroi de la cavité. La cellule tout entière présente l'aspect d'une glande monocellulaire; il n'est pas rare de voir au devant de la cavité comme à l'intérieur de celle-ci un magma composé de fines granulations.

On voit par ce qui précède que ces différentes zones forment un organe nettement tranché des autres, lequel doit jouer le rôle de glande. Gegenbaur décrit, sur ces cellules, des cils vibratiles, lesquels devraient activer le mouvement de l'eau dans la cavité palléale; aussi cet auteur donne-t-il à cet organe le nom de *Wimperschild* (bouclier vibratile). Ces longs cils vibratiles, dont l'existence a été constatée par des observations sur le vivant, sont sans doute tombés par les différents traitements que l'on a fait subir à nos exemplaires.

Situation générale des organes (fig. 391). — A l'exception des organes respiratoires et d'excrétion, tous les autres organes de *Hyalea* sont groupés en une masse, ne remplissant qu'une partie relativement restreinte de la cavité palléale. Les viscères sont accolés à la face dorsale du manteau et forment un tout allongé situé sur la ligne médiane longitudinale. Dans cette agglomération, la glande génitale est placée légèrement à gauche et s'étend plus en arrière que les autres organes (*12*, fig. 391). A sa droite nous trouvons le gros renflement du foie dont une région est entourée par le tube digestif (*t*, fig. 391). Le foie est surmonté par la glande albuminogène (*15*, fig. 391). Du côté droit du cou on aperçoit l'extrémité du canal déférent de la glande hermaphrodite (*16*, fig. 391). L'anus (*w*, fig. 391, 392) s'ouvre du côté gauche de l'estomac. Le cœur (*5*, fig. 391, 392) est situé à gauche de la glande génitale. Immédiatement en arrière de cette dernière, nous rencontrons l'organe excrétoire (*2*, fig. 391). Il a la forme d'un croissant et est un peu plus développé sur le côté gauche de la ligne médiane longitudinale. Les branchies ne sont pas symétriques (*7*, *9*, fig. 391), elles sont en grande partie situées à droite de la masse viscérale; c'est à cet endroit qu'elles offrent leur plus grand développement, puis elles passent du côté gauche de la glande hermaphrodite et arrivent au-dessous du cœur. Dans l'épaisseur du cou, nous rencontrons le pharynx (*p*, fig. 392) avec le système nerveux (*v*, fig. 392), puis enfin le pénis (*22*, fig. 392). Ce dernier vient s'ouvrir un peu en avant de la bouche, tandis que l'extrémité renflée du canal de la glande hermaphrodite (*28*, fig. 392) est placée sur la face dorsale de la base de la nageoire droite.

Système digestif. — Le canal digestif commence par un sillon ouvert du côté de la face bombée ventrale. Il prend naissance un peu en dessous du point de rencontre des deux ailes sur la ligne médiane longitudinale. Les lèvres de ce sillon se rencontrent et déterminent la formation du tube digestif (*p*, fig. 392-394). Celui-ci débute par l'œsophage et le pharynx et court d'abord en ligne droite, puis après avoir été entouré par le collier du système nerveux, le tube se renfle en un estomac (*q*, fig. 391-393), lequel s'étend de gauche à droite et laisse voir à sa surface des lignes longitudinales blanchâtres. A l'estomac fait suite l'intestin (*r*, fig. 391-393) qui entoure l'extrémité supérieure du foie, comme un anneau et s'ouvre finalement par un anus situé au côté gauche de l'estomac (*w*, fig. 391, 392).

Le *sillon initial* est constitué tout entier par la face interne des deux ailes. Celle-ci émet plusieurs petites protubérances pigmentées dans lesquelles les cellules prennent petit à petit une forme allongée et se groupent l'une près de l'autre en forme de palissade. Parmi elles, on remarque une quantité de glandes monocellulaires à contenu granuleux et s'ouvrant à l'intérieur du sillon. Si nous examinons une coupe passant plus en arrière, nous voyons que les cellules de la paroi du tube digestif affectent toujours le même arrangement; elles supportent des cils vibratiles serrés les uns contre les autres. Le canal, constitué par la soudure des lèvres du sillon initial, est logé dans l'épaisseur de la région, que l'on regarde comme le cou et est maintenu en place par quelques fibres musculaires. Cette partie du canal digestif est entourée par des couches musculaires circulaires et longitudinales. La paroi interne du tube est plissée longitudinale-ment et présente toujours dans son épaisseur des glandes mono-cellulaires.

Pharynx (*p*, fig. 392, 393, 396). — Le pharynx n'est pas marqué par un élargissement du tube droit à parois minces, résultant de la soudure du sillon initial. Dans le pharynx se trouvent placées les pièces cornées de l'armature dentaire, qui constituent, par leur assemblage, la *radule*. La radule est fixée sur un petit mamelon mus-culaire de la paroi ventrale du pharynx.

Les différentes pièces constituant l'armature dentaire sont des arêtes coniques disposées sur trois rangs longitudinaux, les unes derrière les autres, à intervalles très rapprochés. Les denticules des deux rangs latéraux ont à peu près la même forme, mais aug-mentent de grandeur d'avant en arrière. Les pièces de la ligne mé-diane chevauchent les unes sur les autres; elles ont chacune une base très élargie, solidement fixée dans le tissu musculaire du bourrelet qui les supporte. Cette base se continue en une pointe très acérée, en forme de triangle et dirigée en arrière. On compte cinq petites dents médianes. Les denticules des lignes latérales sont supérieures en nombre. Chaque rang en compte six ou sept. Ils sont formés par une partie basale plus ou moins triangulaire, dont un des sommets supporte une arête recourbée.

Nous avons vu que l'armature dentaire est tout entière fixée sur un manchon musculeux, situé sur la face ventrale du tube digestif. Il est probable que les dents doivent être mues en masse et non indé-pendamment les unes des autres. Quand le mouvement s'opère d'avant en arrière, elles saillissent dans le tube buccal et font ainsi avancer la nourriture dans l'estomac, puis en revenant d'arrière en avant, elles sont probablement couchées les unes sur les autres, de manière à former une surface lisse permettant aux aliments d'avancer et non de reculer.

Le tube digestif en arrière de la radule se poursuit en ligne droite, comme *œsophage*, en conservant le même diamètre, puis il se renfle pour constituer l'*estomac* (*q*, fig. 391-393) en forme de poire, dont le grand axe est dirigé horizontalement. Il présente sur sa surface des lignes longitudinales parallèles entre elles et assez régulièrement disposées, qui correspondent à des bourrelets de la face interne de la paroi stomacale. Les parois de l'estomac présentent une enveloppe musculaire externe, constituée principalement par des fibres circulaires et dont l'épaisseur diminue à mesure que l'on se rapproche de l'origine de l'intestin. La muqueuse intestinale, fortement plissée, est composée de cellules allongées disposées perpendiculairement par rapport à la paroi; leur contenu est fortement granuleux. Les cils vibratiles font défaut, ainsi que les glandes monocellulaires, que nous avons vues exister en si grand nombre dans la région pharyngienne du tube digestif. Toutes ces cellules semblent supporter sur leur bord interne une cuticule formant un plateau uni.

La région postérieure de l'estomac est tapissée intérieurement par des plaques chitineuses au nombre de quatre; elles sont égales en grandeur et régulièrement disposées les unes à côté des autres. Selon Gegenbaur, ces plaques possèdent des relèvements, lesquels par leur rapprochement pourraient fermer complètement le tube digestif en cet endroit. Selon toute apparence, ces formations chitineuses servent à broyer la nourriture, laquelle doit arriver non mâchée dans l'intérieur de l'estomac. L'Hyalea est un Ptéropode essentiellement carnivore, comme le prouve le contenu de sa cavité stomacale; on y rencontre des coquilles de petites larves de Mollusques bivalves. Or ces animaux ne sont pas broyés par la râpe pharyngienne, laquelle, vu sa disposition, ne doit servir qu'à retenir les aliments, les empêcher de rebrousser chemin; la mastication s'achève donc au moyen des lamelles chitineuses de l'estomac. C'est la présence de ces lamelles qui a engagé Huxley à donner à cette dilatation du tube digestif le nom de jabot.

L'étude histologique des lamelles chitineuses, situées contre la paroi de la région postérieure de l'estomac, nous montre une quantité de cellules dispersées sans ordre, munies de nombreux prolongements s'étendant dans toute les directions et dont le noyau est généralement bien visible. Entre la lame et la paroi stomacale se trouvent de fortes couches musculaires.

L'intestin fait immédiatement suite à l'estomac (r, fig. 391-393). Dans sa marche, il décrit une circonférence, laquelle entoure complètement le foie, puis il vient déboucher par un anus sur le côté gauche de l'estomac, dans la cavité du manteau. Outre une mince membrane enveloppante dans laquelle on discerne çà et là quelques noyaux, et qui représente l'enveloppe mésentérique, nous y voyons une couche interne composée de cellules un peu allongées, serrées les unes contre les autres et supportant sur leur face libre de nombreux cils vibratiles. Les glandes monocellulaires, ainsi que la couche musculaire, paraissent faire défaut.

Pour augmenter sa surface d'absorption, l'intestin sur son côté interne replie sa paroi de manière à former une puissante invagination (r, fig. 393). Celle-ci remplit au moins le tiers de l'aire intestinale et est composée par des cellules identiques à celles qui forment la paroi de l'intestin. Cette duplicature est semblable à celle que l'on rencontre sur une partie du trajet du canal alimentaire de l'*Anodonta* et au typhlosolis du *Lumbricus*.

Glandes salivaires. — Cuvier dit que les glandes salivaires doivent être fort petites, car il ne les a pas aperçues. Gegenbaur pose en fait que les glandes salivaires manquent à toute la famille des Hyaléacées.

Outre les glandes monocellulaires de la paroi du pharynx, que nous avons décrites plus haut, il existe encore des glandes composées qui forment deux petites masses situées de chaque côté de l'œsophage à peu près au niveau du cerveau (s, fig. 396). Elles sont formées par de nombreux tubes glandulaires décrivant plusieurs sinuosités et confluents ensemble pour s'ouvrir par un seul petit orifice latéral dans la lumière de l'œsophage. Le contenu de ces glandes se présente dans les préparations sous forme d'un magma coloré.

Foie (t, fig. 391-393). — Le foie forme une masse globuleuse située principalement sur la face bombée du corps. Il est entouré dans sa région supérieure par l'intestin. Son diamètre est d'environ 2 millimètres. Examiné à la loupe, le foie laisse apercevoir à sa surface une quantité de petits lobules distincts les uns des autres. Le foie dans son entier possède une enveloppe mésentérique composée de deux couches. La couche externe, très mince, n'apparaît sur les coupes que comme une ligne nettement accusée. Elle passe uniformément sur les lobules. La couche interne au contraire est plus épaisse, se colore fortement et paraît composée de fibrilles ondulées. Cette couche se replie en prolongements entre les tubules, constituant ainsi une sorte de squelette fibreux entourant et séparant les lobules. Cette couche est fortement pigmentée sur une partie de son étendue.

Ce dépôt de matière colorée s'est rencontré invariablement sur tous les exemplaires examinés. Lorsqu'on l'examine sous un fort grossissement, on voit qu'il est composé par une quantité de petites granulations noires, disposées sans ordre. Quelquefois on croit apercevoir dans leur intérieur des zones concentriques.

Le foie est formé par une foule de lobules tubulaires, rayonnant du centre vers la circonférence; chacun d'eux est composé par un tube fermé en cæcum à son extrémité libre et séparé de ses voisins par les cloisons mésentériques décrites.

Sur une préparation montrant les tubes coupés transversalement, on voit que ces derniers ne sont pas parfaitement cylindriques, mais anguleux par pression réciproque. La paroi très épaisse de ces tubes hépatiques est composée par des cellules de deux sortes; les unes se colorent très fortement et possèdent un noyau volumineux très distinct. La paroi externe de chacune d'elles est très épaisse. Ces cellules, rangées les unes à la suite des autres, constituent un tout interrompu à intervalles irréguliers par les formations cellulaires du second ordre. Celles-ci se présentent sous forme de grosses cellules rondes, jaunâtres, parsemées de fines granulations; leur noyau est difficilement visible. On les rencontre tantôt à la surface externe du tube hépatique, dont elles constituent alors la paroi, tantôt accolées à la surface interne des cellules, que nous avons décrites plus haut.

Le contenu des lobules est surtout abondant vers l'extrémité ouverte de chaque tube. On peut remarquer d'abord un ensemble de granulations très fines et diversement colorées. Au milieu de celles-ci se trouvent des cellules rondes, fortement granuleuses, qui ne paraissent pas renfermer de noyau.

Les lobules sont en relation directe avec un bassinet central, dans lequel ils peuvent librement déverser leur contenu. Le bassinet se continue par une de ses extrémités en un tube fermé en cæcum, long d'environ un demi-millimètre. Il est complètement indépendant des lobules et ne peut être confondu avec eux. On pourrait le considérer comme une *vésicule biliaire* (*u*, fig. 393). Les parois de cet appendice cæcal sont composées de cellules allongées, disposées verticalement par rapport à la paroi; elles possèdent toutes un noyau nettement distinct et ne sont guère serrées les unes contre les autres. A l'intérieur est situé un magma formé de granulations semblables à celles contenues à la base des lobules, plus des corps fortement réfringeants. Entre ces formations et la paroi se trouve une couche annulaire moins colorée que le reste de l'organe et dans laquelle on ne peut reconnaître distinctement la présence de cellules. Sous un fort grossissement, cette zone laisse apercevoir tantôt des granulations, tantôt de fines stries donnant l'image d'une quantité de cils vibratiles accolés les uns aux autres.

L'appendice cæcal est, comme nous l'avons dit plus haut, en relation directe avec le bassinet dans lequel se déversent les acini hépatiques. Le bassinet, à son tour, s'ouvre dans l'intestin, au coude que ce dernier fait à sa sortie de l'estomac.

Système nerveux. — Le système nerveux est composé par une

masse ganglionnaire de laquelle partent quelques filets se rendant aux différents organes du corps. Cette masse ganglionnaire est située sur la face ventrale de l'œsophage et immédiatement accolée à ce dernier (v, fig. 392, 393). On distingue deux moitiés allongées étroitement unies entre elles; chacune de celles-ci semble être divisée en deux par une ligne transversale. A leur surface, les ganglions présentent une couche de grosses cellules presque rondes, possédant une enveloppe épaisse et un contenu granuleux. L'enveloppe se poursuit en un ou deux prolongements, pour former les fibrilles nerveuses s'étendant dans la masse ganglionnaire (z, fig. 394). Les cellules de la surface de la masse nerveuse sont remarquables par leur

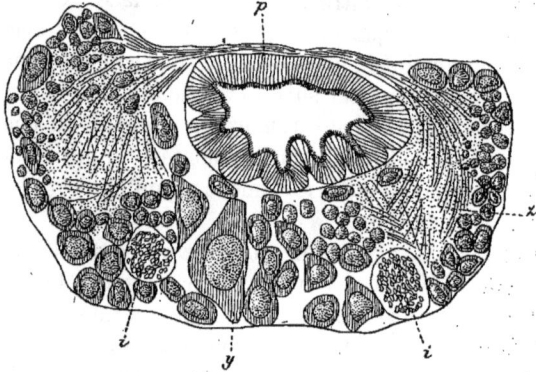

Fig. 394.

grosseur (y, fig. 394), principalement celles qui sont situées sur le bord postérieur des ganglions.

Les masses ganglionnaires sous-œsophagiennes sont réunies entre elles, au-dessus de l'œsophage, par un pont de fort petit volume, qui se présente sous forme d'un cordon blanchâtre. Ce pont sus-œsophagien ne présente aucun renflement; il est principalement composé de fibres, dont quelques-unes se rendent à l'organe de l'ouïe.

De chaque extrémité de la masse ganglionnaire sous-œsophagienne part un nerf. On peut donc en distinguer une paire antérieure et une paire postérieure. Les nerfs de la première paire s'étendent directement dans l'épaisseur des ailes. Les nerfs postérieurs courent dans la masse du cou en côtoyant l'œsophage; ils vont se répandre, après bifurcations, sur le manteau et à la surface des viscères.

Fig. 394. — Coupe transversale du collier œsophagien de *Hyalea*. *i*, otolithes contenues dans l'otocyste; *p*, paroi du pharynx; *y*, grosse cellule ganglionnaire; *z*, fibrilles nerveuses de la masse sous-œsophagienne.

Organes des sens. — L'*Hyalea tridentata* possède trois groupes d'organes sensitifs : ceux de la vue, de l'ouïe et du tact.

De chaque côté du cou, au point où les deux lobes du manteau viennent s'y souder, on aperçoit une tache pigmentaire de couleur foncée sans autre conformation distincte. Cette tache occupant la place où chez d'autres Ptéropodes se trouvent des yeux plus développés, on la considère généralement comme un organe visuel rudimentaire.

L'*organe de l'ouïe* est composé par deux otocystes (*i*, fig. 394). Chacun de ceux-ci est placé sur un des ganglions sous-œsophagiens et est entouré en partie par les grosses cellules ganglionnaires mentionnées. Chaque otocyste est constitué par une capsule à paroi très fine, ronde, et est rempli de petits corpuscules ovalaires épais, formés de carbonate de chaux. Par le traitement de l'individu avec de l'acide chlorhydrique faible, les otolithes disparaissent. Sur une coupe de l'organe auditif, on peut compter de 50 à 100 otolithes serrés les uns contre les autres et formant une masse ronde.

L'*organe du tact* est représenté par un petit mamelon, de forme conique, situé sur la face dorsale de l'individu près du point de jonction des deux ailes.

Système circulatoire et organes de la respiration. — Le *cœur* est situé à gauche de la glande hermaphrodite. Il a la forme d'une poire, dont l'extrémité renflée est tournée vers la partie postérieure de l'animal (5, fig. 391, 392). Le péricarde, qui l'enveloppe complètement, est formé par une mince membrane transparente dans laquelle on remarque la présence de gros noyaux, fortement granuleux et reliés entre eux par une substance conjonctive. Le cœur a des parois relativement épaisses, constituées par du tissu musculaire. Nous remarquons à l'extérieur un épithélium composé de cellules rondes, très serrées les unes contre les autres. Une coupe transversale du cœur nous montre, en dedans de cet épithélium, la section de nombreuses fibres musculaires striées transversalement et disposées sans ordre. Quelquefois on aperçoit dans leur intérieur un gros noyau avec de nombreuses granulations. Dans le cœur de l'*Hyalea*, on distingue un ventricule et une oreillette (5, 6, fig. 392). Entre les deux se trouve un étranglement, dont la paroi interne présente une valvule atrio-ventriculaire. La paroi du ventricule se replie en dedans, du côté interne, de telle sorte que le sang arrivant de l'oreillette pénètre dans le ventricule, mais ne peut refluer en arrière.

L'*aorte viscérale*, si on peut appeler ainsi celle qui part du ventricule, est chargée de porter le sang oxygéné dans les différentes régions du corps. Elle est pourvue, d'après Gegenbaur, d'une valvule. Immédiatement après sa naissance, elle s'engage dans l'épaisseur de la glande hermaphrodite. Elle est constituée par une paroi très accentuée, renfermant des fibres musculaires. Dans son intérieur, on rencontre des cellules isolées, fortement granuleuses, rondes, semblables à celles qui se trouvent dans l'intérieur de la cavité du cœur. Elles doivent probablement constituer les corpuscules sanguins.

L'aorte, après avoir pénétré dans la glande hermaphrodite, ne tarde pas à aboutir dans un système lacunaire. Le sang circule, en effet, dans des espaces sans parois définies, comme c'est plus ou moins le cas pour tous les Mollusques. D'après Gegenbaur, l'aorte, à son entrée dans la masse viscérale, se bifurque ; une des branches remonte en dessus de l'estomac et s'ouvre librement au dehors ; elle envoie une ramification dans chacune des ailes. L'autre branche s'étend dans la glande hermaphrodite, foie, estomac, etc. ; elle émet un rameau, lequel s'étend en arrière en suivant le muscle columellaire et s'ouvre aussi dans le cœlôme par une ouverture en forme d'entonnoir.

Dans l'oreillette vient déboucher un grand canal sanguin (8, fig. 391, 392). Il décrit une courbe très régulière en passant à droite de la masse viscérale. Ce canal, que l'on peut désigner sous le nom de *veine branchiale*, devient de plus en plus fin, au fur et à mesure que l'on se rapproche de son extrémité libre. C'est à cette veine que sont suspendus les appendices branchiaux.

Branchies. — Les branchies sont disposées, suivant une courbe régulière, en dessous et à droite des viscères. Au premier coup d'œil on voit qu'elles sont composées de deux éléments distincts, se présentant tous deux sous forme de fins canaux. Les uns sont attachés directement sur la veine branchiale, et sont surtout abondants dans le voisinage du cœur et de la glande hermaphrodite ; les autres font suite à des branches dépendantes de la même veine branchiale.

Nous allons étudier d'abord la première catégorie (7, fig. 391, 392). Ces filaments branchiaux sont disposés en petites houppes, isolées les unes des autres et situées entre la veine branchiale et l'organe d'excrétion. Chacune de ces houppes est composée par plusieurs filaments très grêles, réunis ensemble à leurs deux extrémités, dont une débouche directement dans la veine, tandis que l'autre se soude par un arc de communication avec la houppe voisine.

La seconde catégorie de branchies forme la plus grande partie de la masse branchiale (9, fig. 391-393). Du bord interne de l'arc sanguin partent, à intervalles réguliers, des branches, lesquelles se dirigent du côté des viscères. Les postérieures sont les plus longues ; elles se présentent sous forme de canaux à parois excessivement fines et transparentes; leur cours est sinueux. Jusque près de leur extrémité libre, ils ne présentent aucune bifurcation. Des branches apparaissent seulement à l'extrémité du filament au nombre de quatre ou cinq; elles se réunissent ensemble pour constituer des canaux sinueux, lesquels passent sous la veine branchiale et vont se mettre en communication directe avec les branches en houppes émises directement du bord externe de la veine. Des touffes de cils vibratiles, disposées sur le trajet de tous ces canaux, servent à mettre constamment en mouvement l'eau contenue dans la cavité péribranchiale. La branchie tout entière affecte la forme d'une circonférence incomplète; le cœur est situé près de l'une des extrémités; il divise, pour ainsi dire, la masse branchiale en deux parties de grandeur inégale. Celle de gauche (l'animal étant supposé couché sur le dos) est de beaucoup la plus considérable, tandis que celle de droite (*10*, fig. 391, 392) est moins importante.

Toute la branchie est enfermée dans une cavité à parois extrêmement minces, laquelle doit nécessairement présenter une ouverture pour l'introduction de l'eau, dont nous n'avons pu constater l'existence sur nos coupes. Gegenbaur mentionne que la cavité branchiale est une invagination du manteau sous forme de poche, laquelle s'ouvre en avant par une ouverture transversale. Une des extrémités de la cavité péribranchiale se trouve dans le voisinage immédiat d'un organe en forme de sac allongé, tapissant intérieurement le lobe dorsal du manteau, en dessus du cœur (*11*, fig. 391, 392). Il doit probablement jouer un rôle dans l'absorption de l'eau par la cavité péribranchiale, à laquelle il servirait de vestibule; mais les nombreux replis de ses parois masquent la communication entre son extrémité postérieure et la cavité péribranchiale. Son bout antérieur s'étend jusque vers l'ouverture ménagée entre les deux lames du manteau, par laquelle l'eau de mer pénètre pour venir baigner les branchies.

Organe d'excrétion ou *de Bojanus*. — On regarde généralement comme organe d'excrétion un corps blanchâtre ayant la forme d'un croissant et situé en arrière des viscères (*2*, fig. 391-393). Le centre du croissant, beaucoup plus large que les extrémités, a sa convexité tournée du côté de l'appendice médian de la coquille. Sous un faible grossissement, les parois se montrent comme plissées. Une des extrémités arrive dans le voisinage immédiat du cœur, l'autre un peu au-dessous de la branchie. Si nous tirons une ligne de la bouche à l'extrémité de l'appendice médian de la coquille, nous voyons que l'organe excrétoire est plus développé sur le côté gauche de cette ligne que sur le côté droit. Les parois sont, comme nous l'avons dit, fort rugueuses, et cette rugosité est due à de nombreux petits prolongements en cæcum, lesquels font saillie sur la paroi.

L'organe d'excrétion présente deux ouvertures : l'une est située à l'extrémité, qui se trouve dans le voisinage du cœur et s'ouvre dans le sinus péricardiaque ; l'autre, de forme ovalaire, est perforée sur une des parois de l'organe et débouche dans la cavité du manteau (3; fig. 391, 392). Cette dernière est placée à quelque distance de l'extrémité de la corne de gauche et paraît être pourvue de fibres circulaires.

L'examen microscopique des coupes de la paroi de l'organe d'excrétion nous montre une couche de cellules plates, polygonales, fortement granuleuses, dont le noyau est difficilement visible. La paroi forme une quantité de replis saillants dans l'intérieur de la cavité, lesquels donnent à la coupe l'aspect de villosités.

Dans l'intérieur de l'organe excrétoire se trouvent disséminées des conformations, ressemblant à des parois déchirées de cellules ; elles se présentent comme de petites lignes semi-circulaires, renfermant quelquefois de fines granulations. En outre, il n'est pas rare de rencontrer des cellules rondes, analogues à celles qui se trouvent à l'intérieur de la cavité du cœur.

D'après quelques auteurs, cet organe d'excrétion est doué de mouvements contractiles, semblables aux mouvements pulsatiles du cœur ; il aurait pour mission d'introduire une certaine quantité d'eau dans le sang.

Système génital. — L'*Hyalea* est hermaphrodite. La partie la plus apparente du système génital est la *glande hermaphrodite* (ovaire de Cuvier). Elle se présente sous forme d'une masse jaunâtre cylindrique, d'environ 3 millimètres de long sur un demi-millimètre de large (12, fig. 391-393). Elle s'étend de l'estomac à la branchie en suivant la ligne médiane longitudinale du corps. Si nous la considérons par la face tournée vers la valve plane de la coquille, nous voyons qu'elle présente à gauche un sillon oblique, et qu'elle englobe à droite presque complètement le muscle columellaire (h, fig. 393). Elle est entourée par les replis du mésentère. De sa face interne, tournée vers le foie, part un canal très mince et transparent (13, fig. 392, 393). Il est pelotonné sur lui-même tout en se dirigeant vers la base des ailes. Ce canal aboutit bientôt à une masse globulaire et blanchâtre, d'environ 2 millimètres de diamètre (15, fig. 391-393), située au niveau de la région stomacale et désignée, par Gegenbaur, sous le nom d'*utérus*. Mais avant d'atteindre cette masse, le conduit de la glande hermaphrodite émet un appendice terminé en cæcum et pelotonné sur lui-même, que Gegenbaur regarde comme un réservoir pour les zoospermes arrivés à maturité. Nous l'appellerons le *réservoir séminal* (*14*, fig. 392). De l'utérus part en outre un *conduit efférent* (*16*, fig. 391-393, 396), lequel longe la paroi du cou et passe sur la face dorsale de l'animal pour venir se terminer par un renflement sur la face dorsale de la base de l'aile droite (*28*, fig. 392, 393).

Examinons maintenant plus en détail chacune des parties constituantes de l'appareil génital.

La *glande hermaphrodite*, sur une coupe transversale, passant aux deux tiers environ de sa longueur, présente une figure rappelant parfaitement celle d'une fève. Nous avons donc un côté bombé et un autre concave possédant un enfoncement très prononcé. Dans ce dernier s'aperçoit la coupe du muscle columellaire. Le tout est entouré d'une fine membrane transparente, formée par un repli du mésentère. Dans le sens du petit diamètre de la coupe, nous distinguons des bandes rangées les unes à la suite des autres. C'est sur elles que prennent naissance les produits génésiques. Les surfaces adjacentes de ces lames, ainsi que leur bord externe, renferment des cellules se colorant fortement par le carmin boracique. Dans leur intérieur, on remarque toujours un grand nucléus rond. Les lames, comme nous l'avons dit, sont parallèles au petit axe de la coupe. Près du bord interne de celle-ci, on aperçoit une cavité paraissant entourée d'une membrane très fine. Cet espace renfermant les œufs (*17*, fig. 393), est courbé en forme de croissant et occupe environ le huitième de la surface de la coupe. Les œufs ont des formes plus ou moins polyédriques, par suite de leur pression les uns contre les autres. La membrane qui les enveloppe est très mince, le protoplasma paraît très homogène. Dans son intérieur on aperçoit un nucléus rond, occupant à peu près le tiers de la cellule, plus clair que le protoplasma et renfermant, outre un nucléole plus foncé, de nombreuses granulations. Cette région de la glande hermaphrodite, remplie d'œufs, pourrait être considérée comme partie exclusivement femelle, ou comme réservoir des œufs, car nous verrons que des cellules analogues à celles qui y sont renfermées se rencontrent encore dans le reste de la masse hermaphrodite.

Dans l'intérieur des lames on remarque de gros amas peu colorés garnis de minces replis simulant un fin réticulum. Ces amas sont disposés du côté externe de la lame. Du côté interne, c'est-à-dire celui avoisinant la cavité remplie d'œufs, on observe des traînées formées par de nombreuses petites cellules remplies de points plus foncés. Chacun de ceux-ci a l'aspect d'une tête de zoosperme. Entre ces cellules se trouvent des paquets de filaments très fins donnant bien l'idée de filaments de zoospermes. Quelquefois on observe que ceux-ci sont disposés d'une manière rayonnante autour d'un centre occupé par de nombreuses granulations. On peut rencontrer des zoospermes sur n'importe quelle partie de la coupe, excepté dans la cavité remplie d'œufs. Mais ils sont en grande quantité, surtout dans le voisinage de cette cavité. Entre les lames sus-mentionnées, on rencontre, mais rarement, de grandes cellules rondes, dont la forme rappelle tout à fait celle des œufs. Elles se colorent plus fortement que le reste de la masse. On remarque souvent qu'elles sont entourées comme d'une couronne de zoospermes.

Nous avons vu plus haut, que de la glande hermaphrodite part un canal, lequel ne tarde pas à se bifurquer (*13*, fig. 392). Si nous examinons une coupe de ce canal sous un fort grossissement, nous remarquons à l'extérieur une fine enveloppe mésentérique, contenant çà et là quelques noyaux allongés. Cette enveloppe est tapissée, à l'intérieur, d'une couche de cellules rondes et fortement granuleuses. Des zoospermes remplissent presque entièrement la lumière du canal. Ils sont serrés les uns contre les autres et forment un écheveau très embrouillé. Quelquefois on aperçoit des touffes de zoospermes dont les têtes sont réunies en groupe.

Le cæcum, qui se détache du canal, montre exactement les mêmes dispositions histologiques. On peut donc le considérer comme un *receptaculum seminis*.

L'organe auquel aboutit le canal efférent et qui a été nommé *utérus* par Gegenbaur est probablement analogue à la *glande albuminogène* des Gastéropodes; il a, comme nous l'avons vu, une couleur blanchâtre (*15*, fig. 392). Sa surface est sillonnée par de nombreux replis, lesquels donnent à l'ensemble l'aspect d'un canal étroitement contourné sur lui-même, de manière à former un tout compact. Si nous observons un de ces replis sous un fort grossissement, nous serons frappés de l'étrange structure qu'il présente. Son enveloppe, très mince, pénètre entre les replis contigus, de manière à y former des lignes de démarcation. Le repli lui-même se montre composé par de nombreux faisceaux blanchâtres disposés régulièrement l'un à côté de l'autre et dirigés perpendiculairement au repli lui-même. Ils paraissent être limités par une fine membrane et sont à peu près tous de même diamètre. Leur contenu est finement granuleux et sur une des deux extrémités est situé un noyau. Ce dernier est parfaitement rond. Quelquefois le long des parois de chaque lame, on aperçoit un second noyau excessivement allongé. Il est encore à noter que dans l'épaisseur de l'organe se trouvent beaucoup de cellules fortement pigmentées et ressemblant fort à des chromatophores.

Le canal de sortie de la glande passe, comme nous l'avons vu, sur la face dorsale de l'animal, longe la région du cou et se termine par un renflement accolé sur la face dorsale de la base de l'aile droite. A l'origine, nous avons à faire à un véritable canal, à parois formées de cellules allongées, toutes semblables entre elles et portant de nombreux cils vibratiles. Mais en longeant la face dorsale du

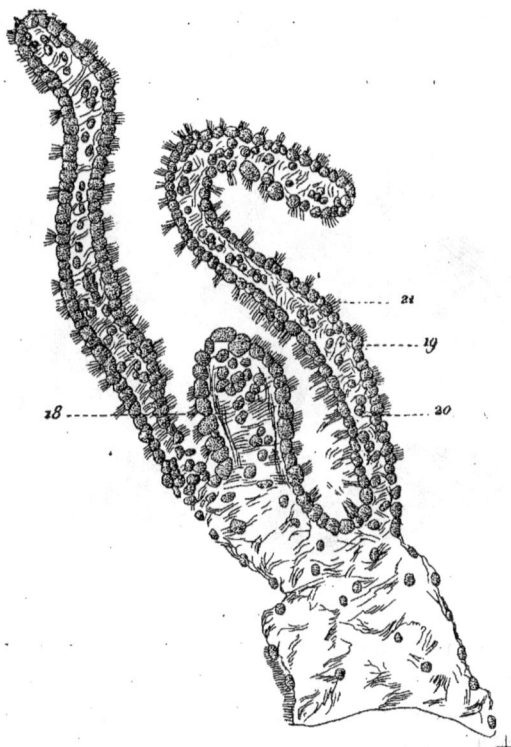

Fig. 395.

cou, une partie de la paroi s'oblitère et il ne reste plus qu'une gouttière ouverte (16, fig. 396). Celle-ci est composée d'une part par la paroi du cou, de l'autre par une mince lame attenant à celle-ci. La face interne de cette dernière est couverte de cils vibratiles (17, fig. 396), lesquels doivent faciliter la sortie des produits génésiques. L'extrémité de la gouttière se renfle en forme de cupule (28, fig. 393; fig. 395). Cette dernière, longue tout au plus d'un demi-millimètre,

Fig. 395. — Coupe longitudinale de la cupule terminale du système génital de *Hyalea*. (Verick. Oc. 3, Obj. 2.) 18, mamelon interne; 20, tissu conjonctif reliant les deux épithéliums; 21, cils vibratiles implantés sur les cellules de l'épithélium 19.

est apposée à la face dorsale de l'aile droite ; elle est ouverte en avant et présente à l'intérieur un mamelon plein, fixé sur le fond de la cupule (*18*, fig. 395). Les parois de cette dernière sont relativement minces et possèdent sur leurs deux faces un épithélium composé d'une couche de cellules rondes fortement granuleuses (*19*, fig. 395). L'intérieur de la paroi est occupé par un tissu conjonctif lâche, formé par des filaments espacés les uns des autres et joignant les deux parois entre elles (*20*, fig. 395). On y remarque aussi çà et là des noyaux cellulaires. La même conformation se trouve répétée dans le mamelon situé à l'intérieur de la cupule. Nous avons vu

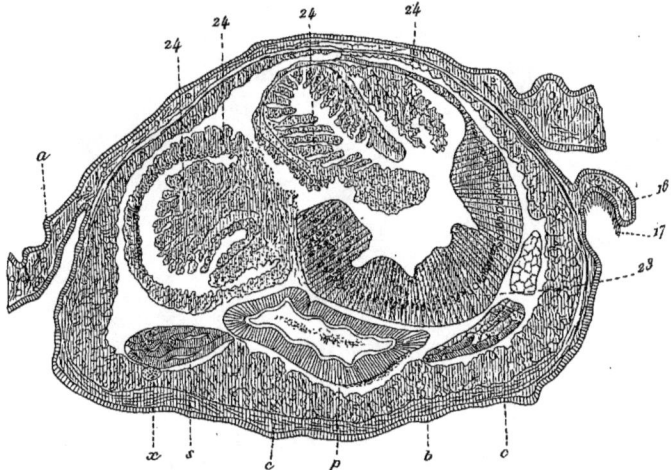

Fig. 396.

plus haut que la paroi de la gouttière était tapissée intérieurement par de nombreux cils vibratiles, serrés les uns contre les autres. Ceux-ci se continuent sur les faces interne et externe de la cupule, mais prennent une autre disposition (*21*, fig. 395). Ils sont groupés en touffes. Chaque touffe est supportée par une seule cellule. Le mamelon intérieur est aussi pourvu de cils vibratiles.

Il semblerait tout naturel de rencontrer une ouverture à la base de la cupule, ouverture en relation avec la gouttière et par laquelle passeraient les produits génésiques. Mais l'examen microscopique n'en laisse apercevoir aucune. Les produits génésiques doivent, pour

Fig. 396. — Coupe transversale pratiquée dans la région du cou au niveau des deux tiers du pénis de *Hyalea*. (Verick. 1, Obj. 0.) *a*, paroi dorsale du cou ; *b*, paroi ventrale ; *c*, muscles sous-jacents à la paroi ventrale ; *p*, pharynx ; *s*, glandes salivaires composées ; *x*, nerf ; 16, gouttière génitale longeant le cou et se terminant par la cupule ; 17, cils vibratiles ; 23, cellules de la paroi postérieure du pénis ; 24, lamelles de l'intérieur du pénis ; celles de gauche sont celles de la courbe du pénis.

pénétrer dans l'intérieur de la cupule, faire le tour de ses parois, et ce fait semble être confirmé par la présence des touffes de cils vibratiles sur la face externe de la cupule.

Pénis (22, fig. 392). — Dans l'intérieur du cou et sur la face dorsale de l'œsophage se trouve un organe dont la fonction est énigmatique. On le met facilement à nu en enlevant la peau de la face dorsale. Il atteint une longueur d'environ 3 millimètres et décrit une forte courbure. Antérieurement, il présente une ouverture très étroite, située au devant de la bouche, exactement sur le point de jonction des deux ailes. Celles-ci même contribuent à former la paroi de cette ouverture. L'organe s'épaissit bientôt en un gros cylindre, dont l'extrémité postérieure fermée se recourbe sur elle-même. Toute la masse occupe un volume relativement considérable, lequel équivaut à la grandeur de l'estomac.

Sur des coupes transversales (fig. 396) nous remarquons la disposition suivante : la paroi des ailes présente, au point de leur réunion, quelques replis plus ou moins profonds. Un de ces derniers, le plus profond, se ferme pour se constituer en canal. L'entrée de ce canal présente, sur une coupe transversale, une lumière étroite dont les parois montrent quelques replis et sont entourées de fibres circulaires. Pendant une certaine partie de son trajet, l'organe présente le même aspect. Puis la paroi du côté ventral s'épaissit considérablement. Les cellules qui la constituent s'allongent énormément et se placent toutes les unes à côté des autres de manière à former un gros bourrelet (23, fig. 393, 396). Une de ces cellules, prise isolément, a la forme d'un long bâtonnet à parois peu visibles. Le protoplasma est finement granuleux. Le nucléus, situé environ au tiers de la longueur, est ovale, très apparent. Dans l'intérieur de l'organe, surtout dans la région recourbée, on remarque des épaississements irréguliers de la paroi, lesquels portent de nombreux appendices, serrés les uns contre les autres et ornés de cils vibratiles (24, fig. 396). Ces petits appendices ressemblent tout à fait à des glandes; dans leur intérieur on remarque des noyaux ronds fortement granuleux, et l'axe de chacun des appendices semble présenter un canal.

Gegenbaur et van Beneden ont regardé ce singulier organe comme un *pénis;* il n'a cependant pas de relations avec la glande génitale ou ses dépendances et il pourrait bien avoir une autre fonction que celle que ces auteurs lui attribuent. Cependant il est à remarquer que Gegenbaur a vu l'accouplement, lequel durait d'une demi-heure à deux heures.

D'après cet auteur, les zoospermes de *Hyalea* sont allongés, en forme de fil; ils ont une tête ronde et atteignent une longueur de 0mm,008.

La forme de la coquille des Ptéropodes est loin de présenter toujours le même aspect. Les Gymnosomes en sont dépourvus. Si, comme nous l'avons vu, elle est globuleuse chez les *Hyalea*, ornée de piquants postérieurs, elle est, chez des animaux de la même famille, allongée, pointue à son extrémité postérieure *(Creseis)*. Chez les *Limacinides*, elle affecte la forme d'une coquille spirale, semblable à celle des *Helix*.

Dans d'autres cas (*Cymbulia*), elle se présente comme une nacelle. Chez les *Hyaléides* et les *Limacinides*, la coquille est dure, cassante à cause d'une proportion assez notable de carbonate de chaux qui entre dans sa composition; chez les *Cymbulides*, au contraire, elle a la consistance d'un cartilage mou et est formée par une substance homogène. Dans ce dernier cas, elle ne présente aucune adhérence au corps, tandis que chez les autres il existe des muscles qui s'y insèrent.

Les nageoires sont des expansions membraneuses, toujours situées sur la partie antérieure du corps. Sur l'individu vivant, elles sont transparentes sur leurs bords; elles possèdent toujours de nombreuses fibres musculaires se croisant dans plusieurs directions. Morphologiquement, on fait dériver les nageoires des lobes latéraux du pied, *epipodium*. Les *Hyaléides* présentent une paire de nageoires; quelques *Clionides* en possèdent deux paires, et chez les *Tiedemannia* elles sont réunies dans une seule expansion en forme de disque incisé.

La tête est en général peu distincte du reste du corps. Elle est pour ainsi dire rudimentaire chez *Hyalea*; elle porte dans sa partie antérieure l'ouverture buccale et de petits tentacules regardés comme organes de la sensibilité tactile. Chez les *Gymnosomes*, la tête est généralement distincte du reste du corps et peut être ornée d'appendices coniques (*Clione*), ou de bras (*Pneumodermon*) qui supportent des rangées de petites ventouses.

Le fond de la cavité buccale est toujours armé d'un appareil semblable à la radule des Gastéropodes, destiné à dilacérer les aliments. Les glandes salivaires sont fort petites ou rudimentaires; l'œsophage mène dans un intestin spacieux en forme de boule (estomac) ou très allongé, suivant la forme de l'animal. L'intestin tapissé intérieurement par des cils vibratiles, entoure généralement le foie et vient déboucher par un anus dans la cavité palléale.

Le système circulatoire est, comme c'est la règle chez les Mollusques, en grande partie lacunaire. Le cœur se compose d'un ventricule et d'une oreillette; le principal tronc sanguin part du ventricule.

Les organes du système respiratoire sont représentés par des branchies; le genre *Clio* en est dépourvu, la respiration s'effectuant par la peau. Chez quelques *Thecosomes*, les branchies se trouvent à l'intérieur du corps dans la cavité palléale; elles sont constituées par de nombreux replis et lobes, dont l'ensemble, chez *Hyalea*, se présente sous forme d'une demi-circonférence. Chez les *Pneumodermon*, des appendices en forme de feuilles, situés à l'extrémité postérieure du corps, servent peut-être de branchies; chez d'autres enfin (*Creseis*, *Cleodora*), des branchies distinctes font défaut et la respiration paraît s'effectuer par toute la surface interne de la cavité palléale.

L'organe considéré jusqu'à présent comme rein (organe de Bojanus) est généralement placé dans la moitié postérieure du corps. Sa fonction est loin d'être complètement connue. Chez *Hyalea*, le rein placé tout à fait postérieurement, se présente sous forme d'un croissant. Chez *Creseis*, il est allongé, disposé suivant le long axe du corps de l'animal. Dans la plupart des cas, le rein présente deux ouvertures: une communiquant au dehors, l'autre avec la cavité péricardiaque. On lui a observé des mouvements de contractilité, et l'on admet que chez plusieurs espèces, il doit introduire de l'eau dans le sang.

Le système nerveux se compose de ganglions réunis entre eux par des commissures. La principale masse ganglionnaire est accolée à l'œsophage; on distingue les ganglions cérébraux placés sur l'œsophage des ganglions buccaux. Les masses nerveuses, pédieuses et viscérales, sont ou très éloignées du cerveau ou presque confondues ensemble et placées près du cerveau en dessous de l'œsophage.

Les organes des sens comprennent les organes visuels, auditifs et tactiles. Les yeux sont toujours à l'état rudimentaire. Quelques Ptéropodes en sont dépourvus. Chez plusieurs *Hyaléides* ils sont au nombre de deux; ce sont de simples taches pigmentaires, placées de chaque côté du cou.

Les organes auditifs, quand ils existent, sont situés sur la masse nerveuse œsophagienne. Ils sont composés par deux vésicules rondes; ces otocystes contiennent de nombreux otolithes, analogues à ceux que l'on rencontre chez les *Helix*.

Les Ptéropodes sont hermaphrodites. La glande sexuelle est généralement volumineuse, placée dans le voisinage du cœur. Suivant la forme des individus, elle est ronde, ramassée sur elle-même ou allongée. Elle ne possède qu'un seul canal de sortie. Ce dernier décrit plusieurs circonvolutions dans l'intérieur du corps; il peut se dilater en un sac séminal, et est en relation dans beaucoup de cas avec une poche regardée comme glande albuminogène.

On a décrit chez les *Hyaléides* et *Cymbulides* un pénis. Il est situé à la partie antérieure du corps et n'est pas en relation directe avec le conduit de la glande hermaphrodite. Il se présente sous forme d'un tube exertile pouvant se retourner comme un doigt de gant. Chez les *Clionides* il forme un appendice extérieur très considérable.

Les œufs des Ptéropodes sont pondus en chaîne. Les embryons sont pourvus d'un voile, comme c'est le cas pour les Gastéropodes. L'atrophie de ce voile amène la formation des ailes ou nageoires. L'embryon s'entoure de bonne heure d'une coquille en forme de godet, mais qui tombera ou ne servira qu'à former une portion de la coquille définitive. Les Gymnosomes (*Pneumodermon*) montrent deux stades larvaires assez distincts; dans le premier ils présentent la forme typique des larves de Gastéropodes possédant le voile; ce dernier tombe ainsi que la coquille embryonnaire, et l'embryon entre dans une nouvelle phase où il a modifié sa forme et présente trois zones de cils vibratiles, lesquelles plus tard sont destinées à disparaître.

Il nous semble évident que la classe des Ptéropodes est destinée à rentrer dans le grand groupe des Gastéropodes. Aussi longtemps que les nageoires étaient considérées comme une conformation à part, distincte de tout ce qui se trouve chez les Gastéropodes, on pouvait admettre que les Ptéropodes constituasent une classe distincte et on pouvait même leur chercher quelques relations avec les Céphalopodes; aujourd'hui, que les nageoires ont été démontrées comme des parties du pied, développées outre mesure, on doit voir dans les Ptéropodes des Gastéropodes très inférieurs, voisins, d'un côté, des Scaphopodes, de l'autre des Nudibranches, distingués par une transformation particulière du pied, adapté à la natation pélagique.

Littérature.

G. Cuvier, *Mémoire pour servir à l'histoire et à l'anatomie des Mollusques*, Paris, 1817. — P. J. van Beneden, *Recherches anatomiques sur le Pneumodermon*. *Archives de Müller*, 1838. — Idem, *Mémoires sur l'anatomie des genres Hyale, Cleodore et Cuvierie. Exercices zootomiques. Nouv. Mém. de l'Acad. roy. de Bruxelles*, t. II, 1839. — Idem, *Mémoire sur la Limacina arctica. Nouv. Mém. de l'Acad. roy. de Bruxelles*, t. XIV, 1841. — F. H. Troschel, *Beiträge zur Kenntniss der Pteropoden. Arch. für Naturg.*, 1854. — C. Gegenbaur, *Untersuchungen über die Pteropoden und die Heteropoden*, Leipzig, 1855. — C. Vogt, *Beitrag z. Entwicklungsgesch. eines Cephalophoren. Zeitsch. wissensch. Zool.*, t. VII, 1856. — D. F. Eschricht, *Anatomische Untersuchung über die Clione borealis.* Copenhague, 1858. — A. Krohn, *Beiträge zur Entwicklungsgeschichte der Pteropoden*, Leipzig, 1860. — H. Fol, *Études sur le développement des Mollusques. Arch. de Zool. expériment.*, t. IV, 1875.

CLASSE DES CÉPHALOPODES

Moins variés dans leurs formes que les Gastéropodes, les Céphalopodes se distinguent de tous les autres Mollusques par une organisation beaucoup plus élevée. Leur corps symétrique a la forme d'un sac. Il est enveloppé d'un manteau continu, limitant deux cavités : l'une dorsale, la cavité du corps; l'autre ventrale, la cavité branchiale. Cette dernière est en communication avec le milieu ambiant par une large ouverture donnant accès à l'eau; elle est surmontée d'un entonnoir musculaire par lequel l'eau qui a servi à la respiration est expulsée et que l'on doit considérer comme une dépendance modifiée du pied.

Au devant de ce sac se trouve la tête, toujours bien distincte. Elle porte de gros yeux latéraux, ainsi que les autres organes des sens, et est précédée d'une couronne de huit à dix bras, le plus souvent armés de ventouses ou de crochets sur leur face interne, qui fonctionnent comme organes de fixation, de préhension et de reptation. Dans le genre *Nautilus*, ces bras sont remplacés par de nombreux tentacules dépourvus de ventouses.

Ordinairement nu, le corps est quelquefois protégé par une coquille interne ou externe plus ou moins bien développée. La peau molle renferme des cellules pigmentées particulières, appelées chromatophores, permettant de rapides changements de coloration.

Le système nerveux central comprend les trois principales paires de ganglions que nous avons rencontrées chez les autres Mollusques, mais qui sont remarquablement rapprochées et comme fusionnées dans la tête en une grosse masse nerveuse, traversée par l'œsophage. Les nerfs qui en émanent, portent sur leur parcours des ganglions supplémentaires en nombre variable.

Les organes des sens sont fort compliqués; l'œil, en particulier, présente une structure qui le rapproche de celui des Vertébrés.

Le canal digestif, plus ou moins recourbé sur lui-même, débute par une bouche armée de deux puissantes mandibules cornées et d'une radule chitineuse semblable à celle des Gastéropodes.

L'intestin reçoit les produits de sécrétion d'une ou deux paires de glandes salivaires et d'une glande digestive volumineuse, appelée le foie, dont les canaux excréteurs portent des appendices dits pancréatiques.

Outre un cœur artériel dorsal, composé d'un ventricule médian et de deux oreillettes constituées par le renflement pulsatile de l'extrémité centrale des veines branchiales, les Céphalopodes possèdent, à la base des branchies, des cœurs veineux situés sur le trajet des artères branchiales, et, quoiqu'il existe encore chez eux quelques sinus dans lesquels se déverse le sang, leur système de vaisseaux capillaires est beaucoup plus développé que chez les autres Mollusques.

Les organes respiratoires sont toujours représentés par des branchies, au nombre d'une ou de deux paires, dans lesquelles le sang s'hématose avant de retourner au cœur.

L'appareil excréteur consiste en des organes d'aspect spongieux, situés sur le parcours des artères branchiales et que l'on considère comme des reins. On trouve, en outre, une poche du noir qui sécrète un liquide comme de l'encre.

Tous les Céphalopodes sont dioïques, les mâles ordinairement plus petits que les femelles. Ovaires et testicules se ressemblent beaucoup; ils sont situés dans une poche péritonéale où tombent les produits génésiques à leur maturité. Ceux-ci en sont expulsés par un conduit qui n'est que le prolongement canaliforme de la vésicule péritonéale.

On distingue deux ordres parmi les Céphalopodes.

Premier ordre : les **Dibranchiaux** ou **Acétabulifères**, possédant deux branchies symétriquement placées sous le repli du manteau qui limite la cavité péribranchiale. Leur entonnoir est complet. Leurs bras sont armés de ventouses (*acetabula*). On les divise en deux sous-ordres :

a) Les **Octopides**, ayant huit bras semblables au devant de la tête. Exemples : *Octopus*, *Eledone*.

b) Les **Décapides**, ayant dix bras, dont deux plus longs que les autres et terminés par une portion renflée. Exemples : *Sepia*, *Loligo*.

Deuxième ordre : les **Tétrabranchiaux**, possédant quatre branchies, un entonnoir fendu et de nombreux tentacules à la place des bras. Exemple : *Nautilus*.

Type : **Sepia officinalis** (L.). — Vulgairement appelée la *Seiche*. Ce Céphalopode dibranchial et décapide est répandu dans toutes les mers. On le pêche en quantité, surtout au printemps, le long des côtes, où il vient déposer ses œufs. Les naturalistes éloignés des bords de la mer peuvent facilement s'en procurer pendant toute l'année en s'adressant aux stations zoologiques maritimes. Dans ce cas, nous recommandons de les faire expédier dans une solution concentrée d'acide borique qui laisse aux tissus leur souplesse, plutôt que dans l'alcool. Mais, s'il s'agit de l'étude de tel ou tel organe particulier, on devra toujours indiquer aux stations le mode de traitement spécial que l'on désire.

Description générale. — Le corps de la Seiche (fig. 397) a la forme d'un sac ovalaire, entouré de chaque côté d'une étroite nageoire membraneuse soutenue par des pièces cartilagineuses et formée par un repli de la peau, qui s'étend sur toute la longueur du corps et n'est interrompu qu'en arrière (*e*, fig. 397). Au devant du sac se trouve la tête (*a*), portant deux gros yeux et des bras disposés en couronne autour de la bouche. Parmi eux, on distingue quatre paires de bras sessiles, relativement courts, munis de nombreuses ventouses pédonculées, assez petites et disposées, à la base du bras, sur quatre rangées. Les bras des trois premières paires sont à peu près de même longueur; ceux de la quatrième paire sont un peu plus longs et surtout plus larges à leur base (IV, fig. 397). Chez les mâles, le quatrième bras de gauche est légèrement modifié en vue de la copulation (hectocotyle). Nous en reparlerons en même temps que des organes génitaux.

Entre la troisième et la quatrième paire de bras sessiles, on remarque deux poches à orifice ovalaire dans chacune desquelles peut se retirer entièrement un bras cylindrique et lisse, environ trois fois plus long que les précédents et qui est terminé par un élargissement membraneux (massue), portant des ventouses de dimensions variées (*i*, *k*, fig. 397).

La tête est séparée du corps par un sillon circulaire constitué par une invagination du manteau. Celui-ci forme sur la face ventrale un repli qui limite une cavité branchiale, ainsi nommée parce qu'elle loge une paire de branchies en forme de pyramides. Ce repli du manteau est fixé par des tubercules cartilagineux (*d*, fig. 425) qui entrent dans des sortes de boutonnières (*c*), situées à la base de l'entonnoir. C'est en effet au devant de la fente qui conduit dans le sac branchial, que se trouve placé l'organe tubulaire et contractile, en forme d'entonnoir (*f*, fig. 397), par lequel est expulsée l'eau qui a servi à la respiration. Son bord inférieur vient, au moment de la contraction des parois du corps qui provoque la sortie de l'eau, s'appliquer contre la fente du sac branchial, par laquelle pénètre au contraire l'eau respiratoire.

Orientation. — Si on veut établir l'homologie des organes des Céphalopodes avec ceux des autres Mollusques, il convient de placer le corps de l'animal verticalement, la tête en bas, de telle sorte que la face interne des bras, portant les ventouses et la membrane du péristome, représente la face ventrale, et le sommet du sac la face dorsale. Il faudrait alors désigner la face colorée par laquelle on voit une Seiche, qui nage, sous le nom de face antérieure, et celle où se trouve le sac branchial, sous le nom de face postérieure. Toutefois, pour faciliter la description et pour nous entendre avec l'immense majorité des auteurs qui ont écrit sur les Céphalopodes, nous considérerons la Seiche dans la position qu'elle occupe en nageant et nous appellerons face dorsale ou supérieure, celle qui renferme la coquille ou os de Seiche, et face ventrale ou inférieure, celle qui lui est op-

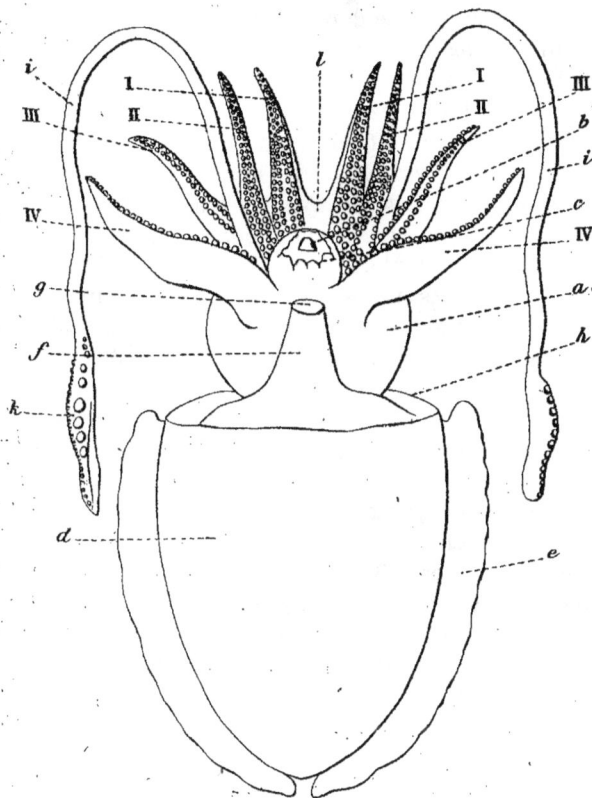

Fig. 397.

posée. La bouche devient alors antérieure, les nageoires latérales, l'extrémité fermée du sac postérieur, etc.

Dissection. — L'animal vivant est tué par asphyxie dans une petite quantité d'eau ou chloralisé dans la solution à 1 pour 100. Après avoir examiné ses caractères extérieurs, nous fendons longitudinalement le sac branchial, afin de reconnaître les branchies

Fig. 397. — *Sepia officinalis.* Vue de la face inférieure et ventrale; les bras sont numérotés par paires symétriques. *a,* tête; *b,* bouche entourée d'une lèvre frangée *c*; *d,* sac branchial; *e,* nageoires; *f,* entonnoir; *g,* orifice de l'entonnoir; *h,* bord supérieur du manteau faisant un anneau complet autour du cou; *i,* bras rétractiles terminés en *k* par une portion renflée portant des ventouses; *l,* membrane unissant les bras par leur base.

(fig. 406 et 425), l'anus, l'orifice des sacs rénaux, celui de la poche du noir et ceux des glandes génitales, qui débouchent tous dans le sac branchial.

Puis, nous retournons l'animal et, après l'avoir fixé au moyen d'épingles plantées sur les nageoires et les bras, nous le fendons par la ligne médiane de la face dorsale. On constate la position de l'os logé dans un sac clos de la peau et, après l'avoir enlevé, nous arrivons dans la cavité du corps. L'intestin, le foie extrêmement volumineux, le cœur, les corps spongieux ou appendices fungiformes, les glandes génitales, étc., deviennent alors visibles.

Quant à la tête, il s'agit de fendre le cartilage céphalique, opération délicate, qu'il faut exécuter avec prudence, afin d'éviter de léser les rapports du cerveau avec les ganglions optiques, les yeux et les nombreux nerfs qui partent de la masse nerveuse périœsophagienne.

Des séries de coupes pratiquées sur de jeunes individus, préalablement fixés par le sublimé ou l'acide picrique et inclus dans la paraffine, rendront de grands services pour reconnaître les relations exactes entre les divers organes.

Quant aux réactifs nécessaires pour l'étude des organes isolés, nous les indiquerons au fur et à mesure de la description de ceux-ci.

Téguments. — La peau de la Seiche est molle, contractile et compliquée dans son organisation par l'existence de deux sortes de cellules spéciales : les chromatophores et les iridocystes. Sa couleur change selon le jeu des cellules pigmentaires, répandues sur toute son étendue, mais particulièrement abondantes sur la face dorsale.

Pour étudier la structure de la peau, nous en laissons macérer des fragments dans l'iodsérum, puis nous les dilacérons au moyen de fines aiguilles, pendant que d'autres fragments, destinés à être coupés dans la paraffine, sont préalablement fixés dans l'acide osmique à 1 pour 100.

De l'extérieur vers l'intérieur, nous reconnaissons l'existence des couches suivantes.

L'*épiderme*, composé d'une seule couche de cellules cylindriques (*a*, fig. 398) ou présentant la forme de prismes hexagonaux. La forme de ces cellules varie légèrement selon la région du corps où on les examine. Elles possèdent toutes un noyau ovalaire, qui se colore vivement dans les solutions carminées. Leur extrémité distale est couverte d'une mince cuticule réfringente, tandis que leur extrémité opposée, qui adhère au derme, porte des prolongements pointus qui pénètrent dans ce dernier.

Le *derme* est constitué par un tissu conjonctif lâche dans lequel on rencontre de nombreux faisceaux de fibrilles entrecroisés, des cellules conjonctives et des cellules modifiées, les chromatophores et les iridocystes. L'épaisseur du derme varie selon les régions du corps; dans ses couches profondes se trouvent de nombreux vaisseaux capillaires sanguins (e) et des fibres nerveuses.

Les *chromatophores* (*c*, fig. 398, et B, fig. 399) ont donné lieu à des interprétations fort différentes. Il faut reconnaître que leur étude est des plus délicates et l'on doit s'adresser préférablement à de jeunes individus dont les chromatophores sont encore peu nombreux

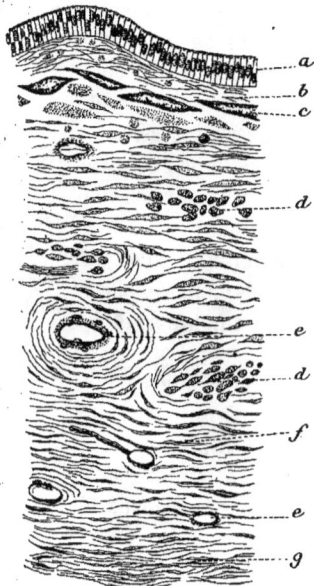

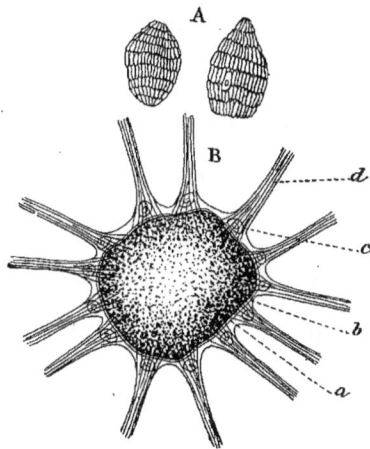

Fig. 398.   Fig. 399.

et le derme peu épais. Nous avons eu l'occasion de les observer sur de petites Seiches de 3 à 4 centimètres de longueur. A l'état frais, il n'est pas possible de les isoler sans les rompre; cependant il est indispensable de les observer pendant qu'ils sont encore actifs. Un morceau de peau enlevé à une Seiche vivante et rapidement porté sous le microscope dans une goutte d'eau de mer, offre un spectacle saisissant, grâce aux mouvements rapides et continus de ses chromatophores, qui passent de la forme étalée à la forme sphérique par tous les états intermédiaires.

Fig. 398. — *Sepia officinalis*. Coupe verticale de la peau. Nachet, Oc. 3, Obj. 2 (d'après P. GIROD). *a*, épiderme; *b*, couche fibreuse superficielle; *c*, chromatophores; *d*, faisceaux musculaires coupés en travers; *e*, vaisseaux sanguins du derme; *f*, couche fibreuse profonde; *g*, couche limite.

Fig. 399. — *Sepia officinalis*. A, iridocystes de la peau; B, une cellule chromatophore étalée. *a*, pigment; *b*, enveloppe cellulaire; *c*, cellules basilaires; *d*, faisceaux radiaires. Leitz., Oc. I, Obj., 7.

Ces cellules pigmentaires, qui jouent un si grand rôle dans la coloration de la peau, sont situées dans la couche superficielle du derme (c, fig. 398). Le pigment qu'elles renferment est disséminé dans leur protoplasma sous forme de fines granulations et il est le plus souvent si abondant qu'il cache leur noyau sphérique. Cependant on réussit à voir ce dernier en faisant usage du compresseur.

La cellule (B, fig. 399) est limitée par une membrane très mince (b), élastique et si transparente, même après sa coagulation dans l'alcool, qu'il n'est pas aisé de l'apercevoir. Aussi a-t-elle été niée par quelques auteurs, qui attribuent les changements de forme de la cellule aux mouvements amœbiformes de son protoplasma.

A l'état de contraction, le chromatophore est à peu près sphérique, toujours plus ou moins aplati, ainsi qu'on le voit sur les coupes. Cet état correspond à une coloration très pâle de l'animal. Au contraire, lorsque la cellule se dilate et s'aplatit davantage, elle prend une forme discoïdale, rarement étoilée, et le pigment qu'elle contient s'étalant sur une surface plus grande, les téguments acquièrent une coloration foncée.

Les mouvements des chromatophores sont provoqués par des fibres musculaires, disposées en faisceaux rayonnant autour de sa membrane d'enveloppe (d, fig. 399). Les fibres de ces faisceaux, en s'épanouissant autour de la cellule et en se réunissant aux fibres voisines, l'entourent comme d'une capsule fibreuse. Entre les faisceaux radiaires et le long de leur trajet, on aperçoit des cellules et des noyaux conjonctifs épars. A leur base, tout autour du chromatophore, se trouve une série de grosses cellules, qui ont été décrites avec beaucoup de soin par P. Girod, sous le nom de cellules basilaires (c). Cet auteur, au mémoire duquel nous renvoyons pour les détails, s'efforce de démontrer que les fibres radiaires sont de nature conjonctive. Quoique nos préparations ne nous aient pas convaincus du contraire, nous continuons, avec la majorité des histologistes, à les considérer comme des fibres musculaires. Nous ne saurions, en effet, nous expliquer le jeu total des chromatophores, ni l'influence du système nerveux central sur ces organes, mise si nettement en évidence par Klemensiewicz, en dotant, ainsi que le fait Girod, le protoplasma et l'enveloppe des cellules basilaires et des chromatophores d'une activité propre. En revanche nous comprenons fort bien que les fibres ultimes des nerfs palléaux se rendant dans la peau puissent transmettre aux muscles radiaires des chromatophores une impulsion d'origine centrale.

Les chromatophores reposent sur une couche dermique, argentine, brillante, parsemée d'une infinité de paillettes très minces et finement striées sur lesquelles joue la lumière, pour donner lieu à des effets d'irisation. Ces paillettes sont des cellules conjonctives modifiées, faciles à reconnaître, possédant un noyau bien distinct et connues sous le nom d'*iridocystes* (A, fig. 399).

Ventouses (fig. 400). — Nous savons déjà que les bras sont armés sur leur face interne d'appareils cupuliformes, qui remplissent les fonctions de ventouses. Pour les étudier, il est indispensable de recourir à des coupes et, afin de constater leurs relations avec les bras, il est préférable de les couper avec ceux-ci, transversalement, après durcissement dans l'alcool.

Les ventouses sont ordinairement disposées à la base de chaque bras sur quatre rangées, mais leur nombre et leur diamètre vont

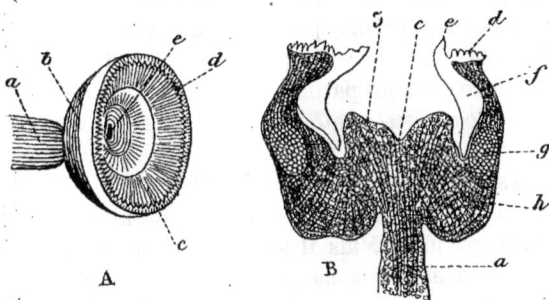

Fig. 400.

diminuant jusqu'à l'extrémité de celui-ci. Elles ont une forme hémisphérique et sont supportées par un pédoncule qui s'insère au centre de la cupule. Le bord libre qui limite l'ouverture de la ventouse est finement dentelé; il est supporté par un anneau corné de nature épithéliale (*f*, B, fig. 400).

Le plancher de la cavité acétabulaire porte une proéminence arrondie (*b*) qui joue le rôle d'un piston et contribue par son jeu à faire le vide dans la ventouse, en sorte que lorsque celle-ci est appliquée contre un corps, elle peut y adhérer fortement.

Autour de l'anneau corné qui tapisse la face interne de la ventouse se trouvent de nombreux faisceaux musculaires. A sa base nous reconnaissons un muscle sphincter (B, *g*, fig. 400); puis, de côté, aboutissant à la masse charnue qui fait saillie dans la cavité, se rencontrent des muscles latéraux entre lesquels existe un faisceau central s'insérant sur le fond de la cupule et qui est constitué par les

Fig. 400. — *Sepia officinalis*. A, une ventouse des bras dessinée sous la loupe; *a*, pédoncule; *b*, cupule; *c*, cavité de la ventouse; *d*, bord denticulé; *e*, piston. B, coupe verticale d'une ventouse; *a*, pédoncule; *b*, piston musculaire; *c*, dépression centrale du piston; *d*, dentelures; *e*, bord libre corné de la ventouse; *f*, anneau corné; *g*, muscle circulaire; *h*, faisceaux musculaires actionnant le piston.

muscles longitudinaux du pédoncule. Enfin, les coupes montrent entre les fibres de ce dernier faisceau de nombreuses fibrilles entre-croisées de muscles transversaux (B, *h*, fig. 400).

La peau qui recouvre les ventouses est incolore, dépourvue de chromatophores et d'iridocystes. La couche épidermique, prolonge-ment de l'épiderme du bras, est formée, non plus de cellules cylin-driques, mais de cellules pavimenteuses.

Chaque ventouse reçoit un filet nerveux émanant du nerf central du bras. Ce filet nerveux traverse le pédoncule et, au point d'inser-tion de celui-ci, à la base de la cupule, il porte un petit renflement (*ganglion pédonculaire*) dans lequel on rencontre des cellules d'où s'épanouissent les fibres nerveuses. Chaque ventouse reçoit égale-ment deux vaisseaux sanguins, provenant des vaisseaux qui accom-pagnent le système nerveux central des bras et qui se ramifient en un réseau capillaire dans les parois et dans le piston de la ventouse. (Voir, sur l'histologie des ventouses, les mémoires de P. Girod et Niemiec.)

Les ventouses fixées contre la portion élargie de l'extrémité des longs bras tentaculaires ne diffèrent des précédentes que par leurs dimensions plus grandes. Mais il s'en trouve en cet endroit aussi de fort petites, disséminées sans ordre.

Muscles. — Nous ne pouvons décrire en détail le système mus-culaire de la Seiche. Remarquons seulement qu'au-dessous de la peau et tout autour du sac du corps s'étend une masse musculaire, consti-tuant le sac du corps, dans laquelle sont disséminées par-ci et par-là des lamelles de soutien cartilagineuses; le sac musculaire est consi-dérablement épaissi sur la face ventrale; il s'amincit à mesure qu'il passe à la face dorsale et fait entièrement défaut sur les deux faces de l'os, lequel est recouvert seulement par la peau en haut et par une membrane fort mince du côté de la cavité abdominale.

De l'extrémité postérieure du sac partent deux grands piliers musculaires, auxquels sont reliées les branchies. Ils se bifurquent en avant pour former les piliers de la tête et de l'entonnoir. Les bras sont constitués par de puissants faisceaux de muscles transversaux, longitudinaux et circulaires, dont on étudiera la disposition sur des coupes.

Cartilages. — Le manteau et la paroi du corps sont consolidés en plusieurs parties du corps par des pièces cartilagineuses, dans les-quelles l'examen microscopique montre des cellules étoilées (fig. 402) disséminées en grand nombre au sein d'une masse amorphe et trans-parente. C'est ainsi qu'au devant de l'os, dont nous allons parler, on rencontre dans la région du cou une lamelle de cartilage mince,

semi-lunaire et légèrement convexe. Elle forme la partie antérieure de la gaîne membraneuse qui enveloppe l'os de Seiche. De
telles lamelles se trouvent dans la paroi inférieure du sac branchial,
elles sont particulièrement développées sur son bord antérieur qui
vient s'appliquer contre la base, également cartilagineuse, de l'entonnoir au moment de l'expulsion de l'eau qui a servi à la respiration. On en rencontre encore à la base des nageoires et sur toute
leur longueur. Mais c'est autour du cerveau que le cartilage atteint

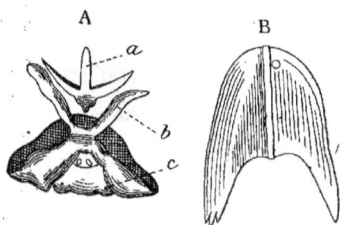
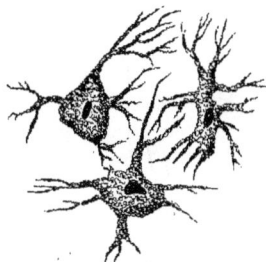

Fig. 401.   Fig. 402.

son plus grand développement; il y est connu sous le nom de *cartilage céphalique*, lequel est plus large que long (A, fig. 401) et porte
des ailés latérales (*b*) qui se prolongent en avant autour de l'œil. Ce
cartilage est fermé en avant et en arrière par une membrane fibreuse
et il est percé de plusieurs orifices pour laisser passer les nerfs.
C'est à sa base que sont creusés les deux otocystes (*c*). Enfin, nous
mentionnerons un cartilage impair, semi-circulaire, situé transversalement, au-dessous de la masse pharyngienne. Son bord antérieur
est concave, il envoie des prolongements du côté des bras auxquels
il sert de base.

Os de Seiche ou *sépion* (fig. 403). — On nomme ainsi un organe
particulier, une sorte de coquille interne incrustée de sels calcaires
et logée dans un sac clos de la paroi dorsale. Sa forme est ellipsoï-
dale, sa face supérieure dure est convexe et grenue, sa face inférieure
également bombée est dessinée par des striations sinueuses et parallèles, résultat de la constitution lamellaire de l'os; sa consistance est
assez tendre pour que l'ongle y laisse son empreinte. L'extrémité
postérieure est terminée par une fine pointe, le *rostre*, enchâssé
dans des couches cornées. Les bords de l'os, sur tout son pourtour,

Fig. 401. — *Sepia officinalis*. A, cartilage céphalique; *a*, cartilage de la base des
bras; *b*, prolongements du cartilage céphalique au devant des yeux; *c*, otocystes. B, cartilage du cou (d'après KEFERSTEIN).
Fig. 402. — *Sepia officinalis*. Cellules étoilées du cartilage céphalique. Leitz., Oc. I,
Obj. 7.

sont recouverts par un feuillet corné. La substance cornée (*conchyo-line*) qui constitue la trame de l'os et qui subsiste seule lorsqu'on laisse séjourner celui-ci dans une solution faible d'acide chlorhy-drique, est remplie de sels cal-caires qui donnent à l'organe sa consistance. Chez les jeunes indi-vidus, le sépion est exclusivement corné. Chez l'adulte il est rempli de gaz, renfermant 97 pour 100 d'azote pour 2 ou 3 pour 100 d'oxygène, qui contribue sans doute à maintenir l'animal dans la station qui lui est propre.

Système nerveux. — Le sys-tème nerveux central de la Seiche est surtout caractérisé, ainsi que c'est le cas chez tous les Céphalo-podes, par une excessive concen-

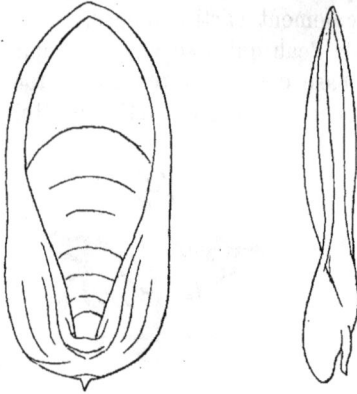

Fig. 403.

tration, dans la tête, des ganglions cérébraux, viscéraux et pédieux. Ceux-ci, fusionnés les uns avec les autres, constituent une masse compacte traversée par l'œsophage et protégée par le cartilage céphalique. De cette masse centrale partent des nerfs qui se ramifient dans les différents organes et qui portent sur leur parcours des ganglions supplémentaires.

La dissection du système nerveux est assez délicate. De grandes précautions sont nécessaires pour découvrir sans la léser la masse centrale et, en la dégageant de son entourage cartilagineux, on fera bien de ménager les portions postérieures de celui-ci qui renferment les capsules auditives. Pour suivre le trajet des nerfs, nous avons tiré un bon parti d'individus ayant macéré dans de l'acide azotique à 20 pour 100. Cet acide donne de la consistance aux filets nerveux, tandis qu'il rend les muscles friables. Pour durcir le cerveau, nous avons fait usage de l'acide chromique à 1 pour 1,000.

Le cartilage ayant été enlevé, on aperçoit immédiatement le *cerveau* ou *ganglion sus-œsophagien* (fig. 404 et 405). Il se présente sous la forme d'une masse, arrondie en arrière et terminée en pointe en avant. Sa surface est lisse. Par sa portion postérieure il donne naissance à une bande nerveuse épaisse qui se continue de chaque côté avec les nerfs optiques (*f*, fig. 404). Sa région antérieure est divisée par un sillon en deux bandelettes transversales.

Fig. 403. — *Sepia officinalis.* Os de Seiche ou sépion, vu à gauche de sa face inférieure; à droite, de profil. Demi-grandeur naturelle.

Le cerveau est relié en avant par deux commissures longitudinales à un *ganglion sus-pharyngien* (*a*, fig. 404, et *1*, fig. 405), considéré par Chéron comme faisant partie du ganglion cérébral

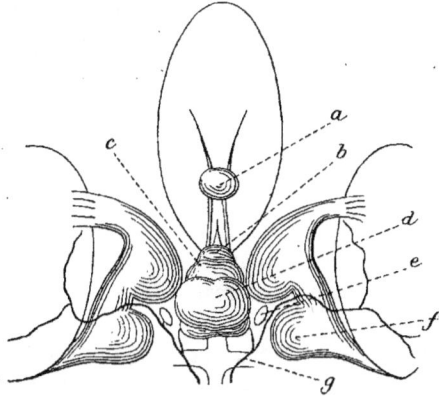

Fig. 404.

pour des raisons qu'il serait trop long de développer ici. (Voir la monographie de Chéron indiquée dans la *Littérature*.) Il est relié en outre à la masse nerveuse située au-dessous de l'œsophage par deux paires de commissures latérales.

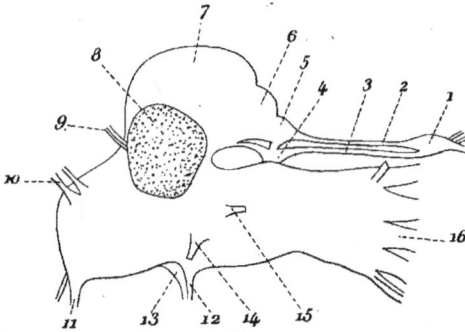

Fig. 405.

Fig. 404. — *Sepia officinalis*. Cerveau vu par-dessus (d'après KOWALEWSKY et OWSJANNIKOW). *a*, ganglion sus-pharyngien; *b, c, d*, les trois lobes du cerveau; *e*, ganglion olfactif; *f*, ganglion optique; *g*, vaisseaux sanguins.

Fig. 405. — *Sepia officinalis*. Collier nerveux vu par le côté (d'après CHÉRON). 1, ganglion sus-pharyngien; 2, cordon nerveux unissant le ganglion sus-pharyngien avec le cerveau moyen ; 3, cordon antérieur résultant du dédoublement de la première commissure ; 4, cette commissure ; 5, lobe antérieur du cerveau ; 6, 7, lobes moyen et postérieur; 8, section du nerf optique ; 9, nerf ophthalmique supérieur ; 10, nerf palléal et son accessoire ; 11, nerf viscéral ; 12, nerf antérieur de l'entonnoir ; 13, nerf de la grande veine ; 14, nerf acoustique ; 15, nerf ophtalmique inférieur ; 16, nerfs qui partent du ganglion en patte d'oie, se rendant au bras et à la tête.

Le ganglion sus-pharyngien donne naissance à des nerfs qui se rendent à la bouche et aux lèvres. Il est relié, par des commissures qui contournent le pharynx, au ganglion sous-œsophagien (*l*, fig. 412). La masse nerveuse située au-dessous de l'œsophage est plus volumineuse que la précédente, et nous pouvons y distinguer trois régions séparées par de légers sillons (fig. 405).

La région postérieure ou viscérale est placée au niveau des capsules auditives. Elle est arrondie en arrière et limitée sur les côtés par une ligne droite. Elle donne naissance à quatre paires de nerfs dont nous parlerons plus loin.

La région moyenne, plus volumineuse, donne naissance aux nerfs antérieurs de l'entonnoir et apparemment aux nerfs auditifs. Nous pouvons la considérer comme correspondant au ganglion pédieux des autres Mollusques.

Elle se continue en avant par la région antérieure ou ganglion en patte d'oie (*16*, fig. 405), ainsi nommé par Cuvier à cause de sa forme, qui résulte du départ des nombreux nerfs se rendant aux bras. Cette région fait saillie en avant du cartilage céphalique et repose sur la masse charnue de la base des bras. Elle est divisée en deux lobes par un sillon longitudinal et chacun de ces lobes fournit cinq nerfs qui vont dans les bras du côté correspondant, plus deux petits filets nerveux qui se perdent dans les muscles de la tête.

Nous indiquerons brièvement le trajet des principaux nerfs qui partent du système nerveux :

Les *nerfs optiques* (fig. 404 et 405) sont extraordinairement gros. Leur trajet est fort court, les yeux étant logés au niveau du cerveau dans deux enfoncements orbitaires du cartilage céphalique. Ils prennent naissance sur la commissure postérieure, qui unit le cerveau au ganglion viscéral et avec laquelle ils se confondent. Après avoir traversé le cartilage céphalique, ils pénètrent chacun dans un gros *ganglion* optique (*f*, fig. 404) au niveau du sillon médian qui divise celui-ci en deux masses contiguës, l'une antérieure, l'autre postérieure. De la face externe légèrement concave de ce ganglion partent de nombreux filets nerveux, qui pénètrent dans le globe de l'œil dont ils constituent la rétine (*o*, *p*, fig. 407).

A la face supérieure des ganglions optiques, on aperçoit, posé sur le sillon transversal, un très petit ganglion sphérique (*e*, fig. 404), d'où émane un filet nerveux très fin, qui, après avoir perforé le cartilage, se ramifie sur le fond d'une fossette superficielle située en arrière de l'œil. Ce filet nerveux est le *nerf olfactif*.

Les *nerfs buccaux et labiaux* prennent naissance au bord antérieur du ganglion sus-pharyngien (*1*, fig. 405). Ce sont des nerfs très fins, qui longent l'œsophage et se ramifient dans les muscles de la bouche et dans la membrane translucide qui entoure cet orifice.

Les *grands nerfs viscéraux* (*10* et *11*, fig. 406) partent de la face postérieure de la masse sous-œsophagienne. Ils sont si rappro-

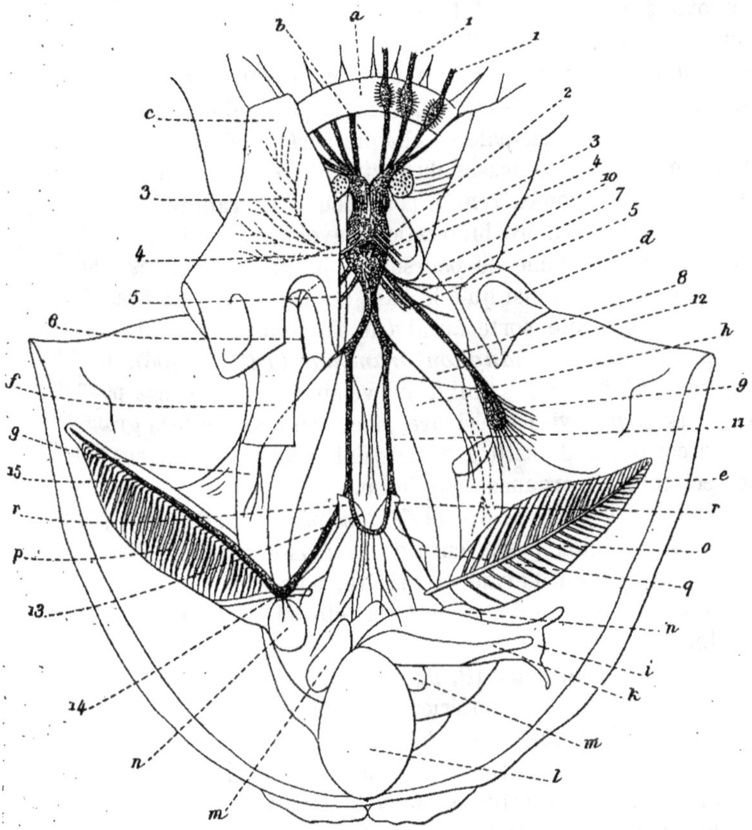

Fig. 406.

Fig. 406. — *Sepia officinalis.* Système nerveux vu par la face ventrale (d'après Chéron). Le crâne a été largement ouvert et le bec retiré de sa cavité, afin de montrer les nerfs des dix bras ; trois de ces derniers ont été disséqués pour voir le ganglion qui est à la base, ainsi que le cordon circulaire qui relie les nerfs. Les capsules auditives ont été enlevées avec la partie inférieure du cartilage céphalique. Le manteau a été largement ouvert sur la ligne médiane et rejeté de chaque côté. Le rectum et la poche du noir ont été rejetés à gauche et en bas. L'entonnoir a été renversé à droite. La branchie gauche est intacte, mais la droite est retournée et les feuillets ramenés en arrière. Il en résulte que le vaisseau branchio-cardiaque est presque entièrement caché. *a*, base des bras ; *b*, cavité qui renferme le bec ; *c*, entonnoir ; *d*, calotte gauche de l'entonnoir ; *e*, pilier gauche de l'entonnoir coupé ; *f*, le même renversé à droite ; *g*, pilier de la tête et de l'entonnoir à droite ; *h*, pilier gauche de la tête ; *i*, rectum ; *k*, canal du noir ; *l*, poche du noir ; *mm*, glandes nidamentaires ; *nn*, cœurs branchiaux ; *o*, branchie gauche dans sa position normale ;

chés l'un de l'autre à leur origine, qu'un examen superficiel ne montre qu'un seul cordon qui court en arrière, le long du foie, et ne se bifurque qu'au cinquième environ de la longueur de cette glande. Un peu en arrière de leur séparation, ces deux nerfs émettent un rameau qui se porte en dehors et se bifurque à son tour, envoyant une branche à la base de la tête et une autre plus forte au pilier musculaire de l'entonnoir.

D'autres rameaux, situés plus en arrière, partant des mêmes nerfs, se distribuent au rectum et à la poche du noir.

La branche principale de chaque nerf viscéral longe les bords de la grande veine au-dessus du rectum et de la poche du noir et se divise encore à son extrémité postérieure. Le rameau externe résultant de cette dernière bifurcation envoie une série de ramuscules, qu'il est fort difficile de poursuivre, jusqu'aux organes génitaux et aux sacs rénaux, ainsi qu'à la base des branchies. La branche qui se rend à la branchie porte au niveau du cœur branchial un ganglion supplémentaire, le *ganglion branchial* (*14*, fig. 406). Le rameau interne (*13*, fig. 406) s'unit à son voisin du nerf opposé pour former une anse à concavité antérieure, placée au-dessous de la grande veine. De la convexité de cette anse naissent encore des rameaux innervant le rectum et les organes uro-génitaux.

Les *nerfs postérieurs de l'entonnoir* (*5, 6*, fig. 406) partent de dessous la région postérieure de la masse sous-œsophagienne. Ils marchent d'abord d'avant en arrière, puis s'infléchissent en dehors, contournent la base du pilier de la tête, et se ramifient à la base de l'entonnoir.

Les *nerfs palléaux* (*8*, fig. 406) ont leur origine au devant des précédents, à la face inférieure de la masse sous-œsophagienne. Après avoir traversé la membrane fibreuse qui ferme la cavité crânienne en arrière, ils traversent le pilier de la tête au delà duquel chacun d'eux se bifurque en deux branches de grosseur à peu près égale. La branche externe se rend immédiatement au ganglion de forme rayonnée, bien visible sur la face interne du manteau et d'où naissent plusieurs branches, ce qui lui a valu le nom de *ganglion*

---

p, branchie droite disséquée pour montrer le nerf; q, canal génital; rr, ouvertures urinaires. 1, nerfs des bras; 2, nerf acoustique; 3, nerf antérieur de l'entonnoir; à gauche il est coupé, mais le même peut être suivi sur l'entonnoir où il donne de nombreux filets; celui du côté droit n'apparaît qu'à son origine; 4, nerfs de la grande veine; 5, nerfs postérieurs de l'entonnoir coupés peu après leur sortie de la boîte crânienne; 6, nerf postérieur gauche de l'entonnoir; 7, nerf accessoire du palléal à gauche; 8, nerf palléal gauche; 9, ganglion étoilé; 10, tronc commun des nerfs palléaux; 11, nerf viscéral gauche; 12, branche qui se porte aux piliers réunis de la tête et de l'entonnoir; 13, grande anse nerveuse anastomotique; 14, ganglion du cœur branchial; 15, renflement ganglionnaire du nerf de la branchie.

étoilé (*9*, fig. 406). De son angle postérieur naît un nerf qui s'unit à la branche interne du nerf palléal, laquelle se rend à la base de la nageoire correspondante. Là, cette branche se ramifie en avant et en arrière, le long de la nageoire, à qui elle envoie de multiples ramuscules.

Les *nerfs de la grande veine* (*4*, fig. 406) naissent encore de la face inférieure de la masse sous-œsophagienne et courent d'avant en arrière, le long des parois de la veine cave.

Les *nerfs auditifs* (*14*, fig. 405, et *2*, fig. 406) paraissent émaner de la portion moyenne de la masse sous-œsophagienne, mais nous devons remarquer, à leur propos, qu'il est probable, conformément à une loi générale chez les Mollusques, mise en évidence par M. de Lacaze-Duthiers, que les fibres qui les constituent ont leur origine vraie dans le cerveau. Nous n'avons pas fait de recherche spéciale pour le démontrer. Quoi qu'il en soit, nous voyons ces nerfs traverser le cartilage céphalique et pénétrer tout de suite dans la capsule auditive, où ils se ramifient (fig. 409 et 410).

Les nerfs qui les précèdent, ou *nerfs antérieurs de l'entonnoir* (*3*, fig. 406), se divisent chacun, dès leur origine, en quatre branches qui vont se ramifier dans les parois musculaires de l'entonnoir et, selon Chéron, anastomosent leurs filets ultimes de telle sorte qu'ils y constituent un riche plexus nerveux.

Les *nerfs des bras* (*1*, fig. 406) partent tous de la partie postérieure du ganglion en patte d'oie, qui termine en avant la masse sous-œsophagienne. De là, ils courent en divergeant sur la face interne de la masse musculaire dans laquelle est logé le bec corné; puis, chacun d'eux pénètre dans l'axe du bras qui lui correspond. A son point d'entrée dans le bras, chaque nerf porte un ganglion ovoïde réuni aux ganglions voisins par un nerf transversal, en sorte que l'ensemble constitue dans la masse charnue formée par la réunion des bras un anneau nerveux, dans lequel se trouvent compris huit ganglions (*a*, fig. 406).

Au delà de ces ganglions, les nerfs se continuent jusqu'à l'extrémité des bras portant, ci et là, des amas ganglionnaires beaucoup moins distincts que chez les Octopides où ils forment, chez le Poulpe, par exemple, de véritables nodosités. Ici les cellules ganglionnaires sont en partie dispersées autour des nerfs, auxquels elles constituent une sorte de gaîne. Chaque nerf donne naissance à de nombreux ramuscules qui innervent les ventouses.

Quant aux nerfs qui se rendent dans les deux bras tentaculaires, ils diffèrent peu des précédents. Après leur entrée dans le bras, ils s'aplatissent et augmentent de volume vers leur extrémité, au point où le bras s'élargit. Il n'existe pas de ganglions proprement dits sur leur parcours, mais des cellules qui recouvrent le nerf d'où partent les rameaux qui vont dans les parties avoisinantes.

Ganglion sous-pharyngien (*l*, fig. 412). — Nous devons encore mentionner un double ganglion, situé au-dessous du pharynx, à la naissance de l'œsophage, qui fournit des nerfs à ces deux organes. L'un d'eux peut être suivi, le long de l'œsophage, jusqu'à un *ganglion stomacal* situé à la limite de l'estomac et du cæcum et dans le voisinage du rectum. Ce dernier ganglion envoie des nerfs à tous ces organes (*o*, fig. 415).

Organes des sens. — De même que chez les Gastéropodes, les sens inférieurs : goût, odorat, toucher, sont desservis chez la Seiche par des cellules particulières, intercalées parmi les cellules épidermiques et qui sont en relations avec les filets nerveux sensitifs du derme. Mais leur étude histologique laisse encore beaucoup à désirer et réclame de nouvelles recherches. L'animal est sensible par la surface entière de son corps; toutefois, son mode de vivre rend évident que la sensibilité tactile proprement dite est surtout répandue sur les bras et les ventouses. C'est là qu'il faudra chercher des cellules bacilliformes semblables à celles trouvées chez les Gastéropodes par Flemming. Dans son étude sur les ventouses, P. Girod a décrit de rares cellules, portant un noyau ovoïde et des prolongements en bâtonnets, qui sont peut-être en relation avec le sens du toucher. Mais, nous le répétons, de tels éléments exigent de nouvelles investigations.

Dans la cavité buccale et au devant de la radule, se trouve une légère éminence recouverte de papilles, qui peut-être est le siège de la gustation (*i*, fig. 412); mais cela n'est pas encore absolument démontré.

Quant à l'*appareil olfactif*, nous avons vu qu'il existe sur le ganglion optique une petite masse nerveuse sphérique, qui donne naissance à un mince filet nerveux. Si nous poursuivons celui-ci, nous le voyons se rendre derrière l'œil et se ramifier au fond d'un petit sac long de 2 à 3 millimètres, résultant d'une invagination des téguments dont l'orifice est en forme de boutonnière. L'intérieur de ce sac est tapissé de grandes cellules épithéliales cylindriques et vibratiles, entre lesquelles sont intercalées des cellules sensitives. Ces dernières, en forme de massues, renferment un gros noyau; leur extrémité tournée vers la cavité du sac se termine par un bâtonnet rigide, tandis que leur extrémité opposée reçoit des ramuscules du nerf cité plus haut. Zernoff les a décrites sous le nom de *cellules olfactives* (*Riechzellen*); elles ont en effet une grande analogie avec les cellules olfactives des animaux supérieurs. On les étudiera, après les avoir fixées par l'acide osmique.

L'*œil* de la Seiche, comme chez tous les Céphalopodes, ressemble à celui des Vertébrés par la complication de sa structure. Il en diffère cependant sur plusieurs points importants. L'œil est gros et enclavé de chaque côté de la tête dans une dépression arrondie du cartilage céphalique qui lui constitue une fosse orbitaire. Cette cavité est tapissée par une membrane qui se replie en avant où elle devient transparente, constituant ainsi au devant de l'œil une fausse cornée (*a*, fig. 407). Nous verrons en effet, tout à l'heure, qu'une cornée proprement dite, continuation de la sclérotique, comme c'est le cas chez les Vertébrés, n'existe pas ici.

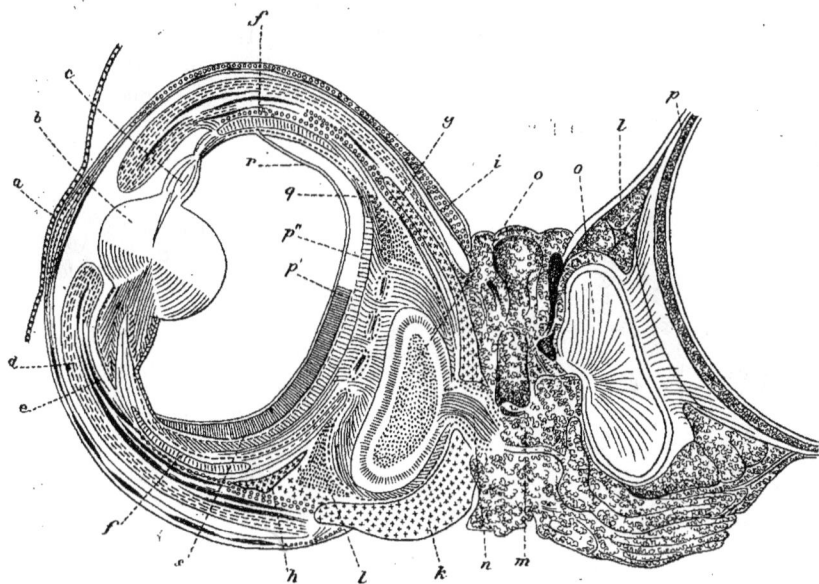

Fig. 407.

Pour constater les relations qui existent entre les différentes enveloppes de l'œil, il faut recourir à la méthode des coupes. A cet effet, on s'adressera de préférence à de jeunes individus, dont on fixe à la fois les deux yeux et le cartilage céphalique, par un séjour de vingt-quatre heures dans l'acide picro-sulfurique, après quoi on les inclut en bloc dans la paraffine par le procédé ordinaire. Un séjour un peu prolongé dans la paraffine fondue est nécessaire pour assurer

Fig. 407. — *Sepia officinalis*. Coupe horizontale de l'œil grossie deux fois et demie (d'après V. HENSEN). *a*, cornée; *b*, cristallin; *c*, procès ciliaires; *d*, membrane argentine; *e*, cartilage de l'iris; *f*, cartilage de la sclérotique; *g*, cartilage trochléaire; *h*, cartilage en fer à cheval; *i*, capsule; *k*, cartilage de l'orbite; *l*, corps blanc; *m*, cerveau; *n*, nerf optique; *o*, ganglion optique; *p*, rétine; *p'*, couche interne de la rétine; *p''*, couche externe de la rétine; *q*, membrane limite; *r*, membrane homogène.

sa pénétration dans la cavité oculaire. Pour l'étude de la rétine sur des yeux frais on fera usage de l'acide osmique.

La fausse cornée, semblable à la peau qui recouvre l'œil des Serpents, est percée en avant d'un petit orifice, qui permet à l'eau ambiante de pénétrer dans la chambre de l'œil et de venir baigner le cristallin, tenant lieu ainsi d'une humeur aqueuse qui, à proprement parler, n'existe pas.

C'est dans la cavité limitée par cette membrane qu'est logé l'œil proprement dit. Celui-ci a la forme d'une cupule largement ouverte en avant et dont les parois fibreuses sont consolidées par des lamelles cartilagineuses (*g*, *h*, fig. 407). La paroi de la cupule s'infléchit en avant et constitue là un iris, dont la pupille est largement ouverte. L'iris n'a pas partout le même développement, il porte à son bord supérieur un prolongement foliacé, découpé de telle sorte que, vue de face, la pupille a la forme d'un W.

La *sclérotique*, si l'on peut nommer ainsi la paroi du bulbe, est épaisse; elle renferme des lamelles cartilagineuses (*f*, fig. 407), et est recouverte extérieurement par une double couche de pigment qui a reçu le nom de *couche argentine* à cause de son éclat chatoyant. Elle tapisse l'iris en avant et lui donne sa coloration propre. On peut distinguer une argentine interne et une argentine externe (*d*, fig. 407).

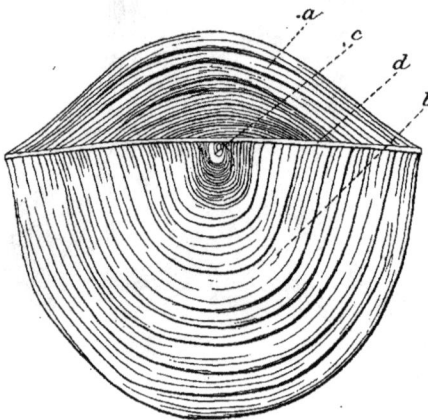

Fig. 408.

L'*iris*, formé, ainsi que nous venons de le voir, par le bord antérieur réfléchi de la sclérotique, renferme des fibres musculaires, assurant des mouvements de dilatation et de contraction de la pupille. Cependant ces mouvements sont limités par les lamelles cartilagineuses qui se prolongent, très minces il est vrai, jusque dans la paroi de l'iris (*c*, fig. 407).

Derrière l'iris se trouve un gros *cristallin* (*b*), à peu près sphérique et dont l'hémisphère antérieur fait saillie à travers la pupille, du moins chez les individus morts. Ce corps transparent est composé

Fig. 408. — *Sepia officinalis*. Coupe antéro-postérieure du cristallin. *a*, lentille antérieure; *b*, lentille postérieure; *c*, noyau de cette dernière; *d*, membrane de séparation.

de deux lentilles plano-convexes, dont la postérieure est plus bombée que l'antérieure (fig. 408). Elles sont contiguës par leur face plane, mais on peut facilement les séparer, grâce à l'interposition d'une fine membrane hyaline qui s'étend entre leurs surfaces de contact et qui est due au prolongement de l'enveloppe des procès ciliaires. L'étude du développement de l'œil chez les Céphalopodes a démontré que ces deux lentilles reconnaissent une origine différente, la posté- rieure seule pourrait être homologuée avec le cristallin des Vertébrés. Seule, en effet, elle possède un noyau (c, fig. 408) autour duquel sont superposées des lamelles dont la structure histologique a été minu- tieusement décrite par Hensen. (Voir *Littérature*.)

Le plan de contact des deux lentilles est indiqué à la circonfé- rence du cristallin par un sillon assez prononcé dans lequel s'insèrent les *procès ciliaires* (c, fig. 407) qui, par leur extrémité opposée, confinent à l'iris et permettent dans une certaine mesure une accom- modation du cristallin. Comme chez les Vertébrés, ils sont muscu- laires et renferment, ainsi que l'ont montré Langer et Hensen, d'abondants vaisseaux capillaires.

Le cristallin est enfoncé par sa face postérieure dans une dépression du *corps vitré* qui remplit la grande chambre de l'œil. Ce corps réfringent et de consistance gélatineuse est enveloppé par une membrane hyaline très mince et résistante (r, fig. 407).

Le fond de la cupule oculaire est tapissé par la *rétine* dont la structure est fort compliquée. Elle est constituée en grande partie par l'épanouissement des nombreux filets nerveux qui sortent du ganglion optique par son bord externe. Ceux-ci traversent la sclérotique par une série de petits orifices ménagés spécialement à cet effet.

La rétine est divisée en deux lames, rétines interne et externe (p' et p'', fig. 407), par une couche de pigment choroïdien (s). Selon Hensen, l'interne est de nature épithéliale; l'externe, de nature con- jonctive; toutes deux se subdivisent en couches au nombre total de sept, dans lesquelles se trouvent des éléments variés. La couche la plus intérieure, séparée du corps vitré par une fine membrane hyaloïde, est composée de bâtonnets prismatiques juxtaposés; la plus externe ou couche nerveuse est surtout constituée de dif- férents éléments nerveux qui envoient des prolongements dans les couches voisines. La rétine est arrosée par un réseau capil- laire complexe, dont Schöbl a donné de fort beaux dessins. (Voir *Littérature*.)

Telles sont les parties essentielles de l'œil. Comme organes acces- soires, nous pouvons signaler les replis de la peau latérale de la tête, qui avoisinent les yeux, auxquels ils constituent des sortes de *paupières* pouvant recouvrir entièrement la fausse cornée. La paupière inférieure est de beaucoup la plus développée.

Entre la face interne de l'orbite et la cupule oculaire existe une masse blanchâtre ou jaunâtre désignée par les auteurs sous le nom de *corps blanc*. Cette masse entoure la face postérieure et inférieure du globe de l'œil, ainsi que le gros ganglion optique. Elle a l'aspect glandulaire, mais l'examen microscopique n'y montre que du tissu adipeux. C'est un coussinet graisseux sur lequel repose l'organe visuel.

Enfin, sur la face externe de la capsule de l'œil s'insèrent des faisceaux musculaires permettant des mouvements, d'ailleurs restreints, de l'appareil visuel dans les plans horizontal et vertical.

Otocystes. — Immédiatement au-dessous de la masse nerveuse sous-œsophagienne, on remarque deux cavités sphériques creusées

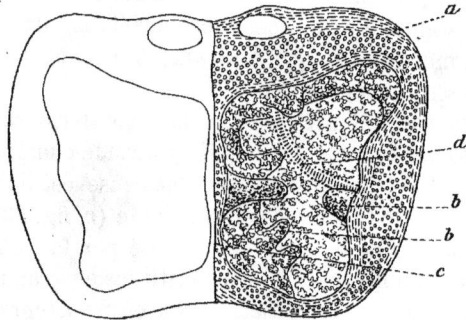

Fig. 409.

dans le cartilage céphalique, relativement fort épais dans cette région. Ce sont les capsules auditives. Leurs parois internes ne sont pas lisses, mais ornées de proéminences (*bb*, fig. 409), inégalement développées et parfaitement visibles à l'œil nu sur des coupes. La cavité est remplie d'un liquide *(endolymphe)* tenant parfois en suspension des corpuscules calcaires et baignant l'*otolithe* (*d*, fig. 410) sphérique. N'ayant pas eu l'occasion d'étudier la structure histologique de cet organe sur des individus frais, ce qui est indispensable, nous résumerons ici la description qu'en ont donnée Owsjannikow et Kowalewsky, qui l'ont observée sur des coupes.

Les deux otocystes parfaitement symétriques sont séparés par

Fig. 409. — *Sepia officinalis*. Coupe transversale du cartilage céphalique au niveau des capsules auditives (d'après KOWALEWSKY et OWSJANNIKOW). Celles-ci étant symétriques, nous n'avons dessiné que celle de droite. *a*, cartilage; *bb*, saillies; *c*, paroi de séparation entre les deux otocystes; *d*, bourrelet auditif dans lequel se termine un rameau du nerf acoustique.

une lame cartilagineuse (fig. 409 et 410, c). La cavité est tapissée d'un endothélium pavimenteux et les saillies seraient des canaux demi-circulaires mal développés, selon les auteurs que nous venons de citer.

Les parties essentielles de l'organe auditif consistent en un bourrelet auditif (Gehörleiste) et une lame auditive (Gehörplatte) au niveau desquels se termine le nerf auditif.

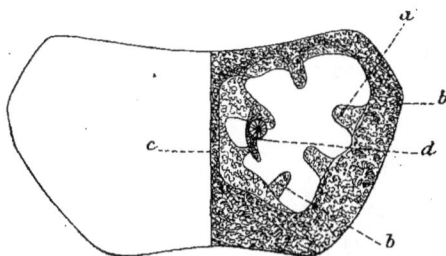

Fig. 410.

La lame auditive, de forme ovale, est située contre la paroi supérieure de la capsule, en un point où l'épithélium pavimenteux est remplacé par de grandes cellules cylindriques renfermant un noyau réfringent (a, b, fig. 411) et portant des cils vibratiles sur leur surface libre. A leur base aboutissent des fibrilles du nerf auditif extrê-

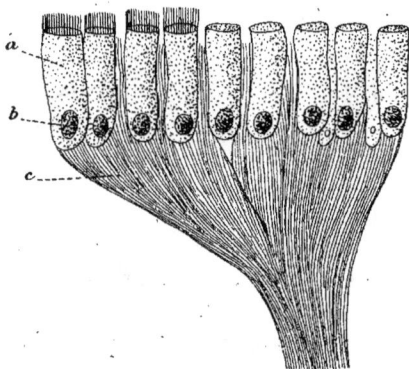

Fig. 411.

Fig. 410. — Sepia officinalis. Coupe transversale des otocystes en leur milieu (d'après KOWALEWSKY et OWSJANNIKOW). a, saillies; b, cartilage; c, paroi de séparation entre les deux otocystes; d, otolithe.

Fig. 411. — Sepia officinalis. Cellules cylindriques de l'épithélium de la plaque auditive (d'après KOWALEWSKY et OWSJANNIKOW). a, corps cellulaire; b, noyau; c, faisceau des fibrilles nerveuses terminales.

mement déliées, et il n'est pas rare de rencontrer des cristaux calcaires dans leur voisinage.

Le bourrelet auditif est au contraire situé contre la face inférieure de l'otocyste. Il est courbé en demi-cercle (d, fig. 409) et porte le long de sa ligne médiane une série de grandes cellules couvertes de courts cils vibratiles. Ces cellules sont séparées par de la substance intercellulaire et leur base porte des prolongements qui se continuent avec les rameaux d'une seconde branche du nerf acoustique.

Dans la paroi postérieure des deux otocystes on remarque un fin canal vibratile, qui traverse le cartilage.

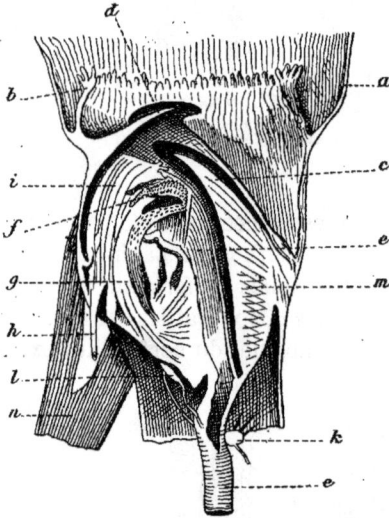

Fig. 412.

L'otolithe est rond, concave à sa face inférieure et convexe à sa face supérieure sur laquelle on voit une striation rayonnante.

Canal digestif. — L'intestin se dissèque sous l'eau; il est préférable de l'atteindre depuis la face dorsale, afin de ménager les rapports du rectum avec la paroi du sac branchial et son ouverture dans la cavité de celui-ci.

La *bouche* est située au milieu de la couronne des bras, à l'extrémité antérieure du corps. Elle est entourée d'un repli ondulé de la peau et d'une lèvre circulaire (b, fig. 412) recouverte de papilles dont quelques-unes portent à leur sommet une légère invagination qui les fait ressembler à de petites ventouses. Au centre de cette lèvre, on aperçoit les pièces cornées des mâchoires, qui font saillie au dehors.

La bouche conduit dans une cavité à parois musculaires fort épaisses, plissées longitudinalement en dedans. A l'extérieur, cette masse buccale présente une forme ovoïde (b, fig. 415); elle est recouverte par un repli péritonéal et réunie aux parois du corps, ainsi

Fig. 412. — *Sepia officinalis.* Coupe sagittale de la masse buccale (d'après KEFERSTEIN). *a*, peau du péristome; *b*, lèvre circulaire; *c*, mâchoire supérieure; *d*, mâchoire inférieure; *e*, œsophage; *f*, radule; *g*, gaîne de la radule; *h*, conduit salivaire; *i*, papille gustative; *k*, ganglion sus-pharyngien; *l*, ganglion sous-pharyngien; *m* muscles masticateurs; *n*, muscles rétracteurs de la masse buccale.

qu'au cartilage céphalique, par des brides musculaires (*n*, fig. 412).
Pour voir sa disposition intérieure, nous la fendons longitudinalement selon un plan dorso-ventral (fig. 412). Appuyée contre la face
ventrale intérieure, on remarque une petite saillie, reconnaissable à
sa coloration jaunâtre (*f*, fig. 412) et sur laquelle repose la *radule*.
Celle-ci se détache facilement; elle est constituée par cinq rangées
médianes de petites dents coniques et d'une rangée de dents à crochets
de chaque côté (fig. 414). Pour préparer la radule, on la lave dans une
solution de potasse à chaud qui détruit toutes les adhérences musculaires et conjonctives et ne laisse que la substance cornée. La radule
est supportée par un coussinet musculaire qui lui fait exécuter un
mouvement rotatoire pendant la mastication. Immédiatement devant
elle, se trouve la dépression recouverte de papilles, dans laquelle
quelques auteurs ont localisé le sens du goût.

Dans l'épaisseur des parois de la cavité buccale sont implantées
les *mâchoires* cornées, l'une ventrale, l'autre dorsale. Chacune d'elles
est concave en dedans et montre une arête médiane recourbée
en dedans et terminée en pointe; puis deux larges ailes latérales

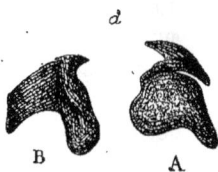

Fig. 413.

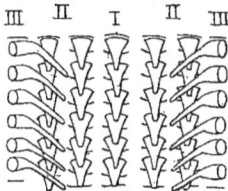

Fig. 414.

(fig. 413), sur lesquelles s'insèrent leurs muscles moteurs. La mâchoire
inférieure ou ventrale est la plus large, elle embrasse la mâchoire
supérieure et sa pointe est saillante. La forme des mâchoires
réunies ressemble à celle d'un bec de perroquet.

Du fond de la cavité buccale part *l'œsophage* (*d*, fig. 415), long tube
cylindrique, conservant à peu près le même diamètre dans toute sa
longueur et dont les parois internes sont plissées longitudinalement.
Il est dépourvu du cæcum qui existe sur son trajet chez beaucoup de
Céphalopodes. Aux deux tiers environ de la longueur du corps,
l'œsophage se dilate brusquement en un sac, *l'estomac*, à parois plus
épaisses (*i*, fig. 415), arrondi en arrière et appliqué sur la gauche de la
poche du noir (*n*, fig. 415). En ce point l'intestin se replie en avant,
faisant un coude sur le bord convexe duquel se trouve un second sac

Fig. 413. — *Sepia officinalis*. Les mâchoires cornées vues de profil. A, mâchoire
inférieure; B, mâchoire supérieure.
Fig. 414. — *Sepia officinalis*. Portion de la radule montrant la disposition des dents.

un peu plus petit que l'estomac et dont l'orifice débouche dans le pylore. Ce *sac pylorique* (*k*, fig. 415) est l'homologue du cæcum spiraloïde de l'intestin du Poulpe, et sa fonction n'est pas mieux connue que chez ce dernier. Le produit de la sécrétion de la glande digestive s'y déverse, comme nous le verrons bientôt.

A partir du pylore, l'intestin reprend un plus petit calibre; il est relativement court et, après s'être recourbé une seule fois sur lui-même (*l*), il côtoie, parallèlement à la canal excréteur de la poche à encre, la paroi dorsale du sac branchial, sur la ligne médiane duquel il débouche par un *orifice anal*, limité par deux petits prolongements de la peau en forme d'ailes. Un peu au-dessous de l'anus, la poche du noir débouche dans le rectum.

La structure du tube intestinal est la même sur toute sa longueur. Nulle part on ne rencontre de glandes dans ses parois, en sorte que la digestion

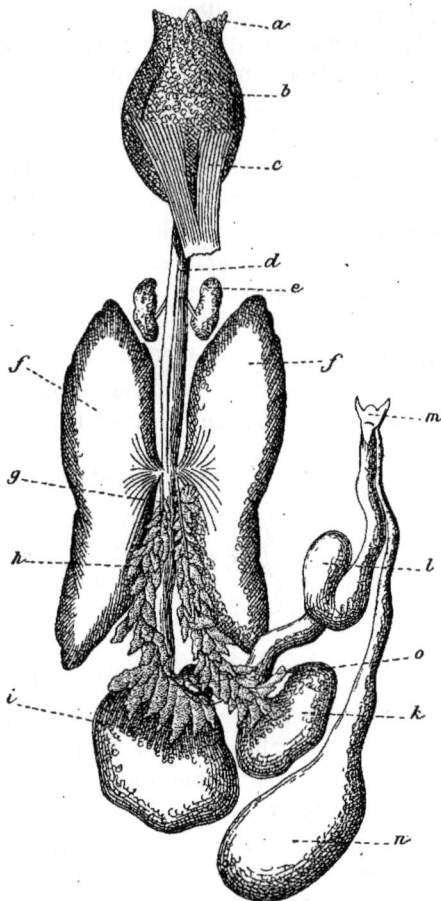

Fig. 415.

ne s'y effectue que grâce aux liquides apportés des glandes annexes. Les parois sont recouvertes extérieurement d'une lamelle péritonéale, au-dessous de laquelle se trouve une couche de fibres musculaires circulaires, puis une couche de fibres musculaires

Fig. 415. — *Sepia officinalis*. L'intestin isolé. *a*, masse buccale; *b*, œsophage; *c*, muscles; *d*, œsophage; *e*, glandes salivaires; *f*, foie; *g*, ses canaux excréteurs; *h*, appendices pancréatiques; *i*, estomac; *k*, sac pylorique; *l*, circonvolution de l'intestin; *m*, anus; *n*, poche du noir; *o*, ganglion stomacal.

longitudinales; enfin, tapissant leur face interne, un endothélium cylindrique, recouvert d'une cuticule homogène, semblable à celle que nous avons décrite chez les Gastéropodes. Cette cuticule s'épaissit énormément dans l'estomac, où l'épithélium acquiert une consistance cornée qui a fait désigner cet organe sous le nom de *gésier*.

Glandes salivaires. — Ce sont deux petites glandes blanchâtres (*e*, fig. 415) situées contre le bord antérieur des lobes du foie et directement derrière le cartilage céphalique. Elles ont une forme arrondie, légèrement convexes en dedans, au point d'où part pour chacune d'elles un fin canalicule de couleur blanche. Ces canalicules excréteurs se réunissent sur la ligne médiane de l'œsophage en un seul canal qui traverse le cartilage céphalique et débouche à la face dorsale de la masse buccale au-dessus de la radule.

La structure des glandes salivaires les rapproche des organes correspondants des Gastéropodes et pas plus que ces derniers elles ne paraissent exercer d'action digestive. Aussi Krukenberg propose-t-il de les désigner sous le nom de *glandes muco-pharyngiennes* (*Pharynxschleimdrüsen*), dénomination assurément plus juste que celle usitée jusqu'ici par tous les auteurs.

Glande digestive. — Cette grosse glande, désignée sous le nom de *foie*, occupe la plus grande place dans la partie antérieure de la cavité du corps. Elle est divisée en deux lobes latéraux (*f*, fig. 415), confondus dans une même enveloppe fibreuse très fine sur leur face dorsale qui recouvre l'œsophage, mais rendus plus distincts sur leur face ventrale par un profond sillon longitudinal. Chacun de ces lobes présente ci et là des empreintes sur ses bords, qui ne correspondent jamais à une division en lobules.

Leur extrémité antérieure confine aux glandes salivaires; en arrière ils s'étendent jusqu'à l'estomac. Leur bord postérieur est recouvert par les appendices pancréatiques (*h*, fig. 415). A la face interne de ces lobes prend naissance un canalicule excréteur qui descend sur la ligne médiane du corps, parallèlement à l'œsophage, et débouche dans le tube digestif au point où convergent l'estomac, le sac pylorique et l'intestin proprement dit; en sorte que le liquide digestif, toujours acide, peut se répandre dans les cavités de ces trois organes, mais la digestion s'opère dans l'estomac vers lequel reflue finalement tout le liquide. Le canal de droite contourne la région pylorique de l'intestin, revient vers celui de gauche et se joint à lui près de leur débouché commun.

Nous n'entrerons pas dans la description de la structure histologique de la glande digestive, qui exigerait beaucoup trop de place. Nous nous contenterons de dire que des cellules semblables dans leur ensemble à celles du foie de l'Escargot, tapissent la paroi mince des acini de la glande ; puis qu'elles tombent, entraînant avec elles les produits qu'elles ont élaboré, dans la cavité de ces acini. Ceux-ci étant en relations avec leurs voisins, leurs canalicules excréteurs convergent tous vers des troncs de plus en plus gros qui déversent eux-mêmes leur contenu dans le canal excréteur commun signalé plus haut. Aux cellules-ferment sont mêlées des cellules dont le protoplasma est farci de grandes gouttelettes de graisse que l'on rencontre toujours en abondance dans la dilacération de la glande.

Appendices pancréatiques. — En descendant vers le sac pylorique, les canaux excréteurs de la glande digestive traversent la cavité des sacs rénaux et ils sont recouverts sur tout leur trajet d'appendices d'aspect spongieux, qui pendent librement dans cette cavité. Ces appendices de couleur brunâtre se retrouvent jusque sur le sac pylorique. Ils sont composés de nombreuses ampoules irrégulièrement frangées au dehors (*h*, fig. 415) et de grandeur variable. Les cavités de ces ampoules communiquent largement avec celles des ampoules voisines et par des trous multiples avec la cavité du canal hépatique. Leur paroi est imbibée de sang qui y est apporté par deux rameaux détachés de l'aorte céphalique et qui, selon Vigelius, y circule dans un réseau capillaire. Elle est tapissée intérieurement par de grandes cellules glandulaires, dont le protoplasma renferme un gros noyau arrondi et des corpuscules réfringents. Lorsqu'elles ont atteint leur complet développement, la paroi de ces cellules se rompt et leur contenu tombe dans la cavité de l'ampoule, puis de là dans le canal excréteur de la glande digestive, où il se mélange au produit sécrété par celle-ci. A l'extérieur, la paroi est recouverte par un épithélium non glandulaire. Le réseau capillaire se développe entre ces deux couches de cellules.

Nous ne connaissons pas de motifs suffisamment démonstratifs pour autoriser de considérer ces appendices comme analogues fonctionnellement au pancréas des animaux supérieurs. Bourquelot y a constaté, ainsi que dans le foie, la présence de diastase animale, saccharifiant l'amidon hydraté à la manière du ferment des glandes salivaires chez les animaux supérieurs. Nous renvoyons, d'ailleurs, pour les détails histologiques, au travail très complet de Vigelius. (Voir *Littérature*.)

Système vasculaire. — Le sang de la Seiche est bleuâtre dans le réseau artériel. Cette coloration, d'autant plus vive que le sang est plus oxygéné, réside dans le sérum. Elle permet de suivre, sur une Seiche ouverte vivante, le trajet des grands troncs artériels. Le sérum renferme des globules blancs de forme irrégulière qui circulent dans tout le corps, mais que l'on rencontre en plus grande abondance au voisinage des cœurs veineux. On les préparera au moyen de l'acide osmique.

Les artérioles sont reliées dans beaucoup d'organes aux ramifications ultimes des veines par un réseau capillaire plus ou moins serré. Nous verrons cependant bientôt qu'en certaines régions, autour de la tête par exemple, subsistent des espaces lacunaires, ainsi que chez tous les autres Mollusques. Chez la Seiche ces sinus, limités à la région céphalique, sont beaucoup moins vastes que chez le Poulpe, dont le sang se répand dans la cavité viscérale qui fait ainsi partie du système lacunaire, comme c'est le cas chez l'Escargot.

La masse de gélatine colorée servira aux injections d'animaux fraîchement tués et soigneusement chauffés par un séjour dans de l'eau à 30 ou 35 degrés. Il faut éviter une température plus élevée, qui atténue la résistance des vaisseaux. Nous plaçons la canule dans le cœur artériel dont le volume est suffisant pour permettre une ligature ; puis nous poussons lentement la masse à injection, qui pénètre, peu à peu, jusqu'aux plus petits vaisseaux.

Quant au système veineux, on l'injectera facilement en plongeant la canule dans la tête, derrière le cartilage céphalique, au niveau du principal sinus. La masse se répand alors dans la grande veine ventrale, dans les veines caves, les cœurs veineux et tout le réseau branchial ; en sorte qu'en ouvrant l'animal après cette opération, on trouvera les branchies injectées.

Mais pour obtenir une bonne injection du réseau artériel de ces dernières, on fera bien de pousser la masse à la base de leurs vaisseaux efférents (veines branchiales) qui, en ce point, sont dilatés, contractiles, et remplissent les fonctions d'oreillettes. D'ailleurs, pour l'étude spéciale de la circulation de tel ou tel organe, il est toujours préférable de l'injecter à partir des troncs artériel et veineux les plus voisins. Cela est indispensable pour la branchie, dont la vascularisation est très compliquée.

Après avoir fendu le manteau par sa face dorsale, on aperçoit près de l'extrémité postérieure du corps le *cœur artériel* (*a*, fig. 416), sac oblong à contours ondulés, à parois fortement musclées par des faisceaux entrecroisés, et entouré d'un repli péritonéal qui limite autour de lui un *espace péricardiaque*. Son grand axe est oblique montant de gauche à droite et se continue en avant par un gros vaisseau qui court parallèlement à l'œsophage, l'*aorte céphalique* (*d*, fig. 416) que l'on aperçoit facilement, après qu'on a enlevé le sépion. A proprement parler, ce cœur n'est que le *ventricule*. Il reçoit de chaque côté le sang qui vient des branchies par un vaisseau efférent ou *veine branchiale* (*c*, fig. 416), laquelle suit la crête de chaque branchie et se dilate brusquement à sa base en une portion fusiforme et pulsatile qui remplit la fonction d'*oreillette* (*b*). Au point d'entrée de chaque oreillette dans le ventricule, se trouve une *valvule auriculo-ventriculaire* en forme de demi-lune qui s'oppose au retour du sang dans la veine branchiale, pendant la systole du ventricule. Une *valvule sigmoïde*, située à la naissance de l'aorte céphalique, remplit une fonction analogue, de même enfin qu'une autre valvule placée à l'entrée de l'artère abdominale.

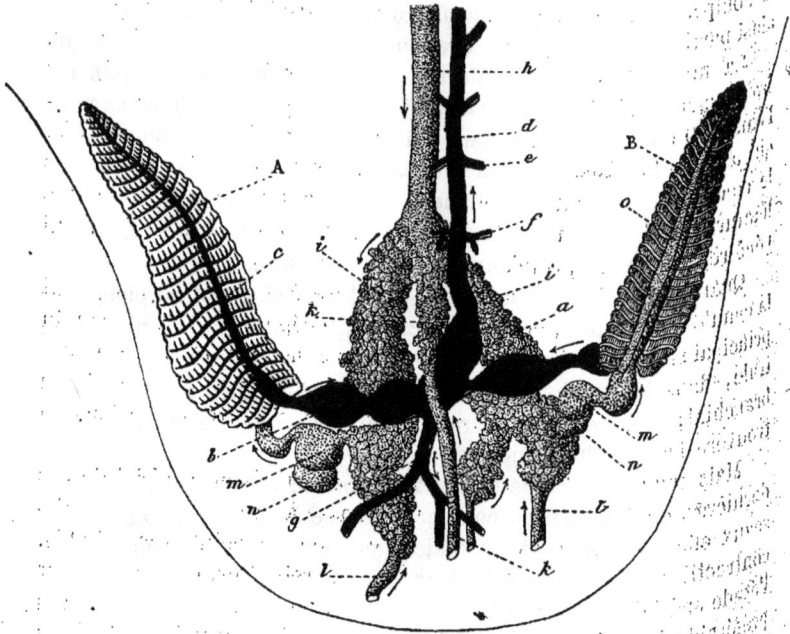

Fig. 416.

De la face postérieure du ventricule part, en effet, une seconde artère : l'*aorte abdominale* (*g*, fig. 416), qui court en arrière et ne tarde pas à se ramifier, fournissant des branches à la glande génitale et à ses annexes, au manteau, aux nageoires, etc.

Fig. 416. — *Sepia officinalis*. Branchies et organes centraux de la circulation du sang. La portion artérielle est colorée en rouge. A, branchie droite; B, branchie gauche retournée. *a*, ventricule du cœur artériel; *b*, oreillettes; *c*, veine branchiale portant au cœur du sang artérialisé; *d*, artère céphalique; *e*, artères de la glande digestive; *f*, artères antérieures du manteau; *g*, artère abdominale; *h*, grande veine céphalique; *i*, veines caves entourées des appendices fungiformes; *k*, veine impaire postérieure; *ll*, veines postérieures latérales; *m*, portion pulsatile du cœur veineux; *n*, portion glandulaire du cœur veineux (glande péricardiale); *o*, ligne d'attache de la branchie contre le manteau, le long de laquelle courent les vaisseaux nourriciers de la branchie. Les flèches indiquent la direction du sang dans les vaisseaux.

De son côté, l'aorte céphalique émet le long de son parcours des rameaux qui, se ramifiant à leur tour, vont arroser le manteau, la poche du noir, le foie et ses annexes pancréatiques, les glandes salivaires et les diverses régions du tube intestinal. Parvenue au niveau des glandes salivaires, elle se bifurque en deux troncs importants qui se dirigent vers la base des bras. Là, chacun de ces troncs donne de chaque côté autant de branches qu'il y a de bras et chacune de ces branches court le long de l'axe du bras. Elles y sont pulsatiles et répandent leur sang dans les ventouses et dans tous les tissus de ces organes, tantôt à travers des réseaux capillaires, tantôt dans un système lacunaire ramifié, de telle sorte qu'il n'est pas aisé de le distinguer des capillaires.

Quoi qu'il en soit, le sang qui a nourri les bras se réunit dans une longue veine qui court sur la face interne de chacun d'eux et déverse son contenu dans un sinus relativement vaste, qui entoure les organes buccaux comme d'un anneau (*sinus annulaire*) et collecte tout le sang veineux de la partie antérieure du corps qu'il déverse à son tour dans la *grande veine*.

Cette dernière (*h*, fig. 416) naît du sinus annulaire et court sur la ligne médiane de la face ventrale. Ses parois sont molles et beaucoup moins élastiques que celles des artères. Chez celles-ci, l'étude histologique démontre l'existence de faisceaux circulaires et longitudinaux relativement épais, mêlés à un tissu conjonctif dense; leur face interne est tapissée par un endothélium dont la configuration ressort magnifiquement à la suite d'imprégnations au nitrate d'argent. Dans les parois des veines le tissu conjonctif est moins dense, mais il existe également des faisceaux de muscles qui expliquent les mouvements pulsatiles qu'elles exécutent en certains points du corps.

La grande veine, ou *veine céphalique*, se bifurque un peu au-devant de l'estomac en deux branches principales, les *veines caves* (*ii*, fig. 416), qui se dirigent de chaque côté vers les cœurs veineux situés à la base des branchies. A leur point de bifurcation, leur cavité reçoit le sang veineux apporté de la région postérieure du corps par la *veine impaire* (*k*, fig. 416). Plus bas, dans le voisinage des cœurs veineux, afflue également dans la cavité des veines caves le sang qui a nourri les viscères de la partie postérieure du corps et le manteau. Ce sont les deux grandes *veines latérales postérieures* (*ll*, fig. 416) qui l'y amènent. Nous passons ici sous silence quelques petits vaisseaux qui contribuent encore à cet afflux de tout le sang veineux vers les cœurs branchiaux, assurant de la sorte son passage intégral dans l'organe respiratoire. C'est là un caractère sur lequel

Milne-Edwards a le premier insisté et qui distingue les Céphalopodes des autres Mollusques, chez lesquels on rencontre généralement une dérivation vasculaire plus ou moins complexe, par laquelle une partie du sang veineux repasse dans le système artériel sans avoir rencontré les organes de la respiration.

Les portions des veines que nous venons de signaler sont remarquables par leur aspect et leur volume. Elles sont recouvertes extérieurement d'ampoules irrégulières chevauchant les unes sur les autres et s'étendant jusqu'au dessus des cœurs veineux. Cela leur donne une apparence d'éponge et a valu à ces ampoules le nom d'*appendices fungiformes* ou *corps spongieux* des veines. En réalité chacune de ces ampoules est creuse, leur ensemble communique avec la cavité des veines caves par de multiples orifices, en sorte que les appendices fungiformes sont abondamment imbibés de sang. Nous en reparlerons bientôt dans le paragraphe relatif aux organes excréteurs. Pour le moment, nous nous contenterons de rappeler que c'est dans ces appendices que l'on trouve les Dicyémides (voir page 96). L'espèce commune chez la Seiche est *Dicyema Köllikerianum.*

Avant d'entrer dans le vaisseau afférent de la branchie, le sang veineux passe dans un renflement pulsatile des veines qui a reçu le nom de *cœur veineux* ou *cœur branchial* (*m*, fig. 416). A sa base et relié à lui par sa pointe, se trouve un organe glandulaire, conique, de couleur jaunâtre et dont la surface est parsemée de quelques sillons (*n*, fig. 416). C'est l'*appendice du cœur veineux* ou *glande péricardiale* (*Pericardialdrüse*), ainsi nommée par Grobben à cause de sa position dans la chambre péricardiaque et de la dérivation de son épithélium de celui du péricarde. Des coupes transversales pratiquées sur cet organe mettent hors de doute sa nature glandulaire. En opposition avec son point d'attache, se rencontre un sillon par lequel l'épithélium qui tapisse la cavité du corps pénètre à l'intérieur de la glande où il se modifie. La paroi interne est fortement plissée et ces plis se ramifient dans la cavité de l'organe, en sorte que celle-ci est divisée en plusieurs loges.

On ne connaît pas la fonction de la glande péricardiale. Est-ce un organe rudimentaire qui aurait autrefois fonctionné comme organe excréteur, ainsi que le veut Vigelius? Nous n'avons pas de faits pour soutenir ou infirmer cette manière de voir.

Du cœur veineux, le sang circule dans le réseau branchial que nous décrirons ci-dessous après avoir pris connaissance de la structure des branchies. Il en revient à travers un vaisseau collecteur, la *veine branchiale* (*c*, fig. 416), qui se renfle à son extrémité centrale en une sorte d'oreillette que nous avons déjà mentionnée. Ainsi le sang, après avoir respiré dans les branchies, revient dans le ventricule d'où nous l'avons vu partir.

Branchies (fig. 416, 417 et 425). Ces organes apparaissent aussitôt qu'on a fendu la paroi ventrale du sac dans lequel ils sont logés symétriquement de chaque côté. A l'état normal leur grand axe est à peu près parallèle à l'axe longitudinal du corps; mais lorsqu'on a écarté le manteau, il est placé obliquement. Chaque branchie a la forme d'une pyramide dont la pointe est dirigée du côté de l'entonnoir. Elles sont fixées au manteau par une lame musculaire au centre de laquelle se trouve un amas de cellules polygonales. Entre celles-ci sont de petites lacunes où circule le sang. Cette masse cellulaire, longeant la base des branchies, est connue sous le nom de *glande branchiale* (*q*, fig. 417); elle est dépourvue de canal excréteur et

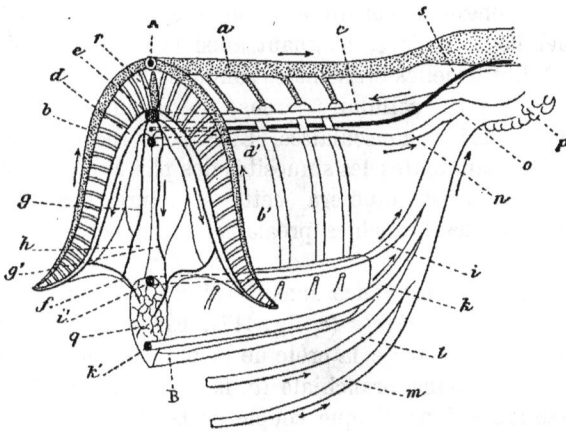

Fig. 417.

pour ce motif, ainsi qu'à cause de sa situation auprès de l'organe respiratoire, elle a été désignée par Mayer comme une *rate*. Nous ne savons rien de positif sur sa fonction.

Fig. 417. — *Sepia officinalis*. Figure schématique de la circulation branchiale (d'après JOUBIN). Le réseau artériel a été ombré; le réseau veineux est tracé au simple trait. A, crête libre de la branchie; B, ligne de réunion de la branchie avec le manteau. *a*, veine branchiale ramenant au cœur du sang artériel; *b*, *b'*, veinules branchiales courant sur le bord extérieur de chaque lamelle branchiale; *c*, vaisseau afférent ou artère branchiale amenant à la branchie du sang veineux; *d*, *d'*, artérioles branchiales longeant le bord interne de chaque lame branchiale et se ramifiant sur les plis de celle-ci; *e*, coupe de l'artère branchiale; *f*, troncs afférents de la glande branchiale; *g*, *g'*, vaisseaux allant de l'artère afférente à la glande branchiale; *h*, lamelle branchiale; *i*, *i'*, *k*, *k'*, troncs supérieur et inférieur, efférents de la glande branchiale; *l*, veine palléale; *m*, veine palléale du ganglion étoilé; *n*, vaisseau efférent de la branchie; *o*, tronc général efférent de la branchie; *p*, cœur veineux; *q*, coupe de la glande branchiale; *r*, trou branchial; *s*, nerf de la branchie. (Les flèches indiquent la direction du courant sanguin.)

Sur la crête libre de la branchie se rencontrent les grands vaisseaux afférent et efférent; le premier est placé au-dessous du second, en sorte qu'on ne le voit pas immédiatement. Puis, réuni à eux par une trame de tissu conjonctif, se trouve le nerf branchial mentionné plus haut (*s*, fig. 417).

Chaque branchie est constituée par une série de lamelles triangulaires disposées par paires qui vont, diminuant de hauteur, depuis la base jusqu'à la pointe de la pyramide. Chacune de ces lamelles est ondulée par de nombreux plis transversaux coupés eux-mêmes par de petits plis longitudinaux. Cette disposition fait que, sous un volume relativement petit, la surface respiratoire d'une branchie est énorme. Elle a été évaluée par Joubin à 900 centimètres carrés. Les lamelles ne se soudent pas l'une à l'autre sur toute l'étendue de leur base; elles ménagent en ce point un espace libre qui, considéré dans le sens de la longueur, constitue la lumière d'un *canal branchial* dans lequel l'eau pénètre, baignant ainsi la branchie tout entière (*r*, fig. 417). Les lamelles branchiales sont constituées par une couche de tissu conjonctif cellulaire creusé de lacunes sanguines et entremêlé de fibrilles musculaires. Elles sont recouvertes par un épithélium qui suit toutes les sinuosités des plis et qui est dépourvu de cils vibratiles. On étudiera cette structure sur des coupes pratiquées dans des branchies préalablement injectées sur l'animal vivant.

Le sang veineux est lancé dans le vaisseau afférent de la branchie, ou *artère branchiale* (*c*, fig. 417), par la systole du cœur veineux. Ce vaisseau longe la crête de la branchie parallèlement et au-dessous de la veine branchiale (*a*, fig. 417). Le sang qu'il renferme passe alors dans chaque couple de lamelles branchiales par deux vaisseaux (*d*, *d'*, fig. 417) qui longent leurs bords intérieurs et se ramifient en envoyant une petite branche le long de chaque pli transversal, puis une infinité de ramuscules sur les petits plis longitudinaux qui coupent celui-ci. Après injection, chacun des plis transversaux ressemble à un peigne dont les dents sont représentées par les plis longitudinaux. Dans la concavité des plis dont la crête est occupée par les rameaux ultimes du vaisseau afférent, courent les ramuscules correspondants de la veine branchiale. Le sang se rend de l'un à l'autre de ces groupes vasculaires à travers les espaces lacunaires creusés dans l'épaisseur de la lamelle branchiale qui, étant entièrement entourée d'eau, permet l'échange osmotique des gaz du sang et de l'eau sur toute sa surface. Nous renvoyons au mémoire détaillé de Joubin pour la description de ces lacunes.

Le sang suit dès lors une marche inverse à celle que nous venons

d'indiquer, dans les ramifications de la veine branchiale où, finalement, il se réunit pour gagner le cœur artériel.

Telle est, dans ses traits généraux, la circulation du sang veineux
qui va respirer dans la branchie; mais il y a lieu de distinguer une
seconde circulation dans cet organe, celle qui a pour but d'assurer
sa nutrition. Elle est fort complexe et a été soigneusement étudiée
par Joubin. (Voir *Littérature*.) Nous reproduisons la figure à demi
schématisée donnée par cet auteur; elle permet de se faire une idée
de la disposition des vaisseaux nourriciers dont la description prendrait ici trop de place (*n*, *o*, fig. 417).

Reins (fig. 418 et 419). — Lorsqu'on fend le manteau de la Seiche
pour pénétrer dans la cavité branchiale, on remarque de chaque côté

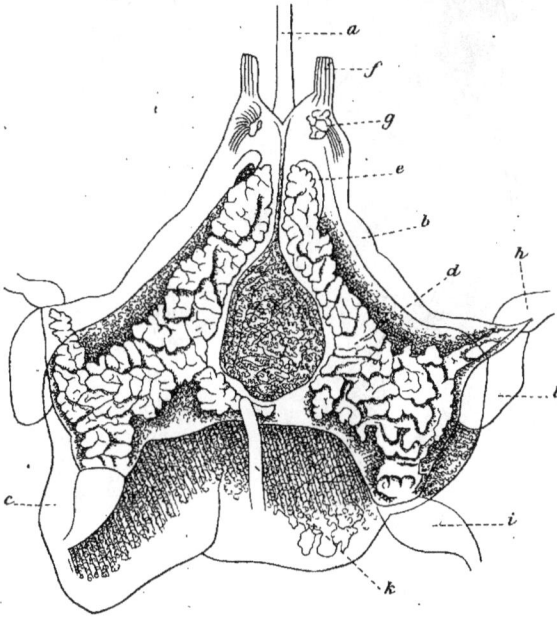

Fig. 418.

de la papille anale une petite ouverture (fig. 418 et *s*, 425) qui conduit de chaque côté dans un grand sac limité par un repli péritonéal.
Ce sac jette au dehors, par l'orifice que nous venons de signaler, des

Fig. 418. — *Sepia officinalis*. Sacs rénaux et corps spongieux des veines. Les sacs
inférieurs sont représentés ouverts depuis la face ventrale, en sorte qu'on voit la paroi
des reins plissée au-dessus des veines (d'après CARL GROBBEN). *a*, veine cave descendante;
b, sacs rénaux inférieurs; *c*, sac rénal supérieur; *d*, appendices spongieux des veines;
e, ouverture de communication entre les sacs rénaux inférieurs et le sac supérieur;
f, uretère; *g*, orifice de l'entonnoir vibratile dans le rein; *h*, veine du manteau; *i*, veine
abdominale; *k*, veine de la poche du noir; *l*, cœur branchial.

matières d'excrétion renfermant de l'acide urique (Harless) et provenant des amas fungiformes entourant les veines caves. Il peut donc être considéré comme un rein, ainsi que l'ont fait la majorité des auteurs depuis A. Mayer.

Les sacs rénaux sont placés symétriquement au-dessous de l'intestin. Chez les mâles, ils sont directement accessibles de la face ventrale, tandis que chez les femelles il faut d'abord enlever les glandes nidamentaires qui les recouvrent (*q*, fig. 425). Ils sont réunis sur la ligne médiane en avant et en arrière, par deux ponts transverses et portent au niveau de leur jonction antérieure un prolongement dorsal, le *sac rénal impair* (Grobben), qui s'étend en arrière jusqu'à la capsule génitale (*m*, fig. 419). La paroi dorsale des sacs pairs recouvre les appendices fungiformes des veines caves, suivant toutes leurs sinuosités, en sorte qu'elle est fortement plissée; leur paroi ventrale, au contraire, est presque lisse; elle adhère tellement à la paroi du corps, fort mince en cet endroit, qu'il est difficile de les séparer. Quant au sac impair, c'est précisément sa paroi inférieure qui tapisse les appendices fungiformes; elle porte donc l'empreinte de leurs plis, ainsi d'ailleurs que ceux des appendices pancréatiques (*q*, fig. 419).

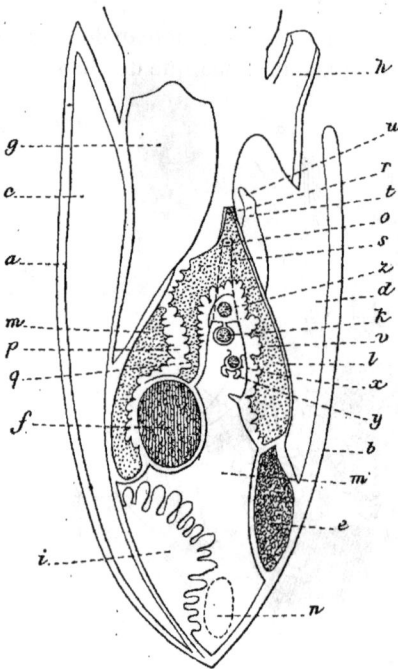

Fig. 419.

Fig. 419. — *Sepia officinalis*. Schéma (d'après GROBBEN) d'une coupe sagittale d'un individu femelle, montrant les rapports des organes avec les cavités péritonéales qui les renferment. *a*, face dorsale; *b*, face ventrale; *c*, coquille; *d*, cavité branchiale; *e*, poche du noir; *f*, estomac; *g*, foie; *h*, entonnoir; *i*, ovaire; *k*, cœur; *l*, sac rénal; *m*, rein impair supérieur; *m'*, cavité du corps secondaire (*secundäre Leibeshöhle*) dont les limites sont indiquées par un trait plus fort; *n*, ouverture du canal excréteur de la glande génitale dans la cavité du corps secondaire; *o*, orifice de l'entonnoir cilié dans le rein; *p*, canal excréteur du foie; *q*, appendices pancréatiques du foie; *r*, uretère; *v*, appendices veineux; *x*, cœur branchial; *y*, glande péricardiale; *z*, coupe de l'intestin.

On remarquera que les appendices fungiformes ne sont pas suspendus dans les sacs rénaux, mais simplement appliqués contre eux.

A la partie supérieure des sacs pairs, au point où ceux-ci se rétrécissent pour former un court canal, l'*uretère* (*f*, fig. 418), il existe une petite ouverture infundibuliforme placée au sommet d'une papille couverte de cils vibratiles, *g* ; elle conduit dans un sac s'élargissant en arrière et s'étalant transversalement sur toute la largeur du corps, entre les sacs rénaux pairs et le sac impair. Ce sac, renfermant le cœur, les aortes et les veines branchiales, a été désigné par Grobben comme *cavité secondaire du corps* (*secundäre Leibeshöhle*) (*m'*, fig. 419). Il est d'ailleurs en relation avec les capsules péritonéales dans lesquelles sont logés à droite et à gauche les cœurs veineux et leurs appendices, et en arrière la glande génitale et l'estomac. Ces différents rapports sont indiqués dans la figure schématique qu'a donnée Grobben (fig. 419). On comprendra leur importance, puisqu'ils pourraient permettre une communication, par les reins, du milieu extérieur avec les diverses chambres de la cavité du corps et constituer ainsi un système aquifère général. Mais nous devons reconnaître tout de suite que si de telles communications existent entre l'extérieur et la cavité du corps, nous n'avons pas réussi à vérifier l'existence, admise par quelques auteurs, de communications de même nature entre la cavité du corps et le système vasculaire. Sur ce point, le doute est permis, et nous ne pensons pas qu'il soit mieux démontré que l'eau extérieure se mélange au sang chez les Céphalopodes que chez les autres Mollusques (réserve faite pour le Nautile, que nous n'avons pas eu l'occasion d'étudier). Ajoutons que l'on trouvera dans le mémoire de Grobben, une description très complète des épithéliums qui tapissent les diverses régions de la cavité du corps.

Les *appendices fungiformes* en contact si intime, ainsi que nous venons de le voir, avec la paroi des sacs urinaires ne sont que des évaginations en forme de petites ampoules de la paroi des veines. La structure histologique de celle-ci se modifie sur toute leur étendue ; on y rencontre de nombreuses fibres musculaires qui entretiennent un mouvement contractile serpentiforme des appendices, lequel a frappé tout observateur qui a ouvert une Seiche vivante ; sur leur face extérieure se trouvent des couches superposées de cellules rondes, relativement volumineuses, dont le protoplasma est plus ou moins chargé, entre autres concrétions, de gouttelettes jaunâtres réfringentes, qui se répandent dans le liquide ambiant lorsqu'on comprime les ampoules sous une lamelle de verre.

De telles gouttelettes se retrouvent dans le liquide muqueux du

sac urinaire sans que nous puissions dire comment elles y passent.
Il est probable qu'elles traversent directement, grâce à l'activité des
cellules, de la paroi des appendices veineux dans l'épithélium du sac
excréteur. Celui-ci est composé de grandes cellules cylindriques et
cubiques, finement striées, à protoplasma granuleux dans lequel on
constate des courants d'excrétion (Grobben). Sur les portions lisses
des sacs rénaux, non contiguës aux appendices fungiformes, l'épithélium est beaucoup plus aplati.

Les parois de l'uretère sont plus épaisses ; elles sont plissées à
l'intérieur longitudinalement et renferment autour d'un tissu conjonctif lâche une couche interne de fibres musculaires longitudinales
et une couche externe de fibres musculaires circulaires, le tout tapissé
intérieurement d'un épithélium de grandes cellules cylindriques serrées les unes contre les autres.

Poche du noir. — On désigne sous ce nom un organe glandulaire, homologue de la glande anale des Gastéropodes, mais atteignant ici un développement beaucoup plus considérable. Il produit
une substance pigmentaire d'un noir intense, la *sépia* ou *encre de
Seiche*, qui, projetée dans l'eau ambiante, dissimule l'animal dans un
nuage si obscur qu'il est impossible de l'y découvrir. La poche du noir
est donc un organe de défense. Elle présente la forme d'un sac allongé,
arrondi en arrière (A, fig. 420), situé vers l'extrémité postérieure
du corps. Son col (*f*, fig. 420) côtoie la droite du rectum dans lequel
il débouche par un petit orifice (*i*) muni d'un sphincter, à quelques
millimètres au-dessous de l'ouverture anale (*a*). La paroi de la poche
est composée d'un tissu conjonctif lâche renfermant des fibres musculaires longitudinales et transversales ; elle est tapissée intérieurement d'un épithélium qui varie de forme selon la région que
l'on examine ; elle possède enfin, dans sa couche moyenne, ces
cellules spéciales, les iridocystes, dont nous avons parlé à propos
de la peau et qui lui donnent des reflets argentés. P. Girod, qui a
publié sur cet organe un mémoire très complet auquel nous renvoyons pour les détails, évalue sa capacité à 20 ou 30 centimètres
cubes.

Après avoir constaté sa forme générale et ses rapports de situation, nous détachons complètement la poche du noir, nous la fendons
longitudinalement et, après l'avoir soigneusement lavée sous un
courant d'eau pour la débarrasser de son encre, nous lui reconnaissons deux régions : l'une simplement excrétoire, le *conduit du noir*
(*f*, fig. 420, A), qui va diminuant de diamètre jusqu'à son débouché
dans le rectum ; l'autre (*e*), hémisphérique, faisant saillie au fond
de la poche, limitée par une fine membrane percée en un point

d'un petit trou circulaire (*e'*) qui met sa cavité en relation avec celle du conduit excréteur.

Cette portion est glandulaire (*glande du noir*). A l'intérieur, elle a l'aspect spongieux ; elle est constituée, en effet, par de nombreuses lamelles anastomosées (B, fig. 420) qui limitent des espaces aréolaires (*a*) de formes variées, communiquant les uns avec les autres

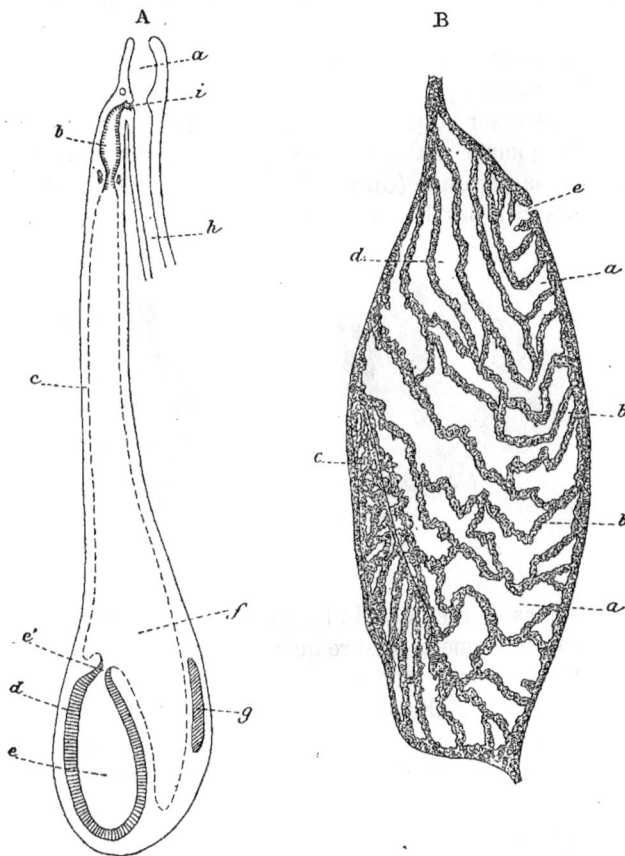

Fig. 420.

Fig. 420. — *Sepia officinalis.* A, coupe longitudinale schématique de la poche du noir. *a*, anus ; *b*, glande terminale ; *c*, conduit du noir tapissé d'épithélium pavimenteux ; *d*, épithélium pigmenté de la glande du noir ; *e*, cavité de la glande du noir ; *e'*, orifice par lequel la glande du noir communique avec son canal excréteur ; *f*, conduit du noir ; *g*, nodosité antérieure ; *h*, rectum ; *i*, orifice par lequel le conduit du noir débouche dans le rectum. B, coupe longitudinale de la glande permettant de saisir les rapports des cloisons *b* et des aréoles *a*, et leurs modifications en grandeur et en direction depuis l'orifice *e* jusqu'au sommet de la zone formatrice *c* ; *d*, zone périphérique. (D'après P. GIROD.)

par de nombreux petits pores et dans lesquels se déverse l'encre sécrétée par les cellules épithéliales tapissant leurs cloisons.

En disséquant celles-ci, on remarque, à mesure qu'on pénètre davantage dans la profondeur de la glande, que de très noires qu'elles sont près de l'orifice (e), les lamelles s'éclaircissent de plus en plus jusqu'à ce que l'on atteigne une masse (c) creusée d'aréoles aplaties (zone formatrice de Girod) et dont le bord supérieur est tout à fait blanchâtre (c, fig. 420, B).

L'étude histologique de la glande se fera sur des fragments fixés par l'acide osmique, puis soigneusement lavés. On peut aussi pratiquer des coupes sur la glande, plongée très fraîche dans une légère solution de gomme arabique, puis durcie dans l'alcool absolu et incluse dans la paraffine (Girod). On constate ainsi que les cloisons sont formées par des lamelles de tissu conjonctif recouvertes de

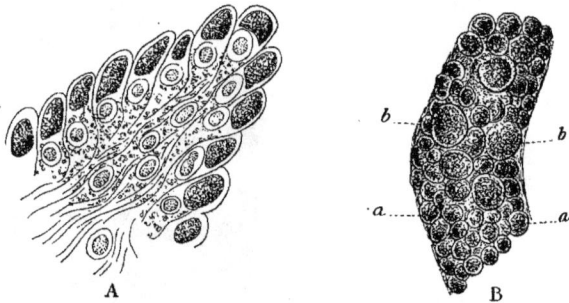

Fig. 421.

grandes cellules épithéliales du type des cellules cylindriques, mais qui changent de forme à mesure qu'elles se remplissent du pigment noir sécrété par leur protoplasma (fig. 421). Lorsque la cellule est chargée de pigment, elle meurt et tombe dans l'espace aréolaire. Vues de champ, sous le microscope, on remarque des cellules plus ou moins développées (a et b, fig. 421, B) qui font saillie à la surface des lamelles.

Le travail continu de toutes les cellules entretient une production toujours renouvelée du pigment qui s'écoule par l'orifice de la glande et s'accumule dans son conduit excréteur. La contraction des parois de celui-ci le fait jaillir dans la cavité branchiale, d'où il est expulsé par l'entonnoir.

Fig. 421. — *Sepia officinalis*. A, cellules pigmentées, tapissant les cloisons de la glande du noir. Nachet, Oc. 1, Obj. 7. B, fragment de cloison de la zone périphérique de la même glande, observé à l'état frais. Nachet, Oc. 1, Obj. 5. On distingue deux sortes de cellules, les unes petites, arrondies, a a; les autres volumineuses, saillantes, b b. (D'après P. Girod.)

Le conduit du noir est revêtu d'un épithélium pavimenteux (c, fig. 420); mais, vers son extrémité supérieure, l'épithélium se modifie; il devient cylindrique et tapisse les parois d'une série de petits culs-de-sac glandulaires dont l'ensemble constitue la *glande terminale* (b, fig. 420, A), sécrétant une mucosité destinée sans doute à diluer la substance pigmentaire.

La poche du noir est abondamment arrosée de sang par des rameaux vasculaires provenant de l'aorte antérieure. Dans sa portion glandulaire, les artérioles se ramifient à l'intérieur, tandis que les veinules se rencontrent à la périphérie; ces deux sortes de vaisseaux sont reliés par un réseau capillaire très dense, ainsi d'ailleurs que c'est le cas dans la paroi du conduit excréteur.

Organes génitaux. — La Seiche est dioïque et ovipare. Chez les individus mâles, comme chez les femelles, nous pouvons distinguer une glande génératrice logée dans une capsule particulière du péritoine à parois minces, et un appareil excréteur des produits génitaux, compliqué de diverses glandes accessoires. Celles-ci fournissent les substances qui enveloppent les œufs et les spermatozoïdes au moment de leur expulsion.

Le système génital varie beaucoup d'aspect selon son état de maturité. Très réduit dans ses diverses parties chez les jeunes individus, il augmente énormément de volume à l'époque de la reproduction.

Organes mâles (fig. 422 et 423). — Les individus mâles diffèrent peu des femelles extérieurement. Ils sont ordinairement un peu plus petits, leur corps est moins arrondi en arrière et leurs bras sont relativement plus longs. Le quatrième bras de gauche, qui fonctionne comme organe copulateur, se distingue des autres en ce que sa face interne est fortement élargie à la base, à peu près dépourvue de ventouses et irrégulièrement plissée pour retenir les spermatophores. Il ne se détache jamais de l'animal, comme c'est le cas pour le bras *hectocotyle* de certains autres Céphalopodes, le *Tremoctopus*, par exemple.

La dissection des organes mâles se fait depuis la face ventrale, après avoir ouvert la cavité branchiale et fendu la paroi du corps.

Le *testicule* (a, fig. 422) est situé à l'extrémité postérieure du sac viscéral; il est logé dans une capsule péritonéale où il est suspendu librement; cependant, à l'état de maturité, il la remplit presque entièrement. Sa forme est ovoïde, plus large en avant qu'en arrière; sa couleur est d'un blanc jaunâtre, et, lorsqu'on le blesse, il s'en écoule une liqueur laiteuse dans laquelle s'agitent des myriades de spermatozoïdes. Il est constitué par un grand nombre de petits sacs cylindriques qui convergent tous vers le centre et dans lesquels naissent les cellules spermatiques. Ces sacs sont quelquefois ramifiés, ils sont contigus sans adhérer les uns aux autres. Leur ensemble est enveloppé d'une fine membrane conjonctive, à travers laquelle on aperçoit les fonds des sacs qui produisent un aspect de mosaïque.

Le sperme fort liquide passe de la capsule testiculaire dans le *canal déférent* (*d*, fig. 422, et *b*, fig. 423), à travers un petit orifice situé à sa partie antérieure du côté gauche. C'est également sur la gauche que se développe l'*appareil excréteur* tout entier. Le canal déférent est plusieurs fois replié sur lui-même et, comme ses différents contours sont réunis par du tissu conjonctif, il forme une masse compacte, ornée de circonvolutions qu'il est difficile de dérouler. Ses parois sont minces, portant sur leur face interne des plis longitudinaux et tapissées d'un endothélium cylindrique. Le canal déférent, dont le diamètre est petit, se continue à son extrémité antérieure dans la *vésicule séminale* (*e*, fig. 422, et *c*, *d*, fig. 423). On donne ce nom à une portion fort élargie du canal excréteur, dans laquelle on

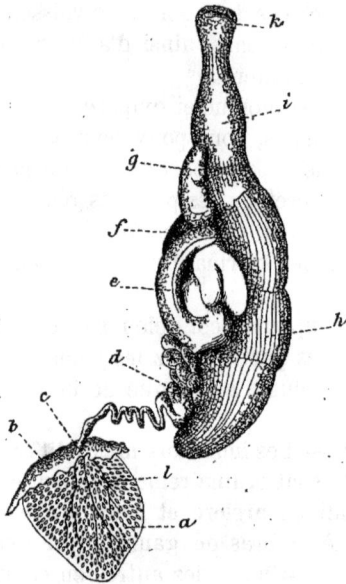

Fig. 422.

peut distinguer deux régions : l'une, postérieure, à parois épaisses, se replie en arrière en un cæcum dont le grand axe suit une ligne spiraloïde ; l'autre, antérieure, à parois plus minces, s'étend jusqu'à la prostate. *In situ*, elle enveloppe la première en arc de cercle (*e*, fig. 422). La paroi interne de la première région est profondément plissée dans le sens de la longueur. Au fond des sillons qui séparent ces plis, on remarque de nombreuses cannelures transversales, en sorte que le sperme apporté par le canal déférent est moulé contre les parois de la vésicule et s'y divise en petits cordons striés trans-

Fig. 422. — *Sepia officinalis*. Organes génitaux mâles vus de la face ventrale. *a*, testicule; *b*, fragment de la capsule testiculaire; *c*, orifice interne du canal déférent; *d*, canal déférent plissé sur lui-même; *e*, vésicule séminale avec sa portion postérieure en *f*; *g*, prostate; *h*, sac à spermatophores; *i*, col du sac à spermatophores avec son orifice en forme de fente *k*; *l*, artère génitale plongeant dans le testicule.

versalement par l'empreinte des cannelures. Ces cordons spermatiques sont encore modelés par leur passage dans la seconde région
de la vésicule, laquelle porte un bourrelet longitudinal contourné
en spirale comme un escalier tournant. Le sperme y est enveloppé
du produit de sécrétion des parois de la vésicule.

C'est un peu avant le passage du sperme devant les prostates
que se rencontre un petit canal énigmatique découvert par Brock
(e, fig. 423), et qui va s'ouvrir dans la capsule péritonéale.

La vésicule spermatique se termine par un canal étroit qui se
dirige vers le sac à spermatophores; mais avant de l'atteindre, le

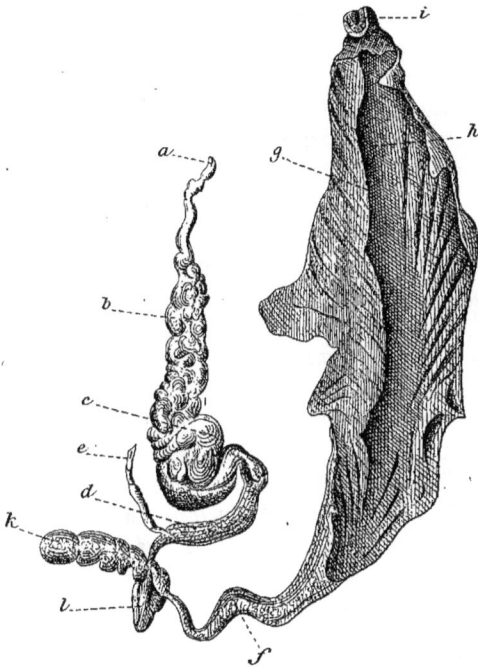

Fig. 423.

canal excréteur porte deux renflements en cæcum. L'un (g, fig. 422,
et k, fig. 423) a des parois ornées de plis rayonnants, il est considéré
comme une *prostate*. L'autre (l, fig. 423), en forme de pyramide

Fig. 423. — *Sepia officinalis*. Conduits excréteurs du mâle, développés de manière à
montrer leurs rapports (d'après J. Brock). *a*, orifice du canal déférent; *b*, canal déférent
pelotonné; *c*, première portion de la vésicule séminale; *d*, seconde portion de la vésicule
séminale; *e*, canalicule communiquant avec la poche péritonéale voisine; *f*, col de la vésicule séminale; *g*, bourrelet du sac à spermatophores *h* fendu en long; *i*, orifice du sac à
spermatophores; *k*, prostate; *l*, cæcum accessoire du canal excréteur.

triangulaire, possède des parois lisses; sa fonction n'est pas connue. Brock y a trouvé des spermatophores tout formés.

Le canal excréteur débouche enfin dans le *sac à spermatophores* (*poche needhamienne* de Milne-Edwards) qui, au moment de la maturité sexuelle, est ordinairement rempli de spermatophores; ses parois sont alors très minces et transparentes, on y remarque des fibres musculaires. Ce sac allongé, dont le fond descend jusqu'au niveau du testicule (*h*, fig. 422, et *h*, fig. 423), est contourné en spirale autour de son grand axe; sa face interne est plissée et porte d'arrière en avant une rampe spiraloïde (*g*, fig. 423), que suivent les spermatophores lors de leur évacuation. Ceux-ci sont entourés d'un liquide mucilagineux qui n'est pas du sperme, mais le produit de sécrétion des parois de la rampe; ils y sont dans leur complet état de développement, mais les plus jeunes, c'est-à-dire ceux qui sont dans la partie inférieure du sac, n'éclatent pas dans l'eau, tandis que ceux qui sont à sa partie supérieure y font si vite explosion (ainsi que dans la glycérine), qu'on a à peine le temps de les porter

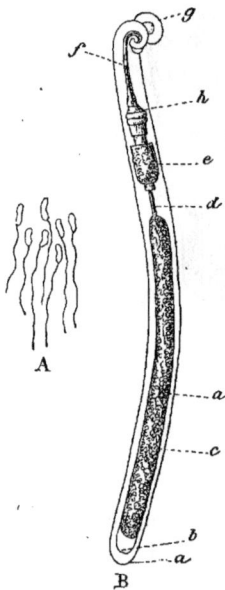

A

B

Fig. 424.

sous le microscope. Leur fragilité est extrême, ils éclatent facilement entre les pinces. Nous étudierons donc leur structure sur les plus jeunes.

Le sac à spermatophores se termine en avant par un col rétréci, qui débouche par une fente transversale dans la cavité branchiale (*k*, fig. 422).

On trouvera dans le mémoire de Brock des renseignements sur la structure histologique de cet appareil excréteur compliqué.

Spermatophores (fig. 424). — On désigne sous ce nom les petits sacs cylindriques qui servent de véhicule au sperme, assurant ainsi son transport dans la cavité palléale des femelles. Ils se trouvent en abondance dans le sac à spermatophores à l'époque de la reproduction; ils y sont agglutinés par un liquide visqueux et ne deviennent libres qu'au voisinage de l'orifice de sortie du sac.

Leur mode de formation est imparfaitement connu, mais il est certain qu'ils se

Fig. 424. — *Sepia officinalis*. A, spermatozoïdes. B, un spermatophore. (D'après MILNE-EDWARDS). *a*, étui extérieur; *b*, étui interne; *c*, sac spermatique; *d*, connectif *e*, appareil éjaculateur cannelé en *h*; *f*, trompe; *g*, crosse antérieure.

constituent, peu à peu, durant le passage du sperme dans la portion du canal excréteur où débouchent la vésicule séminale et la prostate, dont les sécrétions sont utilisées pour la construction de leurs enveloppes.

Ils ont à peu près deux centimètres de longueur et, sous le microscope, il est facile de leur reconnaître les parties suivantes. A l'extérieur se rencontre un étui cylindrique de consistance cornée composé de deux tuniques (a et b, fig. 424). Ce sac en renferme un second : le *réservoir spermatique* (c), qui est libre dans sa cavité et n'est relié à ses parois que vers son extrémité antérieure (g). Le réservoir spermatique est en relation, par un connectif (d), avec un *appareil éjaculateur* fort compliqué, comprenant un sac (e) étranglé en avant (h) et qui se continue jusqu'à l'extrémité antérieure du spermatophore par un tube (f). L'extrémité antérieure, ou *trompe du spermatophore*, est un cylindre enroulé sur lui-même en forme de crosse (g). L'appareil éjaculateur est entouré de plusieurs lamelles concentriques, le réservoir spermatique est rempli de sperme.

Lorsque le spermatophore mûr est mis en contact avec l'eau extérieure, il ne tarde pas à éjaculer le sperme qu'il renferme, à la suite d'une action osmotique à travers ses diverses tuniques. Toutefois le même phénomène peut se produire spontanément à sec, le spermatophore posé sur une lame de verre. On voit alors la trompe faire hernie à l'extrémité antérieure du sac, entraînant dans un mouvement de sortie l'appareil éjaculateur, puis le réservoir spermatique; mais l'extérioration de celui-ci ne se fait pas subitement, elle est le résultat d'une série de mouvements saccadés qui poussent successivement au dehors les diverses régions de l'appareil. Milne-Edwards a décrit en détail ces phases de l'éjaculation. Le réservoir spermatique mis à découvert se gonfle au contact de l'eau et, après un temps plus ou moins long, il se déchire répandant les zoospermes dans le liquide ambiant.

Les spermatozoïdes (A, fig. 424) sont fort petits, leur tête est cylindrique et le flagellum exécute des mouvements ondulatoires très rapides.

Organes femelles (fig. 425). — Nous les disséquerons comme les précédents, depuis la face ventrale. Lorsqu'on a fendu la paroi ventrale du sac branchial d'un individu femelle à maturité, on saisit d'un coup d'œil la disposition générale de son appareil génital, qui est semblable à celle de l'appareil correspondant du mâle. Le canal excréteur s'élève sur la droite (à gauche en réalité, puisque l'animal est renversé); les glandes nidamentaires (l, m, fig. 425) et l'ovaire (g) attirent surtout l'attention à cause de leur volume considérable.

L'*ovaire* est une grosse glande arrondie située au fond du sac viscéral comme le testicule et, comme lui, enveloppée d'une capsule péritonéale qui se continue par l'oviducte. Il a devant lui l'estomac

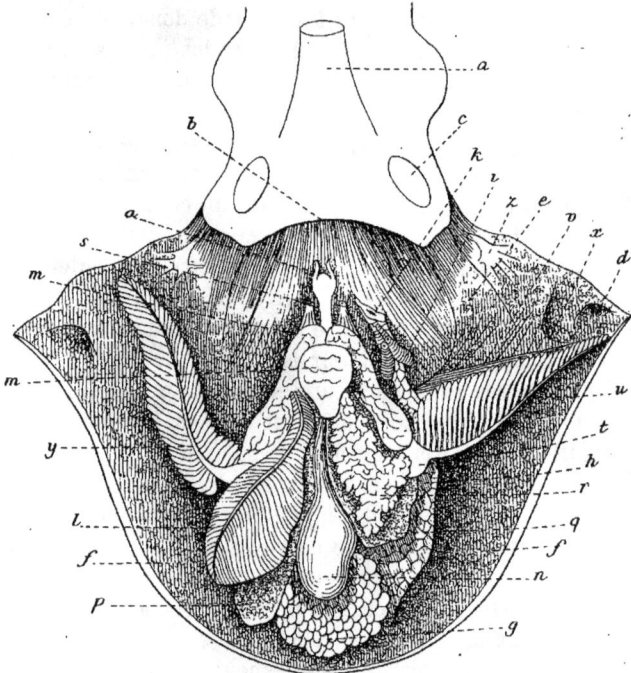

Fig. 425.

et les sacs rénaux. Au centre de l'ovaire se trouve un bourrelet qui traverse de bas en haut la capsule et sur lequel se développent les follicules ovigères. Chaque follicule ne renferme qu'un seul œuf, plus ou moins gros, et il est relié au bourrelet central par un style

Fig. 425. — *Sepia officinalis*. Vue générale des viscères depuis la face ventrale d'un individu femelle. La paroi du sac branchial a été fendue et les lèvres de la fente écartées. La branchie droite (à gauche dans la figure) est dans sa position normale; la branchie gauche a été renversée de manière à montrer la membrane *x* qui la relie à la paroi du corps. Enfin on a enlevé la glande nidamentaire gauche pour montrer le sac rénal qu'elle recouvre. *a*, entonnoir; *b*, base cartilagineuse de l'entonnoir; *c*, boutonnière dans laquelle se fixe le bouton *d* du manteau au moment de l'expulsion de l'eau; *e*, muscles reliant la tête au sac viscéral; *f*, manteau; *g*, ovaire; *h*, oviducte; *i*, glandes accessoires de l'oviducte; *k*, orifice de l'oviducte; *l*, glande nidamentaire; *m*, glandes accessoires de la glande nidamentaire; *n*, estomac; *o*, anus; *p*, poche du noir; *q*, sac rénal; *r*, appendices fungiformes des veines caves; *s*, uretères; *t*, cœur branchial; *u*, sommet de la branchie; *v*, bride musculaire longeant la base de la branchie et se continuant avec la membrane *x*, qui l'unit à la paroi du manteau; *y*, branchie droite dans sa position normale; *z*, ganglion étoilé.

plus ou moins long. L'ensemble de ces follicules forme un paquet compact au moment de la ponte. Les œufs, comprimés les uns contre les autres, prennent une forme polyédrique qu'ils conservent jusque dans l'oviducte, à travers les parois duquel on les aperçoit avançant peu à peu vers les glandes nidamentaires (*h*). Les follicules ou capsules ovigères sont des évaginations du bourrelet axial. Leur mode de formation, ainsi que la genèse des œufs, ont été décrits par Brock.

L'*oviducte* (*h*, fig. 425) prend naissance à l'angle supérieur gauche de la capsule ovarienne par un orifice arrondi. Il monte du côté gauche, presque en ligne droite, jusque vers la région anale et débouche près de la base de l'entonnoir à côté du rectum (*k*). A son début, ses parois sont aussi minces que celles de la capsule péritonéale, mais elles s'épaississent vers l'extrémité antérieure, où elles sont plissées longitudinalement lorsque l'oviducte ne renferme pas d'œufs. L'endothélium de la capsule ovarienne et de l'oviducte est cylindrique et cilié.

Un peu en arrière de son orifice extérieur, l'oviducte porte dans ses parois deux glandes accessoires (*i*, fig. 425) qui font saillie au dehors. Elles sont elliptiques et leur grand axe est oblique sur celui de l'oviducte. Leur structure est feuilletée, assez semblable à celle des glandes nidamentaires; elles déversent leur produit de sécrétion dans l'oviducte par une large ouverture. D'ailleurs, on rencontre des éléments glandulaires dont la fonction n'est pas mieux connue, jusqu'au point où l'oviducte fait saillie dans la cavité branchiale. Son orifice est bordé de deux lamelles latérales membraneuses.

C'est dans le voisinage de cet orifice que débouche un appareil glandulaire extrêmement volumineux destiné à produire la substance visqueuse qui agglutine les œufs. Il se compose d'abord de deux grosses *glandes nidamentaires* (*l*, fig. 425), pyriformes, logées dans une capsule spéciale du péritoine. Entre elles deux passe le canal excréteur de la poche du noir. Leur axe longitudinal est marqué par un sillon d'où partent des stries qui se dirigent obliquement de chaque côté, donnant l'impression de leur structure lamellaire. Elles sont en effet constituées par deux séries symétriques de lames transversales, entre lesquelles passe leur canal d'excrétion où débouchent les espaces compris entre les lames. Ces lames diminuent d'importance vers le sommet de la glande; chacune est composée de deux lamelles de tissu conjonctif qui sont tapissées par l'endothélium glandulaire, dont les limites sont à peine marquées, tant sont délicates les parois des cellules. Celles-ci fabriquent un liquide visqueux renfermant des granulations.

Au-dessous et en avant des glandes nidamentaires, on aperçoit des *glandes accessoires* remarquables par leur coloration rougeâtre ou jaunâtre. Elles se composent d'un lobe antérieur médian et de deux lobes postérieurs latéraux (*m*, fig. 425). Leur forme varie d'ailleurs infiniment, selon leur degré d'activité fonctionnelle. Chez les jeunes individus, elles sont à peine visibles. Vues de la face dorsale à l'état de complet développement, on n'a plus que deux lobes symétriques séparés par un sillon médian ; tandis que de leur face ventrale, les trois lobes que nous avons mentionnés sont toujours fort distincts. Elles sont composées de tubes entortillés qui déversent leur produit de sécrétion dans un court canal rejoignant celui des glandes nidamentaires. On trouvera dans le mémoire de Brock des renseignements sur leur histologie.

C'est au moment de leur évacuation par l'oviducte que les œufs sont revêtus des produits des glandes nidamentaires. Complètement formés, ils sont ovales, de couleur noire et entourés d'une coque élastique qui se prolonge à l'un des pôles par un pédoncule qui sert à les relier les uns aux autres en une grappe fixée par la mère, au moment de la ponte, contre des plantes sous-marines et qui leur a valu la dénomination de raisins de mer.

Fécondation. — La disposition des organes génitaux ne permet pas une copulation proprement dite, et c'est assurément à tort que les anciens observateurs ont considéré la portion terminale du sac à spermatophores comme un pénis. Cependant, au moment de la fécondation, les individus des deux sexes se rapprochent, bouche contre bouche, entrelacent leurs bras latéraux, tandis que le mâle fait glisser le long de son bras hectocotylisé, introduit dans la cavité branchiale de la femelle, des paquets de spermatophores. Il est évident que ceux-ci, éclatant dans cette même cavité, enveloppent les œufs mûrs comme d'un nuage de spermatozoïdes, assurant ainsi leur fécondation.

L'embryogénie de la Seiche a été étudiée par Kölliker et les auteurs dont nous citons les mémoires dans la *Littérature*.

Tous les Céphalopodes sont reconnaissables à la forme de leur corps, portant une tête distincte prolongée par une couronne de bras ou de tentacules en avant, et en arrière par un sac, tantôt arrondi (*Sepia, Sepiola*), tantôt lancéolé, en forme de cornet (*Loligo, Loligopsis*), etc.

Chez les *Octopides*, le manteau se continue à la face dorsale directement sur la tête, sans former de pli au niveau du cou; il ne se dédouble qu'à la face inférieure pour envelopper les branchies.

Les *bras*, provenant de la même région de l'embryon où naît, chez les autres Mollusques, le pied, sont tantôt libres, tantôt réunis à leur base par une membrane (*Octopides*), laquelle s'étend quelquefois jusqu'à leur extrémité (*Cirrhoteuthis*). Cette membrane ne réunit que quatre bras chez *Tremoctopus*, six chez

Histioteuthis, pendant que les autres demeurent complètement libres. Chez *Argonauta* femelle, les deux bras dorsaux sont transformés en des sortes de voiles.

Outre les huit bras recouverts de ventouses, il existe, chez les *Décapides*, deux longs bras tentaculaires situés entre ceux de la troisième et de la quatrième paire. Ils peuvent généralement être retirés dans une poche, comme c'est le cas chez la Seiche. Cependant il y a des exceptions : chez *Loligopsis*, par exemple, ils ne sont pas rétractiles. Ces bras peuvent atteindre jusqu'à six fois la longueur du corps (*Cirrhoteuthis*), ou bien être, au contraire, presque complètement atrophiés (*Veranya*).

Chez *Nautilus*, les bras sont remplacés par une couronne de nombreux tentacules filiformes et dépourvus de ventouses. On en compte généralement : 19 externes, dont la paire dorsale constitue une sorte de capuchon qui peut clore plus ou moins parfaitement l'orifice de la coquille ; 2 tentacules oculaires près de l'œil et 11 internes ou labiaux, dont les quatre inférieurs du côté gauche se réunissent entre eux chez le mâle pour constituer le *spadice*, semblable à un bras hectocotylisé. Chez les Nautiles femelles, on rencontre en outre 14 à 15 tentacules labiaux placés sur la face ventrale.

Les bras des *Octopides* portent sur leur face interne des ventouses sessiles disposées sur deux rangées (*Octopus*), ou une seule rangée (*Eledone*). Chez les *Décapides*, les ventouses sont pédiculées, tantôt lisses sur leurs bords (*Sepiola*), tantôt denticulées (*Ommastrephes*), ou développées seulement sous forme de griffes ou de crochets cornés (*Enoploteuthis*, *Onychoteuthis*). (Voir, sur la comparaison et les homologies des ventouses, le mémoire de Niemiec.)

L'*entonnoir*, toujours ventral, fait saillie au devant de la fente palléale. Selon Huxley, il est l'homologue de l'épipodium du pied des Gastéropodes. Chez *Nautilus*, il est fendu par-dessous, et les deux bords libres de la fente peuvent chevaucher l'un sur l'autre, de manière à circonscrire un tube ; disposition qui se rencontre seulement à l'état embryonnaire chez les autres Céphalopodes.

L'appareil de réunion entre la lame cartilagineuse qui fait la base de l'entonnoir et la paroi inférieure du sac branchial, varie légèrement selon les genres ; il est surtout bien développé chez les bons nageurs qui fendent les flots grâce à la réaction du jet d'eau lancé à travers le siphon par les puissantes contractions des muscles du manteau. Chez ces derniers, il existe autour du corps un repli cutané constituant la *nageoire*, que nous avons rencontrée, fort étroite, chez *Sepia*. La nageoire peut être continue (*Sepioteuthis*), et non interrompue en arrière. Elle acquiert quelquefois un grand développement (*Loligopsis*) et une forme triangulaire (*Loligo*, *Enoploteuthis*). Les lamelles cartilagineuses qui consolident sa base sont alors développées en conséquence.

La *peau* varie peu chez les divers groupes quant à sa structure intime, mais la distribution du pigment dans les cellules chromatophores produit une gamme chromatique extrêmement étendue et pouvant varier beaucoup les nuances d'un genre à l'autre. Une nouvelle étude comparative des chromatophores dans l'ensemble des Céphalopodes est désirable pour nous fixer sur leur véritable nature et sur le mécanisme de leur jeu. Il n'y a pas de doute que le système nerveux central exerce une action générale sur la coloration de la peau ; mais les données anatomiques que nous possédons sont insuffisantes pour expliquer comment cette action se transmet jusqu'aux chromatophores.

Tandis que la peau est lisse chez *Sepia*, sa surface est au contraire plissée, hérissée de petites pointes chez les *Octopus*, surtout lorsque l'animal est en colère. Elle est remarquablement transparente chez quelques espèces de *Loligopsis*, dont on peut voir les principaux organes à travers les téguments.

Le *sépion*, ou coquille dorsale logée dans une poche close du manteau, est réduit chez *Loligo* à une lamelle lancéolée de substance cornée (*conchyoline*). Il atteint au contraire un développement beaucoup plus considérable chez les genres fossiles et chez le genre vivant *Spirula*, dont la coquille, partiellement enveloppée par le manteau, est divisée en plusieurs chambres aériennes percées par un siphon, comme chez *Nautilus.*

Chez *Argonauta* femelle, il existe une coquille externe, très mince et fragile, à peine calcifiée, en forme de nacelle. Elle paraît formée par la sécrétion de glandes situées sur la face interne des deux bras lobés.

Chez *Nautilus*, nous trouvons une coquille externe épaisse et spiraloïde. Sa cavité est divisée en plusieurs chambres par des cloisons courbes dont la concavité regarde la chambre antérieure. L'animal occupe toujours la dernière et la plus vaste de ces chambres, mais il est relié aux précédentes, remplies d'air, par un cordon ligamenteux qui traverse les cloisons jusqu'à la première. Les spires sont contiguës et disposées sur un même plan.

Le *système nerveux* central présente chez tous les genres de la classe une concentration autour de l'œsophage plus grande que chez les autres Mollusques.

Chez les Dibranchiaux, la portion sous-œsophagienne de la masse nerveuse est beaucoup plus volumineuse que la portion dorsale, à laquelle elle est reliée par deux connectifs, comme chez *Sepia*. Les trois segments que nous avons décrits y sont toujours plus ou moins distincts. Le plus antérieur, le ganglion « en patte d'oie », donne naissance aux nerfs brachiaux qui sont réunis par une commissure les uns aux autres avant leur entrée dans l'axe du bras ; le segment moyen correspondant aux ganglions pédieux des Gastéropodes et des Lamellibranches émet les nerfs auditifs qui se rendent aux otocystes ; enfin le segment postérieur, correspondant aux ganglions viscéraux, donne naissance à un grand nombre de nerfs puissants, parmi lesquels on distingue les grands troncs palléaux qui présentent sur la face ventrale du manteau les ganglions étoilés, toujours faciles à découvrir. Chez *Ommastrephes*, ces derniers ganglions sont reliés par une commissure transversale.

Le nerf optique empiétant sur la commissure postérieure qui unit les deux masses nerveuses périœsophagiennes est toujours gros, court et porte un ganglion très volumineux.

Chez les Tétrabranchiaux (*Nautilus*), les centres nerveux sont annulaires. La masse sus-œsophagienne, le *cerveau* des auteurs, a la forme d'une bandelette transversale présentant de chaque côté un léger renflement. Il est réuni par deux commissures à la masse sous-œsophagienne ; la première de ces commissures porte sur son trajet les ganglions pédieux ; la commmissure postérieure porte de la même manière les ganglions viscéraux. On voit donc que le fusionnement des centres est moins prononcé ici que chez les Dibranchiaux.

L'*œil* de la Seiche peut servir de type pour celui de tous les autres genres, et nous n'avons à indiquer ici que quelques différences. La fausse cornée qui protège l'œil en avant fait défaut chez *Nautilus, Loligopsis, Histioteuthis.* Elle est toujours percée d'un orifice laissant pénétrer l'eau extérieure jusqu'au cristallin ou jusqu'à la rétine, lorsque le cristallin manque, ainsi que c'est le cas chez *Nautilus.*

L'étude comparative des autres organes des sens dans la série des Céphalopodes n'a pas été faite d'une façon suffisamment complète pour que nous puissions en indiquer ici les traits généraux. Les otocystes sont simplement placés sur le cartilage céphalique chez *Nautilus*, dont l'organe olfactif, au lieu d'être creusé en fossette comme chez les autres Céphalopodes, est représenté par quelques papilles situées derrière l'œil. Peut-être faudra-t-il ranger au nombre des organes sensitifs la saillie décrite par H. Müller sur la face interne de l'entonnoir, saillie recouverte de corpuscules en forme de baguettes très réfringentes.

Nous devons mentionner ici les recherches expérimentales qui ont conduit Delage à considérer les otocystes comme des organes régulateurs des mouvements de locomotion. Un Poulpe auquel on a détruit les deux otocystes tourne en nageant soit autour de son axe longitudinal, soit autour de son axe transversal, soit enfin dans un plan horizontal. Il est complètement désorienté et ne peut retrouver son attitude normale que lorsqu'il reste en repos. Selon Delage, cette fonction régulatrice des otocystes est plus importante chez les Céphalopodes que la fonction auditive.

L'*intestin* ne présente que des variations de peu d'importance. La bouche est généralement entourée de deux lèvres : l'une interne, circulaire, plus ou moins frangée, l'autre externe, qui se prolonge en pointe vers la base des bras et porte quelquefois de petites ventouses (*Loligo*). Chez *Nautilus*, la lèvre externe est remplacée par quatre grands lobes semblables aux tentacules qui entourent la tête. Il existe toujours deux mandibules cornées en forme de bec, reposant sur une masse charnue qui leur fournit des muscles moteurs. La radule, rappelant celle des Gastéropodes, présente quelques modifications de formes qui ont été étudiées par Troschel. (Voir Littérature.) Elle est très réduite chez *Argonauta*.

Du fond de la masse buccale, dont les parois sont toujours fort épaisses, part l'œsophage qui, avant d'atteindre à l'estomac ou *gésier*, se dilate chez *Octopus* en un *jabot* ayant la forme d'un sac dont le fond est tourné en avant et le grand axe parallèle à celui de l'œsophage. L'estomac est généralement arrondi, fortement plissé à l'intérieur chez *Octopus*. Chez *Nautilus*, les fibres musculaires de sa paroi sont rayonnantes et s'insèrent sur une plaque tendineuse, disposition qui rappelle le gésier des oiseaux. Auprès du pylore, qui, par le fait de la courbure de l'estomac, est voisin du cardia, se trouve un *appendice cœcal* à parois minces, pyriforme (*Loligo vulgaris*), contourné en spirale (*Octopus*), ou bien large et court comme chez la Seiche (*Argonauta*). C'est là que débouchent les canaux excréteurs de la glande digestive.

A partir du cœcum, l'intestin se recourbe en avant et ne présente plusieurs circonvolutions que chez les *Octopides*. L'anus s'ouvre toujours dans le sac branchial faisant plus ou moins saillie sur la paroi du corps. Il est rond chez *Octopus*, bordé de prolongements membraneux filiformes (*Loligopsis*), ou triangulaires (*Sepioteuthis*), etc.

Chez les *Octopides*, on rencontre deux paires de *glandes salivaires :* la première paire, logée dans la tête, débouche à l'entrée de l'œsophage, tandis que la seconde paire, plus volumineuse et située beaucoup plus en arrière sur les côtés de l'œsophage, envoie ses canaux excréteurs au devant de la radule. Cette dernière paire existe seule chez *Sepia, Cirrhoteuthis*, etc. Chez *Nautilus*, les glandes salivaires sont remplacées par des masses glandulaires logées dans les parois du pharynx.

Les lobes du *foie*, au nombre de quatre chez *Nautilus*, sont réunis en une seule masse ovoïde chez *Octopus*, mais il existe toujours deux canaux excréteurs qui trahissent la parité primitive de l'organe et vont déverser leur contenu dans le sac pylorique. Chez *Loligo*, ces deux canaux se réunissent en un seul, peu après leur sortie du foie.

Les *appendices pancréatiques* accompagnant les canaux hépatiques sont rarement aussi développés que chez *Sepia*. Il résulte des descriptions qu'en a données Vigelius que chez *Rossia, Sepiola*, les appendices ne s'étendent jamais jusqu'au sac pylorique. Chez *Loligo*, ils disparaissent extérieurement et sont remplacés par des follicules glandulaires qui font à peine saillie sur les parois des canaux du foie. Chez les *Octopides*, ils sont représentés par une zone glandulaire située à la pointe postérieure du foie et reliée à ses canalicules excréteurs.

Le *système vasculaire* est toujours constitué sur le même type général commun, avec cette différence toutefois, que, chez les *Octopides*, le sinus sanguin dans lequel se déverse le sang veineux qui revient de la partie profonde des bras s'étend beaucoup plus en arrière dans le sac péritonéal que chez la Seiche ; en sorte que la plupart des viscères, glandes salivaires postérieures, estomac, cœcum pylorique, plus l'aorte céphalique, sont baignés par le sang de cette énorme lacune, qui n'est autre que la cavité du corps. Au fond de cette cavité, laquelle est limitée par le feuillet péritonéal, prennent naissance deux gros canaux qui aboutissent à l'extrémité postérieure de la grande veine céphalique dans laquelle ils déversent le sang du sinus. Ces canaux sont connus sous le nom de *tubes péritonéaux*. (Milne-Edwards.)

Chez *Nautilus*, le sang veineux des bras se répand dans un sinus limité à la région céphalique, comme chez *Sepia* et *Loligo ;* mais la grande veine qui le conduit vers les branchies est perforée sur sa face dorsale de plusieurs trous débouchant dans la cavité viscérale laquelle, par conséquent, entre dans le cycle de la circulation. (Owen, Valenciennes.)

Le système artériel présente une beaucoup plus grande uniformité que le système veineux.

Le cœur artériel de *Nautilus* réduit à un simple ventricule reçoit quatre veines branchiales, autant qu'il existe de branchies chez cet animal, mais leur extrémité centrale n'est pas pourvue de renflements auriculaires pulsatiles, ainsi qu'il en existe chez tous les *Dibranchiaux*. Chez ces derniers, les oreillettes sont fusiformes et susceptibles d'une assez grande dilatation ; le sang qu'elles envoient dans le ventricule ne peut revenir en arrière, empêché qu'il en est au moment de la systole ventriculaire par l'occlusion d'une ou plusieurs valvules auriculo-ventriculaires. Chez *Octopus*, le ventricule est tordu autour d'un axe longitudinal ; chez *Loligo*, il est fusiforme et symétrique ; chez *Nautilus*, il est comme renversé, l'aorte céphalique prenant naissance sur son bord postérieur et l'aorte abdominale sur son bord antérieur.

Ces deux gros troncs artériels communs à tous les Céphalopodes sont accompagnés chez *Octopus* d'un troisième tronc, l'*aorte accessoire* ou *artère génitale,* qui prend naissance sur le bord postérieur du ventricule et se rend à la glande génitale et à ses annexes. L'aorte céphalique est toujours la plus grosse, elle fournit des rameaux importants (*artères palléales*) au manteau et à la plupart des viscères. Arrivée dans la tête, elle se divise en autant de branches qu'il y a de bras ou de tentacules.

Chez les Céphalopodes nageurs, l'aorte abdominale, beaucoup plus développée que chez les *Octopides*, fournit des branches aux nageoires, lesquelles sont munies chez *Ommastrephes* de renflements contractiles, fonctionnant comme cœurs supplémentaires.

Il existe toujours des réseaux capillaires plus ou moins riches dans chaque organe.

Chez *Octopus*, on rencontre à la face externe de chaque bras deux grosses veines sous-cutanées en outre des veines profondes mentionnées plus haut. Ces vaisseaux se réunissent deux à deux à la base des bras et convergent finalement dans un gros tronc veineux qui passe au-dessus de l'entonnoir et longe la face ventrale du corps jusque dans le voisinage du cœur artériel. C'est en ce point que cette veine reçoit le sang du sinus sanguin dont il a été question et qui lui est apporté par les tubes péritonéaux. Elle est homologue à la grande veine de *Sepia* et, comme elle, se divise en deux *veines caves* qui portent le sang aux cœurs branchiaux puis aux branchies. Des troncs veineux venant du manteau et de toute la région postérieure du corps aboutissent dans la grande veine auprès de l'embouchure des tubes péritonéaux. De cette manière, tout le sang veineux est appelé à s'oxygéner dans les branchies, ce qui est un degré d'organisation supérieur à celui rencontré chez les Gastéropodes et les Lamellibranches, dont une portion du sang veineux échappe à l'appareil respiratoire.

Les organes glandulaires de la base des branchies, connus sous le nom de cœurs branchiaux, font défaut chez *Nautilus*.

Les *organes respiratoires branchiaux* sont toujours logés dans un sac ventral dont les parois sont formées par le manteau. Nous savons que leur nombre est de quatre chez le genre *Nautilus,* qui pour cela constitue à lui seul l'ordre des *Tétrabranchiaux*, opposé à l'ordre des *Dibranchiaux*, qui renferme tous les autres Céphalopodes. L'inspiration de l'eau se fait par la fente palléale, son expiration par l'entonnoir. Cette disposition permet à l'animal d'utiliser le rejet brusque de l'eau comme agent locomoteur, ainsi que nous l'avons dit plus haut.

Les branchies sont fixées symétriquement par paires. Chez *Nautilus*, elles sont reliées aux côtés de l'abdomen par la base seulement de la pyramide. Chez *Octopus*, elles sont plus touffues et plus ramassées que chez *Sepia;* chez *Loligo*, elles sont plus grêles et plus allongées, etc. Leur structure lamellaire se retrouve dans la plupart des genres. L'absence de cils vibratiles à leur surface paraît aussi être la règle.

Les *organes excréteurs* subissent chez *Nautilus* une modification résultant de l'existence de quatre branchies. Les appendices fungiformes s'étendent sur les quatre veines caves et leurs produits d'excrétion tombent dans quatre sacs rénaux, dont deux ventraux et deux dorsaux. Les uretères de ces derniers débouchent à la base des branchies dorsales, et ceux des sacs urinaires ventraux à la place correspondante auprès des branchies ventrales. Il n'est pas rare de rencontrer dans ces sacs des concrétions jaunâtres, riches en phosphate de chaux, mais ne renfermant pas d'acide urique.

Chez les *Octopides*, les appendices fungiformes sont beaucoup moins volumineux que chez *Sepia*, ils ne s'étendent pas au delà des branchies. Les saillies rondes de leur surface leur donnent un aspect framboisé.

La *poche du noir* ne fait complètement défaut que chez *Nautilus*. Elle paraît être régulièrement contractile chez *Sepiola* et augmente de volume à certaines époques. Chez *Ommastrephes*, son canal excréteur se déverse assez bas dans le rectum. Sa structure générale est la même chez tous les Dibranchiaux.

Les *sexes* sont distincts chez tous les Céphalopodes. Les mâles sont souvent plus petits que les femelles. Chez *Argonauta*, la coquille externe leur fait défaut, et leurs bras dorsaux ne présentent pas d'expansions terminales en forme de voiles comme chez les femelles. A l'exception du *Nautilus*, on constate toujours chez les individus mâles que l'un des bras ventraux est plus ou moins modifié en vue de la copulation ; on dit alors qu'il est *hectocotylisé*. Tantôt, c'est le troisième bras de gauche (*Argonauta*); tantôt, le troisième bras de droite (*Tremoctopus, Philonexis, Octopides*) ; tantôt, enfin, comme chez la Seiche, c'est le quatrième bras de gauche (*Loligo, Sepioteuthis*) qui se développe d'une manière spéciale. Les modifications les plus remarquables se présentent chez *Argonauta* et *Tremoctopus*, dont le bras copulateur se détache chargé de spermatophores, auxquels il sert de véhicule, et se meut librement dans l'eau. On le trouve tel aussi dans la cavité palléale des femelles. Trompé par son aspect extérieur, Cuvier le prit pour un ver parasite, auquel il donna le nom de *Hectocotyle*, qui est resté à ce singulier organe après qu'on eut constaté sa véritable nature. L'hectocotyle de *Argonauta* et *Tremoctopus* est primitivement enroulé dans une vésicule, il est terminé par un long fouet contractile. Après la séparation, il en repousse un tout semblable sur le même point du corps. Remarquons tout de suite que l'orifice de l'oviducte, chez les genres dont les mâles ont un hectocotyle déhiscent, est placé non pas à la base de l'entonnoir, mais au fond du sac branchial.

Le testicule est généralement touffu, composé de nombreux cœcums convergeant vers l'orifice du canal déférent. Celui-ci prend toujours naissance dans la capsule testiculaire, qui n'est autre qu'une extension péritonéale; il est étroit, long (à l'exception de *Tremoctopus*), entortillé sur lui-même. La portion glandulaire de l'appareil excréteur ne présente que des différences secondaires de dimensions et de structure. Les parois de la vésicule séminale moulent le sperme en un seul gros spermatophore (*Tremoctopus*) ou plusieurs petits comme nous l'avons vu chez la Seiche. Le sac à spermatophores qui remplit les fonctions de réservoir pour ceux-ci, jusqu'au moment de leur expulsion, termine généralement le canal excréteur du sperme. Quant aux spermatophores eux-mêmes, ils sont tous construits sur le même plan que chez la Seiche. (Voir le mémoire de H. Milne-Edwards.) Chez *Argonauta* et *Tremoctopus*, ils peuvent atteindre jusqu'à deux pieds de longueur.

L'ovaire est partout semblable à celui de la Seiche; les renflements folliculaires périphériques renferment généralement un seul œuf qui, en grossissant, déchire le follicule et tombe dans la capsule péritonéale qui entoure l'ovaire.

Chez *Octopus*, il y a deux oviductes débouchant tous deux dans la cavité branchiale, à la base de l'entonnoir. Chez *Rossia, Cirrhoteuthis*, l'oviducte gauche se développe seul, comme c'est le cas pour *Sepia ;* mais, au contraire, chez *Nautilus*, il n'existe qu'un oviducte à droite. Chez *Onychoteuthis* et *Argonauta*, l'oviducte est remarquablement long et plusieurs fois enroulé sur lui-même. Il est rare que l'appareil glandulaire atteigne un aussi grand développement que chez *Sepia*. Il est même très rudimentaire chez *Tremoctopus*. D'ailleurs, les glandes nidamentaires n'existent que chez les *Décapides*, et il n'y en a qu'une chez *Nautilus*.

Les œufs sont pondus tantôt isolés *(Argonauta, Octopus)*, tantôt renfermés dans une masse gélatineuse et transparente (*Sepiola, Loligo*).

Littérature.

G. Cuvier, *Mémoires pour servir à l'histoire et à l'Anatomie des Mollusques*, Paris, 1817. — Delle Chiaje, *Memoria sulla storia et notomia degli animali senza vertebre del Regno de Napoli*, Napoli, t. IV, 1828. — R. Owen, *Mémoire on the pearly Nautilus*, London, 1832. — Idem, *Cyclopedia of Anat. and Physiol.*, 1835-1836. — Idem, *Description of some new and rare Cephalopoda*, Proceed. Zool. Soc., t. II, London, 1841. — Idem, *Supplementary observations on the anatomy of Spirula australis. Annals of nat. hist.*, 5e série, t. III, 1879. — Idem, *On the external and structural characters of the male of Spirula australis. Traduit dans Arch. de zool. exp.*, t. VIII, 1880. — R. Garner, *On the nervous System of Molluscous Animals. Trans. Linn. Soc.*, London, t. XVII, 1834. — Férussac et d'Orbigny, *Histoire naturelle générale et particulière des Céphalopodes acétabulifères*, Paris, 1835-1845. — A. Mayer, *Analecten für vergl. Anatomie*, Bonn, 1835. — A. Krohn, *Ueber das wasserführende System einiger Cephalopoden. Müller's Archiv.*, 1839. — Valenciennes, *Recherches sur le Nautile flambé. Arch. du Muséum d'histoire naturelle*, Paris, t. II, 1841. — H. Milne-Edwards, *Sur les spermatophores des Céphalopodes. Ann. des Sc. nat.*, 3e sér., t. XVIII, 1842. — Idem, *De l'appareil circulatoire du Poulpe*, ibid., 4e sér., t. II, 1845. — Idem, *Observations et expériences sur la circulation chez les Mollusques. Mémoires de l'Académie des sciences de Paris*, t. XX, 1849. — A. Kölliker, *Entwicklung der Cephalopoden*, Zürich, 1844. — Verany, *Céphalopodes de la Méditerranée*, Gênes, 1847-1851. — E. Harless, *Ueber die Nieren von Sepia, etc.*, Arch. für Naturgesch., 1847. — W. Vrolick, *Ower het out leed kundig samenstel van den Nautilus pompilius, Tijdskrift Nederl. Instit.*, t. II, 1849, — C. Langer, *Ueber das capilläre Blutgefässsystem der Cephalopoden. Sitzungsber. d. K. K. Akad. d. Wiss. zu Wien*, t. V, 1850. — Idem, *Ueber einen Binnen-Muskel des Cephalopoden-Auges.*, ibid., 1850. — Verany et Vogt, *Mémoire sur les hectocotyles et les mâles de quelques Céphalopodes. Ann. des Sc. nat.*, 4e sér., t, XVII, 1852. — H. Müller, *Ueber das Männchen von Argonauta argo und die Hectocotylen. Zeitschr. f. w. Zool.*, t. IV, 1853. — Idem, *Bericht über einige in Messina angestellte vergleichend anatomische Untersuchungen*, ibid., 1853. — Duvernoy, *Fragments sur les organes de génération de divers animaux*, 4e mémoire. *Mémoires de l'Acad. des Sc. de Paris*, t. XXIII, 1853. — Troschel, *Ueber die Mundtheile der Cephalopoden. Arch. für Naturgesch.*, 1853. — I. Macdonald, *On the Anatomy of Nautilus umbilicatus. Philos. Transact. of the Roy. Soc.*, London, 1855. — J. van der Hœven, *Bijdragen tot de Outteedkundige Kenniss aangaande Nautilus pompilius*, Amsterdam, 1856. — J. Steenstrup, *Hectocotylus dannelsen hos Octopods lœgterne Argonauta og Tremoctopus, etc.*, Kön. Dansk. Vid. Selsk. Skrifter, 1856; traduit en allemand dans : *Arch. für Naturgesch.*, t. XXII, 1856. — Al. Babuchin, *Ueber den Bau der Cephalopoden-Retina. Würzb. naturwiss. Zeitsch.*, t. V, 1864. — Hensen, *Ueber das Auge einiger Cephalopoden. Zeitschr. f. w. Zool.*, t. XV, 1865. — W. Keferstein, *in Bronn's Klassen und Ordnungen des Thierreichs*, t. III,

Cephalopoda, Leipsick, 1865. — J. Chéron, Recherches pour servir à l'histoire du système nerveux des Céphalopodes dibranchiaux. Ann. des Sc. nat., 5º série, t. V, 1866. — Fischer, Observations sur quelques points de l'histoire naturelle des Céphalopodes, ibid., 5º série, t. VI et VIII, 1866-1867. — Idem, Manuel de Conchyliologie, Paris, 1887. — E. Metschnikoff, Sur le développement des Sépioles. Arch. des Sciences phys. et nat., Genève, 1867. — Owsjannikow et Kowalevsky, Ueber das Centralnervensystem und das Gehörorgan der Cephalopoden. Mémoires de l'Académie impér. de Saint-Pétersbourg, 1867. — Lafont, Observations sur la fécondation des Mollusques Céphalopodes. Ann. des Sc. nat., 5º sér., t. XI, 1869. — Zernoff, Ueber das Geruchsorgan der Cephalopoden. Bulletin de la Société impériale des naturalistes de Moscou, 2º série, t. XLIII, 1869. — Klemensiewicz, Beiträge zur Kenntniss des Farbenwechsels der Cephalopoden. Sitzungsber. d. K. K. Akad., Wien, 1873. — L. Stieda, Studien über den Bau der Cephalopoden. Zeitschr. f. w. Zool., t. XXIV, 1874. — Grenacher, Zur Entwicklungsgeschichte der Cephalopoden, ibid., t. XXIV, 1874. — Idem, Die Retina der Cephalopoden. Abh. Nat. Ges., Halle, t. XVI, 1884. — Ray-Lankester, Observations on the development of the Cephalopoda. Quart. Journ. of microsc. Science, 1875. — J. Dietl, Untersuchungen über die Organisation des Gehirns wirbelloser Thiere. I. Abth. Sitzungsber. d. K. K. Akad. Wien, 1878. — J. Schöbl, Ueber die Blutgefässe des Auges der Cephalopoden. Arch. für mikrosk. Anat., t. XV, 1878. — Frédéricq, Recherches sur la physiologie du Poulpe commun. Arch. de Zool. exp., t. VII. 1878. — J. Brock, Die Geschlechtsorgane der Cephalopoden. Zeitschr. f. w. Zool., t. XXXII, 1879. — J. Vigelius, Ueber das Excretionssystem der Cephalopoden. Niederländ. Arch. für Zoologie, t. V, 1880. — Idem, Vergleichend-anatomische Untersuchungen über das sogenannte Pankreas der Cephalopoden. Verhandl. K. Akad., Amsterdam, t. XXII, 1881. — Idem, Untersuchungen an Tysanoteuthis rhombus. Ein Beitrag zur Anatomie der Cephalopoden. Mittheil. aus der Zool. Stat. zu Neapel, t. II, 1880. — Ch. Livon, Recherches sur la structure des organes digestifs des Poulpes. Journal de l'Anat. et de la physiol., t. XVII, 1881. — Spengel, Die Geruchsorgane und das Nervensystem der Mollusken. Zeitschr. f. w. Zool., t. XXXV, 1881. — P. Girod, Recherches sur la poche du noir des Céphalopodes. Arch. de Zool. exp., t. X, 1882. — Idem, Recherches sur la peau des Céphalopodes; ibid., 2º série, t. I, 1883, et t. II, 1884. — M. Ussow, Développement des Céphalopodes. Arch. de biologie, t. II, 1882. — Krukenberg, Vergleichend-physiologische Studien an den Küsten der Adria. Heidelberg, 1880. — H. von Ihering, Ueber die Verwandschaftsbeziehungen der Cephalopoden. Zeitschr. f. w. Zool., t. XXXV, 1881. — J. Brock, Versuch einer Phylogenie der dibranchiaten Cephalopoden. Morphol. Jahrbuch., t. VI, 1881. — Idem, Zur Anatomie und Systematik der Cephalopoden. Zeitschr. f. w. Zool., t. XXXVI, 1882. — R. Blanchard, Sur les chromatophores des Céphalopodes. C. R. de l'Acad. des Sciences de Paris. t. XCVI, 1883. — Grobben, Morphologische Studien über den Harn und Geschlechtsapparat, sowie die Leibeshöhle der Cephalopoden. Arb. aus d. Zool. Institut. Wien, t. V, 1884. — J. Niemiec, Recherches morphologiques sur les ventouses dans le règne animal. Recueil zool. suisse, t. II, 1885. — Joubin, Structure et développement de la branchie de quelques Céphalopodes. Arch. de Zool. exp., 2º série, t. III, 1885. — Delage, Sur une fonction nouvelle des otocystes, ibid., t. V, 1887.

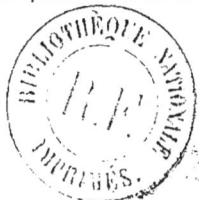

FIN DU TOME PREMIER

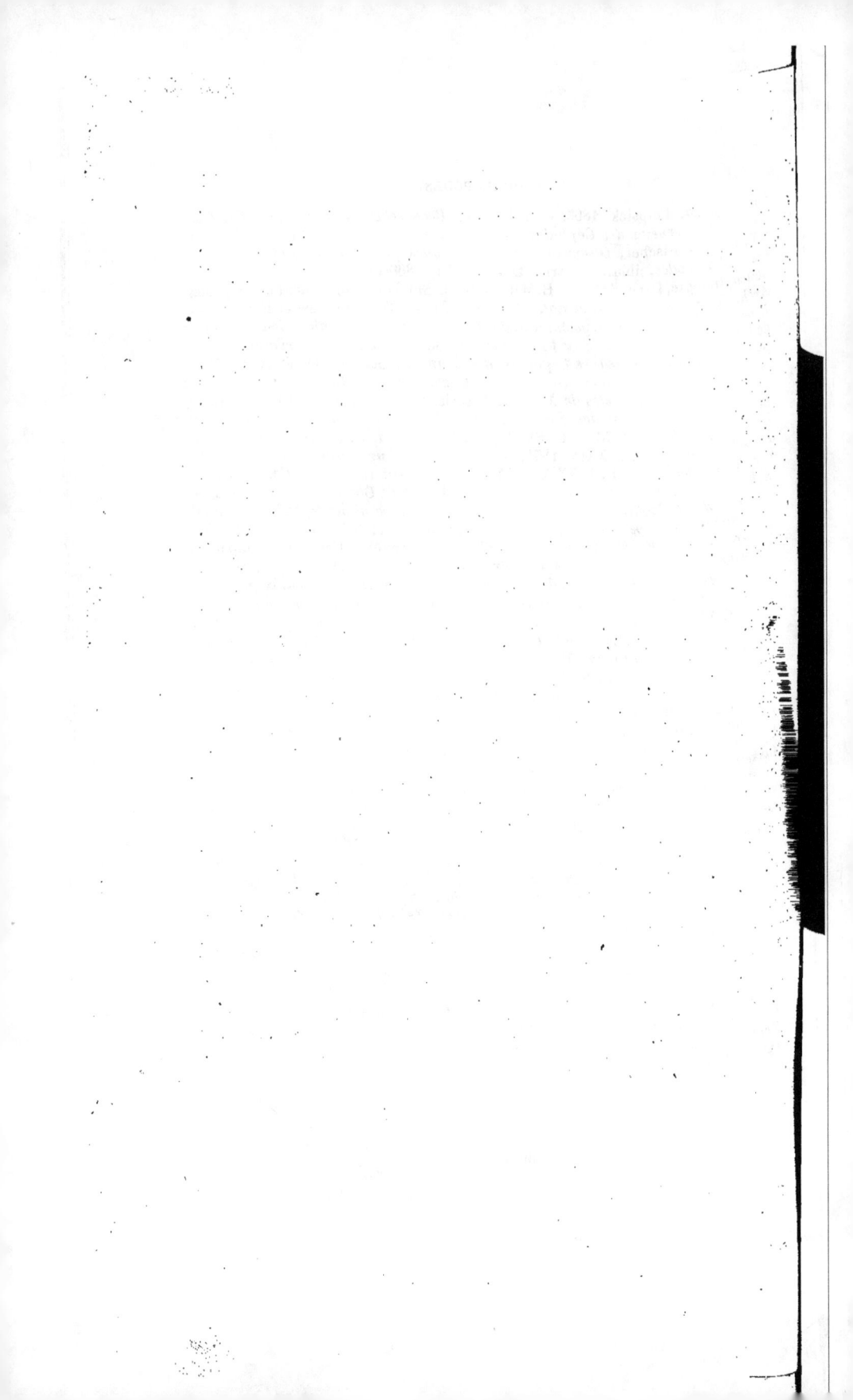

AVIS AU RELIEUR

Remplacer les pages 741, 742, 747, 748 de la 10e livraison par le carton joint à la 11e livraison, contenant la **figure 350,** coloriée en rouge.

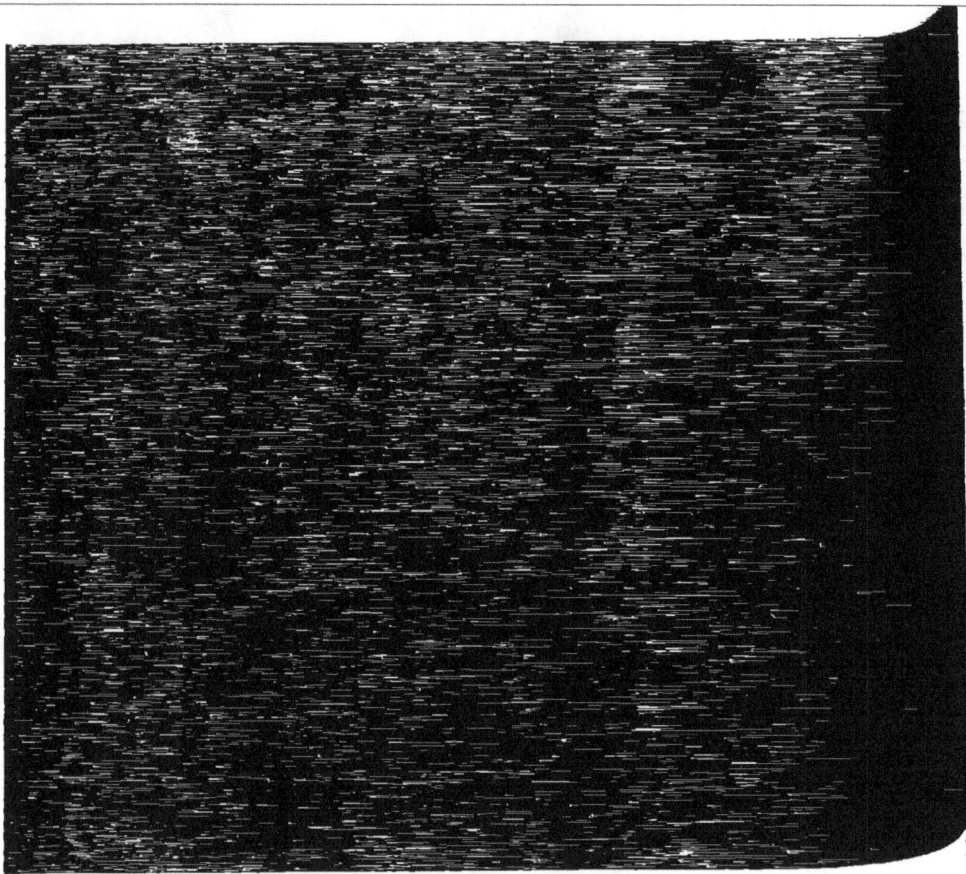

t
n
d
i
l
t
o
l

plafond du péricarde, avec des ciseaux, de manière à découvrir le ventricule.

L'animal, ainsi fixé et préparé, est placé dans de l'eau tiède jusqu'à 30 degrés, température au delà de laquelle les tissus deviennent si fragiles qu'ils se déchirent sous la moindre pression. Encore faut-il, dans tous les cas, opérer avec précaution et ne pas pousser l'injection trop fort. On plonge la canule dans le ventricule et on injecte une masse de gélatine colorée au carmin ou au bleu soluble. Il est rare d'obtenir de la sorte une injection totale, de remplir sur un même individu les rameaux ultimes des deux troncs artériels et les espaces lacunaires plus ou moins vastes dans lesquels ils aboutissent. Ajoutons que la contractilité des tissus est telle, que lorsque la pression a cessé, il faut se hâter de plonger l'animal dans l'eau froide pour coaguler la masse. Quelle que soit la rapidité avec laquelle on opère, une partie de la masse est toujours rejetée, ce qui est inévitable, puisque le tissu du ventricule est trop faible pour supporter une ligature permettant de fixer une canule à demeure; on est obligé de retirer celle-ci après l'opération. Quoi qu'il en soit, les injections partielles nous permettront toujours de constater les traits principaux du parcours vasculaire.

L'aorte antérieure (e, fig. 350) court sur la ligne médiane de la face dorsale au-dessus du rectum. Au niveau du bord interne du muscle adducteur antérieur, elle s'infléchit vers le bas et se bifurque en un tronc (artère viscérale) (h, fig. 350) qui se ramifie dans la masse viscérale, l'intestin, le foie et la glande génitale; les ramuscules sont abondants surtout sur les diverses portions de l'intestin, où ils constituent un réseau capillaire assez riche. Un second grand tronc, qui ne tarde pas à se diviser lui-même pour envoyer une branche au pied, est l'artère pédieuse (i, fig. 350) et une troisième se rend à chaque lobe du manteau (artère palléale antérieure). Notons tout de suite que de celui-ci part un rameau qui arrose les palpes labiaux (artère labiale) (g, fig. 350), sur la face interne desquels il se résout en ramuscules capillaires. Nous ne pouvons entrer dans le détail du parcours des dépendances de chacune de ces branches. Cela exigerait une monographie spéciale. Remarquons seulement que les ramifications capillaires sont abondantes surtout dans les parois intestinales où elles sont destinées à faciliter l'absorption des produits utilisables de la digestion. Un réseau capillaire du même genre existe aussi, quoique moins serré, dans le pied et sur le bord du manteau; mais il nous faut convenir que les artérioles auxquelles nous conservons, après Langer, le nom de capillaires, n'ont qu'une ressemblance très lointaine avec les vaisseaux du même nom chez les Vertébrés ou chez certains Vers, tels que la sangsue. Leur diamètre est beaucoup plus considérable et ils ne constituent jamais de réseaux aussi bien définis. Par place, on les voit dilatés dans des sortes d'ampoules assez vastes, et la question de savoir si ces ampoules, dans lesquelles se déverse la masse à injection comme dans des lacunes, possèdent des parois propres, n'est pas résolue. La masse injectée les traverse facilement et dévie dans les interstices du tissu conjonctif environnant dès que la pression est un peu forte. En tout cas, il existe bien réellement des sinus proprement dits, simplement creusés dans le parenchyme, de véritables *espaces lacunaires*, dont toutes les coupes démontrent

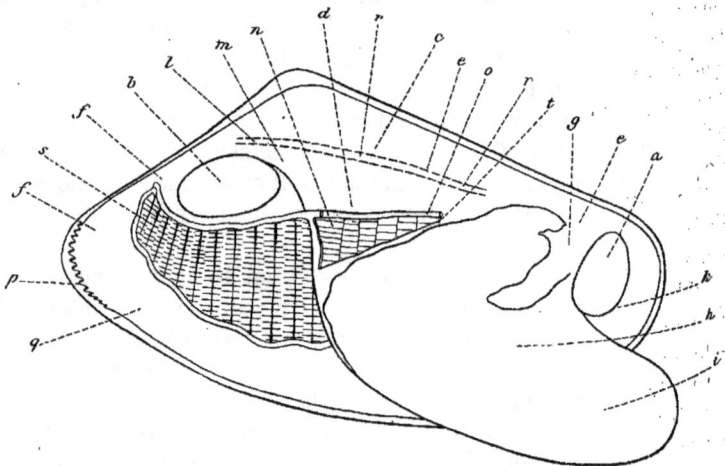

Fig. 350.

l'existence dans la plupart des organes et en particulier dans le pied et la masse viscérale.

L'*aorte postérieure* (*f*, fig. 350) prend naissance à l'extrémité postérieure du ventricule, d'où elle s'éloigne au-dessous du rectum. Elle ne demeure simple que sur une très petite longueur, car presque à son début, elle se bifurque en deux troncs qui contournent le bord postérieur de chaque feuillet palléal et s'infléchissent sur son bord

Fig. 350. — *Anodonta anatina*. Système vasculaire artériel, après injection au carmin (figure légèrement schématisée). *a*, muscle adducteur antérieur; *b*, muscle postérieur; *c*, ventricule du cœur; *d*, oreillette; *e*, aorte antérieure; *f*, aorte postérieure; *g*, artère se ramifiant dans les palpes labiaux; *h*, artère viscérale; *i*, artère pédieuse; *k*, artère contournant le muscle antérieur; *l*, artère péricardiaque; *m*, artère se rendant au muscle d'attache du corps; *n*, vaisseaux branchiaux; *o*, veine branchiale ramenant à l'oreillette du sang artérialisé; *p*, bord du manteau; *q*, artère coronaire; *r*, rectum traversant obliquement le ventricule du cœur; *s*, feuillet branchial gauche; *t*, fragment du feuillet branchial de droite, laissé pour montrer la disposition de ses vaisseaux capillaires.

et les cavités avoisinantes, car ici, plus qu'ailleurs peut-être, on est
exposé à des déchirures. A ce point de vue, l'insufflation d'air utilisée
par quelques auteurs nous semble devoir être condamnée. Chez deux
individus, nous avons observé de petites ouvertures circulaires dans
la face de l'organe de Keber tournée vers la cavité péricardiaque,
mais nous n'avons pas réussi à les démontrer d'une manière constante.
Dans le cas où elles existeraient, nous y verrions un point de rencontre possible entre le sang et l'eau; nous saurons bientôt, en effet,
qu'il existe une communication entre la cavité du péricarde et le
milieu ambiant à travers l'organe de Bojanus. Cependant nous doutons très fort qu'un tel mélange s'effectue en cet endroit, car le courant du liquide contenu dans la cavité de l'organe de Bojanus est dans
la règle dirigé du dedans au dehors, et nous n'avons constaté aucun
fait qui parle en faveur d'une absorption d'eau par l'organe de Bojanus, organe essentiellement excréteur.

Quoi qu'il en soit de ce point important de l'anatomie de l'Anodonte, il demeure constant que l'organe de Keber est remarquablement dilaté au moment de l'ouverture des individus chez lesquels le
pied est contracté, tandis qu'il est affaissé lorsque le pied est dilaté.
Nous admettrons, par conséquent, pour expliquer les mouvements du
pied, de simples déplacements de liquide sanguin à travers les espaces
lacunaires des différents organes et en particulier à travers ceux du
pied et du manteau. En poussant une injection dans le pied, on
obtient une dispersion de la masse colorée dans les différents organes
lacunaires et le système veineux; ce qui témoigne, selon nous, de
l'existence de larges communications entre les diverses régions du
corps qui renferment le sang. Nous ne nions pas la possibilité du
mélange de l'eau avec le sang, mais ce mélange ne nous est pas
démontré et son existence n'est pas nécessaire pour expliquer les
conditions mécaniques de l'animal, ainsi que Fleischmann l'a très
bien fait voir. Lors de l'érection du pied, le volume total de l'animal
ne change pas, il ne s'effectue que des variations dans le volume de
certains organes, et ces variations se compensent exactement, en
sorte que le niveau du liquide, dans un vase où est placée une Anodonte, demeure constant quels que soient ses mouvements, ainsi que
le montre l'expérience citée plus haut.

En résumé, l'étude du soi-disant appareil aquifère de l'Anodonte
nous conduit à des résultats négatifs, mais la diversité d'opinions des
auteurs qui s'en sont occupés, témoigne hautement de la difficulté
d'une telle recherche. C'est pourquoi nous ne saurions trop insister
en terminant sur l'utilité de nouvelles investigations, relativement
surtout aux relations de l'organe de Keber, encore bien énigmatiques,

avec l'organe Bojanus et le système vasculaire. D'ailleurs, notre connaissance de la circulation tout entière chez les Lamellibranches est encore bien imparfaite. Il serait bon que cette étude fût reprise par un observateur exercé.

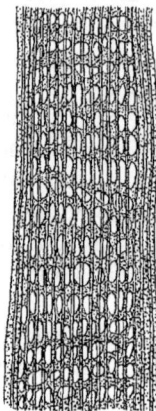

Fig. 351.

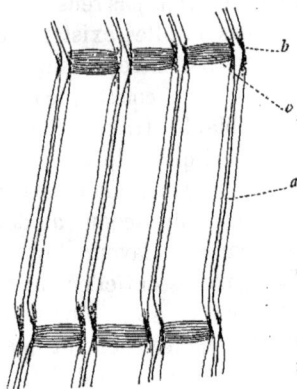

Fig. 352.

Branchies. — Les organes respiratoires sont représentés par deux feuillets branchiaux situés de chaque côté du corps parallèlement aux lobes du manteau (*r*, fig. 338, et *e*, fig. 358). Le feuillet

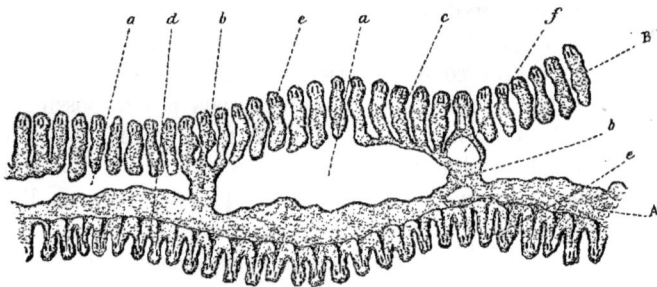

Fig. 353.

Fig. 351. — *Anodonta anatina.* Aspect d'une lamelle branchiale fixée par l'acide osmique et dessinée sous un faible grossissement. Leitz, Oc. 1, Obj. 1. On aperçoit les baguettes longitudinales et les ouvertures du tissu de la branchie.

Fig. 352. — *Anodonta anatina.* Squelette chitineux de la lamelle branchiale externe après traitement par la potasse. Leitz, Oc. 1, Obj. 7. *a*, couples de baguettes chitineuses réunis entre eux en *b*, par des filaments de tissu ligamenteux; *c*, fibrilles transversales d'apparence musculaire réunissant les couples de baguettes les uns aux autres.

Fig. 353. — *Anodonta anatina.* Coupe transversale d'un feuillet branchial préalablement fixé par l'acide osmique. Leitz, Oc. 1, Obj. 5. A, lamelle externe; B, lamelle interne. *a*, chambre interbranchiale; *b*, septa ou cloisons; *c*, piliers de tissu conjonctif de la lamelle interne; *d*, les mêmes de la lamelle externe; *e*, baguettes chitineuses; *f*, espaces lacunaires.

TRAITÉ

D'ANATOMIE COMPARÉE

PRATIQUE

PAR

Le Professeur CARL VOGT

DIRECTEUR

ET

ÉMILE YUNG

DOCTEUR ÈS-SCIENCES, PRÉPARATEUR

du Laboratoire d'anatomie comparée et de microscopie de l'Université de Genève.

AVEC DE NOMBREUSES GRAVURES

2ᵉ Livraison.

PARIS

C. REINWALD, LIBRAIRE-ÉDITEUR

15, RUE DES SAINTS-PÈRES, 15

PROSPECTUS

Le *Traité d'Anatomie comparée pratique*, dont nous annonçons la publication, est destiné surtout à servir de guide dans les travaux des laboratoires zoologiques.

Une longue expérience acquise autant dans divers laboratoires et stations maritimes que dans la direction du laboratoire d'anatomie comparée et de microscopie de l'Université de Genève, a démontré à MM. C. Vogt et E. Yung l'utilité d'un traité résumant la technique à suivre pour atteindre à la connaissance intime d'un type donné du règne animal.

Ce *Traité*, conçu à un point de vue essentiellement pratique, sera, aux manuels d'anatomie comparée usités jusqu'ici, ce que les manuels d'analyse chimique, par exemple, sont aux traités de chimie générale. Il enseignera les méthodes à suivre pour acquérir la science et non pas seulement la science acquise, comme le font les autres ouvrages sur l'anatomie comparée.

Les auteurs ont choisi pour chaque classe un représentant typique facile à se procurer et résumant en lui le plus grand nombre de caractères propres à cette classe. Pour certains embranchements, ils ont même jugé nécessaire de descendre jusqu'aux ordres. Après avoir indiqué les méthodes pratiques qui doivent être appliquées pour faire l'étude approfondie du type et après avoir suivi couche par couche, organe par organe, les faits dévoilés par le scalpel et le microscope, les auteurs mentionnent, dans un résumé, les modifications les plus importantes qui sont réalisées chez les autres animaux de la même classe, en les comparant entre elles pour en tirer des conclusions scientifiques. De nombreuses figures intercalées dans le texte et dessinées, pour la plupart par les auteurs, d'après nature, élucident les descriptions. Sous le titre de « Littérature », les principales sources — monographies et mémoires originaux — auxquelles le lecteur devra remonter pour avoir de plus amples renseignements, sont indiquées à la fin de chaque chapitre.

En résumé, le but de ce *Traité*, qui sera composé comme nous venons de l'indiquer, d'une série de monographies anatomiques de types, résumant l'organisation animale tout entière, est de mettre l'étudiant en mesure de questionner méthodiquement la nature pour lui arracher ses secrets. En sortant des écoles préparatoires, le jeune homme doit apprendre à voir, à observer, à faire des expériences, et c'est alors qu'il lui faut des jalons, des points de repère pour suivre une route aussi hérissée de difficultés.

Mais, si le *Traité d'Anatomie comparée pratique* s'adresse, en premier lieu, aux étudiants et aux commençants, il ne sera pas moins utile aux professeurs et aux chefs de travaux chargés d'enseigner la science ou de diriger des laboratoires, car ils y trouveront un résumé de toute l'anatomie comparée et pourront y renvoyer l'étudiant arrêté par une difficulté.

Le présent ouvrage formera un volume grand in-8°, publié par livraisons de 5 feuilles chacune, avec des gravures intercalées dans le texte.

L'ouvrage entier se composera d'environ 12 livraisons .

Prix de chaque livraison : 2 fr. 50.

La 1re livraison paraîtra le 15 décembre 1882.

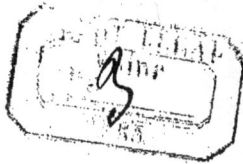

TRAITÉ

D'ANATOMIE COMPARÉE

PRATIQUE

PAR

Le Professeur CARL VOGT

DIRECTEUR

ET

ÉMILE YUNG

DOCTEUR ÈS-SCIENCES, PRÉPARATEUR

du I Laboratoire d'anatomie comparée et de microscopie de l'Université de Genève.

AVEC DE NOMBREUSES GRAVURES

---

*3*e Livraison.

PARIS

C. REINWALD, LIBRAIRE-ÉDITEUR

15, RUE DES SAINTS-PÈRES, 15

PROSPECTUS

Le *Traité d'Anatomie comparée pratique*, dont nous annonçons la publication, est destiné surtout à servir de guide dans les travaux des laboratoires zoologiques.

Une longue expérience acquise autant dans divers laboratoires et stations maritimes que dans la direction du laboratoire d'anatomie comparée et de microscopie de l'Université de Genève, a démontré à MM. C. Vogt et E. Yung l'utilité d'un traité résumant la technique à suivre pour atteindre à la connaissance intime d'un type donné du règne animal.

Ce *Traité*, conçu à un point de vue essentiellement pratique, sera, aux manuels d'anatomie comparée usités jusqu'ici, ce que les manuels d'analyse chimique, par exemple, sont aux traités de chimie générale. Il enseignera les méthodes à suivre pour acquérir la science et non pas seulement la science acquise, comme le font les autres ouvrages sur l'anatomie comparée.

Les auteurs ont choisi pour chaque classe un représentant typique facile à se procurer et résumant en lui le plus grand nombre de caractères propres à cette classe. Pour certains embranchements, ils ont même jugé nécessaire de descendre jusqu'aux ordres. Après avoir indiqué les méthodes pratiques qui doivent être appliquées pour faire l'étude approfondie du type et après avoir suivi couche par couche, organe par organe, les faits dévoilés par le scalpel et le microscope, les auteurs mentionnent, dans un résumé, les modifications les plus importantes qui sont réalisées chez les autres animaux de la même classe, en les comparant entre elles pour en tirer des conclusions scientifiques. De nombreuses figures intercalées dans le texte et dessinées, pour la plupart par les auteurs, d'après nature, élucident les descriptions. Sous le titre de « Littérature », les principales sources — monographies et mémoires originaux — auxquelles le lecteur devra remonter pour avoir de plus amples renseignements, sont indiquées à la fin de chaque chapitre.

En résumé, le but de ce *Traité*, qui sera composé comme nous venons de l'indiquer, d'une série de monographies anatomiques de types, résumant l'organisation animale tout entière, est de mettre l'étudiant en mesure de questionner méthodiquement la nature pour lui arracher ses secrets. En sortant des écoles préparatoires, le jeune homme doit apprendre à voir, à observer, à faire des expériences, et c'est alors qu'il lui faut des jalons, des points de repère pour suivre une route aussi hérissée de difficultés.

Mais, si le *Traité d'Anatomie comparée pratique* s'adresse, en premier lieu, aux étudiants et aux commençants, il ne sera pas moins utile aux professeurs et aux chefs de travaux chargés d'enseigner la science ou de diriger des laboratoires, car ils y trouveront un résumé de toute l'anatomie comparée et pourront y renvoyer l'étudiant arrêté par une difficulté.

———

Le présent ouvrage formera un volume grand in-8°, publié par livraisons de 5 feuilles chacune, avec des gravures intercalées dans le texte.

L'ouvrage entier se composera d'environ 12 livraisons.

Prix de chaque livraison : 2 fr. 50.

La 1re livraison paraîtra le 15 décembre 1882.

TRAITÉ

D'ANATOMIE COMPARÉE

PRATIQUE

PAR

Le Professeur CARL VOGT

DIRECTEUR

ET

ÉMILE YUNG

DOCTEUR ÈS-SCIENCES, PRÉPARATEUR

du Laboratoire d'anatomie comparée et de microscopie de l'Université de Genève.

AVEC DE NOMBREUSES GRAVURES

4ᵉ Livraison.

PARIS

C. REINWALD, LIBRAIRE-ÉDITEUR

15, RUE DES SAINTS-PÈRES, 15

PROSPECTUS

Le *Traité d'Anatomie comparée pratique*, dont nous annonçons la publication, est destiné surtout à servir de guide dans les travaux des laboratoires zoologiques.

Une longue expérience acquise autant dans divers laboratoires et stations maritimes que dans la direction du laboratoire d'anatomie comparée et de microscopie de l'Université de Genève, a démontré à MM. C. Vogt et E. Yung l'utilité d'un traité résumant la technique à suivre pour atteindre à la connaissance intime d'un type donné du règne animal.

Ce *Traité*, conçu à un point de vue essentiellement pratique, sera, aux manuels d'anatomie comparée usités jusqu'ici, ce que les manuels d'analyse chimique, par exemple, sont aux traités de chimie générale. Il enseignera les méthodes à suivre pour acquérir la science et non pas seulement la science acquise, comme le font les autres ouvrages sur l'anatomie comparée.

Les auteurs ont choisi pour chaque classe un représentant typique facile à se procurer et résumant en lui le plus grand nombre de caractères propres à cette classe. Pour certains embranchements, ils ont même jugé nécessaire de descendre jusqu'aux ordres. Après avoir indiqué les méthodes pratiques qui doivent être appliquées pour faire l'étude approfondie du type et après avoir suivi couche par couche, organe par organe, les faits dévoilés par le scalpel et le microscope, les auteurs mentionnent, dans un résumé, les modifications les plus importantes qui sont réalisées chez les autres animaux de la même classe, en les comparant entre elles pour en tirer des conclusions scientifiques. De nombreuses figures intercalées dans le texte et dessinées, pour la plupart par les auteurs, d'après nature, élucident les descriptions. Sous le titre de « Littérature », les principales sources — monographies et mémoires originaux — auxquelles le lecteur devra remonter pour avoir de plus amples renseignements, sont indiquées à la fin de chaque chapitre.

En résumé, le but de ce *Traité*, qui sera composé comme nous venons de l'indiquer, d'une série de monographies anatomiques de types, résumant l'organisation animale tout entière, est de mettre l'étudiant en mesure de questionner méthodiquement la nature pour lui arracher ses secrets. En sortant des écoles préparatoires, le jeune homme doit apprendre à voir, à observer, à faire des expériences, et c'est alors qu'il lui faut des jalons, des points de repère pour suivre une route aussi hérissée de difficultés.

Mais, si le *Traité d'Anatomie comparée pratique* s'adresse, en premier lieu, aux étudiants et aux commençants, il ne sera pas moins utile aux professeurs et aux chefs de travaux chargés d'enseigner la science ou de diriger les laboratoires, car ils y trouveront un résumé de toute l'anatomie comparée et pourront y renvoyer l'étudiant arrêté par une difficulté.

Le présent ouvrage formera un volume grand in-8°, publié par livraisons de 5 feuilles chacune, avec des gravures intercalées dans le texte.

L'ouvrage entier se composera d'environ 12 livraisons.

Prix de chaque livraison : 2 fr. 50.

TRAITÉ
D'ANATOMIE COMPARÉE
PRATIQUE

PAR

Le Professeur Carl VOGT

DIRECTEUR

ET

ÉMILE YUNG

DOCTEUR ÈS-SCIENCES, PRÉPARATEUR

du Laboratoire d'anatomie comparée et de microscopie de l'Université de Genève.

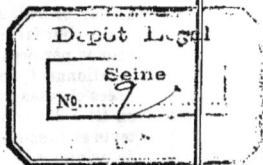

AVEC DE NOMBREUSES GRAVURES

5ᵉ Livraison.

PARIS

C. REINWALD, LIBRAIRE-ÉDITEUR

15, RUE DES SAINTS-PÈRES, 15

PROSPECTUS

Le *Traité d'Anatomie comparée pratique*, dont nous annonçons la publication, est destiné surtout à servir de guide dans les travaux des laboratoires zoologiques.

Une longue expérience acquise autant dans divers laboratoires et stations maritimes que dans la direction du laboratoire d'anatomie comparée et de microscopie de l'Université de Genève, a démontré à MM. C. Vogt et E. Yung l'utilité d'un traité résumant la technique à suivre pour atteindre à la connaissance intime d'un type donné du règne animal.

Ce *Traité*, conçu à un point de vue essentiellement pratique, sera, aux manuels d'anatomie comparée usités jusqu'ici, ce que les manuels d'analyse chimique, par exemple, sont aux traités de chimie générale. Il enseignera les méthodes à suivre pour acquérir la science et non pas seulement la science acquise, comme le font les autres ouvrages sur l'anatomie comparée.

Les auteurs ont choisi pour chaque classe un représentant typique facile à se procurer et résumant en lui le plus grand nombre de caractères propres à cette classe. Pour certains embranchements, ils ont même jugé nécessaire de descendre jusqu'aux ordres. Après avoir indiqué les méthodes pratiques qui doivent être appliquées pour faire l'étude approfondie du type et après avoir suivi couche par couche, organe par organe, les faits dévoilés par le scalpel et le microscope, les auteurs mentionnent, dans un résumé, les modifications les plus importantes qui sont réalisées chez les autres animaux de la même classe, en les comparant entre elles pour en tirer des conclusions scientifiques. De nombreuses figures intercalées dans le texte et dessinées, pour la plupart par les auteurs, d'après nature, élucident les descriptions. Sous le titre de « Littérature », les principales sources — monographies et mémoires originaux — auxquelles le lecteur devra remonter pour avoir de plus amples renseignements, sont indiquées à la fin de chaque chapitre.

En résumé, le but de ce *Traité*, qui sera composé comme nous venons de l'indiquer, d'une série de monographies anatomiques de types, résumant l'organisation animale tout entière, est de mettre l'étudiant en mesure de questionner méthodiquement la nature pour lui arracher ses secrets. En sortant des écoles préparatoires, le jeune homme doit apprendre à voir, à observer, à faire des expériences, et c'est alors qu'il lui faut des jalons, des points de repère pour suivre une route aussi hérissée de difficultés.

Mais, si le *Traité d'Anatomie comparée pratique* s'adresse, en premier lieu, aux étudiants et aux commençants, il ne sera pas moins utile aux professeurs et aux chefs de travaux chargés d'enseigner la science ou de diriger des laboratoires, car ils y trouveront un résumé de toute l'anatomie comparée et pourront y renvoyer l'étudiant arrêté par une difficulté.

Le présent ouvrage formera un volume grand in-8°, publié par livraisons de 5 feuilles chacune, avec des gravures intercalées dans le texte.

L'ouvrage entier se composera d'environ 12 livraisons.

Prix de chaque livraison : 2 fr. 50.

TRAITÉ

D'ANATOMIE COMPARÉE

PRATIQUE

Le Professeur CARL VOGT

DIRECTEUR

ET

ÉMILE YUNG

DOCTEUR ÈS-SCIENCES, PRÉPARATEUR

du Laboratoire d'anatomie comparée et de microscopie de l'Université de Genève.

—

AVEC DE NOMBREUSES GRAVURES

—

*6*e Livraison.

C. REINWALD, LIBRAIRE-ÉDITEUR

15, RUE DES SAINTS-PÈRES, 15

PROSPECTUS

Le *Traité d'Anatomie comparée pratique*, dont nous annonçons la publication, est destiné surtout à servir de guide dans les travaux des laboratoires zoologiques.

Une longue expérience acquise autant dans divers laboratoires et stations maritimes que dans la direction du laboratoire d'anatomie comparée et de microscopie de l'Université de Genève, a démontré à MM. C. Vogt et E. Yung l'utilité d'un traité résumant la technique à suivre pour atteindre à la connaissance intime d'un type donné du règne animal.

Ce *Traité*, conçu à un point de vue essentiellement pratique, sera, aux manuels d'anatomie comparée usités jusqu'ici, ce que les manuels d'analyse chimique, par exemple, sont aux traités de chimie générale. Il enseignera les méthodes à suivre pour acquérir la science et non pas seulement la science acquise, comme le font les autres ouvrages sur l'anatomie comparée.

Les auteurs ont choisi pour chaque classe un représentant typique facile à se procurer et résumant en lui le plus grand nombre de caractères propres à cette classe. Pour certains embranchements, ils ont même jugé nécessaire de descendre jusqu'aux ordres. Après avoir indiqué les méthodes pratiques qui doivent être appliquées pour faire l'étude approfondie du type et après avoir suivi couche par couche, organe par organe, les faits dévoilés par le scalpel et le microscope, les auteurs mentionnent, dans un résumé, les modifications les plus importantes qui sont réalisées chez les autres animaux de la même classe, en les comparant entre elles pour en tirer des conclusions scientifiques. De nombreuses figures intercalées dans le texte et dessinées, pour la plupart par les auteurs, d'après nature, élucident les descriptions. Sous le titre de « Littérature », les principales sources — monographies et mémoires originaux — auxquelles le lecteur devra remonter pour avoir de plus amples renseignements, sont indiquées à la fin de chaque chapitre.

En résumé, le but de ce *Traité*, qui sera composé comme nous venons de l'indiquer, d'une série de monographies anatomiques de types, résumant l'organisation animale tout entière, est de mettre l'étudiant en mesure de questionner méthodiquement la nature pour lui arracher ses secrets. En sortant des écoles préparatoires, le jeune homme doit apprendre à voir, à observer, à faire des expériences, et c'est alors qu'il lui faut des jalons, des points de repère pour suivre une route aussi hérissée de difficultés.

Mais, si le *Traité d'Anatomie comparée pratique* s'adresse, en premier lieu, aux étudiants et aux commençants, il ne sera pas moins utile aux professeurs et aux chefs de travaux chargés d'enseigner la science ou de diriger des laboratoires, car ils y trouveront un résumé de toute l'anatomie comparée et pourront y renvoyer l'étudiant arrêté par une difficulté.

Le présent ouvrage formera un volume grand in-8°, publié par livraisons de 5 feuilles chacune, avec des gravures intercalées dans le texte.

L'ouvrage entier se composera d'environ 12 livraisons.

Prix de chaque livraison : 2 fr. 50.

TRAITÉ

D'ANATOMIE COMPARÉE

PRATIQUE

PAR

Le Professeur CARL VOGT

DIRECTEUR

ET

ÉMILE YUNG

DOCTEUR ÈS-SCIENCES, PRÉPARATEUR

du Laboratoire d'anatomie comparée et de microscopie de l'Université de Genève.

AVEC DE NOMBREUSES GRAVURES

7ᵉ Livraison.

PARIS

C. REINWALD, LIBRAIRE-ÉDITEUR

15, RUE DES SAINTS-PÈRES, 15

PROSPECTUS

Le *Traité d'Anatomie comparée pratique*, dont nous annonçons la publication, est destiné surtout à servir de guide dans les travaux des laboratoires zoologiques.

Une longue expérience acquise autant dans divers laboratoires et stations maritimes que dans la direction du laboratoire d'anatomie comparée et de microscopie de l'Université de Genève, a démontré à MM. C. Vogt et E. Yung l'utilité d'un traité résumant la technique à suivre pour atteindre à la connaissance intime d'un type donné du règne animal.

Ce *Traité*, conçu à un point de vue essentiellement pratique, sera, aux manuels d'anatomie comparée usités jusqu'ici, ce que les manuels d'analyse chimique, par exemple, sont aux traités de chimie générale. Il enseignera les méthodes à suivre pour acquérir la science et non pas seulement la science acquise, comme le font les autres ouvrages sur l'anatomie comparée.

Les auteurs ont choisi pour chaque classe un représentant typique facile à se procurer et résumant en lui le plus grand nombre de caractères propres à cette classe. Pour certains embranchements, ils ont même jugé nécessaire de descendre jusqu'aux ordres. Après avoir indiqué les méthodes pratiques qui doivent être appliquées pour faire l'étude approfondie du type et après avoir suivi couche par couche, organe par organe, les faits dévoilés par le scalpel et le microscope, les auteurs mentionnent, dans un résumé, les modifications les plus importantes qui sont réalisées chez les autres animaux de la même classe, en les comparant entre elles pour en tirer des conclusions scientifiques. De nombreuses figures intercalées dans le texte et dessinées, pour la plupart par les auteurs, d'après nature, élucident les descriptions. Sous le titre de « Littérature », les principales sources — monographies et mémoires originaux — auxquelles le lecteur devra remonter pour avoir de plus amples renseignements, sont indiquées à la fin de chaque chapitre.

En résumé, le but de ce *Traité*, qui sera composé comme nous venons de l'indiquer, d'une série de monographies anatomiques de types, résumant l'organisation animale tout entière, est de mettre l'étudiant en mesure de questionner méthodiquement la nature pour lui arracher ses secrets. En sortant des écoles préparatoires, le jeune homme doit apprendre à voir, à observer, à faire des expériences, et c'est alors qu'il lui faut des jalons, des points de repère pour suivre une route aussi hérissée de difficultés.

Mais, si le *Traité d'Anatomie comparée pratique* s'adresse, en premier lieu, aux étudiants et aux commençants, il ne sera pas moins utile aux professeurs et aux chefs de travaux chargés d'enseigner la science ou de diriger des laboratoires, car ils y trouveront un résumé de toute l'anatomie comparée et pourront y renvoyer l'étudiant arrêté par une difficulté.

Le présent ouvrage formera un volume grand in-8°, publié par livraisons de 5 feuilles chacune, avec des gravures intercalées dans le texte.

L'ouvrage entier se composera d'environ 12 livraisons.

Prix de chaque livraison : 2 fr. 50.

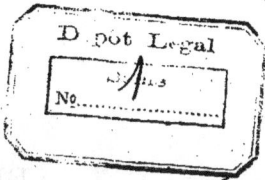

TRAITÉ

D'ANATOMIE COMPARÉE

PRATIQUE

Le Professeur CARL VOGT

DIRECTEUR

ET

ÉMILE YUNG

DOCTEUR ÈS-SCIENCES, PRÉPARATEUR

du Laboratoire d'anatomie comparée et de microscopie de l'Université de Genève.

AVEC DE NOMBREUSES GRAVURES

8e Livraison.

PARIS

C. REINWALD, LIBRAIRE-ÉDITEUR

15, RUE DES SAINTS-PÈRES, 15

Dépôt Legal
No. 1

PROSPECTUS

Le *Traité d'Anatomie comparée pratique,* dont nous annonçons la publication, est destiné surtout à servir de guide dans les travaux des laboratoires zoologiques.

Une longue expérience acquise autant dans divers laboratoires et stations maritimes que dans la direction du laboratoire d'anatomie comparée et de microscopie de l'Université de Genève, a démontré à MM. C. Vogt et E. Yung l'utilité d'un traité résumant la technique à suivre pour atteindre à la connaissance intime d'un type donné du règne animal.

Ce *Traité,* conçu à un point de vue essentiellement pratique, sera, aux manuels d'anatomie comparée usités jusqu'ici, ce que les manuels d'analyse chimique, par exemple, sont aux traités de chimie générale. Il enseignera les méthodes à suivre pour acquérir la science et non pas seulement la science acquise, comme le font les autres ouvrages sur l'anatomie comparée.

Les auteurs ont choisi pour chaque classe un représentant typique facile à se procurer et résumant en lui le plus grand nombre de caractères propres à cette classe. Pour certains embranchements, ils ont même jugé nécessaire de descendre jusqu'aux ordres. Après avoir indiqué les méthodes pratiques qui doivent être appliquées pour faire l'étude approfondie du type et après avoir suivi couche par couche, organe par organe, les faits dévoilés par le scalpel et le microscope, les auteurs mentionnent, dans un résumé, les modifications les plus importantes qui sont réalisées chez les autres animaux de la même classe, en les comparant entre elles pour en tirer des conclusions scientifiques. De nombreuses figures intercalées dans le texte et dessinées, pour la plupart par les auteurs, d'après nature, élucident les descriptions. Sous le titre de « Littérature », les principales sources — monographies et mémoires originaux — auxquelles le lecteur devra remonter pour avoir de plus amples renseignements, sont indiquées à la fin de chaque chapitre.

En résumé, le but de ce *Traité,* qui sera composé comme nous venons de l'indiquer, d'une série de monographies anatomiques de types, résumant l'organisation animale tout entière, est de mettre l'étudiant en mesure de questionner méthodiquement la nature pour lui arracher ses secrets. En sortant des écoles préparatoires, le jeune homme doit apprendre à voir, à observer, à faire des expériences, et c'est alors qu'il lui faut des jalons, des points de repère pour suivre une route aussi hérissée de difficultés.

Mais, si le *Traité d'Anatomie comparée pratique* s'adresse, en premier lieu, aux étudiants et aux commençants, il ne sera pas moins utile aux professeurs et aux chefs de travaux chargés d'enseigner la science ou de diriger des laboratoires, car ils y trouveront un résumé de toute l'anatomie comparée et pourront y renvoyer l'étudiant arrêté par une difficulté.

Le présent ouvrage formera un volume grand in-8°, publié par livraisons de 5 feuilles chacune, avec des gravures intercalées dans le texte.

L'ouvrage entier se composera d'environ 12 livraisons.

Prix de chaque livraison : 2 fr. 50.

TRAITÉ
D'ANATOMIE COMPARÉE
PRATIQUE

PAR

Le Professeur CARL VOGT

DIRECTEUR

ET

ÉMILE YUNG

DOCTEUR ÈS-SCIENCES, PRÉPARATEUR

du Laboratoire d'anatomie comparée et de microscopie de l'Université de Genève.

AVEC DE NOMBREUSES GRAVURES

10ᵉ Livraison.

PARIS

C. REINWALD, LIBRAIRE-ÉDITEUR

15, RUE DES SAINTS-PÈRES, 15

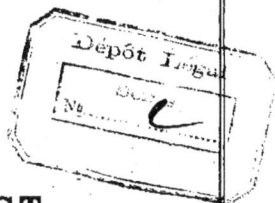

PROSPECTUS

Le *Traité d'Anatomie comparée pratique*, dont nous annonçons la publication, est destiné surtout à servir de guide dans les travaux des laboratoires zoologiques.

Une longue expérience acquise autant dans divers laboratoires et stations maritimes que dans la direction du laboratoire d'anatomie comparée et de microscopie de l'Université de Genève, a démontré à MM. C. Vogt et E. Yung l'utilité d'un traité résumant la technique à suivre pour atteindre à la connaissance intime d'un type donné du règne animal.

Ce *Traité*, conçu à un point de vue essentiellement pratique, sera, aux manuels d'anatomie comparée usités jusqu'ici, ce que les manuels d'analyse chimique, par exemple, sont aux traités de chimie générale. Il enseignera les méthodes à suivre pour acquérir la science et non pas seulement la science acquise, comme le font les autres ouvrages sur l'anatomie comparée.

Les auteurs ont choisi pour chaque classe un représentant typique facile à se procurer et résumant en lui le plus grand nombre de caractères propres à cette classe. Pour certains embranchements, ils ont même jugé nécessaire de descendre jusqu'aux ordres. Après avoir indiqué les méthodes pratiques qui doivent être appliquées pour faire l'étude approfondie du type et après avoir suivi couche par couche, organe par organe, les faits dévoilés par le scalpel et le microscope, les auteurs mentionnent, dans un résumé, les modifications les plus importantes qui sont réalisées chez les autres animaux de la même classe, en les comparant entre elles pour en tirer des conclusions scientifiques. De nombreuses figures intercalées dans le texte et dessinées, pour la plupart par les auteurs, d'après nature, élucident les descriptions. Sous le titre de « Littérature », les principales sources — monographies et mémoires originaux — auxquelles le lecteur devra remonter pour avoir de plus amples renseignements, sont indiquées à la fin de chaque chapitre.

En résumé, le but de ce *Traité*, qui sera composé comme nous venons de l'indiquer, d'une série de monographies anatomiques de types, résumant l'organisation animale tout entière, est de mettre l'étudiant en mesure de questionner méthodiquement la nature pour lui arracher ses secrets. En sortant des écoles préparatoires, le jeune homme doit apprendre à voir, à observer, à faire des expériences, et c'est alors qu'il lui faut des jalons, des points de repère pour suivre une route aussi hérissée de difficultés.

Mais, si le *Traité d'Anatomie comparée pratique* s'adresse, en premier lieu, aux étudiants et aux commençants, il ne sera pas moins utile aux professeurs et aux chefs de travaux chargés d'enseigner la science ou de diriger des laboratoires, car ils y trouveront un résumé de toute l'anatomie comparée et pourront y renvoyer l'étudiant arrêté par une difficulté.

Le présent ouvrage formera un volume grand in-8°, publié par livraisons de 5 feuilles chacune, avec des gravures intercalées dans le texte.

L'ouvrage entier se composera d'environ 12 livraisons.

Prix de chaque livraison : 2 fr. 50.

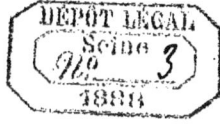

TRAITÉ

D'ANATOMIE COMPARÉE

PRATIQUE

PAR

Carl VOGT et Émile YUNG

DIRECTEUR   PRÉPARATEUR

du Laboratoire d'anatomie comparée et de microscopie de l'Université de Genève.

AVEC DE NOMBREUSES GRAVURES

*11*e Livraison.

PARIS

C. REINWALD, LIBRAIRE-ÉDITEUR

15, RUE DES SAINTS-PÈRES, 15

PROSPECTUS

Le *Traité d'Anatomie comparée pratique*, dont nous annonçons la publication, est destiné surtout à servir de guide dans les travaux des laboratoires zoologiques.

Une longue expérience acquise autant dans divers laboratoires et stations maritimes que dans la direction du laboratoire d'anatomie comparée et de microscopie de l'Université de Genève, a démontré à MM. C. Vogt et E. Yung l'utilité d'un traité résumant la technique à suivre pour atteindre à la connaissance intime d'un type donné du règne animal.

Ce *Traité*, conçu à un point de vue essentiellement pratique, sera, aux manuels d'anatomie comparée usités jusqu'ici, ce que les manuels d'analyse chimique, par exemple, sont aux traités de chimie générale. Il enseignera les méthodes à suivre pour acquérir la science et non pas seulement la science acquise, comme le font les autres ouvrages sur l'anatomie comparée.

Les auteurs ont choisi pour chaque classe un représentant typique facile à se procurer et résumant en lui le plus grand nombre de caractères propres à cette classe. Pour certains embranchements, ils ont même jugé nécessaire de descendre jusqu'aux ordres. Après avoir indiqué les méthodes pratiques qui doivent être appliquées pour faire l'étude approfondie du type et après avoir suivi couche par couche, organe par organe, les faits dévoilés par le scalpel et le microscope, les auteurs mentionnent, dans un résumé, les modifications les plus importantes qui sont réalisées chez les autres animaux de la même classe, en les comparant entre elles pour en tirer des conclusions scientifiques. De nombreuses figures intercalées dans le texte et dessinées, pour la plupart par les auteurs, d'après nature, élucident les descriptions. Sous le titre de « Littérature », les principales sources — monographies et mémoires originaux — auxquelles le lecteur devra remonter pour avoir de plus amples renseignements, sont indiquées à la fin de chaque chapitre.

En résumé, le but de ce *Traité*, qui sera composé comme nous venons de l'indiquer, d'une série de monographies anatomiques de types, résumant l'organisation animale tout entière, est de mettre l'étudiant en mesure de questionner méthodiquement la nature pour lui arracher ses secrets. En sortant des écoles préparatoires, le jeune homme doit apprendre à voir, à observer, à faire des expériences, et c'est alors qu'il lui faut des jalons, des points de repère pour suivre une route aussi hérissée de difficultés.

Mais, si le *Traité d'Anatomie comparée pratique* s'adresse, en premier lieu, aux étudiants et aux commençants, il ne sera pas moins utile aux professeurs et aux chefs de travaux chargés d'enseigner la science ou de diriger des laboratoires, car ils y trouveront un résumé de toute l'anatomie comparée et pourront y renvoyer l'étudiant arrêté par une difficulté.

Le présent ouvrage formera deux volumes grand in-8°, dont le premier est en vente au prix de 28 fr., cartonné toile. Le second volume est publié par livraisons de 5 feuilles chacune, avec des gravures intercalées dans le texte. *Prix de chaque livraison : 2 fr. 50.*

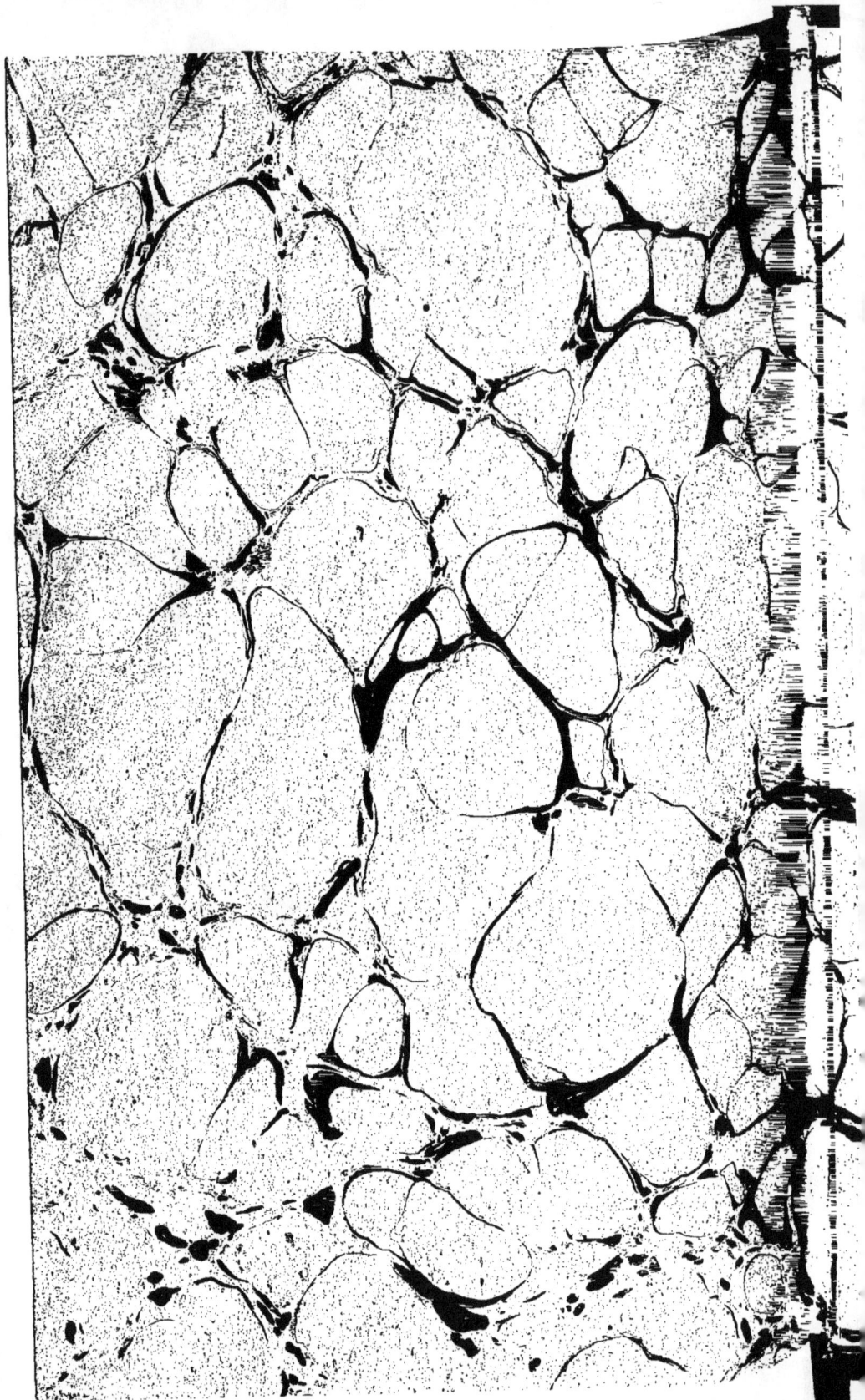

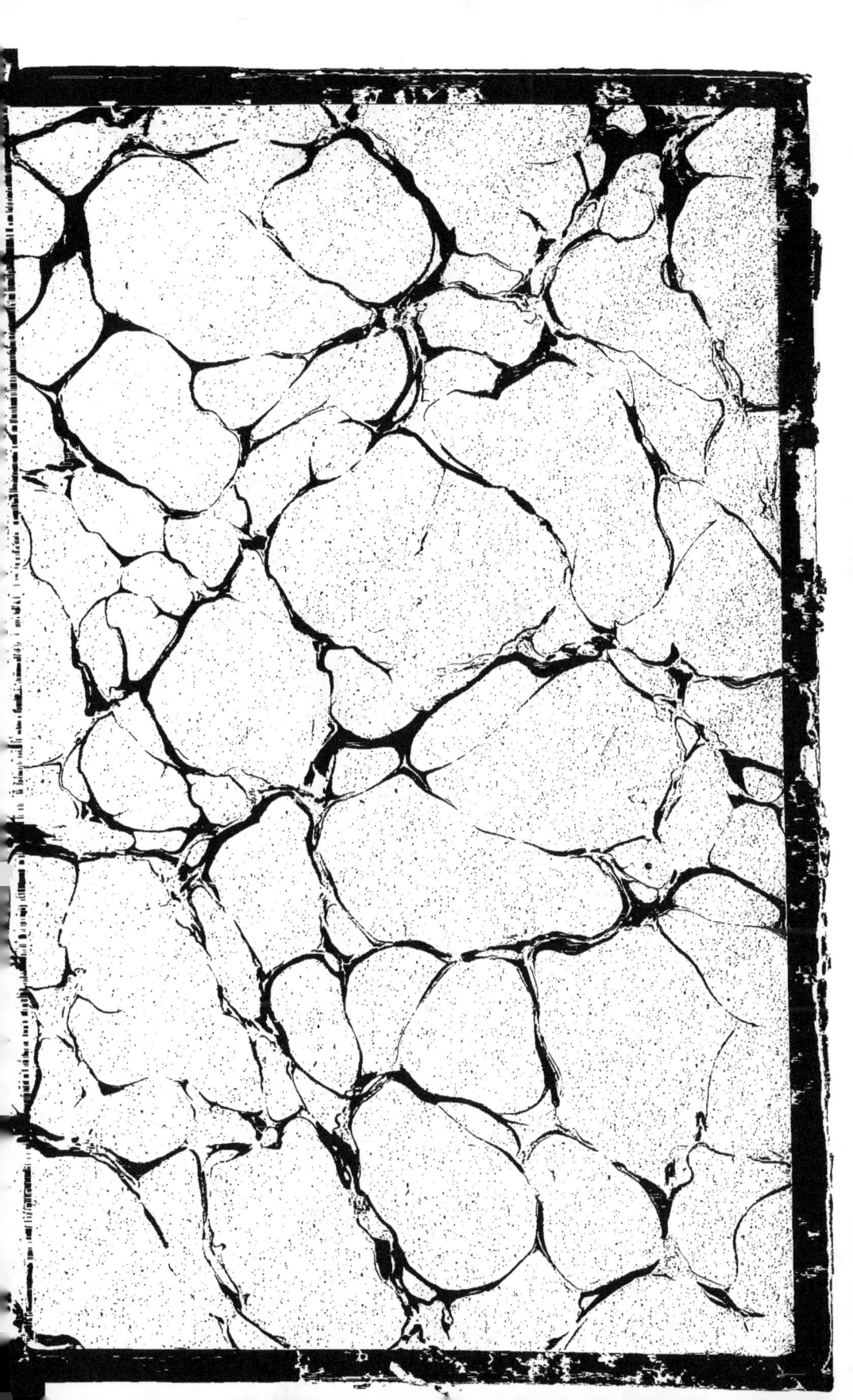